CB013569

rMED

Coleção Residência Médica

Volume

**EMERGÊNCIAS EM
CLÍNICA MÉDICA**

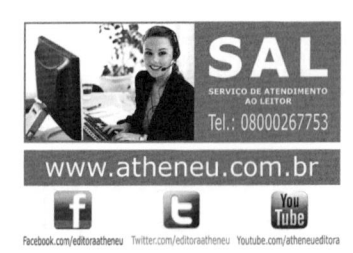

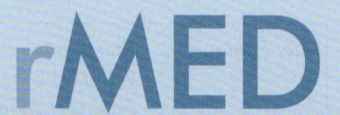

rMED

Coleção Residência Médica
Volume

EMERGÊNCIAS EM CLÍNICA MÉDICA

Editores da Coleção
Davi Jing Jue Liu
Flavio Taniguchi

Editores Associados do Volume
Katia Regina Marchetti
Leandro Ryuchi Iuamoto
Gustavo Amarante Rodrigues

Editores Supervisores do Volume
Pedro Vitale Mendes
Aécio Flávio Teixeira de Gois

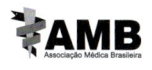
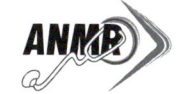
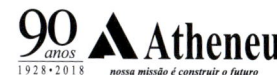
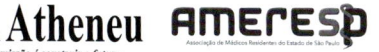

EDITORA ATHENEU

São Paulo — Rua Jesuíno Pascoal, 30
Tel.: (11) 2858-8750
Fax: (11) 2858-8766
E-mail: atheneu@atheneu.com.br

Rio de Janeiro — Rua Bambina, 74
Tel.: (21)3094-1295
Fax: (21)3094-1284
E-mail: atheneu@atheneu.com.br

Belo Horizonte — Rua Domingos Vieira, 319 —
conj. 1.104

CAPA: Equipe Atheneu

PRODUÇÃO EDITORIAL: Fernando Palermo - FP

CIP-BRASIL. CATALOGAÇÃO NA PUBLICAÇÃO
SINDICATO NACIONAL DOS EDITORES DE LIVROS, RJ

M264e

    Marchetti, Katia Regina
      Emergências em clínica médica / Katia Regina Marchetti, Leandro Ryuchi
Iuamoto, Gustavo Amarante Rodrigues. - 1. ed. - Rio de Janeiro : Atheneu, 2019.
      : il.   (Residência médica)

    Inclui bibliografia
    ISBN 978-85-388-0911-1

    1. Emergências médicas. I. Iuamoto, Leandro Ryuchi. II. Rodrigues, Gustavo Amarante.
III. Título. IV. Série.

18-51793   CDD: 616.025
               CDU: 616-083.98

Vanessa Mafra Xavier Salgado - Bibliotecária - CRB-7/6644

    14/08/2018   16/08/2018

LIU, D.J.J.; TANIGUCHI, F.; MARCHETII, K. R.; IUAMOTO, L. R.;
RODRIGUES, G. A.; MENDES, P. V.; GOIS, A. F. T.
Emergências em Clínica Médica – Coleção Residência Médica

AMERESP

Associação de Médicos Residentes do Estado de São Paulo

Fundada em setembro de 1973, a Associação de Médicos Residentes do Estado de São Paulo (AMERESP) foi idealizada a partir de um constante debate sobre a regulamentação da Residência Médica, suas normas de ensino e de trabalho, assim como a representação formal dos médicos residentes.

A importância histórica da AMERESP se estende à própria criação da Comissão Nacional de Residência Médica (CNRM). Em trabalho conjunto com a Associação Nacional do Médicos Residentes (ANMR), a influência sobre a criação desse órgão, pertencente ao Ministério da Educação e Cultura (MEC), foi fundamental para que todos os Programas de Residência Médica do país fossem devidamente regulamentados pela CNRM.

As reinvindicações pela ampliação e melhoria dos vários campos de atuação do médico em processo de especialização sempre fizeram parte da atuação da AMERESP. Ao longo dos últimos 45 anos, diversas instituições de saúde e governantes foram cobradas pela AMERESP, com o único e exclusivo intuito de aperfeiçoar o ensino das especialidades médicas.

Hoje, a Residência Médica é considerada pós-graduação *lato sensu*, o "padrão ouro" de formação do médico especialista, e a AMERESP faz parte dessa conquista.

Com grande orgulho, a AMERESP comemora o 45º ano de sua fundação com o lançamento da *Coleção Residência Médica*, uma parceria com a Editora Atheneu em prol da educação médica de qualidade.

Esperamos que esta coleção de livros auxilie o médico residente no seu dia a dia como um material de consulta, estudo e aprimoramento da Medicina.

Guilherme Andrade Peixoto
Presidente da AMERESP
Gestão 2017/18

DIRETORIA AMERESP
Gestão 2017-2018

Presidente
Guilherme Andrade Peixoto
Médico Residente em Urologia – Faculdade de Medicina do ABC (FMABC)

Vice-Presidente
Davi Jing Jue Liu
Médico Residente em Oncologia Clínica – Escola Paulista de Medicina da
Universidade Federal de São Paulo (EPM/UNIFESP)

Secretária Geral
Janaína Bulhões Miranda
Residente em Pediatria – Hospital Municipal de São José dos Campos

Primeiro Tesoureiro
Vinícius Benetti Miola
Médico Residente em Clínica Médica – Universidade Estadual
de Campinas (Unicamp)

Segundo Tesoureiro
Leandro Ryuchi Iuamoto
Médico Residente em Fisiatria – Faculdade de Medicina da Universidade de
São Paulo (FMUSP)

Diretoria Adjunta
MR. Claudia Moura Ribeiro da Silva – FMABC
MR. Gustavo Fitas Manaia – FMABC
MR. Guilherme Di Camillo Orfali – EPM/UNIFESP
MR. Vicente Hidalgo Rodrigues Fernandes – Unicamp
MR. Haroldo Maluf Barretto – Hospital Mário Gatti

Editores da Coleção

Davi Jing Jue Liu

Médico Residente em Cancerologia Clínica pela Escola Paulista de Medicina da Universidade Federal de São Paulo (EPM-UNIFESP).

Flavio Taniguchi

Graduado em Medicina pela Faculdade de Medicina da Universidade de São Paulo (FMUSP). Presidente da Associação de Médicos Residentes do Estado de São Paulo (AMERESP) Gestão 2016-17. Presidente da Associação Nacional dos Médicos Residentes (ANMR) 2017. Membro da Câmara Tematica do Médico Jovem do Conselho Regional de Medicina do Estado de São Paulo (CREMESP). Membro da Câmara de Integração do Médico Jovem do Conselho Federal de Medicina (CFM). Residência em Medicina Preventiva e Social da Universidade de São Paulo (USP) no Programa de Estudos Avançados em Administração Hospitalar e Sistemas de Saúde (PROAHSA). Master Business Administrator (MBA) em Gestão Hospitalar e Sistemas de Saúde pela Fundação Getulio Vargas (FGV-SP). Fundador e Primeiro Presidente da Associação dos Estudantes de Medicina do Brasil (AEMED-BR). Ex-Tesoureiro da Associação Brasileira das Ligas Acadêmicas de Medicina (ABLAM). Fundador e Presidente da Primeira Empresa Júnior de Medicina do Mundo – Medicina Jr. da FMUSP.

Editores Associados do Volume

Katia Regina Marchetti

Médica Residente de Oncologia no Instituto do Câncer do Estado de São Paulo da Faculdade de Medicina da Universidade de São Paulo (ICESP – FMUSP). Clínica Geral pelo Hospital das Clínicas (HC-FMUSP).

Leandro Ryuchi Iuamoto

Médico Residente de Medicina Física e Reabilitação do Instituto de Medicina Física e Reabilitação (IMREA) do Hospital das Clínicas da Faculdade de Medicina da Universidade de São Paulo (HC-FMUSP).

Gustavo Amarante Rodrigues

Título de Especialista em Clínica Médica pela Sociedade Brasileira de Clínica Médica (SBCM). Residência em Clínica Médica pela Escola Paulista de Medicina da Universidade Federal de São Paulo (EPM/UNIFESP). Sócio Cofundador da Empresa HeadDocs Inteligência Médica. Médico Assistente da Clínica Médica do Hospital São Camilo/SP.

Pedro Vitale Mendes

Médico Assistente Diarista da UTI do PS do Hospital das Clínicas da da Faculdade de Medicina da Universidade de São Paulo (HC-FMUSP). Médico Assistente Diarista da UTI-Oncológica São Luiz Rede D'or. Especialista em Medicina Intensiva pela AMIB.

Aécio Flávio Teixeira de Gois

Coordenador das Emergências Clinicas do HSP da Escola Paulista de Medicina da Universidade Federal de São Paulo(EPM-UNIFESP). Coordenador da Graduação de Medicina da EPM-UNIFESP. Doutor em Ciências da Faculdade de Medicina da Universidade de São Paulo (FMUSP). Professor de Emergência e MBE da EPM-UNIFESP. Título de Especialista em Emergência, Clínico Geral e Cardiologia da FMUSP. MBA em Gestão em Saúde da Fundação Getulio Vargas (FGV). Título de Especialista em Terapia Intensiva.

Abel da Costa Neto

Residente de Hematologia e Hematologia da Faculdade de Medicina da Universidade de São Paulo (FMUSP). Residência em Clínica Médica pela Universidade Federal de Pernambuco (UFPE). Formação em Medicina pela Universidade Federal do Vale do São Francisco.

Abes Mahmed Amed Filho

Graduação em Medicina pela Faculdade de Medicina da Universidade de São Paulo (FMUSP). Residente em Dermatologia do Hospital das Clínicas da FMUSP.

Adriana Moreno Morgan

Graduaçã em Medicina pela Santa Casa de Misericordia de São Paulo. Especialização em Oftalmologia pela Santa Casa de Misericordia de São Paulo. Fellow em Glaucoma pela Santa Casa de Misericordia de São Paulo.

Afonso Celso Almeida Cardoso

Especialista em Hematologia e Hemoterapia pelo Hospital das Clínicas da Faculdade de Medicina da Universidade de São Paulo (HC-FMUSP). Preceptor da Residência Médica de Hematologia e Hemoterapia do HC-FMUSP.

Alberto Queiroz Farias

Professor-Associado. Livre-Docente. Coordenador dos Programas de Residência Médica em Gastroenterologia, Endoscopia e Hepatologia. Departamento de Gastroenterologia da Faculdade de Medicina da Universidade de Sâo Paulo (FMUSP).

Alex Haruo Higashi

Formado pela Faculdade de Medicina da Universidade de SãoPaulo (FMUSP). Residência de Oftalmologia pelo Hospital das Clínicas da FMUSP. Especialista em Oftalmologia pela Associação Médica Brasileira (AMB).

Alexandra Régia Dantas Brígido

Médica pela Universidade Federal do Rio Grande do Norte (UFRN). Residente de Clínica Médica da Escola Paulista de Medicina da Universidade Federal de São Paulo (EPM-UNIFESP).

Alexandre Akio Nakasato
Formação em Medicina pela Universidade de São Paulo (USP). Residência Médica em Otorrinolaringologia pela Disciplina de Otorrinolaringologia do Departamento de Oftamologia e Otorrinolaringologia do Hospital das Clínicas da Faculdade de Medicina da Univesidade de São Paulo (HC-FMUSP).

Alexandre Barbosa Câmara
Especialista em Clínica Médica e em Endocrinologia pela Faculdade de Medicina da Universidade de São Paulo (FMUSP). Doutorando pela Disciplina de Endocrinologia da FMUSP.

Alexandre de Matos Soeiro
Médico Assistente e Supervisor da Unidade de Emergência do Instituto do Coração do Hospital das Clínicas da Faculdade de Medicina da Universidade de São Paulo (InCor – HC-FMUSP).

Alfredo Mendrone Junior
Médico Hematologista e Hemoterapeuta. Doutor em Ciência pela Faculdade de Medicina da Universidade de São Paulo (FMUSP). Diretor da Fundação Pró-sangue Hemocentro de São Paulo. Coordenador Médico do Laboratorio de Terapia Celular do Hospital Sírio Libanês.

Alisson Pugliesi
Graduação em Medicina pela Universidade Federal de São Carlos (UFSCar). Residência em Clínica Médica e Reumatologia pela Universidade Estadual de Campinas (Unicamp). Médico Assistente da Disciplina de Reumatologia da Unicamp.

Alvaro Furtado Costa
Médico Formado pela Universidade de São Paulo (USP). Pós-graduação em Programa de Residência Médica em Infectologia do Departamento de Doenças e Moléstias Infecto-Parasitárias do Hospital das Clínicas da Faculdade de Medicina da USP (HC-FMUSP). Médico do Ambulatório de DST/AIDS – Prefeitura de São Paulo. Médico do Centro de Referência da Santa Crus – DST-AIDS. Médico Plantonista do Instituto de Infectologia Emilio Ribas. Médico Assistente do Departamento de Moléstias Infectuosas e Parasitarias da USP.

Amanda Azevedo Neves Araujo
Formada pela Universidade Federal de Pernambuco (UFPE). Residência em Clínica Médica pela Escola Paulista de Medicina da Universidade Federal de São Paulo (EPM-UNIFESP). Residente do Terceiro Ano de Neurologia pela EPM-UNIFESP.

Amanda Costa Rozan Fortunato
Formação em Clínica Médica e Cardiologia pela Universidade Estadual de Campinas (Unicamp).

Ana Beatriz Ayroza Galvão Ribeiro Gomes
Neurologista Especialista em Neuroimulogia pelo Hospital das Clínicas da Faculdade de Medicina da Universidade de São Paulo (HC-FMUSP).

Ana Paula Torres Guimarães de Freitas
Residência em Clínica Médica pela Irmandade da Santa Casa de Misericórdia de São Paulo (ISCMSP).

André Luiz Dresler Hovnanian
Médico Formado pela Faculdade de Medicina da Universidade de São Paulo (FMUSP). Doutor pela FMUSP. Pneumologista e intensivista do Hospital Sírio-Libanês

André Paternò Castello Dias Carneiro
Graduação em Medicina pela Faculdade de Ciências Médicas da Santa Casa de São Paulo. Residência de Clínica Médica pela Irmandade de Misericórdia da Santa Casa de São Paulo. Residência de Clínica Médica pelo Hospital das Clínicas da Faculdade de Medicina da Universidade de São Paulo (HC-FMUSP). Médico Residente de Oncologia Clínica do Hospital Israelita Albert Einstein.

André Silva Battagin
Doutor pela Faculdade de Medicina da Universidade de São Paulo (USP). Pneumologista e Intensivista do Hospital Sirio-Libanês.

Andre Ventura
Formado em Medicina pela Faculdade de Ciências Médicas da Santa Casa de São Paulo. Clínico Geral pela Santa Casa de Misericordia de São Paulo. Nefrologia pelo Hospital das Clínicas da Faculdade de Medicina da Universidade de São Paulo (HC-FMUSP).

Angelina Maria Martins Lino
Neurologista. Doutora pelo Departamento de Patologia da Faculdade de Medicina da Universidade de São Paulo (FMUSP). Supervisora pela Divisão de Clínica Neurológica do Hospital das Clínicas da FMUSP. Responsavel pelo Grupo de Nervo Periferico Clínico do Hospital das Clínicas da FMUSP.

Anna Claudia Turdo
Médica Residente da Disciplina de Moléstias Infecciosas e Parasitárias do Hospital das Clínicas da Faculdade de Medicina da Universidade de São Paulo (HC-FMUSP). Graduada pela Universidade Estadual de Campinas (Unicamp).

Antonio Camargo Martins
Doutorando em Clínica Médica na Universidade Estadual de Campinas (Unicamp). Médico Infectologista pela Unicamp. Graduado em Medicina pela Universidade Federal do Acre (UFAC).

Antônio Fernando Barros de Azevedo Fllho

Médico pela Faculdade de Medicina da Universidade de São Paulo (FMUSP). Clínica Médica pelo Hospital das Clínicas (HC) da FMUSP. Cardiologista pelo Instituto do Coração (InCor) do HC-FMUSP. Pós-Graduando em Doenças Valvares pelo InCor do HC-FMUSP.

Antônio Fernando Diniz Freire

Residência em Cardiologia no Instituto do Coração do Hospital das Clínicas da Faculdade de Medicina da Universidade de São Paulo (InCor – HC-FMUSP). Residente de Hemodinâmica no InCor – HC-FMUSP. Intrutor do Curso Advanced Cardiovascular Life Support ACLS.

Ariana Campos Yang

Doutora em Ciências pela Universidade de São Paulo (USP). Médica Assistente no Serviço de Imunologia Clínica e Alergia do Hospital das Clínicas da Faculdade de Medicina da USP (HC-FMUSP). Assistente com Função Docente na Disciplina de Alergia e Imunologia da Faculdade de Ciências Médicas da Universidade Estadual de Campina (UNICAMP)

Arthur Alencar Arrais de Souza

Médico Formado pela Universidade Federal do Ceará (UFC). Residência em Clínica Médica pela Universidade Federal de São Paulo (UNIFESP). Residência em Gastroenterologia Clínica pelo Hospital das Clínicas da Faculdade de Medicina da Universidade de São Paulo (HC-FMUSP)

Arthur Ivan Nobre Oliveira

Especialista em Clínica Médica, Gastroenterologia e Endoscopia Digestiva pelo Hospital das Clínicas da Faculdade de Medicina da Universidade de São Paulo (HC-FMUSP). Preceptor da Divisão de Gastroenterologia e Hepatologia Clínica do HC-FMUSP.

Audrey Kruse Zeinad Valim

Doutorado em Ciências pela Faculdade de Medicina da Universidade de São Paulo (FMUSP). Médica Assistente do Grupo de Hemostasia do Serviço de Hematologia do Hospital das Clínicas (HC) da FMUSP. Graduação e Residência Médica em Clínica Médica e Hematologia pela FMUSP. Médica do Núcleo de Hemorragia e Trombose do Hospital Sirio Libanês

Bárbara Labella Henriques

Médica pela Faculdade de Medicina da Universidade de São Paulo (FMUSP). Residência Médica em Infectologista pelo Hospital dos Clínicas da FMUSP.

Bianca Cristina Cassão

Médica Nefrologista. Graduada pela Pontifícia Universidade Católica de São Paulo. Especialista em Clínica Médica pela Secretaria da Saúde. Nefrologista pela SAnta Casa de São Paulo. Residente em Transplante renal pela Universidade Federal de São Paulo (UNIFESP).

Blenda Nunes Endlich
Médica pneumologista pelo Instituto do Coração do Hospital das Clínicas da Faculdade de Medicina da Universidade de São Paulo (InCor – HC-FMUSP).

Breno José Alencar Pires Barbosa
Médico Preceptor do Departamento de Neurologia da Faculdade de Medicina da Universidade de São Paulo (FMUSP). Graduação pela Universidade Federal de Pernambuco (UFPE). Residência Médica e Mestrado em Neurologia pelo Hospital das Clínicas da FMUSP.

Bruno Fukelmann Guedes
Médico Neurologista Formado pelo Hospital das Clínicas da Faculdade de Meidicina da Universidade de São Paulo (HC-FMUSP). Neurologista do serviço de Emergências em Neurologia e do Grupo de Neuroinfectologia do HC-FMUSP.

Caio de Assis Moura Tavares
Médico Assistente da Unidade de Cardiogeriatria do Instituto do Coração (InCor) do Hospital das Clinicas da Faculdade de Medicina da Universidade de São Paulo (HC-FMUSP). Médico Plantonista da Unidade de Pronto-Atendimento (UPA) do Hospital Israelita Albert Einstein (HIAE)

Caio Júlio César dos Santos Fernandes
Professor Colaborador da Disciplina de Pneumologia da Universidade de SãoPaulo (USP). Professor Visitante da Harvard Medical School. Médico do Instituto do Coração (InCor), Instituto do Câncer e Hospital Sírio Libanês

Carlos Alberto Diegoli
Especialista em Ginecologia e Obstetricia pelo Ministerio da Educação e Cultura (MEC). Especialista em Ginecologia e obstetricia pela FEBRASGO TEGO. Especialista com Titulo de Patologia Cervical e Coloscopia. Especialista em Ginecologia na Infancia e Adolescencia pela Faculdade de Medicina da Universidade de São Paulo (FMUSP). Sócio Fundador SOGIA-BR. Especialista em Medicina Reprodutiva e Malformações Genitais Femininas pela FMUSP. Professor de Cirurgia Ginecológia para Médicos Residentes do Hospital das Clínicas da FUMSP Criador e Coodernador do Programa de Atenção às Vitimas de Abuso Sexuais da Faculdade de Saúde Pública da USP.

Caroline de Freitas Barbosa
Residência em Dermatologia pelo Hospital das Clínicas da Faculdade de Medicina da Universidade de São Paulo (HC-FMUSP). Médica Formada pela FMUSP.

Cezar Emiliano F. Gonçalves
Residência Médica em Cardiologia pela Irmandade Santa Casa de São Paulo (ISCMSP). Graduado em Medicina e Residência e Clínica Médica pela Universidade Federal da Paraíba (UFPB).

Cheng Tzu Yen
Graduação pela Faculdade de Medicina de Ribeirão Preto da Universidade de São Paulo (FMRP-USP). Residência Médica em Clínica Médica pela Universidade Federal de São Paulo (UNIFESP) – Instituto do Câncer do Estado de São Paulo (ICESP). Médico Assistente do Serviço de Oncologia Clínica – Grupo de Oncologia do Tórax, Cabeça e Pescoço do ICESP.

Clarice Listik
Médica Formada pela Faculdade de Medicina da Universidade de São Paulo (FMUSP). Residente de Neurologia no Hospital das Clínicas da Faculdade de Medicina da Universidade de São Paulo (HC-FMUSP).

Claudia Leiko Yonekura Anagusko
Graduação pela Faculdade de Medicina de Ribeirão Preto da Universidade de São Paulo (FMRP-USP). Residência em Clinica Médica pelo Hospital das Clinicas da (HC-FMUSP). Residência em Alergia e Imunologia Clinica pelo HC-FMUSP.

Daniel Fernandes Duailibi
Graduado em Medicina pela Universidade Cidade de São Paulo (UNICID). Residente em Clínica Médica no Instituto de Assistência ao Servidor Público Estadual de São Paulo. Residente do Serviço de Moléstias Infecciosas e Parasitárias do Hospital das Clínicas da Faculdade de Medicina da Universidade de SãoPaulo (HC-FMUSP).

Daniel Fernandes Saragiotto
Médico Assistente da Disciplina de Oncologia do Instituto do Câncer do Estado de São Paulo do Hospital das Clínicas da Faculdade de Medicina da Universidade de São Paulo (ICESP – HC-FMUSP).

Daniel Gustavo Guimarães Machado
Médico Infectologista. Ex-Residente de Infectologia do Hospital de Clínicas da Universidade Estadual de Campinas (Unicamp).

Daniel Machado Baptista
Médico Especialista em Gastroenterologia e Hepatologia Clínica pela Universidade de São Paulo (USP). Clínica Médica pela Universidade Estadual de Campinas (Unicamp). Graduação em Meidicina pela Universidade Federal do Rio de Janeiro (UFRJ).

Daniel Valente Batista
Graduação pela Faculdade de Medicina da Universidade Federal do Ceará (UFCE). Residência em Clínica Médica pela Faculdade de Medicina da Universidade de São Paulo (FMUSP) e em Cardiologia Clínica pelo Instituto do Coração do Hospital das Clínicas da FMUSP (InCor – HC-FMUSP). Médico do Setor de Terapia Intensiva do InCor-HC-FMUSP, do Hospital Alemão Oswaldo Cruz (HAOC) e Pesquisador do Grupo MASS.

Daniela Lima de Jesus
Médica Assistente do Departamento de Oftalmologia Hospital das Clínicas da Faculdade de Medicina da Universidade de São Paulo (HC-FMUSP). Doutora em Ciências da Saúde pela Oftalmologia do HC-FMUSP.

Daniela Romero Godofredo
Médica Infectologista. Residência Médica pelo Hospital das Clinicas da Faculdade de Medicina da Universidade de São Paulo (HC-FMUSP). Médico Plantonista da Unidade de Pronto-Atendimento (UPA) do Hospital Vila Maria Baixa e do Hospital Santa Catarina. Mestrado em Medicina Tropical pela Fundação Oswaldo Cruz (Fiocruz).

Daniele Coelho Duarte
Residente em Obstetrícia e Ginecologia no Hospital das Clínicas da Faculdade de Medicina de São Paulo (HC-FMUSP).

Diego Moraes de Moura
Graduação Medicina pela Universidade Federal de Campinas Grande (UFCG). Residência em Clínica Médica pelo Hospital das Clínicas da Faculdade de Medicina de São Paulo (HC-FMUSP). Residente de Cardiologia do Instituto do Coração (InCor) do HC-FMUSP.

Diogo Haruo Kogiso
Graduação na Faculdade de Medicina da Universidade de São Paulo (FMUSP). Residência em Clínica Médica na FMUSP. Preceptor da Residência de Clínica Médica no Hospital Mboi Mirim.

Edmund Chada Baracat
Professor Titular na Disciplina de Ginecologia do Departamento de Obstetrícia e Ginecologia do Hospital das Clínicas da Faculdade de Medicina da Universidade de São Paulo (HC-FMUSP).

Edoardo Filippo de Queiroz Vattimo
Médico Formado pela Faculdade de Medicina da Universidade de São Paulo (FMUSP). Residente da Psiquiatria da FMUSP – Departamento de Psiquiatria.

Edson Santos Ferreira Filho
Graduação em Medicina pela Universidade Federal do Piauí (UFPI). Residência Médica em Obstetrícia e Ginecologia pela Faculdade de Medicina da Universidade de São Paulo (FMUSP). Médico Preceptor da Disciplina de Ginecologia do Hospital das Clínicas da FMUSP.

Eduardo Bello Martins

Graduação em Medicina pela Universidade de Mogi das Cruzes. Residência em Cardiologia Clínica pelo Instituto do Coração do Hospital das Clínicas da Faculdade de Medicina da Universidade de São Paulo (InCor – HC-FMUSP) – Subespecialização em Coronariopatia Crônica pelo Departamento de Aterosclerose. Médico Pesquisador Associado ao grupo MASS (Medicine, Angioplasty and Surgery Study). Cardiologista do Pronto Atendimento do Hospital Sírio Libânes.

Eduardo Gomes Lima

Doutor em Cardiologia pela Faculdade de Medicina da Universidade de São Paulo (FMUSP). Professor Colaborador pela FMUSP. Médico Assistente da Unidade Clínica de Aterosclerose do Instituto do Coração (InCor) do HC-FMUSP.

Eduardo Leal Adam

Especialista em Cardiologia pela Sociedade Brasileira de Cardiologia (SBC) e pela Associação Médica Brasileira (AMB). Médico da Unidade Clínica de Terapia Intensiva do Instituto do Coração do Hospital das Clínicas da Faculdade de Medicina da Universidade de São Paulo (InCor – HC-FMUSP). Médico do Departamento de Cardiologia do Hospital de Clinicas da Universidade Federal do Paraná (HC-UFPR).

Elbio Antonio D'Amico

Médico Hematologista. Professor Livre Docente (Hematologia) da Faculdade de Medicina da Universidade de São Paulo (FMUSP).

Elizete Aparecida da Silva Negreiros

Formada pela Universidade Federal de Rondônia. Clinica Médica pelo Hospital do Mandaqui Hematologia e Hemoterapia da Santa Casa de São Paulo. Pós-graduanda em Linfoma pela Santa Casa de São Paulo.

Elvira Deolinda Rodrigues Pereira Velloso

Professora Associada da Disciplina de Hematologia do Departamento de Clínica Médica da Faculdade de Medicina da Universidade de São Paulo (FMUSP). Coordenadora Médica dos Ambulatórios de Citopenias e Leucemias Agudas do Serviço de Hematologia do Hospital das Clínicas da FMUSP. Coordenadora Médica dos laboratórios de Citogenética do Serviço de Hematologia do HC-FMUSP e do Hospital Israelita Albert Einstein.

Erica Okazaki

Médica Assistente do Serviço de Hematologia e Hemoterapia do Hospital das Clínicas da Faculdade de Medicina da Universidade de São Paulo (HC-FUMSP).

Erika Lopes Honorato
Especialista em Neurologia pela Escola Paulista de Medicina da Universidade Federal de São Paulo (EPM-UNIFESP). Neurologista Clínica com Ênfanse em Eletroencefalografia pelo Hospital das Clínicas da Faculdade de Medicina da Universidade de São Paulo (HC-FMUSP). Membro da Academia Brasileira de Neurologia e da Sociedade Brasileira de Neurofisiologia Clínica.

Eurita Vieira Cardoso Pereira Neta
Nefrologista.

Fabio Cetinic Habrum
Médico Preceptor da Disciplina de Emergências Clínicas da Faculdade de Medicina da Universidade de São Paulo (FMUSP). Residência em Clínica Médica pelo Hospital das Clínicas (HC-FMUSP).

Fábio Grunspun Pitta
Cardiologista pelo Instituto do Coração do Hospital das Clínicas da Faculdade de Medicina da Universidade de São Paulo (InCor – HC-FMUSP). Especialista em Aterosclerose e Doenças Arterial Coronária pela HC-FMUSP. Cardiologista do Hospital Isrraelita Albert Einstein.

Fabio Iuji Yamamoto
Médico Chefe. Divisão de Clínica Neurológica do Hospital das Clínicas da Faculdade de Medicina da Universidade de São Paulo (HC-FMUSP).

Felipe Melo Nogueira
Médico Residente de Hematologia e Hemonoterapia do Hospital das Clínicas da Faculdade de Medicina da Universidade de São Paulo (HC-FMUSP).

Felipe da Fonseca Potratz
Graduação em Medicina pela Universidade Federal do Espírito Santo (UFES). Residência em Clínica Médica pela Faculdade de Medicina do ABC (FMABC). Residência em Cardiologia pelo Instituto Dante Pazzanese de Cardiologia (IDPC). Mestrado Profissional em Cardiologia pela Universidade de São Paulo (USP).

Felipe Duarte Silva
Médico Formado pela Faculdade de Medicina da Universidade de São Paulo (FMUSP). Especialização em Clínica Médica pelo Hospital das Clínicas (HC-FMUSP) e em Paliativos pelo Instituto Pollium Latino Americano.

Felipe Pereira Camara de Carvalho
Cardiologista Formado pelo Instituto do Coração do Hospital das Clínicas da Faculdade de Medicina da Universidade de São Paulo (InCor – HC-FMUSP). Preceptor da Residência em Cardiologia do Hospital Albert Einstein. Pós-Graduando em Cardiologia pelo grupo MASS do InCor – HC-FMUSP.

Felipe Santa Rosa Roitberg
Oncologista Clínico. Médico Assistente do Instituto do Câncer do Estado de São Paulo (ICESP) – Grupo de Neoplasia Torácicas e Cabeça e Pescoço. Médico Titular Hospital Sírio Libanês.

Fernanda Aburesi Salvadori
Graduação em Medicina pela Faculdade de Medicina da Universidade de São Paulo (FMUSP). Especialização em Cardiologia pelo Instituto do Coração (InCor) do Hospital das Clínicas (HC-FMUSP). Especialização e Imagem em Cardiologia pelo Hospital Sírio Libanês. Título de Especialista em Cardiologia pela Sociedade Brasileira de Cardiologia. Médica Coordenadora do Time de Resposta Rápida do Instituto Central (IC) do HC-FMUSP.

Fernanda Correia Salles
Médica Residente de Endocrinologia e Metabologia da Escola Paulista de Medicina da Universidade Federal de São Paulo (EPM-UNIFESP).

Fernanda Passos Rosas Gomiero
Graduação na Faculdade de Medicina do ABC. Clínica Médica Faculdade de Medicina do ABC. Residente de Hematologia e Hemoterapia na Faculdade de Medicina da Universidade de São Paulo (FMUSP).

Fernando De Meo Dulcini
Graduação em Medicina pela Escola Paulista de Medicina da Universidade Federal de São Paulo (EPM-UNIFESP). Residência Médica em Clínica Médica pela EPM-UNIFESP.

Flávia Barata Alcantara
Médico Neurologista. Fellowship em Neurologia Vascular.

Flávia de Souza Oliveira Penido
Médica Residente de Ginecologia e Obstetrícia da Santa Casa de São Paulo.

Flávia Sartorelli de Souza
Residência em Endocrinologia pela Faculdade de Medicina da Universidade de São Paulo (FMUSP).

Flávio Fernandes Barboza
Formado pela Faculdade Pontifícia Universidade Catolica do Paraná (PUC-PR). Residência em Clínica Médica pela Universidade Federal do Paraná (UFPR). Residente em Reumatologia pela Universidade Estadual de Campinas (Unicamp). Segundo Tenente e Médico Voluntário do Exército no Amazonas.

Frederico Leon Arrabal Fernandes
Médico Assistente da Pneumologia do Instituto do Coração do Hospital das Clínicas da Faculdade de Medicina da Universidade de São Paulo (InCor – HC-FMUSP). Doutor em Ciências Médicas pela Disciplina de Pneumologia da FMUSP.

Gabriel Afonso Dutra Kreling

Médico Formado pela Universidade Estadual de Londrina (UEL), com Residência em Clínica Médica pela Universidade de São Paulo (USP). Professor Auxiliar da disciplina de Clínica Médica da Universidade Estadual do Oeste do Paraná (UNIOESTE).

Gabriel Lacerda Marquez

Graduação pela Faculdade de Medicina da Universidade Federal de Uberlândia. Residência em Clínica Médica pela Faculdade de Medicina da Universidade de São Paulo (FMUSP). Residência em Hematologia/Hemoterapia pela FMUSP.

Gabriel Novaes de Rezende Batistella

Médico pela Universidade de Cuiabá (UNIC). Neurologista pela Escola Paulista de Medicina da Universidade Federal de São Paulo (EPM-UNIFESP). Especialização em Curso através de Fellowship no Programa de Neuro-Oncologia na EPM-UNIFESP.

Gabriel Passos Souza

Formado pela Faculdade de Medicina da Universidade Federal de Sergipe. Especialista em Clínica Médica pelo Hospital Ipiranga, Secretaria de Estado da Saúde de São Paulo. Residente em Oncologia Clínica no Instituto do Câncer do Estado de São Paulo pela Faculdade de Medicina da Universidade de São Paulo (ICESP-FMUSP).

Gabriel Taricani Kubota

Médico Formado na Faculdade de Medicina da Uniersidade de São Paulo (FMUSP). Residência em Neurologia pelo Hospital das Clínicas (HC-FMUSP).

Gilnara Fontinelle Silva

Especialista em Hematologia e Hemoterapia pela Irmandade de Misericórdia da Santa Casa de São Paulo. Professora da Disciplina de Hematologia da Universidade Federal do Maranhão (UFMA).

Gilvan Vinícius de Azevedo Maia

Graduando em Medicina da Faculdade de Medicina da Universidade de São Paulo (FMUSP). Membro da Liga Acadêmica Urológica da FMUSP.

Gisela Tinone

Doutora em Neurologia pela Faculdade de Medicina da Universidade de São Paulo (FMUSP). Médica Assistente do Grupo de Doenças Cerebrovasculares da Divisão de Neurologia do Hospital das Clínicas da FMUSP.

Giselle Burlamaqui Klautau

Professora Assistente da Disciplina de Moléstias Infecciosas e Parasitárias da Faculdade de Ciências Médicas da Santa Casa de São Paulo. Infectologista da Irmandade da Santa Casa de Misericórdia de São Paulo e do Instituto de Infectologia Emílio Ribas.

Guilherme Avanço
Especialista em Clínica Médica dos Hospital das Clínicas da Faculdade de Medicina de Ribeirão Preto da Universidade de São Paulo (FMRP-USP).

Guilherme Harada
Graduado em Medicina pela Unicamp. Residência em Clínica Médica pelo HC-FMUSP. Residência em Oncologia Clínica pelo ICESP-FMUSP.

Guilherme Henrique Hencklain Fonseca
Médico Assistente do Serviço de Hematologia e Hemoterapia do Hospital das Clínicas da Faculdade de Medicina da Universidade de São Paulo (HC-FMUSP).

Guilherme Nader Marta
Graduação em Medicina pela Faculdade de Medicina da Universidade de São Paulo (FMUSP). Médico em Clínica Médica pelo Hospital das Clínicas (HC-FMUSP). Médico em Oncologia Clínica pelo Instituto do Câncer do Estado de São Paulo (ICESP – HC-FMUSP).

Guilherme Souza Villar Cassimiro Fonseca
Graduado em Medicina pela Faculdade de Ciências Médicas de Minas Gerais (FCMMG). Residência de Clínica Médica pelo Hospital Santa Casa de Misericórdia de Belo Horizonte – Minas Gerais. Residente da Disciplina de Hematologia e Hemoterapia do Hospital das Clínicas da Faculdade de Medicina da Universidade de São Paulo (HC-FMUSP).

Gustavo Duarte Ramos Matos
Médico pela Escola Superior de Ciências da Saúde da Fundação de Ensino e Pesquisa em Ciências da Saúde. Residente de Clínica Médica da Universidade Federal de são Paulo (UNIFESP).

Hassan Rahhal
Graduação em Medicina pela Universidade Federal Fluminese (UFF). Residência de Clínica Médica pelo Hospital das Clínicas da Faculdade de Medicina da Universidade de São Paulo (HC-FMUSP). Preceptor do Programa de Residência em Clínica Médica do HC-FMUSP.

Helena Ramos Daoud Yacoub
Neurologista pela Faculdade de Medicina de Marilia. Residência Médica pela Universidade de São Paulo (USP).

Henrique Trombini Pinesi
Médico Formado pela Faculdade de Medicina da Universidade de São Paulo (FMUSP). Residência de Clínica Médica no Hospital das Clínicas (HC-FMUSP). Médico Preceptor da Disciplina de Emergência Clínica do HC-FMUSP.

Herval Ribeiro Soares Neto

Médico Assistente do Departamrnto de Neurologia do Hospital das Clínicas da Faculdade de Medicina da Universidade de São Paulo (HC-FMUSP). Preceptor da Residência Médica do Hospital do Servidor Público Estadual de São Paulo - IAMSPE.

Ho Yeh Li

Doutora em Infectologia pela Faculdader de Medicina da Univerisadade de São Paulo (FMUSP). Coordenadora da Unidade de Terapia Intensiva da Divisão de Moléstias Infectuosas e Parasitárias do Hospital das Clínas (HC-FMUSP).

Ilda Fortini

Neurologista Assistente da Divisão de Neurologia do Hospital das Clínicas da Faculdade de Medicina da Universidade de São Paulo (HC-FMUSP). Chefe do Ambulatório de Cefaleia do HC-FMUSP.

Isabela Ambrósio Gava

Médica Graduada pela Universidade Federal Fluminense UFF. Residência em Clínica Médica no Hospital das Clínicas da Universidade Estadual Paulista (UNESP). Residência em Terapia Intensiva pela Universidade Federal do Espírito Santo (UFES). Residência em Cuidados Paliativos pela Universidade de São Paulo (USP).

Isabela Assis de Siqueira

Residência Médica em Hematologia e Hemoterapia pelo Hospital das Clínicas da Faculdade de Medicina da Universidade de São Paulo (HC-FMUSP).

Izaias Leal de Carvalho Bento

Formado pela Faculdade de Medicina do ABC. Residência de clinica médica pelo Hospital das Clínicas da Faculdade de Medicina da Universidade de São Paulo (HC-FMUSP). Residente do Terceiro Ano de Dermatologia da Faculdade de Medicina do ABC.

Jade Zezzi Martins do Nascimento

Graduada em Medicina pela Faculdade de Medicina de Marilia. Residência de Clínica Médica pelo Hospital das Clínicas da Faculdade de Medicina da Universidade de São Paulo (HC-FMUSP). Residente de Hematologia e Hemoterapia do HC-FMUSP. Membro da Equipe de Resposta Rápida do Hospital Oswaldo Cruz e Instrutura do ACLS - LTSEC.

Jairo Tavares Nunes

Possui Graduação em Medicina pela Universidade de Santo Amaro. Experiência na Área de Medicina, com Ênfase em Clínica Médica.

Jamile Almeida Silva

Médica Graduada na Universidade Federal da Bahia (UFBA). Clínica Médica pela Universidade Federal de São Paulo (UNIFESP). Oncologista pela Universidade de São Paulo (USP). Médica Oncologista na Oncologistas Associados e no Hospital São Camilo (Pompéia). Pesquisadora da Área de Tumores Urológicos no Instituto do Câncer do Estado de São Paulo (ICESP).

Jéssica Anelise Parreira Alves

Graduação em Medicina pela Universidade Federal do Mato Grosso do Sul. Residência de Clínica Médica na Universidade Federal de São Paulo (UNIFESP). Residente de Geriatria do Primeiro Ano na UNIFESP.

João Avancini

Dermatologista pela Faculdade de Medicina da Universidade de São Paulo (FMUSP). Médico Assistente da Divisão em Dermatologia do Hospital das Clínicas (HC-FMUSP). Membro Efetivo da Sociedade Brasileira de Dermatologia e Sociedade Brasileira de Cirúrgia Dermatológica.

João de Mendonça Alho Teixeira

Graduado em medicina pela Universidade do Estado do Pará. Residência de Clínica Médica no Hospital das Clinicas da Faculdade de Medicina da Universidade de São Paulo (FMUSP). Residência de Reumatologia no Hospital das Clinicas da FMUSP.

João Duvilio de Biazi Andreotti

Médico Graduado pela Faculdade de Ciências Médicas da Santa Casa de São Paulo. Especialização em Oftalmologia pelo Departamento de Oftalmologia da Santa Casa de São Pualo.

João Roberto Maciel Martins

Médicos Endocrinologista e Chefe do Ambulatorio de Doenças Tireoidiana da Disciplina de Endocrinologia e Metabologia da Universidade Federal de São Paulo (UNIFESP).

João Roquette Fleury da Rocha

Médico Formado pela Universidade Federal do Rio de Janeiro (UFRJ). Residência em Clínica Médica pela Universidade Federal de São Paulo (UNIFESP). Residente em Cardiologia na UFRJ.

Jordan Dourado Cabral de Vasconcellos

Formado pela Escola Bahiana de Medicina e Saúde Pública. Residência de Clínica Médica na Irmandade da Santa Casa de Misericórdia de São Paulo. Cursando Residência de Nefrologia do Hospital das Clínicas da Faculdade de Medicina da Universidade de São Paulo (HC-FMUSP)

José Maria Soares Junior
Professor Associado da Disciplina de Ginecologia do Departamento de Obstetrícia e Ginecologia, Hospital das Clinicas, Faculdade de Medicina da Universidade de São Paulo (HC-FMUSP). Vice-chefe do Departamento de Obstetrícia e Ginecologia da FMUSP. Supervisor do Setor de Ginecologia Endocrina e Climatério do HC-FMUSP.

José Ricardo Bandeira de Oliveira Filho
Médico Formado pela Faculdade Pernambucana de Saúde (FPS). Residência Médica em Clinica Médica pelo Hospital da Restauração/PE. Residências em Pneumologia pelo Inistuto do Coração do Hospital das Clínicas da Faculdade de Medicina da Universidade de São Paulo (InCor-HC-FMUSP). Fellow em Doenças Pulmonares Intersticiais pelo InCor-HC-FMUSP. Especialização em Medicina Intensiva pelo HC-FMUSP. Título de Especialista em Pneumologia pela AMIB/SBPT. Membro da Sociedade Brasileira de Pneumologia e Tisiologia, da American Thoracic Society (ATS - EUA) e European Respiratory Society (ERS - Europa). Pós-graduação/Doutorado em Pneumologia pelo InCor-HC-FMUSP.

Joyce dos Santos Neves
Médica Graduada pela FMB/UNESP. Especialista em Dependência Química pela UNIAD/UNIFESP. Possui Residência em Clínica Médica pela EPM/UNIFESP. Atualmente cursa Residência de Psiquiatria pela FMB/UNESP.

Julia Martins de Oliveira
Médica e Especialista em Clínica Médica pela Universidade de Brasilia (UnB). Residente e Mestranda em Endocrinologia pela Universidade Federal São Paulo (UNIFESP).

Juliana Ramos Friggi
Graduação em Medicina pela Escola Superior de Ciências da Santa Casa de Misericórdia de Vitória (EMESCAM). Residência em Clínica Médica e Gastroenterologia Clínica pela Escola Paulista de Medicina da Universidade Federal de São Paulo (EPM-UNIFESP).

Juliane Rompkoski
Graduação em Medicna pela Universidade Federal do Paraná (UFPR). Residente de Clínica Médica no Hospital das Clínicas da Faculdade de Medicina da Universidade de São Paulo (HC-FMUSP).

Júlio César Garcia de Alencar
Médico Formado pela Universidade Federal do Ceará (UFCE). Residência em Clínica Médica pela Faculdade de Medicina da Universidade de São Paulo (FMUSP). Pós-graduação em Medicina de Urgência e Emergência pelo Instituto Israelita Albert Einstein. Médico Assistente do Serviço de Clínica Médica de Emergência do Hospital das Clínicas (HC-FMUSP).

Kelly Serrano Serafim
Formado na Pontifícia Universidade Católica de São Paulo (PUC-SP). Residência de Clínica Médica na Santa Casa de São Paulo. Residência de Hematologia e Hemoterapia na Santa Casa de São Paulo.

Laila Lopes de Farias Pinho
Graduação em Medicina pela Universidade de Brasília (UnB).

Laína Bubach Carvalho
Formação Médica pela Universidade Federal Fluminense (UFF). Residência Médica em Infectologia pela Universidade de São Paulo. Preceptoria CICIH HC-FMUSP. Médica da UTI Anestesiologia HC-FMUSP.

Laíssa Cristina Alves Alvino
Médica Formada pela Universidade Federal do Rio de Janeiro (UFRJ). Residência em Clínica Médica pela Universidade Federal de São Paulo (UNIFESP). Residente em Reumatologia na Universidade do Estado do Rio de Janeiro (UERJ).

Larissa Lane Cardoso Teixeira
Médica Formada pela Escola Bahiana de Medicina e Saúde Pública, com Especialização em Infectologia pelo Hospital das Clínicas da Faculdade de Medicina da Universidade de São Paulo (HC-FMUSP).

Larissa Nunes de Almeida Gouveia
Infectologista pelo Hospital das Clínicas da Faculdade de Medicina da Universidade de São Paulo (HC-FMUSP). Complementação em Infecções em Imunodeprimidos HC-FMUSP.

Laura Vilar Guedes
Médica Formada na Universidade Federal da Bahia. Especialista em Clínica Médica por Residência no Hospital das Clínicas da Faculdade de Medicina da Universidade de São Paulo (HC-FMUSP). Especialista em Gastroenterologia pela Residência no HC-FMUSP. Titulada pela Federação Brasileira de Gastroenterologia.

Leandro Lara do Prado
Reumatologista. Médico Assistente da Disciplina de Reumatologia da Faculdade de Medicina da Universidade de São Paulo (FMUSP). Médico do Corpo Clínico do Hospital Sírio-Libanês.

Leandro Utino Taniguchi
Professor Colaborador da Disciplina de Emergências Clínicas da Faculdade de Medicina da Universidade de São Paulo (FMUSP). Doutorado pela Disciplina de Emergências Clínicas da FMUSP. Membro do Comitê Científico da Rede Brasileira de Pesquisa em Medicina Intensiva (BRICNet). Especialização em Medicina Intensiva no Hospital das Clínicas (HC-FMUSP). Médico da Unidade de Terapia Intensiva do Hospital Sírio-Libanês.

Lecio Figueira Pinto
Neurologista dos Grupos de Epilepsia e de Emergências Neurológicas do Hospital das Clínicas da Faculdade de Medicina da Universidade de São Paulo (HC-FMUSP). Coordenador do Ambulatório de Epilepsia Adulto do HC-FMUSP.

Leonardo Hackbart Bermudes
Recidência em Clínica Médica pelo Hospital das Clínicas da Faculdade de Medicina da Universidade de São Paulo (HC-FMUSP). Médico Residente em Gastroenterologia e Hematologia Clínica pelo HC-FMUSP.

Lucas Braga Mota
Médico Nefrologista. Residência Médica em Nefrologia pelo Hospital das Clínicas da Faculdade de Medicina da Universidade de São Paulo (HC-FMUSP). Residência Médica em Clínica Médica pelo HC-FMUSP.

Lucas Santos Zambon
Médico Formado pela Universidade de São Paulo (USP). Especialista em Clínica Mëdica pelo Hospital das Clínicas (HC) da Faculdade de Medicina da USP.Doutor em Ciências Médicas pela USP. MBA Gestão em Saúde pela USP. ; Fellow da International Society for Quality in Healthcare.

Lúcia da Conceição Andrade
Professora Associada da Disciplina de Nefrologia da Faculdade de Medicina da Universidade de São Paulo (FMUSP). Chefe do Grupo de Injúria Renal Aguda da Divisão de Nefrologia do Hospital das Clínicas (HC-FMUSP).

Luciana Alves de Oliveira
Médica Formada pela Faculdade de Ciências Médicas da Santa casa de São Paulo (FCMSCSP). Especialização em Pneumologia pela Santa Casa de São Paulo. Assistente da Disciplina de Pneumologia da Santa Casa de São Paulo. Membro da Equipe de Pneumologia do Hospital Samaritano de São Paulo.

Luciana Daniela L. de A. Alves
Médica pela Universidade Cidade de São Paulo (UNICID). Especialização em Clínica Médica pela Irmandade da Santa Casa de Misericórdia de São Paulo. Pós-Graduação em Cuidados Paliativos pela Casa do Cuidar.

Luciana de Paula Samorano Lima
Médica Assistente em Divisão de Dermatologia do Hospital das Clínicas da Faculdade de Medicina da Universidade de São Paulo (HC-FMUSP).

Luciana Lima de Siqueira
Médica Formada pela Faculdade de Medicina da Universidade de São Paulo (FMUSP). Residência no Instituto de Psiquiatria do Hospital das Clínicas da FMUSP (IPq-HC-FMUSP). Médica Psiquiatra Assistente da Divisão Médica do IPq-HC-FMUSP. Médica Psiquiatra do CRT- DST/Aids e Hepatites. Médica Psiquiatra Chefe de Equipe de Retaguarda de Urgências Psiquiátricas e Interconsultora do Hospital Israelita Albert Einstein.

Lucila Soares da Silva Rocha

Formada em Medicina pela Universidade Federal de Uberlândia (UFU). Residência em Clínica Médica na Universidade Estadual de Campinas (Unicamp). Residência de Oncologia Clínica no Instituto do Câncer do Estado de São Paulo da Universidade de São Paulo (ICESP-USP). Médica no Grupo de Neoplasias do Trato Gastrointestinal no ICESP-USP. Médica Assistente no Hospital Sírio Libanês.

Luis Paulo de Miranda Araujo Soares

Médico Formado pela Universidade do Estado do Pará (UEPA). Residência em Clínica Médica na Faculdade de Ciências Médicas da Universidade Estadual de Campinas (Unicamp). Residência em Cardiologia no Instituto do Coração do Hospital das Clínicas da Faculdade de Medicina da Universidade de São Paulo (InCor – HC-FMUSP). Médico Residente do Programa de Transplante Cardíaco do InCor – HC-FMUSP.

Luisa Leite Barros

Residênte em Clínica Médica e Gastroenterologia Clínica do Hospital das Clínicas da Faculdade de Medicina da Universidade de São Paulo (HC-FMUSP). Preceptora da Residência de Gastroenterologia e Hepatologia Clínica do HC-FMUSP. Pós-graduada da Divisão de Gastroenterologia e Hepatologia Clínica do HC-FMUSP.

Luiz Ricardo Pinheiro de Santana

Médico Residente em Gastroenterologia do Hospital das Clínicas da Faculdade de Medicina da Universidade de São Paulo (HC-FMUSP).

Maira Andrade Nacimbem Marzinotto

Médica Assistente Responsável pelo Grupo de Pâncreas da Disciplina de Gastroenterologia Clínica do Hospital das Clínicas da Faculdade de Medicina da Universidade de São Paulo (HC-FMUSP).

Maíra Fernandes Gonçalves

Especialização em Anestesiologia pelo Hospital Santa Casa de Misericórdia de São Paulo. Anestesiologista do Hospital Infantil Sabará e do Hospital Municipal Menino Jesus. Especializanda em Dor pelo Hospital Vera Cruz. Pós-graduanda em Cuidados Paliativos pelo Instituto Pallium Latinoamerica.

Marcella Salazar Sousa

Médica Residente em Gastroenterologia do Hospital das Clínicas da Faculdade de Medicina da Universidade de São Paulo (HC-FMUSP).

Marcelle Sakamoto Kubo

Graduação pela Faculdade de Medicina da Universidade de São Paulo (FMUSP). Residência Médica em Clínica Médica, Medicina do Sono e Otorrinolaringologia pelo Hospital das Clínicas (HC-FMUSP). Título de Especialista em Medicina do Sono pela Associação Médica Brasileira (AMB). Médica Associada à Associação Brasileira do Sono.

Marcelo Augusto Duarte Silveira

Especialista em Clínica pelo Hospital Santa Marcelina-SP. Especialista em Nefrologia pelo Hospital das Clínicas da Faculdade de Medicina da Universidade de São Paulo (HC-FMUSP). Médico Assistente do Serviço de Nefrologia do HC-FMUSP. Professor Colaborador da Disciplina de Nefrologia da FMUSP. Doutorando pela Disciplina de Nefrologia da FMUSP.

Marcelo Calderaro

Médico Assistente e Coordenador do Grupo de Estudos em Emergências Neurológicas do Hospital das Clínicas da Faculdade de Medicina da Universidade em SãoPaulo (HC-FMUSP).

Marcelo Lopes

Médico Formado pela Universidade Estadual de Campinas (Unicamp). Especialista em Clínica Médica e Medicina Interna pelo Hospital das Clínicas da Faculdade de Ciências Médicas da Unicamp.

Marcelo Park

Médico da UTI Clínica do Hospital das Clínicas da Faculdade de Medicina da Universidade de São Paulo (HC-FMUSP).

Marcelo Schweller

Especialista em Clínica Médica e Pneumologia. Doutor em Clínica Médica na Área de Ensino em Saúde. Médico Assistente da Disciplina de Emergências Clínicas da Faculdade de Ciências Médicas da Universidade Estadual de Campinas (Unicamp).

Marcelo Ticianelli de Carvalho

Médico Residente em Terapia Intensiva do Hospital das Clínicas da Faculdade de Medicina da Universidade de São Paulo (HC-FMUSP).

Maria Adelaide Albergaria Pereira

Doutora em Medicina. Médica Assistente da Divisão de Endocrinologia do Hospital das Clínicas da Faculdade de Medicina da Universidade de São Paulo (HC-FMUSP).

Maria Luísa do Nascimento Moura

Médica pela Universidade Federal do Rio Grande do Norte (UFRN). Infectologista pela Faculdade de Medicina da Universidade de São Paulo (FMUSP).

Maria Rita Bortolotto

Doutorado pela Faculdade Medicina da Universidade de São Paulo (FMUSP). Diretora Técnica da Enfermaria da Clínica Obstétrica do Hospital das Clínicas da FMUSP.

Mariana Pinheiro Xerfan
Especialista em Clínica Médica pela Santa Casa de São Paulo. Especialista em Saúde da Família pela Universidade Federal de Ciências em Saúde de Porto Alegre.

Marina Brandão Schimidt
Possui Graduação em Medicina pela Universidade Federal do Espírito Santo. MédicA de Projeto de Pesquisa Clínica do Centro de Densitometria Óssea e Pesquisa do Espírito Santo.

Martinho Gabriel Lima Nunes
Graduação em Medicina pela Universidade Federal do Piauí (UFPI). Especialista e Clínica Médica pela Escola Paulista de Medicina da Universidade Federal de São Paulo (EPM-UNIFESP). Médico Chefe de Plantão da UTI da Clínica Médica do Hosptial São Paulo EPM-UNIFESP.

Mateus Mistiairi Simabukuro
Neurologista Assistente do Ambulatório de Encefalopatias Imunimediadas do Hospital das Clínicas da Faculdade de Medicina da Universidade de São Paulo (HC-FMUSP). Neurologista Assistente do Pronto-Socorro Neurológico do HC-FMUSP. Médico Neurologista do Instituto do Câncer do Estado de São Paulo (ICESP).

Matheus Freitas Cardoso de Azevedo
Médico Assistente da Disciplina de Gastroenterologia e Hepatologia Clínica do Hospital das Clínicas da Faculdade de Medicina da Universidade de São Paulo (HC-FMUSP).

Maurício Fernandes
Residente do Segundo Ano de Oncologia do Instituto de Câncer do Estado de São Paulo da Faculdade de Medicina da Universidade de São Paulo (ICESP-FMUSP).

Monique Coelho Dalapicola
Curso de Medicina pela Universidade Federal do Espírito Santo (UFES). Residência em Dermatologia no Hospital da Santa Casa de Misericórdia de São Paulo. Título de Especialista em Dermatologia pela Sociedade Brasileira de Dermatologia (SBD). Membro Efetivo da SBD. Especialização em Dermatoscopia pelo Hospital Arcispedale Santa Maria Nuova IRCCS, Reggio Emilia, Itália. Especialização em Dermatopediatria no Hospital das Clínicas da Faculdade de Medicina da Universidade de São Paulo (HC-FMUSP) e no Hospital da Santa Casa de Misericórdia de São Paulo. Especialização em Cosmiatria e Estética no Hospital Albert Einstein.

Natalia de Oliveira Silva
Médica pela Escola Superior de Ciência da Saúde ESCS/DEPECS/DF. Neurologista pelo Hospital das Clínicas da Faculdade de Medicina de Ribeirão Preto da Universidade de São Paulo (HC-FMRP/USP). Área de Atuação em Dor pelo HC-FUMRP/USP.

Natália Mata Longo
Médica Residente de Neurologia da Santa Casa de São Paulo.

Nicole Inforsato
Graduação Médica pela Faculdade de Medicina da Universidade de São Paulo (FMUSP). Residência em Cirurgia Geral pelo Hospital das Clínicas (HC-FMUSP). Residência em Cirurgia Vascular pelo HC-FMUSP. Médica Preceptora do Departamento de Cirurgia Vascular e Endovascular do HC-FMUSP.

Nicolle Farias de Queiroz
Especializanda em Cardiologia pela Santa Casa de Misericórdia de São Paulo (ISCMSP). Especialização em Clínica Médica pelo Hospital IGESP, IBEPEGE.

Niro Kasahara
Professor Adjunto da FCM da Santa Casa de São Paulo.

Paula Massaroni Peçanha
Graduação em Medicina pela Universidade Federal do Espírito Santo. Residente de Infectologia da Escola Paulista de Medicina da Universidade Federal de São Paulo (EPM-UNIFESP).

Paula Ribeiro Villaça
Doutora em Medicina (Área de Hematologia) da Faculdade de Medicina da Universidade de São Paulo (FMUSP). Médica da Fundação Pró-Sangue Hemocentro de São Paulo. Médica Assistente do Serviço de Hematologia, Hemoterapia e Terapia Celular do Hospital das Clínicas da FMUSP.

Paulo Henrique do Amor Divino
Médico Assistente do Serviço de Emergências Clínicas da Santa Casa de São Paulo. Médico Residente de Oncologia Clínica do Instituto do Câncer do Estado de São Paulo (ICESP).

Paulo Tierno
Especialista em Clínica Médica. Especialista em Medicina Intensiva. Médico Assistente UTI – Emergências Cirúrgicas do Hospital das Clínicas da Faculdade de Medicina da Universidade de São Paulo (HC-FMUSP). Médico Plantonista da UTI do Hospital Sírio-Libanês. Diretor Técnico do Hospital Municipal Pimentas Bonsucesso.

Pedro Carlos Carricondo
Médico Oftalmologista. Doutor em Ciências da Saúde pela Faculdade de Medicina da Universidade de São Paulo (FMUSP). Diretor do Pronto-Socorro de Oftalmologia do Hospital das Clínicas (HC-FMUSP). Presidente da Sociedade Brasileira de Trauma Ocular.

Pedro Henrique Luiz da Silva
Acadêmico de Medicina pela Universidade do Estado do Pará (UEPA).

Pedro Henrique Moraes Cellia
Cardiologista pelo Instituto do Coração do Hospital das Clínicas da Faculdade de Medicina da Universidade de São Paulo (InCor – HC-FMUSP). Residência em Clínica Médica pela USP. Médico pela Faculdade de Medicina da Universidade Federal do Espiríto Santo (UFES).

Pedro Paulo Marino Rodrigues Ayres
Médico Pneumologista pela Sociedade Brasileira de Pneumologia (SBP). Médico Intensivista pela Associação de Medicina Intensiva Brasileira (AMIB).

Pedro Reis Brant
Médico Formado pela Faculdade de Medicina da Universidade de São Paulo (FMUSP). Residente de Neurologia no Hospital das Clínicas da Faculdade de Medicina da Universidade de São Paulo (HC-FMUSP).

Pedro Yuri Paiva Lima
Possui Graduação em Medicina pela Universidade Federal do Ceará (UFCE) – com ênfase em Cardiologia.

Rafael Franco Duarte Brito
Graduação em Medicina pela Universidade Federal do Rio Grande do Norte. Residente de Clínica Médica do Hospital das Clínicas da Faculdade de Medicina da Universidade de São Paulo (HC-FMUSP).

Rafael Kitayama Shiraiwa
Médico Assistente do Serviço de Clínica Médica de Emergência do Hospital das Clínicas da Faculdade de Medicina da Universidade de São Paulo (HC-FMUSP). Médico Colaborador do Serviço de Endocrinologia e Metabologia do HC-FMUSP.

Rafael Quintes Ducasble Gomes
Médico Formado pela Universidade Estadual de Campinas (Unicamp). Residente do Terceiro Ano de Psiquiatria – Faculdade de Ciências Médicas da Unicamp, Departamento de Psicologia Médica e Psiquiatria.

Rafael Sartori Tartaglia
Médico Pneumologista pelo Hospital das Clínicas da Faculdade de Medicina da Universidade de São Paulo (HC-FMUSP).

Rafaela Richa Campos

Residência Médica em Gastroenterologia e Endoscopia Digestiva pela Escola Paulista de Medicina da Universidade Federal de São Paulo (EPM-UNIFESP). Título de Especialista pela Federação Brasileira Gastroenterologia (FBG). Residência Médica em Clínica Médica pela Universidade Federal do Espírito Santo (UFES).

Raíza Colodetti

Residência em Cardiologia pelo Instituto do Coração (InCor) do Hospital das Clínicas da Faculdade de Medicina da Universidade de São Paulo (HC-FMUSP). Residência em Clínica Médica pela Irmandade da Santa Casa de Misericórdia de São Paulo.

Ramon Souza Góes de Araújo

Graduação pela Faculdade de Medicina da Universidade Federal da Bahia, Residência Médica em Clínica Médica no Hospital das Clínicas da Faculdade de Medicina da USP-SP, Residência Médica em Gastroenterologia e Hepatologia no Hospital das Clínicas da Faculdade de Medicina da USP-SP.

Renam Seikitsi Gushi

Formado pela Faculdade de Medicina da Universidade de São Paulo (FMUSP). Residência Médica em Neurologia pelo Hospital das Clínicas (HC) da FMUSP. Membro Efetivo da Sociedade Brasileira de Neurologia (SBN). Residência Médica em Neurofisiologia Clínica pelo HC-FMUSP.

Renata Pieratti Bueno

Residência em clínica médica pelo Hospital das clínicas/ Faculdade de Medicina da Universidade de São Paulo.

René de Araujo Gleizer

Formado em Medicina pela Faculdade de Medicina da Bahia, Universidade Federal da Bahia. Residência médica em Neurologia pelo Hospital das Clínicas da Universidade de São Paulo.

Ricardo Fuller Fone

Assistente Doutor e Chefe do Ambulatório do Serviço de Reumatologia do Hospital das Clinicas da Faculdade de Medicina da Universidade de São Paulo (HC-FMUSP).

Rinaldo Focaccia Siciliano

Doutor em Ciências Mpela Universidade de São Paulo. Médico Assistente da Unidade de Controle de Infecção Hospitalar do Instituto do Coração do Hospital das Clínicas da Faculdade de Medicina da Universidade de São Paulo (InCor – HC-FMUSP) e da Divisão de Moléstias Infecciosas e Parasitárias do HC-FMUSP.

Rodolfo Augusto Bacelar de Athayde

Médico Pneumologista pelo Instituto do Coração do Hospital das Clínicas da Faculdade de Medicina da Universidade de São Paulo (InCor – HC-FMUSP).

Rodolfo Leal

Graduação em Medicina pela Faculdade de Medicina da Universidade Federal do Rio de Janeiro. Residência de Clínica Médica no Instituto de Assistência Médica ao Servidor Público Estadual de São Paulo. Residente em Oncologia no Instituto do Câncer do Estado de São Paulo da Faculdade de Medicina da Universidade de São Paulo (ICESP-FMUSP).

Rodrigo Andrade da Silva

Médico Residente em Neurologia pela Escola Paulista de Medicina da Universidade Federal de São Paulo (EPM-UNIFESP).

Rodrigo Athanazio

Médico Assistente da Disciplina de Pneumologia, Grupo de Doenças Obstrutivas (Asma, DPOC, Bronquiectasia e Fibrose Cística) Instituto do Coração do Hospital das Clínicas da Faculdade de Medicina da Universidade de São Paulo (InCor – HC-FMUSP). Diretor de Publicação da Sociedade Paulista de Pneumologia e Tisiologia. Editor-chefe do Pneumologia Paulista.

Rodrigo Dias de Meira

Médico pela Universidade de Passo Fundo-RS. Residência em Clínica Médica pela Universidade Estadual de Campinas. Especialista em Nefrologia pela Sociedade Brasileira de Nefrologia. Cursando Ano Adicional em Nefrologia – Transplante Renal pela Universidade Estadual de Campinas (Unicamp).

Rodrigo Ferreira

Residência em Clínica Médica – Irmandade Santa Casa de Misericórdia de São Paulo. Residente em Cardiologia – Hospital Sírio-Libanês

Rodrigo Melo Kulchetscki

Graduação em Medicina pela Universidade Federal do Paraná (UFPR). Residência Médica em Clínica Médica pelo Hospital das Clínicas da Faculdade de Medicina da Universidade de São Paulo (HC-FMUSP). Residência em Cardiologia pelo Hospital do Coração do HC-FMUSP.

Rodrigo Nogueira Angerami

Médico Infectologista – Faculdade de Ciências Médicas da Universidade Estadual de Campinas (Unicamp). Doutor em Clínica Médica – Unicamp. Cerfificação de Área de Atuação em Medicina Tropical (SBI/AMB). Médico da Seção de Epidemiologia Hospitalar de Clínicas da Unicamp. Médico Assistente da Disciplina de Infectologia da Faculdade de Ciencias Médicas da Unicamp. Professor do Programa de Pós-graduação em Saúde Coletiva da Faculdade de Ciencias Médicas da Unicamp. Moderador do ProMED-PORT International Society for Infectious Diseases.

Roger Simões Miranda

Médico Formado pela Universidade Federal do Espírito Santo. Residência Médica em Oftalmologia e especialização em Retina e Vítreo pelo Hospital das Clínicas da Faculdade de Medicina da Universidade de São Paulo (HC-FMUSP).

Rubens Gisbert Cury

Neurologista Assistente do Grupo de Distúrbios do Movimento do Hospital das Clínicas da Faculdade de Medicina da Universidade de São Paulo (HC-FMUSP). Doutor em Neurologia pela USP. Pós-doutorado em Neurologia pela USP e Universidade de Grenoble, França.

Sarah Simaan dos Santos

Residente de Endocrinologia e Metabologia da Universidade Federal de São Paulo (UNIFESP).

Sergio Seiki Anagusko

Médico Graduado pela Faculdade de Medicina de Ribeirão Preto da Universidade de SãoPaulo (USP). Residência em Clínica Médica pelo Hospital das Clínicas de Ribeirão Preto. Residência em Medicina Paliativa pelo Hospital das Clínicas da Faculdade de Medicina da USP (FMUSP). Médico Assistente da Enfermaria de Cuidados Paliativos do Hospital das Clínicas da FMUSP.

Sheila Patrícia Lopes Rocha

Especialização Clínica Médica – Hospital Santa Casa de Misericórdia de São Paulo – Especialização Nefrologia.

Stefano Garzon Dias Lemos

Graduação em Medicina pela Faculdade de Medicina de Botucatu – Universidade Estadual Paulista (UNESP). Residência Médica em Clínica Médica do Hospital das Clínicas da Faculdade de Medicina da Universidade de São Paulo (HC-FMUSP). Residência Médica em Cardiologia pel Instituto do Coração (InCor – HC-FMUSP). Residência Médica em Hemodinâmica e Cardiologia Intervencionista InCor – HC-FMUSP. Título de Especialista em Cardiologia pela Sociedade Brasileira de Cardiologia (SBC). Cardiologista do Hospital Samaritano São Paulo.

Stephanie Toscano Kasabkojian

Graduação em Medicina pela Universidade Estadual Paulista (UNESP). Residência em Clínica Médica pelo Hospital das Clínicas da Faculdade de Medicina da Universidade de São Paulo (HC-FMUSP). Residência em Cardiologia pelo Instituto do Coração (InCor – HC-FMUSP). Residente de Hemodinâmica do Incor – HC-FMUSP.

Tania Correa de Toledo Ferraz Alves

Doutora pelo Departamento de Psiquiatria. Médica Supervisora IPQ do Hospital das Clínicas da Faculdade de Medicina da Universidade de São Paulo (HC-FMUSP).

Tatiane Carneiro Gratão

Graduação em Medicina pela Universidade de Residência em Cirurgia Geral pelo Hospital das Clínicas da Faculdade de Medicina da Universidade de São Paulo (HC-FMUSP). Residência em Cirurgia Vascular pelo HC-FMUSP. Médica Preceptora da Disciplina do Serviço de Cirurgia Vascular e Endovascular do HC-FMUSP.

Taysa Cristiane Moreira da Silva

Graduação em Medicina pela Universidade Federal de São Carlos (UFSCar). Residência em Clínica Médica pelo Hospital das Clínicas da Faculdade de Medicina da Universidade de São Paulo (HC-FMUSP). Residente de Reumatologia pelo HC-FMUSP.

Thais Mazará de Borba

Graduada em Medicina pela Faculdade de Medicina do ABC. Residência de Clínica Médica no Hospital Estadual Mário Covas – Faculdade de Medicina do ABC. Residente de Hematologia e Hemoterapia do Hospital São Paulo da Universidade Federal de São Paulo (UNIFESP).

Thales José Bueno Polis

Médico pela Faculdade de Ciencias Médicas de Santos. Infectologista pelo Instituto de Infectologia Emílio Ribas

Thiago Andrade de Macedo

Doutor em Cardiologia pela Faculdade de Medicina do Hospital das Clínicas da Faculdade de Medicina da Universidade de São Paulo (HC-FMUSP). Médico Assistente da Unidade de Hipertensão do Instituto do Coração (InCor – HC-FMUSP). Especialista em Ecocardiografia pelo InCor – HC-FMUSP e pela Sociedade Brasileira de Cardiologia.

Thiago Aragão Leite

Graduação em Medicina pela Faculdade de Medicida da Universidade de São Paulo (FMUSP). Residência em Clínica Médica no Hospital das Clínicas (HC-FMUSP). Médico Preceptor da Cardiologia do Instituto do Coração (InCor – HC-FMUSP). Médico do Departamento de Emergências do Hospital Israelita Albert Einstein.

Thicianie Fauve Andrade Cavalcante

Gastroenterologia da Irmandade Santa Casa de Misericórdia de São Paulo (ISCMSP).

Tiago Alexandre Kunitake

Médico Assistente da Disciplina de Emergências Clínicas da Faculdade de Medicina da Universidade de São Paulo (FMUSP)..

Tiago de Araujo Guerra Grangeia
Residência Médica em Clínica Médica pela Universidade Estadual de Campinas (Unicamp). Residência Médica em Pneumologia pela Unicamp. Mestre em Ciências Médicas (Ensino em Saúde) pela Unicamp. Médico Assistente da Disciplina de Emergências Clínicas da Unicamp.

Valéria Takeuchi Okino
Nefrologista do Hospital das Clínicas da Faculdade de Medicina de Ribeirão Preto da Universidade de São Paulo (FMRP-USP). Doutorado em Clínica Médica pela FMRP-USP.

Valmir Crestani Filho
Medico especialista em Medicina Interna e Nefrologia pelo Hospital das Clínicas da Faculdade de Medicina da Universidade de São Paulo (HC-FMUSP). Médico Assistente do Serviço de Transplante Renal do HC-FMUSP.

Vanessa Souza Santana
Residente do Segundo Ano de Clínica Médica da Santa Casa de São Paulo.

Verônica Reche Rodrigues Galdino
Médica Formada pela Faculdade de Ciência Médicas da Santa Casa de São Paulo. Clínica Geral Formada pela Irmandade Santa Casa de Misericórdia de São Paulo. Residente de Nefrologia do Instituto de Assistência Médica ao Servidor Público Estadual.

Vicente Hidalgo Rodrigues Fernandes
Residente em Oftalmologia do Hospital das Clínicas da Universidade Estadual de Campinas (Unicamp). Residência de Clínica Médica pelo Hospital Geral César Cals - ESP/SESA-CE..

Victor Bertollo Gomes Porto
Médico Infectologista Especialista em Medicina Tropical.

Victor Ishii
Médico Preceptor da Clinica Obstétrica do Hospital das Clínicas da Faculdade de Medicina da Universidade de São Paulo (HC-FMUSP).

Vinicius Andreoli Schoeps
Especializando em Neuroimunologia pelo Hospital das Clínicas da Faculdade de Medicina da Universidade de São Paulo (HC-FMUSP). Neurologista pela Irmandade da Santa Casa de Misericórdia de São Paulo.

Vinícius Araújo de Freitas Chagas Caldas
Médico Formado pela Universidade Federal de Campina Grande (UFCG). Residência em Clínica Médica pelo Hospital Universitário Onofre Lopes da Universidade Federal do Rio Grande do Norte (UFRN). Residente em Cardiologia pelo Instituto do Coração do Hospital das Clínicas da Faculdade de Medicina da Universidade de São Paulo (InCor – HC-FMUSP).

Vinícius Benetti Miolla
Graduado pela Universidade do Oeste de Santa Catarina. Especialista em Clínica Médica pela Universidade Estadual de Campinas (Unicamp).

Virgílio Rodrigues Silva de Moraes
Graduado em Medicina pela Faculdade de Ciências Médicas da Universidade Estadual de Campinas (Unicamp). Residência de Clínica Médica e Cardiologia pela Faculdade de Ciências Médicas da Universidade Estadual de Campinas (Unicamp).

Vitor Fiorin de Vasconcellos
Médico Especialista em Clínica Médica pela Faculdade de Medicina da Universidade de São Paulo (FMUSP).

Viviane de Paula Pretti Reis
Residente de Endocrinologia e Metabologia da Universidade Federal de São Paulo (UNIFESP).

Walton Tedesco
Formado em Infectologia pelo Instituto de Infectologia Emilio Ribas. Médico Infectologista e CCIH – Santa Casa de Londrina. Preceptor da Residência de Clínica Médica da Santa Casa de Londrina.

Prefácio

A Medicina de Emergência é um dos capítulos mais extraordinários das Ciências Médicas. Em mais de 80 países, a Medicina de Emergência é uma especialidade médica. Houve melhoras consideráveis no Sistema de Saúde para profissionais médicos e, principalmente, para os pacientes, que passaram a contar com um atendimento de qualidade com base em protocolos seguros e nos melhores princípios humanísticos.

No Brasil, após vários anos de lutas, fóruns e intensos debates, a Medicina de Emergência foi aprovada em 2016 como a mais nova especialidade médica no Brasil. A Associação Brasileira de Medicina de Emergência – ABRAMEDE – assumiu o comando dessa missão e levará a todo o Brasil uma intensa divulgação dessa nova e maravilhosa especialidade.

A Medicina de Emergência é uma especialidade na qual são necessários conhecimentos e habilidades para uma abordagem e resoluções rápidas para situações que põem em risco de morte nossos pacientes. O tempo é fundamental, bem como o raciocínio rápido e os treinamentos contínuos. Eventos imprevisíveis ocorrem a toda hora e em todos os lugares. Só o treinamento e o conhecimento podem dar segurança ao atendimento emergencial.

Esta obra parece nascer no seu momento ideal. Deverá contribuir para o enriquecimento da Medicina de Emergência, levando a todos os seus leitores uma abordagem segura e prática, promovendo um atendimento correto e rápido nos mais variados cenários emergenciais.

Enfim, obras como esta ajudarão a propagar de forma intensa a Medicina de Emergência, desbravando a continentalidade deste país e contribuindo de maneira incisiva para cumprir o nosso papel de salvar vidas.

Frederico Carlos de Sousa Arnaud
Presidente da Associação Brasileira de Medicina de Emergência (ABRAMEDE).

Apresentação

O volume *Emergência em Clínica Médica* da Série Residência Médica traz de maneira simples, prática e objetiva, condutas a serem tomadas nas emergências das mais diversas especialidades que todo médico enfrentará em seu cotidiano, seja em seus plantões de pronto atendimento, enfermaria ou unidade de terapia intensiva.

Este livro tem como objetivo trazer informações práticas sobre quando suspeitar, como fazer o diagnóstico e as medidas iniciais de diversas situações em emergência. Os capítulos foram elaborados por residentes de várias instituições em conjunto com médicos especialistas, visando uma escrita fácil e objetiva e uniformizando as condutas das diversas instituições.

Como diferencial, este volume inclui conteúdos que devem ser do conhecimento de todo médico sobre avaliação e conduta inicial em emergências oncológicas, otorrinolaringológicas, oftalmológicas, obstétricas, psiquiátricas e dermatológicas.

Ainda, conta com o capítulo de morte encefálica com o novo conceito atualizado em dezembro de 2017 e com o capitulo de sedação paliativa, o qual contém as indicações desse tratamento, como prescrevê-lo e como deve ser realizado o seguimento desse paciente.

Esperamos que este volume seja um guia a todos os residentes em seu dia a dia e que ajude no desempenho da Medicina nas diversas regiões do Brasil.

Os Editores

Sumário

Seção IX - EMERGÊNCIAS ONCOLÓGICAS

EMERGÊNCIAS CARDIOLÓGICAS

Capítulo 1

Parada Cardiorrespiratória

Daniel Valente Batista
Caio de Assis Moura Tavares
Fernanda Aburesi Salvadori

■ INTRODUÇÃO

A parada cardiorrespiratória (PCR) é o evento final de muitos processos fisiopatológicos. O atendimento correto e a identificação de possíveis causas reversíveis são fundamentais para o sucesso da ressuscitação, da prevenção de sequelas neurológicas e da sobrevida dos pacientes. O tempo para intervenção, no entanto, é curto: poucos minutos separam aqueles que vão sobreviver sem sequelas, com sequelas e os que morrerão. Por isso, quanto mais ágil e coordenado for o atendimento dispensado, maiores serão as chances de recuperação.

Periodicamente, evidências relacionadas com a abordagem de vítimas de PCR são atualizadas pelas mais importantes sociedades de cardiologia do mundo, notadamente a American Heart Association (AHA) e o International Liaison Committee on Resuscitation (ILCOR), através das chamadas diretrizes de suporte avançado de vida em cardiologia (em inglês ACLS). A cada mudança, novos cursos são formatados, tendo como principal objetivo transmitir este conhecimento de maneira prática e realística. Recomenda-se que todos os profissionais envolvidos no atendimento de PCR façam reciclagens periódicas sobre o assunto.

O objetivo deste capítulo é prover o leitor de informações úteis para o manejo prático do atendimento de pacientes em PCR, complementando o material disponível nas diretrizes e trazendo informações relevantes baseadas em situações vivenciadas pelos autores.

■ Recursos Disponíveis

Antes de iniciar o atendimento propriamente dito da PCR, é fundamental que todos os profissionais envolvidos estejam familiarizados com os materiais disponíveis para suporte à assistência, incluindo o cardiodesfibrilador e o carro de emergência. Com relação ao primeiro, é importante saber se o equipamento é monofásico ou bifásico, a sequência de cargas recomendada pelo fabricante, a carga máxima, as funções auxiliares do desfibrilador (por exemplo, estimulação transcutânea e desfibrilador externo automático (DEA)), funções do monitor, local de armazenamento, possível equipamento substituto e a periodicidade dos testes de funcionamento. Já com relação ao carro de emergência, o conhecimento sobre as medicações contidas, como por exemplo epinefrina, amiodarona e adenosina, e dos materiais armazenados, incluindo tubos orotraqueais, lâminas para laringoscópio, seringas, agulhas, entre outros, pode facilitar a fase inicial do tratamento das intercorrências graves. Mais além, a designação de um colega ou de um setor de referência para auxílio na condução da PCR contribui de maneira vital para um bom atendimento – isso pode parecer óbvio para intercorrências em unidades de terapia intensiva (UTI), mas, se a PCR ocorrer em uma enfermaria, é importante saber onde encontrar os funcionários do setor e se o hospital conta com um time* de resposta rápida (TRR). Conhecer os fluxos do local de trabalho antes que aconteça a intercorrência é essencial e deve fazer parte de uma rotina voltada para a segurança do paciente.

■❱ Equipe de Alto Desempenho e Liderança

Idealmente, o time de ressuscitação deve contar com seis membros, divididos entre as seguintes funções:

1. Líder;
2. Manejo da via aérea;
3. Compressões torácicas (que alterna sua função com o responsável pelo manejo do desfibrilador);
4. Manejo do desfibrilador (que alterna sua função com o responsável pelas compressões torácicas);
5 . Acesso venoso e medicações;
6. Cronometragem do tempo.

O líder deve atribuir funções aos demais membros do grupo, organizar o raciocínio lógico, coordenar a equipe, fornecer *feedback* sobre as funções desempenhadas e programar as ações de maneira orquestrada, com o intuito de alcançar o retorno à circulação espontânea (RCE) no menor tempo possível.

Uma boa comunicação entre os integrantes da equipe é igualmente fundamental para o sucesso das manobras de RCP. Para tanto, deve-se adotar preferencialmente o modelo de comunicação em alça fechada: 1) o líder solicita, de maneira clara, a realização de uma tarefa específica para um determinado membro do grupo; 2) o responsável por executá-la sinaliza ao líder que enten-

---

* *Time de Resposta Rápida (*Rapid Response Team*). Grupo de pessoas responsáveis por atender o chamado de uma parada cardíaca (PCR) dentro do hospital.*

deu o comando; 3) realiza a tarefa que lhe foi designada; 4) após concluí-la, informa ao líder, também de maneira clara e objetiva.

Sabemos, no entanto, que em muitas situações, as manobras de ressuscitação cardiopulmonar (RCP) são executadas por um número inferior de profissionais e o líder passa a ter que realizar outras funções além da organização. Por isso, o surgimento de equipes especializadas no atendimento de pacientes em intercorrências graves, como por exemplo os TRR, têm se tornado cada vez mais comuns nas instituições de saúde nacionais e internacionais.

■❚ Prevenção da PCR

Um aspecto interessante, adicionado à cadeia de sobrevivência nas últimas diretrizes de reanimação da AHA 2015, é o conceito de busca ativa e prevenção da PCR, sobretudo no ambiente intra-hospitalar. A identificação de alterações em sinais vitais e de sintomas que indiquem instabilidade hemodinâmica, permite realizar intervenções mais precoces, evitando a evolução para PCR. Assim, sinais clínicos e laboratoriais de alarme, também conhecidos como "sinais de pânico", vêm sendo adotados por diversos hospitais nas rotinas de assistência ao paciente internado, tornando-se base para o sistema de acionamento dos TRR (Figura 1.1).

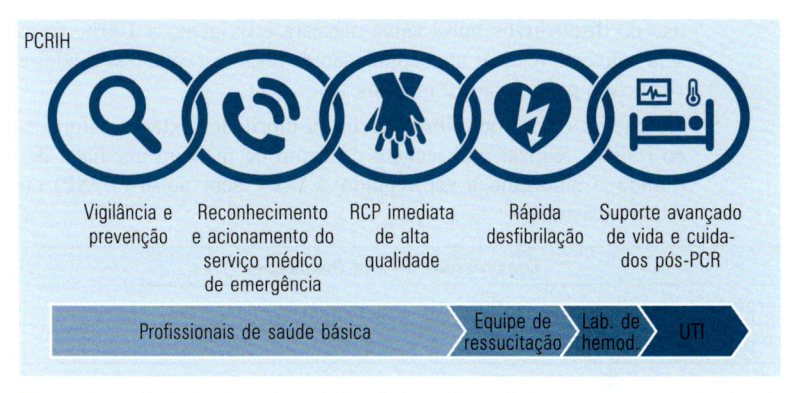

Figura 1.1 – *Cadeia de sobrevivência intra-hospitalar, com a sequência de eventos (da esquerda para direita): rastreamento de condições pré-PCR, acionamento do TRR, manobras de RCP de qualidade, desfibrilação imediata e cuidados pós-PCR. Retirado de Destaques das Atualizações das Diretrizes da AHA 2015 para RCP, AHA – 2015.*

■❚ Classificação

Visando uma abordagem padronizada, os cenários de PCR são classificados de acordo com o ritmo identificado:

1. Fibrilação ventricular.
2. Taquicardia ventricular sem pulso.

3. Atividade elétrica sem pulso.

4. Assistolia.

Fibrilação ventricular (FV) e taquicardia ventricular (TV) sem pulso são consideradas ritmos chocáveis. Atividade elétrica sem pulso (AESP) e assistolia, por sua vez, são considerados ritmos não chocáveis. Em geral, PCR em ritmos chocáveis tem maiores probabilidades de reversão com as manobras de ressuscitação e aplicação de choque (ou desfibrilação).

■■) Atendimento Inicial a PCR

De maneira prática, ao encontrar um paciente desacordado ou arresponsivo, recomendam-se seguir os passos abaixo:

1. Checar a responsividade através de estímulo tátil e verbal; se não houver resposta, chamar por ajuda (SAMU 192, TRR ou equipe de enfermagem do setor com o carro de emergência e desfibrilador).

2. Após o acionamento, verificar, simultaneamente, pulso (central: carotídeo ou femoral) e movimentos respiratórios (ausência de respiração ou *gasping*), durante 5 a 10 segundos.

3. Se não houver pulso palpável, iniciar compressões torácicas, alternando 30 compressões com duas ventilações, preferencialmente com uso de dispositivos bolsa-valva-máscara e oxigênio a 100%. Caso seja palpável, realizar uma ventilação de resgate a cada 6 segundos e verificar o pulso a cada 2 minutos.

5. Ao chegar o cardiodesfibrilador ou desfibrilador externo automático (DEA), realizar a checagem do ritmo de maneira imediata, definindo o algoritmo a ser seguido: FV-TV sem pulso (TVSP) ou AESP-assistolia.

Compressões de Alta Qualidade
Frequência: 100 a 120 compressões por minuto
Profundidade: 5-6 cm
Permitir retorno total do tórax após cada compressão
Local de compressão: sobre o esterno, 2 cm acima do apêndice xifoide
Alternar a função de compressão a cada 2 minutos ou menos, se houver fadiga do profissional
Garantir que as compressões sejam feitas sobre uma superfície rígida ou prancha
Restringir as interrupções das compressões torácicas a, no máximo, 10 segundos
Capnografia com ETCO$_2$ > 10 mmHg
Se houver pressão arterial invasiva, busque uma pressão arterial diastólica > 20 mmHg

6. Se FV-TVSP, realizar a desfibrilação imediata com a carga máxima do aparelho, habitualmente 200 J para bifásicos e 360 J para monofásicos (é importante saber a sequência de cargas preconizadas pelo fabricante), e retomar as compressões torácicas imediatamente.

7. Caso o ritmo inicial identificado seja assistolia, recomenda-se a realização do protocolo da "linha reta", checando cabos, ganho e derivação, de maneira sequencial. O objetivo desta manobra é identificar possível fibrilação ventricular fina, que receberia um abordagem diferente (ver algoritmo FC-TVSP), falha de eletrodo ou falta de eletricidade.

Protocolo da "LINHA RETA"	
Cabos	Checar se os cabos dos eletrodos do paciente estão conectados corretamente ao aparelho de monitoração. Se os fios estiverem soltos, o aparelho não conseguirá identificar o ritmo, mesmo que esteja presente
Ganho	Verificar se o ganho está na amplitude máxima. O objetivo é identificar possível fibrilação ventricular fina de baixa amplitude, mimetizada como "linha reta", que receberia uma abordagem diferentes (vide algoritmo FV-TVSP)
Derivação	Trocar a derivação exposta no monitor. (Pás, DI, DII e DIII). O objetivo é mudar a forma como a atividade elétrica está representada no monitor e identificar possível fibrilação ventricular fina, que receberia uma abordagem diferente (vide algoritmo FV-TVSP)

8. Caso seja constatado ritmo organizado, mas sem pulso, considera-se AESP, também conhecida por "dissociação eletromecânica". Há autores que costumam realizar uma subdivisão entre AESP verdadeira", quando, de fato, não há batimento cardíaco, e "falsa-AESP", quando há batimento incapaz de gerar débito cardíaco que permita a identificação de pulso pelo socorrista. Esta diferenciação só é possível com auxílio de um aparelho de ultrassom beira-leito. Desta maneira, todas as AESP devem ser consideradas como verdadeiras, exceto se o ecocardiograma beira-leito comprovar o contrário.

Observe, a seguir, as sequências de atendimento para ritmos chocáveis e nãochocáveis.

■■) Ritmos Chocáveis: Fibrilação Ventricular (FV) e Taquicardia Ventricular Sem Pulso (TVSP)

1. Ao se identificar FV ou TV no monitor, solicitar imediatamente que se carregue o cardiodesfibrilador e a carga preconizada. Não esquecer de aplicar gel de contato nas pás, evitando a fricção entre elas. Manter

as compressões torácicas mesmo enquanto o desfibrilador carrega. Assim que possível, aplicar o choque com as pás no tórax do paciente. A carga habitual é 200 J para aparelhos bifásicos e 360 J para os monofásicos. Na dúvida, selecionar sempre a carga máxima.

2. Logo após o choque, <u>não checar pulso</u>. Retomar imediatamente as compressões torácicas por 2 minutos ou 5 ciclos de 30 compressões para 2 ventilações. As compressões só podem ser suspensas logo após o choque se o paciente apresentar sinais de recuperação do nível de consciência, como abertura ocular espontânea ou movimentação. Minimizar as interrupções nas compressões torácicas, restringindo as pausas a no máximo 10 segundos. Além disso, deve-se evitar ficar observando o monitor nesse período; o ritmo só será reavaliado após o final de 2 minutos ou 5 ciclos.

3. No intervalo entre as checagens de ritmo, além de manter compressões de alta qualidade, deve-se preparar os próximos passos da sequência de reanimação, quer sejam: garantir uma via para medicação (seja intravenosa (IV) ou intraóssea (IO), preparar material de via aérea (tubo orotraqueal, máscara laríngea, fio-guia, laringoscópio, xilocaína *spray*, capnógrafo, entre outros) e medicações. Uma equipe bem treinada consegue, inclusive, antecipar os passos seguintes das manobras de RCP, contribuindo de forma significativa para um bom atendimento. Vale ressaltar que as medicações administradas durante a PCR devem ser feitas em *bolus,* seguido de *flush* de 20 mL de solução salina e da elevação do membro.

4. Ao final do ciclo de 2 minutos, checar novamente o ritmo. <u>Se ainda for chocável</u>, aplicar nova desfibrilação. Após o choque, retomar as compressões, administrar epinefrina (adrenalina) 1 mg IV ou IO e considerar a obtenção de via aérea avançada caso as ventilações com bolsa-valva-máscara estejam ineficazes. Além disso, pode-se também preparar amiodarona 300 mg, que será administrada no próximo ciclo, caso o paciente mantenha-se em ritmo chocável. Apesar de o principal foco na abordagem da FV-TV ser a desfibrilação precoce, devem-se buscar também Hs e Ts que possam ter contribuído para a PCR; caso haja suspeita objetiva para alguma dessas causas deve-se realizar o tratamento direcionado para a hipótese (conforme Tabela 1.1).

5. Ao final de mais 2 minutos, checar novamente o ritmo. <u>Se houver ritmo organizado</u>, checar pulso para determinar RCE (pulso presente), ou algoritmo AESP-assistolia (pulso ausente).

6. Cabe lembrar que a dose máxima cumulativa de amiodarona é 450 mg (300 mg no primeiro uso e 150 mg no segundo).

7. Ao lado, uma ilustração referente aos assuntos abordados neste tópico.

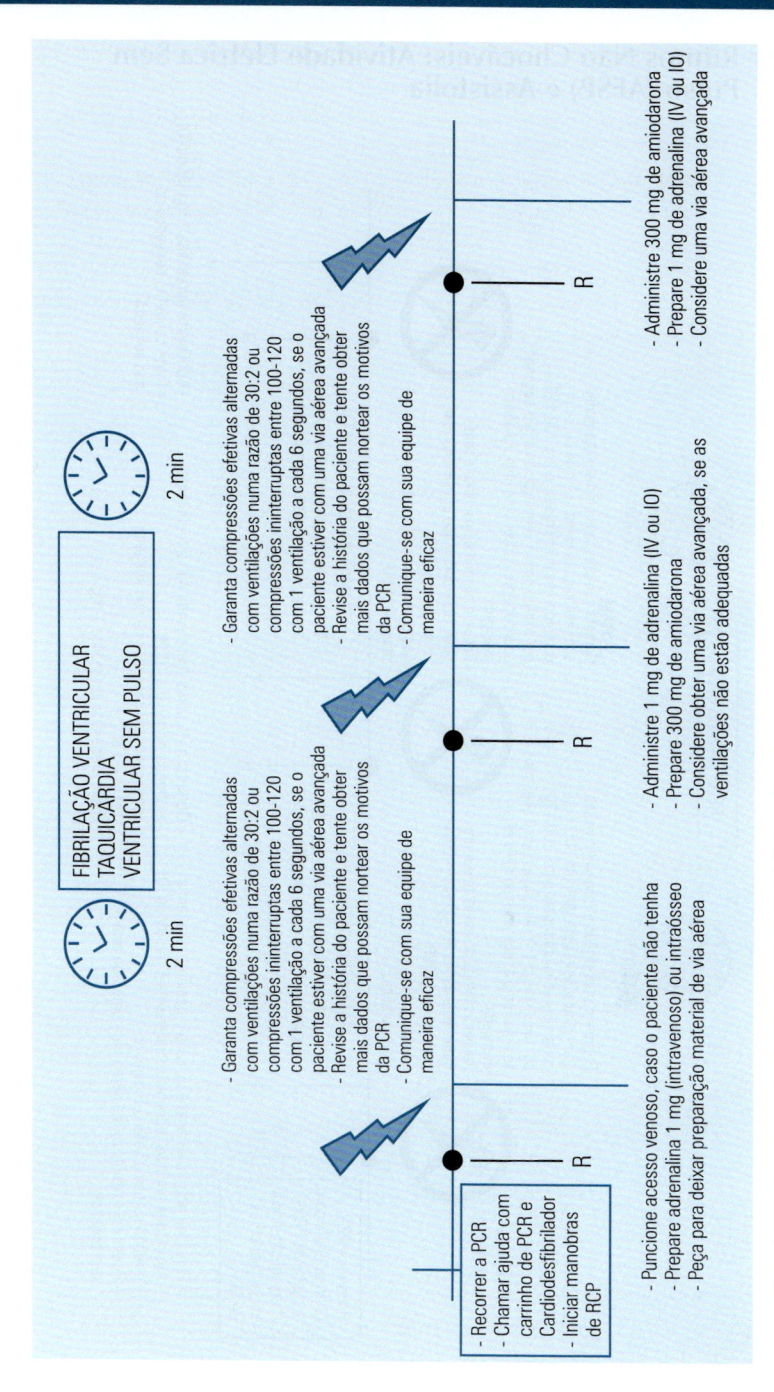

(Considerando que o atendimento inicial já foi realizado.)

Ritmos Não Chocáveis: Atividade Elétrica Sem Pulso (AESP) e Assistolia

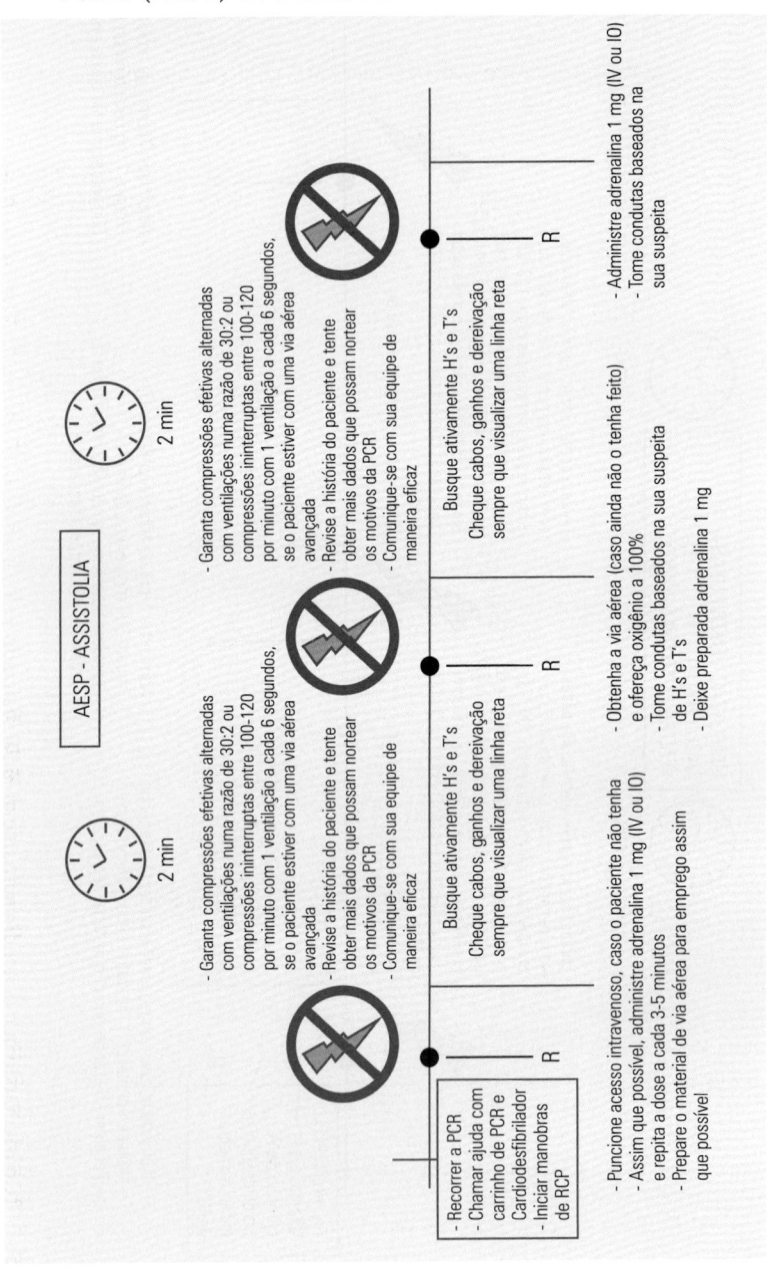

AESP - ASSISTOLIA

2 min

- Recorrer a PCR
- Chamar ajuda com carrinho de PCR e Cardiodesfibrilador
- Iniciar manobras de RCP

- Puncione acesso intravenoso, caso o paciente não tenha
- Assim que possível, administre adrenalina 1 mg (IV ou IO) e repita a dose a cada 3-5 minutos
- Prepare o material de via aérea para emprego assim que possível

R

- Garanta compressões efetivas alternadas com ventilações numa razão de 30:2 ou compressões ininterruptas entre 100-120 por minuto com 1 ventilação a cada 6 segundos, se o paciente estiver com uma via aérea avançada
- Revise a história do paciente e tente obter mais dados que possam nortear os motivos da PCR
- Comunique-se com sua equipe de maneira eficaz

Busque ativamente H's e T's
Cheque cabos, ganhos e derivação sempre que visualizar uma linha reta

2 min

R

- Obtenha a via aérea (caso ainda não o tenha feito) e ofereça oxigênio a 100%
- Tome condutas baseados na sua suspeita de H's e T's
- Deixe preparada adrenalina 1 mg

- Garanta compressões efetivas alternadas com ventilações numa razão de 30:2 ou compressões ininterruptas entre 100-120 por minuto com 1 ventilação a cada 6 segundos, se o paciente estiver com uma via aérea avançada
- Revise a história do paciente e tente obter mais dados que possam nortear os motivos da PCR
- Comunique-se com sua equipe de maneira eficaz

Busque ativamente H's e T's
Cheque cabos, ganhos e dereivação sempre que visualizar uma linha reta

R

- Administre adrenalina 1 mg (IV ou IO)
- Tome condutas baseados na sua suspeita

1. Nos ritmos não chocáveis, haverá duas situações. Ao se identificar no monitor uma linha reta, realizar o protocolo de checagem de cabos, aumento de ganho e troca de derivação (protocolo da "linha reta"). Se não houver mudança nos traçados, é feito o diagnóstico de assistolia. No entanto, o ritmo poderá mudar para AESP (ritmo organizado sem pulso ou fibrilação ventricular fina (vide algoritmo FV-TVSP acima).

2. Para AESP e assistolia (ritmos não chocáveis), a sequência será a mesma: devem-se retornar imediatamente às compressões torácicas de alta qualidade, providenciar uma via de acesso para medicações e buscar causas potencialmente reversíveis (Hs e Ts), uma abordagem conhecida como "tratando conforme a suspeita", a adrenalina deve ser administrada assim que disponível na dose de 1 mg e repetida a cada 3-5 minutos. Deve-se obter uma via aérea avançada mais precocemente, uma vez que hipóxia é uma das causas mais comuns associadas a PCR em AESP-Assistolia.

3. Após 2 minutos, suspendem-se às compressões torácicas e checa-se novamente o ritmo (não mais de 10 segundos). Se houver ritmo organizado, checa-se o pulso central; se pulso presente, caracteriza-se retorno a circulação espontânea (RCE); se pulso ausente, é mantido o diagnóstico de AESP Se o paciente mantiver ritmo não chocável, retornar às compressões torácicas, alternado as funções entre os componentes da equipe, e buscar outras causas reversíveis (Hs e Ts), tratando sempre conforme sua suspeita.

■■❙ Tratamento Conforme Suspeita

A busca por condições responsáveis, e potencialmente reversíveis, do evento PCR é obrigatória, independente do ritmo inicial. Dez situações, mais conhecidas por "5Hs e 5Ts" nas diretrizes da AHA, devem ser lembradas (as diretrizes do conselho nacional de reanimação do Reino Unido consideram apenas "4Hs" e "4Ts", pois mesclam hipo/hipercalemia e H+ (acidose) no mesmo "H" e trombose coronária e pulmonar no mesmo "T").

A Tabela 1.1 mostra as principais causas de PCR em AESP/assistolia e as condutas a serem tomadas em cada situação, de acordo com as hipóteses clínicas ponderadas.

■■❙ Ultrassom Beira-leito como Adjunto

O papel da ecocardiografia beira-leito, muitas vezes realizada por não especialistas, vem ganhando destaque como um fator discriminador de possíveis causas reversíveis de PCR. Em alguns segundos, a ultrassonografia pode demonstrar sinais de tamponamento cardíaco, disfunção ventricular e pneumotórax, e, assim, diferenciar o que se chama de "AESP verdadeira" – quando há algum ritmo organizado no ECG, pulso não palpável e ausência de contração miocárdica – das chamadas "falsas AESP" quando há ritmo organizado no ECG, pulso não palpável (muitas vezes por falha de detecção ou por débito

Tabela 1.1
Causas Potencialmente Reversíveis de PCR – Hs e Ts

Condição	Como buscar	Conduta proposta
Hipóxia	Antecedente de dispneia, pneumopatia ou cardiopatia; oximetria com dessaturação registrada no monitor de eventos antes do quadro	Garantir uma via aérea avançada e oferecer oxigênio a 100%
Hiper/Hipocalemia	Alterações em exames laboratoriais recentes, antecedente de doença renal crônica presença de fístula arteriovenosa (FAV) ou cateteres para realização de hemodiálise	Para hipercalemia: reposição de bicarbonato de sódio a 8,4%, Para hipocalemia: reposição de potássio conforme rotina. Não há evidência ou recomendações para reposição de potássio IV em *bolus*. Deve-se repor magnésio de maneira concomitante
H + (Acidose)	Alterações em exames laboratoriais recentes, antecedente de doença renal crônica, presença de fístula arteriovenosa (FAV) ou cateteres para realização de hemodiálise	Reposição de bicarbonato de sódio a 8,4%
Hipotermia	Paciente encontrado na rua, sobretudo durante o inverno, ou retirado de lago congelado; PCR em ambiente de recuperação anestésica (muitos pacientes saem hipotérmicos da sala operatória)	Manter manobras de RCP até garantir aquecimento completo do paciente, que pode demorar vários minutos; considerar cristalóide aquecido
Hipovolemia	Sinais aparentes de sangramento em vestimentas, história de diarréia ou vômitos	Reposição volêmica vigorosa, preferencialmente com cristaloides em temperatura aquecida (sobretudo no cenário de trauma). A depender da situação, transfusão de hemoderivados de urgência

Continua...

Tabela 1.1 *(continuação)*
Causas Potencialmente Reversíveis de PCR – Hs e Ts

Condição	Como buscar	Conduta proposta
Trombose coronária (síndrome coronariana aguda)	Dor torácica prévia ao evento, antecedente de coronariopata, eletrocardiograma (ECG) prévio de padrão isquêmico	Manter as manobras de RCP até obter retorno à circulação espontânea (RCE). Uma vez atingida, realizar ECG de 12 derivações e encaminhar o paciente ao laboratório de hemodinâmica se indicado
Tromboembolismo pulmonar (TEP)	ECG com sinais de sobrecarga ventricular direita, alteração de repolarização tipo "strain" em precordiais direitas (V1 a V3), S1Q3T3. História de imobilização, cirurgia recente, dispneia súbita, USG beira-leito evidenciando disfunção importante de ventrículo direito, aumento das medidas da veia cava inferior	Na suspeita, considerando o quadro de embolia pulmonar maciça, pode-se realizar infusão endovenosa de trombolítico (*alteplase*) ainda durante as manobras de reanimação cardiopulmonar
Toxinas	Antecedente de depressão e de abuso de substâncias, tentativas prévias de suicídio	Suporte geral conforme as medidas do ACLS e, a depender da suspeita, administração de antídotos específicos. Por exemplo, bicarbonato de sódio 8,4% endovenoso na suspeita de intoxicação por antidepressivos triciclicose naloxone nas intoxicações por opioides
Tamponamento Cardíaco	Antecedente de derrame pericárdico, exame físico "pré-PCR" com turgência jugular e abafamento de bulhas, ECO beira-leito com derrame pericárdico	Realização de pericardiocentese – punção de Marfan
Tensão no tórax (pneumotórax hipertensivo)	Assimetria na ausculta pulmonar, enfisema subcutâneo, história de trauma em caixa torácica, acesso venoso central no sítio	Punção de alívio no segundo espaço intercostal, na linha hemiclavicular do hemitórax acometido, seguido de drenagem torácica

cardíaco insuficiente), mas com contração miocárdica presente. Nos cenários de "falsa AESP", nos quais se destacam quadros de hipovolemia grave, tromboembolismo pulmonar maciço, pneumotórax hipertensivo e tamponamento cardíaco, o foco do tratamento deve ser direcionado para a causa do evento. Alguns especialistas, sugerem até que compressões torácicas poderiam ser deletérias, uma vez que já existe contração miocárdica, porém incapaz de gerar débito por algum fator mecânico. Desta maneira, considerando as possíveis vantagens da ultrassonografia no suporte às manobras de RCP, as diretrizes de 2015 da AHA passaram a recomendar o seu uso como possível nos atendimentos de PCR, desde que haja um profissional capacitado para a realização do exame e que não cause atraso ou prejuízo nas manobras. A preferência é pela janela subcostal, com realização do procedimento durante 5-10 segundos, no momento de checagem do ritmo ou nos intervalos entre os ciclos.

■■❱ Retorno à Circulação Espontânea (RCE)

O principal objetivo da RCP é garantir o RCE no menor tempo possível. Isto pode ser observado quando o paciente recupera a consciência e obedece a comandos ou quando se nota um ritmo organizado no monitor, com pulso central palpável. A capnografia com forma de onda pode ser um importante aliado: uma elevação consistente da curva da $ETCO_2$, em geral acima de 20 mmHg, costuma indicar RCE (Figura 1.1).

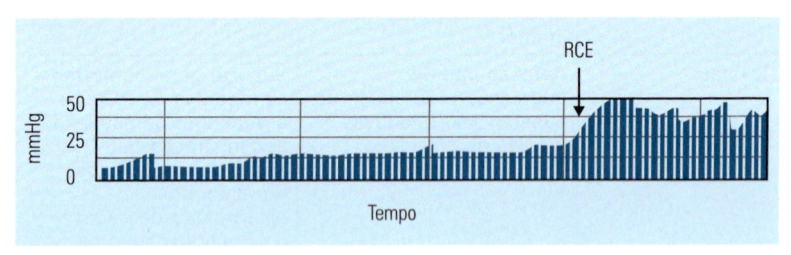

Figura 1.2 – *Curva de capnografia – elevação abrupta na $EtCO_2$, em geral acima de 20 mmHg, pode representar retorno a circulação espontânea (RCE).*

Uma vez atingido o RCE, deve-se proceder à abordagem multidisciplinar do cuidado ao paciente, garantindo parâmetros mínimos de perfusão, tratamento definitivo da causa da PCR (se houver), transferência para leito de UTI e controle direcionado de temperatura (CDT), se indicados. A sequência da avaliação e dos cuidados pós-PCR, estão resumidos na Tabela 1.2.

Tabela 1.2
Sequência de Avaliação e Cuidados Pós-PCR

A	Via aérea definitiva	Caso o paciente não tenha alcançado *status* neurológico satisfatório no pós-PCR, deve-se garantir a proteção da via aérea contra aspiração com dispositivo infraglótico provido de *cuff*. É importante lembrar que máscara laríngea, tubo laríngeo e *combitube* são dispositivos supraglóticos não caracterizados como via aérea definitiva, embora sejam considerados via aérea avançada. Desta forma, assim que possível, todas as outras modalidades de via aérea avançada devem ser substituídas pelo tubo orotraqueal
B	"Boa oxigenação/Ventilação"	Após garantir a proteção da via aérea, deve-se certificar que o paciente tenha uma boa oxigenação (saturação de oxigênio > = 94%) e uma boa ventilação (PaCO$_2$ 35-45 mmHg ou ETCO$_2$ 30-40 mmHg, obtida através da capnografia). Preferencialmente, PaO$_2$, Sat O$_2$ e PCO$_2$ devem ser obtidos através de gasometria arterial
C	Circulação	Deve-se objetivar pressão arterial sistólica > 90 mmHg e pressão arterial média > 65 mmHg, através da infusão de cristaloides ou de drogas vasoativas
D	'Disability' neurológico	Avaliar a responsividade do paciente. Se o mesmo não obedecer a comandos verbais, realizar o controle direcionado de temperatura (CDT) com o método disponível na instituição (colchões térmicos, uso de soluções resfriadas ou cateteres vasculares para resfriamento) e com um alvo de temperatura entre 32 e 36ºC. É importante notar que o CDT continua sendo recomendado, mas com uma faixa mais ampla em relação aos valores de 32-34ºC das últimas diretrizes. O uso de temperatura central é preferível (através de cateter próprio ou de termômetro esofágico), uma vez que a temperatura axilar é bastante imprecisa. Deve-se evitar fortemente a hipertermia
E	Exames, ECG, especialista, hemodinâmica	Colher eletrólitos, gasometria, coagulograma, função renal, marcadores de necrose miocárdica e outros exames pertinentes ao caso, como, por exemplo, toxicológico na suspeita de PCR por abuso de substâncias. Solicitar um eletrocardiograma (ECG) de 12 derivações e, caso haja suspeita de síndrome coronariana, considerar a realização de uma cineangiocoronariografia. Solicitar também vaga em unidade de terapia intensiva para cuidados pós-PCR

■▶ Aspectos Práticos do Atendimento

1. É importante definir, de maneira clara, quem será o líder do atendimento, sobretudo em intercorrências com participação de mais de um médico. Vários profissionais na liderança podem confundir a equipe, causando prejuízos ao atendimento.

2. Verificar sempre os equipamentos utilizados na assistência ao paciente grave, garantindo que foram testados e que se encontram prontos para uso. Se a ventilação com o dispositivo bolsa-valva-máscara estiver satisfatória, não se preocupe em garantir uma via aérea avançada no primeiro ciclo de RCP – a menos que hipóxia seja a principal causa suspeita da PCR, cenário no qual a obtenção da via aérea avançada deverá ser priorizada.

3. Durante a PCR, os dispositivos supraglóticos (DSG) (máscara laríngea, tubo laríngeo e *combitube*) são tão efetivos quanto os infraglóticos (tubo orotraqueal), com a vantagem de serem instalados mais rapidamente e com menor probabilidade de interrupções nas compressões torácicas. Assim, para profissionais com pouca experiência na realização da intubação orotraqueal, os DSG são ótimas opções. Caso IOT seja escolhida, execute preferencialmente sem a interrupção das compressões ou com o menor tempo possível de suspensão (idealmente menos de 10 segundos).

4. Quando o paciente estiver com uma via aérea avançada instalada, ventilações e compressões torácicas passam a ser independentes. O objetivo é manter 1 ventilação a cada 6 segundos e compressões torácicas ininterruptas durante 2 minutos. Hiperventilação não é desejada e costuma ser frequente. O líder deve ficar atento e garantir que a frequência das ventilações não ultrapasse 10 por minuto. Outro aspecto raro, mas que pode causar lesão em via aérea e consequente barotrauma, é o mal funcionamento da válvula de segurança do dispositivo bolsa-valva-máscara; o líder deve estar sempre atento.

5. Vale lembrar que a administração das medicações e a obtenção da via aérea avançada devem ocorrer preferencialmente logo após a checagem de ritmo ou da administração do choque, evitando pausas desnecessárias nas compressões.

6. Deve-se realizar rapidamente a preparação das drogas a serem administradas durante as manobras de RCP. Uma equipe bem treinada consegue antecipar os passos seguintes nos procedimentos de reanimação. Ao final do atendimento, deve-se conversar com a equipe, discutindo os pontos positivos e o que poderia ter sido feito de maneira diferente (*debriefing*). Essa troca de experiências é muito importante para o bom funcionamento da equipe nas intercorrências futuras.

● LEITURA SUGERIDA

1. Ekka M, et al. USG guided cardiopulmonary resuscitation: time to correct reversible causes. Resuscitation. , April 2017;113:e1.
2. Adult Advanced Life Support. Ressuscitation Council. United Kingdom. https://www.resus.org.uk/resuscitation-guidelines/adult-advanced-life--support/, acessado em abril de 2017.
3. S. Zengin, E. Yavuz, B. Al, *et al.*.Benefits of cardiac sonography performed by a non-expert sonographer in patients with non-traumatic cardiopulmonary arrest. Resuscitation. 2016;102:105-109.
4. Slonim A, Breitkreutz R, Levitov A, et al. Guidelines for the Appropriate Use of Bedside General and Cardiac Ultrasonography in the Evaluation of Critically Ill Patients-Part II: Cardiac Ultrasonography. Crit Care Med. 2016 Jun;44(6):1206-27.
5. Mark SL, Lauren CB, Peter JK, et al. Adult Advanced Cardiovascular Life Support: Part 7. Donnino. Circulation. 2015;132:S444-S464, originally published October 14, 2015
6. Zafiropoulos A, et al. Echo in cardiac arrest. Critical care echo rounds. December 2014;14:0052;.
7. Hogan TS. External cardiac compression may be harmful in some scenarios of pulseless electrical activity. Med Hypotheses. 2012;79:445-447.

Capítulo 2

Síndrome Coronariana Aguda

Alexandre de Matos Soeiro
Pedro Henrique M. Cellia
Antônio Fernando Diniz Freire
Felipe da Fonseca Potratz

■ INTRODUÇÃO

- As síndromes coronarianas agudas (SCA) encontram-se entre as principais doenças cardiovasculares com grande impacto devido a sua elevada prevalência e morbimortalidade. Dessa forma, é de suma importância o domínio do assunto por parte de todos aqueles que trabalham nos serviços de emergência.

- As SCA constituem a principal causa de óbito em adultos no mundo ocidental, destacando-se, entre elas, o infarto agudo do miocárdio (IAM) com supradesnível do segmento ST (IAMCSST).

- A maioria das mortes por SCA ocorre nas primeiras horas de manifestação da doença, sendo 40-65% na primeira hora e, aproximadamente, 80% nas primeiras 24 h.

■ DEFINIÇÃO

- A SCA se divide em IAMCSST (ou SCACSST) e SCA sem supradesnível de ST (SCASSST). Essa última é dividida em angina instável (AI) e IAM sem supradesnível de ST (IAMSSST).

- Para ser considerado IAM tem que ter evidência de necrose miocárdica com elevação de marcadores de necrose miocárdica acima do percentil 99 do limite máximo de referência em um contexto clínico de isquemia e pelo menos um dos seguintes critérios descritos na Tabela 2.1.

- O diagnóstico diferencial entre IAMCSST ou IAMSSST depende exclusivamente do aparecimento ou não do supradesnível de ST ao eletrocardiograma (ECG); o diagnóstico diferencial do IAMSSST e da AI depende da presença ou não da curva de marcadores de necrose miocárdica.

17

Tabela 2.1
Critérios Clínicos para Diagnóstico de IAM
Critérios diagnósticos de IAM
Sintomas sugestivos de IAM
Desenvolvimento de novas ondas Q no ECG
Novas ou presumivelmente novas alterações significativas no segmento ST, onda T ou BRE novo
Evidência, em exame de imagem, de perda de miocárdio viável ou de nova alteração segmentar de contratilidade segmentar
Identificação de trombo intracoronariano na angiografia ou necropsia

BRE = bloqueio de ramo esquerdo; ECG = eletrocardiograma

- As troponinas na admissão estão dentro do valor da normalidade em até um quinto dos pacientes que depois confirmam diagnóstico de IAM. Naqueles que se apresentam em menos de 3 horas do início dos sintomas, esse número é ainda maior, sendo sempre necessária a mensuração seriada do marcador.
- A medida seriada da troponina também importante para o diagnóstico correto de IAM, na medida em que mais casos de aumento do marcador são detectados em outras condições agudas e crônicas.
- De acordo com a fisiopatogenia do infarto, este pode ser dividido em subgrupos como demonstrado na Tabela 2.2.

Tabela 2.2	
Classificação do IAM de acordo com a Terceira Redefinição de IAM	
Tipo (descrição)	
1	Infarto do miocárdio espontâneo (ruptura de placa, erosão ou dissecção)
2	Infarto do miocárdio secundário por desequilíbrio isquêmico (espasmo, embolia, taquiarritmia, hipertensão e anemia)
3	Infarto do miocárdio resultando em morte, sem biomarcadores coletados
4a	Infarto do miocárdio relacionado com a intervenção coronariana percutânea
4b	Infarto do miocárdio relacionado com trombose de *stent*
5	Infarto do miocárdio relacionado com cirurgia de revascularização do miocárdio

APRESENTAÇÃO CLÍNICA

- Dor torácica é o sintoma mais frequente da SCA, porém o paciente pode apresentar com outras queixas como dispneia, tontura, estado confusional, desconforto gastrointestinal, síncope ou sintomas de acidente vascular encefálico, que podem ser os sinais de SCA, então chamados equivalentes isquêmicos. Esses sintomas são mais frequentes em idosos, diabéticos, mulheres e portadores de insuficiência cardíaca.

- Dor torácica com características anginosas é considerada o dado clínico com maior valor preditivo positivo de uma SCA. Quando o paciente apresenta angina de características típicas de início ou piora recente, o diagnóstico de AI torna-se clínico.

ELETROCARDIOGRAMA NA ADMISSÃO

- Diante de um caso suspeito de SCA, um ECG de doze derivações deve ser realizado e interpretado em até 10 minutos da chegada do paciente.

- A SCA pode apresentar-se com diversas alterações ao ECG, tais como apiculamentos ou inversões simétricas de onda T, bloqueio de ramo esquerdo novo, bloqueios atrioventriculares novos, infradesnivelamento ou supradesnivelamento de ST, taqui e bradiarritmias. Áreas inativas sugerem processo aterosclerótico coronário prévio. A comparação do ECG atual com exames anteriores do paciente (quando disponíveis) podem auxiliar o diagnóstico uma vez que alterações dinâmicas denotam progressão de aterosclerose coronária ou presença de lesões instáveis causando reduções significativas do fluxo sanguíneo coronário.

- Idealmente, após a realização do primeiro ECG, este deve ser repetido no mínimo em 3, 6 e 9 horas após a chegada do paciente e sempre que haja piora do quadro clínico ou recorrência da dor.

- Os critérios atuais mais aceitos para o diagnóstico de SCACSST são a presença de nova elevação do segmento ST $\geq$ 2 mm em homens e $\geq$ 1,5 mm em mulheres nas derivações V2 e V3 ou $\geq$ 1 mm nas demais derivações durante um episódio de dor torácica. A elevação e ST deve ocorrer em duas ou mais derivações contíguas em relação à parede que representam (Figuras 2.1 e 2.2).

- Minutos após a oclusão das artérias coronárias, já surgem as alterações eletrocardiográficas, inicialmente como ondas T apiculadas, seguidas pelo supradesnivelamento do segmento ST e encerrando com o surgimento de ondas Q após um período de 1 a 12 horas caso não seja restabelecido o fluxo sanguíneo coronário.

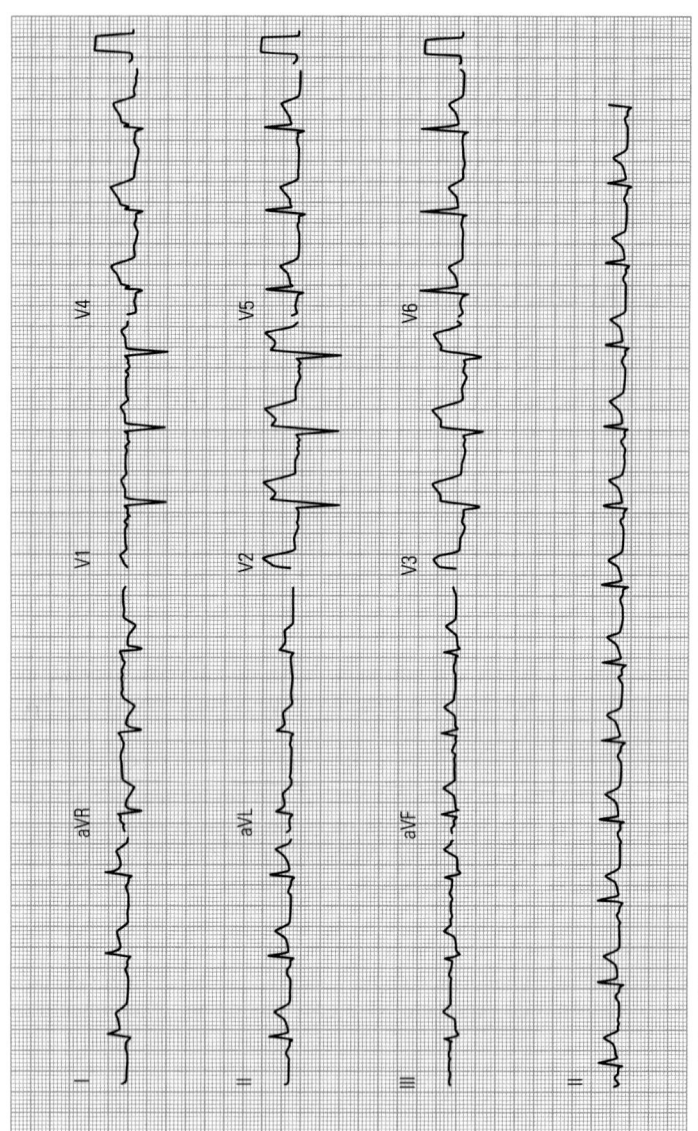

Figura 2.1 – *Observa-se supradesnivelamento do segmento ST (corrente de lesão subepicárdica) nas derivações V1-V6, DI e aVL, associado a ondas Q patológicas (área inativa) nas mesmas derivações, compatível com IAM anterior extenso.*

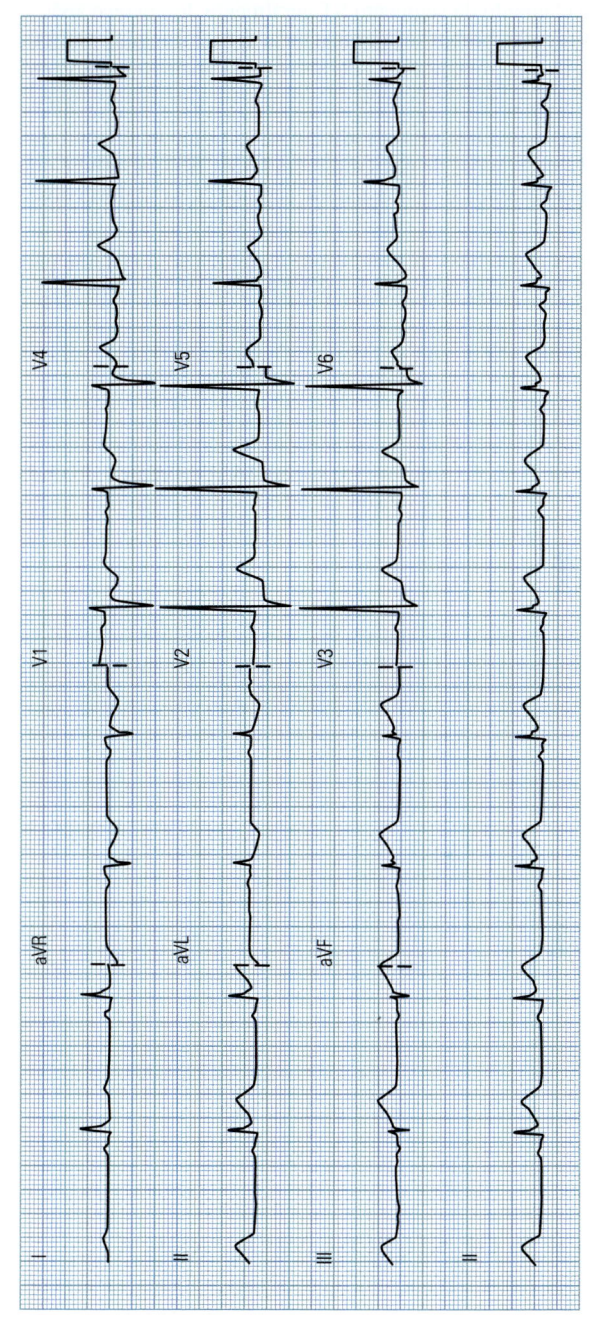

Figura 2.2 – *Observa-se supradesnivelamento do segmento ST (corrente de lesão subepicárdica) nas derivações DII, DIII e aVF; associado a infradesnivelamento do segmento ST em V2-V3, e onda R ampla em V1, compatível com diagnóstico de IAM inferolateral.*

- O supradesnivelamento do segmento ST geralmente desaparece após 3 a 15 dias do evento agudo, porém sua permanência após 2 semanas está associada a pior prognóstico, extensa área de necrose ou aneurisma de ventrículo esquerdo.

- Do ponto de vista localizatório, as alterações geralmente encontradas em um ECG de 12 derivações de pacientes com IAMCSST permitem com razoável acurácia determinar qual a parede acometida na maioria dos casos (Tabela 2.3).

  ○ Em situações específicas, recomenda-se a ampliação do exame para um ECG de 16 derivações (acrescentando V3R, V4R, V7 e V8 às derivações usuais).

  ○ Na vigência de IAM de parede inferior, é importante realizar essa avaliação adicional uma vez que não é incomum a presença de lesão associada na parede lateral do ventrículo esquerdo ou no ventrículo direito. O IAM de parede inferior associado a supradesnivelamento de segmento ST em V1 a V3 (com redução progressiva) sugere IAM de ventrículo direito; o IAM de parede inferior associado ao infradesnivelamento do segmento ST e ondas R amplas em V1-V2 sugere acometimento concomitante de parede lateral do ventrículo esquerdo.

Tabela 2.3
Relação das Alterações Eletrocardiográficas com a Provável Coronária e Miocárdico Acometido

Local do IAM	Derivações eletrocardiográficas alteradas			Coronária
Septal	Q em V1-V2			ADA
Anteroapical	Q em V1-V2 até V3-V6			ADA
Anterior extenso	Q em V1-V2 até V4-V6, DI, aVL			ADA
Anterior médio	Q em aVL, V2-V3			ADA
Lateral	RS em V1-V2	Q em D1, aVL	R em V6	ACX
Inferior	Q em DII, DIII, aVF			ACX ou ACD
Inferolateral	Q em DII, DIII, aVF, DI, aVL, V5-V6		RS em V1	ACX ou ACD
Ventrículo direito	Q em V3R, V4R, V1			ACD

ADA = artéria descendente anterior; ACX = artéria circunflexa; ACD = artéria coronária direita

■ MARCADORES DE NECROSE MIOCÁRDICA

- É fundamental ao clínico, conhecer a cinética desses biomarcadores no sangue, os valores de referência conforme o *kit* disponível no laboratório e sua acurácia. A recomendação geral mais aceita é a de realizar dosagens seriadas de CKMB massa e troponina pelo menos nos tempos 0, 3, 6 e 9 horas após o início da dor.

- Os pacientes com SCA podem procurar atendimento médico em diferentes momentos da curva de elevação de biomarcadores. Logo, a determinação exata do tempo de início (ou de piora significativa) da dor pode ajudar a determinar o momento inicial em que ocorreu a injúria miocárdica e, portanto, auxiliar a situar o paciente temporalmente em relação à curva dos biomarcadores.

- Nos pacientes que já se apresentam com supradesnivelamento do segmento ST no ECG inicial, não se deve esperar a variação de marcadores de necrose miocárdica para estabelecer a terapia de reperfusão adequada.

- Outras entidades clínicas podem causar aumentos dos níveis séricos desses marcadores, como injúria miocárdica por etiologias não coronárias (taquiarritmias, trauma cardíaco, insuficiência cardíaca grave, hipertrofia de ventrículo esquerdo, miocardite e pericardite) ou por etiologias não cardíacas (sepse, queimadura, falência respiratória, doenças neurológicas agudas, embolia pulmonar, hipertensão pulmonar, toxicidade medicamentosa, quimioterápicos e insuficiência renal).

- Dentre os biomarcadores de necrose miocárdica, os mais usados são:
  - CKMB: fração MB da creatina quinase (CK ou CPK), a CKMB massa tende a elevar-se a partir de 3 horas do início da dor e a restabelecer os valores basais após cerca de 48 horas. É muito útil na detecção precoce do IAM, além de permitir a observação de novos eventos coronarianos (reinfarto) ou injúria miocárdica peri-ICP (intervenção coronária percutânea).
  - Troponinas: são consideradas os marcadores mais sensíveis e específicos para o diagnóstico de IAM. Apesar de sua elevação iniciar-se após 3 a 4 horas do início da dor, pode permanecer elevada por até 2 semanas após o evento. É considerada positiva uma dosagem acima do percentil 99 da referência para o *kit* utilizado. Idealmente pode ser realizada a dosagem da troponina I ou T (não há distinção e ambas possuem alta acurácia quando corretamente interpretadas).
  - Troponinas ultrassensíveis: são testes recentemente incorporados à prática clínica que reduziram seus limites de detecção em 10 a 100 vezes. Isso aumentou substancialmente a sensibilidade e o valor preditivo negativo desses testes, porém à custa de uma redução em especificidade e valor preditivo positivo. Diversas condições clínicas costumam causar elevações pequenas nesses biomarcadores, sem correlação com doença aterosclerótica coronária. O diagnóstico de IAM pode ser realizado na presença de um exame inicial positivo seguido de um aumento para pelo menos 20% acima do valor de referência (percentil 99) após 3 horas ou na presença de um exame inicial negativo seguido de um au-

mento para pelo menos 50% acima do valor de referência (percentil 99) após 3 horas.

ESTRATIFICAÇÃO CORONÁRIA DIAGNÓSTICA

Síndrome Coronariana Aguda Sem Supradesnivelamento do Segmento ST (SCASSST)

- Em pacientes de risco intermediário/alto, deve-se proceder com a estratificação invasiva (cineangiocoronariografia). Em pacientes idosos, diabéticos ou com disfunção renal (*clearance* de creatinina menor que 60), deve-se sempre que possível realizar preparo do paciente com hidratação venosa contínua 1 ml/kg/h durante 12-24 horas antes e 12-24 horas após o procedimento como profilaxia de nefropatia induzida pelo contraste iodado.

- Em pacientes de alto risco, o cateterismo deve ser realizado imediatamente (de emergência) na presença de isquemia refratária ou instabilidade hemodinâmica/elétrica, ou até 24 horas após o início da dor na ausência dessas condições clínicas.

- Em pacientes de risco intermediário ou baixo as duas estratégias de estratificação – invasiva ou não invasiva – podem ser adotadas (conforme o risco para o estudo hemodinâmico).

- Caso seja indicada a estratificação não invasiva, deve-se optar pela angiotomografia, cintilografia miocárdica com estresse farmacológico ou ecocardiograma de estresse, até 48-72 horas após estabilidade clínica. Já a estratificação invasiva, quando indicada, deve ser realizada nas primeiras 24 horas de internação.

Reconhecimento do Paciente de Alto Risco

A estratificação de risco de morte ou outras complicações é fundamental na condução do caso de SCA. Desde a definição do local de tratamento, internação hospitalar, momento da estratificação invasiva até a estratégia medicamentosa são alteradas por essa definição de risco. Portanto, este é um passo fundamental a ser executado na unidade de emergência (Figuras 2.3 e 2.4 e Tabela 2.4).

- Todavia, a existência destes escores não se pode sobrepor ao julgamento clínico do médico que assiste o paciente. A observação de detalhes simples pode facilmente sinalizar ao profissional a gravidade do caso. O achado de supradesnível do segmento ST, a presença de instabilidade hemodinâmica e a presença de congestão pulmonar devem intuitivamente chamar a atenção do clínico para a gravidade do caso.

- Outros achados também devem ser levados em consideração, tais como alteração eletrocardiográfica sugerindo grande área isquêmica, *plus-minus* de onda "T" em parede anterior, bloqueio de ramo novo, bloqueios atrioventriculares novos, infradesnivelamento de ST de grandes magnitudes, taquicardia sinusal, arritmias ventriculares, presença de angina recorrente, presença de nova disfunção ventricular e elevação acentuada de marcadores de necrose miocárdica.

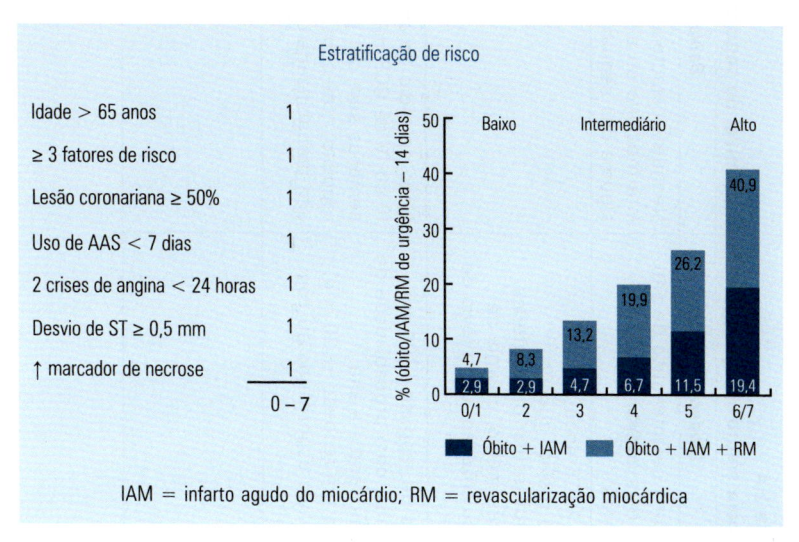

Figura 2.3 – *Escore de risco TIMI.*

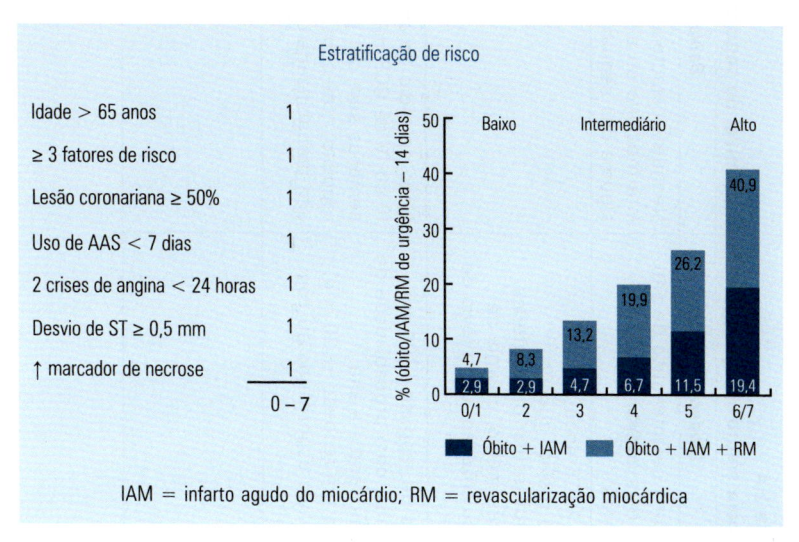

Figura 2.4 – *Escore de risco GRACE.*

Tabela 2.4

Estratificação de risco de morte ou infarto em pacientes com síndrome aguda sem supradesnível do segmento ST14

	Alto	Moderado	Baixo
Variável prognóstica	Pelo menos uma das características seguintes deve estar presente:	Nenhuma característica de alto risco, mas com alguma das seguintes:	Nenhuma característica de risco intermediário ou alto, mas com alguma das seguintes:
História	Agravamento dos sintomas nas últimas 48 horas. Idade > 75 anos	Idade 70-75 anos Infarto prévio, doença cerebrovascular ou periférica, diabetes melito, cirurgia de revascularização, uso prévio de AAS	
Dor precordial	Dor prolongada (> 20 min) em repouso	Angina de repouso > 20 min, resolvida, com probabilidade de DAC moderada a alta. Angina em repouso ≤ 20 min, com alívio espontâneo ou com nitrato	Novo episódio de angina classe III ou IV da CCS nas últimas duas semanas sem dor prolongada em repouso, mas com moderada ou alta probabilidade de DAC
Exame físico	Edema pulmonar, piora ou surgimento de sopro de regugitação mitral, B3, novos estertores, hipotensão, bradicardia ou taquicardia		

Continua...

	**Tabela 2.4** *(continuação)* **Estratificação de risco de morte ou infarto em pacientes com síndrome aguda sem supradesnível do segmento ST14**
	Alto	*Moderado*	*Baixo*
Eletrocardiograma	Infradesnível do segmento ST ≥ 0,5 mm (associado ou não a angina), alteração dinâmica do ST, bloqueio completo de ramo, novo ou presumidamente novo. Taquicardia ventricular sustentada	Inversão da onda T > 2 mm; ondas Q patológicas	Normal ou inalterado durante o episódio de dor
Marcadores séricos de isquemia*	Acentuadamente elevados (p. ex., TnTc > 0,1 ng/ml)	Discretamente elevados (p. ex., TnTc entre 0,03 e 0,1 ng/ml)	Normais

*Troponina I cardíaca (TnIc), Troponina T cardíaca (TnTc) ou creatinoquinase MB (CK-MB) (preferencialmente massa) elevados = acima do percentil 99; elevação discreta = acima do nível de detecção e inferior ao percentil 99.

AAS: ácido ascetilsalicilico; DAC: doença arterial coronariana; CCS: *Canadian Cardiovascular Society.*

- Na Tabela 2.5 tem a classificação de risco e sugestão de estratificação invasiva para pacientes com SCASSST conforme indicado pela diretriz europeia de SCA sem supradesnivelamento de ST.

Tabela 2.5
Tempo Ideal para a Realização da Estratificação Invasiva de acordo com a Gravidade do Caso

Classificação de risco em SCASSST	*Tempo entre a entrada e o cateterismo*
Muito alto	< 2h
• Instabilidade hemodinâmica/choque cardiogênico • Angina recorrente e/ou refratária • Arritmias ameaçadoras/parada cardíaca abortada • Insuficiência cardíaca aguda • Complicação mecânica do IAM	
Alto	< 24 h
• Elevação de marcadores de necrose miocárdica • Alterações dinâmicas de ECG • TIMI > ou = a 5 • GRACE > 140	
Intermediário	< 72 h
• Doença renal crônica • Diabetes melito • Disfunção ventricular prévia (FEVE < 40%) • Revascularização prévia (cirúrgica ou angioplastia) • TIMI entre 3 e 4 • GRACE entre 109 e 139	
Baixo	Testes não invasivos
Nenhuma das anteriores	

TRATAMENTO

Conduta na Sala de Emergência

- O primeiro atendimento do paciente com suspeita de síndrome coronariana aguda (SCA) ocorre geralmente na sala de emergência, onde deve iniciar uma rápida avaliação da história clínica, das características da dor torácica e de outros sintomas concomitantes, realização imediata do ECG (em até 10 min após a chegada ao hospital) e do exame físico dirigido (Tabela 2.6).

- O foco neste primeiro momento é a identificação ou exclusão de supradesnivelamento do segmento ST no eletrocardiograma, bem como a estabilização clínica, suporte hemodinâmico e ventilatório se necessário, identificação de sinais de alerta e medicação com AAS (160 a 325 mg)

- Na presença de supradesnível do segmento ST, como veremos a seguir, a prioridade é garantir imediatamente um dos processos de recanalização coronariana: trombolítico ou angioplastia primária.

- Diversas são as medicações úteis no tratamento da SCA e capazes de alterar os desfechos na internação; entretanto, não é preciso iniciá-las no exato momento da admissão na emergência. Na verdade, aguardar uma a avaliação inicial para definição do diagnóstico e estratificação do risco de complicações pode prevenir iatrogenias por uso inadequado das medicações. Betabloqueadores por exemplo podem precipitar choque cardiogênico quando iniciados precocemente em pacientes de risco.

- Via de regra, os pacientes com supradesnivelamento do ST são encaminhados rapidamente para o laboratório de hemodinâmica e em sequência para unidade coronariana ou realizam trombólise química na sala de emergência e também são encaminhados para unidade coronariana. Já o destino dos pacientes com SCA sem supradesnivelamento do ST depende da estratificação de risco; os pacientes de intermediário e alto risco devem ser internados e, sempre que possível, em unidade coronariana. Já os pacientes de baixo risco são manejados a princípio no setor de emergência (Tabela 2.6).

Tabela 2.6
Condutas para se Considerar na Sala de Emergência
• Jejum
• O_2 via cateter/máscara/VNI se $SatO_2 < 94\%$
• AAS 200 mg, VO, mascar
• Clopidogrel ou Ticagrelor (se SCACSST ou SCASSST de alto risco)
• Nitrato e/ou morfina (se necessário, para controle da dor)
• ECG em até 10 minutos
• Providenciar terapia de reperfusão se supradesnível de ST

MEDICAÇÕES UTILIZADAS NA SCA

AAS

- AAS como terapia isolada pode reduzir a mortalidade dos pacientes com IAM em 23%.

- Prescrita na dose de 160 a 325 mg para todo paciente que dá entrada ao pronto atendimento com clínica sugestiva de SCA, mesmo com diagnóstico não confirmado.

- Como os comprimidos disponíveis nas unidades de emergência brasileira são de 100 mg prescrevem-se habitualmente 2 a 3 comprimidos mastigados de ataque com manutenção de 100 mg uma vez ao dia.

■❱ Clopidogrel

- Assim como o AAS o clopidogrel também inibe a ativação plaquetária, porém por outra via. Trata-se de uma medicação da classe dos tienopiridínicos que atua por meio da inibição do receptor P2Y12.

- O seu uso está associado tanto a melhora de desfechos a curto quanto a longo prazo, devendo ser mantido nos pacientes com SCA por 1 ano.

- A dose de ataque é de 300 a 600 mg (4 a 8 comprimidos de 75 mg) e a dose de manutenção é de 75 mg ao dia.

- Nos pacientes submetidos a ICP na SCACSST a dose de ataque é de 300 a 600 mg, exceto para os pacientes maiores de 75 anos ou com elevado risco de sangramento para os quais são prescritos 300 mg. Mesma dose usada para os pacientes submetidos a trombólise.

- Não está contraindicado seu uso concomitantemente com inibidores de bomba de prótons; entretanto, existem evidências de interação medicamentosa entre as duas classes podendo, portanto, ser evitada. Nesses casos há a opção do uso da ranitidina para profilaxia de úlcera gástrica.

■❱ Prasugrel

- Outro antiagregante plaquetário da classe dos tienopiridínicos que tem como vantagem sobre o clopidogrel menor tempo para o início da ação bem como uma antiagregação mais potente.

- Apesar de ter sido mostrada superioridade desta medicação sobre o clopidogrel no estudo TRITON é preciso observar uma questão importante de seu desenho de estudo: os pacientes recebiam a medicação apenas após a anatomia coronariana ser conhecida (após o cateterismo). Seu uso não está validado, portanto, na sala de emergência, devendo aguardar a definição angiográfica e a exclusão dos casos cirúrgicos caso deseja usá-lo em substituição aos demais integrantes da classe. Seu uso também não está validado para pacientes submetidos a trombólise.

- Devido ao aumento do risco de sangramento deve ser evitado em pacientes com > 75 anos, < 60 kg, histórico de AVC ou AIT.

- A dose de ataque é de 60 mg e a dose de manutenção de 10 mg ao dia.

■❱ Ticagrelor

- Assim como as duas medicações anteriores, ele age através da inibição da via do ADP; entretanto, o estudo PLATO sugeriu que esta seja uma opção superior ao clopidogrel.

- Deve-se iniciar ainda na sala de emergência em associação ao AAS (e em substituição ao clopidogrel ou prasugrel) na dose de ataque de 180 mg (dois comprimidos). A dose de manutenção é de 90 mg (um comprimido) duas vezes ao dia. Não possui nenhuma contraindicação específica e suas indicações são semelhantes ao clopidogrel (devendo inclusive ser mantido por 1 ano).

- Um efeito colateral comum – ainda que transitória – é dispneia, o que pode ser um limitante de seu uso. Explicar para o paciente que se trata de um sintoma transitório pode ajudar à não descontinuação do tratamento. Bradicardia também pode ocorrer com incidência menor.
- Também não deve ser usado em pacientes submetidos à terapia fibrinolítica.
- A Tabela 2.7 contempla as indicações e doses de antiagregantes plaquetários utilizados na SCA.

Tabela 2.7
Indicações de Antiagregantes Plaquetários
AAS • Dose de Ataque: 160-325 mg (todos) • Dose de manutenção de 75-100 mg/dia • Duração: tempo indeterminado (profilaxia secundária).
Clopidogrel • Dose de ataque: 300 mg ou 600 mg. A dose de ataque não deve ser realizada em >75 anos submetidos a fibrinólise. • Dose de manutenção: 75 mg/dia • Duração: 12 meses (ou até 36 meses em casos selecionados)
Prasugrel • Dose de ataque: 60 mg (após anatomia coronária conhecida e com indicação de angioplastia) • Dose de manutenção: 10 mg/dia (5 mg/dia se ≥ a 75 anos ou < 60 kg) • Contraindicação: AVC ou AIT prévios • Duração: 12 meses (ou até 36 meses em casos selecionados)
Ticagrelor • Dose de ataque: 180 mg • Dose de manutenção: 90 mg 2×/d • Duração: 12 meses (ou até 36 meses em casos selecionados)
Inibidores da GP IIb/IIIa • Indicação: após angioplastia com elevada carga trombótica e/ou complicadas. • Via: intracoronária ou intravenosa • Abciximab (0,25 mg/kg em *bolus*, seguida de 0,125 mcg/kg/min por 12 h); • Tirofiban (10 mcg/kg em *bolus* por 3 min, seguida de 0,15 mcg/kg/min por 24 horas).

AVC: acidente vascular cerebral; AIT: ataque isquêmico transitório; GP: glicoproteína.

■❙ Enoxaparina e Heparina Não Fracionada (HNF)

- Associada à dupla antiagregação plaquetária a anticoagulação plena compõem arma importante no arsenal terapêutico e redução da mortalidade em SCACSST ou SCASSST de moderado e alto risco. Existem 4 medicações disponíveis neste intuito: heparina de baixo peso molecular (enoxaparina), heparina não fracionada, fondaparinux e bivalirundina.

- Por sua maior disponibilidade, as "heparinas" são mais utilizadas atualmente no Brasil. Independente da medicação escolhida é importante evitar a troca entre as duas devido ao aumento do risco de sangramento.

- A HNF é mais trabalhosa pois necessita ser feita em infusão contínua e com checagem de TTPA de 6/6 h (alvo entre 50 e 70 segundos, ou relação entre 1,5 e 2,5).

- Deve ser mantida até a angioplastia ou por 48 h para os pacientes em tratamento clínico.

- A heparina de baixo peso molecular (HBPM) mostrou-se superior à heparina não fracionada em grande parte dos estudos em SCA. Além disso sua posologia é mais prática. Portanto seu uso é preferencial sobre a HNF.

- A dose habitual da enoxaparina é 1 mg/kg de 12/12 h, subcutânea. Nos pacientes submetidos a trombólise é recomendado uma dose de ataque intravenosa de 30 mg (exceto para pacientes maiores de 75 anos). É preciso ajustar a dose para 0,75 mg/kg de 12/12 h para os pacientes com mais de 75 anos e para 1 mg/kg ao dia para os pacientes com *clearance* de creatinina < 30 mL/min.

- Habitualmente a opção pela HNF é feita para os pacientes com disfunção renal importante e para aqueles com alto risco de sangramento por causa da menor meia-vida e da possibilidade de reversão com protramina.

- A dose habitual de protamina é de uma unidade para cada unidade de heparina usada.

■■❯ Fondaparinux

- Alternativa interessante às heparinas em razão da sua estabilidade plasmática e posologia confortável. Mostrou-se que pode ter uma possível superioridade em comparação com a enoxaparina relacionada com um desfecho de médio prazo (30 e 90 dias) no grupo de pacientes tratados clinicamente. Além disso não induz trombocitopenia e, como a HBPM, não necessita de controle laboratorial de sua ação.

- A dose usada é de 2,5 mg subcutânea uma vez ao dia e habitualmente é preferível em pacientes com maior risco de sangramento.

- Está contraindicada para pacientes com *clearance* de creatinina menor que 20 mL/min.

■■❯ Bivalirudina

- Esta medicação ainda não está disponível no Brasil.

- De acordo com estudos preliminares, esta parece ser uma boa opção anticoagulante como alternativa às heparinas em pacientes com SCACSST que serão submetidos a ICP.

- A Tabela 2.8 resume indicações e doses de anticoagulantes utilizados na SCA.

Tabela 2.8
Anticoagulação na Síndrome Coronariana Aguda

Anticoagulação na SCA com supradesnivelamento de ST associado à terapia fibrinolítica

a) Heparina não fracionada
- Ataque: 60 UI/kg IV em bolus (máximo: 4.000 UI)
- Manutenção: 12 UI/kg/hora (máximo: 1.000 UI/hora)
- Meta: TTPa entre 1,5 e 2 vezes o controle.

b) Enoxaparina
- Ataque: 30 mg IV em *bolus* (somente em < 75 anos)
- Manutenção:
  - 1 mg/kg de 12/12 h (< 75 anos)
  - 0,75 mg/kg de 12/12 h (se ≥ 75 anos)
  - 1 mg/kg 1 vez ao dia (se ClCr < 30 mL/min)
- Contraindicado se ClCr < 15 mL/min

c) Fondaparinux
- Ataque: 2,5 mg IV em *bolus*
- Manutenção: 2,5 mg SC 1 vez ao dia
- Contraindicado se ClCr < 20 mL/min

Anticoagulação na SCA com supradesnivelamento de ST associado à angioplastia primária

a) Heparina não fracionada
- Ataque: 60 UI/kg IV em *bolus* (máximo 4.000 UI)
- Manutenção: 12 UI/kg/h (máximo 1.000 UI/h).
- Controle: TCA entre 300 e 350 segundos (durante o procedimento)

b) Enoxaparina
- Ataque: 0,5 mg/kg IV em *bolus*

Anticoagulação na SCA sem supradesnivelamento de ST

a) Heparina não fracionada
- Ataque: 60 UI/kg IV em bolus (máximo: 4.000 UI)
- Manutenção: 12 UI/kg/hora (máximo: 1.000 UI/hora)
- Meta: TTPa entre 1,5 e 2 vezes o controle

b) Enoxaparina
- Dose: 1 mg/kg 12/12 h (se ClCr entre 15-30 mL/min: 1 mg/kg 1 vez ao dia)
  - Em pacientes submetidos a angioplastia: caso a última dose da enoxaparina tenha sido administrada há mais de 8 horas: administrar dose adicional antes do procedimento: 0,3 mg/kg IV

c) Fondaparinux
- Dose: 2,5 mg SC 1 vez ao dia
- Se angioplastia: associar durante o procedimento HNF IV em bolus 85 UI/kg (65 UI/kg, se associado a inibidores da GP IIb/IIIa)
- Contraindicado se ClCr < 20 mL/min

ClCr: *clearance* de creatinina; GP: glicoproteína; HNF: heparina não fracionada; TCA: tempo de coagulação ativado; TTPa: tempo de tromboplastina parcial ativado

■▶ Inibidores de Glicoproteína 2b/3a

- Anteriormente muito mais usados do que hoje estes antiagregantes estão liberados tanto para os casos de SCA com elevação do segmento ST quanto para os sem. Entretanto, seu uso está restrito para os casos de anatomia conhecida (após o cateterismo) em que se observou alta carga trombótica e desde que o paciente possua baixo risco de sangramento.

- São dois os mais disponíveis no mercado nacional: o tirofiban e o aciximab. O segundo é usado somente no setor de hemodinâmica, após angioplastia com *stent*, por um período máximo de 12 h.

- O tirofiban deve ser mantido até por 48 h, em infusão contínua, tendo seu efeito revertido após 6 h de suspensão da infusão. A dose de manutenção é de 0,1 mg/kg/min, precisando de correção para função renal. Habitualmente, faz-se um ataque de 0,4 mg/kg/min por 30 minutos.

■▶ Estatinas

- Apesar do claro benefício a longo prazo e dos seus teóricos efeitos pleotrópicos e anti-inflamatórios não há uma indicação clara para o início ainda no setor de emergência de estatinas.

- Sabe-se que as estatinas devem ser iniciadas preferencialmente na mesma internação e de alta potência.

■▶ Antianginosos

- Tanto a morfina quanto os nitratos podem ser iniciados na fase aguda da SCA, ainda na sala de emergência, com intenção de melhora sintomática. Ambas devem ser evitadas em pacientes hipotensos ou com infarto de VD.

- Para pacientes estáveis, uma boa opção são os nitratos sublinguais (dinitrato ou mononitrato). A dose é de 5 mg e pode ser repetida duas vezes a cada 15 minutos. É importante que o paciente esteja deitado por causa do risco de hipotensão. Além disso, ECG após estas medicações pode apresentar alterações dinâmicas do segmento ST, devendo sempre ser realizado.

- Outra opção é a nitroglicerina intravenosa em bomba de infusão contínua. Dose inicial de 10 mcg/min, podendo aumentar cerca de 5 mcg/min a cada 5 minutos. Cefaleia e hipotensão são efeitos colaterais frequentes.

- Os nitratos são contraindicados para pacientes com uso prévio de sildenafil (nas últimas 24 h) ou outros inibidores da fosfodiesterase (48 h para os de efeito mais prolongado).

- A morfina endovenosa além do controle álgico pode ter também um desejado controle de dispneia.

■▶ Betabloqueadores

- Medicação essencial no tratamento dos pacientes com SCA inclusive implicando redução da mortalidade. Seu uso deve ser preferencialmente via oral e dentro das 24 primeiras horas. Entretanto, é importante ressaltar que é preferível aguardar uma definição clínica inicial antes do início desta medicação para evitar a precipitação de choque cardiogênico.

- Pacientes de risco para choque cardiogênico nos quais é preciso ter cautela na introdução do betabloqueador: FC > 110 bpm ou < 60 bpm, idade > 70 anos, pressão sistólica < 120 mmHg e pacientes sem reperfusão coronariana ou com reperfusão tardia.

- Está contraindicado para pacientes com histórico de broncoespasmo, com sinais de choque ou má perfusão, hipotensão, bradicardia, insuficiência arterial periférica grave, PR > 24 ms, BAVT e BAV avançado.

- Tabagismo, DPOC sem broncoespasmo e insuficiência arterial periférica leve não são contraindicações.

- Iniciar em dose baixa, preferencialmente com meia-vida curta (exemplo propranolol 10 mg de 8/8 h).

- O uso endovenoso deve ser feito com muita cautela para casos selecionados.

■❙ Inibidores da Enzima Conversora da Angiotensina (IECA)

- Assim como os betabloqueadores, os IECA são iniciados preferencialmente nas primeiras 24 h, por via oral, após estabilização clínica e optado por medicação com meia-vida mais curta. Faz-se preferência usualmente pelo captopril.

- Seu uso é mandatório nos pacientes com disfunção ventricular (FE < 40%).

- Os bloqueadores do receptor de angiotensina são alternativa em caso de intolerância ao IECA.

■❙ Antagonista da Aldosterona

- A espironolactona é a medicação da classe disponível no Brasil. Apesar de a maioria dos estudos terem sido realizados com o eplerenone acredita-se que os benefícios são semelhantes em razão do efeito de classe.

- Foi demonstrada redução da mortalidade em casos de SCA com disfunção ventricular (FE < 40%) e sinais de insuficiência cardíaca ou diabetes. O início da medicação é preferencialmente na mesma internação mas não precisa ser na fase crítica.

■ SCA COM ELEVAÇÃO DO SEGMENTO ST

- Muitas das terapias instituídas serão comuns aos dois tipos de apresentação clínica (com e sem elevação do ST). Todavia um ponto crucial que diverge nas suas abordagens é a urgência em se instituir a terapia de reperfusão coronariana. Nos pacientes com supradesnivelamento de ST, o quanto antes isso ocorrer melhores serão as chances do paciente. Neste caso, o jargão "tempo é músculo" está correto.

■❚❙ Terapia de Reperfusão Coronariana

- Em centros capacitados para a realização de angioplastia primária percutânea (ICP) este é o procedimento de escolha em pacientes com até 24 h do início dos sintomas (preferencialmente com menos de 12 horas). O tempo porta-balão (da entrada no hospital até a angioplastia) deve ser idealmente menor que 60 a 90 minutos.

- Não custa frisar que quanto antes for a reperfusão melhor será o desfecho.

- Nos casos em que o início dos sintomas é menor que 12 horas em locais onde não há centro de hemodinâmica (ou o tempo previsto para o procedimento é > 90 minutos) a escolha é pelo uso de fibrinolíticos, desde que não existam contraindicações. Idealmente o tempo da entrada do paciente até o início da infusão da medicação deve ser inferior a 30 minutos. Esta conduta é capaz de reduzir significativamente a mortalidade do subgrupo de pacientes indicados.

- A realização de um *checklist* das contraindicações ao fibrinolítico previamente ao seu uso é fundamental (Tabela 2.9).

Tabela 2.9	
Critérios de Contraindicação ao Fibrinolítico	
Absolutos	*Relativos*
• Sangramento ativo exceto menstruação • Histórico de tumor, aneurisma ou malformação arteriovenosa intracraniana • AVC isquêmico há menos de 1 ano • AVC hemorrágico em qualquer época • Suspeita de dissecção de aorta não descartada • Hipertensão grave (PA sistólica > 180 mmHg ou PA diastólica > 110 mmHg) não controlada mesmo com farmacoterapia	• Trauma craniano recente (< 1 mês) • Cirurgia de médio a grande porte recente (< 1mês) • Úlcera péptica em atividade ou hemorragia digestiva recente (< 3 semanas) • Uso prévio de anticoagulante • Hipertensão grave (PA sistólica > 180 mmHg ou PA diastólica > 110 mmHg) controlada mesmo com farmacoterapia • Gravidez • Punção lombar recente (< 3 semanas)

- É previsto em diretrizes a possibilidade de transferência do paciente com supradesnivelamento do ST de um centro sem laboratório de hemodinâmica para outro com esse recurso desde que o tempo estimado para a realização da angioplastia seja inferior a 120 minutos. É fundamental pontuar, entretanto, que essa conduta é muito pouco prática em um sistema de saúde com recursos limitados e pouco organizado para isso, podendo em última análise ser desperdiçado tempo valioso para a preservação miocárdica.

- São três os fibrinolíticos disponíveis para uso no mercado nacional: estreptoquinase, tenecteplase (Metalyse) e alteplase (Actilyse) (Tabela 2.10). Os dois últimos são preferíveis em decorrência da maior eficácia (inclusive menor mortalidade) edo menor risco de hipotensão e anafilaxia.

Tabela 2.10
Doses dos Fibrinolíticos Utilizados no IAMCSST

Medicação	Dose	Observações
Estreptoquinase	1.500.000 UI diluídos em 100 mL de soro fisiológico 0,9 %, EV, infundido em 1 hora	Pode causar hipotensão e anafilaxia Não repetir em menos de 1 ano Manter dois acessos venosos calibrosos
Tenecteplase (Metalyse®)	0,5 mg/kg em *bolus* EV (máximo de 50 mg)	Não necessita de bomba de infusão Fibrinolítico de escolha na trombólise pré-hospitalar
Alteplase (Actilyse®)	15 mg em *bolus* EV, seguido de infusão de 0,75 mg/kg (máximo de 50 mg) em 30 minutos e a seguir 0,5 mg/kg (máximo de 35 mg) em 1 hora	Também utilizado no AVC agudo (doses e critérios de exclusão diferentes do IAMCSST)

- Indica falência da terapia fibrinolítica a persistência de angina e/ou a falta de redução maior que 50% na amplitude do supradesnivelamento do segmento ST (levar em conta a derivação onde ele for maior e usar como comparação com o ECG inicial e o 90 minutos após início da medicação).
- Caso não haja disponibilidade do fibrinolítico, falência da terapia ou instabilidade hemodinâmica deve-se optar pela terapia percutânea, com transferência para centro capacitado se preciso. A essa estratégia dá-se o nome de "angioplastia de resgate".
- A estratégia chamada "angioplastia facilitada", onde é feito fibrinolítico e imediatamente enviado o paciente para ICP , está contraindicada em razão de seus piores desfechos (com destaque aos AVC isquêmicos).
- Importante notar também que a estratificação invasiva/ICP está indicada para todos os pacientes com SCA com elevação do segmento ST que foram submetidos à trombólise, preferencialmente entre 6 e 24 h após a administração do fármaco. Esta é a chamada "estratégia fármaco-invasiva".

■❱ Terapia Antitrombótica Adjuvante

- A associação de anticoagulantes e antiagregantes plaquetários à terapia de reperfusão coronariana evita eventos recorrentes e aumenta a chance de patência do vaso "culpado".

- Já no diagnóstico inicial da SCACSST deve-se iniciar dupla antiagregação plaquetária (DAPT) conforme discutido previamente neste capítulo.

- Caso o paciente esteja desacordado é preciso passar sonda enteral para a realização destas medicações.

- A DAPT deve ser feita mesmo se for optado o tratamento com fibrinolítico. Nestes casos, apenas o clopidogrel está validado e a dose de ataque será 300 mg se < 75 anos ou sem dose de ataque (75 mg) para pacientes maiores que 75 anos.

- O uso do Prasugrel está validado apenas para pacientes submetidos ao cateterismo (anatomia coronariana conhecida). Além disso está contraindicado para pacientes com histórico de acidente vascular cerebral ou acidente vascular transitório, bem como deve ser evitado em pacientes com mais de 75 anos ou menos de 60 kg.

- Os inibidores da glicoproteína 2b/3a são reservados para casos selecionados, após o cateterismo, com alta carga trombótica e levando em consideração o risco de sangramento.

- O tempo planejado para a DAPT iniciada no contexto de SCA é de 1 ano.

- A anticoagulação pode ser realizada com heparina não fracionada, enoxaparina ou fondaparinux conforme descrito anteriormente neste capítulo.

- Como é feita heparinização durante a angioplastia não é preciso iniciá-la na sala de emergência nos casos em que o paciente irá rapidamente para o laboratório de hemodinâmica.

- A anticoagulação com enoxaparina e fondaparinux é planejada por toda a internação, até a revascularização ou no máximo 8 dias. Já a heparina não fracionada deve ser mantida por 48 h ou até a revascularização. Após a ICP não há necessidade de manutenção da anticoagulação a não ser em casos de exceção a depender do julgamento clínico do médico assistente ou outra indicação de anticoagulação (por exemplo, portador de prótese valvar mecânica).

■❱ Outras Medicações

- O uso de estatinas de alta potência, IECA, BRA, betabloqueadores e espironolactona seguem as mesmas orientações já citadas anteriormente neste capítulo.

■ SÍNDROME CORONARIANA AGUDA SEM SUPRADESNIVELAMENTO DO SEGMENTO ST (SCASSST)

- Os pacientes com SCASSST de moderado a alto risco são geralmente internados com uso de DAPT, betabloqueador, anticoagulantes, estatina de alta potência, e IECA e/ou espironolactona para casos selecionados.

- A DAPT é mantida por 1 ano; a anticoagulação é mantida até a alta, por até 8 dias ou até a reperfusão da artéria "culpada" (o que vier antes).

Tabela 2.11 **Medicações que devem ser consideradas na internação**
• AAS • Outro antiagregante: clopidogrel, ticagrelor ou prasugrel • Heparina (em dose para anticoagulação ou profilaxia para TEV) ou fondaparinux • IECA • Betabloqueadores • Estatina

■ ALTA DA UNIDADE DE EMERGÊNCIA

- Os pacientes com SCASSST de baixo ou moderado risco de complicações receberão alta para o domicílio quando apresentarem uma prova de isquemia negativa (conforme discutido em "estratificação não invasiva"). Os demais pacientes com SCASSST e os pacientes com SCACSST terão internação hospitalar – preferencialmente em uma unidade coronariana.

- Uma particularidade com relação aos pacientes com SCACSST – conforme anteriormente debatida neste capítulo – é a possibilidade de alta hospitalar sem a necessidade de estratificação coronariana invasiva ainda na unidade de emergência para casos selecionados (baixo risco). Nesses se planeja uma prova de isquemia ambulatorialmente.

■ LEITURA SUGERIDA

1. Bayés LA, Rovai D, Pons LG, Pons LG, Gorgels A, Carreras F, et al. The end of an electrocardiographic dogma: a prominent R wave in V1 is caused by a lateral not posterior myocardial infarction-new evidence based on contrast-enhanced cardiac magnetic resonance- electrocardiogram correlations. Eur Heart J. 2015;36(16):959-64.

2. ESC Guidelines for the management of acute coronary syndromes in patients presenting without persistent ST-segment elevation. Eur Heart J. 2011;32:2999-3054.

3. Montalescot G, Wiviott SD, Braunwald E, Murphy SA, Gibson CM, McCabe CH, et al. Prasugrel compared with clopidogrel in patients un-

dergoing percutaneous coronary intervention for ST-elevation myocardial infarction (TRITON-TIMI 38): double-blind, randomised controlled trial. Lancet. 2009;373(9665):723-31.

4. Nicolau JC, Timerman A, Marin-Neto JA, Piegas LS, Barbosa CJDG, Franci A. Sociedade Brasileira de Cardiologia. Diretrizes da Sociedade Brasileira de Cardiologia sobre angina instável e infarto agudo do miocárdio sem supradesnível do segmento ST. Arq Bras Cardiol. 2014;102(3Supl.1):1-61.

5. Piegas LS, et al. V Diretriz da Sociedade Brasileira de Cardiologia sobre Tratamento do Infarto Agudo do Miocárdio com Supradesnível do Segmento ST. Arq. Bras. Cardiol. 2015;105(2):1-121.

6. Roff MI, Carlo P, Collet JP, Christian M, Marco Valgimigli. 2015 ESC Guidelines for the management of acute coronary syndromes in patients presenting without persistent ST-segment elevation: Task Force for the Management of Acute Coronary Syndromes in Patients Presenting without Persistent ST-Segment Elevation of the European Society of Cardiology (ESC). Eur Heart J. 2016.

7. Soeiro AM, Torres TCA, Oliveira Jr MT, Kalil Filho R. Manual de Condutas Práticas da Unidade de Emergência do InCor. Abordagem em Cardiopneumologia. Editora Manole Ltda.; 2015.

8. Steg PG, James S, Harrington RA, Ardissino D, Becker RC, Cannon CP, et al. Ticagrelor versus clopidogrel in patients with ST-elevation acute coronary syndromes intended for reperfusion with primary percutaneous coronary intervention: A Platelet Inhibition and Patient Outcomes (PLATO) trial subgroup analysis. Circulation. 2010;122(21):2131-41.

9. Wijns W, Kolh P, Danchin N, Di Mario C, Falk V, Folliguet T, et al. Guidelines on myocardial revascularization: The Task Force on Myocardial Revascularization of the European Society of Cardiology (ESC) and the European Association for Cardio-Thoracic Surgery (EACTS). Eur Heart J. 2010;31:2501-55.

Capítulo 3

Bradiarritmias

Felipe Pereira Camara de Carvalho
Amanda Costa Rozan Fortunato
Pedro Yuri Paiva Lima

A III Diretriz da Sociedade Brasileira de Cardiologia sobre análise e emissão de laudos eletrocardiográficos define bradicardia sinusal como uma frequência cardíaca abaixo de 50 batimentos por minuto, como a definição de arritmia envolve uma alteração da frequência, formação e/ou condução do impulso elétrico através do miocárdio. Podemos entender por bradiarritmia qualquer ritmo com FC abaixo de 50 bpm, seja este sinusal ou não.

Bradicardia constitui uma queixa comum nos departamentos de emergência, desde antes do advento da eletrocardiografia. No século XIX, descrições de pacientes sintomáticos com uma frequência cardíaca extremamente baixa já existiam na literatura médica (Stokes 1846).

O manejo deste sinal clínico no departamento de emergência depende fundamentalmente do estabelecimento de correlação cllínico-sintomática precisa por parte do médico assistente, evitando assim intervenções desnecessárias e possivelmente danosas ao paciente e por outro lado requer conhecimento teórico suficiente para a identificação de um ritmo possivelmente maligno que demande uma conduta imediata.

ETIOLOGIA

As causas de bradiarritmias são diversas na prática clínica, podendo estar relacionadas com doenças específicas do sistema de condução cardíaco, insultos isquêmicos ou mecânicos ao miocárdio ou serem reflexo de causas sistêmicas, metabólicas, tóxicas ou infecciosas, mesmo com um coração absolutamente normal.

Em condições normais, o nó sinusal é a estrutura responsável pelo comando do ritmo cardíaco, pois é constituído pelo grupo de células com a maior velocidade de automatismo (capacidade de despolarização automática) inibindo, portanto, todas as outras células do sincício miocárdico. Após o estímulo elétrico ser gerado no nó sinusal, este é conduzido por feixes de fibras nervosas especializadas na condução de estímulos elétricos até o nó atrioventricular, onde fisiologicamente existe um atraso de condução de até 0,09 segundo. A partir daí, o feixe de HIS bifurca-se nos seus dois grandes ramos, com divisões subsequentes até as células de Purkinje, disseminando o estímulo despolarizante por todo o miocárdio (Figura 3.1). Doenças que danifiquem o nó sinusal, o nó atrioventricular ou o sistema His-Purkinje são potenciais geradoras de bradiarritmias

Para facilitar o entendimento, dividimos as causas de bradiarritmia em causas decorrentes de doenças intrínsecas do sistema de condução e em causas externas (metabólicas, tóxicas, etc.) a Tabela 3.1 traz um sumário das etiologias.

■❯ Doenças Intrínsecas do Sistema de Condução Cardíaco

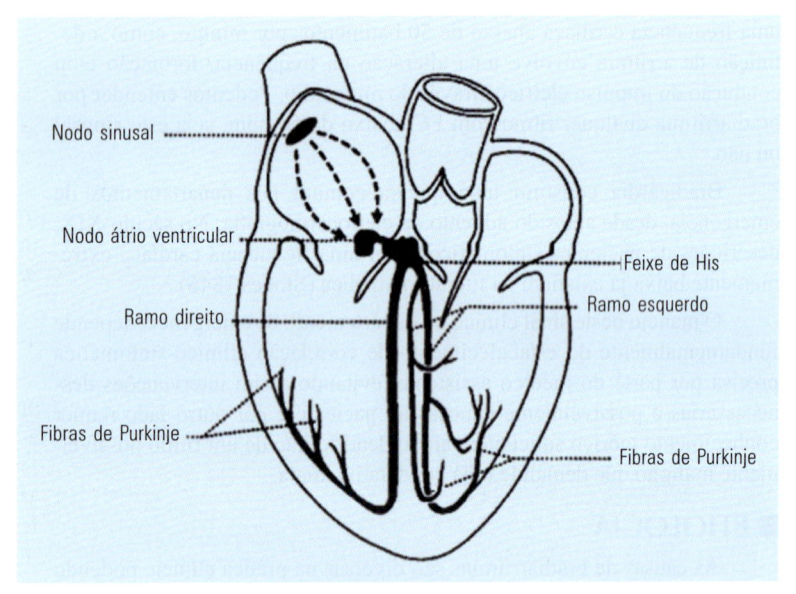

Figura 3.1 – *Sistema de condução do coração.*

Doença do nó sinusal

É a principal causa de bradiarritmias no mundo, geralmente secundária a senilidade e esclerose do tecido nodal. No entanto, no Brasil, a cardiopatia chagásica ainda desponta como uma das principais etiologias. A perda da função de automatismo normal do nó sinusal manifesta-se no eletrocardiograma como bradicardia sinusal, bloqueios sinoatriais, pausas sinusais e pela síndrome braditaqui (bradicardia sinusal alternando-se com taquiarritmias atriais). Bradicardia severa com incompetência cronotrópica ou pausas sinusais prolongadas (Figura 3.2) podem provocar dispneia, tonturas ou síncope.

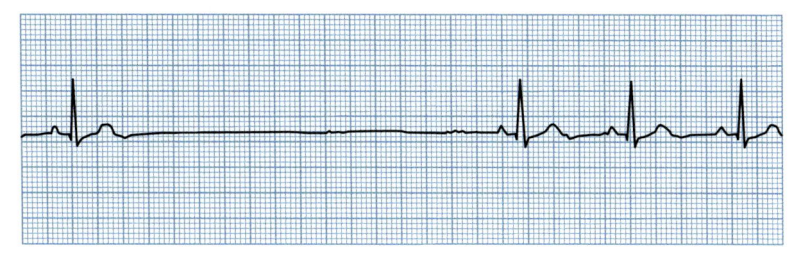

Figura 3.2 – *Pausa sinusal.*

Bloqueios atrioventriculares

O nó atrioventricular é uma pequena estrutura endocárdica localizada na porção distal do septo interatrial, sendo o ponto de convergência distal dos feixes de condução intermodais (Figura 3.1). Os 2/3 iniciais do nó AV recebem suprimento sanguíneo da artéria do nó AV (ramo da artéria coronária direita em 90% dos casos), a porção mais distal recebe irrigação mista que provém da artéria descendente anterior e da artéria do nó AV. Por esta razão, infarto agudo do miocárdio acompanhado de distúrbios da condução AV, geralmente, decorrem de oclusão da artéria coronária direita.

Os distúrbios de condução atrioventriculares são classicamente graduados em três níveis:

- Bloqueio atrioventricular de 1º Grau (BAV 1º grau) – Geralmente ocorre por retardo da condução no interior do nó AV. Manifesta-se no eletrocardiograma pelo prolongamento do intervalo PR além de 200 milissegundos, porém todas as ondas p são seguidas de um complexo QRS (não existem ondas p bloqueadas). Clinicamente possui poucas implicações, não se traduzindo em sintomas importantes ou instabilidade hemodinâmica. No entanto, em casos extremos, pode gerar perda da sincronia atrioventricular, com prejuízo do enchimento ventricular adequado e queda no débito cardíaco.

- Bloqueio atrioventricular de 2º grau tipo I (Wenckebach) – É definido eletrocardiograficamente pelo prolongamento progressivo do intervalo P-R até que uma onda P não seja conduzida aos ventrículos e por conseguinte não gere um complexo QRS. O intervalo P-R que sucede o fenômeno de bloqueio é classicamente menor do que o último batimento conduzido. É um achado relativamente comum em monitoração eletrocardiográfica ambulatorial (Holter) durante períodos de sono ou em atletas de alto rendimento e, na maioria das vezes, não gera sintomas clínicos relevantes ou evolui para doença grave do sistema de condução. Na maioria das vezes também é causado por doença no interior do nó AV. O achado de BAV de 2º grau tipo 1 com QRS largo deve levantar a possibilidade de doença mais grave do sistema de condução com sítio de bloqueio localizado abaixo do nó AV (infranodal).

- Bloqueio atrioventricular de 2º grau tipo II – Nesta modalidade, o intervalo P-R é constante, batimento a batimento, até que, imprevisivelmente, uma onda P seja bloqueada e não gere um complexo QRS. O Intervalo P-R que sucede o fenômeno de bloqueio é idêntico ao observado no último batimento conduzido. Na grande maioria das vezes seu achado durante o período de vigília denota doença grave do sistema de condução, com sítio de bloqueio infranodal e evolução imprevisível para bloqueio atrioventricular total constituindo portanto indicação de implante de marca-passo definitivo na grande maioria dos casos.

- Bloqueio atrioventricular avançado – Caracteriza-se pela relação AV maior do que o dobro, ou seja, pelo menos duas ondas P não são conduzidas para cada QRS – é mais grave do que o BAV de 2º grau tipo II e possui mau prognóstico.

- Bloqueio atrioventricular de 3º grau ou bloqueio atrioventricular total (BAVT) – Ocorre total dissociação das atividades atrial e ventricular, nenhuma onda P é conduzida aos ventrículos e, portanto, o complexo QRS é gerado por um marca-passo abaixo do nó AV. Átrios e ventrículos apresentam frequências distintas e constantes (intervalos P-P e R-R regulares). Quando o QRS é estreito fala-se em BAVT com escape juncional, pois este ritmo de "suplência" se origina das células da junção AV. Logo abaixo do nó AV, dispara em uma frequência geralmente maior do que 40 bpm e, geralmente, é suficiente para a manutenção de estabilidade hemodinâmica do paciente. Quando o QRS é largo fala-se em BAVT com escape ventricular, que é um ritmo de suplência gerado por células ventriculares com capacidade de automatismo reduzida. Na maioria das vezes apresenta-se como bradicardia extrema, tonturas, síncope e instabilidade hemodinâmica requerendo suporte com implante de marca-passo transvenoso provisório de urgência (Figuras 3.3 a 3.7).

BAV de 1º Grau

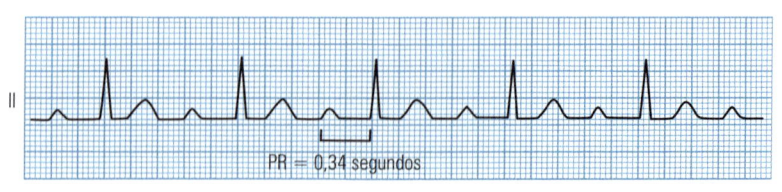

Figura 3.3 – *BAV de 1º grau, note o intervalo PR longo.*

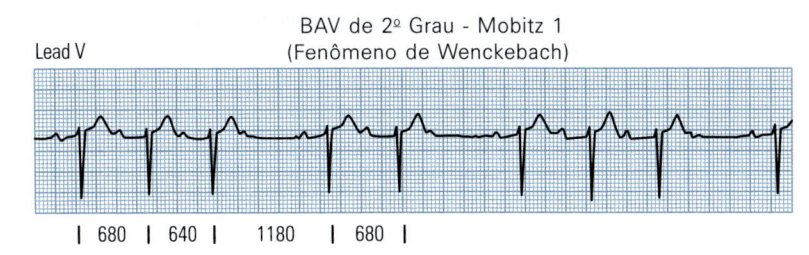

Figura 3.4 – *BAV 2º grau tipo I, note o alargamento progressivo do intervalo P-R até uma onda p não conduzida, em que o intervalo PR subsequente é menor do que o último não conduzido.*

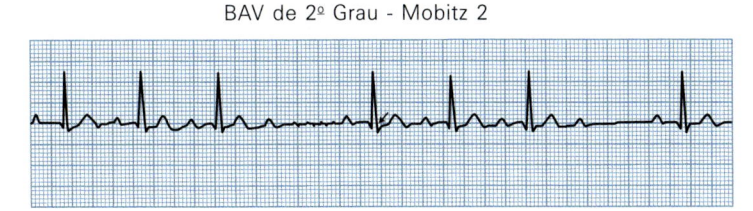

Figura 3.5 – *BAV 2º grau tipo II, note as ondas P não conduzidas, sem alargamento progressivo do intervalo PR.*

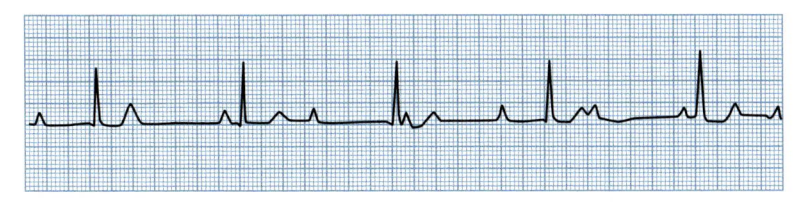

Figura 3.6 – *BAVT com escape juncional.*

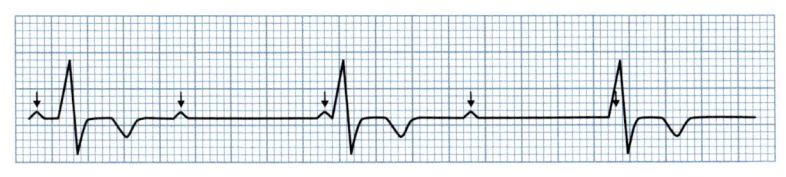

Figura 3.7 – *BAVT com escape ventricular, as setas indicam as ondas P totalmente dissociadas dos complexos QRS.*

- Infarto agudo do miocárdio – Como já comentado anteriormente, a oclusão aguda da artéria coronária direita em sua porção proximal está associada ao surgimento de distúrbios graves da condução atrioventricular. O tratamento de reperfusão quando no contexto de infarto agudo do miocárdio com supradesnivelamento do segmento ST deve ser instituído imediatamente. Geralmente bloqueios de condução de etiologia isquêmica que são prontamente tratados tendem à normalização em até 14 dias.

- Miocardite – Miocardites virais agudas devem ser contempladas como diagnóstico diferencial de bradiarritmias em pacientes sem histórico de cardiopatias crônicas no contexto de outros pródromos infecciosos/virais (febre, prostração, mialgias, sintomas de acometimento de via aérea superior).

■■▶ Outras Causas de Bradiarritmias

- Drogas – Drogas que de alguma forma prolongam o potencial de ação do míocito são causas rotineiras de bradicardia.

  ○ Ivabradina – Inibidor direto do automatismo do nó sinusal com indicação na cardiopatia isquêmica e em pacientes portadores de disfunção ventricular grave que mantêm FC acima de 70 apesar de terapia otimizada com betabloqueadores.

  ○ Betabloqueadores – Inibidores do cronotropismo cardíaco por antagonismo dos receptores adrenérgicos beta 1. Possuem diversas indicações na prática clínica desde o uso como medicações anti-hipertensivas ao controle de taquiarritmias. Diminuem a frequência cardíaca tanto por inibição do nó sinusal quanto pela lentificação da condução AV. É a principal causa de bradicardia medicamentosa do mundo e, em caso de bradicardia sintomática, deve-se sempre ponderar a suspensão do medicamento, caso este seja essencial à condição clínica do paciente (cardiopatia isquêmica, miocardiopatias com disfunção ventricular, taquiarritmias) considerar o implante de marca-passo definitivo como suporte terapêutico. Em caso de suspeita de intoxicação grave por betabloqueadores, alguns serviços dispõem de uma formulação endovenosa de glucagon (antígeno específico).

  ○ Bloqueadores dos canais de cálcio não diidropiridínicos – Compõe esta classe o verapamil e o diltiazem, habitualmente prescritos para o controle de taquiarritmias de uma forma geral, bem como distúrbios vasomotores como os observados em patologias reumatológicas (fenômeno de Raynaud). Prolongam o potencial de ação cardíaco por bloquearem os canais de cálcio retardando a fase de despolarização celular.

- Digitais – Ainda possuem indicação no manejo da insuficiência cardíaca refratária. Agem inibindo a bomba de sódio-potássio na membrana do míocito, aumentando a concentração de sódio no intracelular e, por conseguinte, a atividade da bomba de troca sódio-cálcio. O acúmulo de cálcio no meio intracelular, por sua vez, gera aumento da força de contração do miocárdio (efeito inotrópico positivo) e, por outro lado, prolonga o potencial de ação, pois o acúmulo de cargas positivas leva mais tempo para ser eliminado, diminuindo assim a frequência cardíaca (efeito cronotrópico negativo).

- Amiodarona – Amplas indicações no cenário das taquiarritmias, lentifica o potencial de ação por bloqueio dos canais de potássio responsáveis pelo potencial de fase 3 da repolarização. É uma droga de acúmulo com metabolização hepática e meia-vida biológica média de 58 dias, e a suspensão imediata da droga não se traduz em reversão de seus efeitos a curto prazo.

- Intoxicação por organofosforados e carbamatos – São inibidores potentes da colinesterase, capazes de causar síndromes colinérgicas gravíssimas que se manifestam por bradicardia, miose, lacrimejamento dos olhos, salivação excessiva, broncoespasmo, polaciúria, vômito e diarreia. O manejo inclui medidas de suporte geral e administração de atropina, por vezes, em altas doses.

- Doenças Sistêmicas

  ○ Hipotireoidismo – A perda da regulação efetiva da secreção dos hormônios tireoideanos é responsável por um desbalanço autonômico em todo o organismo com diminuição do tônus simpático como um todo, sendo uma causa importante de bradicardia sinusal sem causa aparente. Bloqueios de condução mais avançados geralmente só são evidentes em casos extremos. como no coma mixedematoso.

  ○ Amiloidose com envolvimento cardíaco - O termo amiloidose na verdade engloba uma miríade de doenças com manifestações clínicas distintas, e o subtipo da doença é definido por qual proteína amilóide se deposita nos orgãos e tecidos acometidos. A grande maioria dos sintomas cardiovasculares deve-se ao depósito de dois tipos de proteína amiloide: as cadeias leves e a transtirretina. As manifestações cardíacas incluem hipertrofia ventricular esquerda, cursando com défict de função sistólica, taquiarritmias e frequente envolvimento do sistema de condução cardíaco gerando bradiarritmias sintomáticas.

  ○ Sarcoidose cardíaca – É uma doença multissistêmica de etiologia desconhecida, que acomete principalmente indivíduos entre 25 e 60 anos, definida histopatologicamente por granulomas não caseosos. O envolvimento cardíaco geralmente acompanha o acometimento de outros órgãos, principalmente os pulmões. É caracterizado por acometimento mais localizado nas porções basais das paredes livre e septal do ventrículo esquerdo. Lesão do sistema de condução cardíaco e arritmias são um achado frequente.

  ○ Distrofias musculares – A distrofia muscular de Duchenne está associada a uma forma de miocardiopatia dilatada com lesão frequente do nó atrioventricular. Outras formas de miopatias, como as observadas na distrofia muscular de Becker e na distrofia miotônica (doença de Steinert), também se caracterizam por lesão progressiva do sistema de condução cardíaco, com evolução imprevisível para bloqueio atrioventricular total, fazendo-se necessário seguimento ambulatorial frequente e um limiar mais baixo para a indicação de marca-passo definitivo na ocasião do diagnóstico de distúrbios da condução AV.

- Causas metabólicas – Distúrbios do equilíbrio hidroeletrolítico e ácido-básico são muito comuns na prática clínica. Hipercalemia é uma causa reconhecida de bradiarritmias tanto por distúrbios da condução AV quanto por prejuízo na formação do estímulo no nó sinusal. Acidose importante e hipocalcemia também se relacionam a distúrbios na condução elétrica cardíaca e gênese de taquiarritmias graves (Tabela 3.1).

Tabela 3.1 Diagnóstico Diferencial das Causas de Bradiarritmias
Doença do nó sinusal
Distúrbios da condução atrioventricular
Miocardiopatias (Chagas, coronariopatia)
Isquemia aguda
Miocardite aguda
Drogas (betabloqueadores, bloqueadores dos canais de cálcio, digoxina, amiodarona, ivabradina, envenenamento por organofosforados)
Hipotireoidismo
Hipotermia
Doenças infiltrativas (amiloidose, outras doenças de depósito)
Sarcoidose cardíaca
Hipóxia
Distúrbios eletrolícos e acidobásicos (hipercalemia, hipercalcemia, acidose/alcalose)
Hipertensão intracraniana
Causas fisiológicas (atletas, estados vagotônicos)

⬤ MANEJO EMERGENCIAL

Para o correto manejo desses pacientes na sala de emergência vamos sistematizar a abordagem em três passos principais. O primeiro passo é avaliar se há bradicardia e, em caso afirmativo, qual tipo de bradiarritmia ele apresenta. O segundo passo é avaliar clinicamente o paciente e averiguar sinais de instabilidade clínica. Por último, a conduta primiamente dita em frente um paciente com bradiarritmia na sala de emergência.

■❱ 1º Passo – Reconhecendo a Arritmia

Ao olhar a frequência cardíaca mais baixa no monitor cardíaco, lembrar sempre de solicitar um ECG de 12 derivações para confirmar o traçado eletrocardiográfico. Pela definição da última diretriz da Sociedade Brasileira de Cardiologia sobre análise e emissão de laudos eletrocardiográficos, bradicardia é definida como frequência cardíaca abaixo de 50 bpm.

Na presença de bradicardia podemos tentar rapidamente definir qual bradiarritmia o paciente apresenta. No entanto, esse passo pode, por vezes, ser difícil, requerendo a presença de um especialista e não devendo retardar o próximo passo, que será o mais importante na sala de emergência.

■❱ 2º Passo – Avaliação Clínica

O 2º passo consiste na avaliação do paciente e se há instabilidade clínica. Aqui o mais importante é relacionar a instabilidade do paciente à bradicardia, ou seja, se a causa do choque é a frequência cardíaca mais baixa que não consegue produzir um débito cardíaco satisfatório e assim manter a perfusão periférica adequada.

Independentemente do tipo de bradicardia, desde uma bradicardia sinusal pode ser a causa da instabilidade e requerer conduta na sala de emergência. Apesar de cada bradicardia conferir prognósticos diferentes, a conduta inicial na sala de emergência vai basear-se na condição clínica e hemodinâmica do paciente.

Os critérios clínicos de instabilidade utilizados na última edição do ACLS são: instabilidade hemodinâmica (queda da PA), rebaixamento do nível de consciência ou síncope, dispneia com congestão pulmonar e dor precordial anginosa. Todos esses critérios clínicos de instabilidade alertam que o coração está sendo incapaz de realizar sua função de bombear o sangue adequadamente e a bradiarritmia deve a ser causa da incapacidade.

Por vezes podemos estar diante de um paciente com bradicardia sintomática após um infarto agudo do miocárdio (IAM), sendo fácil relacionar o quadro de IAM, bradicardia e terapêutica apropriada. Em outro cenário, podemos estar diante de um paciente séptico, em uso de droga cronotrópica negativa (betabloqueador), em que a instabilidade pode dever-se em parte pela resposta inflamatória da sepse e em parte pela frequência cardíaca inapropriadamente baixa para esse contexto clínico.

■❱ 3º Passo – Conduta

Qual a conduta na sala de emergência em frente a um paciente com bradicardia? Se o paciente apresenta estabilidade hemodinâmica, a definição do tipo de bradicardia passa a ser importante e, por vezes, a presença do especialista, para melhor definir a conduta. Podemos estar diante de uma BAVT em que provavelmente o MP vai ser necessário ou diante de uma bradicardia sinusal em que a observação clínica vai ser a melhor conduta.

Se há apelo menos um critério de instabilidade, o tratamento de primeira linha para as bradicardias sintomáticas é a passagem de um MP provisório. Pode ser inicialmente transcutâneo com a fixação das pás, como orientação da Figura 3.8, ou transvenoso.

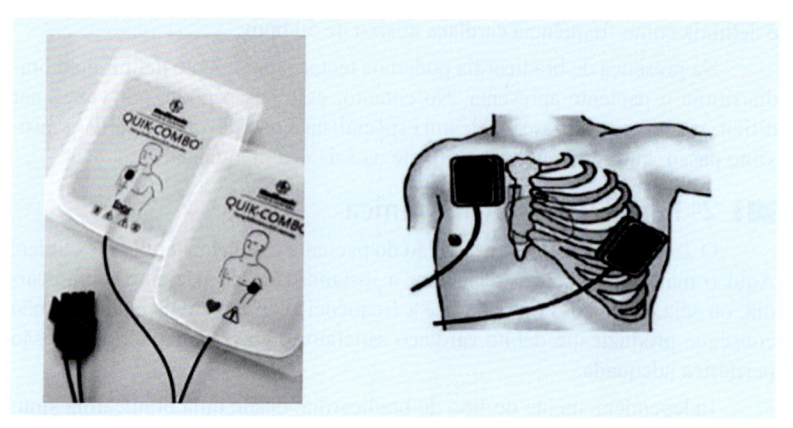

Figura 3.8 – *Marca-passo transcutâneo em posição anterolateral no tórax.*

Como segunda linha temos o tratamento farmacológico, que pode ser empregado na ausência ou como ponte para o tratamento de primeira linha. O último ACLS recomenda o uso da atropina, dopamina e adrenalina (doses das drogas na Tabela 3.2). A dobutamina pode também ser usada neste contexto como droga cronotrópica positiva, principalmente nos pacientes com disfunção ventricular, apesar de pouco respaldo na literatura.

Tabela 3.2 Medicações Cronotrópicas Positivas Utilizadas no Tratamento de Bradicardias Sintomáticas	
Droga	**Dose**
Atropina	0,5 mg a cada 3 minutos até 3 doses
Dopamina	2 a 10 mcg/kg/min
Adrenalina	2 a 10 mcg/min

Lembrar que a atropina tem pouco efeito nos bloqueios infranodais pela falta de inervação autonômica. A dopamina ou adrenalina são usadas muitas vezes como ponte para a passagem de MP transvenoso, que é o tratamento de primeira linha.

■ LEITURA SUGERIDA

1. Birnie DH, et al. Cardiac Sarcoidosis. Journal of the American College of Cardiology. 2016;68(4):411-421. Web. 15 Aug. 2017.
2. Braunwald's Heart Disease, 2014.
3. Dhingra RC, Palileo E, Strasberg B, et al. Significance of the HV interval in 517 patients with chronic bifascicular block. Circulation. 1981;64:1265.
4. Epstein AE, DiMarco JP, Ellenbogen KA, et al. ACC/AHA/HRS 2008 Guidelines for Device-Based Therapy of Cardiac Rhythm Abnormalities: a report of the American College of Cardiology/American Heart Association Task Force on Practice Guidelines (Writing Committee to Revise the ACC/AHA/NASPE 2002 Guideline Update for Implantation of Cardiac Pacemakers and Antiarrhythmia Devices): developed in collaboration with the American Association for Thoracic Surgery and Society of Thoracic Surgeons. Circulation. 2008; 117:e350.
5. Ferrer MI. The sick sinus syndrome in atrial disease. JAMA. 1968;206:645.
6. Kenneth A. Clinical cardiac pacing, defibrillation and ressynchronization therapy. Ellenbogen. 2016.
7. Opthof T. The normal range and determinants of the intrinsic heart rate in man. Cardiovasc Res. 2000;45:177.
8. Quarta CCristina, Kruger JL, Falk RH. Circulation. 2012;126:e178-e182, originally published September 17, 2012.
9. Strasberg B, Amat-Y-Leon F, Dhingra RC, et al. Natural history of chronic second-degree atrioventricular nodal block. Circulation. 1981;63:1043.
10. Zimetbaum PJ, Josephson ME. The evolving role of ambulatory arrhythmia monitoring in general clinical practice. Ann Intern Med. 1999;130:848.

Capítulo 4

Taquiarritmias

Virgílio Rodrigues Silva de Moraes
Vinícius Araújo de Freitas Chagas Caldas
Fábio Grunspun Pitta
Eduardo Gomes Lima

INTRODUÇÃO

- Alterações do ritmo cardíaco com frequência ventricular acima de 100 bpm.
- Frequentemente sintomáticas, motivo que leva a procura aos setores de urgência/emergência de hospitais e pronto-socorros.
- Os principais sinais e sintomas são: palpitação, hipotensão, dispneia, dor torácica, alteração do nível de consciência, choque.

CLASSIFICAÇÃO

- A principal diferenciação entre as taquiarritmias é dada pela origem do estímulo cardíaco de acordo com as características eletrocardiográficas, conforme descrito na Tabela 4.1.

Tabela 4.1 Classificação das Taquiarritmias		
Classificação	**Estímulo**	**ECG**
Ventricular	Ventrículos	QRS largo (> 120 ms)
Supraventricular	Nó sinusal, átrios, juncional	QRS estreito ou largo

PROPEDÊUTICA

- Pacientes com queixas compatíveis com taquiarritmia e FC > 100 bpm devem ser levados à sala de emergência, instalada monitoração multiparamétrica e realizado eletrocardiograma.
- Obtenção de história clínica objetiva e exame físico dirigido.

- Caracterização do perfil hemodinâmico:
  - ○ Instável: hipotensão, dispneia, dor precordial, choque ou alteração do nível de consciência;
  - ○ Estável: FC > 100 bpm sem sinais/sintomas de instabilidade hemodinâmica.

■■) Taquiarritmias Supraventriculares (TSV)

- As seguintes características eletrocardiográficas devem ser consideradas para o diagnóstico (Tabela 4.2) e, consequentemente, tratamento das TSV na sala de emergência (Figuras 4.1 e 4.2):
  - ○ FC > 100 bpm;
  - ○ Duração do complexo QRS (geralmente as TSV apresentam QRS < 120 ms, com exceção das TSV com aberrância de condução);
  - ○ Presença/ausência de onda P;
  - ○ Intervalo RR regular/irregular.
- Alguns exemplos de eletrocardiogramas de taquiarritmias supraventriculares são mostrados nas Figuras 4.3, 4.4, 4.5 e 4.6.
- Os circuitos das taquicardias supraventriculares são mostrados na Figura 4.7.

Tabela 4.2 Taquiarritmias Supraventriculares	
Taquicardia sinusal	Taquicardia atrial multifocal
Fibrilação atrial	Taquicardia por reentrada nodal
Flutter atrial	Taquicardia por reentrada atrioventricular
Taquicardia sinusal inapropriada	Taquicardia juncional ectópica

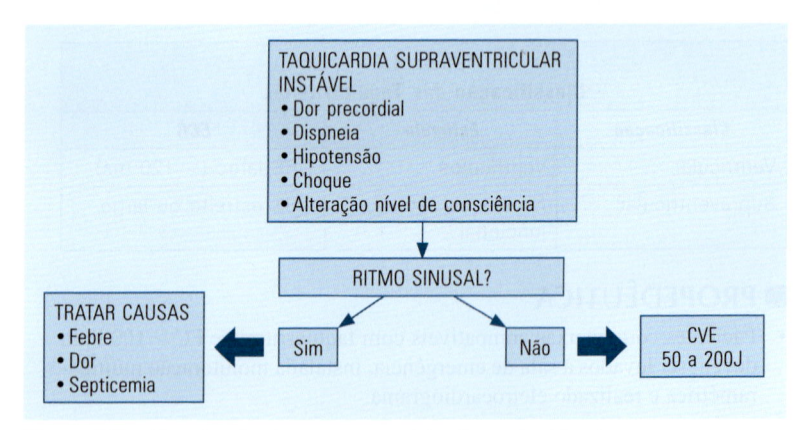

Figura 4.1 – *Taquiarritmias supraventriculares instáveis.*
Legenda: CVE: cardioversão elétrica.

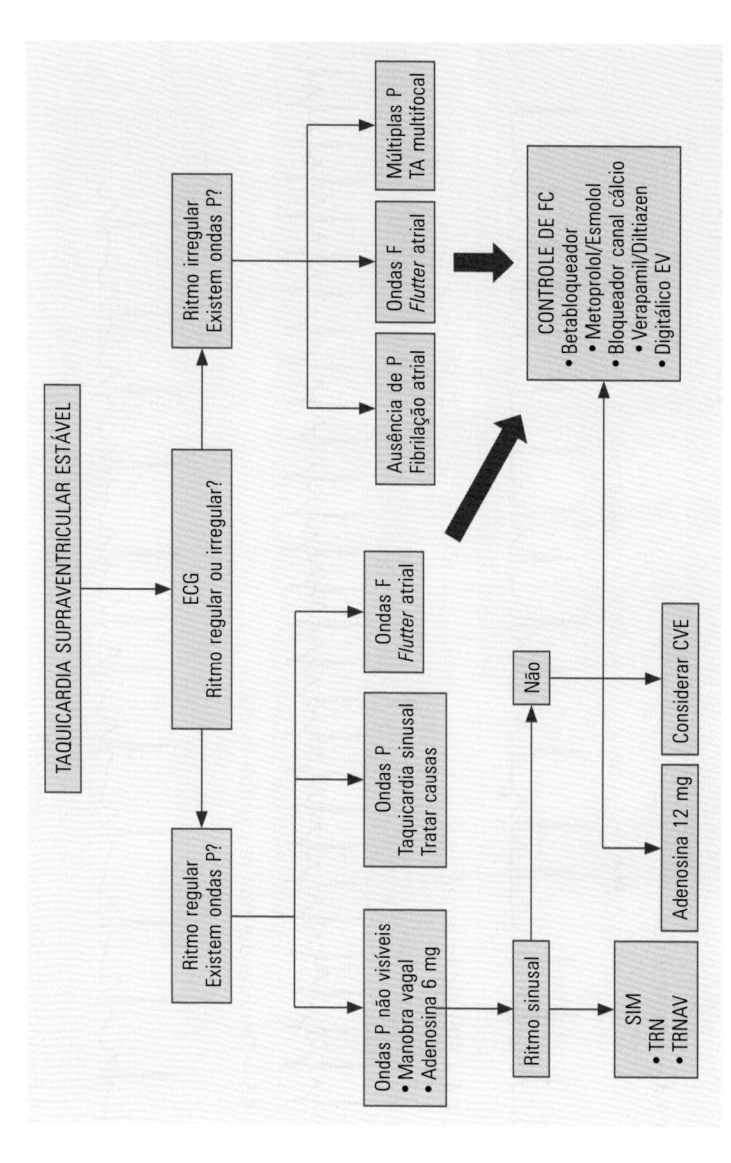

Figura 4.2 – *Taquiarritmias supraventriculares estáveis. Legendas: TRN: taquicardia por reentrada nodal; TRNAV: taquicardia por reentrada nodal átrio-ventricular; TA: taquicardia atrial; CVE: cardioversão elétrica.*

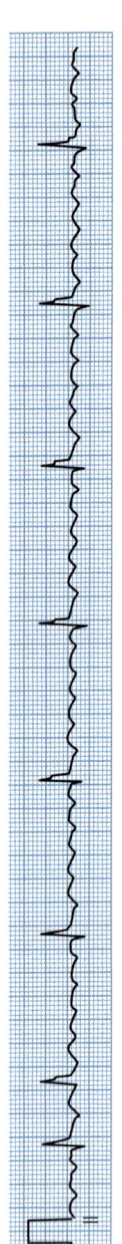

Figura 4.3 – *Flutter atrial.*

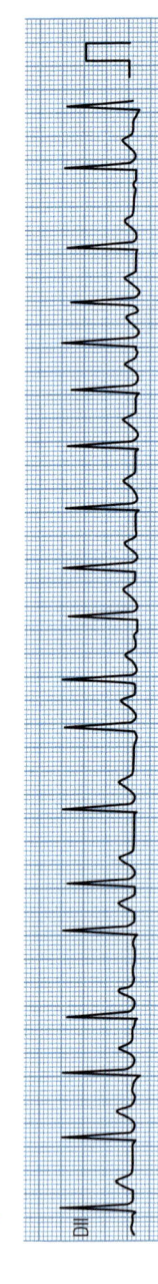

Figura 4.4 – *Fibrilação atrial.*

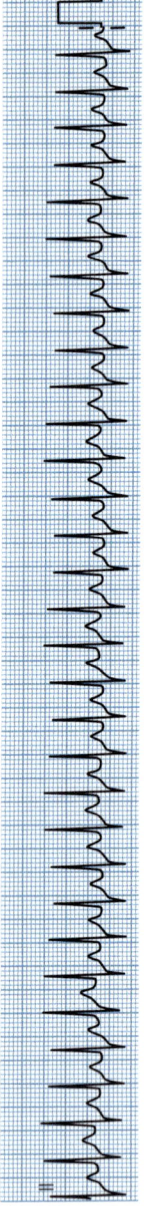

Figura 4.5 – *Taquicardia por reentrada nodal.*

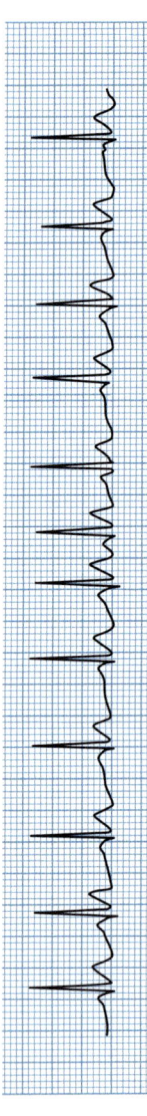

Figura 4.6 – *Taquicardia atrial multifocal.*

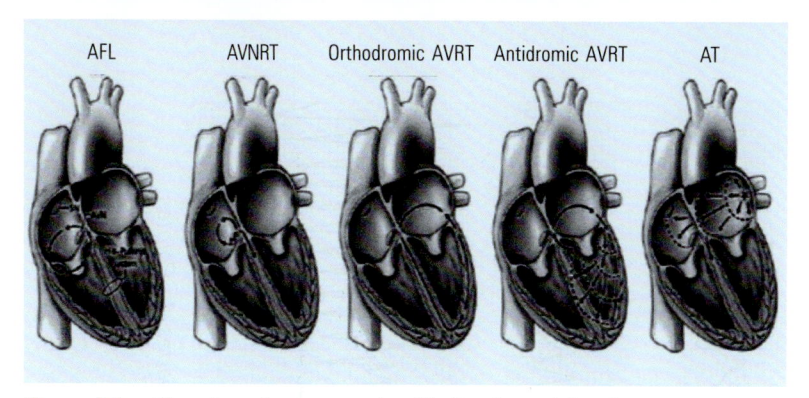

Figura 4.7 – *Circuitos de reentrada, fibrilação atrial e* flutter *atrial.*

■❱ Taquiarritmias Ventriculares (TV)

Introdução

- Taquiarritmias de QRS largo (≥ 120 ms) são de origem ventricular ou supraventricular com aberrância, podendo-se utilizar métodos para essa diferenciação como os reconhecidos algoritmos dos critérios de Brugada, algoritmo de Vereckei, manejo de Pava, dentre outros.

- Na sala de emergência (SE), 80% das taquiarritmias de QRS largo estão relacionadas com taquicardias ventriculares (TV), de potencial gravidade, não sendo recomendada pelas diretrizes do suporte avançado de vida cardiovascular (ACLS) a utilização de algoritmos que poderiam atrasar seu manejo. Assim, taquiarritmia de QRS largo deve, portanto, ser considerada TV até que se prove o contrário.

- TV define-se como a sequência de três ou mais batimentos de origem ventricular com frequência cardíaca (FC) acima de 100 bpm. Se FC < 100 bpm, denomina-se ritmo idioventricular acelerado; se complexos QRS polimórficos e FC > 300 bpm, denomina-se a fibrilação ventricular (FV).

- Classifica-se TV em não sustentada (menor que 30 segundos) ou sustentada (maior que 30 segundos ou que gere instabilidade), quanto ao tempo de duração; monomórfica ou polimórfica (*torsades de pointes*), quanto à forma eletrocardiográfica (Figura 4.8); estável ou instável, quanto à apresentação clínica.

- Além da estabilidade clínica, diferenciar se a TV é idiopática ou relacionada com cardiopatia estrutural (mais comum) tem impacto no raciocínio etiológico e no manejo pós-estabilização clínica na SE.

- A TV idiopática pode estar relacionada com arritmias congênitas (síndrome de Brugada, QT longo congênito, displasia arritmogênica de ventrículo direito e outras de mau prognóstico) ou de vias de saída de ventrículo direito

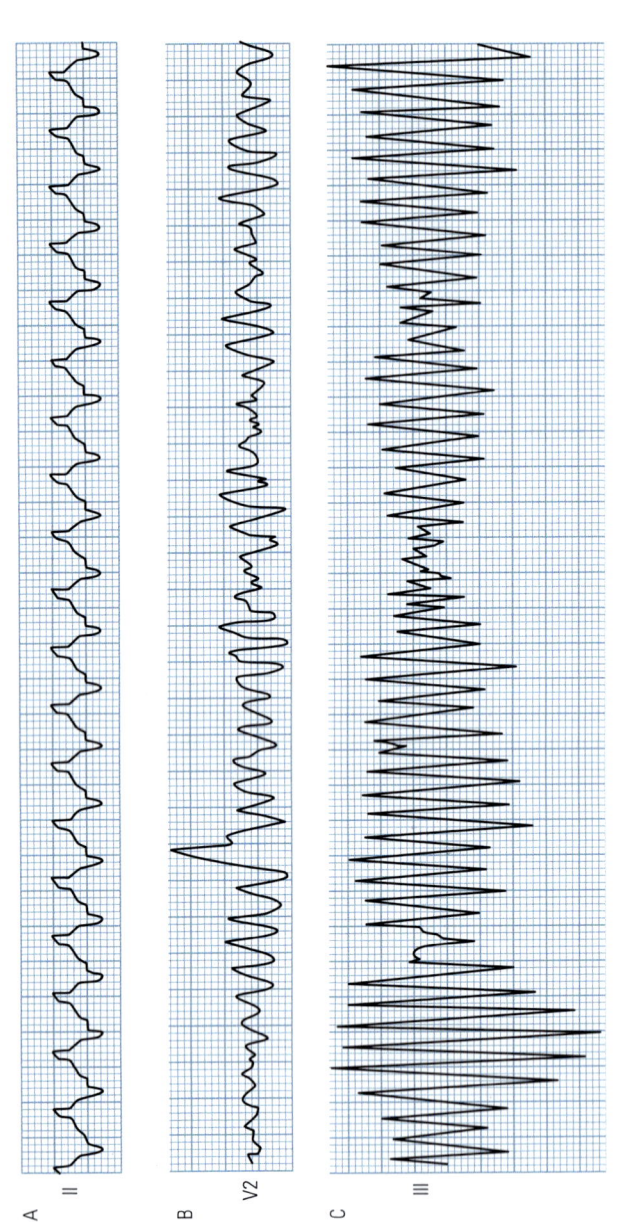

Figura 4.8 – ECG durante TV. A) TV monomórfica. B) TV polimórfica. C) Torsades de Pointes.

(mais comum) ou esquerdo. A TV em coração estruturalmente doente tem como principal mecanismo o de reentrada, encontrada na miocardiopatia isquêmica, dilatada, hipertrófica, chagásica; em geral, relacionadas com um pior prognóstico.

Apresentação clínica da TV

- O quadro clínico relacionado com TV é bastante variável, desde pacientes assintomáticos até síncope ou parada cardiorrespiratória como apresentação única.

- A principal queixa é a de palpitação, que pode estar associada à dispneia, dor torácica, turvação visual ou tontura. Sinais clínicos como alteração do nível de consciência, hipotensão arterial, edema agudo de pulmão, pulsos filiformes podem estar presentes,

- O exame físico deve focar se há sinais e sintomas que denotem instabilidade clínica ou hemodinâmica, sendo eles: pressão arterial sistólica < 90 mmHg, rebaixamento do nível de consciência, cianose, pulsos finos ou sinais de má perfusão periférica, além de qualquer manifestação de descompensação de outra doença de base.

- Pacientes com cardiodesfibrilador implantável (CDI) podem relatar choques disparados pelo dispositivo.

- A tempestade elétrica (dois ou mais episódios de TV ou FV em 24 horas; ou três ou mais episódios de taquiarritmias que levem a terapias de CDI – choque ou *"Anti Tachycardia Pacing"* – em 24 horas), bem como a TV incessante (TV sustentada contínua que dura por horas e recorre após múltiplas intervenções) são de pior evolução e devem ser rapidamente identificadas e tratadas.

Tratamento da TV na sala de emergência

- Primordialmente, deve-se definir estabilidade clínica-hemodinâmica a depender da apresentação clínica.

- Se a TV por instável, deve-se proceder a cardioversão imediatamente, seja química ou elétrica (de preferência registrando eletrocardiograma (ECG) de 12 derivações antes da reversão da arritmia).

- A TV apresenta ótima resposta à cardioversão elétrica, podendo esta ser a conduta inicial mesmo se paciente estável.

- A cardioversão química pode ser feita, de forma geral, com amiodarona ou lidocaína (2%), em suas apresentações endovenosas (EV) (Tabela 4.3).

- Em pacientes com múltiplas terapias de CDI, deve-se proceder imediatamente à desativação do dispositivo com a utilização de imã sobre o mesmo ou reprogramação de urgência.

Tratamento após reversão

- Após estabilização clínica do paciente, objetiva-se tratar a possível causa, aliviar sintomas e prevenir recorrência e/ou morte súbita.

Tabela 4.3
Tratamento da TV na Sala de Emergência

Terapia	Dose de ataque	Observações	Efeitos adversos
Amiodarona (ampola 150 mg)	300 mg EV em 30 minutos	Reversão entre 30 e 50%	Hipotensão arterial, bradicardia, *torsades de pointes* (aumenta intervalo QT)*
Lidocaína (2%) (frasco-ampola 20 mg/mL)	1-1,5 mg/kg EV (*bolus*), pode repetir 0,5-1 mg/kg (dose máxima de 3 mg/kg)	Reversão entre 20 e 30%; rápido e não causa hipotensão importante	Confusão mental, parestesias, tremor, sensação de queda, convulsão
Cardioversão elétrica**	Choque de 200-360 J (monofásico) ou 100-200 J (bifásico) sincronizado	Alta taxa de reversão	Requer sedação e jejum

*Caso se evidencie QT longo, deve-se substituir amiodarona por lidocaína imediatamente.
** Em casos de TV polimórfica procede-se terapia elétrica com desfibrilação em carga máxima.

- A melhor terapia baseada nas evidências atuais é a híbrida, utilizando-se de fármacos antiarrítmicos, além de ablação por cateter e implante de CDI para prevenção de morte súbita em casos selecionados.
- A ablação por cateter não diminuiu a morte nos principais estudos, porém reduziu a recorrência de TV.
- A melhor combinação de drogas foi de betabloqueador com amiodarona.
- Drogas como sotalol, propafenona e verapamil podem ser utilizadas em algumas situações para diminuir recorrência, atentando às indicações específicas, aos efeitos adversos e às contraindicações de seu uso.
- Propedêutica direcionada a cada caso deve ser aplicada para definir a etiologia, estratificar o risco de recorrência e/ou morte súbita e a terapia específica.

Exames complementares

- Exames laboratoriais gerais como hemograma, coagulograma, função renal, eletrólitos e marcadores de necrose miocárdica devem ser colhidos a fim de ajudar no manejo diagnóstico e terapêutico do paciente com TV na sala de emergência.
- O ECG de 12 derivações é encorajado na entrada da SE, se possível antes e após a reversão. Exame rápido e barato, ajuda na diferenciação da origem

da taquiarritmias (ventricular ou supraventricular com aberrância a partir de algoritmos específicos), bem como avaliação de isquemia, intervalo QT e origem da TV.

- A radiografia de tórax ajuda na localização e na avaliação de dispositivos e sistema de cabos-eletrodos, bem como na avaliação inicial de doença cardíaca estrutural, de congestão pulmonar ou outras causas de instabilidade.
- O ecocardiograma transtorácico também é encorajado ainda na SE. O exame *point-of-care* é rápido e barato. Auxilia na avaliação da fração de ejeção (FE) diminuída, bem como alterações segmentares, podendo definir etiológica e terapeuticamente.
- O cateterismo cardíaco com cineangiocoronariografia e ventriculografia está indicado sempre que houver o risco de coronariopatia obstrutiva ser a causa principal ou de recorrência da TV, sendo o exame diagnóstico e terapêutico. A ventriculografia auxilia na avaliação de trombos e aneurismas como substrato arritmogênico da TV.
- A ressonância nuclear magnética cardíaca não é utilizada de forma rotineira. Tem como finalidade avaliar zonas cicatriciais em casos selecionados para ablação, além de ser ferramenta diagnóstica em algumas patologias como displasia arritmogênica de ventrículo direito e outras doenças estruturais de difícil avaliação ecocardiográfica.

Situações especiais

- TV polimórfica relacionada à QT longo (*torsades de points*) devem-se suspender todas as drogas que aumentem o intervalo QT, além de estar indicado o uso de sulfato de magnésio 1-2 g EV, em 5-60 minutos.
- Pacientes com TV e FE de ventrículo esquerdo reduzida apresentam pior prognóstico, sendo uma das principais indicações de implante de CDI, principalmente se miocardiopatia isquêmica associada.
- Em casos de tempestade elétrica ou TV incessante, pode-se utilizar amiodarona associado à lidocaína, além de sulfato de magnésio empírico, e proceder com rápida correção de possível causa subjacente:
  a. Angioplastia coronariana, se etiologia isquêmica (apresenta-se principalmente como TV polimórfica);
  b. Correção hidroeletrolítica (manter potássio sérico ≥ 4 mEq/L e magnésio sérico ≥ 2 mEq/L);
  c. Dispositivo de assistência ventricular para descompressão ventricular, se insuficiência cardíaca descompensada;
  d. Marca-passo provisório, se bradicardia for causa deflagradora da TV;
  e. Sedação para diminuir descarga adrenérgica (mesmo que necessite evoluir para via aérea avançada);
  f. Estudo eletrofisiológico e ablação se refratário à terapia não invasiva.

Pacientes com TV refratária a todas as terapias possíveis podem ser considerados para avaliação de transplante cardíaco, sendo um dos critérios atuais de priorização em fila de transplantes no Brasil.

LEITURA SUGERIDA

1. Filho MM, Zimerman LI, Lorga AM, Vasconcelos JTMd, Rassi Jr A. Diretrizes brasileiras de dispositivos cardíacos eletrônicos implantáveis (DCEI). Arq Bras Cardiol. 2007;89(6):e210-e38.
2. Hoffmayer KS, Gerstenfeld EP. Diagnosis and management of idiopathic ventricular tachycardia. Curr Probl Cardiol. 2013;38(4):131-58.
3. Link MS. Clinical practice. Evaluation and initial treatment of supraventricular tachycardia. N Engl J Med. 2012;367:1438.
4. Page RL, Joglar JA, Caldwell MA, et al. 2015 ACC/AHA/HRS Guideline for the Management of Adult Patients With Supraventricular Tachycardia: A Report of the American College of Cardiology/American Heart Association Task Force on Clinical Practice Guidelines and the Heart Rhythm Society. J Am Coll Cardiol. 2016;67:e27.
5. Pellegrini CN, Scheinman MM. Clinical management of ventricular tachycardia. Current problems in cardiology. 2010;35(9):453-504.
6. Stevenson WG. Current treatment of ventricular arrhythmias: state of the art. Heart Rhythm: the Official Journal of the Heart Rhythm Society. 2013;10 (12):1919-26.

Pericardite

Caio de Assis Moura Tavares
Cezar Emiliano F. Gonçalves
Eduardo Gomes Lima

● INTRODUÇÃO

A pericardite aguda é uma síndrome inflamatória do pericárdio com ou sem derrame pericárdico.

Em geral, acomete jovens ou adultos jovens e tem propensão de reincidir.

Representa 5% de todas as causas de dor torácica na sala de emergência.

Frequentemente é subdiagnosticada.

A principal etiologia é viral (85-90% dos casos).

● ETIOLOGIA (Tabela 5.1)

Tabela 5.1 Etiologia
A. Causas infecciosas: • Viral: coxsackie, echovírus, EBV, CMV, HHV-6, adenovírus, parvovírus B19, HIV • Bacteriana: tuberculose, pneumococo, meningococo, gonococo, estreptococo, estafilococo, clamídia, micoplasma, *Coxiella, Borrelia, Legionella, Leptospira, Listeria* • Fúngica: *Histoplasma, Aspergillus, Candida* • Parasitária: *Echinococcus, Toxoplasma*

Continua...

63

Tabela 5.1 *(continuação)*

B. Causas não infecciosas:

- Autoimune: LES, Sjögren, artrite reumatoide, esclerodermia, vasculites, espondilite anquilosante, dermatomiosite, poliarterite nodosa, febre familiar do mediterrâneo, síndrome de Reiter, sarcoidose, doenças inflamatórias intestinais
- Processos autoimunes: febre reumática, síndrome pós-pericardiotomia, pós-IAM (síndrome de Dressler), pericardite crônica autorreativa
- Toxicidade por drogas: síndrome lúpus-*like* (procainamida, hidralazina, metildopa, isoniazida, fenitoína), quimioterápicos (doxorrubicina, Ara-C, 5-fluorouracil, ciclofosfamida), amiodarona, mesalazina, clozapina, minoxidil, streptomicina, streptoquinase, sulfas, ciclosporina, GM-CSF e agentes anti-TNF
- Neoplasias: tumores primários (mesotelioma), metástase de tumores secundários (linfoma, pulmão, mama)
- Desordens metabólicas: uremia, mixedema, anorexia nervosa, doença de Addison, cetoacidose diabética
- Associada a desordens de órgãos adjacentes: pneumonia, insuficiência cardíaca, tromboembolismo pulmonar, dissecção da aorta, miocardite, IAM (pericardite epistenocárdica)
- Trauma: trauma penetrante, ruptura esofágica, pós-procedimentos invasivos como passagem de marca-passo, estudo eletrofisiológico, biopsia endomiocárdica, intervenções valvares e coronárias percutâneas
- Miscelânea: gravidez, ausência congênita parcial do pericárdio, amiloidose, hipertensão pulmonar

▇ DIAGNÓSTICO

A pericardite aguda usualmente se manifesta com pródromo de uma doença viral, com febre, mialgia e sintomas de via aérea superior. Posteriormente surge dor torácica do tipo pleurítica (piora com inspiração), com irradiação para o pescoço, membros superiores e músculo trapézio. Uma característica importante da dor é sua relação com a posição do tórax, com piora em decúbito dorsal e alívio com a posição vertical do corpo com movimentação anterior do tórax.

O exame físico pode revelar paciente com toxemia, febril e taquicárdico. O atrito pericárdico está presente na maioria dos casos e caracteriza-se por um som rude, irregular, audível na borda esternal esquerda, com caráter intermitente, isto é, varia de intensidade e qualidade ou mesmo desaparece no período de algumas horas ou conforme o decúbito.

Definições e critérios diagnósticos para pericardite estão descritos na Tabela 5.2.

Tabela 5.2 Definições e Critérios Diagnósticos para Pericardite	
Classificação	*Definição e critérios diagnósticos*
Aguda	Presença de 2 ou mais dos seguintes itens: 1. Dor torácica sugestiva 2. Atrito pericárdico 3. Alterações eletrocardiográficas sugestivas 4. Derrame pericárdico novo ou agravamento de um preexistente Achados adicionais: elevação de marcadores inflamatórios (VHS, PCR, leucograma) e evidência de inflamação pericárdica por método de imagem (TC, RNM)
Incessante	Pericardite com duração superior a 4-6 semanas, mas menos de 3 meses sem remissão
Recorrente	Recorrência da pericardite após primeiro episódio documentado de pericardite aguda e um intervalo livre de sintomas de 4-6 semanas ou mais
Crônica	Pericardite com duração superior a 3 meses

■❙ Exames Complementares

- Eletrocardiograma típico mostra-se com supradesnivelamento do segmento ST com concavidade para cima e infradesnivelamento do segmento PR, particularmente envolvendo as derivações DI, DII, aVF e V3-V6 (Figura 5.1).

- Estágios eletrocardiográficos na pericardite aguda:
  - ○ Estágio I: supradesnível do segmento ST côncavo e difuso, (exceto em avR e V1, onde ocorre infradesnível); onda T apiculada com leve aumento da amplitude; infradesnível do segmento PR (exceto em avR, onde ocorre supradesnível).
  - ○ Estágio II: normalização dos segmentos PR e ST, além do achatamento da onda T.
  - ○ Estágio III: inversão da onda T difusamente, simulando isquemia miocárdica.
  - ○ Estágio IV: retorno à normalidade da onda T, que ocorre semanas a meses após o evento inicial.

  O ECG pode ainda evidenciar alternância elétrica (mudança da amplitude/morfologia do QRS a cada batimento de forma sequencial a-b-a-b), indicativo de um derrame pericárdico volumoso. O aparecimento de novas ondas q no ECG sugerem o acometimento concomitante do miocárdio

- Alterações laboratoriais são inespecíficas e incluem elevação dos marcadores inflamatórios (VHS e PCR). Elevação dos marcadores de necrose mio-

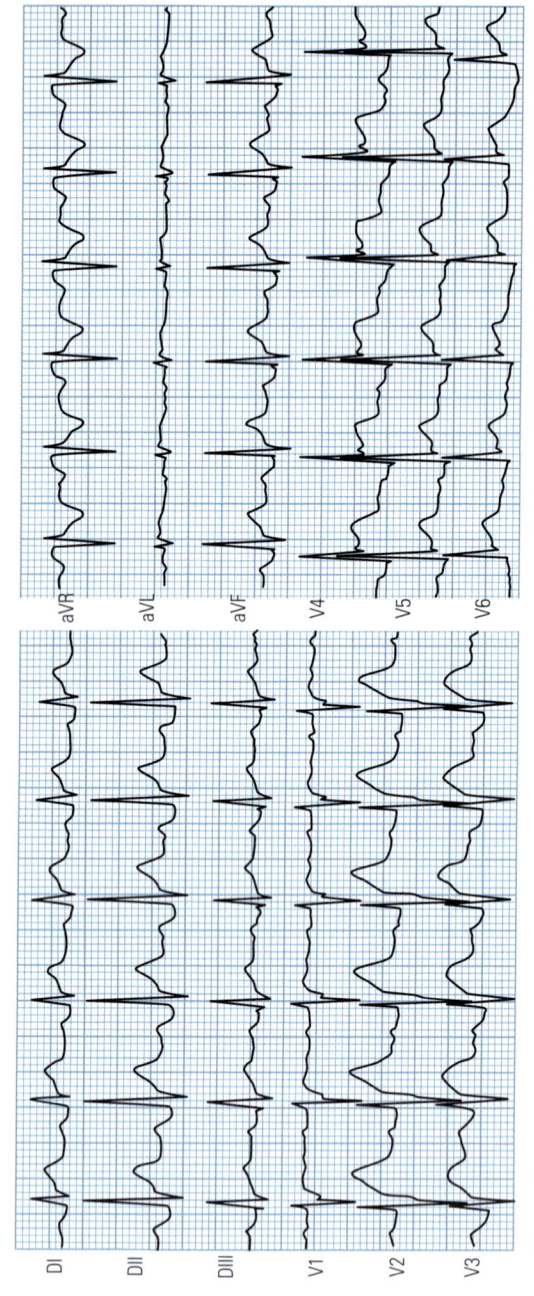

Figura 5.1 – ECG de paciente com pericardite aguda com achados típicos de pericardite em estágio 1. Note o supradesnivelamento difuso do segmento ST nas derivações precordiais, o infradesnivelamento do segmento ST nas derivações inferiores (DII, DIII e aVF) e nas precordiais, além de supradesnivelamento do segmento PR em aVR. Outro achado comum da pericardite é a relação da altura do segmento ST para a altura da onda T em V6 (ST/T) maior que 0,25 (tendo como linha de base o segmento TP para ambas as medidas e como ponto de referência o ponto J para altura do ST e o pico da T para medida da onda T).

cárdica (CKMB e troponina) sugere comprometimento miocárdico concomitante (miocardite).

- Radiografia do tórax revela-se normal na maioria dos casos. Pode ocorrer aumento da área cardíaca na presença de derrame pericárdico ou nos casos de dilatação das cavidades cardíacas por miopericardite.

- O ecocardiograma não necessariamente apresenta alterações típicas na pericardite, porém está indicado para detectar derrame pericárdico, avaliar sinais de tamponamento ou alteração na contratilidade cardíaca. Eventualmente pode evidenciar aumento da ecogenicidade do pericárdio e deve ser realizado de rotina para todos os pacientes

- A ressonância magnética cardíaca é o exame não invasivo com melhor acurácia para o diagnóstico de pericardite aguda. Avalia espessamento do pericárdio, grau de inflamação, assim como comprometimento do miocárdio.

- A utilização da pericardiocentese como ferramenta diagnóstica fica limitada para investigação de casos em quem há alta suspeita de infecção bacteriana, por tuberculose, neoplásica ou em quem houve falência terapêutica ao tratamento usual.

▬ TRATAMENTO

A pericardite aguda viral ou idiopática geralmente apresenta bom prognóstico, com curso autolimitado. Porém, deve ser dada importante atenção para os sinais de alto risco de complicações (Tabela 5.3) ou evidências clínicas de etiologia não viral (Tabela 5.4), situação na qual o paciente deve ser internado para monitoração de resposta ao tratamento, prevenção de complicações e investigação etiológica.

Tabela 5.3 Preditores de Pior Prognóstico	
Maiores	*Menores*
• Febre > 38°C • Pericardite subaguda (sem *ictus* bem definido) • Derrame pericárdico importante (> 20 mm) • Tamponamento cardíaco • Falha terapêutica a AINE/AAS após 7 dias de tratamento	• Uso de imunosupressores • Associada à elevação de troponina (sugestiva de miopericardite) • Trauma • Uso de anticoagulação oral

Tabela 5.4	
Sinais Sugestivos de Etiologia Não Viral	
• Sudorese noturna • Emagrecimento • Anemia • Neoplasia prévia • Tuberculose prévia	• IAM recente • Cirurgia cardíaca recente • Radioterapia • Doença autoimune

■▌ Anti-inflamatórios Não Hormonais

- O objetivo é o alívio dos sintomas, já que não alteram a história natural da doença.

- Ibuprofeno 300 a 800 mg 2-3 vezes ao dia ou ácido acetilsalicílico 500 mg 3-4 vezes ao dia

- Uso por 10 a 14 dias com redução gradual da dose nas semanas seguintes, de acordo com a melhora dos sintomas e redução do PCR.

- Realizar proteção gástrica com inibidores de bomba de prótons.

■▌ Colchicina

- Reduz os sintomas nas primeiras 72 horas e diminui taxa de recidiva em 18 meses.

- Posologia 0,5 mg duas vezes ao dia por 3 meses, com metade da dose em pacientes idosos e com menos de 70 kg.

- Diarreia é frequente. Cautela em pacientes com insuficiência hepática ou renal, discrasias sanguíneas, distúrbios gastrointestinais e em uso de drogas metabolizadas pelo citocromo P450

■▌ Corticoide

- Melhora rápida dos sintomas, porém com maior recidiva (risco aumentado em quatro vezes), portanto seu uso precoce deve ser evitado

- Indicado nos casos de pericardite secundária a tuberculose, doenças autoimunes, uremia ou falha terapêutica aos AINE e colchicina

- Prednisona 1 mg/kg por 7 a 14 dias com redução gradual ao longo de 4 a 6 semanas

- Sempre associar colchicina porque o corticoide aumenta a chance de recorrência do quadro (exceto em casos em que o corticoide faz parte do tratamento da doença causadora da pericardite, como LES, por exemplo).

- Nos casos de introdução do corticoide por falência terapêutica a AINE, este deve ser *adicionado* à terapia com AINE em dose baixa/moderada e colchicina, como *terapia tripla*.

■■▶ Outras Opções Terapêuticas

- Limitadas como terceira linha de tratamento para pacientes com pericardite recorrente, de etiologia não infecciosa, não responsiva à colchicina e dependente de corticoide.

- Ressalta-se que a utilização destas medicações deve ser decidida caso a caso e após consulta com equipe multidisciplinar (cardiologista, imunologista, reumatologista).

- Azatioprina: imunossupressor, opção para poupar corticoide, útil para controle de casos em que se mantém a necessidade de corticoide para controle de doença cronicamente.

- Imunoglobulina endovenosa: imunonomoduladora, com ação antiviral é efetiva na fase aguda.

- Anakinra: antagonista recombinante do receptor de IL-1, também pode ser utilizado durante a fase aguda de pericardite recorrente e refratária a terapêutica usual.

■■ SEGUIMENTO

O seguimento do paciente com pericardite deve basear-se na avaliação clínica (melhora da dor, de sintomas sistêmicos, do atrito pericárdico ao exame físico) e laboratorial (diminuição dos marcadores inflamatórios).

Deve-se sempre atentar para complicações da pericardite (tamponamento cardíaco, pericardite constritiva em pacientes que melhoram do quadro agudo mas evoluem com síndrome de insuficiência cardíaca após) e para recorrência do quadro.

Para o paciente que não foi internado no momento do diagnóstico, recomenda-se reavaliação ambulatorial em 7 dias com exames laboratoriais associada à avaliação clínica.

Com relação à prática de atividade física deve-se recomendar repouso relativo até a resolução dos sintomas e a normalização das provas inflamatórias para todos os pacientes. Para atletas competitivos recomenda-se o retorno à prática esportiva após 3 meses se todos os exames estiverem normais (ecocardiograma transtorácico, ECG, provas inflamatórias).

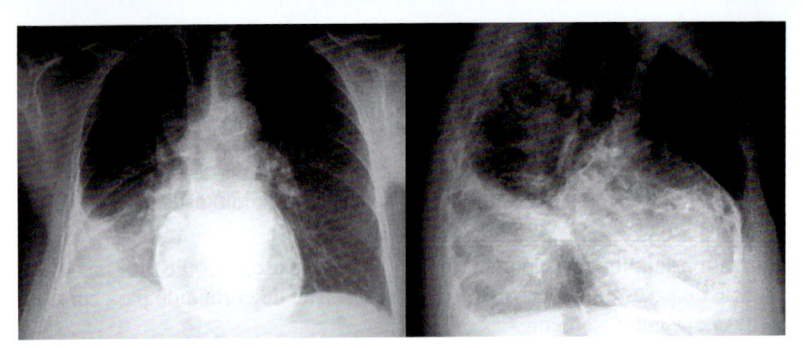

Figura 5.2 – *Radiogradia de tórax que evidencia complicação rara porém extremamente grave da pericardite: a pericardite constritiva. Note a calcificação em topografia do pericárdio em radiografias PA e Perfil.*

■ SÍNDROME PÓS-PERICARDIOTOMIA

A síndrome pós-pericardiotomia (SPP) é frequente condição no pós-operatório de cirurgia cardíaca, sendo sua frequência estimada em 10-40%.

Cerca de 85% dos episódios de SPP acontecem nas primeiras 4 semanas de pós-operatório, sendo normalmente motivo de internação prolongada, e, por vezes, confundida com quadros infecciosos.

Seu diagnóstico ainda é um desafio para o clínico, sendo útil o uso dos critérios de Finkelstein para sua melhor caracterização (Tabela 5.5).

O uso de AAS em doses anti-inflamatórias ou AINES, como o ibuprofeno, tem sido relatado no tratamento da SPP, mantendo-se o tratamento por 3 a 4 semanas. Corticosteroides têm sua indicação para casos refratários. Há evidências para o uso de colchicina profilático na dose de 1 mg 2×/dia no primeiro dia, seguido de 0,5 mg 2×/dia por 4 semanas havendo redução na incidência da SPP, bem como redução da gravidade da SPP quando presente.

Importante destacar a necessidade de descarte de causas infecciosas nesses casos, uma vez que a SPP pode manifestar-se tardiamente com sintomas inflamatórios inespecíficos.

Tabela 5.5
Critérios de Finkelstein para Diagnóstico de SPP
• Febre no período de 1 semana de pós-operatório sem evidência de infecção sistêmica ou local
• Dor torácica pleurítica
• Atrito pericárdico
• Derrame pleural
• Derrame pericárdico novo ou piora de derrame prévio

O diagnóstico de SPP ocorre na presença de pelo menos dois dos critérios acima.

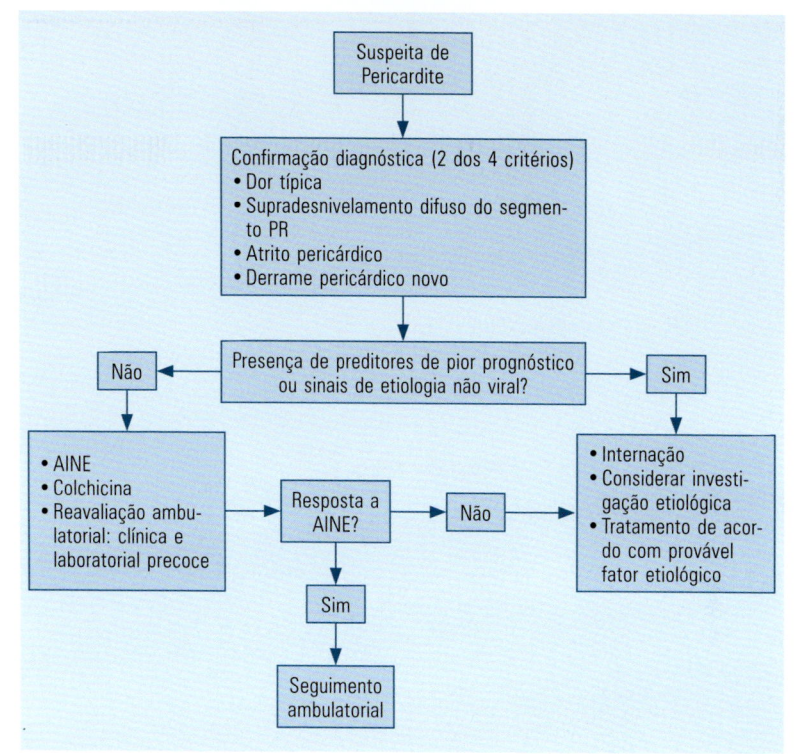

Figura 5.3 – *Fluxograma.*

■ LEITURA SUGERIDA

1. Adler Y, Charron P, Imazio M, et al. 2015 ESC Guidelines for the diagnosis and management of pericardial diseases: The Task Force for the Diagnosis and Management of Pericardial Diseases of the European Society of Cardiology (ESC)Endorsed by: The European Association for Cardio-Thoracic Surgery (EACTS). Eur Heart J. 2015;36:2921.

2. Imazio M, Gaita F, LeWinter M. Evaluation and Treatment of Pericarditis: A Systematic Review. JAMA. 2015;314:1498.

3. Imazio M. Contemporary management of pericardial diseases. Curr Opin Cardiol. 2012;27:308.

4. Klein AL, Abbara S, Agler DA, et al. American Society of Echocardiography clinical recommendations for multimodality cardiovascular imaging of patients with pericardial disease: endorsed by the Society for Cardiovascular Magnetic Resonance and Society of Cardiovascular Computed Tomography. J Am Soc Echocardiogr. 2013;26:965.

5. Massimo Imazio, et al. A Randomized Trial of Colchicine for Acute Pericarditis. NEJM. 2013.

Tamponamento Cardíaco

Stefano Garzon Dias Lemos
Antônio Fernando Barros de Azevedo Fllho

■ INTRODUÇÃO

O tamponamento cardíaco é causado pelo acúmulo anormal de líquido no saco pericárdico (derrame pericárdico), ocasionando elevação súbita da pressão intracardíaca, restrição ao enchimento cardíaco adequado e redução do débito. Pode ser um evento clínico dramático, com choque refratário e morte, caso não haja diagnóstico rápido e tratamento eficiente.

■ FISIOPATOLOGIA

O pericárdio tem diversas funções, entre elas facilitar o trabalho cardíaco através da lubrificação, manter a posição anatômica adequada do coração, promover barreira mecânica contra infecções em estruturas adjacentes, apresentar reação imunológica frente a injúrias infecciosas e/ou inflamatórias, e aumentar o mecanismo de sucção na diástole.

Em situações normais, o pericárdio não exerce restrição ao enchimento das câmaras cardíacas: durante a inspiração, há redução da pressão intratorácica, facilitando o retorno venoso para as câmaras cardíacas direitas. No entanto, a curva da relação entre variação de volume e pressão intrapericárdica (PIP) é íngreme, significando que pequenas variações de volume se traduzem em grandes variações de pressão. Isso significa que a restrição ao enchimento cardíaco normal depende principalmente da velocidade de acúmulo de líquido no saco pericárdico (além da influência das características elásticas do pericárdio e do volume acumulado), que deslocam a curva para a direita (ou seja, fazem o pericárdio mais complacente, com menor variação de pressão com aumentos maiores de volume). O saco pericárdico contém, normalmente, algo entre 15 e 50 mL de líquido, porém, quando acumulado rapidamente, 100 mL de líquido no espaço pericárdico podem ser suficientes para causar tamponamento. Derrames pericárdicos crônicos podem atingir maiores volumes (acima de 1 litro) sem manifestações clínicas evidentes.

Quando há aumento da PIP, essa pressão é transmitida às câmaras cardíacas, principalmente ao átrio direito, este muito vulnerável à compressão exercida pelo pericárdio, reduzindo o gradiente de enchimento com a veia cava, assim como a pré-carga e o débito cardíaco. Com o enchimento reduzido, há redução das câmaras cardíacas, de aspecto hipertrófico (pseudo-hipertrofia), aumento da contratilidade e da fração de ejeção. Há perda do enchimento diastólico do átrio direito (redução do descenso Y), sendo que o enchimento atrial se dá apenas quando há esvaziamento do ventrículo durante a sístole (descenso X proeminente). Há aumento da pressão venosa (causando distensão venosa) e queda da pressão arterial durante a inspiração profunda (pulso paradoxal), causado pela interdependência entre as câmaras cardíacas (na inspiração, há aumento do retorno venoso e das pressões nas cavidades direitas; como o coração encontra-se em uma "caixa" rígida causada pelo aumento da PIP, isso levaria a uma redução do enchimento atrial esquerdo, causando queda do débito cardíaco sistêmico).

O conceito mais importante é o tamponamento cardíaco é a consequência final do aumento da PIP sobre o átrio direito, causando restrição ao enchimento e redução do débito cardíaco, levando a uma condição de hipoperfusão coronariana e sistêmica, que pode ser fatal.

▬ FATORES PREDISPONENTES

As causas de derrame pericárdico que podem levar a um quadro de tamponamento são diversas, sendo as principais:

- Câncer metastático;
- Irradiação de mediastino;
- Tuberculose;
- Disfunção renal em fase terminal;
- Pós-operatório recente de cirurgia cardíaca;
- Trauma torácico.

▬ APRESENTAÇÃO CLÍNICA

A apresentação clínica do tamponamento é muito variável (Tabela 6.1). Depende da velocidade de acúmulo, do volume acumulado e das características do pericárdio.

O espectro clínico é amplo, desde pacientes assintomáticos com sinais ecocardiográficos incipientes de restrição ao enchimento, até quadros semelhantes ao de insuficiência cardíaca direita, com dispneia e edema periférico, choque circulatório e parada cardiorrespiratória (PCR).

É importante notar que os pacientes, em sua maioria, apresentam taquipneia ou dispneia, inicialmente, com agitação e taquicardia precedendo hipotensão e demais sintomas de choque circulatório.

Tabela 6.1
Principais Sinais Clínicos do Tamponamento Cardíaco

- Dispneia e/ou taquipneia (apresentações mais comuns)
- Agitação
- Taquicardia inicialmente (posteriormente, bradicardia)
- *Tríade de Beck**
  - Distensão de veias jugulares
  - Abafamento de bulhas
  - Hipotensão
- Pulso paradoxal (queda de > 10 mmHg na pressão arterial sistólica à inspiração profunda)** – não é patognomônico de tamponamento
- Edema periférico
- Dor torácica retroesternal

* Raramente os três sinais estarão presentes simultaneamente; quando todos presentes, geralmente precedem parada cardiorrespiratória (PCR).
** Pode estar presente em quadros respiratórios como DPOC e asma exacerbados, e em pacientes obesos.

DIAGNÓSTICO

Ainda que seja um diagnóstico clínico, é necessário que todos os pacientes com a suspeita de tamponamento cardíaco realizem o ecocardiograma (Figura 6.1), exame complementar mais importante nesse contexto de urgência.

O ecocardiograma é um exame de baixo custo, pode ser realizado à beira-leito, com alta sensibilidade e especificidade para o diagnóstico de tamponamento. Além disso, fornece as informações necessárias para planejar o tratamento (quantificação do derrame, localização, presença de hematomas/massas) e guiar a pericardiocentese (Figura 6.2).

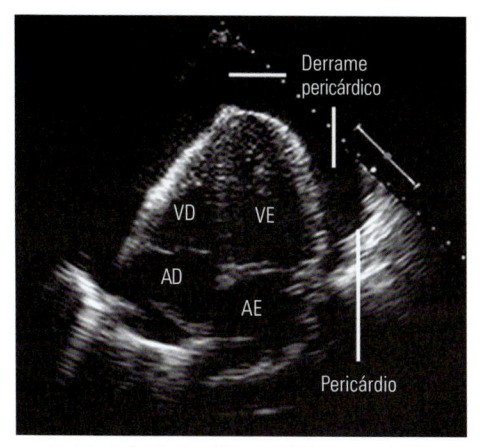

AE: átrio esquerdo; AD: átrio direito; VE: ventrículo esquerdo; VD: ventrículo direito

Figura 6.1 – *Ecocardiograma para avaliação de derrame pericárdico.*

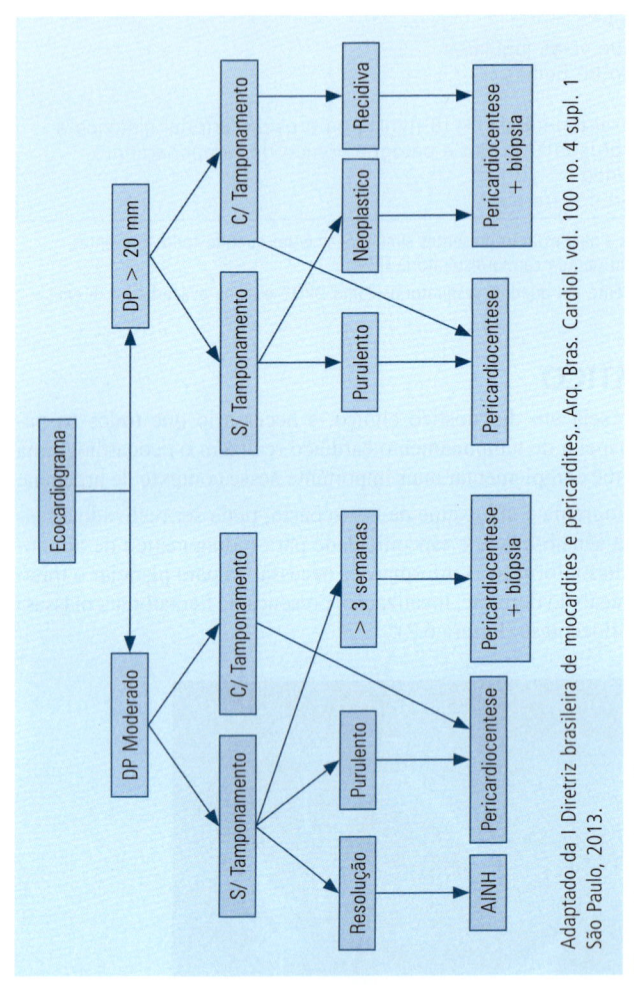

Adaptado da I Diretriz brasileira de miocardites e pericardites,. Arq. Bras. Cardiol. vol. 100 no. 4 supl. 1 São Paulo, 2013.

Figura 6.2 – *Atendimento de pericardites agudas com ecocardiograma.*

Além do ecocardiograma, outros exames complementares podem ser importantes para o diagnóstico (Tabela 6.2).

Tabela 6.2
Principais Exames Complementares no Tamponamento Cardíaco

Ecocardiograma transtorácico	• Presença de derrame pericárdico (considerado importante quando > 2 cm) • Sinais de restrição ao enchimento ventricular: colapso de átrio direito (sinal mais sensível e precoce); colapso de ventrículo direito (mais específico); variação do fluxo transvalvar tricúspide e mitral (aumento do fluxo tricúspide e redução do fluxo mitral na inspiração profunda); redução da variação respiratória da veia cava inferior; dilatação da veia supra-hepática; abaulamento do septo interventricular
Eletrocardiograma	• Normal • Baixa voltagem ou alternância elétrica • Pode demonstrar também as alterações da doença de base que levaram ao quadro de tamponamento (por exemplo, supradesnivelamento difuso de ST em pacientes com pericardite)
Radiografia de tórax	• Aumento da área cardíaca ("sinal da moringa")
Pericardiocentese	• Bioquímica • Citologia • Microbiologia
Biópsia de pericárdio	• Realizada preferencialmente em pacientes com espessamento pericárdico, em que há suspeita de infiltração

O ecocardiograma transesofágico é reservado principalmente aos casos em que há suspeita de tamponamento relacionado com procedimentos cirúrgicos (pós-pericardiotomia), avaliação de tamponamento relacionado com dissecção de aorta em pacientes instáveis que não podem ser submetidos a angiotomografia.

Tomografia computadorizada e ressonância magnética cardíaca não possuem indicação para o diagnóstico em pacientes instáveis. Nos pacientes estáveis, em que há dúvida quanto à localização do tamponamento (por exemplo, derrames posteriores, mais difíceis de serem visualizados no ecocardiograma), massas/hematomas ou suspeita de dissecção de aorta, podem ser utilizadas, porém sua aplicação é limitada na prática habitual.

● TRATAMENTO

O racional do tratamento do tamponamento é a drenagem do líquido pericárdico (Figura 6.3) para redução da PIP, permitindo a normalização (ou pelo menos alívio) do enchimento cardíaco, com retorno do débito cardíaco.

A via de drenagem (percutânea ou cirúrgica) depende principalmente do *status* hemodinâmico do paciente: em pacientes estáveis, a abordagem cirúrgica é preferível, tendo em vista a possibilidade de diagnóstico; nos pacientes instáveis, a abordagem preferível é a mais rápida (geralmente, percutânea).

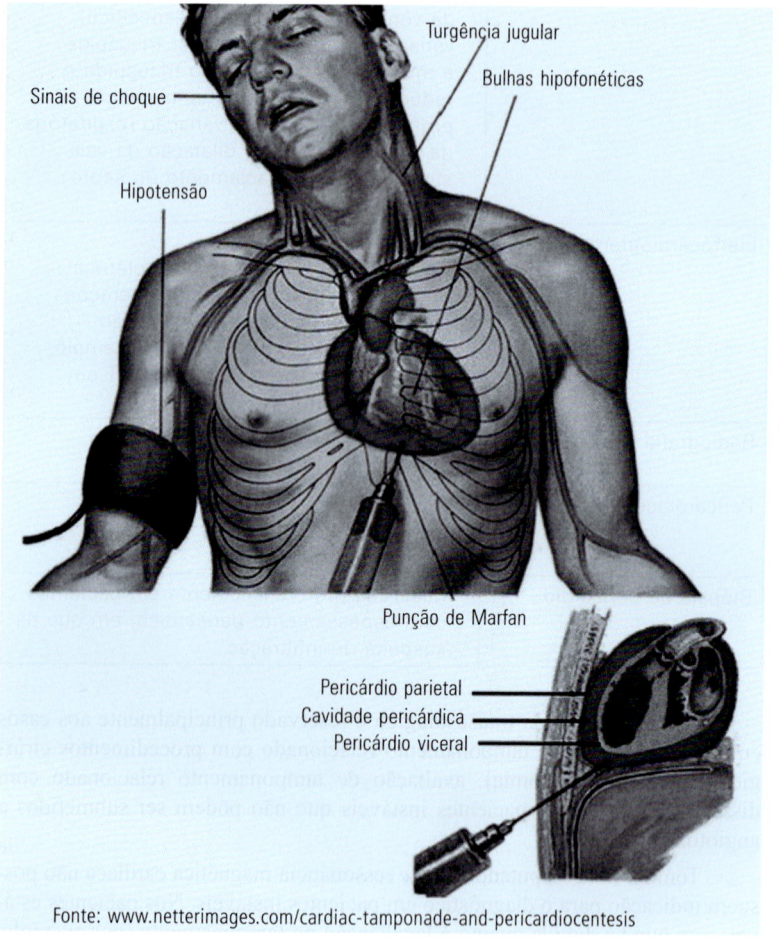

Fonte: www.netterimages.com/cardiac-tamponade-and-pericardiocentesis

Figura 6.3 – *Pericardiocentese.*

■ DRENAGEM DO PERICÁRDIO (PERICARDIOCENTESE)

Está fora do escopo deste capítulo esgotar a técnica para pericardiocentese. No entanto, eventualmente, é necessário realizá-la em contexto de emergência ou de terapia intensiva.

Como qualquer procedimento, antes de iniciar, temos que ter em mente alguns pontos:

1. Indicação: o procedimento tem indicação correta? É a melhor opção, em vista dos recursos disponíveis? Há estrutura para a realização do mesmo?

2. Contraindicação: em teoria, no caso de iminência de PCR ou PCR já instalada, não há contraindicação absoluta à pericardiocentese. No entanto, distúrbios de coagulação (INR > 1,5), plaquetopenia (< 50.000), trauma torácico e dissecção de aorta como causa do tamponamento são contraindicações.

3. Complicações: apesar de raras (< 5% com punção guiada), há complicações graves no procedimento, como punção cardíaca, lesão de vasos coronarianos, punção inadvertida da artéria mamária interna, pneumotórax e derrame pleural, arritmias, reações vagais, punção peritoneal e de vísceras abdominais, além de infecção.

4. Material: a punção deve ser preferencialmente guiada por ecocardiograma; caso não esteja disponível ou o operador não tenha experiência com o uso de ultrassom para guiar punções, deve-se guiar por ECG. Como última opção é a punção às cegas.

   a. Reserva de concentrado de hemácias;

   b. Monitoração hemodinâmica contínua;

   c. Equipamento de reanimação preparado ("carrinho de parada");

   d. Material para barreira asséptica total;

   e. Agulha de punção espinal 18G;

   f. Torneira de três vias;

   g. Seringa (preferencialmente 20 mL);

   h. Ultrassom ou ECG;

   i. Bainha estéril plástica para ultrassom ou "jacaré" de ECG estéril (a depender do método de guia utilizado).

Após a checagem dos itens acima, pode-se iniciar o procedimento. Lembre-se que é importante que este procedimento seja realizado em sala de emergência ou unidade de terapia intensiva.

1. Localize o ponto exatamente abaixo do xifoide;

2. Se o quadro clínico permitir, posicione o paciente com a cabeceira elevada a 30-45 graus, para permitir mais fácil acesso a bolsões de líquido pericárdico;

3. Degermação e antissepsia de área ampla em tórax, subxifoide e abdome superior;

4. Colocação de campos estéreis;

5. Anestesia local com lidocaína (dispensável em casos de emergência);

6. Colocação do probe do ultrassom (estéril) na janela subxifoide, com localização do coração e do derrame pericárdico. Caso não seja guiado por ultrassom, ligue a pinça de eletrodo do ECG na agulha metálica e em uma derivação precordial;

7. Realize a punção da pele com o mandril da agulha;

8. Após a passagem da pele, retire do mandril e conecte a seringa com a torneira de três vias;

9. Aponte a agulha em direção ao ombro esquerdo a 45 graus, aspirando constantemente (independentemente do método utilizado para guiar);

10. No caso do ultrassom, garanta que é possível visualizar a agulha no trajeto, até que entre no espaço pericárdico, com fluxo de líquido, sem adentrar as câmaras cardíacas. Caso seja utilizado o ECG, progrida o conjunto agulha-seringa aspirando até que haja refluxo de líquido livremente; caso apareça no ECG um supradesnivelamento, volte a agulha, pois há contato com o músculo cardíaco, e redirecione a agulha;

11. Estabilize a agulha no espaço pericárdico. Conecte uma extensão na torneira de três vias e esvazie o espaço pericárdico até que não haja mais saída de líquido;

12. Após a drenagem, pode-se trocar a agulha por um cateter venoso central ou introdutor valvulado e cateter de *pig-tail*, para manter a drenagem do espaço pericárdico;

13. Realize um ecocardiograma para verificar o sucesso da drenagem;

14. Solicite uma radiografia de tórax para avaliar complicações como pneumotórax e derrame pleural.

Existem outras formas de realizar a pericardiocentese, como o acesso paraesternal guiado por ultrassom, ou mesmo o uso da fluoroscopia para guiar o acesso subxifoide ou apical.

Capítulo 6 – Tamponamento Cardíaco

■ LEITURA SUGERIDA

1. Brady WJ, Perron AD, Martin ML, Beagle C, Aufderheide TP. Cause of ST segment abnormality in ED chest pain patients. Am J Emerg Med. 2001;19(1):25-8.

2. Goyle KK, Walling AD. Diagnosing pericarditis. Am Fam Physician.2002;66(9):1695-702.

3. Hatcher CR Jr, Logue RB, Logan WD Jr, Symbas PN, Mansour KA, Abbott OA. Pericardiectomy for recurrent pericarditis. J Thorac Cardiovasc Surg. 1971;62(3):371-8.

4. Kirkland LL, Taylor RW. Pericardiocentesis. Crit Care Clin. 1992 Oct; 8(4):699-712.

5. Libby P, Zipes D, Bonow R. Braunwald's heart disease: a textbook of cardiovascular disease. 10th ed. Philadelphia; Elsevier; 2017.

6. Maisch B, Seferović PM, Ristić AD, Erbel R, Rienmüller R, Adler Y, et al; Task Force on the Diagnosis and Management of Pericardial Diseases of the European Society of Cardiology. Guidelines on the diagnosis and management of pericardial diseases executive summary: The Task force on the diagnosis and management of pericardial diseases of the European Society of Cardiology. Eur Heart J. 2004;25(7):587-610.

7. Meneghini A, Breda JR, Ferreira C. Pericardite aguda. In Serrano Jr CV, Timerman A, Stefanini E. Tratado de cardiologia SOCESP. 2ª ed. Barueri: Editora Manole; 2009. p. 1961-78.

8. Miller JI, Mansour KA, Hatcher CR Jr. Pericardiectomy: current indications, concepts, and results in a university center. Ann Thorac Surg. 1982;34(1):40-5.

9. Montera MW, Mesquita ET, Colafranceschi AS, Oliveira Junior AM, Rabischoffsky A, Ianni BM, et al. Sociedade Brasileira de Cardiologia. I Diretriz Brasileira de Miocardites e Pericardites. Arq Bras Cardiol. 2013;100(4 supl. 1):1-36.

10. Singh S, Wann LS, Schuchard GH, Klopfenstein HS, Leimgruber PP, Keelan MH Jr, Brooks HL. Right ventricular and right atrial collapse in patients with cardiac tamponade – a combined echocardiographic and hemodynamic study. Circulation. 1984 Dec;70(6):966-71.

11. Trouthton RW, Asher CR, Klein AL. Pericarditis. Lancet . 2004;363(9410):717-27.

12. Uemura S, Kagoshima T, Hashimoto T, Sakaguchi Y, Doi N, Nakajima T, Tabuse H, Miyamoto S, Dohi K. Acute left ventricular failure with pulmonary edema following pericardiocentesis for cardiac tamponade - a case report. Jpn Circ J. 1995 Jan;59(1):55-9.

Insuficiência Cardíaca Descompensada e Edema Agudo de Pulmão

Luis Paulo de Miranda Araujo Soares
Vinícius Benetti Miolla
Eduardo Leal Adam

■ INTRODUÇÃO

Apesar dos avanços terapêuticos e tecnológicos, a insuficiência cardíaca (IC) continua tendo morbimortalidade elevada. Segundo o DATASUS, em 2016 houve 207.804 internações por IC em caráter de urgência no Brasil, contabilizando 22% das internações por doenças do aparelho circulatório[1]. Dentre esses pacientes, estima-se uma mortalidade intra-hospitalar de 12,6%, alcançando números absolutos maiores do que neoplasias como câncer de mama, próstata e pulmão[2]. A situação torna-se mais grave quando se considera que 50% dos pacientes internados por IC são readmitidos dentro de 90 dias após a alta hospitalar, sendo que a reinternação é um dos principais fatores de risco para morte nesta síndrome[3].

Esses números alarmantes refletem a gravidade da doença, assim como a dificuldade dos profissionais de saúde em diagnosticar, reconhecer os perfis de gravidade e conduzir adequadamente a IC descompensada. Dentre os motivos, está o fato de se tratar de um grupo heterogêneo de pacientes, desde aqueles com função ventricular normal, até aqueles com disfunção biventricular em fases avançadas da doença.

Dessa forma, o objetivo desse capítulo é facilitar a abordagem do paciente com IC descompensada, tornando o atendimento mais objetivo e eficiente, levando em consideração as evidências relevantes existentes na literatura.

■ ETIOLOGIA

O primeiro registro multicêntrico em IC descompensada no Brasil foi o BREATH, publicado em 2015, reunindo pacientes das cinco regiões do país. Segundo esse estudo, as principais etiologias da IC descompensada foram a isquêmica (30,1%) e a hipertensiva (20,3%). Destaca-se que 10,8% da população tinha diagnóstico de doença de Chagas, sendo esta a principal etiologia na região Centro-Oeste. A Figura 7.1 mostra a distribuição das etiologias da IC descompensada.

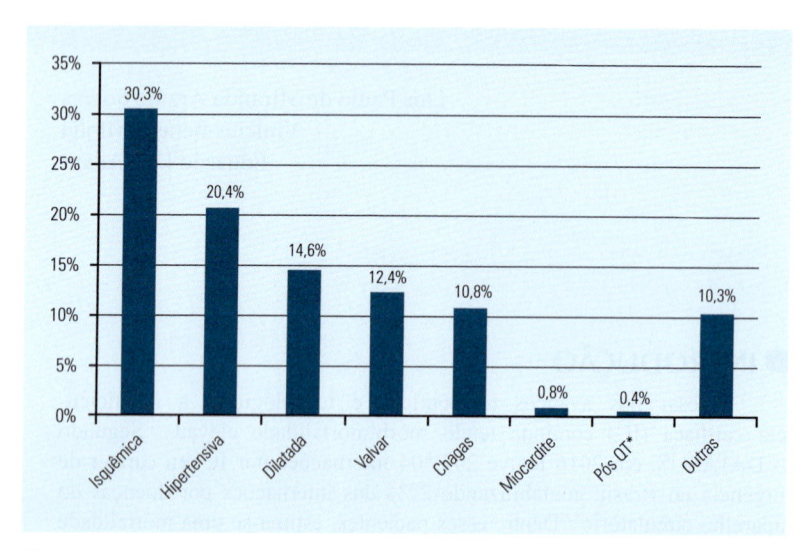

Figura 7.1 – *Distribuição das etiologias de insuficiência cardíaca no registro BREATH. *Pós-quimioterapia*

Com relação à causa da descompensação, a principal ainda é má aderência medicamentosa, seguida de infecções, arritmias e controle inadequado da ingestão de água e sódio (Tabela 7.1)

Tabela 7.1 Distribuição das Causas de Descompensação de Insuficiência Cardíaca no Registro BREATH	
Causa da descompensação	**n (1.250) %**
Má adesão medicamentosa	29,9
Infecção	22,7
Arritmia cardíaca	12,5
Abuso na ingestão de água e sódio	8,9
Doença valvar aguda	6,6
Embolia pulmonar	0,4
Outras	32,4

QUADRO CLÍNICO

Apresentação

A IC descompensada é uma doença espectral, podendo apresentar-se na sala de emergência de diversas formas. O reconhecimento de cada padrão é imprescindível para a tomada de decisões:

- IC "de novo" descompensada: ocorre em pacientes que desenvolvem IC de forma aguda, variando de horas a semanas. A principal etiologia é o infarto agudo do miocárdio (IAM), porém outras etiologias, como miocardites e doenças valvares agudas também podem ser responsáveis. Caracteriza-se pelo rápido aparecimento de sintomas, já que o coração não se encontra adaptado para a sobrecarga aguda de volume ou pressão, levando a congestão sistêmica e baixo débito.

- IC crônica descompensada: ocorre em pacientes portadores de IC de longa data, com ou sem diagnóstico prévio. Esses pacientes apresentam piora aguda dos sintomas habituais de IC, levando-os às unidades de emergência para atendimento.

- Edema agudo de pulmão: é a apresentação extrema da congestão pulmonar, caracterizada por aumento abrupto na pressão capilar pulmonar (PCP) e extravasamento de líquido para o interstício.

Sinais e Sintomas

A avaliação clínica do paciente com IC descompensada é focada na determinação de dois fatores básicos: congestão pulmonar e perfusão tecidual. O papel do clínico, com a história e o exame físico, deve ser estimar se o paciente apresenta aumento das pressões de enchimento ventricular e redução do índice cardíaco. Nenhum sinal ou sintoma isolado define com boa acurácia esses parâmetros de congestão e perfusão. Entretanto, a associação dos diversos achados de história e exame físico permite estimá-los de maneira adequada na maioria dos casos. Os principais sinais e sintomas são apresentados na Tabela 7.2.

Para avaliação de congestão, os sintomas mais sensíveis e específicos são dispneia paroxística noturna e ortopneia. Dentre esses, a ortopneia demonstrou ter a maior correlação com pressões de enchimento aumentadas (pressão venosa central e capilar pulmonar)[4]. A bendopneia, sensação de dispneia ou desconforto na região cefálica relacionada com atividades que exigem inclinação (amarrar sapatos, por exemplo), associa-se também à elevação das pressões de enchimento e congestões sistêmica e pulmonar.

Sinais de congestão à direita, como a estase jugular e edema de membros inferiores, correlacionam-se com elevação das pressões de enchimento à esquerda em cerca 75% dos casos. Dessa forma, podemos considerar que, habitualmente, pacientes com congestão à direita apresentam também congestão à esquerda. Os estertores crepitantes apresentam baixa sensibilidade para o diagnóstico de congestão pulmonar e, portanto, sua ausência não deve ser considerada suficiente para excluí-la com segurança.

Tabela 7.2
Principais Sinais de Sintomas na IC Descompensada

Sinais e sintomas de congestão	Sinais e sintomas de baixo débito cardíaco
• Dispneia • Ortopneia • Dispneia paroxística noturna • Bendopneia • Estertores pulmonares • Terceira bulha (B3) • Estase jugular • Refluxo hepatojugular • Ascite • Hepatomegalia • Edema de membros inferiores	• Fadiga • Extremidades frias • Tempo de enchimento capilar lento (> 3 segundos) • Alteração do nível de consciência • Redução do débito urinário • Hipotensão • Pressão de pulso proporcional* < 25%

*Pressão de pulso proporcional (PPP) = (Pressão sistólica − pressão diastólica)/pressão sistólica.

Na Tabela 7.3 estão demonstradas a incidência, sensibilidade e especificidade dos achados de exame físico para a avaliação de congestão pulmonar (PCP ≥ 22 mmHg) em 192 pacientes com disfunção ventricular grave.

A avaliação não invasiva da perfusão tecidual apresenta menor acurácia em relação à análise de congestão. Dessa forma, a combinação de sinais como extremidades frias, tempo de enchimento capilar prolongado, sonolência, oligúria e redução na pressão de pulso proporcional, coletivamente chamados de perfil frio, apresenta melhor correlação com redução do débito cardíaco medido de forma invasiva. A Tabela 7.4 demonstra a incidência, a sensibilidade e

Tabela 7.3
Incidência, Sensibilidade e Especificidade dos Achados do Exame Físico para a Avaliação de Congestão

Achado ao exame	Incidência (%)	Sensibilidade (%)	Especificidade (%)
Estertores	14	15	89
Terceira bulha	64	62	32
Edema	38	41	66
Ascite	16	21	92
Hepatomegalia	12	15	93
Estase jugular	54	65	64
Refluxo hepatojugular	78	83	27

Adaptado de Drazner e cols. 2008.

a especificidade dos achados de exame físico para a avaliação de baixo débito (índice cardíaco < 2,3 L/min.m^2).

Tabela 7.4
Incidência, Sensibilidade e Especificidade dos Achados do Exame Físico para a Avaliação de Baixo Débito

Achado ao exame	Incidência (%)	Sensibilidade (%)	Especificidade (%)
PPP < 25%	8	10	96
Pressão sistólica < 90	13	12	84
Extremidades frias	18	20	88
Perfil "frio"	27	33	86

Adaptado de Drazner e cols. 2008.
* PPP = pressão de pulso proporcional.

■ EXAMES COMPLEMENTARES

- Radiografia de tórax: cefalização de trama vascular, edema intersticial ou alveolar e derrame pleural apresentam elevada especificidade para IC descompensada. Entretanto, cerca de 18% dos pacientes com diagnóstico de IC descompensada não apresentam sinais de congestão na radiografia de tórax realizada na admissão.[5]

- ECG: na maioria dos pacientes, apresenta alterações que podem reforçar o diagnóstico de IC, como sobrecarga de câmaras esquerdas, áreas inativas, bloqueio de ramo esquerdo e fibrilação atrial. Assim, o ECG normal tem valor preditivo negativo elevado, além de ser importante no diagnóstico de causas precipitantes.

- Ecocardiograma: é o exame complementar de maior utilidade na avaliação dos pacientes com IC. Fornece informações importantes em relação à morfologia cardíaca, quantifica as funções sistólica e diastólica e auxilia na definição etiológica. Além disso, o ultrassom está cada vez mais disponível nas salas de emergência, podendo ser utilizado também para a avaliação hemodinâmica e na análise da resposta às diversas intervenções terapêuticas[6].

Peptídeo natriurético cerebral (BNP): é um hormônio produzido pelos cardiomiócitos em resposta ao estiramento relacionado com o aumento das pressões de enchimento ventricular. Ajuda na diferenciação entre dispneia de causas cardíacas e não cardíacas[7]. Na prática, podem ser dosados tanto o BNP, quanto o pré-hormônio NT-ProBNP. Em pacientes com dispneia, valores baixos de peptídeos natriuréticos (< 100 pg/mL para o BNP ou < 300 pg/mL para o NT-ProBNP) apresentam elevado valor preditivo negativo para o diagnóstico de IC descompensada. Por outro lado, valores elevados (> 400 pg/mL para o BNP ou > 900 pg/mL para o NT-ProBNP) apresentam alto valor preditivo positivo para o seu diagnóstico. Valores intermediários não permitem confirmar ou excluir a IC como causa da dispneia[8]. Outras causas podem levar ao aumento dos valores de BNP e NT-ProBNP (Tabela 7.5).

Tabela 7.5 Causas Não Cardíacas de Alteração de BNP e NT-ProBNP	
Causas não cardíacas para elevação do BNP e NT-ProBNP	
• Idosos	• Sepse
• Acidente vascular cerebral	• Anemia
• Hemorragia subaracnoidea	• Queimaduras
• Disfunção renal	• Anemia
• Disfunção hepática	• Anormalidades metabólicas e
• Síndrome paraneoplásica	hormonais
• Uso do sacubitril-valsartana (apenas BNP)	• Doença pulmonar obstrutiva crônica

• Outros exames laboratoriais também são importantes na avaliação da IC descompensada: troponina, ureia, creatinina, eletrólitos, exames de função hepática e hormônios tireoideanos, glicemia, hemograma, coagulograma e proteína C-reativa.

■ PERFIL HEMODINÂMICO

Após o diagnóstico de IC descompensada, devemos classificar o paciente de acordo com seu perfil hemodinâmico, levando em consideração a presença ou ausência de sinais de congestão e hipoperfusão tecidual (Figura 7.2). Esta classificação é útil para o atendimento e a realização de medidas iniciais no tratamento da IC descompensada. Entretanto, os pacientes frequentemente migram de um perfil para outro ao longo da admissão hospitalar, dada a natureza dinâmica da descompensação da IC[9].

	Congestão −	Congestão +
Hipoperfusão −	Quente/seco A	Quente/úmido B (67%)
Hipoperfusão +	Frio/seco L (5%)	Frio/úmido C (28%)

Adaptado de Nohria e cols. 2003.

Figura 7.2 – *Perfis hemodinâmicos na IC descompensada. As porcentagens indicam a frequência relativa dos respectivos perfis em relação ao total de pacientes atendidos com IC descompensada.*

▬ AVALIAÇÃO PROGNÓSTICA

Foram avaliadas 39 variáveis em mais de 65 mil pacientes do registro americano ADHERE de IC descompensada. Dessas, ureia maior que 90 mg/dL e pressão arterial sistólica menor que 115 mmHg foram fatores de risco independentes para predizer mortalidade intra-hospitalar (cerca de 6% quando isoladas e 15% quando associadas). Uma creatinina sérica maior que 2,75 mg/dL, quando associada às duas variáveis anteriores, aumenta o risco de óbito intra-hospitalar para cerca de 22%[10].

▬ TRATAMENTO

O tratamento da IC descompensada baseia-se no manejo de volume, redução de pré e pós-carga e, em alguns casos, no aumento do inotropismo. Os pacientes em perfil B devem ser tratados com vasodilatadores e diuréticos. Já os em perfil L devem receber prova de volume e, se necessário, inotrópicos, enquanto aqueles em perfil C devem receber diuréticos, inotrópicos e vasodilatadores quando a pressão arterial permitir. Além disso, o reconhecimento e o tratamento da causa da descompensação (Tabela 7.1) são fundamentais.

Os pacientes com sinais de desconforto respiratório ou de má perfusão devem ser encaminhados para a sala de emergência para monitoração dos sinais vitais. As medidas para compensação são descritas a seguir.

▬▶ Oxigênio e Suporte Ventilatório

O suporte de oxigênio deve ser utilizado para manter a saturação arterial acima de 90%. Deve-se evitar o uso rotineiro em pacientes não hipoxêmicos, pois pode causar vasoconstrição e aumento da pós-carga. Os pacientes com insuficiência respiratória, acidose respiratória ou hipoxemia persistente por congestão pulmonar podem beneficiar-se de ventilação não invasiva (VNI). A VNI consiste em pressão positiva nas vias áreas e pode ser contínua (CPAP) ou em dois níveis (BiPAP); esta última modalidade é preferível em pacientes com doença pulmonar obstrutiva crônica ou hipercapnia. Além de diminuir o desconforto respiratório, pode haver redução na incidência de intubação endotraqueal e possivelmente de mortalidade[11]. A ventilação mecânica invasiva pode ser necessária em pacientes com rebaixamento de nível de consciência e instabilidade hemodinâmica grave.

▬▶ Restrição Hidrossalina

A restrição de água e sódio é habitualmente prescrita para os pacientes com IC descompensada. No entanto, nos últimos anos, tem-se questionado sobre o quão agressiva deva ser essa abordagem, pois pode levar ao aumento da ativação de sistemas neuro-hormonais. Em um estudo brasileiro, dieta com restrição de 800 mg de sódio associada à restrição hídrica de 800 mL não demonstrou benefício em relação a uma estratégia mais liberal[12].

Desta forma, valores de ingesta hidrossalina a serem utilizados na prescrição devem ser individualizados e a volemia do paciente reavaliada frequentemente. Para pacientes hipervolêmicos, uma estratégia que vise um balanço hídrico negativo, inicialmente de 1-2 L/dia, pode ser adotada. Quanto à restrição de sódio, não há evidência que suporte o uso de estratégias agressivas, devendo ser evitada principalmente em pacientes hiponatrêmicos.

▮▶ Diuréticos

Paciente com sinais de congestão e hipervolemia devem receber diuréticos no momento da entrada no pronto-socorro, pois seu atraso pode ter implicação prognóstica. Estudos observacionais sugerem que os pacientes com IC descompensada que recebem a primeira dose de furosemida nos primeiros 60 minutos da chegada ao pronto-socorro apresentam menor mortalidade intra-hospitalar[13].

A furosemida é o diurético mais usado na emergência. Trata-se de um diurético de alça que atua inibindo o cotransportador Na+/K+/2Cl-, aumentando a excreção de sal e água. Nos pacientes com IC descompensada, a preferência é pela via endovenosa. No estudo DOSE, uma dose de furosemida 2,5 vezes maior que aquela utilizada habitualmente pelo paciente teve relação com maior perda de peso e alívio de dispneia, à custa de declínio transitório de função renal quando comparada com a uma dose equivalente àquela utilizada em casa. Esse mesmo estudo não demonstrou diferença entre a administração de furosemida em *bolus* ou contínua, sendo ambas as estratégias válidas[14]. No entanto, para pacientes virgens de tratamento, podem ser utilizadas doses menores, de 20 a 40 mg. A Tabela 7.6 mostra os diuréticos de alça disponíveis no Brasil.

Tabela 7.6		
Doses e Farmacocinética dos Diuréticos de Alça Utilizados no Tratamento da IC Descompensada		
Diuréticos de alça		
Droga	*Dose*	*Farmacocinética*
Furosemida	20-200 mg VO ou *bolus* IV 20-100 mg/h em infusão contínua Diluição – pura	Diurese em 10-20 min (pico 1,5 h) Duração 4 a 6 horas Excreção renal Absorção variável (10%-100%)
Bumetamida	0,5-2 mg VO 5 mg VO ou IV se oligúria	Diurese em 10-20 min (pico 1,5 h) Duração 4 a 5 horas Excreção renal Absorção (80%-100%)

Alguns pacientes podem não responder de forma adequada ao tratamento com diuréticos. As principais causas para a ausência de resposta são: baixo débito cardíaco, doença renal intrínseca, hipertensão venosa renal, síndrome compartimental abdominal e *mismatch* direita-esquerda (congestão à direita com baixas pressões de enchimento à esquerda). A correção do baixo débito cardíaco envolve a utilização de vasodilatadores e inotrópicos. Sé o débito cardíaco está otimizado, outras estratégias podem ser adotadas, como a associação de classes de diuréticos (bloqueio sequencial do néfron), solução salina hipertônica, ultrafiltração, paracentese de alívio em casos de ascite tensa ou uso de antagonistas do ADH por curtos períodos. Apesar de essas estratégias não terem mostrado redução de desfechos como mortalidade, tempo de hospitalização ou melhora de função renal, podem ser úteis em casos selecionados.

■❙ Vasodilatadores

Os vasodilatadores devem ser utilizados sempre que a pressão arterial permitir. Atuam tanto na venodilatação (reduzindo pré-carga), quanto na dilatação arteriolar (diminuindo a pós-carga), aumentando o débito cardíaco. Devem ser utilizados com cautela em pacientes com pressão arterial sistólica abaixo de 90 mmHg e naqueles com obstrução da via de saída do ventrículo esquerdo (estenose aórtica importante, cardiomiopatia hipertrófica). Podem ser administrados pela via oral ou endovenosa, dependendo da gravidade do caso. Os principais vasodilatadores endovenosos utilizados na prática são (Tabela 7.7).

Tabela 7.7 Vasodilatadores Endovenosos Utilizados no Tratamento da IC Descompensada			
Vasodilatadores			
Droga	*Diluição*	*Dose inicial*	*Dose máxima*
Nitroglicerina	1 ampola 50 mg/10 mL + 240 mL de glicose 5% ou SF 0,9% – concentração 0,2 mg ou 200 mcg/mL	5-10 mcg/min	200 mcg/min
Nitroprussiato	1 ampola 50 mg/2 ml + 248 mL de glicose 5% – concentração 0,2 mg ou 200 mcg/mL	0,1 mcg/kg/min	10mcg/kg/min

■❙ Nitroglicerina

Venodilatação predominante, com efeito arterial em doses maiores. Causa aumento do fluxo coronariano, sendo útil em casos de doença isquêmica aguda do miocárdio sem hipotensão. Os efeitos colaterais mais comuns são hipotensão e cefaleia.

▪▶ Nitroprussiato

Potente vasodilatador arterial e venoso. É o mais eficaz na redução da pós-carga do ventrículo esquerdo, além do efeito vasodilatador pulmonar, com redução da pós-carga de ventrículo direito. Deve ser utilizado de forma cautelosa, com monitoração contínua da pressão arterial, preferencialmente de forma invasiva. Os principais efeitos adversos são hipotensão arterial e intoxicação pelo cianeto.

▪▶ Inotrópicos

Os agentes inotrópicos são – indicados nos casos de IC descompensada associados à hipoperfusão tecidual refratária ao ajuste de volemia e à vasodilatação, ou em pacientes em choque cardiogênico. Devem ser utilizados apenas em casos selecionados, já que seu uso rotineiro está associado a maior incidência de arritmias e maior mortalidade na IC descompensada. As classes de drogas disponíveis são os agonistas beta-adrenérgicos (dobutamina), inibidores da fosfodiesterase (milrinona) e sensibilizadores de cálcio (levosimendana) (Tabela 7.8).

Tabela 7.8
Inotrópicos Utilizados no Tratamento da IC Descompensada

Inotrópicos		
Droga	*Dose*	*Efeitos colaterais*
Dobutamina	2,5 mcg/ kg/ min – 20 mcg/ kg/ min	Taquiarritmias
Levosimendana	Dose inicial de 6-12 mcg/kg infundidos em 10 minutos, seguida de infusão contínua de 0,05-0,2 mcg/kg/min	Hipotensão, taquiarritmias
Milrinona	Infusão de 50 mcg/kg em 10 minutos e após manutenção de 0,375-0,750 mcg/ kg/ min Obs.: frequentemente a dose de ataque é omitida para se evitarem efeitos colaterais	Cefaleia, hipotensão e taquiarritmias

Dobutamina

Age primariamente sobre receptores beta-1 adrenérgicos, com poucos efeitos em beta-2 e alfa-1 receptores. Os efeitos hemodinâmicos incluem melhora no débito cardíaco e no volume sistólico, com uma redução discreta da resistência vascular periférica e da pressão capilar pulmonar.

Milrinona

Atua inibindo a degradação do AMP-cíclico, aumentando a disponibilidade e a concentração de cálcio no miócito. Possui efeito inotrópico e vasodilatador, diminuindo a resistência vascular pulmonar e periférica, além de aumentar a complacência diastólica do ventrículo esquerdo. No entanto, causa mais hipotensão que a dobutamina pelo maior efeito vasodilatador. Apresenta a vantagem teórica de não depender dos receptores beta para a sua ação, não havendo, portanto, redução na resposta em pacientes utilizando betabloqueadores. A sua dose deve ser ajustada em pacientes com insuficiência renal.

Levosimedana

Aumenta a sensibilidade da troponina-C ao cálcio disponível no citoplasma. Também apresenta efeito inotrópico positivo e vasodilatador. A sua infusão dura 24 horas, mantendo seu benefício por cerca de 7 dias. Também tem a hipotensão como limitação ao seu uso.

■■▶ Vasopressores

A utilização de vasopressores deve ser evitada na maior parte dos casos de IC descompensada, já que leva a aumento da pós-carga e redução do débito cardíaco. Entretanto, em pacientes com hipotensão grave, apesar do uso de inotrópicos e risco iminente de óbito, agentes vasopressores podem ser usados para aumento da pressão arterial e melhora da perfusão de órgãos vitais. Recomenda-se o uso de norepinefrina quando for necessário um agente vasopressor[15].

■■▶ Suporte Circulatório Mecânico

Graças aos avanços tecnológicos, já estão disponíveis diversos dispositivos de assistência circulatória no Brasil. Esses dispositivos podem ser de curta, média ou longa duração e servem como ponte para recuperação, ponte para transplante, ponte para outra ponte ou até mesmo como terapia de destino (tratamento definitivo).

O BIA vem sendo utilizado desde os anos 1960, principalmente no cenário de choque cardiogênico pós-IAM. É o dispositivo de assistência ventricular mais utilizado no Brasil. Trata-se de um dispositivo pulsátil que pode ser inserido à beira-leito, via percutânea pela artéria femoral, ou, menos frequentemente, de maneira cirúrgica pelas vias axilar ou subclávia. Durante a diástole, no momento do fechamento da valva aórtica, ocorre a insuflação do BIA, aumentando a pressão retrógrada e, consequentemente, a perfusão coronariana. Durante a sístole, ocorre a deflação do BIA, fazendo mecanismo de vácuo, diminuindo a pós-carga e aumentando o débito cardíaco em cerca de 20%[16].

O estudo IABP–SHOCK II não mostrou benefício no uso rotineiro do BIA no choque cardiogênico complicando o IAM[17]. Entretanto, nos casos em que o tratamento farmacológico com inotrópicos e vasodilatadores ou vasopressores não é considerado suficiente para a manutenção da perfusão tecidual, sua utilização deve ser considerada para suporte hemodinâmico até a recuperação ou o tratamento definitivo. O registro brasileiro TBRIDGE avaliou o papel do BIA em pacientes com choque cardiogênico complicando IC crônica. Após um período de 48 horas de suporte hemodinâmico com BIA, seu uso esteve associado à melhora em parâmetros laboratoriais de perfusão tecidual como saturação venosa central de oxigênio e lactato, além de possibilitar aumento no uso de vasodilatadores e redução de vasopressores[18]. Portanto, levando em consideração seu baixo custo e o fácil acesso em relação aos demais dispositivos, o BIA continua sendo uma ferramenta útil no manejo do paciente em choque cardiogênico refratário a medidas habituais.

■■) Profilaxia de Tromboembolismo Venoso

Todos os pacientes internados por IC descompensada, que não tenham indicação de anticoagulação plena, devem receber heparina profilática para a prevenção de eventos tromboembólicos. As medicações mais utilizadas são a heparina de baixo peso molecular (enoxaparina 40 mg via subcutânea uma vez ao dia) ou heparina não fracionada (5.000 UI via subcutânea a cada 8 horas).

■■) Manejo da Terapia Oral em Uso

Sempre que possível, devemos manter as medicações modificadoras da história da doença (inibidores da ECA, betabloqueadores, bloqueadores dos receptores de angiotensina-II, antagonistas da aldosterona), exceto em casos com instabilidade hemodinâmica ou insuficiência renal aguda com hipercalemia. No caso específico dos betabloqueadores, sabemos que a descontinuação da terapia crônica pode aumentar a mortalidade e a reospitalização. Por isso, devem ser suspensos apenas em casos de choque cardiogênico, onde o uso de inotrópicos é necessário.

Se o paciente desconhecia a patologia de base e recebe o diagnóstico de IC por ocasião de uma descompensação aguda, as medicações relacionadas com o aumento de sobrevida na IC devem ser iniciadas durante a internação. Inibidores da ECA devem ser introduzidos precocemente, respeitando as suas contraindicações e atentando para os efeitos colaterais. Betabloqueadores devem ser introduzidos a partir do momento em que haja redução da hipervolemia e compensação do paciente.

● RECOMENDAÇÕES GERAIS

- A história e o exame físico são fundamentais na avaliação da IC descompensada.
- Após a avaliação inicial, os pacientes devem ser classificados de acordo com seu perfil hemodinâmico, de forma a orientar o tratamento inicial:
  - ○ Perfil B: Diuréticos e vasodilatadores.
  - ○ Perfil C: Inotrópicos, diuréticos e vasodilatadores quando possível.
  - ○ Perfil L: Expansão volêmica cautelosa, inotrópicos se necessário.
- A etiologia da descompensação da IC deve ser sempre investigada.
- Sempre que possível, deve-se manter as medicações de uso ambulatorial para IC.

■ LEITURA SUGERIDA

1. Ministério da Saúde. Datasus: morbidade hospitalar – 2016, pela CID-10 – Brasil [Internet]. Brasília (DF); 2017. Disponível em: http://tabnet.datasus.gov.br/cgi/ deftohtm. exe? sih/ cnv/ niuf.def

2. Albuquerque DC, et al. I Registro Brasileiro de Insuficiência Cardíaca – Aspectos Clínicos, Qualidade Assistencial e Desfechos Hospitalares. Arq Bras Cardiol. 2015;104(6):433-442.

3. Desai AS, Stevenson LW. Rehospitalization for heart failure. Predict or prevent. Circulation. 2012;126:501-506.

4. Drazner MH, et al. Value of Clinician Assessment of Hemodynamics in Advanced Heart Failure: the ESCAPE Trial. Circ Heart Fail. 2008;1:170-177.

5. Collins SP, Lindsell CJ, Storrow AB, Abraham WT. ADHERE Scientific Advisory Committee, Investigators and Study Group. Prevalence of negative chest radiography results in the emergency department patient with decompensated heart failure. Ann Emerg Med. 2006;47(1):13-8.

6. Kirkpatrick JN, Vannan MA, Narula J, Lang RM. Echocardiography in heart failure: applications, utility, and new horizons. J Am CollCardiol. 2007;50(5):381-96.

7. Maisel AS, et al. Rapid measurement of B-type natriuretic peptide in the emergency diagnosis of heart failure.N Engl J Med. 2002;347(3):161-7.

8. Almeida Junior GL, Xavier SS, Garcia MJ, Clausell N. Avaliação hemodinâmica na insuficiência cardíaca: papel do exame físico e dos métodos não invasivos. Arq Bras Cardiol. 2012;98(1):15-21.

9. Nohria A, et al. Clinical Assessment Identifies Hemodynamic Profiles That Predict Outcomes in Patients Admitted With Heart Failure. JACC. 2003;10(41):1797-804.

10. Fonarow GC, Adams KF Jr, Abraham WT, Yancy CW, Boscardin WJ; ADHERE Scientific Advisory Committee, Study Group, and Investigators. Risk stratification for in-hospital mortality in acutely decompensated heart failure: classification and regression tree analysis. JAMA. 2005;293(5):572-80.

11. Park M, et al. Randomized, prospective trial of oxygen, continuous positive airway pressure, and bilevelpositive airway pressure by face mask in acute cardiogenic pulmonary edema. 2004;32(12):2407-15.

12. Aliti GB, Rabelo ER, Clausell N, Rohde LE, Biolo A, Beck-da-Silva L. Aggressive fluid and sodium restriction in acute decompensated heart failure: a randomized clinical trial. JAMA Intern Med. 2013;173(12):1058-64.

13. Matsue Y, et al. Time-to-Furosemide Treatment and Mortality in Patients Hospitalized With Acute Heart Failure. J Am Coll Cardiol. 2017;69(25):3042-51.

14. Felker GM, et al. Diuretic strategies in patients with acute decompensated heart failure. N Engl J Med. 2011;364(9):797-805.

15. De Backer D, et al. Comparison of dopamine and norepinephrine in the treatment of shock. N Engl J Med. 2010;362(9):779-89.
16. Webb CA, Weyker PD, Flynn BC.Management of intra-aortic balloon pumps.Semin Cardiothorac Vasc Anesth. 2015;(2):106-21.
17. Thiele H, et al. Intra-aortic balloon counter pulsation in acute myocardial infarction complicated by cardiogenic shock (IABP-SHOCK II): final 12 month results of a randomised, open-label trial. Lancet. 2013;382(9905):1638-45.
18. Bezerra CG, et al. Aortic Counterpulsation Therapy in Patients with Ad vanced Heart Failure: Analysis of the TBRIDGE Registry. Arq Bras Cardiol. 2016;106(1):26-32.
19. The Task Force for the diagnosis and treatment of acute and chronic heart failure of the European Society of Cardiology. 2016 ESC Guidelines for the diagnosis and treatment of acute and chronic heart failure. European Heart Journal. 2016;ç37:2129-2000,.
20. A report of the American College of Cardiology Foundation/American Heart Association Task Force on Practice Guidelines. 2013 ACCF/ AHA Guideline for the manegement of Heart Failure. Circulation. 2013;128:240-327.

Capítulo 8

Choque Cardiogênico

Nicolle Farias de Queiroz
Antônio Fernando Barros de Azevedo Fllho

■ INTRODUÇÃO

Síndrome clínica caracterizada por estado de baixo débito cardíaco resultando em disfunção hemodinâmica, hipoperfusão e hipóxia tecidual decorrente da falência ventricular.

O infarto agudo do miocárdio (IAM) com disfunção de ventrículo esquerdo ainda é a causa mais frequente, ocorrendo em aproximadamente 5 a 8% dos pacientes hospitalizados com o diagnóstico.

Avanços técnicos na terapia de reperfusão, assim como protocolos para sua realização precoce no IAM, melhoraram a sobrevida desses pacientes; entretanto, a mortalidade intra-hospitalar permanece extremamente alta, em torno de 27% até 51%.

■ DIAGNÓSTICO

É uma síndrome de hipoperfusão de tecidos e órgãos, devida à redução do débito cardíaco. Portanto, o diagnóstico baseia-se em parâmetros clínicos, além de parâmetros micro e macro-hemodinâmicos (Tabelas 8.1 e 8.2).

O diagnóstico de insuficiência cardíaca é eminentemente clínico, assim como a hipótese de hipoperfusão, aventada, inicialmente, através de história, sintomas e sinais clínicos (extremidades frias, enchimento capilar prolongado, presença de livedo, alteração de estado mental, náuseas, vômitos, redução do débito urinário).

Uma vez realizada a hipótese, os exames bioquímicos são de grande valor, como a dosagem do lactato arterial ou lactato venoso central, onde seu aumento pode indicar hipoxia tecidual, presença de saturação venosa central < 70% em gasometria venosa central, assim como acidose metabólica através de *base excess*.

O padrão mais comum de apresentação clínica de pacientes em choque cardiogênico é a congestão pulmonar ou sistêmica (crepitações pulmonares, dispneia, ortopneia, turgência jugular, visceromegalias), além de sinais de baixo débito cardíaco (confusão mental, hipotensão arterial, diminuição do débito urinário < 20 mL/h, aumento do tempo de enchimento capilar, extremidades frias).

Assim, apesar do padrão "frio e úmido" ser a apresentação mais frequente, em alguns casos pacientes apresentam hipoperfusão tecidual, porém normotensos e/ou sem congestão pulmonar (5,2% e 5,3%, respectivamente, segundo registro do *SHOCK Trial*).

Tabela 8.1
Definições de Choque Cardiogênico

SHOCK Trial	IABP-SHOCK II	Consenso Europeu (ESC)
• PAS < 90 mmHg por ≥ 30 minutos ou necessidade de suporte para manter ≥ 90 mmHg	• PAS < 90 mmHg por ≥ 30 minutos ou necessidade de catecolaminas para manter ≥ 90 mmHg	• PAS < 90 mmHg euvolêmicos e sinais clínicos ou laboratoriais de hipoperfusão
Clínicos • Sinais de hipoperfusão orgânica (débito urinário < 30 mL/h ou extremidades frias)	Clínicos • Congestão pulmonar • Sinais de hipoperfusão orgânica (alteração do estado mental, pele e extremidades frias/ pegajosas, débito urinário < 30 mL/h, ou lactato > 2 mmol/L)	Clínicos • Confusão mental, tontura, extremidades frias, oligúria, pulsos finos
Hemodinâmicos • Índice cardíaco ≤ 2,2 L/min/m² • Pressão de capilar pulmonar ≥ 15 mmHg		Laboratorial • Acidose metabólica • Lactato elevado • Aumento de creatinina

Tabela 8.2
Parâmetros de Micro e Macro-hemodinâmica

Micro-hemodinâmica	Macro-hemodinâmica
SVO2 < 70%	PAS < 90 mmHg ou < 30 mmHg da PAS basal
Lactato aumentado	Débito urinário < 20 mL/h
Diferença arteriovenosa de O₂ (CAV) > 5,5 mL/dL	PAPO* > 15 mmHg

Continua...

Tabela 8.2 *(continuação)*
Parâmetros de Micro e Macro-hemodinâmica

Micro-hemodinâmica	*Macro-hemodinâmica*
Base excess	Índice cardíaco < 2,2 L/min/m²
	Pressão diastólica de ventrículo esquerdo > 18 mmHg
	Pressão diastólica final de ventrículo esquerdo > 15 mmHg

*PAPO – pressão de artéria pulmonar ocluída.

■ FISIOPATOLOGIA

A disfunção miocárdica aguda geralmente leva a redução do débito cardíaco, hipoperfusão tecidual, com ou sem hipotensão arterial, e redução da pressão da perfusão coronária. O resultado é um aumento da pressão diastólica final do ventrículo esquerdo, gerando congestão pulmonar e hipóxia. Quando o ventrículo direito é o afetado, não há congestão pulmonar proeminente, porém hipotensão pode ocorrer pela redução da pré-carga, com sinais importantes de congestão periférica.

Quando há redução do débito cardíaco, ocorre vasoconstrição periférica compensatória, levando ao aumento da pós-carga, algo ruim para um ventrículo disfuncional desadaptado. Modificações bioquímicas e na microvasculatura podem ocorrer como a liberação de fatores inflamatórios, disfunção endotelial na produção de NO, com vasodilatação, que contribuem para inotropismo negativo e mortalidade do choque cardiogênico (Figura 8.1).

A etiologia mais comum é a síndrome coronária aguda (até 81% dos casos) levando à depressão da função ventricular (Tabela 8.3). Normalmente, a extensão do infarto com comprometimento maior que 40% da massa muscular do ventrículo esquerdo relaciona-se com o choque cardiogênico de VE.

Insuficiência cardíaca crônica descompensada pode ser a causa do choque em até 30% dos casos.

Complicações mecânicas como a ruptura do septo interventricular, do músculo papilar, com insuficiência mitral aguda, ou da parede livre de ventrículo esquerdo, e infarto de ventrículo direito também são importantes.

Outras causas de choque devem ser consideradas como as valvopatias agudas, dissecção de aorta, endocardite infecciosa, cardiomiopatias, miocardite, tromboembolismo pulmonar e arritmias.

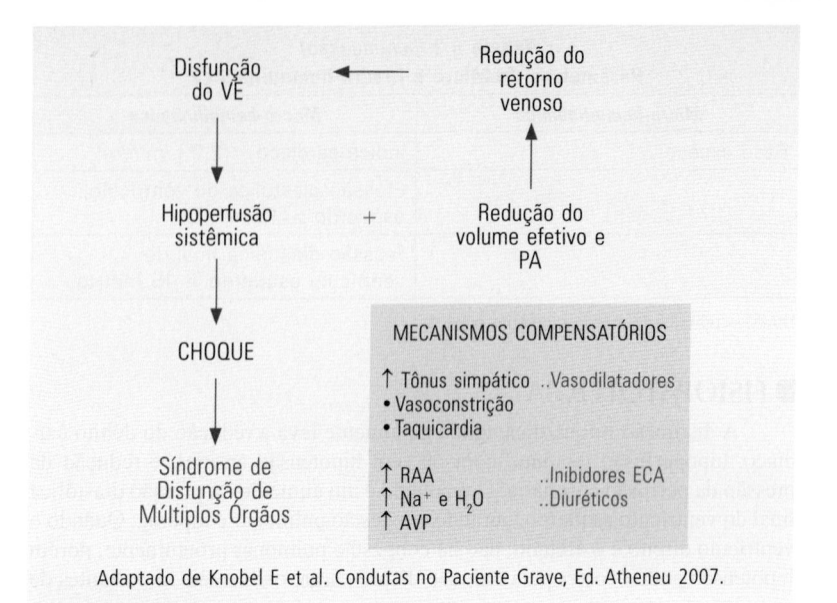

Adaptado de Knobel E et al. Condutas no Paciente Grave, Ed. Atheneu 2007.

Figura 8.1 – *Fisiopatologia do choque cardiogênico.*

Tabela 8.3 Etiologia do Choque Cardiogênico
Miocárdio

I. Infarto agudo do miocárdio
  a. > 40% de perda da massa ventricular
  b. < 40% de perda da massa ventricular com arritmia ou vasodilatação
  c. Infarto de ventrículo direito
  d. Complicações mecânicas
    1. Ruptura de musculatura papilar
    2. Ruptura de septo inter-ventricular
    3. Ruptura de parede livre

II. Insuficiência cardíaca descompensada
  a. Insuficiência cardíaca crônica (etiologia definida) com descompensação
  b. Insuficiência cardíaca aguda (primeira apresentação)
    1. Isquemia crônica
    2. Miocardiopatia dilatada
    3. Miocardite
    4. Miocardiopatia induzida por estresse (Takotsubo)
    5. Doenças cardíacas induzidas pela gestação
      ○ Miocardiopatia periparto
      ○ Dissecção de artéria coronária
    6. Distúrbios endócrinos (hipo/hipertireoidismo, feocromocitoma)

Continua...

Tabela 8.3 *(continuação)*
Etiologia do Choque Cardiogênico

Miocárdio

III. Após cirurgia cardíaca
  a. Tempo prolongado de circulação extracorpórea
  b. Cardioproteção insuficiente

IV. Obstrução dinâmica de via de saída
V. Disfunção cardíaca pós-parada cardiorrespiratória
VI. Depressão miocárdica no contexto de SIRS ou choque séptico
VII. Contusão miocárdica

Valvular

I. Valva nativa
  a. Estenose
  b. Insuficiência aguda
  c. Obstrução valvular

II. Valva protética
  a. Obstrução valvular
  b. Disfunção protética
  c. Deiscência valvar

Elétrico
I. Arritmia atrial de alta resposta ventricular
II. Taquicardia ventricular
III. Bradicardia

Obstrutivo/Extracardíaco
I. Tamponamento cardíaco
II. Constritivas
III. Embolia pulmonar

Outros
I. Tóxicos
II. Depressão miocárdica por hipotermia

Adaptado de: Van Diepen et al. Contemporary Management of Cardiogenic Shock: A Scientific Statement From the American Heart Association, 2017.

● EXAMES COMPLEMENTARES

Todos os pacientes em ambiente de sala de emergência, com diagnóstico de choque cardiogênico, devem receber avaliação inicial com eletrocardiograma, radiografia de tórax e ecocardiograma à beira do leito, com o objetivo de elucidar o mecanismo responsável pela instabilidade hemodinâmica aguda.

A radiografia de tórax auxilia na avaliação de congestão pulmonar, área cardíaca e mediastino, além de ser um exame rápido, de baixo custo e disponível em lugares mais remotos.

O eletrocardiograma mostra a sugestão de isquemia miocárdica aguda, assim como sobrecarga de ventrículo direito ou esquerdo, ou arritmias concomitantes.

O ecocardiograma transtorácico deverá ser realizado a fim de avaliar função ventricular, presença de hipocinesia global ou segmentar, integridade das estruturas cardíacas e derrame pericárdico.

Quanto à cineangiocoronariografia deve ser reservada aos pacientes com suspeita de síndrome coronária aguda.

Se não houver contraindicações, podemos lançar mão de exames como tomografia computadorizada ou angiotomografia, ou ainda o ecocardiograma transesofágico quando houver suspeita de síndrome aórtica aguda ou tromboembolismo pulmonar com instabilidade hemodinâmica.

Os exames laboratoriais devem conter hemograma completo, avaliação das funções renal e hepática, eletrólitos, gasometria arterial, lactato arterial, troponina. Solicitação de BNP ou NT pró-BNP, e dímero D em situações específicas apenas.

ABORDAGEM INICIAL E TRATAMENTO

Uma vez realizado o diagnóstico de choque cardiogênico, é fundamental a busca do agente causador, para que esse seja revertido, concomitante ao suporte inicial.

Uma vez que a síndrome coronária aguda está implicada na maioria dos casos relatados, a abertura da artéria é fundamental, seja através da angioplastia primária, seja através da fibrinólise em IAM com supradesnivelamento do segmento ST. Fibrinólise também é indicada em casos relacionados com tromboembolismo pulmonar.

O suporte inicial requer monitoração eletrocardiográfica e hemodinâmica contínua, oximetria de pulso e inserção de cateter venoso central. Por causa da gravidade do quadro, o suporte ventilatório normalmente é realizado de forma invasiva, após intubação orotraqueal e conexão de ventilador mecânico.

A avaliação da volemia é fundamental, assim como a presença de congestão pulmonar ou sistêmica. Diuréticos de alça deverão ser utilizados sempre frente à congestão pulmonar. Evitar administração de volume como prova terapêutica, salvo casos de infarto de ventrículo direito.

A avaliação volêmica pode ser realizada de forma mais precisa mediante provas dinâmicas (delta PP, variação de volume sistólico), quando comparada com as estáticas (PVC, por exemplo).

O uso do ecocardiograma transtorácico à beira do leito auxilia a avaliação através da variação do VTI (velocidade de tempo do fluxo de via de saída de ventrículo esquerdo), assim como a variação do diâmetro de veia cava durante cada ciclo respiratório.

Além disso, será fundamental o uso e drogas inotrópicas, drogas vasoativas, dispositivos de assistência ventricular, até a recuperação do paciente ou como ponte para transplante cardíaco.

■■▶ Tratamento Farmacológico

Inotrópicos

Dobutamina

- ◦ Agente β-adrenérgico (β-1 predominante);
- ◦ Efeito inotrópico e cronotrópico positivo (causado por aumento da AMPc pela adenilciclase);
- ◦ Aumenta o trabalho cardíaco, consumo de oxigênio, promove discreta hipotensão, mais arritmogênico;
- ◦ Droga de eleição no choque cardiogênico;
- ◦ Dose 2,5-20 mcg/kg/min.

Milrinone

- ◦ Agente inibidor da fosfodiesterase 3, reduz a degradação do AMPc (aumenta o cálcio intracelular);
- ◦ Efeito inotrópico não catecolaminérgico;
- ◦ Promove redução mais pronunciada da resistência arterial pulmonar e periférica, também arritmogênico;
- ◦ Uso com cuidado em pacientes PAS < 90 mmHg, portadores de disfunção renal, doença valvar aórtica severa ou isquemia aguda;
- ◦ Droga de segunda escolha no choque cardiogênico;
- ◦ Dose de ataque: 50 mcg/kg lentamente durante 10 minutos;
- ◦ Dose manutenção: 0,375-0,75 mcg/kg/min.

Levosimendan

- ◦ Agente sensibilizador da troponina C ao cálcio intracelular;
- ◦ Meia-vida longa, vasodilatação periférica intensa;
- ◦ Sem evidência de uso na fase inicial do choque;
- ◦ Dose: 0,1 mcg/kg/min (efeito prolongado por 7 dias).

Vasodilatadores

Atuam na pré- e na pós-carga cardíaca. Seu uso deve cuidadoso na fase inicial de choque devido a hipotensão. Indicado em pacientes com baixo débito cardíaco e pressão arterial sistêmica superior a 90 mmhg.

Nitroprussiato de sódio

- Doador de óxido nítrico para endotélio vascular;
- Rápida metabolização;
- Intensa redução da resistência vascular sistêmica e pulmonar, sendo vasodilatador venoso e arterial (balanceado);
- Uso com cautela em isquemia coronariana aguda (fenômeno de roubo de fluxo de coronário é controverso);
- Cuidado com uso prolongado ou doses altas (risco de formação de tiocianato e cianeto);
- Fenômeno de fotoinativação;
- Dose inicial: 0,5-10 mcg/kg/min.

Nitroglicerina

- Doador de óxido nítrico para endotélio vascular;
- Vasodilatador venoso e coronário;
- Maior indicação em isquêmicos;
- Dose: 5-400 mcg/min.

Vasopressores

Noradrenalina

- Catecolamina;
- Efeito potente α-1 agonista;
- Indicado na hipotensão pronunciada (PAS < 70 mmHg);
- Dose inicial: 0,05 mcg/kg/min.

■▶ Dispositivos de Assistência Ventricular (Figura 8.2)

Curto prazo

Balão intra-aórtico

Cateter introduzido via artéria femoral (preferencialmente) retrogradamente até artéria aorta descendente, 2 ou 3 cm distante da emergência da artéria subclávia esquerda. Através da insuflação na diástole, aumenta-se a perfusão coronária, enquanto a desinsuflação imediatamente antes da sístole promove redução da pós-carga e aumento de débito cardíaco aproximadamente entre 500 mL/min e 1 L/min. Apesar de fácil instalação e manejo, não há evidências de mudar mortalidade.

Impella®

Introduzido pela artéria femoral, normalmente guiado por fluoroscopia, a bomba ficará inserida entre a raiz da aorta até o ventrículo esquerdo, com o intuito de aspirar sangue pela ponta do dispositivo no VE e ejetá-lo na artéria aorta ascendente. O Impella 2.5 é inserido por punção percutânea da artéria femoral, enquanto o Impella 5.0 necessita de incisão cirúrgica da região inguinal para inseri-lo.

TandemHeart™

Inserido percutaneamente por veia femoral, retira sangue oxigenado do átrio esquerdo (através de um cateter 21F puncionado via transeptal) e retorna ao sistema arterial por outro cateter inserido em uma ou ambas as artérias femorais, passando por uma bomba centrífuga externa.

Essa bomba pode ofertar um débito de até 5 L/min com uma velocidade máxima de 7.500 rpm, e precisa de um controle externo para programar e controlar o fluxo. Usado por até 3 semanas como ponte.

ECMO (Extracorporeal Membrane Oxygenation)

Através da canulação das veias femorais (venovenoso – oxigenação sanguínea – indicado em ARDS/SARA pulmonar) ou canulação de uma veia femoral e uma artéria femoral (venoarterial – assistência circulatória em choque cardiogênico).

Como dispositivo de assistência circulatória é implantado via percutânea ou por toracotomia, formado por oxigenador de membrana e bomba centrífuga que retira o sangue do sistema venoso e devolve ao sistema arterial, oferecendo suporte de até 4,5 L/minuto.

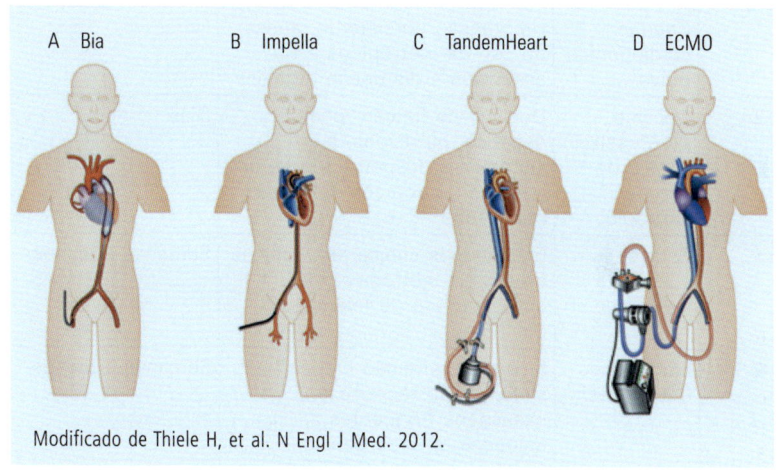

Modificado de Thiele H, et al. N Engl J Med. 2012.

Figura 8.2 – *Dispositivos de assistência ventricular de curto prazo.*

■❚❱ Transplante Cardíaco

Reservado para os casos de choque refratário, com dependência de drogas inotrópicas e/ou suporte circulatório e/ou ventilação mecânica (Tabela 8.4).

Tabela 8.4
Critérios de Prioridade para o Transplante Cardíaco

- Dependência de inotrópicos/vasopressores
- Balão intra-aórtico
- Dispositivos de assistência ventricular
- Ventilação mecânica
- Determinação da câmara técnica

Indicado também em quadros de arritmia ventricular refratária, doença isquêmica sem possibilidade de revascularização ou insuficiência cardíaca avançada (classe funcional III ou IV) persistente.

O melhor momento para o transplante, ou eventualmente para a implantação do dispositivo de assistência circulatória (ponte para transplante) pode ser exemplificada pela classificação INTERMACS (Tabela 8.5).

Tabela 8.5
Interagency Registry for Mechanically Assisted Circulatory Support (INTERMACS)

Perfil	Descrição	Estado hemodinâmico	Tempo para intervenção
1	Choque cardiogênico grave	Hipotensão persistente, apesar do uso de inotrópicos e BIA associada à disfunção orgânica	Horas
2	Declínio progressivo, apesar do uso de inotrópico	Declínio da função renal, hepática, nutricional e lactemia, a despeito do uso de agentes inotrópicos em doses otimizadas	Dias
3	Estável às custas de inotrópico	Estabilidade clínica em vigência de terapia inotrópica, mas com histórico de falência do desmame	Semanas a meses
4	Internações frequentes	Sinais de retenção hídrica, sintomas ao repouso e passagens frequentes a unidades de emergência	Semanas a meses
5	Em casa, intolerante aos esforços	Limitação marcante para atividades, porém confortável ao repouso, a despeito de retenção hídrica	Urgência variável, dependente do estado nutricional e do grau de disfunção orgânica

Continua...

Quadro 8.5 *(continuação)*

Interagency Registry for Mechanically Assisted Circulatory Support (INTERMACS)

Perfil	Descrição	Estado hemodinâmico	Tempo para intervenção
6	Limitação aos esforços	Limitação moderada aos esforços e ausência de sinais de hipervolemia	Urgência variável, dependente do estado nutricional e do grau de disfunção orgânica
7	NYHA III	Estabilidade hemodinâmica e ausência da hipervolemia	Sem indicação

Adaptado de *Stewart GC* et al. INTERMACS (Interagency Registry for Mechanically Assisted Circulatory Support) Profiling Identifies Ambulatory Patients at High Risk on Medical Therapy After Hospitalizations for Heart Failure. *Circ Heart Fail.* 2016 Nov;9(11).

■ LEITURA SUGERIDA

1. Bacal F, Souza-Neto JD, Fiorelli AI, Mejia J, Marcondes-Braga FG, Mangini S, et al. II Diretriz Brasileira de Transplante Cardíaco. Arq Bras Cardiol. 2009;94(1 supl.1): e16-e73.

2. Hochman JS, et al. Early revascularization in acute myocardial infarction complicated by cardiogenic shock. N Engl J Med. Massachusetts. 1999; p. 625-634.

3. Jeger RV, Harkness SM, Ramanathan K, Buller CE, Pfisterer ME, Sleeper LA, Hochman JS. Emergency revascularization in patients with cardiogenic shock on admission: a report from the SHOCK trial and registry. Eur Heart J. 2006;27:664-670.

4. Knobel E, et al. Condutas no Paciente Grave. Atheneu; 2007.

5. Ponikowski P, et al. 2016 ESC Guidelines for the diagnosis and treatment of acute and chronic heart failure. Eur Heart J., [S.l.]. 2016;37(27);2129-2200.

6. Reynolds HR, Hochman JS. Cardiogenic shock: current concepts and improving outcomes. Circulation. 2008;117:686-697.

7. Roffi M, et al. 2015 ESC Guidelines for the management of acute coronary syndromes in patients presenting without persistent ST-segment elevation. Eur Heart J [S.l.]. 2015;37(3):267-315.

8. Schmidt M, et al. Predicting survival after ECMO for refractory cardiogenic shock: the survival after veno-arterial-ECMO (SAVE)-score. Eur Heart J [S.l.]. 2015;36(33): 2246-2256.

9. Sociedade Brasileira de Cardiologia. Diretriz de assistência circulatória mecânica da sociedade brasileira de cardiologia. Arq Bras Cardiol. 2016;107(2 Supl 2):1-33.

10. Sociedade Brasileira de Cardiologia. VI Diretrizes da sociedade brasileira de cardiologia sobre tratamento do infarto agudo do miocárdio com supradesnível do segmento ST. Arq Bras Cardiol. 2015;105(2):1-105.
11. Stevenson LW, Miller LW, Desvigne-Nickens P, Ascheim DD, Parides MK, Renlund DG, et al. Left ventricular assist device as destination for patients undergoing intravenous inotropic therapy: a subset analysis from REMATCH (Randomized Evaluation of Mechanical Assistance in Treatment of Chronic Heart Failure). Circulation. 2004;110:975-981.
12. Stewart GC, Kittleson MM, Patel PC, Cowger JA, Patel CB, Mountis MM, et al. INTERMACS (Interagency Registry for Mechanically Assisted Circulatory Support) Profiling Identifies Ambulatory Patients at High Risk on Medical Therapy After Hospitalizations for Heart Failure. Circ Heart Fail. 2016 Nov;9(11).
13. Thiele H, Zeymer U, Neumann FJ, Ferenc M, Olbrich HG, Hausleiter J, et al. IABPSHOCK II Trial Investigators. Intraaortic balloon support for myocardial infarction with cardiogenic shock. N Engl J Med. 2012;367:1287-1296.
14. Van Diepen S, Katz JN, Albert NM, Henry TD, Jacobs AK, Kapur NK, et al. American Heart Association Council on Clinical Cardiology; Council on Cardiovascular and Stroke Nursing; Council on Quality of Care and Outcomes Research; and Mission: Lifeline. Contemporary Management of Cardiogenic Shock: A Scientific Statement From the American Heart Association.Circulation. 2017 Oct 17;136(16):e232-e268.
15. Yehudai L, Reynolds HR, Schwarz SA, Hrkness SM, Picard MH, Davidoff R, Hochman JS. Serial echocardiograms in patients with cardiogenic shock: analysis of the SHOCK Trial. J Am Coll Cardiol. 2006; 47(suppl A):111A.

Capítulo 9

Hipertensão Maligna

Thiago Aragão Leite
Rodrigo Ferreira
Thiago Andrade de Macedo

■ INTRODUÇÃO

- A hipertensão maligna (HM) é caracterizada clinicamente por níveis elevados de pressão arterial (PA) associados a achados de retinopatia hipertensiva graus III (exsudatos algodonosos, hemorragia retiniana) ou IV (papiledema) pela classificação de Keith-Wagener-Baker.
- Representa uma forma grave de doença hipertensiva, caracterizada por alto risco cardiovascular e lesões agudas em órgãos-alvo, sendo a doença renal crônica a principal causa de morte na evolução natural da doença.
- A apresentação clínica no pronto-socorro pode ser na forma de urgência ou emergência hipertensiva, a depender dos sintomas e dos achados de exame físico e exames complementares.
- Cerca de 1% da população de hipertensos pode apresentar HM, com incidência em homens duas vezes maior que em mulheres.
- A incidência tem se mantido constante (cerca de dois a três casos por 100.000 pessoas-ano) nos últimos anos, porém com os avanços da terapia anti-hipertensiva e a maior disponibilidade de terapia de substituição renal, houve queda significativa na mortalidade.
- Se não reconhecida e adequadamente tratada, a mortalidade estimada é de 80% em 2 anos.

■▌ Etiologia e Fisiopatologia

O aumento súbito e intenso da pressão arterial pode atingir níveis que superam os mecanismos de autorregulação vascular, com lesão mecânica direta ao vaso, causando lesão endotelial, aumento de permeabilidade vascular e extravasamento de plasma, com consequente ativação da cascata de coagulação e do sistema imune (em especial linfócitos T). Seguem-se, a esse processo, mecanismos patológicos de proliferação celular e dano vascular. O acometimento das arteríolas renais promove isquemia renal e consequente ativação do sistema renina-angiotensina-aldosterona (SRAA), ocasionando vasoconstrição e retenção hidrossalina, que contribuem para a manutenção dos níveis elevados de PA e perpetuação do processo patológico. Os achados patológicos mais comuns são a necrose fibrinoide de arteríolas, formação de trombos intravasculares e hiperplasia intimal, com deposição concêntrica de colágeno, conhecida como lesão em "casca de cebola". A HM pode ser resultado tanto da hipertensão arterial sistêmica (HAS) primária (mais comum em negros), quanto de hipertensão secundária.

As suas principais etiologias estão descritas na Tabela 9.1.

Tabela 9.1
Principais Etiologias de Hipertensão Maligna
• Hipertensão primária (especialmente na raça negra)

• Doença parenquimatosa renal
  ○ Glomerulonefrite
  ○ Nefrite tubulointersticial
  ○ Doença sistêmica com acometimento renal (diabetes melito, vasculites)

• Hipertensão renovascular
  ○ Estenose de artéria renal (aterosclerose, fibrodisplasia)
  ○ Arterite de Takayasu

• Doenças endócrinas
  ○ Feocromocitoma
  ○ Síndrome de Cushing

• Drogas
  ○ Simpaticomiméticas (anfetaminas, cocaína)
  ○ Suspensão de clonidina

• Coartação de aorta
• Eclâmpsia/pré-eclâmpsia

■▶ Diagnóstico

O diagnóstico baseia-se em valores muito elevados de PA (em geral com pressão diastólica acima de 120 mmHg), associados a achados de fundoscopia compatíveis com retinopatia hipertensiva graus III e IV pela classificação de Keith-Wagener-Baker (Tabela 9.2). Considerando-se esses últimos graus de retinopatia, não há diferença no prognóstico dos pacientes em relação à presença ou à ausência de papiledema. O quadro clínico é variável e depende dos níveis pressóricos e da velocidade de ascensão da PA, além das comorbidades do indivíduo. Em geral, o paciente se apresenta com sintomas associados à repercussão aguda em órgãos-alvo, tais como distúrbios visuais, cefaleia, alteração

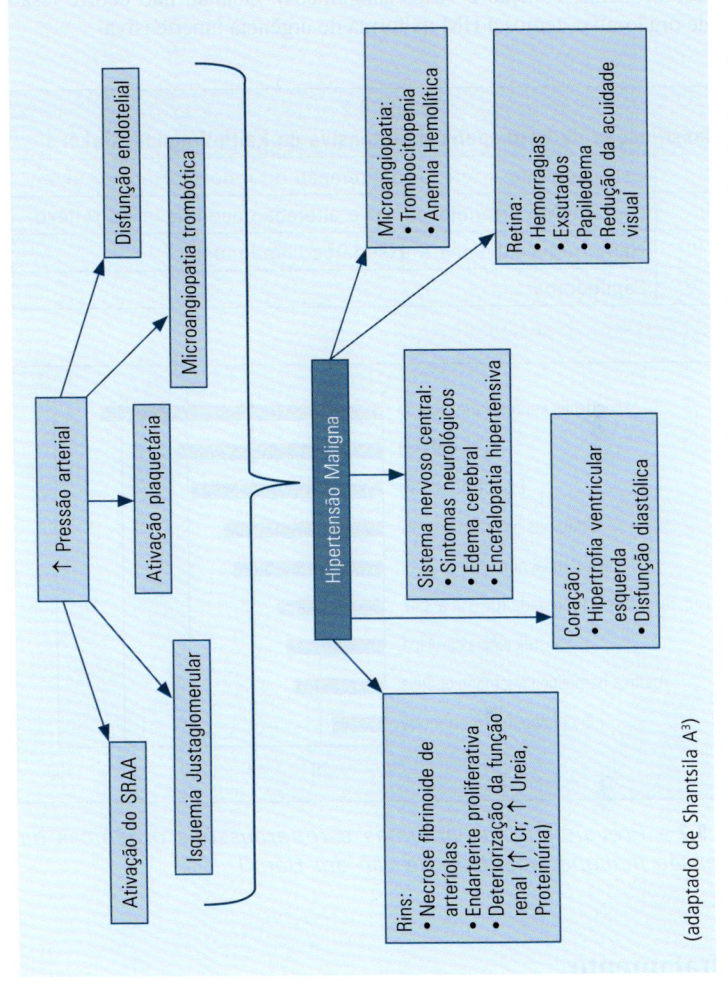

Figura 9.1 – *Principais mecanismos fisiopatológicos e envolvimento de órgãos-alvo no diagnóstico da hipertensão maligna*

do nível de consciência, agitação psicomotora (encefalopatia), dispneia (insuficiência cardíaca aguda, edema agudo de pulmão), astenia, câimbras, palpitação, oligúria e arritmias (insuficiência renal aguda/hipercalemia), entre outros achados (Figura 9.2). A HM pode ocorrer na forma de emergência hipertensiva, quando cursa com lesão aguda e progressiva de algum órgão-alvo (principalmente cérebro, rins, coração e vasos sanguíneos). Quando não ocorre lesão aguda de órgão-alvo, temos a HM na forma de urgência hipertensiva.

Tabela 9.2 Classificação de Retinopatia Hipertensiva de Keith-Wagener-Baker	
Grau I	Estreitamento arteriolar e alteração do reflexo arteriolar leve
Grau II	Cruzamento arteriolovenular e alteração acentuada do reflexo
Grau III	Hemorragia retiniana e exsudatos algodonosos
Grau IV	Papiledema

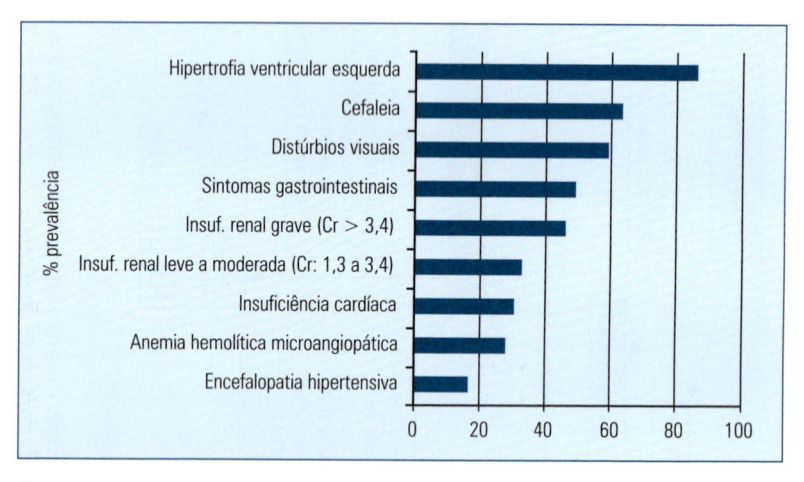

Figura 9.2 – *Prevalência de sintomas e repercussões orgânicas da hipertensão maligna (adaptado de van der Born[4]).*

■▶ Tratamento

A hipertensão maligna pode apresentar-se como urgência ou emergência hipertensiva, diferenciadas principalmente pela gravidade de apresentação clínica. Quando o paciente apresenta achados clínicos e de exames complementares compatíveis com proteinúria e creatinemia quase normais e sem repercussões em órgãos-alvo (isquemia miocárdica, insuficiência cardíaca, dissecção de aorta, sinais neurológicos focais, alteração do nível de consciência), essa forma de apresentação pode ser considerada uma urgência hipertensiva. Nesses casos, a redução da PA poderá ser conduzida de maneira menos agressiva, ao longo de 24-48 horas, com o uso de anti-hipertensivos orais. A meta é atingir a redução da pressão arterial média em torno de 25-30% nas primeiras horas. Em pacientes idosos, devem-se obter reduções mais lentas, pelo risco de isquemia miocárdica e cerebral, além de insuficiência renal aguda e dificuldade de manter a autorregulação de perfusão tecidual, resultado da rápida redução da PA. Clonidina pode ser uma boa opção nesse cenário clínico, pelo seu bom efeito anti-hipertensivo, por sua ação simpatolítica e menor efeito adverso sobre a função renal.

Quando a apresentação clínica da HM é compatível com emergência hipertensiva, o tratamento é complexo, exigindo internação em unidades de terapia intensiva, além da monitoração invasiva constante de PA. O tratamento agressivo e rápido com drogas parenterais (vasodilatadores), como nitroprussiato de sódio ou nitroglicerina, além de betabloqueadores, deve ser reservado para casos de HM associada a grave lesão aguda em órgão-alvo (emergência hipertensiva). Em geral, quando a HM se manifesta como emergência hipertensiva, a meta é diminuir a PA média em cerca de 15% na primeira hora, e não mais que 25% nas primeiras 24 horas. Reduções mais agressivas podem diminuir a pressão arterial para níveis abaixo do limiar de autorregulação, podendo ocasionar isquemia tecidual.

Drogas parenterais como labetalol, fenoldopam, e nicardipina, muito utilizadas nos Estados Unidos, não se encontram disponíveis no Brasil. As drogas mais utilizadas em nosso meio são os vasodilatores nitroprussiato de sódio e a nitroglicerina, além de betabloqueadores, como o esmolol. A decisão de qual droga optar depende da repercussão clínica no órgão-alvo acometido. Quando a HM se associa à isquemia miocárdica, a preferência é para a nitroglicerina. Em casos de dissecção de aorta, a preferência é para esmolol ou metoprolol associados a nitroprussiato de sódio. O esmolol, é um betabloqueador cardiosseletivo de curtíssima ação, que se inicia em 60 segundos e persiste por apenas 10 a 20 minutos. Está indicado nos pacientes com débito cardíaco, frequência ou pressão arterial elevados. Pode ser administrado em *bolus*, na dose de 0,5 a 1 mg/kg durante 1 minuto, seguido de infusão na velocidade de 50 mcg/kg/min, podendo ser aumentada se necessário até 300 mcg/kg/min. Para edema agudo de pulmão, acidente vascular cerebral ou encefalopatia hipertensiva, a escolha recai sobre nitroprussiato de sódio. Esse último é um potente vasodilatador arterial que age diminuindo tanto a pré-carga quanto a pós-carga, com ação quase imediata e duração de 1 a 2 minutos. A dose inicial é 0,25 a 0,5 mcg/kg/min, sendo metabolizada no fígado em tiocianato, substância altamente tóxica, com excreção renal. Seu uso não deve exceder 48 horas e deve ser usada com cautela em pacientes com alteração da função renal. Uma vez que a PA esteja controlada, a terapia farmacológica parenteral poderá ser substituída para a via oral, objetivando a redução da pressão diastólica para níveis inferiores a 90 mmHg. É importante lembrar que a redução inicial da PA está geralmente associada à piora temporária de função renal, que tende a ser revertida em algumas semanas. Recomenda-se também atenção ao balanço hídrico e de eletrólitos, principalmente nos casos mais graves, pois a depleção de volume intravascular costuma ser comum, provavelmente em relação ao dano vascular com consequente aumento de permeabilidade.

Dependendo da lesão de órgão-alvo associada à HM, outras medicações podem ser compartilhadas. Na síndrome coronariana aguda (SCA), pode ser utilizado betabloqueador por via oral, além de antiagregantes plaquetários e anticoagulantes, desde que sejam consideradas as respectivas contraindicações específicas de cada situação clínica no contexto de SCA. Em casos de edema agudo de pulmão fazem parte do arsenal terapêutico a morfina, o oxigênio, a ventilação não invasiva, a nitroglicerina e a furosemida. Em casos de insuficiência renal aguda grave, principalmente se associada à hipercalemia e ao aumento importante de escórias nitrogenadas, diálise pode ser indicada.

Hipertensão secundária é mais comum em pacientes que apresentam emergência hipertensiva, comparada com pacientes com hipertensão primária. Assim, pacientes que apresentam emergências hipertensivas após compensação clínica inicial, devem ser avaliados para possíveis causas secundárias de hipertensão arterial.

■■) Seguimento

Com o atual arsenal terapêutico de anti-hipertensivos e a maior disponibilidade de terapia de substituição renal, o prognóstico em curto prazo do paciente com HM melhorou. No entanto, o risco de evolução para insuficiência renal terminal e diferentes complicações cardiovasculares ainda é significativo. As características nos pacientes com pior evolução são aqueles com insuficiência renal, idade avançada e maior pressão sistólica no seguimento. A falência renal é a principal causa de morte em pacientes com hipertensão maligna. Os pacientes devem ser orientados sobre a importância da adesão ao tratamento anti-hipertensivo, pois o adequado controle pressórico reduz o número de novas internações por crise hipertensiva, estabiliza as repercussões orgânicas ocorridas na fase aguda, além de reduzir complicações cardiovasculares e progressão de lesão renal.

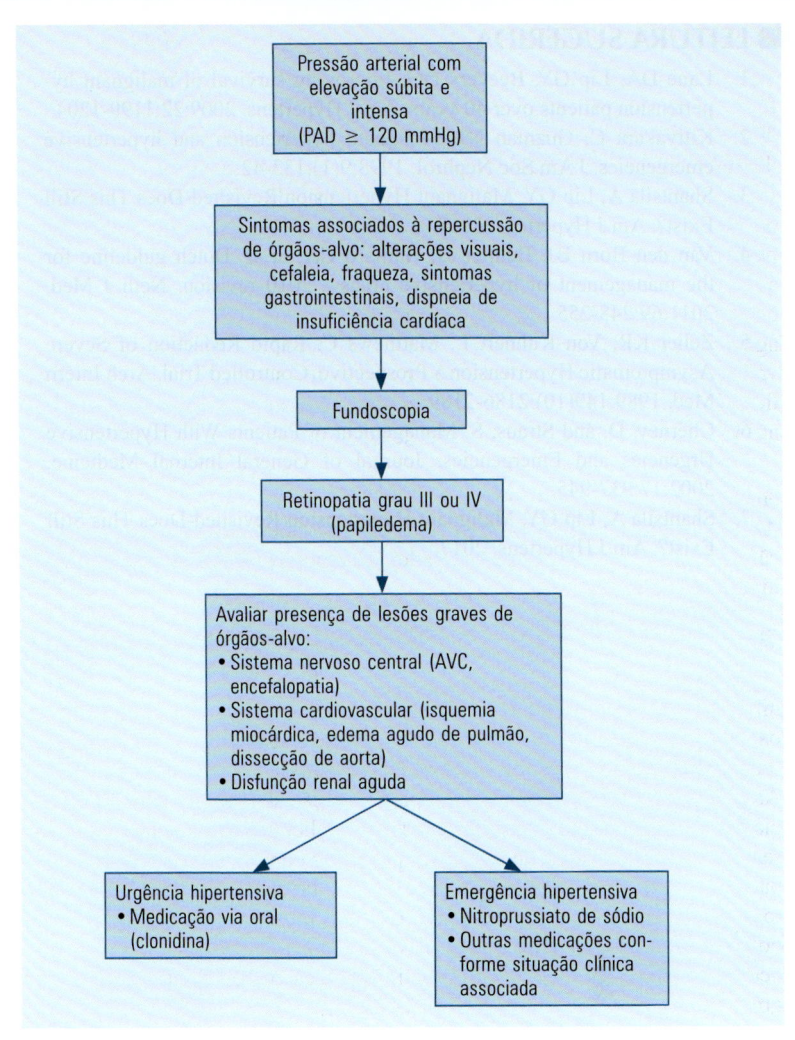

Figura 9.3 – *Fluxograma de atendimento em paciente com hipertensão maligna.*

▬ LEITURA SUGERIDA

1. Lane DA, Lip GY, Beevers DG. Improving survival of malignant hypertension patients over 40 years. Am J Hypertens. 2009;22:1199-1204.

2. Kitiyakara C, Guzman NJ. Malignant hypertension and hypertensive emergencies. J Am Soc Nephrol. 1998;9(1):133-42.

3. Shantsila A, Lip GY. Malignant Hypertension Revisited-Does This Still Exist?. Am J Hypertens. 2017. _

4. Van den Born BJ, Beutler JJ, Gaillard CA, et al. Dutch guideline for the management of hypertensive crisis - 2010 revision. Neth J Med. 2011;69:248-255

5. Zeller KR, Von Kuhnert L, Matthews C. Rapid Reduction of Severe Asymptomatic HypertensionA Prospective, Controlled Trial. Arch Intern Med. 1989;149(10):2186-2189.

6. Cherney, D. and Straus, S. Management of Patients With Hypertensive Urgencies and Emergencies. Journal of General Internal Medicine. 2002;17:937-945.

7. Shantsila A, Lip GY. Malignant Hypertension Revisited-Does This Still Exist?. Am J Hypertens. 2017.

Capítulo 10

Encefalopatia Hipertensiva

Raíza Colodetti
Ana Paula Torres Guimarães de Freitas
Thiago Andrade de Macedo

■ INTRODUÇÃO

- A encefalopatia hipertensiva (EH) é uma emergência hipertensiva caracterizada por falência da autorregulação cerebral secundária à elevação rápida e intensa da pressão arterial (PA)[1].
- Os sinais e sintomas representam a lesão aguda em órgão-alvo (edema cerebral), sendo necessária redução imediata da pressão arterial[1].
- Estima-se que a incidência de crise hipertensiva seja de cerca de 1%[2,3,4]. Embora se acredite que a busca do controle pressórico pudesse reduzir a incidência de crise hipertensiva nos últimos anos, os estudos não demonstraram essa redução[3,4].
- Pacientes do sexo masculino, da raça negra, idosos, com hipertensão secundária e má aderentes à medicação são mais acometidos por crise hipertensiva [2,3,4,5].
- Fatores genéticos também estão relacionados com o risco de desenvolvimento de crise hipertensiva, como por exemplo o genótipo DD do gene da enzima conversora de angiotensina[3].

■ Etiologia/Fisiopatologia

- O fluxo sanguíneo cerebral é mantido em nível relativamente constante devido a mecanismos fisiológicos de autorregulação. As variações da pressão arterial média (PAM) ocasionam alterações compensatórias da resistência vascular cerebral (vasodilatação e vasoconstrição) necessárias à manutenção do fluxo sanguíneo ao sistema nervoso central[4].
- Em indivíduos normotensos, variações da PAM entre 60 e 120 mmHg, garantem a manutenção do fluxo sanguíneo cerebral. Entretanto, em in-

divíduos hipertensos, o espessamento das arteríolas decorrente da adaptação à pressão arterial cronicamente elevada, ocasiona deslocamento da curva de fluxo *versus* pressão para a direita, pois a autorregulação ocorre com PAM mais elevadas (110 a 180 mmHg)[1,4,6]. (Figura 10.1).

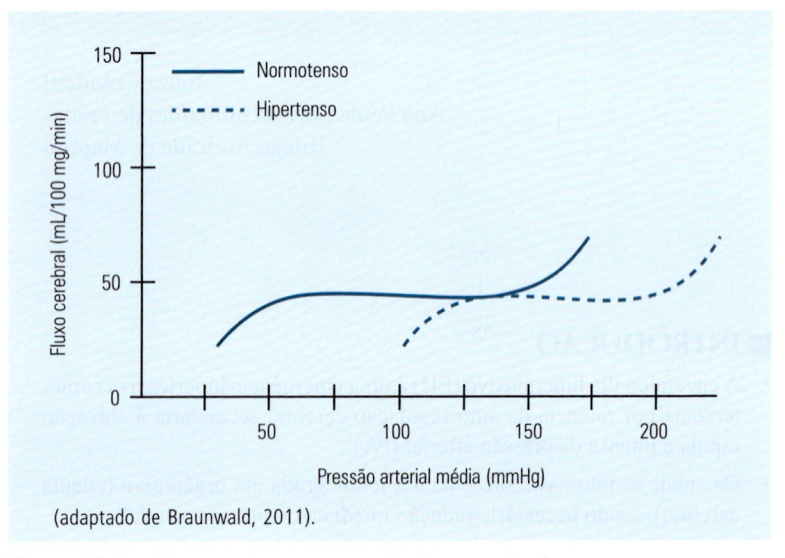

(adaptado de Braunwald, 2011).

Figura 10.1 – *Curvas de autorregulação cerebral em normotensos e hipertensos.*

- Quando o rápido aumento da PAM supera a capacidade de autorregulação, ocorre vasodilatação súbita das arteríolas (previamente contraídas) e consequente hiperperfusão cerebral sob alta pressão. Nesse caso, o aumento relativo do fluxo sanguíneo cerebral não garante a adequada perfusão tecidual[1,4] (Figura 10.2).

- Embora os mecanismos deflagradores da elevação intensa e rápida da pressão arterial ainda sejam pouco compreendidos, parece haver ativação de fatores vasoconstritores e inflamatórios[3].

- Esse grau de elevação pressórica ocasiona lesão endotelial, aumento da permeabilidade vascular, ativação da cascata de coagulação e moléculas de adesão, ativação plaquetária, além de necrose fibrinoide, culminando com isquemia cerebral. Durante uma emergência hipertensiva, o controle do tônus vascular pode ser inibido, levando à hiperperfusão orgânica, necrose fibrinoide arteriolar e aumento da permeabilidade endotelial com edema perivascular. A perda de atividade fibrinolítica endotelial, associada à ativação de coagulação e plaquetas pode causar coagulação intravascular disseminada (CIVD)[1,2,3,5] (Figura 10.3).

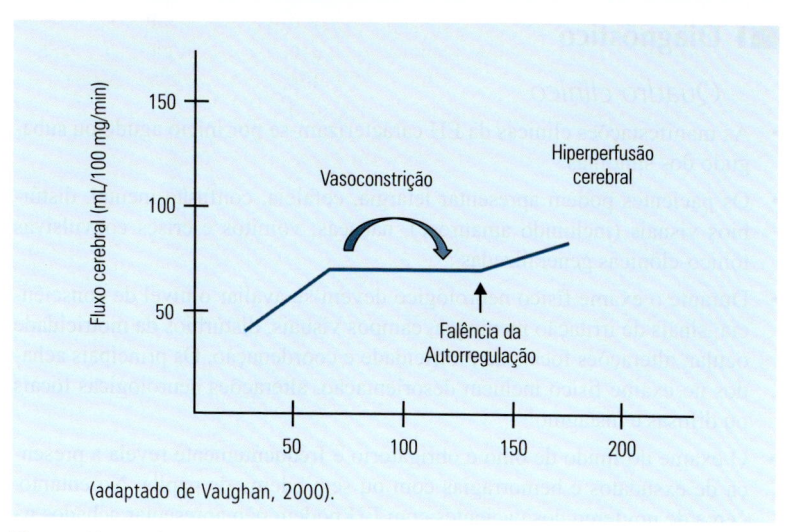

(adaptado de Vaughan, 2000).

Figura 10.2 – *Autorregulação cerebral alterada na encefalopatia hipertensiva.*

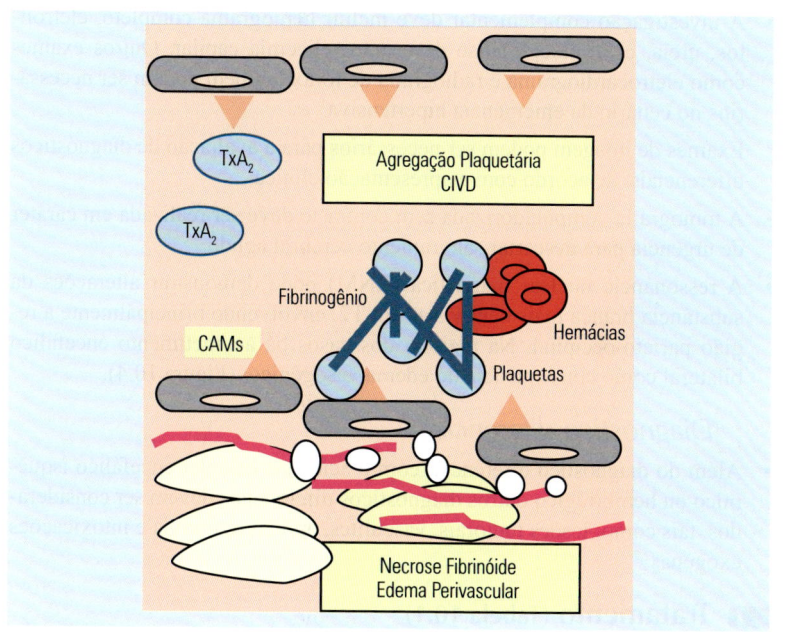

Figura 10.3 – *CIVD: coagulação intravascular disseminada, TXA2: tromboxano A2, CAMs: moléculas de adesão celular (adaptado de Vaughan, 2000).*

■■❚ Diagnóstico

Quadro clínico

- As manifestações clínicas da EH caracterizam-se por início agudo ou subagudo dos sintomas.

- Os pacientes podem apresentar letargia, cefaleia, confusão mental, distúrbios visuais (incluindo amaurose), náuseas, vômitos e crises convulsivas tônico-clônicas generalizadas[3,6,7].

- Durante o exame físico neurológico devem-se avaliar o nível de consciência, sinais de irritação meníngea, campos visuais, distúrbios da motricidade ocular, alterações focais da motricidade e coordenação. Os principais achados no exame físico incluem desorientação, alterações neurológicas focais ou difusas e nistagmo[5,7].

- O exame do fundo de olho é obrigatório e frequentemente revela a presença de exsudatos e hemorragias com ou sem edema de papila. No entanto, cerca de um terço dos pacientes com EH podem não apresentar achados na fundoscopia[3,5,6].

Exames complementares

- A investigação complementar deve incluir hemograma completo, eletrólitos, ureia, creatinina, análise de urina e glicemia capilar. Outros exames como eletrocardiograma e radiografia de tórax também podem ser necessários no cenário da emergência hipertensiva[1].

- Exames de imagem podem ser necessários para a avaliação de diagnósticos diferenciais, de acordo com a apresentação clínica.

- A tomografia computadorizada sem contraste deve ser realizada em caráter de urgência para descartar sangramento cerebral agudo.

- A ressonância nuclear magnética (RNM) pode demonstrar alterações da substância branca mais bem vistas em T2, envolvendo principalmente a região parieto-occipital. Na maioria dos casos há acometimento encefálico bilateral como consequência do edema vasogênico[1] (Figura 10.4).

Diagnóstico diferencial

- Além do diagnóstico diferencial com o acidente vascular encefálico isquêmico ou hemorrágico outros diagnósticos diferenciais devem ser considerados, tais como: lesões tumorais, vasculites, epilepsia, uremia e intoxicações exógenas[2,7].

■■❚ Tratamento (Tabela 10.1)

- A encefalopatia hipertensiva é uma patologia potencialmente reversível se tratada corretamente; entretanto, atrasos no seu tratamento podem levar a complicações como hemorragia cerebral, coma ou óbito[1,7].

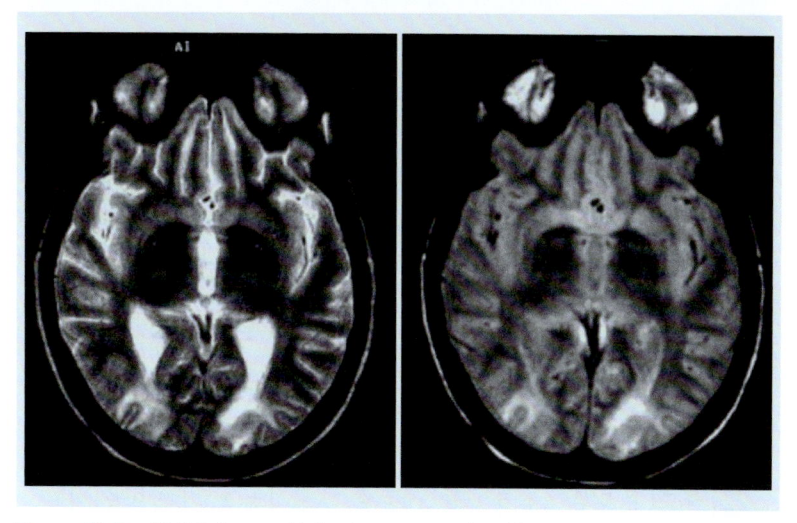

Figura 10.4 – *RNM de encéfalo: imagens adquiridas em T2 evidenciando hiperintensidade de sinal em região occipital (Vaughan, 2000).*

- O manejo dos pacientes com encefalopatia hipertensiva inclui o reconhecimento precoce do quadro, tratamento anti-hipertensivo específico, além da identificação e da retirada de fatores exacerbadores[1].

- Os pacientes devem ser admitidos em unidade de terapia intensiva para monitoração contínua da pressão arterial, preferencialmente com pressão arterial invasiva[1,6].

- A pressão arterial deve ser reduzida rapidamente, porém de forma controlada e segura; reduções muito bruscas podem causar piora da perfusão cerebral. É recomendado que se reduza a pressão arterial média em 20 a 25% mmHg ou a pressão arterial diastólica para abaixo de 110 mmHg em 1 a 2 horas[1,6,7].

- Medicações anti-hipertensivas parenterais são as preferenciais (Tabela 10.1). O fármaco de escolha é o nitroprussiato de sódio[2,7].

- O manejo anti-hipertensivo deve ser conduzido com cautela em indivíduos previamente hipertensos e idosos, uma vez que a diminuição da pressão arterial para valores normais, mas abaixo da capacidade de autorregulação, pode comprometer significativamente o fluxo cerebral e piorar o quadro neurológico[1,4,6]. Assim, diminuições excessivas na pressão arterial podem precipitar isquemia renal, cerebral e/ou coronariana[6,7].

- Após o controle do quadro crítico e melhor controle da pressão arterial pode-se progredir o tratamento farmacológico com desmame do anti-hipertensivo parenteral e introdução de anti-hipertensivos orais[7].

Tabela 10.1
Principais Drogas Endovenosas Utilizadas no Tratamento de Encefalopatia Hipertensiva

Droga	Mecanismo de ação	Inicio de ação	Dose	Indicação e vantagens	Cuidados especiais
Nitroprussiato de Sódio	Vasodilatador arterial e venoso	Imediato	0,25-10 μg/kg/min	Usado na maioria das emergências hipertensivas Inicio de ação em segundos Meia-vida curta	Hipotensão grave Cuidado na insuficiência renal e hepática e na pressão intracraniana Intoxicação por cianeto limita o uso prolongado
Nitroglicerina	Vasodilatador venoso	2-5 min	5-100 μg/min	Preferível em indivíduos com doença coronariana grave	Cefaleia, taquicardia reflexa, taquifilaxia, *flushing*, meta-hemoglobinemia
Hidralazina	Vasodilatador arterial de ação direta	10 min	10-20 mg por *bolus*	Pode ser utilizado em casos de gravidez	Taquicardia reflexa e possibilidade de exacerbar a angina
Metoprolol	Bloqueador adrenérgico seletivo	5-10min	5 mg por *bolus* (a cada 10 min até 20 mg)	Dissecção aguda de aorta (combinação com nitroprussiato)	Bradicardia, bloqueio atrioventricular avançado, insuficiência cardíaca, broncoespasmo

Adaptado de Gonzaga e Vaughan.

- A administração de anticonvulsivantes, apesar de não ser consenso, pode ser necessária, principalmente se houver recorrência de convulsões atribuídas à EH ou suspeita de estado de mal epilético não convulsivo sem outra causa aparente[1].

■■) Conclusão

- A encefalopatia hipertensiva é uma emergência hipertensiva secundária à elevação rápida e intensa da pressão arterial.
- Os sinais e sintomas representam a lesão aguda em órgão-alvo (edema cerebral).
- É necessária redução imediata da pressão arterial, porém de forma controlada e segura.
- A encefalopatia hipertensiva é uma patologia potencialmente reversível; entretanto, atrasos no seu tratamento podem levar a complicações orgânicas importantes que podem culminar com óbito.
- O reconhecimento precoce da EH e o adequado manejo do tratamento farmacológico são determinantes ao prognóstico cardiovascular.

■■ LEITURA SUGERIDA

1. Vaughan CJ, Delanty N. Hypertensive emergencies. The Lancet. July 29, 2000;356:411-417.
2. Póvoa R, Scala LCN. Crise Hipertensiva. Revista Factores de Risco. 2008;11:20-28.
3. Marik PE, Rivera R. Hypertensive emergencies: an update. Current Opinion in Critical Care. 2011;17:569-580.
4. Bonow RO, Mann DL, Zipes DP, Libby P, editors. Braunwald's heart disease: a textbook of cardiovascular medicine. 9th ed. Philadelphia: Saunders; 2011.
5. Varon J, Marik PE. Clinical review: The management of hypertensive crises. Critical Care. 2003;7:374-384.
6. Kaplan NM, Victor RG. Kaplan's Clinical Hypertension. 11th ed.; 2015. p. 263-274.
7. Gonzaga C. Encefalopatia hipertensiva. Fisiopatologia e abordagem terapêutica. Revista Brasileira de Hipertensão. 2014;21(3):148-151.

EMERGÊNCIAS PNEUMOLÓGICAS

Capítulo 11

Asma Descompensada

Hassan Rahhal
Luciana Alves de Oliveira
Rodrigo Athanazio

■ INTRODUÇÃO

- Asma é uma doença inflamatória das vias aéreas com alta prevalência na nossa sociedade.
- Ela é caracterizada por uma limitação ao fluxo aéreo com períodos de exacerbação alternando com momentos de controle parcial ou total dos sintomas.
- Tipicamente, é associada a sibilos expiratórios, porém, é multifacetada e pode apresentar outros sintomas.
- Exacerbações podem ser brandas, de forma que o paciente não sinta nem mesmo a necessidade de se automedicar, ou podem chegar ao outro polo, no qual o paciente recorre a uma unidade de emergência.
- De acordo com os dados obtidos no DATASUS, entre janeiro de 2008 e novembro de 2016, o Brasil registrou 1.379.582 internações por asma, totalizando um custo de R$ 722.812.412,04, uma média de R$ 527,06 reais por internação, com 6.432 óbitos e uma taxa de mortalidade de 0,47.

■▶ Etiologia

- Diversos fenótipos são possíveis nos pacientes com asma (Tabela 11.1), cada um associado a particularidades na sua fisiopatologia.
- Asma alérgica é o padrão mais comum.
- Alterações genéticas e o reconhecido padrão hereditário da asma compõem a base para os mecanismos da doença.
- Alterações epigenéticas influenciadas por fatores ambientais e medicamentosos, e a participação do microbioma pulmonar caracterizam e individualizam cada vez mais a doença de acordo com endótipo e fenótipo.

| Tabela 11.1 Principais Fenótipos da Asma ||
Fenótipo	Características
Asma alérgica (padrão mais comum)	• História familiar e/ou pregressa de asma na infância, eczema, rinite alérgica • Escarro com predomínio de eosinófilos • Boa resposta com o uso de corticoide inalatório
Asma não alérgica	• Ausência de história de alergia • Escarro com predomínio de neutrófilos • Pior resposta com uso de corticoide inalatório
Asma de início tardio	• Ausência de história de alergia • Início na vida adulta • Necessidade de altas doses e refratariedade aos corticoides inalatórios
Asma com limitação fixa do fluxo expiratório	• Associada a doença de maior duração cursando com remodelamento brônquico
Asma com obesidade	• Presença de obesidade com sintomas frequentes de asma • Escarro com poucos eosinófilos

- Sintomas da doença ocorrem por edema celular, aumento de secreções e contrações na musculatura brônquica, que cronicamente promovem remodelamento brônquico.

A descompensação da doença pode ocorrer por diferentes fatores, mas os principais contribuintes são:

- Infecções virais de vias aéreas superiores.
- Má adesão terapêutica ou uso inadequado dos dispositivos inalatórios.
- Mudanças climáticas.
- Estresse e exposição a aeroalérgenos.

O reconhecimento desses fatores no paciente descompensado é essencial para o adequado direcionamento do plano terapêutico. Também é fundamental a compreensão do menor papel das infecções bacterianas, reduzindo assim a utilização de antibióticos desnecessariamente.

Outros fatores contribuintes a uma doença não controlada devem ser abordados no nível ambulatorial, como obesidade ou outras comorbidades, tais como doença do refluxo gastroesofágico, disfunção de prega vocal ou ansiedade/depressão.

▪▌ Quadro Clínico e Diagnóstico

- Sintomas cardinais da asma incluem: sibilos ("chiados"), dispneia, sensação de aperto no tórax e tosse. Eles costumam variar no tempo e na intensidade.

- A avaliação desses pacientes deve levar em consideração sinais vitais e processos associados à descompensação (como um pneumotórax) ou mesmo um diagnóstico diferencial associado ou não à asma (como uma insuficiência cardíaca descompensada).
- No contexto da emergência, o diagnóstico de asma é iminentemente clínico. Por outro lado, é comum que o paciente já conheça seu diagnóstico e possa informar que possui asma ou ainda "bronquite". Esse último termo deve ser diferenciado pelo médico que o atende com o intuito de definir se o diagnóstico prévio do paciente é de asma ou de doença pulmonar obstrutiva crônica (DPOC).
- Como é possível um amplo espectro de gravidade das descompensações, a decisão acerca da hospitalização do paciente pauta-se na tentativa de identificação de fatores que sejam associados a obstruções brônquicas mais acentuadas e de pacientes com perfis mais graves.

Podemos identificar alguns sinais clínicos de maior gravidade em alguns pacientes:

- Rebaixamento do nível de consciência e falas entrecortadas são sinais classicamente descritos.
- Tórax silente pode ocorrer com obstrução brônquica significativa que reduz de tal forma a saída do ar que os murmúrios vesiculares se tornam diminuídos e não são auscultados sibilos expiratórios (algumas vezes, pode-se ouvir o sibilo ocorrendo nas vias aéreas mais proximais).
- A respiração abdominal paradoxal (na expiração ocorre a insuflação do abdome) é marcador de gravidade juntamente com o uso da musculatura respiratória acessória.
- Pulso paradoxal de Kussmaul é a redução da pressão arterial sistólica (e, por conseguinte da amplitude do pulso arterial) durante a inspiração causada por alterações de pressões intratorácicas no paciente com obstrução grave. Também é um sinal clínico de gravidade.
- Hipóxia e hipercapnia contribuem para o processo de alteração do nível de consciência, e alterações na pressão intratorácica e acidemia (tanto por hipercapnia, quanto por hiperlactatemia) contribuem para hipotensão em crises mais graves.

Fatores de gravidade (úteis na avaliação frente à decisão acerca da hospitalização ou alta):

- Avaliação clínica individualizada.
- Avaliação da função pulmonar se disponível através de pico de fluxo ou espirometria.
- Resposta aos tratamentos instituídos.
- História de exacerbações prévias (grau de recorrências, intubação prévia).
- Capacidade de manejo domiciliar (incluem-se aqui as condições socioeconômicas e a possibilidade de acesso ao serviço de saúde).

Tabela 11.2
Fatores de Risco para uma Descompensação de Maior Gravidade

Antecedente de crise grave ou intubação orotraqueal
Hospitalização e/ou procura por unidade de emergência no último ano
Não fazer uso de corticoide inalatório
Estar em uso de corticoide oral (por ter tido uma crise recente)
Uso excessivo de salbutamol de resgate (mais de um frasco por mês) ou medicação similar
Má adesão medicamentosa
Alergia alimentar associada à asma
Condições psicossociais inadequadas ou doenças psiquiátricas

A utilização de um fluxômetro de pico permite a identificação de um parâmetro de gravidade (pico de fluxo expiratório ou PFE), e a sua subsequente reutilização após o tratamento identifica mais um parâmetro de eficácia terapêutica. O PFE avaliado no dispositivo deve ter seu valor corrigido para a cor da pele, gênero, altura e peso – o que é facilmente obtido com calculadoras médicas disponíveis na internet. Com isso, podemos saber qual o PFE predito para aquele determinado indivíduo e calcular qual porcentagem do predito ele está conseguindo realizar. Alguns pacientes podem já fazer monitoração do seu PFE no domicílio e poderão dizer à equipe qual o melhor valor já obtido. Nesses casos, devemos usar esse valor como referência, em vez de o valor predito às suas características.

■I) Diagnósticos Diferenciais

Os diagnósticos diferenciais ocorrem quando outras doenças apresentam um ou mais dos sintomas cardinais da asma (Tabela 11.3).

Tabela 11.3
Diagnósticos Diferenciais com Asma Descompensada

Diagnósticos diferenciais	Características sugestivas
Disfunção de pregas vocais	Pode coexistir com a asma descompensada O ruído é mais bem auscultado na região cervical Pode-se auscultar um sibilo com interrupções abruptas ou mesmo continuando de forma persistente e monotônica na inspiração e na expiração

Continua...

Tabela 11.3 *(continuação)*
Diagnósticos Diferenciais com Asma Descompensada

Diagnósticos diferenciais	Características sugestivas
Obstrução das vias aéreas superiores Corpo estranho Edema de laringe Neoplasias	Ocorre estridor laríngeo, em vez dos sibilos, mas um estridor pode ser confundido quando desatento
Doenças brônquicas localizadas Corpo estranho Neoplasia endobrônquica	Alterações auscultatórias mais concentradas em determinada localização
Doenças broncopulmonares DPOC exacerbado Pneumonia	Avaliação de exposições prévias como tabagismo e presença de outros achados sugestivos da doença em questão, como febre e estertores
Edema agudo pulmonar Cardiogênico Não cardiogênico	Coexistem estertores, escarro róseo, B3 na ausculta cardíaca
Outras possibilidades Tromboembolia pulmonar Vasculite eosinofílica granulomatosa (síndrome de Churg-Strauss)	Presença de fatores de risco e características clínicas específicas de cada possibilidade

■) Classificação

A Tabela 11.4 visa a orientação sobre os mais importantes aspectos a serem abordados na avaliação clínica do paciente, e a correlação de um determinado achado com a gravidade da exacerbação. Isso permite a definição de diferentes planos terapêuticos e a gravidade do paciente deve demandar da equipe de saúde maior atenção e periodicidade de reavaliações.

Tabela 11.4
Alterações Correlacionadas com a Gravidade da Exacerbação

Alterações	Leve ou moderada	Grave
Consegue falar	Frases	Apenas palavras
Posição	Prefere sentar do que deitar	Senta inclinado para frente
Agitação	Apenas impaciente pela dispneia	Agitado
Frequência respiratória	Aumentada	Aumentada acima de 30 irpm

Continua...

Tabela 11.4 *(continuação)*
Alterações Correlacionadas com a Gravidade da Exacerbação

Alterações	Leve ou moderada	Grave
Musculatura acessória	Não é utilizada	É utilizada
Frequência cardíaca	100-120 bpm	Acima de 120 bpm
SpO₂ no ar ambiente	90-95 %	Abaixo de 90%
Pico de fluxo expiratório	PFE > 50% do predito ou do melhor do paciente	PFE ≤ 50% do predito ou do melhor do paciente

bpm = batimentos por minuto; irpm = incursões respiratórias por minuto; PFE = pico de fluxo expiratório; SpO₂ = saturação periférica de oxigênio

▣❯ Tratamento

Todo paciente grave deve idealmente receber seu tratamento monitorado com cardioscópio, pressão arterial não invasiva e saturação periférica de oxigênio, mas a principal monitoração cabe à equipe de saúde, que deve estar atenta a sinais de piora ou melhora clínica (Fluxograma 1).

Oxigênio

• Ofertado para pacientes com hipoxemia e saturação de oxigênio em ar ambiente < 90%. A faixa ideal de saturação de oxigênio fica entre 93 e 95%.

• Evitar valores de 100% porque isso pode contribuir com a inflamação ao gerar radicais livres oxidativos.

Beta-2 agonistas de rápida ação ("short-acting beta-2 agonist", SABA)

• Agem predominantemente nos receptores beta-2 adrenérgicos da musculatura brônquica, provocando seu relaxamento.

• Utilizar beta-2 agonistas de rápida ação por via inalatória, como o fenoterol, ou através de nebulímetro pressurizado, como salbutamol.

• Não há evidência para seu uso intravenoso, ficando reservado apenas a pacientes graves e refratários.

• O uso é intermitente a cada 20 minutos até que se obtenha melhora clínica.

Principais efeitos adversos

• Taquicardia (com ou sem sensação de palpitações)

• Ansiedade

• Tremores

• Hipopotassemia

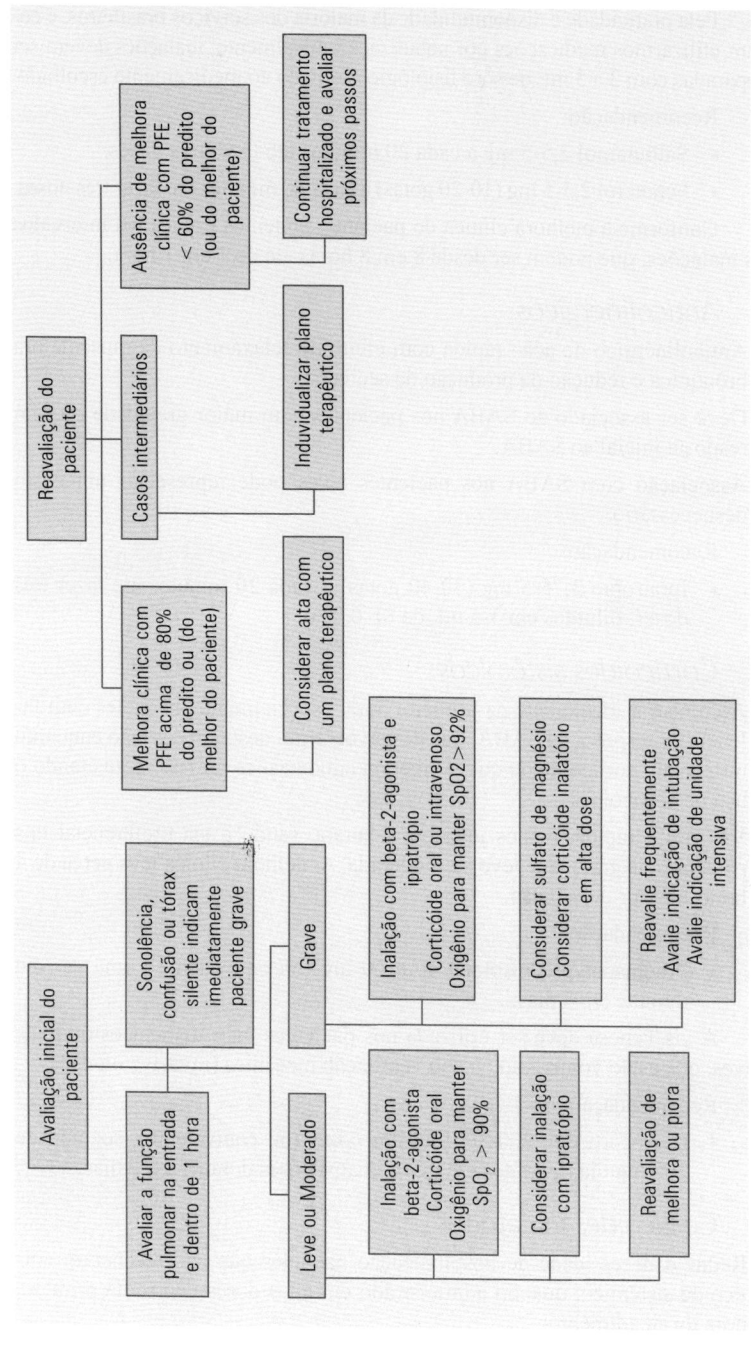

Figura 11.1 – *Fluxograma – Avaliação do paciente com crise de asma.*

Pela praticidade e disponibilidade da maioria dos serviços brasileiros, é comum utilizarmos medicações por nebulização. Idealmente, inalações devem ser preparadas com 3 a 5 mL de soro fisiológico somado ao medicamento escolhido.

○ Recomendação:

▪ Salbutamol 2,5-5 mg a cada 20 minutos até fazer três doses.

▪ Fenoterol 2,5-5 mg (10-20 gotas) a cada 20 minutos até fazer três doses.

Conforme a melhora clínica do paciente, podemos espaçar os intervalos das inalações, que podem ser desde 8 em 8 horas até de 1 em 1 hora.

Anticolinérgicos

• Anticolinérgico de ação rápida com efeito de relaxamento da musculatura brônquica e redução da produção de secreções.

• Deve ser associado ao SABA nos pacientes com maior gravidade ou sem resposta inicial ao SABA.

• Associação com SABA nos pacientes leves pode representar um custo desnecessário.

○ Recomendação:

▪ Ipratrópio 3,75-5 mg (30-40 gotas) a cada 20 minutos até fazer três doses, diluídos em 3-5 mL de SF 0,9%.

Corticoides sistêmicos

• Administrar idealmente na primeira hora, especialmente, naqueles com falência de resposta ao SABA, que desenvolveram descompensação enquanto utilizavam corticoide ou que já tiveram agudizações prévias requisitando o uso de corticoides.

• Via oral é rápida, menos invasiva e barata, sendo a via preferencial nos pacientes de gravidade leve ou moderada. A melhora clínica leva cerca de 4 horas a partir do seu uso.

○ Recomendação:

▪ Prednisona/prednisolona 40 a 60 mg (ou equivalente), uma vez/dia durante 5 a 7 dias.

A via venosa deve ser utilizada nos pacientes mais dispneicos ou mais graves, que estão vomitando ou sob ventilação mecânica (invasiva ou não).

○ Recomendação:

▪ Hidrocortisona 200-300 mg em *bolus* (ou equivalente), seguido de 200 mg/dia divididos em três a quatro doses durante 5 a 7 dias.

Corticoides inalatórios

• Reduz a necessidade de hospitalização naqueles que não receberam corticoide sistêmico, quando administrado em altas doses dentro da primeira hora de atendimento.

- Associação do corticoide inalatório com o sistêmico segue sem evidência comprovada.

- O paciente com asma descompensada deve receber na alta uma prescrição de corticoide inalatório como parte do plano terapêutico de manutenção.

- Descompensações moderadas e graves devem ainda completar o ciclo de 5 a 7 dias de corticoide sistêmico.

Sulfato de magnésio

- Mecanismo de ação pouco conhecido (possível ação no relaxamento da musculatura brônquica).

- Não é recomendado para o manejo rotineiro dos pacientes descompensados.

- Perfil de paciente com indicação: aqueles com falência à terapêutica inicial, hipoxemia persistente, VEF1 ou PFE < 25-30% na admissão ou menor que 60% após 1 hora do tratamento instituído.

  Alguns centros utilizam o sulfato de magnésio também na inalação (pode até mesmo ser veículo do salbutamol), mas esse benefício é discutível.

  - ○ Recomendação:

    - Sulfato de magnésio 2 g, IV, infundidos em 15 a 30 minutos.

Ventilação não invasiva (VNI)

- Dois modos de funcionamento. O CPAP (*"continuous positive airway pressure"*) oferta um único nível de pressão às vias aéreas durante todo o ciclo respiratório. Já o BiPAP (*"bilevel positive airway pressure"*) oferta um nível pressórico durante a expiração e um outro nível pressórico durante a inspiração.

- Facilita o trabalho respiratório, evitando a fadiga da musculatura respiratória.

- Atua na reexpansão de segmentos atelectasiados.

- Facilita a saída do ar aprisionado.

- Não requisita sedação e permite que o paciente se alimente e beba líquidos intermitentemente.

- VNI é menos associada a pneumonias do que a ventilação invasiva.

  - ○ Recomendação:

    - O uso da VNI não possui forte evidência, mas ela pode ser indicada a pacientes com crises graves e grande esforço da musculatura respiratória. O BiPAP deve ser usado como primeira opção, principalmente nos casos associados a hipercapnia, por proporcionar menor esforço muscular, menor gasto energético com o trabalho respiratório, melhora na ventilação e ser mais bem tolerado pelo paciente por causa da presença de dois níveis pressóricos. Devemos estar atentos para que (1) a VNI não retarde uma intubação orotraqueal de forma desnecessária e (2) os pacientes acoplados à VNI sejam reavaliados frequentemente.

Ventilação invasiva

- Deve ser realizada com segurança a partir da sequência rápida de intubação.

- Etapa de pré-tratamento, utilizar:

  ○ Fentanil 2-3 mcg/kg para reduzir a resposta adrenérgica associada à intubação

  ○ Lidocaína 1,5 mg/kg para reduzir a broncorreatividade do paciente.

- Etapa de sedação, utilizar:

  ○ Quetamina 1-1,5 mg/kg pela sua ação também redutora da broncorreatividade. (Pela pouca disponibilidade da quetamina nos serviços brasileiros, outras opções podem ser o propofol ou o midazolam.)

  Recomenda-se ainda a utilização de bloqueio neuromuscular, sempre que possível.

- Promover um pH e um pCO_2 toleráveis a partir de um volume corrente entre 4-6 mL/kg (do peso ideal).

- Atentar para parâmetros limitantes, como uma pressão de *plateau* abaixo de 30 cm H_2O para evitar barotrauma.

- Considerar frequência respiratória $\leq$ 12 incursões por minuto, com maior tempo expiratório.

- Avaliar adequadamente a PEEP (considerar valores mais baixos) e curvas de fluxo-volume do respirador com o intuito de evitar e identificar a hiperinsuflação dinâmica.

Hélio e oxigênio inalatórios ("heliox")

- Reduz a resistência da via aérea.

- Não é indicado rotineiramente.

- Promove menor pressão de pico inspiratória e valores mais baixos de pressão arterial de CO_2 em pacientes em VM.

- Efeitos transitórios, apenas enquanto está sendo inalado.

- Baixa disponibilidade e alto custo.

- Utilizado nos pacientes mais graves e refratários às medidas instituídas anteriormente.

Adrenalina

- Uso rotineiramente não indicado.

- Papel fundamental nos pacientes que se apresentam com broncoespasmo/asma no contexto de anafilaxia.

- Deve ser aplicada por via intramuscular.

Medidas não indicadas

- Teofilina/aminofilina: devido ao perfil de efeitos colaterais relacionados com o seu uso e com a sua baixa eficácia, essas medicações não são mais recomendadas no manejo da crise asmática.
- Antibióticos: não há evidência para o uso rotineiro sem que haja um diagnóstico infeccioso.
- Antileucotrienos: apesar de ser uma alternativa no manejo ambulatorial, não estão indicados na exacerbação.

■■) Seguimento

- Conforme a gravidade da exacerbação demandar.
- Idealmente, reavaliar VEF1 ou PFE após 1 hora do início das medidas terapêuticas.
- Objetiva-se como resposta adequada um VEF1 ou PFE acima de 80% do predito ou do seu melhor após o tratamento.
- Respostas abaixo de 60% são consideradas inadequadas.
- Respostas entre 60 e 80% podem ser candidatos à alta, considerando a disponibilidade das medicações, a adesão terapêutica e o acesso ao sistema de saúde (pode ser necessária a admissão hospitalar para melhor compensação).

Esse conjunto de achados somados a outros fatores (Tabelas 11.5 e 11.6) permitem uma decisão clínica mais segura acerca da indicação da admissão ou da alta hospitalar.

Tabela 11.5
Fatores Associados a Maior Chance de Admissão Hospitalar
Mulheres e idade mais avançada
Acima de 8 doses de beta-2 agonista inalatório de resgate nas últimas 24 horas
Gravidade da exacerbação
História pregressa de exacerbações graves
Uso prévio de corticoide oral

Tabela 11.6
Parâmetros Indicativos de Admissão Hospitalar
VEF1 ou PFE < 25% do predito ou do melhor do paciente antes do tratamento
VEF1 ou PFE < 40% do predito ou do melhor do paciente após o tratamento

Na ausência de medidas objetivas da função pulmonar para a reavaliação da crise de asma, devemos estar atentos à resposta clínica relacionada com o tratamento instituído. O paciente deve estar com padrão respiratório confortável e apto a realizar, pelo menos, pequenos esforços.

No momento da alta hospitalar, devemos lembrar de averiguar existência de fatores contribuintes à descompensação que podem ser evitados, tais como má adesão, comorbidades não controladas, exposições alérgicas ou uso inadequado de dispositivos.

A prescrição ambulatorial do paciente no momento da alta deve conter:

- Corticoide oral equivalente a 1 mg/kg/dia de prednisolona com o máximo de 60 mg/dia, e duração de 5 a 7 dias.
- Corticoide inalatório (associado ou não a beta-2 de longa).
- Medicação de resgate para alívio imediato de sintomas relacionados com a asma
- Orientações sobre o uso adequado do dispositivo inalatório, demonstrando seu uso correto ao paciente.
- Orientações a retornar ao seu médico assistente para uma consulta ambulatorial.

■ LEITURA SUGERIDA

1. Donohue JF, Wise R, Busse WW, Garfinkel S, Zubek VB, Ghafouri M, et al. Efficacy and safety of ipratropium bromide/albuterol compared with albuterol in patients with moderate-to-severe asthma: a randomized controlled trial. BMC Pulm Med. 2016 Apr 30;16(1):65.
2. Global strategy for asthma management and prevention. Updated 2017.
3. Kew KM, Kirtchuck L, Michell CI. Intravenous magnesium sulfate for treating adults with acute asthma in the emergency department. Cochrane Database Syst Rev. 2014 May 28;(5):CD010909.
4. Lim WJ, Mohammed Akram R, Carson KV, Mysore S, Labiszewski NA, Wedzicha JA, et al. Non-invasive positive pressure ventilation for treatment of respiratory failure due to severe acute exacerbations of asthma. Cochrane Database Syst Rev. 2012 Dec 12;12:CD004360.
5. McFadden ER Jr. Acute severe asthma. Am J Respir Crit Care Med. 2003 Oct 1;168(7):740-59.
6. Mims JW. Asthma: definitions and pathophysiology. Int Forum Allergy Rhinol. 2015 Sep; 5 Suppl 1:S2-6.
7. Stefan MS, Nathanson BH, Lagu T, Priya A, Pekow PS, Steingrub JS, et al. Outcomes of noninvasive and invasive ventilation in patients hospitalized with asthma exacerbation. Ann Am Thorac Soc. 2016 Jul;13(7):1096-104.

Capítulo 12

Doença Pulmonar Obstrutiva Crônica Descompensada

Rodolfo Augusto Bacelar de Athayde
Blenda Nunes Endlich
Frederico Leon Arrabal Fernandes

■ INTRODUÇÃO

- Doença pulmonar obstrutiva crônica (DPOC) é definida como uma doença comum, prevenível e tratável, caracterizada pela persistência de sintomas respiratórios e limitação ao fluxo que ocorre em virtude de anormalidades de vias aéreas e/ou alveolares causadas pela exposição a partículas ou gases nocivos[1].

- O tabagismo é o principal agente relacionado, porém não é o único. Pode ser causado por exposição à fumaça da queima de biomassa, exposição ocupacional, dentre outras.

- O prognóstico e a gravidade da DPOC são classificados de acordo com o documento *Global Iniciative for Chronic Obstructive Lung Disease* (GOLD). A classificação de 2017 separa o grau de obstrução dos sintomas e a frequência de exacerbações (Figura 12.1).

- Exacerbações de DPOC impactam na evolução da doença, causando piora da qualidade de vida, maior número de hospitalizações, aumentando gastos públicos com a doença e levando ao declínio funcional[1-3].

- O paciente com duas ou mais exacerbações nos últimos 12 meses ou com uma hospitalização por DPOC no período é classificado como exacerbador (classificação GOLD C ou D).

- Segundo o GOLD, exacerbação é definida como[1]: Piora aguda dos sintomas respiratórios, além da variação cotidiana, que resultam na mudança da medicação.

- A exacerbação é um evento de alta mortalidade. Tanto a fase aguda pode levar a óbito por insuficiência respiratória, quanto a deterioração clínica após uma exacerbação aumenta a morbimortalidade a longo prazo[2].

137

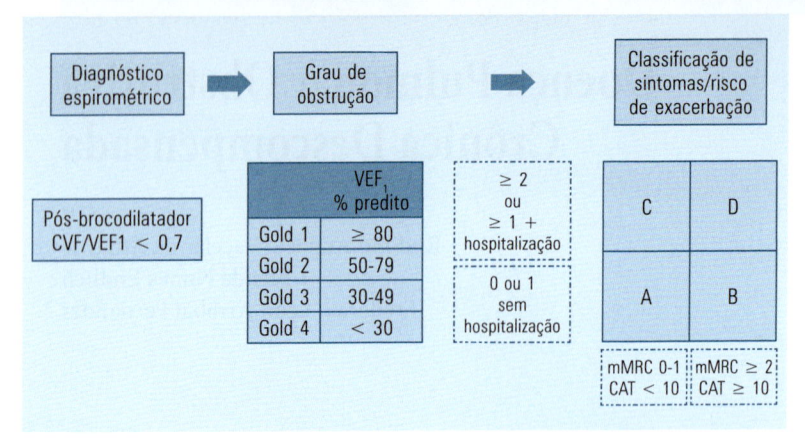

Figura 12.1 – *Classificação ABCD de acordo com GOLD, 2017. Adaptado[1].*

- Exacerbações que resultam em hospitalização incidem em 10% de mortalidade intra-hospitalar e são preditores de exacerbação futuras[4].
- Fatores associados a mau prognóstico: hipoxemia, hipercapnia, hipoalbuminemia, índice de massa corpórea (IMC) < 20 kg/m², história de exacerbações graves anteriores, uso prolongado de corticoides orais e presença de hipertensão pulmonar[3].

■■▶ Etiologia

- As causas mais comuns de exacerbações são as infecciosas do trato respiratório, virais, bacterianas ou mistas. Exacerbações mistas com coinfecção viral e bacteriana são, geralmente, mais graves. Inalação de irritantes, os gases tóxicos também podem precipitar uma exacerbação[3].
- Apesar do conhecimento dos vírus e bactérias como fatores precipitantes de exacerbação[5], o isolamento do agente infeccioso não é clinicamente relevante e pode atrasar a terapêutica.
- Como o paciente portador de DPOC pode possuir múltiplas morbidades, a sobreposição destes processos pode levar ao diagnóstico equivocado de um quadro pulmonar – deve-se afastar, por exemplo, a presença de insuficiência cardíaca descompensada, pneumotórax, pneumonia e tromboembolismo pulmonar[1].

■■▶ Quadro Clínico

- Principais sintomas são aumento da dispneia, mudança de padrão de tosse e expectoração, geralmente purulenta[1,6].
- São achados sugestivos de gravidade: uso de musculatura acessória, movimento paradoxal de musculatura torácica, piora ou presença e cianose

central, desenvolvimento de edema periférico, rebaixamento do nível de consciência e instabilidade hemodinâmica.

Classificação da DPOC através da sintomatologia apresentada[1,3,6]:

- Sintomas Cardinais: piora da dispneia, aumento da produção de escarro e escarro que se torna purulento.
- Exacerbação LEVE: exacerbação tratada com antibiótico, sem obrigatoriedade de uso de corticoide[7].
- Exacerbação MODERADA: com necessidade de corticoide, com ou sem antibiótico.
- Exacerbação GRAVE: insuficiência respiratória do tipo 1, com hipoxemia, sem hipercapnia ou acidose ($PaO_2 < 60$ mmHg e $PaCO_2 < 45$ mmHg).
- Exacerbação MUITO GRAVE: insuficiência respiratória do tipo 2 compensada, com hipoxemia, hipercapnia, porém sem acidose ($PaO_2 < 60$ mmHg, $PaCO_2 > 45$ mmHg e pH > 7,35).
- Exacerbação com RISCO DE MORTE IMINENTE: com insuficiência respiratória do tipo 2 descompensada, com hipercapnia e acidose ($PaCO_2 > 45$ mmHg e pH < 7,35).

Classificação de acordo com o número de exacerbações apresentadas [3]:

- Exacerbador: ≥ 2 exacerbações/ano, com intervalos de 4 semanas entre os episódios tratados ou 6 semanas entre os episódios não tratados com antibióticos.
- Não exacerbador: ≤ 1 exacerbação/ano.
- Utiliza-se o ano anterior como parâmetro.

■❱ Exame Complementares

São indicados[1,3,6]:

- Radiografia de tórax: revelar diagnósticos associados ou diferenciais (câncer, pneumonia, aumento de mediastino, pneumotórax, derrame pleural, etc.).
- Eletrocardiograma: procura de sinais de hipertensão pulmonar, arritmias ou isquemia.
- Oximetria de pulso: avaliar hipoxemia e suporte de O_2.
- Gasometria arterial: quando a saturação de oxigênio pela oximetria de pulso é menor que 90%. Se $PaO_2 < 60$ mmHg e/ou $PaCO_2 > 50$ mmHg indica insuficiência respiratória, e $PaO_2 < 50$ mmHg, $PaCO_2 > 70$ mmHg e pH < 7,3 indicam episódio muito grave e ameaçador à vida. Nos pacientes em uso de assistência ventilatória invasiva ou não invasiva, é recomendada a coleta de gasometria para acompanhamento do $PaCO_2$ e do pH.
- Hemograma: avaliar policitemia, anemia ou leucocitose.
- Função hepática e renal: avaliação de comorbidades.

- Culturas: apenas se uso de antibiótico recente, ou se em uso atual e em piora clínica. Pode-se também solicitar em pacientes com VEF1 < 50% ou com bronquiectasias, pela gravidade e risco da presença de *Pseudomonas*[5].

- Cerca de 16% dos pacientes com DPOC exacerbado sem fator causal evidente são na verdade casos de tromboembolismo pulmonar (TEP). Clinicamente, queixam-se mais de dor pleurítica e apresentam sintomas de de compensação cardiovascular, tendo pouco ou nenhum sintoma de infecção de vias aéreas. Na suspeita destes casos, devem-se solicitar imediatamente d-dímero e tomografia computadorizada com protocolo específico. A mortalidade em 28 dias de pacientes com DPOC e TEP hospitalizados chega a valores próximos de 32%[8].

■■▶ Tratamento das Exacerbações

- Os objetivos do tratamento das exacerbações são minimizar o impacto negativo da exacerbação atual e prevenir novas crises subsequentes.

- Antes de iniciar o tratamento, é preciso definir se será feito com o paciente internado ou ambulatorialmente.

- Indicações de internação hospitalar (Tabela 12.1):

Tabela 12.1
Indicações de Hospitalização (Adaptado ref. 1)
Sinais de gravidade: piora importante da dispneia, FR elevada, dessaturação, cianose, confusão mental, sonolência.
Insuficiência respiratória aguda.
Ausência de resposta à terapia inicial da exacerbação.
Comorbidades graves como insuficiência cardíaca e arritmias.

Classificação de gravidade em pacientes hospitalizados, segundo GOLD 2017[1] (Tabela 12.2):

Tabela 12.2 Classificação de Gravidade em Pacientes com DPOC Exacerbado Hospitalizados			
	Sem falência respiratória	**Com falência respiratória**	
		Não ameaçadora à vida	**Ameaçadora à vida**
FR (irpm)	20-30	> 30	> 30
Uso de musculatura acessória	Não	Sim	Sim

Continua...

Tabela 12.2 *(continuação)* Classificação de Gravidade em Pacientes com DPOC Exacerbado Hospitalizados			
	Sem falência respiratória	**Com falência respiratória**	
		Não ameaçadora à vida	**Ameaçadora à Vida**
Hipoxemia	Melhora com FiO_2 28-35%	Melhora com FiO_2 25-30%	$FiO_2 > 40\%$
Hipercapnia ($PaCO_2$)	Não	< 60 mmHg	> 60 mmHg ou pH ≤ 7,25

FR = frequência fespiratória; irpm = incursões respiratórias por minuto.

■) Tratamento Medicamentoso

Broncodilatadores

- Uso de beta 2-agonistas de curta ação (fenoterol ou salbutamol) com ou sem anticolinérgicos de curta ação (ipratrópio). Não há diferença entre o uso de dispositivo aerossol ou nebulizadores[3].
- Recomenta-se manter o uso de broncodilatadores de longa ação. As metilxantinas (teofilina ou aminofilina) não são indicadas nas exacerbações em decorrência dos efeitos colaterais significativos[1].
- Doses (Tabela 12.3):

Tabela 12.3 Drogas Broncodilatadoras – Dosagem (Adaptado ref. 1)		
Broncodilatador	**Aerossol**	**Nebulização**
Salbutamol	200-400 mcg a cada 30 min (até 3 vezes). Após a cada 4-6 h	2,5-5 mg a cada 30 min (até 3 vezes). Após a cada 4-6 h
Fenoterol	100 mcg a cada 4-6 h	2,5-5 mg a cada 4-6 h
Ipratróprio	40-80 mcg a cada 6-9 h	0,25-0,5 mg a cada 6-8 h

Corticoides

- Devem ser usados nas exacerbações tratadas ambulatorialmente ou com necessidade de internação hospitalar pois reduzem o tempo de melhora clínica e recuperação de função pulmonar além de melhorar a oxigenação, evitar nova exacerbação e reduzir a hospitalização[1].
- Prednisona 0,5 mg/kg ou dose equivalente de outro corticoide por dia durante 5 a 14 dias. A maioria dos pacientes responde bem a um curso de

curta duração (5 a 7 dias). No entanto, alguns, especialmente mais graves ou com exacerbações mistas (viral e bacteriana), precisam de tratamento prolongado.

- Nos pacientes hospitalizados, não há indícios de que a formulação endovenosa seja superior à via oral, e pode ainda aumentar o risco de efeitos colaterais[2].

Antibióticos

- Indicados para pacientes com os sinais cardinais de piora da dispneia, aumento da quantidade de secreção e piora do aspecto da secreção. Ou pelo menos dois desses sinais sendo piora da secreção em um deles, ou quando o paciente necessita de suporte ventilatório (invasivo ou não invasivo)[1]. O principal exame que demonstra necessidade do tratamento com antibióticos é a proteína C reativa. Resultados superiores a 30 mg/L sugerem alto risco de falência de tratamento sem antibióticos.

- Escolha: amoxicilina + clavulanato ou macrolídeos.

- Em caso de exacerbação grave, com necessidade de suporte ventilatório, ampliar cobertura para *Pseudomonas aeruginosa* (cefepime 2 g de 8/8 h; ceftazidoma 2 g de 8/8 h; piperacilina + tazobactam 4,5 g de 6/6 h ou 8-/8 h; imipenem 1 g de 8/8 h; meropenem 1 g de 8/8 h).

- Tratamento por 5 a 10 dias.

■■) Suporte Ventilatório

Suporte de oxigênio

- Indicado quando $SatO_2$ < 88%, deve ser titulado para manter a saturação de O_2 entre 88 e 92%, sem provocar acidose respiratória.

Ventilação não invasiva (VNI) (Tabela 12.4)

- Indicado para paciente em insuficiência respiratória sem resposta à terapia medicamentosa inicial, exceto nas situações em que é contraindicada[9].

- Pode-se usar VNI em pacientes com rebaixamento de nível de consciência causado por hipercapnia em DPOC. A melhora da consciência deve ser evidente dentro na primeira hora após o início da VNI. Se houver deterioração ou ausência de melhora deve-se proceder com intubação orotraqueal pelo risco de perda de proteção da via aérea inferior e parada cardiorrespiratória.

- Seu uso diminui a necessidade de intubação, o tempo de internação hospitalar e a mortalidade.

Suporte ventilatório invasivo

- Indicado para paciente não responsivos à VNI ou nos quais a VNI é contraindicada.

Tabela 12.4 Contraindicações Absolutas e Relativas à VNI[9]
Absolutas (sempre evitar) • Necessidade de intubação de emergência • Parada cardíaca ou respiratória
Relativas (analisar caso a caso risco × benefício) • Incapacidade de cooperar, proteger as vias aéreas, ou secreções abundantes • Rebaixamento de nível de consciência (exceto acidose hipercápnica em DPOC) • Falências orgânicas não respiratórias (encefalopatia, arritmias malignas ou hemorragia digestivas graves com instabilidade hemodinâmica) • Cirurgia facial ou neurológica • Trauma ou deformidade facial • Alto risco de aspiração • Obstrução de vias aéreas superiores • Anastomose de esôfago recente (evitar pressurização acima de 20 cmH_2O)

- Após desmame de ventilação mecânica e extubação, proceder com 24 horas de VNI e vigilância para risco de falha de extubação – tal conduta reduz significantemente o risco de nova intubação.
- Ajustes necessários de ventilação mecânica (VM) (Tabela 12.5):

Tabela 12.5 Ajustes para Ventilação Mecânica em Pacientes com Distúrbios Obstrutivos
FiO_2: suficiente para manter $SatO_2$ entre 92 e 95% e PaO_2 entre 55 e 80 mmHg
Volume corrente: 6 mL/kg
Frequência respiratória: entre 8 e 12 ipm
PEEP: 80% da auto-PEEP
Otimizar broncodilatação (geralmente utiliza-se o dobro da dose de pacientes em ar ambiente – ex.: salbutamol 100 mcg 4-6 puffs de 4/4 horas) e cuidados com administração de terapêutica em pacientes sob VM, como uso de dispositivo adaptador adequado e uso de medicação em ramo inspiratório e na fase inspiratória do ciclo ventilatório.

■❱ Prevenção de Exacerbações

Baseia-se em quatro pilares[1,3,10]:

- DPOC estável, com medicações otimizadas e controle de sintomas.
- Intervenções:

○ No tratamento otimizado para DPOC na sua fase de manutenção há evidente benefício para a prevenção de exacerbação com o uso de β2-agonistas de longa ação (LABA) associados a antagonista muscarínico de longa ação (LAMA) – LABA + LAMA -, LABA associado a corticoide inalatório (CI) – LABA + CI -, LAMA isolado, ou na terapia tripla (LABA + LAMA + CI).

○ Uso de inibidor de PDE-4 (roflumilast), como agente anti-inflamatório, na dose de 500 mg/dia, tendo atenção para efeitos colaterais gastrointestinais.

○ Uso de azitromicina como imunomodulador, na dose de 500 mg 3x/semana, tendo atenção para os riscos de uso de macrolídeos em pacientes com intervalo QT prolongado e ototoxicidade, assim como função hepática e desenvolvimento de sintomas gastrointestinais, podendo sem limitador ao tratamento.

○ N-acetilcisteína, principalmente em pacientes secretivos, na dosagem de 1.200 mg/dia (600 mg de 12/12 h).

○ Vacinação:

   ▪ Influenza: anual para todos os pacientes.

   ▪ Pneumocócica 23-valente: para pacientes com VEF1 < 40% e/ou 60 anos, com um único reforço após os 60 anos (com intervalos de 5 anos entre as doses).

• Controle das comorbidades.

• Educação do paciente sobre sua doença e tratamento, assim como promoção de reabilitação pulmonar quando indicada.

■▌ Conclusões

• As exacerbações de DPOC são situações comuns na prática clínica, desde o ambiente ambulatorial aos cuidados intensivos (Figura 12.2). O tabagismo e a exposição à queima de biomassa, frequentes em nossa população, associados ao aumento de sobrevida, fazem com que haja uma maior prevalência da doença, e assim um maior número de indivíduos suscetíveis. Quando não ameaçadora à vida, as exacerbações de DPOC são responsáveis por declínio funcional, aumento da morbimortalidade, do tempo de internação e dos gastos que advêm desta demanda. Portanto, o conhecimento do processo, a prevenção dos eventos, a intervenção precoce adequada e o manejo do paciente nos mais variados níveis de complexidade fazem-se imperativos.

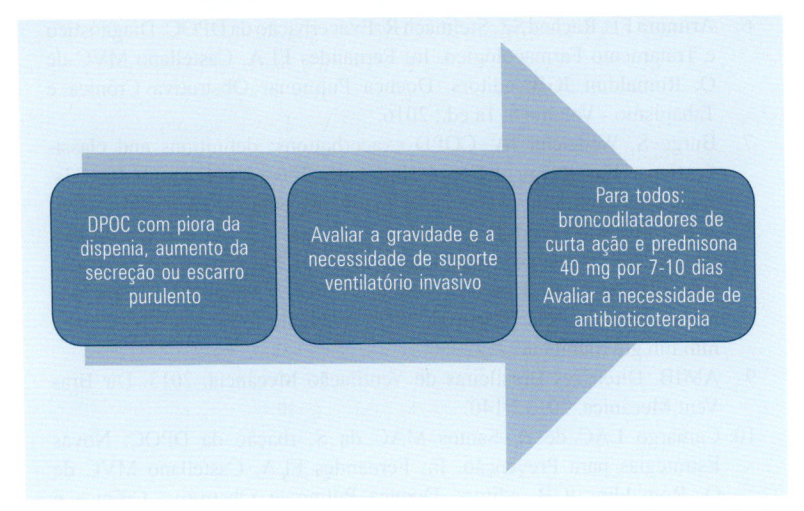

Figura 12.2 – *Sequência rápida de raciocínio clínico no DPOC exacerbado.*

■ LEITURA SUGERIDA

1. GOLD. Global Initiative for Chronic Obstructive Lung Disease. 2017
2. Wedzicha JA, Miravitlles M, Hurst JR, Calverley PMA, Albert RK, Anzueto A, et al. Management of COPD exacerbations: a European Respiratory Society/American Thoracic Society guideline. Eur Respir J [Internet]. 2017;49(3):1600791. Available from: http://erj.ersjournals.com/lookup/doi/10.1183/13993003.00791-2016
3. Jardim JR, Stirbulov R, Cukier A, Pinto A, Maria ABM, Cezar C, et al. Diretrizes Brasileiras para o manejo da DPOC. J Bras Pneumol. 2016.
4. Roberts C, Lowe D, Bucknall C, Ryland I, Kelly Y, Pearson M, et al. Clinical audit indicators of outcome following admission to hospital with acute exacerbation of chronic obstructive pulmonary disease. Thorax [Internet]. 2002;57(February 2009):137-41. Available from: http://discovery.ucl.ac.uk/125716/
5. Papi A, Bellettato CM, Braccioni F, Romagnoli M, Casolari P, Caramori G, et al. Infections and airway inflammation in chronic obstructive pulmonary disease severe exacerbations. Am J Respir Crit Care Med. 2006;173(10):1114-21.

6. Arimura FE, Rached SZ, Stelmach R. Exacerbação da DPOC: Diagnóstico e Tratamento Farmacológico. In: Fernandes FLA, Castellano MVC de O, Romaldini JGB, editors. Doença Pulmonar Obstrutiva Crônica e Tabagismo - Volume 8. 1a ed.; 2016.

7. Burge S, Wedzicha JA. COPD exacerbations: definitions and classifications. Eur Respir J Suppl [Internet]. 2003;41(41 suppl):46s–53s. Available from: http://www.ncbi.nlm.nih.gov/pubmed/12795331

8. Aleva FE, Voets LWLM, Simons SO, de Mast Q, van der Ven AJAM, Heijdra YF. Prevalence and Localization of Pulmonary Embolism in Unexplained Acute Exacerbations of COPD: A systematic review and meta-analysis. Chest [Internet]. 2016; Available from: http://www.ncbi.nlm.nih.gov/pubmed/27522956

9. AMIB. Diretrizes Brasileiras de Ventilação Mecância, 2013. Dir Bras Vent Mecânica. 2013;I:140.

10. Camargo LAC de R, Santos MAC da S. rbação da DPOC: Novas Estratégias para Prevenção. In: Fernandes FLA, Castellano MVC de O, Romaldini JGB, editors. Doença Pulmonar Obstrutiva Crônica e Tabagismo – Volume 8. 1a ed. 2016.

Capítulo 13

Síndrome do Desconforto Respiratório Agudo (SDRA)

José Ricardo Bandeira de Oliveira Filho
Rafael Sartori Tartaglia
Marcelo Park

■ EPIDEMIOLOGIA

- Descrita de forma estruturada em 1967 como quadro de insuficiência respiratória hipoxêmica aguda de alta letalidade, a SDRA permanece como importante causa de óbito em ambiente de terapia intensiva e de sequelas em pacientes que sobrevivem a esta entidade.
- Sua incidência exata é desconhecida. Estudos têm grande heterogeneidade na definição de SDRA, gerando incidências tão díspares quanto 1,5 caso/100.000 habitantes até 82 casos/100.000 habitantes.
- Dados americanos de 2005 estimam em 200.000 novos casos com mortalidade de 40% e índice de alta para casa de apenas 34% dos sobreviventes.
- No Brasil, em uma coorte envolvendo 45 UTI em 2 meses de coleta de dados, 7.465 internações foram analisadas, nas quais 773 pacientes necessitaram de ventilação mecânica prolongada (> 24 horas) e 242 preencheram critérios para SDRA (3% das internações e 31% dos ventilados mais que 24 horas), destes pacientes com SDRA, 126 (52%) morreram no hospital.

■▶ Etiologia e Fisiopatologia

- Caracteriza-se por grande acometimento inflamatório do pulmão com aumento da permeabilidade capilar, edema alveolar com infiltrado inflamatório resultando em colapso destes, levando à dificuldade de trocas gasosas e consequentemente hipoxemia.
- A fisiopatologia é complexa e não completamente compreendida.
- As diversas etiologias (Tabela 13.1) têm em comum o aumento do *status* inflamatório, atingindo o pulmão direta ou indiretamente. Citocinas

147

pró-inflamatórias ativam neutrófilos pulmonares e estimulam a migração de mais células imunológicas para o pulmão, liberando fatores vasodilatadores e resultando em aumento da permeabilidade capilar pulmonar e edema pulmonar não cardiogênico.

- Edema alveolar e inativação do surfactante favorecem o efeito *shunt*: alvéolos perfundidos porém não ventilados pelo preenchimento de sua superfície por exsudato inflamatório. A oxigenação orgânica fica prejudicada por alteração na interface alveolocapilar. Abertura e colapso cíclicos do alvéolo podem levar a maior estímulo inflamatório e fibrogênico, devendo-se evitar, através do manejo terapêutico, a lesão pulmonar induzida pela ventilação mecânica.

- A SDRA pode ser dividida em fases clínico-patológicas evolutivas, com uma interposição bastante evidente:

1. Fase exsudativa (1º ao 5º dia): há predominância inicial de infiltrado inflamatório com quimiotaxia de neutrófilos e edema alveolar. O epitélio alveolar é agredido e há formação de membrana hialina. O correto tratamento e manuseio da ventilação mecânica na fase inicial tem papel fundamental no prognóstico.

2. Fase proliferativa (5º ao 14º dia): marcada pela redução do intenso edema alveolar e início da reparação tecidual do pneumócito tipo II, célula pulmonar responsável pela troca gasosa. Ocorre infiltração de fibroblastos e deposição de colágeno e fibrina. A tendência fibrosante desta fase é representada por baixa complacência do parênquima pulmonar e hipoxemia persistentes após o 5º dia de tratamento.

3. Fase de organização (a partir do 14º dia): fase francamente fibrótica e de reparação tecidual. Nos pacientes que sobrevivem às duas primeiras fases e evoluem com boa reparação tecidual, a fase de organização pode durar até 6 meses para melhorar os infiltrados pulmonares e a funcionalidade cardiorrespiratória. Sequelas permanentes são comuns.

Tabela 13.1 Causas mais Comuns de Síndrome do Desconforto Respiratório Agudo (SDRA) e Sua Relação com o Pulmão	
Causas diretas	*Causas indiretas*
Pneumonia	Sepse
Aspiração de conteúdo gástrico	Politrauma
Embolia gasosa	Pancreatite
Injúria de reperfusão	Politransfusão

■❱ Quadro Clínico

- A apresentação clínica é de dispneia com dessaturação de oxigênio associada a outros sintomas que variam conforme a causa-base da insuficiência respiratória.

- Estertores à ausculta pulmonar traduzem o caráter de preenchimento alveolar pelo líquido inflamatório: o modelo do pulmão na SDRA é semelhante a uma esponja molhada.

■❱ Diagnóstico e Classificação

- A suspeita diagnóstica ocorre quando um paciente com fatores de risco desenvolve insuficiência respiratória hipoxêmica. Todo paciente com infecção (principalmente respiratória) ou sepse deve ser vigiado para desenvolvimento de sintomas sugestivos de SDRA.

- A definição internacionalmente aceita da SDRA é a de Berlin (2012):

  1. Início agudo, geralmente menos de 7 dias.

  2. Hipoxemia, com relação $PaO_2/FiO_2 \leq 300$ mmHg em uso de PEEP ≥ 5 mmHg (caso o paciente esteja intubado) ou CPAP ≥ 5 mmHg (caso o paciente esteja em VNI). A PaO_2 representa a pressão parcial sanguínea de oxigênio e é obtida pela gasometria arterial. A FiO_2 é a fração de oxigênio fornecida ao paciente (exemplo: paciente em ar ambiente tem FiO_2 de 0,21 – ou 21%). O critério de hipoxemia denota deficiência na troca gasosa pelo alvéolo, estando este incapaz de manter uma adequada oxigenação sanguínea (PaO_2) com aquela determinada quantidade de oxigênio fornecida (FiO_2).

  3. Opacidades bilaterais que denotem edema alveolar em radiografia ou tomografia de tórax (Figura 13.1).

- A gasometria arterial revela hipoxemia, traduzida por baixa pressão parcial de oxigênio do sangue (PaO_2). A fração inspirada de oxigênio (FiO_2) deve ser utilizada para obtenção da relação PaO_2/FiO_2, como no exemplo: paciente com gasometria evidenciando PaO_2 de 55 mmHg e recebendo uma FiO_2 de 50% (0,5) no momento da coleta do exame tem uma relação $PaO_2/FiO_2 = 110$. Obtendo este dado, caso associado aos outros critérios, temos o diagnóstico de SDRA.

- A tomografia de tórax revela opacidades em vidro fosco ou consolidações bilateralmente associadas ou não a espessamento septal liso, denotando preenchimento alveolar e intersticial pelo exsudato inflamatório. A aparência de consolidação das regiões gravidade-dependentes e menor acometimento de regiões anteriores é mais comum em pacientes com SDRA de foco inflamatório/infeccioso extrapulmonar (Figura 13.2).

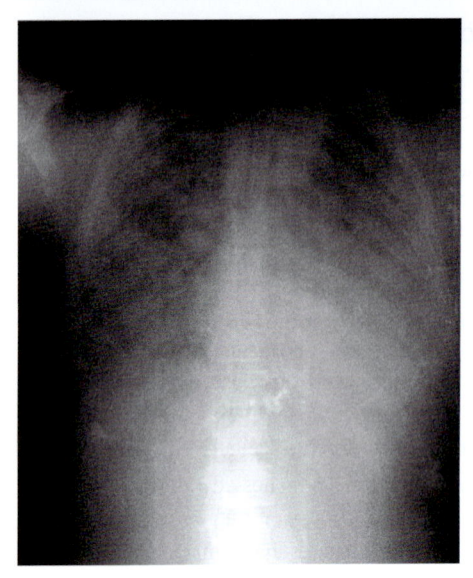

Figura 13.1 – *Ausência de sinais de cardiopatia esquerda ou sobrecarga volêmica que expliquem, isoladamente, o infiltrado pulmonar/edema alveolar. Geralmente utiliza-se o ecocardiograma transtorácico para obter esta informação.*

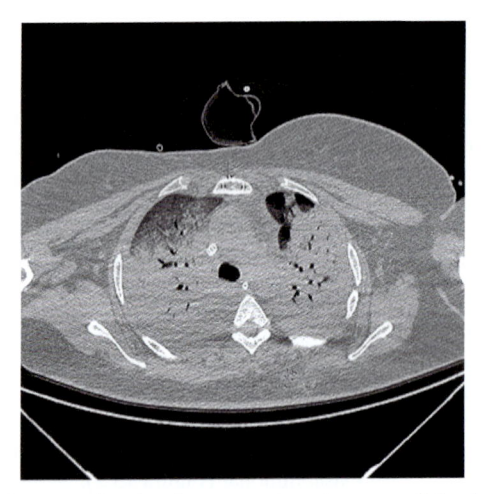

Figura 13.2 – *Tomografia de tórax mostrando consolidações alveolares difusas, bilateralmente, com broncogramas aéreos de permeio e áreas em vidro fosco.*

- Caso o pulmão seja biopsiado na fase exsudativa, o achado histopatológico é de dano alveolar difuso: injúria epitelial alveolar, edema proteináceo, formação de membrana hialina e eventualmente fibroplasia. O termo difuso denota acometimento de pneumócitos (epitélio) e capilares (vasos). Biópsia em fases mais tardias revela menos componente inflamatório e reepitelização e fibroplasia. Hipertrofia de pneumócitos tipo II e acúmulo fibroblástico traduzem fase de reparação. Caso a reparação alveolar tenha sucesso, a apoptose de fibroblastos e reorganização e proliferação de pneumócitos regenera a arquitetura normal do alvéolo. Se a fibroplasia predominar, remodelamento arquitetural por fibrose extensa pode acontecer.

- Podemos estratificar o paciente quanto à gravidade da disfunção da interface alvéolo-capilar, traduzida pela relação PaO_2/FiO_2 (também chamada de índice de oxigenação) em uso de PEEP ou CPAP ≥ 5 mmHg:

SDRA leve	SDRA moderada	SDRA grave
300 $\geq$ PaO_2/FiO_2 < 200	200 $\geq$ PaO_2/FiO_2 < 100	PaO_2/FiO_2 $\leq$ 100

■❱ Diagnósticos Diferenciais

- O edema pulmonar cardiogênico constitui-se no principal diagnóstico diferencial da SDRA e sua exclusão pode ser difícil. Dados que ajudam na diferenciação:

  - Ausência de sinais de cardiopatia descompensada ao exame físico: edema de membros inferiores, turgência jugular ou refluxo hepatojugular, hepatomegalia dolorosa e presença de terceira ou quarta bulha à ausculta cardíaca.

  - Dosagem do NT-Pro-BNP está muito elevada na insuficiência cardíaca por ser um marcador do trabalho miocárdico. Na SDRA sua elevação pode ocorrer, porém em menores níveis (geralmente < 100 pg/mL).

  - Eletrocardiograma: alterações sugestivas de alterações sugestivas de edema pulmonar cardiogênio são hipertrofia atrial e ventricular, ou sinais isquêmicos.

  - Ecocardiograma transtorácico: sinais de disfunção do coração esquerdo podem sugerir componente cardiogênico no distúrbio de troca do paciente. Costuma ser o exame mais realizado para fins de diferenciação diagnóstica.

  - Cateter de artéria pulmonar: fornece informações hemodinâmicas não acessíveis por outros métodos. O dado de maior valor para o raciocínio diagnóstico diferencial é a pressão de oclusão da artéria pulmonar (POAP) pois reflete a pressão do átrio esquerdo. Uma POAP ≤ 15 mmHg denota baixa pressão no átrio esquerdo, significando baixa probabilidade de congestão pulmonar por disfunção cardíaca esquerda.

■❱ Tratamento

- Não existe um tratamento específico para a SDRA, além do tratamento da doença causadora. O manuseio da SDRA depende de medidas de suporte clínico e ventilação mecânica, quando necessária, de modo a evitar uma lesão pulmonar induzida pela ventilação.

- Nos pacientes em ventilação mecânica, sedação e analgesia adequadas são medidas importantes que podem melhorar o acoplamento do paciente ao procedimento. Com relação ao bloqueio neuromuscular, ainda não há consenso sobre sua necessidade, porém estudos sugerem que a utilização nas primeiras 48 horas reduz o tempo de ventilação mecânica e a incidência de barotrauma durante o tratamento sem aumentar a incidência de fraqueza muscular do doente crítico.

- Na fisiopatologia da SARA, observa-se um aumento da permeabilidade capilar pulmonar, a qual tem como consequência o edema pulmonar. Dessa forma, mesmo em pacientes que não se apresentam sob sobrecarga volêmica, faz-se necessário o adequado manejo de fluidos a fim de evitar o balanço hídrico cumulativo positivo.

- Além das medidas de suporte, é desejado que o paciente receba profilaxia para tromboembolismo venoso e úlceras de estresse.

- Os corticoides sistêmicos foram testados com base na fisiopatologia da doença e demonstraram melhora na oxigenação e na recuperação do paciente.

- Por definição, o paciente portador de SARA apresenta hipoxemia, sendo muitas vezes grave e refratária. Faz-se necessária a correção da mesma de forma precoce. O aumento do suporte de O_2 (FiO_2) é a forma mais simples de correção da hipoxemia, porém devido ao distúrbio ventilação/perfusão (V/Q) pode haver "excesso" de oxigênio em algumas áreas, aumentando o risco de atelectasias ou mesmo a formação de espécies reativas de oxigênio, responsáveis pela inflamação local. Dessa forma, é necessária a correção da hipoxemia, porém com o menor aporte de O_2 possível. Uma meta de saturação maior ou igual a 88% ou PaO_2 maior que 55 a 60 mmHg é suficiente para o manejo dos pacientes. A oxigenação pode ser garantida pelo adequado manejo das estratégias ventilatórias.

■❱ Manejo Ventilatório do Paciente com SARA

- O primeiro conceito para o manejo ventilatório do paciente com SARA é evitar a lesão pulmonar induzida pela ventilação mecânica, que consiste basicamente em garantir ventilação mecânica adequada com baixo volume corrente (< 6 ml/kg) e pressão de platô (< 30 cmH_2O).

- O uso de uma pressão expiratória final positiva (PEEP) preserva a funcionalidade pulmonar. Valores altos ou baixos de PEEP têm resultado clínico similar, sendo valores mais altos reservados para pacientes com hipoxemia mais importante.

1 - Estratégia ARDSnet:

- É a estratégia-padrão de suporte ventilatório em pacientes com SDRA;
- O objetivo dessa estratégia é evitar a hiperdistensão das áreas não doentes. Para isso, utilizam-se baixos volumes correntes (6 [4 a 8] mL/kg de peso ideal) e pressões de platô abaixo de 30 cmH_2O. Para garantir a ventilação protetora foi tolerada hipoxemia de até 88% ou PaO_2 de 55 mmHg.

- A fim de garantir a ventilação alveolar e a correção da hipoxemia foram realizados aumentos progressivos da PEEP e FiO_2 de acordo com uma tabela (PEEP *Table*), sem realizar recrutamento alveolar.

- O estudo de 2004 do grupo ARDSNet mostrou redução da mortalidade no grupo intervenção.

2 - *Open Lung Approach*:

- A estratégia do pulmão aberto baseia-se no princípio da histerese pulmonar, que consiste na propriedade fisiológica de que a pressão de abertura alveolar é maior do que a pressão de fechamento.

- Dessa forma, aplicando pressões altas nas vias aéreas (PEEP de 35 a 40 cmH_2O) por curtos períodos, em geral 40 segundos, é possível, com uma PEEP mais baixa, manter a abertura de alvéolos antes colapsados. Tal manobra é definida como recrutamento alveolar.

- Com esta manobra é possível calcular a PEEP na qual os pulmões apresentam melhor complacência, garantindo a possibilidade de reduzir o distúrbio V/Q e ventilar sob o conceito de ventilação protetora.

- Como complicações da técnica, é preciso atenção ao risco de colapso hemodinâmico durante o procedimento, pneumotórax e hipercapnia. Para manter níveis elevados de PEEP com baixos volumes correntes, é esperada a retenção de CO_2. Tolera-se, então, a acidose respiratória desde que o pH esteja próximo a 7,2.

3 - Estratégia de posição PRONA:

- Usada em pacientes que têm a relação P/F < 150 mmHg ou disfunção de VD.

- Consiste no posicionamento do paciente sob ventilação mecânica em posição prona por pelo menos 18 horas por dia.

- A estratégia visa redistribuir as áreas de colapso, bem como o fluxo sanguíneo das regiões dorsais quando em posição supina, para as regiões ventrais quando em posição prona. Com isso, obtém-se melhora do distúrbio V/Q, da hipoxemia e redução da mortalidade nos casos de SARA moderada a grave.

4 - Oxigenação extracorpórea (ECMO):

- Consiste na utilização de um equipamento que recolhe o sangue do paciente e o impulsiona através de um pulmão artificial (membrana) e posteriormente devolvido ao paciente.

- Esta técnica está indicada para os casos de hipoxemia refratária e visa garantir as trocas gasosas permitindo que os pulmões "descansem" até sua recuperação.

- Pode ser realizado sob as técnicas venovenosa (o sangue é removido e devolvido ao sistema venoso) e venoarterial (o sangue é removido do sistema venoso e devolvido ao arterial).

- As principais complicações são sangramentos causados pela ativação da cascata de coagulação e eventos isquêmicos arteriais.

Como terapia de resgate para os casos de hipoxemia refratária às técnicas de ventilação mecânica, ainda é possível a utilização de um vasodilatador inalatório (óxido nítrico inalatório) visando promover a vasodilatação nas áreas ventiladas e assim reduzir o distúrbio V/Q e melhora e a oxigenação. Seu potencial efeito benéfico limita-se às primeiras 24-48 horas de tratamento (Figura 13.3).

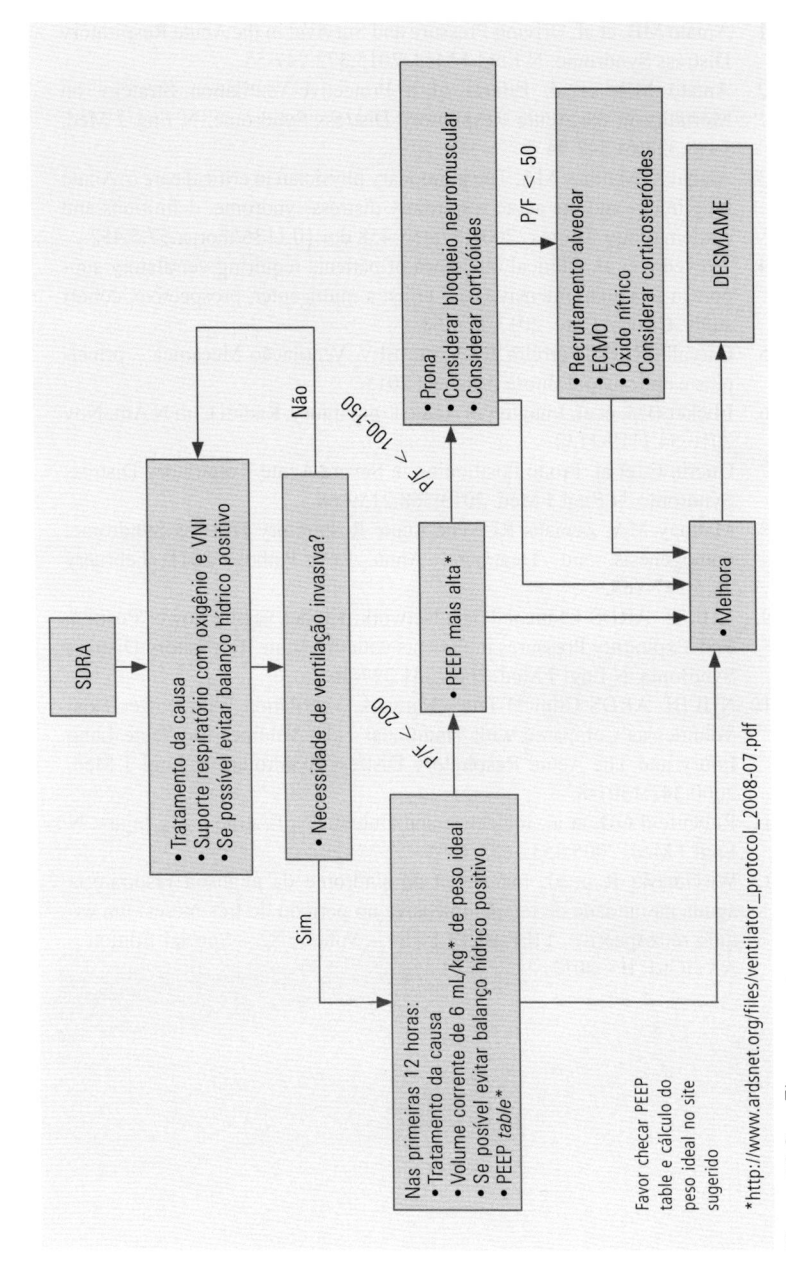

Figura 13.3 – *Fluxograma.*

■ LEITURA SUGERIDA

1. Amato MB, et al. Driving Pressure and Survival in the Acute Respiratory Distress Syndrome. N Engl J Med. 2015;372:747-55.

2. Amato MB, et al. Effects of a Protective-Ventilation Strategy on Mortality in the Acute Respiratory Distress Syndrome. N Eng J Med. 1998;338(6):347-54.

3. Atabai K, Matthay MA. The pulmonary physician in critical care 5: Acute lung injury and the acute respiratory distress syndrome: definitions and epidemiology. Thorax. 2002;57:452-458 doi:10.1136/thorax.57.5.452.

4. Azevedo, et al. Clinical outcomes of patients requiring ventilatory support in Brazilian intensive care units: a multicenter, prospective, cohort study. Critical Care. 2013;17:R63.

5. Carvalho CRR, Ferreira JC, Costa ELV. Ventilação Mecânica – princípios e aplicação. Editora Atheneu; 2015.

6. Elicker BM, et al. Imaging of Acute Lung Injury. Radiol Clin N Am. Nov 2016;54:1119-1132.

7. Guerin C, et al. Prone Positioning in Severe Acute Respiratory Distress Syndrome. N Engl J Med. 2013;368:2159-68.

8. Matthay MA, Zemans RL. The Acute Respiratory Distress Syndrome: Pathogenesis and Treatment. Annu Rev Pathol. 2011 February 28;6:147-163.

9. NHLBI ARDS Clinical Trials Network. Higher versus Lower Positive End-Expiratory Pressures in Patients with the Acute Respiratory Distress Syndrome. N Engl J Med. 2004;351:327-36.

10. NHLBI ARDS Clinical Trials Network. Ventilation With Lower Tidal Volumes as Compared with Traditional Tidal Volumes for Acute Lung Injury and The Acute Respiratory Distress Syndrome. N Engl J Med. 2000;342:1301-8.

11. Rubenfeld GD, et al. Incidence and Outcomes of Acute Lung Injury. N Engl J Med. 2005;353:1685-1693.

12. Wischneski P, et al. Incidência de síndrome da angústia respiratória aguda na unidade de terapia intensiva no período de três meses: um estudo retrospectivo. FIEP BULLETIN – Volume 82 – Special Edition – ARTICLE II – 2012.

Capítulo 14

Insuficiência Respiratória Aguda (IRpA)

Gabriel Afonso Dutra Kreling
Rafael Franco Duarte Brito
Pedro Paulo Marino Rodrigues Ayres

■ INTRODUÇÃO

- Definições:
  - Incapacidade de o sistema respiratório realizar a troca gasosa em nível celular.
  - $PaO_2 < 60$ mmHg em ar ambiente e/ou $PaCO_2 > 45$ mmHg e pH < 7,35.
- Classificação:
  - Tipo I: hipoxêmica – hipoxemia sem acidose respiratória. Gradiente alveoloarterial de oxigênio aumentado.
    - Fisiopatologias envolvidas:
      - Distúrbio V/Q: efeito *shunt* ou espaço morto.
      - Difusão: prejuízo na membrana alveolocapilar; altas altitudes; incêndio (consumo de O_2 do ambiente).
      - *Shunt* verdadeiro: forame oval patente, síndrome hepatopulmonar.
  - Tipo II: hipercápnica – a hipoxemia é diretamente proporcional à hipoventilação determinando o gradiente alveoloarterial de oxigênio normal.
  - Mista ou combinada: hipoxemia e acidose respiratória com gradiente alveoloarterial de oxigênio aumentado.

■■▶ Passo a Passo no Departamento de Urgência e Emergência

1º passo – Reconhecer o paciente em insuficiência respiratória aguda (IRpA)

O quadro clínico da insuficiência respiratória é variável e depende do grau de acometimento da troca gasosa, da causa etiológica e da velocidade de instalação do processo patológico.

Alguns achados clínicos comuns, independentemente da etiologia:

- Taquipneia (FR > 20 irpm).
- Aumento do trabalho respiratório: uso de musculatura respiratória acessória, batimento de asa do nariz, tiragem intercostal, respiração paradoxal.
- Fala entrecortada.
- Alterações do nível de consciência.
- Sudorese, taquicardia.

As Tabelas 14.1 e 14.2 mostram os principais sinais e sintomas relacionados com hipoxemia e hipercapnia.

Tabela 14.1 Achados Clínicos Relacionados com Hipoxemia Aguda
Diaforese e palidez (vasoconstrição periférica)
Ansiedade e agitação
Taquicardia e arritmias
Confusão mental e rebaixamento do nível de consciência
Convulsões
Hipotensão ou hipertensão
Fase avançada: cianose, bradicardia, depressão miocárdica e choque
Redução da saturação periférica de oxigênio

Tabela 14.2 Achados Clínicos Relacionados com Hipercapnia Aguda	
Hipercapnia leve a moderada ou insidiosa (70-75 mmHg)	Dores de cabeça, ansiedade, dispneia discreta, sonolência
Hipercapnia Grave (> 80mmHg) ou de instalação súbita	Alterações importantes no sensório: paranoia, depressão, *delirium*, confusão mental, coma. Podem estar presentes ao exame *asterixis*, *mioclonus*, convulsões e papiledema
OBS: Pacientes retentores crônicos de CO_2 podem permanecer assintomáticos até níveis de PCO_2 tão altos quanto 90-100 mmHg	

2° passo – Manejo inicial do paciente em IRpA

Todo paciente com suspeita de insuficiência respiratória aguda deve ser avaliado rapidamente e a avaliação inicial deve obedecer aos princípios do atendimento ao paciente crítico:

- Monitoração multiparamétrica (ECG contínuo, oximetria e pressão arterial não invasiva).
- Garantir oxigenação e ventilação pulmonar. Neste momento, devem-se identificar as indicações imediatas de intubação orotraqueal (Tabela 14.3); caso não seja necessário, oferecer oxigenoterapia objetivando saturação periférica de oxigênio de no mínimo 90% (não ultrapassar 92% em pacientes com DPOC).
- Obtenção de acesso venoso periférico para coleta de exames laboratoriais e administração de medicações e fluidos, caso necessário; manter níveis adequados de hemoglobina.
- Após a estabilização inicial: história clínica e exame físico direcionados. Atenção para antecedentes pessoais, medicações em uso, sintomas associados, exposições relevantes.
- Coleta de gasometria arterial se possível em ar ambiente (auxilia na classificação da IRpA, sugere etiologia e determina o suporte ventilatório necessário) e exames laboratoriais gerais conforme a indicação clínica.
- Solicitação de exame de imagem conforme necessidade (USG de tórax, Rx de tórax, TC de tórax com ou sem contraste).

Tabela 14.3
Indicações de Intubação Orotraqueal (IOT)
Critérios de IOT imediata: • Parada cardiorrespiratória (PCR) ou iminência de PCR   • IRpA com instabilidade hemodinâmica, arritmias graves, síndrome coronariana aguda   • Rebaixamento do nível de consciência com impossibilidade de proteção das vias aéreas
Falência respiratória: • Hipoxemia refratária às medidas iniciais e/ou contraindicação à VNI   • Falência à VNI   • Trabalho respiratório excessivo e sinais de fadiga respiratória (respiração abdominal paradoxal)
Falência ventilatória: • Redução do *drive* respiratório   • Doença neuromuscular com capacidade vital menor que 15 mL/kg de peso ou pressão inspiratória máxima menor que 30 cmH_2O • Anormalidades mecânicas/traumáticas da parede torácica

3° passo – Classificação da IRpA utilizando o gradiente alveoloarterial de O_2

Um passo inicial importante na condução do paciente com IRpA é a classificação da IRpA, pois auxilia na investigação etiológica e no tratamento proposto.

A classificação é feita basicamente por meio da gasometria arterial, porém dados da história clínica, os antecedentes pessoais e o exame físico podem auxiliar na classificação.

Para ajudar na definição etiológica da IRpA pode-se utilizar o cálculo do gradiente alveoloarterial (A-a) de oxigênio. É importante lembrar que o gradiente A-a de O_2 depende da FiO_2, da pressão atmosférica, da pressão de vapor d'água devida a umidifacação do ar inspirado, da idade do paciente e do quociente respiratório. Para pacientes sem doença pulmonar de base, em ar ambiente e em nível do mar pode-se aproximar o G (A-a) de O_2 segundo a fórmula abaixo:

$$\text{Gradiente } (A - a) = 130 - (PaO_2 + PaCO_2)$$

Considera-se um G(A-a) de O_2 normal < 20 mmHg. A interpretação desse resultado é a de que a hipoxemia é proporcional ao grau de hipoventilação alveolar, ou seja, não há problema na área de troca ou distúrbio V/Q. O problema é queda no volume minuto alveolar; já um G(A-a) aumentado (> 20 mmHg), independentemente da presença ou não de acidose respiratória, sugere que o oxigênio presente nos alvéolos não está sendo absorvido como deveria, sendo a hipoxemia causada portanto, por algum distúrbio V/Q, problema difusivo e/ou por algum desequilíbrio tissular de oferta/consumo.

- IRpA tipo I – hipoxêmica [G(A-a) de O_2 aumentado].
- IRpA tipo II – hipercápnica [G(A-a) normal].
- IRpA tipo III – mista [G(A-a) aumentado com acidose respiratória].

4° passo – Investigação das possíveis etiologias

Uma vez classificada a IRpA (tipos I, II ou III), duas etapas subsequentes são fundamentais. Fornecer o suporte ventilatório adequado e tratar a causa etiológica para a reversão da IRpA-a (Tabelas 14.4 a 14.6).

Tabela 14.4
Principais Causas da IRpA Tipo I (Hipoxêmica)

Distúrbio V/Q	Edema agudo de pulmão
	ICC descompensada
	Pneumonia
	Síndrome do desconforto respiratório agudo
	Hemorragia alveolar
	TEP agudo
Shunt	Forame oval patente
	Síndrome hepatopulmonar
Difusão	Doenças intersticiais pulmonares
	Pacientes resgatados em ambientes de incêndio
	Enfisema pulmonar
	Hipertensão pulmonar descompensada

Tabela 14.5
Principais Causas da IRpA Tipo II (Hipercápnica)

SNC	Tumores cerebrais
	AVE extenso
	Infecções do SNC
	Intoxicações exógenas com RNC (opioides, benzodiazepínicos)
Doenças neuromusculares	Miastenia *gravis*
	Síndrome de Guillain-Barré

Tabela 14.6
Principais Causas da IRpA Tipo III (Mista)

DPOC exacerbado	
Acometimento neuromuscular associado a distúrbio V/Q	Pneumonite aspirativa
IRpA tipo I + fadiga muscular (acidose respiratória)	

5° passo – Suporte ventilatório guiado pela classificação da IRpA

Como exposto acima, são dois pilares que sustentam o tratamento da IRpA. Tratar a doença de base (antibiótico para broncopneumonia por exemplo) e fornecer o suporte ventilatório adequado respeitando a segurança do paciente. Para o tratamento da IRpA hipoxêmica, a base do suporte ventilatório é a oxigenoterapia. Trazemos na tabela 14.7 os principais dispositivos de oxigênio suplementar.

A ventilação mecânica não invasiva é uma ferramenta importante no tratamento da IRpA no departamento de emergência, uma vez que se mostrou com grande significância clínica e estatística redução na morbimortalidade hospitalar, principalmente na descompensação aguda do DPOC e no edema agudo de pulmão cardiogênico.

Nos casos da IRpA hipoxêmica, o CPAP pode ser utilizado respeitando a segurança do paciente. Como não há necessidade de "lavar CO_2" nesses casos (não há acidose respiratória), apenas a pressão positiva pode melhorar a área de troca e a hemodinâmica.

Nos casos de IRpA tipos II e III, o BIPAP é mandatório pois há acidose respiratória associada. O delta de pressão inspiratório aumenta o volume corrente determinando aumento da ventilação alveolar e, consequentemente, reduzindo a $PACO_2$ e aumentando o pH.

Tabela 14.7
Dispositivos de Oxigenoterapia Suplementar

Dispositivo	FiO$_2$ (aproximada)	Fluxo de O$_2$ (L/min)
Cateter nasal (cada aumento de litro de fluxo aumenta a FiO$_2$ em aproximadamente 3-4%)	0,21-0,24	1
	0,24-0,28	2
	0,28-0,32	3
	0,32-0,36	4
	0,36-0,40	5
Máscara de Venturi (a FiO$_2$ e o fluxo necessário estão em cada dispositivo)	0,24	2-3
	0,28	4-6
	0,35	8-12
	0,40	10-15
	0,60	15
Máscara facial simples	0,40-0,60	5-10
Máscara facial de alto fluxo não reinalante	0,60-0,90	15

Uma consideração fundamental é a de que, em caso de contraindicação ao uso da VNI ou em caso de falência respiratória durante o uso da mesma, a instituição do suporte ventilatório invasivo não deve ser postergada pela segurança do paciente. Quanto menor a reserva clínica do paciente maior a chance de evento adverso durante o procedimento da intubação orotraqueal.

A Tabela 14.8 traz os principais modos de VNI para cada indicação. A Tabela 14.9 apresenta outras indicações potencialmente benéficas, as contraindicações e os parâmetros iniciais possíveis na prescrição da VNI.

Tabela 14.8
Principais Indicações de VNI e Principais Modos Utilizados

Indicação	Modo ventilatório
Exacerbação de DPOC	BiPAP (*bilevel positive airway pressure*) – com o objetivo de aumentar o volume corrente
EAP* cardiogênico	CPAP (*continuous positive airway pressure*) – com o objetivo de aumentar a superfície de troca e melhorar a hemodinâmica

*Edema agudo de pulmão

Tabela 14.9
Outras Indicações de VNI, Contraindicações e Parâmetros Iniciais

Indicação:	• Pacientes com acidose leve à moderada • Desconforto respiratório leve a moderado e FR > 25
Contraindicações:	• Rebaixamento do nível de consciência • Trauma cranioencefálico • Trauma torácico grave • Lesão de via aérea alta • Ausência de proteção de vias aéreas • Dificuldade no acoplamento da interface máscara-paciente • Hipersecretividade de vias aéreas • Vômitos incoercíveis • Instabilidade hemodinâmica • SDRA com $PaO_2/FiO_2 < 200$ • Desconforto respiratório severo • Sinais de falência respiratória: respiração paradoxal abdominal; uso acentuado da musculatura acessória • Falência de VD

Continua...

Tabela 14.9 *(continuação)* Outras Indicações de VNI, Contraindicações e Parâmetros Iniciais	
Parâmetros iniciais:	BiPAP: EPAP 4-6 cmH_2O / IPAP: 10-15 cmH_2O (visando Vt: 6-8 mL/kg)
	CPAP: 10 cmH_2O
	Obs. 1: Os parâmetros devem ser ajustados conforme a etiologia da IRpA. Não é proibitivo o uso do BiPAP na IRpA hipoxêmica. Atentar para não colocar um delta de pressão inspiratória alto (não há acidose respiratória e existe o risco da ventilação lesiva/ barotrauma)
	Obs. 2: Idealmente devem-se iniciar parâmetros mais baixos e ir titulando, visando melhorar os parâmetros clínicos objetivos como alívio da hipoxemia, volume corrente adequado e redução do esforço respiratório, além do conforto
	Obs. 3: Não postergar a IOT em caso de piora clínica durante o uso da VNI (30-120 min)

O principal é saber que a VNI pode e deve ser utilizada como trial inicial na maioria dos casos de IRpA, mas sempre respeitar as contraindicações e monitorar a eficácia do suporte ventilatório

Caso seja indicado (Tabela 14.1), ou na falência da VNI, a IOT é utilizada. Os objetivos da ventilação mecânica são: melhorar a hipoxemia, ventilar (melhorar a acidose respiratória) e não lesar o pulmão e o diafragma, principal músculo respiratório (Tabela 14.10).

Tabela 14.10 Objetivos da Ventilação Mecânica, Principais Ajustes e Metas		
Objetivos	*Ajustes*	*Metas*
Troca gasosa	PEEP	Sat > 92% com FiO_2 < 0,6
	FiO_2	
Ventilação	VA = FR x (Vt-Vd)	pH > 7,2 e $PaCO_2$ < 55 mmHg
Descanso	Evitar assincronias	Reduzir o trabalho respiratório
Ventilação não lesiva	Vt	≈ 6 mL/kg de peso ideal
	PPlatô	< 30-35 cmH_2O
	Driving pressure (PPlatô – PEEP)	< 14 cmH_2O
	Relação PEEP/FiO_2	Sat > 92% com FiO_2 < 0,6

Para melhora da hipoxemia, os principais ajustes realizados no ventilador mecânico são, basicamente, aumento da FiO_2 (para aumentar a concentração alveolar de oxigênio) e aumento da PEEP (para aumentar a superfície de troca gasosa reduzindo as áreas de *shunt*).

Para melhora da ventilação deve-se respeitar a equação do volume minuto alveolar (VA = FR×(Vt-Vd); onde VA é o volume minuto alveolar, FR a frequência respiratória, Vt o volume corrente e Vd o volume de espaço morto). Os botões do ventilador a serem manipulados para melhora da ventilação dependerão do modo ventilatório escolhido.

Além da melhora na troca gasosa devemos respeitar os parâmetros da ventilação protetora. Evitar volume corrente acima de 8 mL/kg de peso ideal; manter pressão de platô menor do que 35 cmH_2O; evitar *driving pressure* (PPlatô – PEEP) maior do que 13; relação $PEEP/FiO_2$ para uma saturação maior do que 92% com FiO_2 menor do que 60% e evitar assincronias são estratégias importantes para prevenir a ventilação lesiva.

Diretrizes específicas sobre ventilação mecânica não invasiva e invasiva serão revistas em capítulos específicos. Um resumo do suporte ventilatório na IRpA pode ser revisto nos Algoritmos 1 e 2.

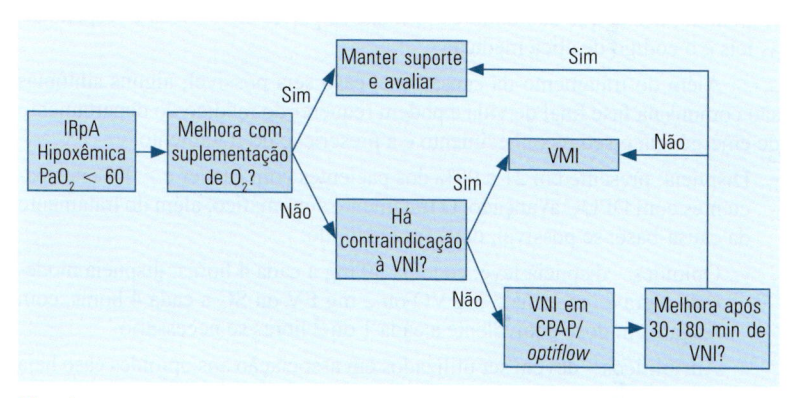

Algoritmo 1 – *Resumo do suporte ventilatório na IRpA hipoxêmica.*

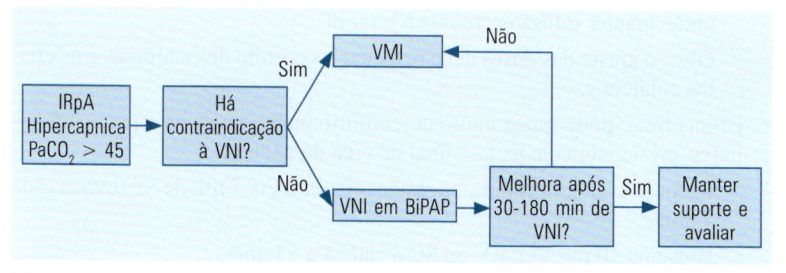

Algoritmo 2 – *Resumo do suporte ventilatório na IRpA hipercápnica.*

■▶ Curiosidades

IRpA nos paciente em terminalidade

Com o aumento da expectativa de vida, a melhora no diagnóstico precoce e o tratamentos das doenças crônicas, o número de pacientes idosos e, por consequência, pacientes com neoplasias e doenças crônicas em fase de fim de vida têm aumentado vertiginosamente. Na descompensação respiratória aguda é possível que a terapia que reverte a causa-base da IRpA pode estar esgotada. Nesses casos, o controle dos sintomas deve ser o foco principal do tratamento. "Não há mais nada o que fazer" é uma frase que aumenta muito a angústia e a solidão do paciente e dos familiares em momento tão importante da vida dessas pessoas. Há muito o que fazer, mas talvez não para reverter a causa da IRpA

Cuidados paliativos não são excludentes e devem andar paralelamente às terapias disponíveis para auxílio do tratamento da causa-base.

Ponto fundamental. Os valores, as crenças e as vontades do paciente e da família devem ser sempre acessados e respeitados para que a equipe de saúde possa saber quais recursos serão empregados e o tratamento deve ser personalizado. Procedimentos invasivos como intubação orotraqueal podem não ser proporcionais para algumas pessoas em fase de fim de vida e isso deve ser respeitado, desde que acordado entre todas as partes envolvidas e respeitadas as leis e o código de ética médica.

Além do tratamento da causa-base, caso seja possível, alguns sintomas são comuns na fase final de vida e podem requerer do médico do departamento de emergência o seu reconhecimento e a prescrição do tratamento:

- Dispneia: presente em 21 a 90% dos pacientes com câncer e > 90% nos pacientes com DPOC avançado. O tratamento sintomático, além do tratamento da causa-base, se possível, deve ser instituído:
  - ○ Opioides – dispneia leve: codeína 30 mg a cada 4 horas; dispneia moderada a grave: morfina 5 mg VO ou 2 mg EV ou SC a cada 4 horas, com resgate em dose equivalente a cada 1 ou 2 horas se necessário.
  - ○ Ansiolíticos – devem ser utilizados em associação aos opioides caso haja refratariedade do quadro. Lorazepam 0,5 a 1 mg VO a cada hora até o controle da dispneia e, então, doses de manutenção a cada 4 a 6 horas ou midazolam 0,5 mg EV a cada 15 minutos até o controle da dispneia, então manter infusão contínua EV ou SC.

  Obs.: o ajuste das doses deve respeitar o controle dos sintomas e os efeitos colaterais.

- Broncorreia: pode trazer muito desconforto para o paciente e para os familiares, principalmente na fase final de vida do paciente.
  - ○ Inalação com ipratrópio – sugestão: 40 gotas em 5 mL de SF 0,9% a cada 4 horas.
  - ○ Hioscina 10 mg VO, EV ou SC a cada 4 a 6 horas.
  - ○ Atropina colírio aplicado na mucosa jugal – 2 gotas a cada 6 a 12 horas.

USG point of care na IRpA

Com o avançar da tecnologia e da disseminação do USG *point of care* nas salas de emergência, o médico que tem acesso ao ultrassom deve estar familiarizado com esse instrumento que pode auxiliar no diagnóstico e na monitoração da IRpA.

Ultrassonografia de tórax: identificar a presença de pneumotórax; identificar a presença de derrame pleural; identificar a presença de consolidações; avaliar a aeração pulmonar normal ou identificar anormalidades alveolares/intersticiais (linhas A sugerem aeração normal, linhas B sugerem anormalidade intersticial/alveolar).

Ultrassonografia vascular: pode evidenciar trombose venosa profunda em um paciente com suspeita de TEP.

Ecocardiograma básico: pode auxiliar na avaliação do choque, da função cardíaca e em parâmetros que auxiliam a avaliação da fluidorresponsividade.

Armadilhas encontradas na IRpA

1. A meta-hemoglobinemia e a intoxicação por monóxido de carbono podem causar insuficiência respiratória aguda Saturação Periférica de O_2 (SpO_2) normal (Tabelas 14.11e 14.12).
2. Causas PaO_2 baixa na gasometria arterial, sem quadro de IRpA.

Tabela 14.11 Meta-hemoglobinemia Adquirida	
Quando suspeitar	Cianose de extremidades + SaO_2 normal; alteração da coloração do sangue (vermelho muito escuro, amarronzado ou azulado); início súbito após uso de medicação que induz formação de meta-hemoglobina
Fisiopatologia	Aumento do percentual de meta-hemoglobina circulante (Hb com Fe^{3+}). Ocorre hipóxia tecidual por alta afinidade da meta-hemoglobina ao oxigênio, com desvio da curva de dissociação da hemoglobina para esquerda
Clínica	Palidez, cianose (cor cinza ou azul), vertigens, cefaleia, dispneia, convulsões, desconforto respiratório, coma
Medicações indutoras de meta-hemoglobina	Dapsona, clofazimina, cloroquina, anestésicos locais (lidocaína, prilocaína, benzocaína), metoclopramida, nitroglicerina, fenazopiridina, rasburicase
Substâncias químicas indutoras de meta-hemoglobina	Anilina, derivados de benzeno, naftalina, paraquat, peróxido de hidrogênio
Condições hereditárias	Deficiência de citocromo b5 redutase Hemoglobinopatia M

Continua ...

Tabela 14.11 *(continuação)* Meta-hemoglobinemia Adquirida	
Diagnóstico	Co-oximetria (absorbância na faixa de 631 nm) -> pode ter falso-positivos, pois registra a presença de outros pigmentos (sufo-hemoglobina, azul de metileno) Quantificação da meta-hemoglobina sérica pelo método de Evelyn-Malloy
Tratamento	• Nos pacientes assintomáticos, com níveis de meta-hemoglobina < 20%, apenas descontinuar a medicação causadora/substância química • Nos pacientes sintomáticos: azul de metileno 1-2 mg/kg, EV, em 5 minutos. Contraindicado em portadores de deficiência de G6PD • Nos pacientes sintomáticos, com deficiência de G6PD: ácido ascórbico, 300-1.000 mg/dia, por via oral

Tabela 14.12 Intoxicação por Monóxido de Carbono (CO)	
Quando suspeitar	Sintomas neurológicos inespecíficos (tontura, sonolência, turvação visual) + exposição de risco (sistemas de aquecimento defeituosos; exposição prolongada a automóveis operando em ambientes fechados; aquecedores alimentados com combustíveis)
Fisiopatologia	Ligação de alta afinidade do CO ao grupo heme (afinidade 240x superior à do oxigênio)
Clínica	Além dos sintomas neurológicos inespecíficos, pode ocorrer isquemia cardíaca, convulsões e coma. Ao exame, pode estar presente o achado de lábios em cor "vermelho cereja".
Diagnóstico	• Co-oximetria. A oximetria convencional não consegue distinguir a oxi-hemoglobina da COHb e a PaO_2 aferida pela gasometria arterial reflete o O_2 dissolvido no sangue, não sofrendo interferência do CO • Solicitar sempre gasometria arterial (avaliar pH), ECG e marcadores de necrose miocárdica • Considerar dosagem de cianeto sérico nos pacientes expostos a fumaça (afastar intoxicação por cianeto)

Continua...

Tabela 14.12 *(continuação)* Intoxicação por Monóxido de Carbono (CO)	

Tratamento	• Etapa fundamental: afastar o indivíduo da exposição ao CO
	• Garantir via aérea
	• Ventilação com O_2 suplementar a 100% independentemente da saturação ou PaO_2 da gasometria arterial na suspeita de intoxicação por CO
	• Indicações de oxigenoterapia hiperbárica:
	   ○ Nível de CO-Hb > 25% (> 20% em gestantes)
	   ○ Perda de consciência
	   ○ Acidose metabólica Severa (pH < 7,10)
	   ○ Evidência de isquemia de órgão-alvo (alterações do ECG; dor torácica; alteração do nível de consciência)

Síndrome Neuropsiquiátrica Tardia	• Em até 40% dos pacientes com exposição significativa ao CO, pode ocorrer sequela neurológica tardia, geralmente dentro dos primeiros 20 dias após o evento. Está mais presente nos indivíduos que rebaixam o nível de consciência durante a intoxicação. A síndrome se caracteriza por déficit cognitivo, desordens do movimento e alterações de personalidade. O uso de oxigenoterapia hiperbárica pode ser benéfico em reduzir sua incidência.

Alterações gasométricas em paciente com clínica discordante: deve-se, sempre, checar se a técnica de coleta/armazenamento/análise da gasometria arterial foi realizada corretamente. Outras situações que podem reduzir a PaO_2 em um paciente sem IRpA são leucocitose (> 10^5) e plaquetose (> 10^6).

● LEITURA SUGERIDA

3. Azevedo LCP, Taniguchi LU, Ladeira J P. Medicina intensiva: abordagem prática. 3ª edição. Manole: Barueri; 2017.

4. Carvalho CRR, Ferreira JC, Costa ELV. Ventilação Mecânica – Princípios e Aplicação. 1ª edição. Ed Atheneu; 2015.

5. Carvalho CRR. Fisiologia Respiratória. Série Fisiopatologia Clínica 3. Atheneu; 2005.

6. Diretrizes brasileiras de ventilação mecânica – 2013. Realização: AMIB e SBPT; 2013.

7. Dudgeon D, Shadd J. Assesment and management of dyspnea in palliative care. In: UpToDate. 2017. Disponível em: https://www.uptodate.com/contents/assessment-and-management-of-dyspnea-in-palliative-care?-source=search_result&search=Assesment%20and%20management%20of%20dyspnea%20in%20palliative%20care&selectedTitle=1~150. Acesso em: 01/11/2017.

8. Huggins JT, Mayo P. Indications for bedside ultrasonography in the critically-ill adult patient. In: UpToDate. 2017. Disponível em: https://www.uptodate.com/contents/indications-for-bedside-ultrasonography--in-the-critically-ill-adult-patient?source=search_result&search=Indications%20for%20bedside%20ultrasonography%20in%20the%20critically-ill%20adult%20patient.&selectedTitle=1~150. Acesso em: 01/11/2017.

9. Prchal JT. Clinical features, diagnosis, and treatment of methemoglobinemia. In: UpToDate. 2017. Disponível em: https://www.uptodate.com/contents/clinical-features-diagnosis-and-treatment-of-methemoglobinemia?source=search_result&search=clinical%20features%20metahemoglobinemia&selectedTitle=1~150. Acesso em: 01/11/2017.

10. Thompson BT, Chambers RC, Liu KD. Acute Respiratory Distress Syndrome. N Engl J Med. 2017;377:562-72.

Capítulo 15

Ventilação Mecânica Não Invasiva

Jade Zezzi Martins do Nascimento
Marcelo Lopes
André Luiz Dresler Hovnanian

■ INTRODUÇÃO

A ventilação não invasiva (VNI) consiste em modalidade de suporte ventilatório caracterizada pela aplicação de pressão positiva nas vias aéreas por meio de uma interface sem a necessidade de um tubo traqueal.

Ao longo das últimas duas décadas, seu uso vem aumentando em pacientes críticos. Além de garantir a estabilização clínica mais precoce, diminuindo a necessidade de intubação orotraqueal (IOT) e ventilação mecânica invasiva (VM), em alguns contextos de insuficiência respiratória aguda (IRpA), a VNI é capaz de reduzir tempo de internação, custos e morbimortalidade.

É o caso da exacerbação de doença pulmonar obstrutiva crônica (DPOC), do edema agudo de pulmão (EAP) cardiogênico, do paciente imunossuprimido com IRpA, além do desmame de pacientes com DPOC da VM. Nestas situações, o uso da VNI alcançou nível A de evidência. Em outros cenários clínicos cotidianos, no entanto, a VNI ainda carece de mais estudos, de modo que, atualmente, sua aplicação é entendida como emergente. São elas: a síndrome do desconforto respiratório agudo (SDRA), a crise de asma, o pós-operatório de cirurgia torácica e abdominal, a pneumonia adquirida na comunidade (PAC), a síndrome de hipoventilação do obeso e a paliação de dispneia.

Seja qual for a situação, devemos ter claro que a VNI é uma terapêutica que deve ser iniciada precocemente e reavaliada periodicamente em curto intervalo de tempo. Jamais deixe de reconhecer sinais de falha de VNI e retarde a intubação orotraqueal/instituição de VM.

■❙ Aspectos Teóricos

A aplicação de pressão no tórax através das vias aéreas resulta em uma série de modificações na mecânica pulmonar e na interação cardiopulmonar conforme discrimina a Figura 15.1. O conhecimento desses efeitos é de grande utilidade para a compreensão dos benefícios da VNI.

■❙ Aspectos Práticos

Indicações para o uso de VNI

A apresentação clínica do paciente é bastante importante para a tomada de decisão acerca do uso da VNI. Conjuntamente à análise gasométrica, o exame físico da musculatura respiratória é determinante na escolha do método (Tabela 15.1). Idealmente, a presença de doenças conhecidamente com evidência para uso da VNI auxilia no seu emprego.

Contraindicações para o uso de VNI

Deve-se estar atento à presença de eventuais contraindicações antes do uso da VNI. As absolutas devem ser entendidas como indicações para IOT e VM; quanto às relativas, deve-se avaliar o contexto do paciente individualmente (Tabela 15.2).

Interfaces

A interface, representada, em geral, por uma máscara, é o dispositivo que conecta o ventilador ao paciente e caracteriza a VNI. Há uma grande variedade de máscaras disponíveis (Figura 15.2) bem como vantagens e desvantagens de cada uma (Tabela 15.3). Para situações de IRpA, recomenda-se a utilização, como primeira escolha, das máscaras oronasal ou *total face*.

Tabela 15.1 Indicações Clínicas para o Uso de VNI	
Beira-leito	**Gasometria**

Dispneia leve a moderada
Taquipneia:
   > 24 ipm em obstrutivos
   > 30 ipm em restritivos
Sinais de aumento do trabalho
muscular: uso de musculatura
acessória/respiração paradoxal
	Insuficiência respiratória
	hipercápnica:
	   $paCO_2$ > 50 mmHg
	   pH < 7,15
	Insuficiência respiratória
	hipoxêmica:
	   P/F < 200
	   paO_2 < 60 mmHg apesar de
	FiO_2 alta

FiO_2: fração inspirada de O_2; ipm: incursões por minuto; $paCO_2$: pressão arterial de CO_2; paO_2: pressão arterial de O_2; P/F: relação paO_2/FiO_2.

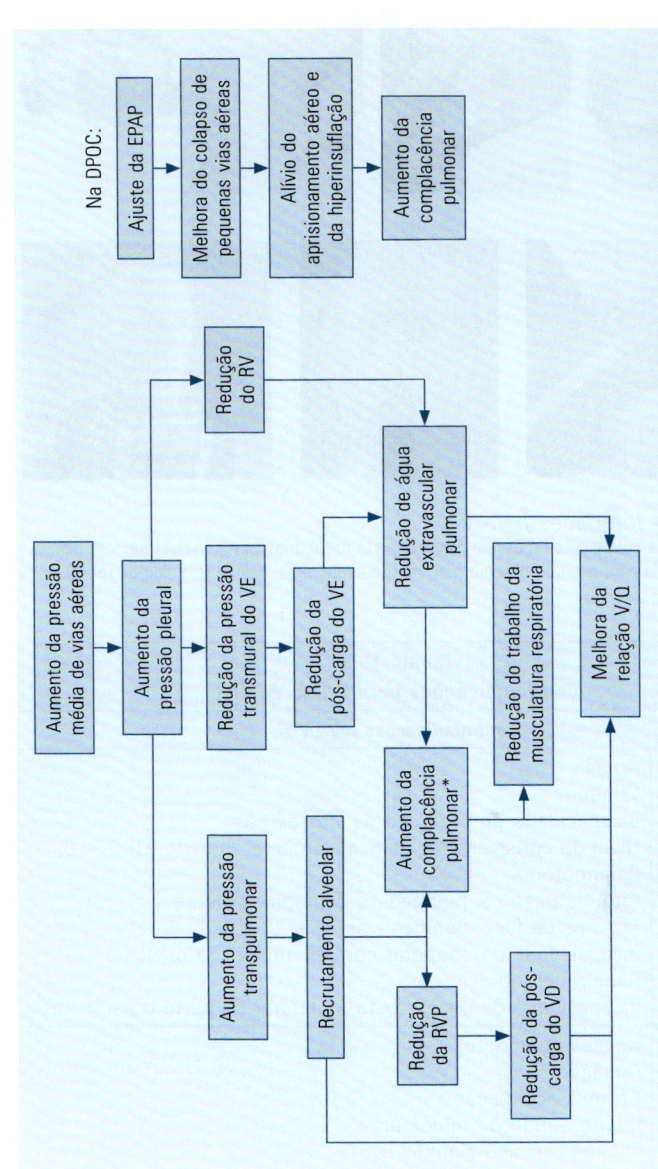

EPAP: pressão positiva expiratória; RV: retorno venoso; RVP: resistência vascular pulmonar; VD: ventrículo direito; VE: ventrículo esquerdo; V/Q: ventilação/perfusão. Obs.: 1. Pressão transpulmonar = pressão alveolar – pressão pleural; 2. pressão transmural do VE = pressão diastólica final – pressão pleural; 3. Na DPOC, particularmente no enfisema.

Figura 15.1 – *Mecanismos de atuação da VNI*

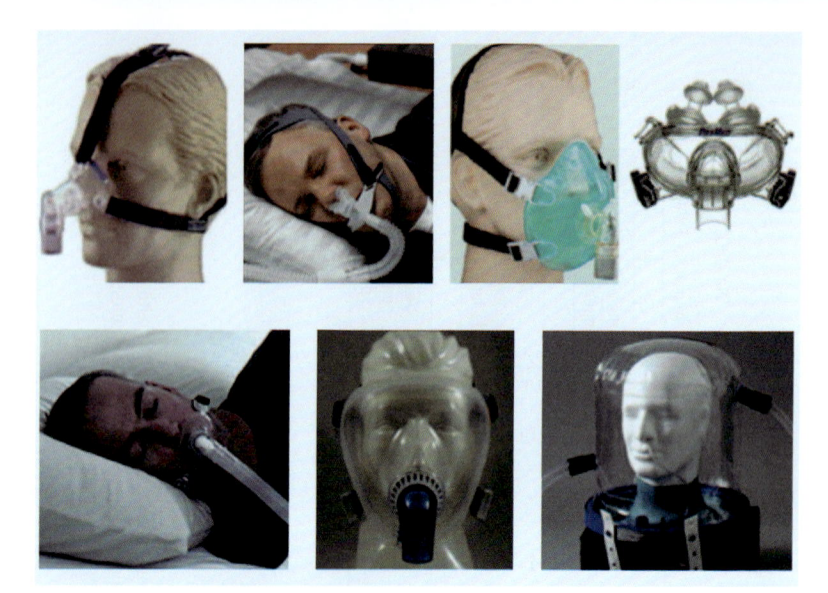

Figura 15.2 – *Interfaces para VNI.*
Acima (esquerda para direita): máscara nasal, suporte nasal, máscara oronasal, máscara híbrida.
Abaixo (esquerda para direita): máscara oral, máscara *total face*, *helmet* (extraído de ref. 3).

Tabela 15.2
Contraindicações para o Uso de VNI
Contraindicações para VNI

Absolutas	Apneia Choque Incapacidade de proteção de vias aéreas Nível de consciência significativamente alterado (GCS < 8) Pneumotórax Cirurgia gástrica, laríngea ou esofágica recente Fraturas de face significativas Incapacidade de cooperar com adaptação da máscara Rápida deterioração Incapacidade da equipe para monitorar de perto o paciente
Relativas	Náuseas e vômitos Agitação Arritmias cardíacas Infarto agudo do miocárdio Trauma torácico significativo

GCS: *Glasgow coma score*

Tabela 15.3
Vantagens e Desvantagens das Interfaces para VNI

Interface	Vantagens	Desvantagens
Nasal	Menor risco de aspiração Clearance de secreção mais fácil Menos claustrofobia Fala mais fácil	Vazamento pela boca Maior resistência Menos eficaz com obstrução nasal Irritação nasal e rinorreia
Oronasal	Adapta e prende facilmente Melhor controle de vazamento oral Mais eficaz em respiradores bucais	Boca seca Maior risco de aspiração Dificuldade em falar, comer, clarear secreções Asfixia com mau funcionamento do ventilador
Oral	Menor espaço-morto Pode não precisar de cabresto	Menos efetiva para IRpA Vazamento nasal
Total face	Mais confortável para alguns pacientes Adaptação fácil Menos lesão cutânea	Não possibilita uso de terapia inalatória
Helmet	Mais confortável para alguns pacientes Adaptação fácil Menos lesão cutânea	Espaço-morto grande Redução de audição Mais assincronia Menor eficácia em reduzir trabalho muscular Não possibilita o uso de terapia inalatória

Tipos de VNI e ajustes iniciais

CPAP (*Continuous Positive Airway Pressure*). Nessa modalidade, o ventilador oferece apenas um nível de pressão contínua tanto na inspiração quanto na expiração. Recomenda-se iniciar com 5 cmH$_2$O e promover aumentos progressivos conforme acoplamento, sincronia e conforto do paciente. Alvo de volume corrente de 7 a 10 mL/kg de peso ideal. Observar a redução da frequência respiratória.

BPAP (*Bilevel Positive Airway Pressure*). Nessa modalidade, o ventilador dispensa dois níveis de pressão: um maior, na inspiração (IPAP), e outro menor na expiração (EPAP). A diferença entre os dois níveis de pressão é a pressão de suporte. Em geral, recomenda-se o uso de valores de EPAP fisiológicos, ou seja, em torno de 5 cmH$_2$O e valores de IPAP suficientes para gerar volume corrente de de 7 a 10 mL/kg de peso ideal. Para a ventilação de pacientes com EAP e DPOC, podem ser necessários valores maiores de EPAP.

Reavaliação

Permanecer à beira-leito, durante a aplicação da VNI, é fundamental, seja para fazer ajustes no ventilador de acordo com as mudanças clínicas e gasométricas, seja para identificar a presença de falha da VNI – indicação formal de IOT (Tabela 15.4).

■■) Cenários Clínicos para Uso de VNI

Exacerbação aguda de DPOC

A exacerbação aguda da DPOC é a situação com maior número de estudos e, por conseguinte, maior nível de evidência para uso da VNI. Revisão sistemática da Cochrane, incluindo 14 estudos randomizados e controlados, aponta expressiva redução da necessidade de IOT e redução significativa da mortalidade com número necessário para tratar (NNT) de 10 quando do uso de VNI nesse contexto. Ademais, também se observa redução de desfechos clínicos importantes: complicações da doença, número de dias de internação hospitalar e taxas de falência de tratamento.

Indica-se a VNI (grau 1A de recomendação) nos pacientes com exacerbação aguda grave da doença, identificada pela acidose gasométrica (pH arterial < 7,3). Em situações de exacerbação leve a moderada, pode-se também utilizar VNI para o tratamento.

O BPAP é a modalidade de escolha.

Os mecanismos envolvidos na melhora da exacerbação da DPOC estão representados na Figura 15.1.

Edema agudo de pulmão cardiogênico

O tratamento do EAP cardiogênico com VNI também encontra bastante respaldo da literatura. Outro estudo da Cochrane, com mais de 1.000 pacientes,

Tabela 15.4 Preditores de Falha de VNI	
Insuficiência respiratória hipoxêmica	**Insuficiência respiratória hipercápnica**
Ausência ou melhora mínima de P/F após 1-2 horas	Ausência de melhora no pH após 1-2 horas
Idade > 40 anos	Ausência de queda de FR após 1-2 horas
SDRA	
Pneumonia/sepse	Falta de cooperação do paciente
DMOS	

DMOS: disfunção de múltiplos órgãos e sistemas.

mostrou redução significativa da mortalidade (NNT 13) e da necessidade por IOT (NNT 8) quando a VNI foi comparada com a terapia-padrão.

A VNI é a primeira estratégia de suporte ventilatório nos pacientes com EAP cardiogênico – desde que não seja secundário à síndrome coronária aguda com necessidade de avaliação hemodinâmica de urgência ou na vigência de outras contraindicações formais.

Quanto à escolha entre CPAP e BPAP, metanálise com sete estudos não identificou diferença entre as duas modalidades.

Os mecanismos envolvidos na melhora do EAP estão representados na Figura 15.1.

Imunossupressão

Pacientes imunossuprimidos com IRpA submetidos a VNI apresentam menor mortalidade e menor necessidade de IOT. A VNI é o método de escolha para o suporte de pacientes com IRpA leve a moderado.

O BPAP é a modalidade de escolha nesses pacientes.

O atraso no início da VNI nesta população está associado a maior incidência de falha, da mesma forma que FR elevada durante o uso, diagnóstico de SDRA, uso de droga vasoativa e necessidade de terapia de substituição renal. A incorreta identificação de falha, levando ao retardo na instituição de VM, associa-se a maior mortalidade.

Desmame de ventilação mecânica

A aplicação de VNI após extubação tem como objetivo reduzir o tempo de VM e prevenir falha de extubação. Comparada com a VM, a VNI está associada a redução de mortalidade, menor incidência de pneumonia relacionada com VM, menor tempo de internação na UTI e no hospital, além diminuição do tempo de VM. Mas não são todos os contextos clínicos em que esses resultados aparecem: é, particularmente, a população de pacientes com DPOC a grande beneficiada nesse contexto.

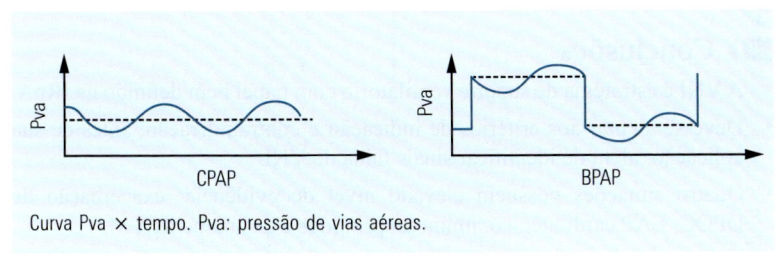

Curva Pva × tempo. Pva: pressão de vias aéreas.

Figura 15.3 – *Comparação entre CPAP e BPAP.*

Em pacientes portadores de doenças neuromusculares, um estudo mostrou que a extubação pode ocorrer diretamente para VNI no lugar de uma traqueostomia.

É importante salientar que, em dois estudos randomizados e controlados, os pacientes (não DPOC) que apresentaram falha de extubação, não se beneficiaram do uso de VNI como estratégia de resgate comparada com a estratégia-padrão de reintubação. Portanto, pacientes que apresentam falha de extubação devem ser reintubados, salvo se portadores de DPOC.

■■▶ Indicações Emergentes de VNI

Síndrome do desconforto respiratório agudo

O uso de VNI em pacientes que preenchem critérios para SDRA é controverso. Metanálises observaram desfecho positivo com uso de VNI nos pacientes com relação pO_2/FiO_2 alta. Por esse motivo, pode ser considerado o uso de VNI em pacientes com SDRA leve (pO_2/FiO_2 200-300) desde que o paciente não apresente choque ou acidose metabólica.

Exacerbação da asma

O uso de VNI na exacerbação de asma também é controverso por carência de estudos robustos. Sabe-se que o uso de VNI melhora a função pulmonar, diminui a necessidade de hospitalização e prolonga o intervalo livre de exacerbação, contudo sua aplicação nos asmáticos não demonstra impacto sobre a mortalidade.

Paliação de dispneia

Não existem estudos suficientes que indiquem o uso de VNI para pacientes em cuidados paliativos exclusivos. Os pacientes que se beneficiam são aqueles que apresentam exacerbação de DPOC ou EAP cardiogênico, indicações já bem estabelecidas na literatura. Alguns estudos recentes mostram benefício no alívio da dispneia em pacientes com neoplasias sólidas, para os quais se observou diminuição da necessidade do uso de morfina para conforto respiratório.

■▶ Conclusões

- A VNI é estratégia de suporte ventilatório com papel bem definido na IRpA.
- Deve-se atentar aos critérios de indicação e contraindicação, antes de sua aplicação, além de identificar sinais falha de VNI.
- Quatro situações possuem elevado nível de evidência: exacerbação de DPOC, EAP cardiogênico, imunossuprimidos e desmame da VM.
- Alguns cenários clínicos ainda carecem de maior evidência.

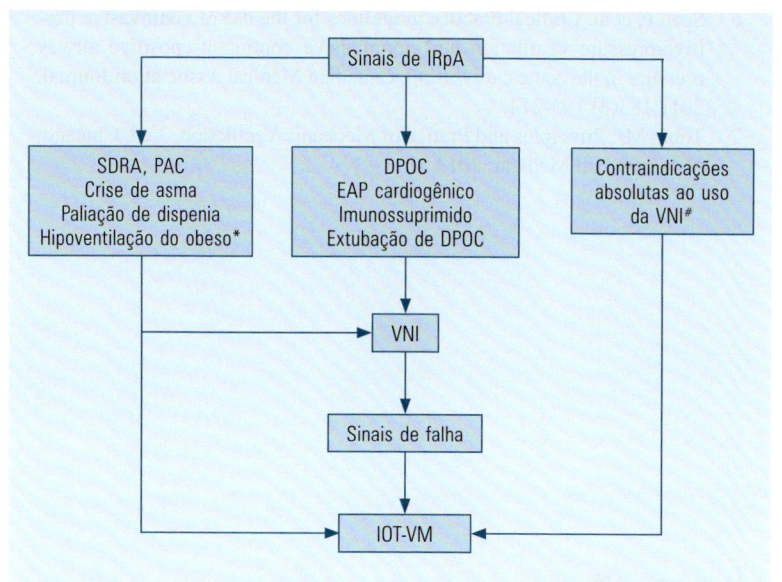

*Situações com evidência não definitivamente comprovada, considerar IOT-VM a depender da condição clínica; #Se contraindicações relativas, considerar VNI a depender da condição clínica.

Figura 15.4 – *Algoritmo de tomada de decisão.*

⬤ LEITURA SUGERIDA

1. Carvalho CRR, Carvalho JF, Costa ELV. Ventilação Mecânica: princípios e aplicação. Rio de Janeiro: Atheneu; 2015.

2. Chandra D, Stamm JA, Taylor B, Ramos RM, Satterwhite L, Krish- nan JA, et al. Outcomes of noninvasive ventilation for acute exacerbations of chronic obstructive pulmonary disease in the United States, 1998-2008. Am J Respir Crit Care Med. 2012;185(2):152-159.

3. Hess DR. Noninvasive Ventilation for Acute Respiratory Failure. Respir Care. 2013;58(6):950-972.

4. Nava S. Behind a Mask: Tricks, Pitfalls, and Prejudices for Noninvasive Ventilation. Respir Care. 2013;58(8):1367-76.

5. Ram FS, Lightowler JV, Wedzicha JA. Non-invasive positive pressure ventilation for treatment of respiratory failure due to exacerbations of chronic obstructive pulmonary disease. Cochrane Data-base Syst Rev. 2003;(1):CD004104. Update in: Cochrane Database Syst Rev 2004;(1):CD004104.

6. Sean P, et al. Clinical practice guidelines for the use of noninvasive positive-pressure ventilation and noninvasive continuous positive airway pressure in the acute care setting. Canadian Medical Association Journal. 2011;183(3):195-214.

7. Tobin MJ. Principles and Pratice of Mechanic Ventilation. 3.ed. Chicago: Mc Graw Hill Medical; 2013.

Capítulo 16

Intubação Orotraqueal e Sedação

Marcelle Sakamoto Kubo
Maíra Fernandes Gonçalves
Paulo Tierno

◼ INTRODUÇÃO

O médico residente frequentemente se depara com a necessidade de acessar a via aérea (VA) do paciente em situações de urgência e emergência. Na insuficiência respiratória aguda grave é necessária a rápida tomada de decisão para manter a ventilação e a oxigenação adequadas. Em caso de trauma, ressuscitação cardiopulmonar e rebaixamento de nível de consciência, considera-se que o paciente apresenta estômago cheio e por isso a técnica escolhida deve ser a indução em sequência rápida de intubação (SRI). O objetivo é realizar a intubação sob anestesia (analgesia, hipnose e bloqueio neuromuscular) de forma mais eficiente e menos traumática. É importante estar preparado para a via aérea difícil (VAD), situação que ocorre quando um profissional capacitado se depara com intubação e/ou ventilação difícil. Neste capítulo, além de discorrer sobre a técnica da intubação orotraqueal (IOT), serão apresentados métodos para prever o grau da dificuldade deste procedimento e como agir nesses casos.

■▶ Intubação Orotraqueal (Tabela 16.1)

Tabela 16.1 Indicações
Necessidade de via aérea definitiva
Pacientes submetidos a anestesia geral e que necessitam de controle de via aérea
Instabilidade hemodinâmica/fadiga muscular respiratória/parada cardíaca ou respiratória
Risco de aspiração em pacientes com falência de proteção de via aérea
Controle da pressão intracraniana (PIC)
Hematoma cervical em expansão/queimadura extensa ou inalação de fumaça
Pacientes graves que serão transportados

■▶ Avaliação da Via Aérea (Tabela 16.2)

É essencial a avaliação da história clínica do paciente e o exame físico da VA antes de seguir com a IOT, a fim de prever a dificuldade do procedimento. Uma vez identificada a VAD, deve-se avaliar a probabilidade no manejo da mesma quanto à dificuldade de ventilação, intubação e colaboração do paciente. Assim, é necessário considerar:

1. Intubação acordado × intubação após indução;
2. Ventilação não invasiva × ventilação invasiva;
3. Preservar a ventilação espontânea × abolir a ventilação espontânea.

Tabela 16.2 Avaliação da Via Aérea Difícil ("LEMON")
*L*ook externaly (pescoço curto, obesidade cervical, fácies anormal, prótese dentária)
*E*valuate: regra 3-3-2 Exame físico: extensão do pescoço < 35°, distância dos interincisivos < 3,5 cm, distância tireomentoniana < 6,5 cm, distância esternomentoniana < 12,5 cm
*M*allampatti (maior ou igual a III – Figura 16.1)
*O*bstrução da via aérea (epiglotite, abscesso peritonsilar, trauma cervical)
*N*eck (mobilidade cervical diminuída)

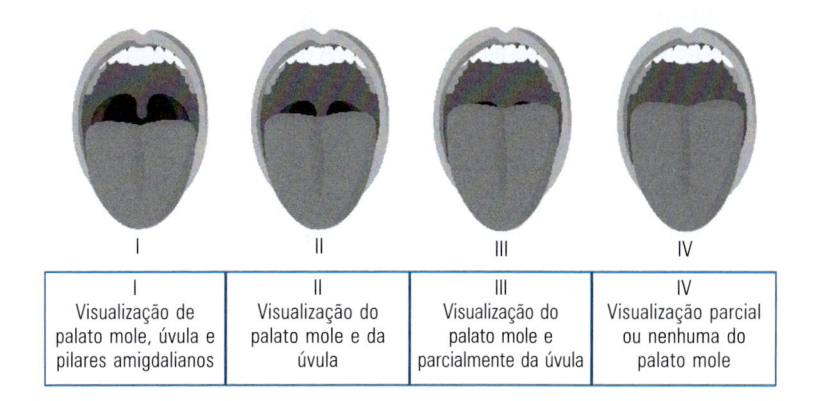

I	II	III	IV
I Visualização de palato mole, úvula e pilares amigdalianos	II Visualização do palato mole e da úvula	III Visualização do palato mole e parcialmente da úvula	IV Visualização parcial ou nenhuma do palato mole

Figura 16.1 – *Classificação de Mallampatti.*

Mallampatti e cols., em 1985, demonstraram que quanto mais difícil a visualização das estruturas da parede posterior, pilares amigdalianos, úvula e palato mole, maiores as chances de intubação difícil. A realização do exame ocorre com o paciente sentado com abertura máxima da boca e protrusão da língua, sem vocalização. Apesar de muito utilizada na prática clínica, essa classificação é apenas um dos componentes do exame da via aérea e não deve ser analisada isoladamente.

■■▶ Materiais e Técnica

Materiais (Tabela 16.3).

Tabela 16.3 *Check-list* de Materiais
• Material de proteção individual: luvas, máscara e óculos de proteção
• Sonda de aspiração
• Dispositivo bolsa-válvula-máscara acoplado à fonte de oxigênio
• Tubo endotraqueal com *cuff* (7 a 8,5 mm) + seringa de 10 mL + Lubrificante
• Fio-guia
• Capnógrafo ou detector de dióxido de carbono
• Estetoscópio
• Laringoscópio adequado ao paciente (curvo ou reto): lâmina 3-4 *Macintosh Blade*
• Fármacos

Fármacos

Os fármacos utilizados no manuseio da VA são responsáveis pela analgesia, hipnose, bloqueio neuromuscular e da resposta autônoma à laringoscopia.

As medicações pré-tratamento são aquelas administradas 3 minutos antes da intubação. Destaca-se o fentanil, opioide que atenua a resposta simpática durante a laringoscopia e a intubação, reduzindo as oscilações na pressão arterial e na frequência cardíaca. Outra medicação possível para melhorar ainda mais as condições é a lidocaína (1-1,5 mg/kg), pois suprime os reflexos da tosse e também reduz a resposta simpática.

Após o pré-tratamento deve-se administrar primeiro o hipnótico e, em seguida, o bloqueador neuromuscular. O uso deste último durante a IOT reduz as complicações traumáticas relacionadas com a laringoscopia e facilita o procedimento. No entanto, caso a intubação seja difícil e não ocorra garantia da VA, o paciente pode evoluir com hipoxemia e até parada cardiorrespiratória.

As doses e as características dos principais fármacos estão descritos nas Tabelas 16.4 a 16.8. É necessário checar as condições clínicas e a tolerância do paciente às medicações, pois aqueles com comorbidades, idade avançada, mal estado geral ou instabilidade hemodinâmica podem necessitar de doses mais baixas do que as preconizadas.

Tabela 16.4
Característica do Opioide

Fentanil

- Efeitos colaterais:
  - Depressão respiratória e instabilidade hemodinâmica (hipotensão e bradicardia) dose-dependentes
  - Rigidez torácica após rápida infusão
- Paraefeitos: miose, aumento de secreções gastrointestinais, náuseas e vômitos, retenção urinária, prurido, síndrome serotoninérgica
- Dose na intubação: 1 a 3 mcg/kg
- Latência: < 1 a 2 min
- Duração: 30 a 60 min
- Antídoto: naloxone 0,4 mg (injetar a cada 0,08 mg)

Tabela 16.5
Características dos Hipnóticos

1) Etomidato

- Sedativo-hipnótico sem ação analgésica
- Aumenta a atividade do GABA no sistema nervoso central

Continua...

Tabela 16.5 *(continuação)*
Características dos Hipnóticos

- Vantagens:
  - ○ Reduz o fluxo sanguíneo cerebral e a demanda metabólica de oxigênio cerebral, mas preserva a pressão de perfusão
  - ○ Estabilidade hemodinâmica, depressão respiratória mínima

- Desvantagens:
  - ○ Pode aumentar um pouco a resistência da VA, mas não contraindica o uso em vigência de broncoespasmo
  - ○ Quando usado de forma prolongada pode causar supressão adrenocortical

- Efeitos adversos: diminuição do limiar convulsivo, tromboflebite e mioclonia

- Indicação:hipotensão; instabilidade hemodinâmica; comprometimento cardiovascular (síndrome coronariana aguda, dissecção de aorta)

2) Propofol

- Agente hipnótico, ansiolítico, amnésico e anticonvulsivante, sem propriedades analgésicas

- Modulador dos receptores do GABA, altamente lipossolúvel

- Vantagens:
  - ○ Redução do fluxo sanguíneo e do consumo metabólico cerebral; diminuição da PIC; redução da pressão arterial sistêmica que diminui significativamente a pressão de perfusão cerebral
  - ○ Redução da resistência da VA, útil em pacientes com broncoespasmo e asma
  - ○ Alternativa em pacientes suscetíveis à hipertermia maligna
  - ○ Antiemético

- Desvantagens:
  - ○ Depressão cardiovascular moderada (diminui a pressão arterial e o débito cardíaco)
  - ○ Depressão respiratória moderada

- Efeitos adversos: alergia, síndrome de infusão do propofol, dor à injeção. Ocasionalmente pode ocorrer mioclonia não epiléptica na indução anestésica

- Contraindicação: paciente instável hemodinamicamente

3) Midazolan

- Benzodiazepínico hidrossolúvel, ansiolítico, hipnótico e miorrelaxante, induz amnésia anterógrada, sem efeitos analgésicos

- Atua intensificando o efeito inibitório do GABA

- Vantagens:
  - ○ Reduz o metabolismo e o fluxo sanguíneo cerebral; anticonvulsivante

Continua...

Tabela 16.5 *(continuação)*
Características dos Hipnóticos

• Desvantagens:
  ○ Depressão cardiovascular moderada e hipotensão moderada
  ○ Significativa depressão respiratória

• Indicação: estado de mal convulsivo
• Contra-indicação: paciente instável hemodinamicamente
• Antídoto: flumazenil 0,01-0,02 mg/kg • (Injetar a cada 0,2 mg em intervalos de 2 min., dose máx. de 1 mg)

4) Cetamina

• Anestésico dissociativo que produz sedação, amnésia e analgesia
• Ação antagonista nos receptores NMDA e fraca ação nos receptores GABA

• Vantagens:
  ○ Preserva reflexos da VA e o *drive* respiratório
  ○ Diminui o broncoespamo e a resistência da VA

• Desvantagens: ○ Hipertensão, taquicardia
• Paraefeitos: alucinações e pesadelos (reduzido com a administração prévia e concomitante de benzodiazepínicos); sialorreia; movimentos mioclônicos aleatórios; nistagmo e aumento da pressão intraocular
• Indicação: broncoespasmo, hipotensão, instabilidade hemodinâmica, queimado
• Contraindicação: emergências hipertensivas; infarto agudo do miocárdio recente

Tabela 16.6
Hipnóticos

	Dose (mg/kg)	Latência (s)	Duração (min)
Etomidato	0,3	15 a 45	3-12
Propofol	1 a 3	15-45	5-10
Midazolan	0,1 a 0,3	60-90	15-30
Cetamina	1 a 2	30-45	10-20

Tabela 16.7
Características dos Bloqueadores Neuromusculares

1) Rocurônio

- Não despolarizante: antagonista competitivo da acetilcolina
- Não provoca fasciculações
- Indicação: contraindicação à succinilcolina, trauma cranioencefálico, perfuração ocular ou paciente com risco de evoluir com hipercalemia
- Contraindicação: hepatopata, história de anafilaxia à droga
- Antídoto: sugammadex 16 mg/kg para reversão imediatamente após injeção

2) Succinilcolina

- Despolarizante: agonista da placa mioneural
- Vantagens: início de ação rápido (< 1 min) e previsível com curta duração de ação (< 10 min)
- Efeitos adversos: hipercalemia, fasciculações, rabdomiólise, mialgia, aumento da pressão intraocular, anafilaxia.
- Risco: hipertermia maligna, parada cardíaca por hipercalemia
- Indicação: indução em sequência rápida
- Contraindicação: lesão de medula espinhal ou distrofia muscular, esclerose lateral amiotrófica, esclerose múltipla, imobilização prolongada, tétano, hipercalemia no ECG, queimadura extensa, esmagamento e acidente vascular cerebral após 72 horas

Tabela 16.8
Bloqueadores Neuromusculares

	Dose (mg/kg)	*Latência (s)*	*Duração (min)*
Rocurônio	1,2	30-60	40-60
Succinilcolina	1-1,5	até 60	6-10

■❙ Procedimento (Tabelas 16.9 e 16.10)

Tabela 16.9
Cuidados Antes de Realizar o Procedimento

Testar os equipamentos
Informar o paciente sobre o procedimento
Paramentação adequada
Obter acesso venoso e monitorar o paciente

Continua...

Tabela 16.9 *(continuação)*
Cuidados Antes de Realizar o Procedimento

Inserir o fio-guia no tubo, mantendo-o com a curvatura (checar se a ponta do fio-guia não ultrapassa o término do tubo – olho de *Murphy*)

Remover próteses dentárias superiores e inferiores

Pré-oxigenar o paciente com máscara não reinalante ou dispositivo bolsa-válvula-máscara com oxigênio a 100% por cerca de 3 minutos. Manter o alvo de saturação de oxigênio de 100%.

Tabela 16.10
Procedimento de Intubação Orotraqueal

Posicionamento do paciente: decúbito dorsal horizontal com coxim no occipício, de modo que ocorra alinhamento dos eixos oral, laríngeo e faríngeo. Posição olfativa (Figura 16.2)

Posicionamento do médico: posicione-se atrás da cabeceira; altura da cabeça do paciente na altura da região inferior do esterno do profissional

Após perda do tônus do masseter, segurar o laringoscópio com a mão esquerda e abrir a boca do paciente com a mão direita

Posicionar a lâmina (se curva, na valécula; se reta, na epiglote)

Realizar o movimento de tração 45° para cima e para a frente, a fim de expor as cordas vocais (Tabela 16.11). Se houver dificuldade, outro profissional pode auxiliar realizando a manobra de *Burp* (compressão da cartilagem laríngea pra trás, para cima e para a direita) (Figura 16.3)

Inserir o tubo pelo lado direito da cavidade oral até que o *cuff* passe cerca de 3-4 cm das cordas vocais (em adultos, o tubo ficará na marca de 22-23 cm na altura dos dentes incisivos)

Segurar o tubo próximo à boca do paciente, retirar o fio-guia, insuflar o *cuff*

Confirmar o posicionamento correto do tubo: auscultar o epigástrio, base pulmonar esquerda, base pulmonar direita, ápice esquerdo e ápice direito; verificar expansibilidade simétrica do tórax (se diminuída à esquerda, provável intubação seletiva à direita)

Se IOT seletiva, desinsuflar o *cuff*, tracionar o tubo em alguns centímetros, verificar condensação aparente do tubo; verificar capnografia (Figura 16.4)

Realizar radiografia de tórax (tubo bem alocado, 1-2 cm acima da carina, verificar ausência de pneumotórax)

Fixar a cânula, iniciar a ventilação mecânica, ajustar a sedação (se necessário), checar os sinais vitais, coletar a gasometria arterial, registrar no prontuário

Problemas na ventilação? Sempre checar: DOPE – deslocamento e obstrução do tubo, pneumotórax, equipamento falho

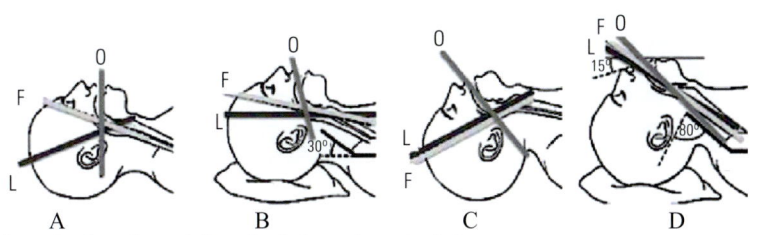

A   B   C   D

Legenda: O = eixo oral; F = eixo faríngeo; L = eixo laríngeo
Da esquerda para a direita: A- Cabeça em posição neutra; B- Cabeça elevada e em posição
neutra; C- Extensão cervical; D- Elevação da cabeça + extensão cervical (alinhamento dos
eixos no posicionamento adequado)

Figura 16.2 – *Posicionamento adequado do paciente.*

Tabela 16.11
Classificação de *Cormarck* e *Lehane* Modificada por *Cook*

Visão à laringoscopia	Classificação de Comarck e Lehane modificada por Cook	Avaliação ao exame físico	Método de intubação traqueal	Nível de dificuldade
Visualização total das pregas vocais	1		Direto	Fácil
Visualização da parte posterior das pregas vocais	2A		Direto	Fácil
Visualização apenas das cartilagens aritenóides	2B		Indireto (guia bougie)	Moderado
Epiglote visível e passível de elevação	3A		Indireto (guia bougie)	Moderado
Epiglote aderida à faringe	3B		Avançado	Difícil
Somente palato mole visível	4		Avançado (fibroscopia flexível ou videolaringoscopia)	Difícil

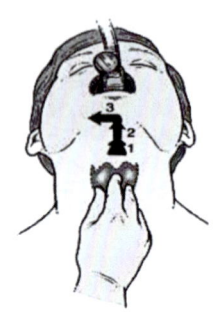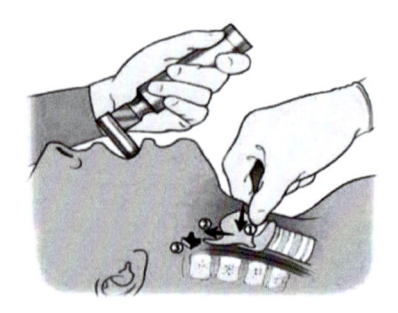

1. Pressão da cartilagem tireóidea anteroposteriormente ("para trás")
2. Pressão da cartilagem tireóidea em direção cranial ("para cima")
3. Deslocamento da cartilagem tireóidea para a direita

Figura 16.3 – *Manobra de Burp* – backwards, upwards, rightwards pressure.

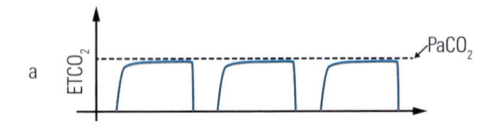

a. Curva próxima de 10 mmHg, provável intubação do esôfago.
Curvas entre 10 e 35 mmHg, chance aumentada de IOT seletiva.
Curva > 35 mmHg, provavelmente bem alocada

Figura 16.4 – *Curva do capnógrafo.*

■❙ Complicações e Particularidades

Complicações (Tabela 16.12)

Tabela 16.12
Complicações da Intubação Orotraqueal
Pneumotórax/pneumonia aspirativa
Intubação esofágica
Laceração labial, lesões dentárias, de partes moles ou esofagotraqueais
Sangramento em VA superior/edema de laringe
Paralisia de cordas vocais
Hipotensão e bradicardia/hipoxemia

Particularidades

Via aérea difícil

A VAD é definida como uma situação clínica em que um profissional treinado tenha dificuldade em intubar o paciente, manter a ventilação manual sob máscara facial, ou ambos. Traumas após laringoscopias repetidas podem piorar a condição de intubação. Uma vez identificada a dificuldade, a conduta preconizada é a passagem do tubo oro ou nasotraqueal com o paciente acordado e, para isso, deve-se chamar o especialista (Figura 16.5).

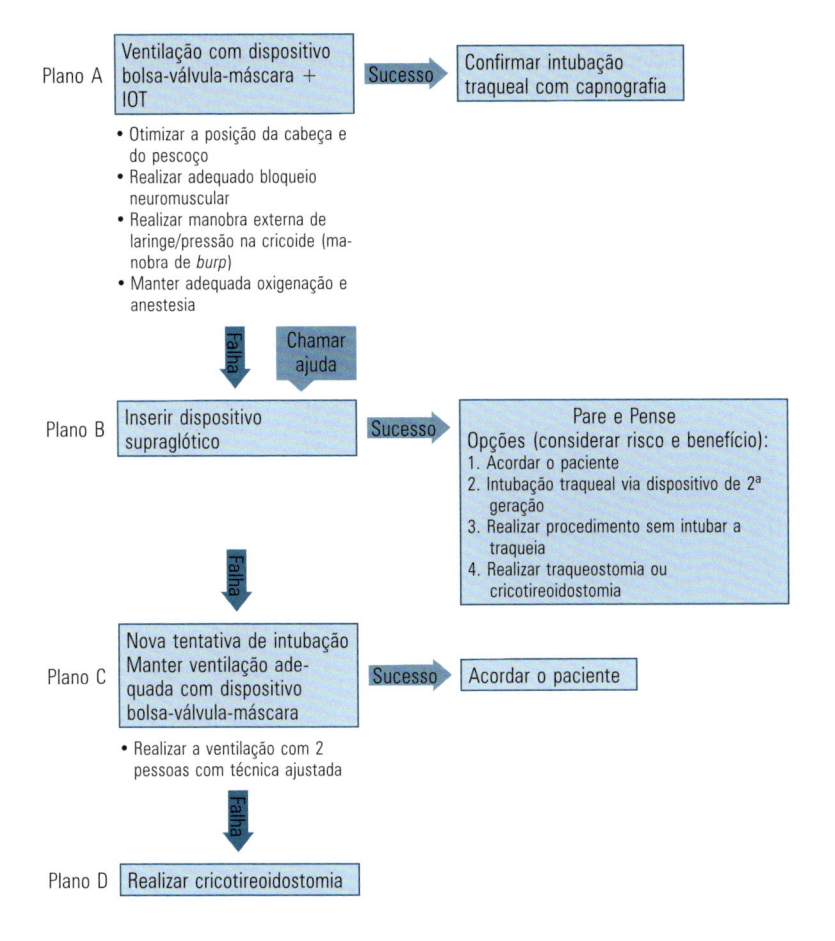

Figura 16.5 – *Algoritmo de via aérea difícil não antecipada em pacientes sedados.*

● LEITURA SUGERIDA

1. Airton Bagatini, Luiz MC, Antônio FC, Rogean RN. Bases do Ensino da Anestesiologia. SBA: Rio de Janeiro; 2016.
2. Barash PG, Cullen BF, Stoelting RK, Cahalan MK, Stock MC, Ortega R. Clinical Anesthesia, 7th edition. Lippincott: Williams & Wilkins; 2013.
3. Cangiani LM, Carmona MJC, Torres MLA, Bastos CO. Tratado de Anestesiologia - SAESP, 8ª edição. Atheneu; 2017.
4. Frerk C, et al. "Difficult Airway Society 2015 guidelines for management of unanticipated difficult intubation in adults." *BJA: British Journal of Anaesthesia.* 2015;115(6):827-848.
5. Kabrhel C, et al. "Orotracheal intubation. *"New England Journal of Medicine.* 2007;356(17):e15.
6. Kodali BS, Richard DU. "Capnography during cardiopulmonary resuscitation: current evidence and future directions." *Journal of emergencies, trauma, and shock.* 2014;7(4)(): 332.
7. Mort TC. Emergency Tracheal Intubation: Complications Associated with Repeated Laryngoscopic Attempts. Anesth Analg. 2004;99:607-13.
8. Reed MJ, Dunn MJG, McKeown DW. Can an airway assessment score predict difficulty at intubation in the emergency department?. *Emergency medicine journal.* 2005;22(2):99-102.

Capítulo 17

Ventilação Mecânica Invasiva no Pronto-socorro

Fábio Cetinic Habrum
Pedro Vitale Mendes

■ INTRODUÇÃO

A ventilação mecânica invasiva é um dos recursos de suporte avançado de vida frequentemente utilizado não só em pronto-socorro (PS) como em ambientes de unidades de terapia intensiva (UTI) e centro cirúrgico. Para seu uso, faz-se necessária a conexão do ventilador mecânico ao paciente, através de um dispositivo de via aérea definitiva (tubo orotraqueal ou cânula de traqueostomia, por exemplo). Neste capítulo, vamos abordar as indicações de ventilação mecânica, bem como noções de fisiologia respiratória básica para seu entendimento, os modos ventilatórios e o ajuste inicial dos parâmetros no ambiente de emergência.

■ Indicações

As indicações para instalação de ventilação mecânica podem ser resumidas em:

- Insuficiência respiratória (IRpA) refratária a medidas não invasivas: para manutenção das trocas gasosas (tanto para melhorar oxigenação na IRpA hipoxêmica ou tipo 1, como para melhorar a ventilação na IRpA hipercápnica ou tipo 2).

- Necessidade de descanso de musculatura respiratória: instabilidade hemodinâmica severa, para redução do consumo de O_2 pela musculatura respiratória.

- Necessidade de proteção de vias aéreas: rebaixamento do nível de consciência (escala de coma de Glasgow ≤ 8), dificuldade grave de deglutição ou manejo de secreções, anafilaxia com edema de glote, hematoma cervical em expansão, hemorragia digestiva alta grave, queimadura de vias aéreas, dentre outras.

- Situações extremas: parada respiratória, parada cardiorrespiratória ou condições com iminência dessas situações.

■■❱ Mecânica do Sistema Respiratório

O processo de movimentação dos gases no sistema respiratório depende basicamente do trabalho exercido pela musculatura respiratória (intercostais e diafragma) e das propriedades mecânicas do próprio sistema.

Na ventilação espontânea, a contração dos músculos intercostais e do diafragma gera uma pressão negativa sobre a superfície pulmonar, transmitida ao espaço pleural, permitindo o fluxo inspiratório. Pode-se resumir esse processo a partir da "equação do movimento respiratório":

$$P_{mus} = P_{res} + P_{elast}$$

P_{mus} = pressão de contração muscular; P_{res} = pressão resistiva (via aérea); P_{elast} = pressão elástica (parênquima)

Já o fluxo expiratório se dá de maneira passiva e depende do relaxamento da musculatura respiratória, da pressão elástica alveolar acumulada durante a inspiração e pode ter ajuda da musculatura expiratória (presente em doenças obstrutivas, por exemplo), permitindo a inversão do fluxo até que reste um volume de gás nos pulmões (capacidade residual funcional). Esse volume que exerce uma pressão positiva ao final da expiração e contribui para impedir o colabamento alveolar é a pressão positiva ao final da expiração (PEEP) intrínseca.

Já na ventilação invasiva, o ventilador exerce uma pressão positiva que substitui a contração muscular. Isso pressuriza a via aérea do paciente, com geração de um gradiente de pressão que permite a entrada do gás a uma determinada velocidade (fluxo inspiratório). Tal gradiente deve ser capaz de vencer tanto a P_{res} (via aérea) como a P_{elast} (parênquima), podendo ser representadas.

A expiração, da mesma forma que na ventilação espontânea, também ocorre de maneira passiva, a depender da retração elástica das estruturas pulmonares e da caixa torácica. Entretanto, a presença da prótese traqueal que impede o fechamento da glote poderia fazer com que houvesse colapso alveolar ao final da expiração. Por este motivo, o ventilador deve ser programado para que deixe certo volume ao final da expiração para gerar a PEEP. Desta forma temos a seguinte equação:

$$P_{va} = P_{res} + P_{elast} + PEEP$$

P_{va} = pressão total do sistema respiratório (pressão de pico); P_{res} = pressão resistiva (via aérea); P_{elast} = pressão elástica (parênquima); PEEP = pressão positiva ao final da expiração.

O cálculo da mecânica respiratória conforme será descrito a seguir pode auxiliar na compreensão do processo patológico e auxiliar nos ajustes do ventilador mecânico. Deve ser realizado com o paciente em ventilação em volume controlado, com onda de fluxo quadrada (fluxo constante) e sem esforço respiratório (através de sedação profunda ou bloqueio neuromuscular).

Resistência

A resistência da via aérea (R_{va}) representa a relação entre a diferença de pressão entre dois pontos da via aérea e o fluxo através da mesma, e pode ser representada na fórmula:

$$R_{va} = \frac{P_{res}}{Fluxo}$$

(Na pausa inspiratória, $P_{res} = P_{pico} - P_{platô}$)

Complacência

A complacência do sistema respiratório (CSR) representa a relação entre o volume inspirado e a variação de pressão no interior dos pulmões. Na presença de PEEP, a variação de pressão resultante do aumento de volume é a pressão alveolar (Palv) menos a PEEP. Podemos representá-la como:

$$C_{SR} = \frac{V_T}{(P_{alv} - PEEP)}$$

(Unidade: L/cmH$_2$0. V_T = volume corrente. Na pausa inspiratória, $P_{alv} = P_{platô}$ e $P_{plato} - PEEP = P_{elast}$)

Constante de tempo

Dá-se o nome de constante de tempo (T) ao produto da resistência e complacência, que guarda relação com o tempo de esvaziamento pulmonar, uma vez que o mesmo depende da pressão elástica (complacência) e do fluxo expiratório correspondente (resistência).

$$T = R_{va} \cdot C_{sr} \ (s)$$

O esvaziamento pulmonar se dá de forma exponencial e, segundo essa equação, o volume pulmonar diminui para 37%, 14%, 5% e 2% do volume inicial após respectivamente uma, duas, três e quatro constantes de tempo.

■▮▶ Ciclo Respiratório

O ciclo respiratório pode ser dividido em quatro fases (Figura 17.1):

1. Fase inspiratória: ventilador realiza insuflação pulmonar; válvula inspiratória aberta.

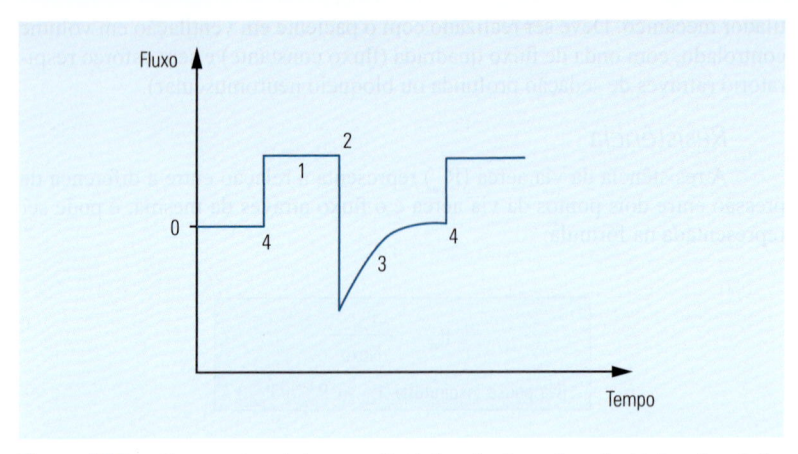

Figura 17.1 – *Fases do ciclo ventilatório. 1: fase inspiratória; 2: ciclagem; 3: fase expiratória; 4: disparo.*

2. Ciclagem: mudança da fase inspiratória para expiratória.

3. Fase expiratória: fechamento da válvula inspiratória e abertura da válvula expiratória, permitindo que a pressão do sistema se equilibre com a PEEP.

4. Disparo: mudança da fase expiratória para inspiratória, com fechamento da válvula expiratória e abertura da válvula inspiratória.

■▌ Conceitos Importantes

- Modo: maneira como acontece o início da fase inspiratória, podendo ser:

1. Controlado: iniciado, controlado e finalizado pelo ventilador.

2. Assistido: iniciado pelo paciente, controlado e finalizado pelo ventilador.

3. Espontâneo: iniciado, controlado e finalizado pelo paciente.

- Modalidade: refere-se à qual variável é controlada, podendo ser volume-controlado ou pressão controlada.

- Volume corrente (V_T): quantidade de ar que entra nos pulmões a cada ciclo.

- Fluxo inspiratório: velocidade com que o ar entra nos pulmões. É inversamente relacionada com o tempo inspiratório.

- Frequência respiratória: número de ciclos respiratórios por minuto.

- Sensibilidade: significa a percepção do esforço gerado pelo paciente para iniciar o ciclo respiratório, podendo ser ajustada a pressão (cmH_2O) ou fluxo (L/min).

- PEEP: pressão positiva ao final da expiração, que se relaciona com a capacidade residual funcional.

- FiO_2: fração inspirada de oxigênio, que é a porcentagem de O_2 presente na mistura gasosa.

- Pressão de pico: pressão máxima ao final da inspiração, agregando o componente resistivo e elástico do sistema respiratório.

- Pressão de platô: pressão ao final de uma pausa inspiratória que se relaciona diretamente com a pressão alveolar e, portanto, com o componente elástico. Pode ser calculada através da pausa inspiratória de pelo menos 2 segundos com o paciente sem esforço respiratório.

- *Driving pressure* (pressão de distensão): pressão de distensão das unidades alveolares. É a diferença entre a pressão máxima de distensão alveolar (P_{plato}) e a pressão de repouso (PEEP).

- Volume minuto: produto do volume corrente pela frequência respiratória no período de 1 minuto. Relaciona-se inversamente com a $PaCO_2$.

- Peso ideal: peso corporal ideal (kg), baseado na altura e no sexo, que guarda relação com o volume pulmonar. Pode ser visto em tabelas ou feito o cálculo, pelas fórmulas:

  o Homem: 50 + 0,91 (altura em cm − 152,4)

  o Mulher: 45 + 0,91 (altura em cm − 152,4)

■■) Modalidades Ventilatórias e Regulagem Inicial

Não há evidências na literatura que mostrem superioridade de alguma das modalidades respiratórias na ventilação do paciente, desde que o médico saiba ajustar os parâmetros adequadamente e realizar intervenções, se necessárias. Recomenda-se no PS, que a ventilação seja iniciada em modo assistido ou controlado, limitados a volume (VCV) ou a pressão (PCV), pois ambas podem garantir melhor controle dos parâmetros ventilatórios, comparado com os modos espontâneos.

O modo VCV pode ser melhor em situações em que se objetiva garantir um volume corrente e um volume minuto mínimo ou estrito ou evitar volumes excessivos. Entretanto, como não se controla diretamente as pressões, deve-se ficar atento aos seus níveis finais ($P_{pico} < 50$ e $P_{plato} < 30$). Também é a modalidade de escolha para medir a mecânica respiratória.

Já o modo PCV pode ser melhor em situações em que se deseja manter uma pressão alveolar e de vias aéreas sob maior controle. No entanto, deve-se atentar ao volume corrente que pode ser variável e mudar com mudanças na complacência e na resistência pulmonar.

Os modos de ventilação espontâneos não são utilizados inicialmente no PS, uma vez que logo após a intubação orotraqueal ainda se verificam os efeitos da sedação e, eventualmente, do bloqueio neuromuscular utilizado no procedimento. Desta forma, esses modos não serão abordados neste capítulo, porém podem ser considerados assim que possível.

Os modos ventilatórios e seus parâmetros de ajuste inicial sugeridos podem ser vistos na Tabela 17.1. Já as curvas relativas a cada modalidade ventilatória podem ser vistas nas Figuras 17.2 e 17.3.

Tabela 17.1
Parâmetros Iniciais Sugeridos para Início de Ventilação Mecânica em VCV e PCV

	VCV	PCV
Volume corrente (V_T)	6 mL/kg de peso ideal	8-12 cmH$_2$0 – titular para V_T 6 mL/kg peso ideal
Fluxo	30-60 L/min	—
FR	12-16 irpm	12-16 irpm
FiO$_2$	Ajustar para SatO$_2$ = 93-97%	Ajustar para SatO$_2$ = 93-97%
PEEP	3 a 5 cmH$_2$O	3 a 5 cmH$_2$O
Tempo inspiratório	Definido de acordo com Vt e fluxo ajustado	1 a 1,6 s (manter I:E = 1:2 a 1:3)
Sensibilidade	1 a 3 cmH$_2$O ou 3 a 5 L/min	1 a 3 cmH$_2$O ou 3 a 5 L/min

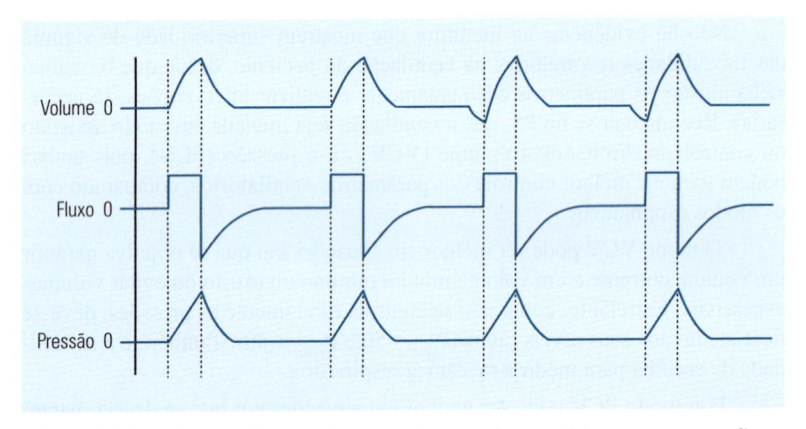

Figura 17.2 – *Curvas do modo limitado a volume. Observe que o fluxo é constante, uma vez que é pré-determinado. Os dois primeiros ciclos são controlados e os dois últimos são assistidos, o que pode ser visto mediante o volume "negativo" identificado no início do ciclo, indicando que há esforço muscular do paciente.*

Após ajustes iniciais de ventilação mecânica, o paciente deve ser reavaliado e monitorado para que se saiba se os parâmetros escolhidos inicialmente estão suficientes. É necessário:

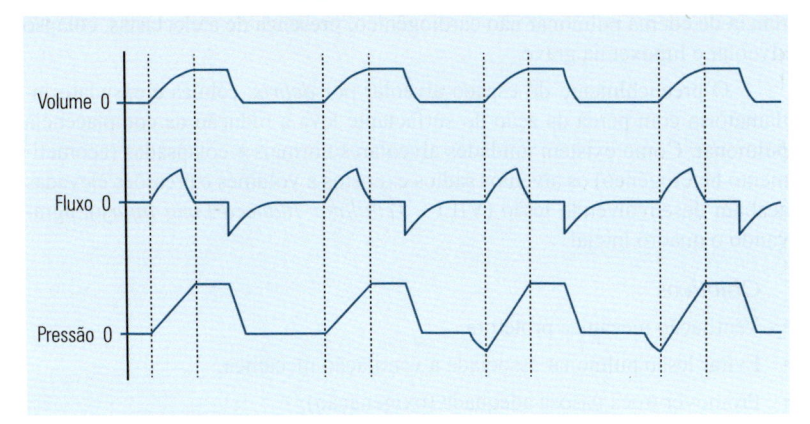

Figura 17.3 – *Curvas do modo limitado a pressão. Observe que o fluxo desacelera com o tempo por causa da diminuição da diferença de pressão com a insuflação pulmonar. Os dois primeiros ciclos são controlados e os dois últimos são assistidos, o que pode ser visto através da pressão negativa identificada no início do ciclo, indicando que há esforço muscular do paciente.*

- Gasometria arterial 30 minutos após para avaliar PaO_2, $PaCO_2$, pH e cálculo da razão PaO_2/FiO_2 (normal > 300) para avaliação da troca gasosa. O equilíbrio da $PaCO_2$ pode demorar mais tempo do que 30 minutos para ocorrer.

- Aferição de P_{plato}, P_{pico} (< 30 e 50 cmH_2O, respectivamente), *driving pressure* (< 15 cmH_2O) e cálculo de resistência e complacência (conforme descrito acima). Isso se mostra mais importante em paciente com doenças obstrutivas (resistência) graves ou pacientes com hipoxemia grave, dificuldade de ventilação e alterações possíveis nas propriedades elásticas pulmonares (complacência).

- Aferição de auto-PEEP, principalmente em pacientes sob risco de aprisionamento aéreo, como os pacientes obstruídos. Calculada através da aferição da PEEP após pausa expiratória de pelo menos 3 segundos em paciente sem esforço respiratório.

■▶ Ajustes Ventilatórios nas Principais Patologias em Emergência

Síndrome do desconforto respiratório agudo (SDRA)

A síndrome do desconforto respiratório agudo é uma doença pulmonar heterogênea caracterizada por processo inflamatório difuso em resposta a lesão direta ou indireta ao pulmão. Nessa condição, a lesão da membrana alveolo-capilar promove extravasamento de fluido rico em proteínas e citocinas para o espaço alveolar causando redução na quantidade e na funcionalidade do surfactante, além de recrutamento e ativação de neutrófilos. O resultado é a ocorrência de edema pulmonar não cardiogênico, presença de atelectasias, colapso alveolar e hipoxemia grave.

O preenchimento do espaço alveolar por *debris*, células e exsudato inflamatório com perda da ação do surfactante leva a redução da complacência pulmonar. Como existem unidades alveolares normais e colapsadas (acometimento heterogêneo) os alvéolos sadios expostos a volumes e pressões elevadas acabam desenvolvendo lesão (VILI – *Ventilator Induced Lung Injury*), agravando o quadro inicial.

Objetivos

• Ventilação mecânica protetora.

• Evitar lesão pulmonar associada a ventilação mecânica.

• Promover troca gasosa adequada (oxigenação).

Ajustes ventilatórios

O objetivo da ventilação mecânica na SARA é garantir uma troca gasosa de forma segura, sem promover mais lesão pulmonar ao paciente (ventilação protetora). A estratégia se baseia em baixos volumes correntes e pressões, utilização de PEEP (maximizar recrutamento alveolar) e níveis controlados de pressão de platô, prevenindo volutrauma, barotrauma e atelectrauma, respectivamente.

A aplicação de PEEP extrínseca promove abertura de áreas pulmonares colapsadas, reduzindo a distensão dos alvéolos sadios (volume insuflado mais bem distribuído), essencial no manejo do paciente com SARA, melhorando a oxigenação.

A estratégia ventilatória protetora pode acarretar em hipercapnia e acidose respiratória uma vez que que se baseia em baixos volumes correntes. Tal complicação pode ser corrigida (completa ou parcialmente) com aumento da frequência respiratória e redução do espaço morto.

Sugestão inicial para VM na SDRA (Tabelas 17.2 17.3)

Tabela 17.2	
Parametros ventilatórios	
Modo	Assistido-controlado (volume ou pressão)
Volume corrente	4–6 mL/kg peso predito
Fluxo inspiratório	40-60 L/min
FR	20-35 ipm
PEEP	$\geq$ 5-10 cmH_2O
PPlatô	$\leq$ 30 cmH_2O
Driving pressure	$\leq$ 15 cmH_2O
FiO_2	Manter PaO_2 > 60 mmHg e/ou $SatO_2$ > 90%

Tabela 17.3	
Pplatô-alvo ≤ 30 cmH₂O	
Se > 30 cmH₂O	Reduzir volume corrente em 1 mL/kg até 4 mL/kg predito
Se < 25 cmH₂O e Vt < 6 mL/kg	Aumentar volume corrente em 1 mL/kg até Vt 6 mL/kg
Hipercapnia permissiva	
Tolerar níveis de pH até 7,15-7,2 e PaCO₂ de 70-80 mmHg	Ajustar FR e volume corrente mantendo limite de Pplatô. Reduzir ao máximo o espaço morto.

Ventilação em pacientes obstruídos

Os pacientes com diagnóstico de DPOC e asma representam os principais exemplos da ventilação mecânica no paciente obstruído. O principal desafio na ventilação destes pacientes consiste na manutenção adequada da troca gasosa sem geração de hiperinsuflação pulmonar, que ocorre quando o tempo expiratório é insuficiente para eliminar todo o volume corrente inspirado, resultando em um maior volume pulmonarauto-PEEP e possível instabilidade hemodinâmica.

Em ambos os casos, os pacientes devem receber medidas farmacológicas para o tratamento da condição de base (tais como corticoide e broncodilatadores) de modo a permitir uma reversão progressiva do quadro de obstrução.

Hipercapnia na asma e doença pulmonar obstrutiva crônica (DPOC)

Comum durante a ventilação mecânica do paciente obstruído, é resultado do aumento no espaço morto pulmonar (distensão alveolar). A tentativa de aumentar o volume minuto no intuito de normalizar a PaCO₂ acarreta mais distensão alveolar e agravamento da hiperinsuflação dinâmica, sendo nociva para o paciente. Uma estratégia segura neste contexto consiste em ventilar esses pacientes com volumes correntes e frequência respiratória baixas e tolerar níveis mais altos de PaCO₂ (hipoventilação com hipercapnia permissiva). À medida que o quadro obstrutivo se resolve, os níveis de PaCO₂ se normalizarão.

Asma

Durante a exacerbação existe um aumento importante na resistência inspiratória e expiratória das vias aéreas. O resultado é a ocorrência de altos picos de pressão durante a fase inspiratória e hiperinsuflação pulmonar por dificuldade expiratória. Consequentemente, o paciente está sujeito a complicações como barotrauma, hipercapnia e instabilidade hemodinâmica.

Objetivos

• Diminuir trabalho respiratório.

- Prevenção e tratamento da hiperinsuflação dinâmica.
- Evitar barotrauma.
- Manter troca gasosa (oxigenação/hipercapnia permissiva).

Ajustes ventilatórios

O volume minuto (FR × Vt) elevado é o grande responsável pela hiperinsuflação dinâmica pulmonar no cenário do paciente obstruído, devendo ser evitado e tratado de forma adequada.

Fluxo inspiratório mais alto deve ser preferido em associação à curva de fluxo descendente com intenção de aumentar o tempo expiratório em relação ao inspiratório (relação I:E) e, assim, melhorar o esvaziamento pulmonar.

O uso da PEEP externa em pacientes asmáticos com obstrução grave pode dificultar o esvaziamento pulmonar e agravar o quadro de hiperinsuflação. Assim, não deve ser utilizado de rotina como estratégia ventilatória e deve ser mantido em níveis abaixo de 5 cmH_2O.

Devido ao aumento da resistência inspiratória e à presença de cânula traqueal é comum a ocorrência isolada de pressões de pico elevadas, as quais podem ser toleradas (até um limite máximo aceitável) visto que a pressão de platô é a que mais bem se correlaciona com barotrauma.

Sugestão inicial da VM no paciente asmático (Tabelas 17.4 e 17.5)

Tabela 17.4	
Parâmetros ventilatórios	
Modo	Assistido-controlado (volume ou pressão)
Volume corrente (Vt)	6-8 mL/kg – preferir volumes mais baixos
FR	10-12 ipm – preferir FR mais baixas
Fluxo inspiratório	Acima de 60 L/min ou de acordo com Tins
Formato de onda	Descendente ou desacelerada
PEEP	≤ 5 cmH_2O
FiO_2	$SatO_2 > 90\%$
Redução de espaço morto	Preferir umidificação ativa (no lugar de filtro) por apresentar menor resistência ao fluxo de ar e reduzir o espaço morto

Tabela 17.5
Objetivos – Pplatô < 30 cmH$_2$O (ideal < 25) e pH ≥ 7,2
Pplatô >30 cmH$_2$O – reduzir o volume minuto até Pplatô abaixo de 30
pH < 7,2 e Pplatô < 25 cmH$_2$O – aumentar o volume minuto
Pressão de Pico inspiratória – tolerar níveis mais elevados (até 50 cmH$_2$O) desde que não resultem em Pplatô > 30 cmH$_2$O
Aplicando PEEP externa – em caso de aumento da Pplatô > 30 cmH$_2$O: abaixar PEEP. Considerar manter em 0 (ZEEP)

Doença pulmonar obstrutiva crônica

A principal alteração fisiopatológica na exacerbação da DPOC é a hiperinsuflação pulmonar dinâmica com aprisionamento aéreo decorrente da obstrução do fluxo expiratório e diminuição das forças de retração elástica pulmonar.

A constante de tempo expiratória encontra-se elevada nesses pacientes (aumento da resistência e complacência pulmonar) não permitindo a eliminação de todo o volume inspirado, gerando hiperinsuflação, auto-PEEP e suas complicações (aumento do trabalho respiratório, barotrauma e instabilidade hemodinâmica).

Objetivos

• Redução de trabalho respiratório.

• Prevenção e tratamento da hiperinsuflação pulmonar dinâmica.

• Otimização da troca gasosa (correção de hipoxemia).

Ajustes ventilatórios

A redução da hiperinsuflação pulmonar e auto-PEEP é alcançada mediante o aumento do tempo expiratório, reduzindo-se a frequência respiratória, o volume corrente, o tempo inspiratório e respeitando uma relação I:E de cerca de 1:4.

A troca gasosa que se encontra prejudicada pelo aumento do espaço morto deve ser corrigida, devendo-se manter uma oxigenação adequada com níveis de PaO$_2$ que garantam uma SatO$_2$ entre 88 e 92%.

Não se deve tentar normalizar os níveis de PaCO$_2$ no paciente com hipercapnia crônica (sob risco de promover alcalose metabólica). Além do mais, valores supranormais são compatíveis com a estratégia ventilatória recomendada (hipoventilação com hipercapnia permissiva) que consiste na redução do volume minuto desde que o valor de pH se mantenha em limites aceitáveis.

A utilização de PEEP extrínseca pode ser considerada nos pacientes com DPOC exacerbado com o intuito de contrabalancear a PEEP intrínseca, que atua como sobrecarga para o esforço inspiratório, melhorando assim a sincronia e o trabalho respiratório.

Sugestão inicial da VM no paciente DPOC (Tabelas 17.6 e 17.7)

Tabela 17.6	
Parâmetros ventilatórios	
Modo	Assistido-controlado (volume ou pressão)
Volume corrente	6-8 mL/kg – preferência a volumes menores
FR	8-12 ipm – preferência a FR mais baixas
Fluxo inspiratório	Acima de 60 L/min ou de acordo com Tins
Formato de onda	Quadrada ou desacelerada
PEEP	5 cmH_2O. Considerar manter em até 80% da auto-PEEP
FiO_2	Necessária para manter $SatO_2 \geq 90\%$
Relação I:E	1:3 a 1:5
Redução de espaço morto	Preferir umidificação ativa (no lugar de filtro) por apresentar menor resistência ao fluxo de ar e reduzir o espaço morto

Tabela 17.7	
Auto-PEEP	
Como avaliar a beira leito	Curva de fluxo × tempo (fluxo inspiratório se inicia antes do fluxo expiratório atingir o zero)
Como medir	Pausa expiratória de 3 segundos – mede de forma quantitativa auto-PEEP
Como tratar	Reduzir FR e Vt, aumentar fluxo inspiratório (prolongar tempo expiratório)
	Aplicar PEEP extrínseca – 80% da auto-PEEP

■ LEITURA SUGERIDA

1. Barbas C, Pinheiro B, Vianna A, et al. III Consenso Brasileiro de Ventilação Mecânica. Ventilação mecânica na crise de asma aguda. J Bras Pneumol. 2007;33(Supl 2):106-10.
2. Barbas CSV, Ísola AM, Farias AM, Cavalcanti AB, Gama AM, Duarte AC, et al. Recomendações brasileiras de ventilação mecânica 2013. J Bras Pneumol. 2014;40(4):327-63.
3. Cannon JW, et al. Optimal Strategies for Severe Acute Respiratory Distress Syndrome, Critical Care Clinics. 33(2):259-275.

4. Carvalho CRR, Ferreira JC, Costa ELV. Ventilação mecânica: princípios e aplicação. Rio de Janeiro: Editora Atheneu; 2015.
5. III Consenso Brasileiro de Ventilação Mecânica. J Bras Pneumol. 2007;33(Supl. 2):S54-S70.
6. Jezler S, Holanda M, José A, et al. III Consenso Brasileiro de Ventilação Mecânica. Ventilação mecânica na doença pulmonar obstrutiva crônica (DPOC) descompensada. J Bras Pneumol. 2007;33(1):111-8.
7. Leatherman J. Mechanical ventilation for severe asthma. Chest. 2015;147:1671-80.
8. Martins HS, Neto RAB, Velasco IT. Medicina de emergência: abordagem prática, 12 ed. Barueri: Manole; 2017.
9. Reddy RM, Guntupalli KK. Review of ventilatory techniques to optimize mechanical ventilation in acute exacerbation of chronic obstructive pulmonary disease. Int J Chron Obstruct Pulmon Dis. 2007;2:441-452
10. Tobin MJ. Principles and Practice of Mechanical Ventilation, 3rd ed. New York: The McGraw-Hill; 2013.
11. Walls R, Hockberger R, Gausche-Hill M. Rosen's Emergency Medicine: Concepts and Clinical Practice: 2-Volume Set, 9th Ed.
12. Ward NS, Dushay KM. Clinical concise review: mechanical ventilation of patients with chronic obstructive pulmonary disease. Crit Care Med. 2008;36:1614-9.

EMERGÊNCIAS VASCULARES

Capítulo 18

Trombose Venosa Profunda

Vitor Fiorin de Vasconcellos
André Paternò Castello Dias Carneiro
Felipe Duarte Silva

■ INTRODUÇÃO

Trombose venosa profunda (TVP) e embolia pulmonar (EP) são manifestações de uma mesma entidade clínica denominada tromboembolismo venoso (TEV), caracterizadas por obstrução ao fluxo de sangue venoso (veias e/ou artérias pulmonares), secundária a trombo ou êmbolo neste território. Estimam-se que 10 milhões de casos novos de TEV ocorram por ano no mundo, com tendência ao aumento de sua incidência devido ao envelhecimento populacional, maior prevalência de comorbidades como obesidade e neoplasias malignas, além da maior sensibilidade e disponibilidade de exames complementares diagnósticos.

A TVP é mais frequente nos membros inferiores, contudo, é importante salientar que pode também acometer membros superiores, veias esplâncnicas e cerebrais.

■) Fatores de Risco e Fisiopatologia

A *tríade de Virchow*, representada por hipercoagulabilidade, estase sanguínea e lesão vascular, é o modelo vigente que mais bem explica a fisiopatologia dessa entidade clínica e permite embasar os fatores de riscos à ela relacionados.

Embora em 30-50% dos episódios não se identifiquem os fatores desencadeantes claros (*idiopáticos*), a parte expressiva dos diagnósticos possibilita relacionar pelo menos um dos fatores – transitórios ou persistentes – listados na Tabela 18.1.

Deve-se atentar para o fato de que, por se tratar de uma condição com elevado potencial de ocorrência em pacientes internados – clínicos ou cirúrgicos – e umas das causas de morbimortalidade mais evitáveis nesses

Tabela 18.1 Fatores de Risco para TEV	
Fatores de risco para TEV	
Idade avançada (> 65 anos)	Imobilismo (hospitalização por condição médica com perda de mobilidade aguda, voos prolongados, paresia ou paralisia de membros inferiores, sobretudo quando inferior a 6 meses)
Obesidade	Procedimentos cirúrgicos (com maior ênfase aos de maior porte, em pacientes com idade avançada e fatores de risco adicionais outros)
Neoplasia ativa	Cateteres venosos centrais
Terapia hormonal (terapia de reposição hormonal, uso de contraceptivo hormonal combinado – estrogênio)	Tabagismo
Coagulopatias (p. ex., fator V de Leiden, síndrome do anticorpo antifosfolípide, deficiência de proteínas C e/ou S)	Insuficiência venosa periférica
Antecedente familiar de TEV	Trombocitopenia induzida por heparina
Doenças autoinflamatórias (reumatológicas, inflamatórias intestinais)	

pacientes, sua prevenção é mandatória, devendo-se atentar aos protocolos já bem estabelecidos e validados na literatura médica.

■) Quadro Clínico

Os sintomas clínicos de TVP dos membros inferiores são inespecíficos e apenas em cerca de 50% dos casos os achados clínicos correspondem ao diagnóstico. Mais frequentemente, as queixas são edema, dor e alteração de temperatura unilaterais ou assimétricas.

Ao exame físico, o achado de alta razão de verossimilhança ocorre quando do o diâmetro da panturrilha (a mensuração deve ser feita 10 cm abaixo da tuberosidade da tíbia) é duas ou mais vezes entre os membros inferiores. O tradicional sinal de Homans (dor em panturrilha decorrente da dorsiflexão do pé) é um achado de baixa especificidade para TVP.

■❯ Diagnóstico

O maior desafio para o emergencista diante de uma suspeita de TVP é definir o diagnóstico de maneira acurada e rápida a fim de minimizar o risco de eventos embólicos ameaçadores à vida.

A probabilidade pré-teste para diagnóstico de TVP pode ser estimada de maneira sistemática por meio do escore de Wells – vide Tabela 18.2. Baseados em achados da história clínica e do exame físico, os pacientes podem ser subdivididos em baixa probabilidade de diagnóstico de TVP (cerca de 3%), intermediária probabilidade (cerca de 17%) ou alta probabilidade (de 50-75%).

Em pacientes com baixa e intermediária probabilidade de diagnóstico de TVP, recomenda-se realizar inicialmente dosagem sérica do D-dímero com ensaios de alta sensibilidade (ELISA, por exemplo). Neste cenário, o nível sérico normal do D-dímero (< 500 ng/mL) exclui a possibilidade diagnóstica de TEV, considerando-se seu alto valor preditivo negativo. Caso haja elevação deste marcador (> 500 ng/mL), nada se pode concluir quanto ao diagnóstico e orienta-se prosseguir investigação diagnóstica com ultrassonografia (USG) Doppler com compressão do membro afetado.

Nos pacientes com probabilidade alta, recomenda-se a realização de USG Doppler com compressão que consiste em, uma vez identificado o segmento venoso, o médico por meio do próprio probe do ultrassom analisa o grau de compressibilidade do vaso.

Caso o segmento não seja compressível, trata-se de um exame positivo para trombose venosa profunda. Contudo, se o exame de USG Doppler com compressão é negativo, e o paciente apresenta alta probabilidade pré-teste de TVP, pode-se repetir o exame em 1 semana ou prosseguir a investigação por meio de outras modalidades diagnósticas como angiorressonância venosa, angiotomografia venosa ou venografia.

Importante salientar que estas últimas modalidades são consideradas primeiras opções de exames complementares na investigação de pacientes com suspeição clínica de segmentos venosos que não são adequadamente acessíveis por meio da ultrassonografia.

Ainda, para fins de diagnóstico e tratamento, podemos dividir as tromboses profundas dos membros inferiores em *proximais* – quando acometem veias poplíteas, femorais ou ilíacas – ou *distais* – quando se localiza abaixo do segmento do joelho.

Tabela 18.2 Critérios de Wells para TVP	
Critério clínico	**Pontuação**
Neoplasia ativa	1
Paresia ou imobilização das extremidades	1
Restrito ao leito por mais de 3 dias ou grande cirurgia há menos de 4 semanas	1
Hipersensibilidade em trajeto venoso	1
Edema assimétrico por todo o membro inferior	1
Diâmetro da região de panturrilhas 3 cm maior em um membro comparado com o outro	1
Edema depressível confinado ao membro sintomático	1
Veias superficiais colaterais (não varicosas)	1
Diagnóstico alternativo mais provável	-2

■▶ Diagnóstico Diferencial e Avaliação para Trombofilias

Os principais diagnósticos diferenciais incluem insuficiência venosa periférica, cisto de Baker, celulite, erisipela, linfedema, tromboflebite superficial, espasmo muscular ou trauma local.

A avaliação para a presença de trombofilias não é recomendada no ambiente de pronto-socorro ao diagnóstico e raramente mudará a conduta inicial. Está indicada em casos específicos, em quem a probabilidade de doença é aumentada (TEV < 50 anos, histórico de recorrência de doença, familiares de primeiro grau de parentesco com histórico importante de tromboses ou mesmo persistência de elevação de altos níveis de d-dímero, mesmo após conclusão de tratamento anticoagulante). Essa avaliação tem por objetivo reduzir o risco de novos eventos tromboembólicos e deve contar com dosagens de *Proteína C, Proteína S, Antitrombina III* (as três apenas ao término do tratamento com anticoagulação), homocisteína, pesquisas de fator V de Leiden e de protrombina mutante (G20210A), além de anticorpos antifosfolípides (anticoagulante lúpico, anticardiolipina IgG e IgM, e anti-β2 glicoproteína I IgG e IgM – mínimo de duas dosagens com intervalo de 12 semanas entre elas).

■▶ Tratamento

O tratamento farmacológico da TVP baseia-se na anticoagulação e deve sempre ser individualizado, levando-se em consideração a gravidade do quadro e o risco de sangramento do paciente.

Diferentemente da TVP proximal, o tratamento da TVP distal isolada é discutível, já que nessa topografia o risco de TEP é menor e a possibilidade de resolução espontânea do trombo é maior, não havendo um consenso sobre a necessidade de anticoagulação nesses casos. Uma vez indicado o tratamento, entretanto, o esquema terapêutico deve ser o mesmo empregado nos casos de TVP proximal.

A terapia de anticoagulação pode ser dividida em duas etapas: *inicial* (0-10 dias), relacionada com a fase aguda, quando ainda não há organização do trombo; e *manutenção,* que nos casos de TVP pode variar entre 3 (mínimo) e 6 meses, a depender dos fatores associados ao evento e da possibilidade de modificação dos mesmos. Menor tempo de terapia será destinado a paciente com fatores conhecidos e extintos. Para as tromboses idiopáticas (não provocadas) e fatores de risco persistentes (como obesidade e neoplasias malignas), recomenda-se prolongar a terapia por no mínimo 6 meses. A manutenção indefinida de terapia dependerá de condições clínicas específicas (p. ex., trombofilias) e da recorrência de eventos.

Nem todos os casos de TVP requerem internação hospitalar. Os quadros leves, sobretudos relacionados com a trombose distal, pode-se recomendar alta hospitalar (a depender da terapia utilizada), com repouso relativo em domicílio.

Para as tromboses profundas extensas e proximais costuma-se indicar internação hospitalar para início de terapia e repouso, com maior segurança para avaliar efeitos colaterais do tratamento e mesmo para ajuste de dose, quando utilizamos a varfarina como droga para manutenção (vide abaixo).

Como terapia inicial, recomenda-se a introdução de anticoagulantes parenterais, tais quais heparina não fracionada (por via endovenosa) ou heparina de baixo peso molecular (HBPM ou enoxaparina, por via subcutânea). Doses, cuidados e contraindicações são mostradas na Tabela 18.3. Anticoagulantes orais de ação direta sob fatores de coagulação (rivaroxabana e apixabana) podem ser usados como monoterapia no tratamento inicial (e de manutenção) conforme discutido abaixo.

A escolha pelo tipo de heparina parenteral deve levar em consideração as comorbidades do paciente e sua condição clínica. Indivíduos hemodinamicamente instáveis devem ser tratados preferencialmente com HNF, assim como portadores de DRC e aqueles com risco elevado de sangramento (pela disponibilidade de antídoto e menor meia-vida). A opção por essa droga, entretanto, implica no controle de TTPA a cada 6 horas, visando como meta valores entre 1,5 e 2,5 vezes o valor de referência (Tabela 18.4). Nas demais situações, sobretudo em pacientes oncológicos, a preferência pela enoxaparina é indiscutível, não havendo habitualmente necessidade de controle da atividade do fator anti-Xa, uma vez que as propriedades farmacológicas da droga são bastantes conhecidas. Exceção faz-se aos pacientes obesos e às gestantes. Aos portadores de doença renal com *clearance* inferior a 30 mL/min, recomenda-se não utilizar a HBPM, em decorrência do maior risco de intoxicação (e ausência de antídoto). Para os pacientes com *clearance* de creatinina entre 50 e 30 mL/min a monitoração inicial com a atividade do fator anti-Xa pode ser útil.

Tabela 18.3

Medicação	Dose	Ação	Comentários
Heparina não fracionada (Actparin®, Disotron®, Heparin®, Heptar®, Liquemine®)	Ataque em bolus: 5.000 UI EV Manutenção: 1.000. UI/hora EV em bomba de infusão contínua e ajuste de dose conforme Tabela 18.4 *Uso subcutâneo: ataque: 333 UI/kg Manutenção: 250 UI/kg a cada 12 horas, com TTPa-alvo entre 1,5-2,5	Antagonista da antitrombina III	Requer dosagem de TTPa a cada 6 horas para ajuste de dose. Apresenta antídoto: protamina. Para cada 1 mL de protamina 1.000, 1.000 UI de heparina não fracionada podem ser neutralizadas. Administrar lentamente (em 10 minutos), com máxima dose de 50 mg (10 mg/mL)
Heparina de baixo peso molecula (= enoxaparina, Clexane®)	1 mg/kg SC a cada 12 horas ou 1,5 mg/kg SC 1× ao dia	Antagonista do fator Xa	Não requer dosagem da atividade do fator anti-Xa para monitoração na maioria dos casos. Apenas pacientes selecionados, com maior risco de intoxicação ou aqueles em que a dose habitual pode não ser efetiva (p. ex., obesos) a dosagem pode ser útil. Não há antídoto específico. Em caso de intoxicação, utiliza-se empiricamente plasma e vitamina K. Pode ser utilizada em casa, já que as seringas comerciais são feitas para pronta administração da medicação

Para pacientes com trombocitopenia induzida por heparina a fondaparinux surge como alternativa, sendo contraindicada, no entanto, em pacientes com disfunção renal grave.

Para terapia de manutenção o sistema único de saúde brasileiro disponibiliza apenas o cumarínico – antagonista de vitamina K – varfarina (Marevan®), cuja introdução pode ser simultânea à terapia inicial parenteral, mas nunca isolada, dada a sua ação pró-trombótica inicial, além da necessidade de tempo (3 dias) para ação plena. A varfarina é uma droga bastante estudada e dispõe de

Tabela 18.4
Ajuste da Heparina Não Fracionada, Conforme TTPa Colhido a Cada 6 Horas. Valores de Infusão Considerando-se Solução de 25.000 UI de Heparina Não Fracionada, Diluídas em 250 mL de Soro Fisiológico (0,9%)

Valor do TTPa	Ação – ajuste da bomba de heparina
< 1,2	Bolus de 5.000 UI e aumentar infusão em 2 mL/hora
1,2-1,5	Bolus de 2.50 0UI e aumentar infusão em 1 mL/hora
1,5-2,3	Manter
2,3-3,0	Reduzir infusão contínua em 1 mL/hora
> 3,0	Parar bomba de infusão contínua por 1 hora e reduzir a infusão, ao retorná-la, em 2 mL/hora

antagonista conhecido, bem como importantes interações medicamentosas e alimentares, que tornam o seu uso difícil e passível de muitas críticas. A dose inicial é de 5 mg por via oral 1× ao dia, com dosagem de tempo de protrombina (TP) a cada 3 dias após introdução da medicação e após cada ajuste de dose. O ajuste é feito com base na relação normalizada do TP (INR) e tem como meta faixa entre 2 e 3. Para o incremento de dose, recomenda-se ajuste de 10-20% na dose semanal, razão pela qual muitos pacientes tomam doses distintas entre os dias da semana. A varfarina tem apresentação comercial em comprimidos de 5 mg. Nos casos de intoxicação com INR superior a 10 e/ou sangramentos, indica-se o uso de vitamina K (fitamenadiona, Kanakion®) por via endovenosa para antagonizar sua ação, nas doses de 10-20 mg (em pelo menos 30 segundo de infusão).

Anticoagulantes orais de ação direta sob fatores de coagulação (mais popularmente conhecidos como "novos anticoagulantes orais") têm sido amplamente desenvolvidos e o seu uso para o tratamento do TEV já é reconhecido pela comunidade médica. Os principais agentes, mecanismos de ações e comentários individualizados por droga são mostrados na Tabela 18.5. Esse tipo de medicação, de futuro promissor, ainda é reservado a um universo restrito de pacientes e tem limitações importantes, como a ausência de antídotos específicos *facilmente disponíveis* para uso cotidiano.

O tratamento com medidas não farmacológicas como as meias elásticas de compressão gradual por longos períodos (> 2 ano) ajuda a reduzir edema e a melhorar a circulação, além de diminuir também a incidência de síndrome pós-trombótica e deve ser recomendado.

O filtro de veia cava não deve ser recomendado rotineiramente, já que, embora reduzam incidência de TEP, não demonstraram redução na mortalidade. São reservados apenas para pacientes que tenham contraindicações a anticoagulação ou que não toleram ou não apresentam resposta eficaz à terapia medicamentosa.

A deambulação deve ser precoce.

Tabela 18.5 Anticoagulantes Orais de Ação Direta		
Medicamento	Mecanismo de Ação e Dose	Comentários
Dabigatrana (Pradaxa®)	Inibidor direto da trombina Dose: 110 a 150 mg oral 2× ao dia	Pode aumentar TP e TTPa e aumenta sempre TT. Não usar em pacientes com *clearance* de creatinina inferior a 30 mL/min. Nesses casos, preferir varfarina
Rivaroxabana (Xarelto®)	Inibidor direto do fator Xa 15 mg oral 2× ao dia por 3 semanas e, após, 20 mg 1× ao dia	Pode aumentar TP, fator anti-Xa. Não usar em pacientes com *clearance* de creatinina inferior a 30 mL/min. Nesses casos, preferir varfarina
Apixabana (Eliquis®)	Inibidor direto do fator Xa 10 mg oral a cada 12 horas nos primeiros 7 dias e, após, 5 mg 2× ao dia	Pode aumentar TP, fator anti-Xa. Mais seguro para pacientes com creatinina sérica entre 1,5 e 2,5 mg/dL, idade superior a 80 anos e baixo peso corpóreo, inferior a 60 kg. Nesses casos, ajustar dose para 2,5 mg 2× ao dia

■ LEITURA SUGERIDA

1. Brandão GMS, Sobreira ML, Rollo HA. Recanalizacão após trombose venosa profunda aguda. J. vasc. bras. 2013;12(4):296-302, Dec. . Available from <http://www.scielo.br/scielo.php?script=sci_arttext&pid=S1677-54492013000400296&lng=en&nrm=iso>. access on 03 July 2017. Epub Oct 21, 2013. http://dx.doi.org/10.1590/jvb.2013.050.

2. Morinaga LTK. Doenças Cardiovasculares: Tromboembolismo Venoso. In: Milton de Arruda Martins (Ed.). Manual do Residente de Clínica Médica. São Paulo: Manole; 2015. p. 396-407.

3. Panico MDB, Matielo MF. Projeto Diretrizes SBACV: Trombose Venosa Profunda Diagnostico e Tratamento. Sociedade Brasileira de Angiologia e Cirurgia Vascular (SBACV). 2015.

Capítulo 19

Tromboembolismo Pulmonar Agudo

Júlio César Garcia de Alencar
Fernando De Meo Dulcini
Caio Júlio César dos Santos Fernandes

■ INTRODUÇÃO

- Tromboembolismo pulmonar (TEP) acontece quando há impactação de um êmbolo trombótico na circulação arterial pulmonar, gerando obstrução vascular mecânica, disfunção endotelial e, consequentemente, redução do fluxo sanguíneo.
- Trata-se de uma patologia frequente e relacionada com alta mortalidade. Em estudos de autópsia, TEP foi encontrado em 12 a 15% dos pacientes que estavam hospitalizados. Sem tratamento, sua mortalidade pode atingir 30% dos pacientes.
- TEP pode ser definido como agudo, quando a apresentação clínica ocorre imediatamente após obstrução dos vasos pulmonares, ou crônico, quando há persistência do trombo, com ou sem hipertensão pulmonar.
- A apresentação clínica do TEP agudo inclui manifestações variadas e pouco específicas. Faz-se necessária identificação de fatores de risco e abordagens estruturadas de avaliação clínica do paciente suspeito.
- O tratamento correto do TEP agudo pode reduzir de forma considerável a mortalidade da doença. O manejo dessa patologia será discutido ao longo deste capítulo.

■ Etiologia

O tromboembolismo pulmonar geralmente é o resultante da interação entre fatores de risco individuais adquiridos (p. ex., malignidade, obesidade) ou herdados (p. ex., trombofilias) e determinadas ocorrências ou eventos (p. ex., cirurgia, trauma, imobilização, internação por doença aguda).

É importante ressaltar que, de acordo com o International Cooperative Pulmonary Embolism Registry, cerca de 20% dos pacientes com TEP não apresentam fatores predisponentes identificáveis (Tabela 19.1).

Tabela 19.1 Fatores Predisponentes do Tromboembolismo Pulmonar Agudo	
Comuns (OR > 10)	Fratura de membros inferiores
	Cirurgia de colocação de prótese de quadril ou joelho
	Cirurgia de grande porte
	Lesão medular
Intermediário (OR 2-9)	Acesso venoso central
	Estados de hipercoagulabilidade
	Câncer ou quimioterapia
	AVC com paralisia/plegia
	Internação por pneumonia ou infecção do trato urinário
	Insuficiência respiratória aguda
Incomuns (OR < 2)	Obesidade
	Gravidez
	Repouso no leito > 3 dias
	Varizes

■) Quadro Clínico

As manifestações clínicas do tromboembolismo pulmonar agudo são muito variadas, podendo incluir desde pacientes oligossintomáticos ou com queixas inespecíficas até pacientes graves com instabilidade hemodinâmica ou parada cardiorrespiratória (Tabela 19.2).

Tabela 19.2 Valor Preditivo dos Achados Clínicos em Pacientes com Suspeita de TEP		
Sinais e sintomas	Valor preditivo positivo	Valor preditivo negativo
Dispneia	37%	75%
Taquicardia	47%	86%
Taquipneia	48%	75%
Dor pleurítica	39%	71%
Hemoptise	32%	67%
Hipoxemia	34%	70%

Dispneia é o sintoma mais comum, classicamente súbita, mas pode ocorrer em curso mais arrastado com evolução em horas ou até dias.

A dor torácica pode apresentar caráter pleurítico quando o trombo é periférico, próximo a pleura, por inflamação dessa região, ou pode ser subesternal simulando uma síndrome coronariana aguda, geralmente por sobrecarga aguda e/ou isquemia do ventrículo direito.

No exame físico, achados de trombose venosa profunda, tais como edema assimétrico de membros inferiores, devem ser pesquisados. Achados sugestivos de hipertensão pulmonar, como B2 hiperfonética e sopro em foco tricúspide, também podem estar presentes. A presença de instabilidade hemodinâmica, definida como pressão arterial sistólica (PAS) menor do que 90 mmHg ou queda de mais de 40 mmHg da PAS basal do paciente mantidos por um período maior do que 15 minutos, deve ser detectada precocemente e define o subgrupo de maior mortalidade.

■▶ Diagnóstico

Em pacientes que são avaliados para possível TEP, o diagnóstico é confirmado em apenas 10% dos casos. Quando os médicos têm maior grau de certeza, eles estão corretos em apenas 17-25% dos pacientes. Como resultado, a abordagem diagnóstica do TEP requer estratégias que minimizem falhas diagnósticas sem expor pacientes a riscos de realização de exames desnecessários.

Nesse sentido foram desenvolvidas avaliações clínicas estruturadas que permitem identificar indivíduos de baixa, intermediária e alta possibilidade diagnóstica, cada qual com prevalências estimadas conhecidas da doença.

Avaliação da probabilidade pré-teste

* Escores de Genebra modificado e Wells para TEP (Tabela 19.3).

Tabela 19.3			
Escore de Genebra Modificado e de Wells para TEP e Prevalência de TEP de acordo com Probabilidade Pré-teste			
Genebra modificado	*Pontos*	*Wells*	*Pontos*
TEV prévio	+3	TEV prévio	+1,5
Câncer ativo	+2	Frequência cardíaca > 100	+1,5
Cirurgia ou fratura no último mês	+2	Cirurgia recente ou imobilização	+1,5
Idade > 65 anos	+1	Sinais clínicos de TVP	+3
Dor na perna unilateral	+3	Câncer	+1
Hemoptise	+2	Hemoptise	+1

Continua...

Tabela 19.3 *(continuação)*
Escore de Genebra Modificado e de Wells para TEP e Prevalência de TEP de acordo com Probabilidade Pré-teste

Genebra modificado	Pontos	Wells	Pontos
Frequência cardíaca entre 75-94 bpm	+3	Diagnóstico alternativo menos provável que EP	+3
Frequência cardíaca > 94	+5		
Edema unilateral da perna ou dor à palpação do trajeto venoso	+4		
Baixa probabilidade	0-3	Baixa probabilidade	0-1
Intermediária probabilidade	4-10	Intermediária probabilidade	2-6
Alta probabilidade	> 10	Alta probabilidade	> 6
Probabilidade pré-teste		EP comprovadas	
Baixa		5-13%	
Intermediária		38-40%	
Alta		67-91%	

Exames complementares

- Radiografia de tórax:

  Sua maior utilidade é investigar diagnósticos diferenciais. Achados típicos de TEP são raramente encontrados.

  ○ Sinal de Westermarch: oligoemia distal ao trombo.

  ○ Sinal Fleichner: artéria pulmonar central distendida.

  ○ Corcova de Hampton: consolidação em formato de cunha em região periférica.

- Eletrocardiograma:

  Utilizado para investigação de diagnóstico diferencial. Os achados clássicos de TEP também são pouco encontrados:

  ○ Taquicardia sinusal – alteração mais comum (40% dos casos).

  ○ Sinais de estresse de VD:

    § Inversão de onda T (V1-V3).

    § Inversão de onda T (DII, aVF, DIII).

  ○ Bloqueio de ramo direito (completo ou incompleto).

  ○ S1Q3T3 (presença de onda S em DI, presença de onda Q e inversão de onda T em DIII):

    § Pouco frequente (< 20%).

    § Especificidade moderada (62%).

- Arritmias atriais, sendo fibrilação atrial mais comum.
- D-Dímero:

  Produto da degradação da fibrina contida no coágulo. São pouco específicos e muito sensíveis, pode estar alterado em inúmeras condições clínicas diferentes, como infecções, neoplasias, sangramentos, cirurgias, traumas, fibrilação atrial e infarto agudo do miocárdio (IAM) recentes.

  Afasta TEP no paciente de baixa probabilidade, mas não pode ser considerado prova excludente de TEP no paciente de alta probabilidade.

  Seu valor de corte deve ser ajustado a partir dos 50 anos para idade x 10 (em mcg/L).

  Também não existe um *cut-off* para estimar prognóstico, mas existe associação entre elevação marcada e complicações: valores menores que 1.500 mcg/L associam-se a melhor prognóstico.

- Peptídeo natriurético atrial:

  O aumento da pós-carga, o comprometimento hemodinâmico e presumidamente a disfunção do ventrículo direito são associados ao aumento do estresse miocárdico e ao aumento dos valores séricos do BNP e do NT pró-BNP. Assim, a magnitude desses peptídeos assume valor prognóstico.

- Troponina:

  Infarto transmural de ventrículo direito tem sido encontrado em pacientes sem doença arterial coronariana obstrutiva. Valores elevados de troponina na admissão são associados a pior prognóstico. O valor preditivo positivo para mortalidade é de 12-44%, enquanto o valor preditivo negativo da troponina T ultrassensível chega a 98%.

- Angiotomografia de artérias pulmonares ou tomografia computadorizada de tórax protocolo TEP:

  Permite a visualização direta do trombo, bem como a avaliação de VD e de artéria pulmonar.

  Suas maiores desvantagens são necessidade de contraste endovenoso e exposição à radiação. Para pacientes com *clearance* de creatinina superior à 30 mL/min, a realização da angiotomografia de tórax não se correlacionou com o desenvolvimento de insuficiência renal.

- Ultrassom de membros inferiores:

  É um exame operador dependente. Em mãos experientes, alcança sensibilidade de 90% e especificidade de 95% para trombos de membros inferiores proximais sintomáticos. O achado diagnóstico é imagem hiperecoica resultando em compressibilidade incompleta.

  Vantagem de não ser invasivo, não utilizar contraste endovenoso. Útil para complementar outros exames que não foram conclusivos.

- Ecocardiograma:

  Indicado para pacientes com suspeita de TEP como causa de instabilidade hemodinâmica. O sofrimento e a disfunção de ventrículo direito decorrente de TEP será evidenciado por imagem de câmara dilatada. Útil ainda na Investigação de diagnósticos alternativos: tamponamento cardíaco, IAM, disfunção valvar.

• Arteriografia:

Considerado exame padrão-ouro para o diagnóstico de TEP, no entanto, vem perdendo espaço para a angio-TC de artérias pulmonares. Atualmente utilizada para guiar terapêuticas invasivas como embolectomia.

Estimando o risco de morte precoce

Após o diagnóstico de TEP, é necessário classificar o risco de morte do paciente utilizando escores que implicarão em mudanças de conduta com relação ao local e ao tipo de tratamento. O escore mais utilizado é o PESI (*Pulmonary Embolism Severity Index*) (Tabelas 19.4 e 19.5).

Tabela 19.4
Escore PESI e PESI Simplificado (PESIs)

Parâmetro	PESI	PESIs
Idade	1 ponto por ano	1 (se > 80 anos)
Sexo masculino	+ 10	-
Câncer	+ 30	1
ICC	+ 10	1
Doença pulmonar crônica	+ 10	1
FC > 110	+ 20	1
PAS < 100 mmHg	+ 30	1
FR > 30 ipm	+ 20	-
Temperatura < 36	+ 20	-
Alteração do *status* mental	+ 60	-
SatO$_2$ < 90%	+ 20	1

PESI	PESIs
Classe I: < 65 pontos Mortalidade (0-1,6%)	0 ponto = Mortalidade 1%
Classe II: 66-85 pontos Mortalidade (1,7-3,5%)	
Classe III: 86-105 pontos Mortalidade (3,2-7,1%)	
Classe IV: 106-125 pontos Mortalidade (4-11,4%)	1 ponto ou mais = Mortalidade 10,9%
Classe V: > 125 pontos Mortalidade (10-24,5%)	

Tabela 19.5

Classificação europeia dos pacientes com TEP agudo com base no risco de mortalidade

Risco de mortalidade precoce		Parâmetros de risco e escores			
		Choque ou hipotensão	PESI III-IV ou PESIs ≥ 1	Disfunção de VD [1]	Marcadores cardíacos [2]
Alto		+	+	+	+
Intermediário	Alto	-	+	Ambos positivos	
	Baixo	-	+	Um ou nenhum positivo	
Baixo		-	-	Ambos negativos	

[1]Critérios ecocardiográficos de disfunção de VD: disfunção de VD, aumento da relação VD-VE ao final da diástole, hipocinesia da parede livre de VD, aumento da velocidade do jato de regurgitação tricúspide. Critério tomográfico de disfunção de VD: aumento da relação VD-VE ao final da diástole.

[2]Troponina T ou I ou peptídeo natriurético atrial.

*Pacientes com PESI I e II ou PESIs 0 e elevação de marcadores cardíacos ou disfunção de VD são classificados como risco intermediário baixo.

■■) Tratamento

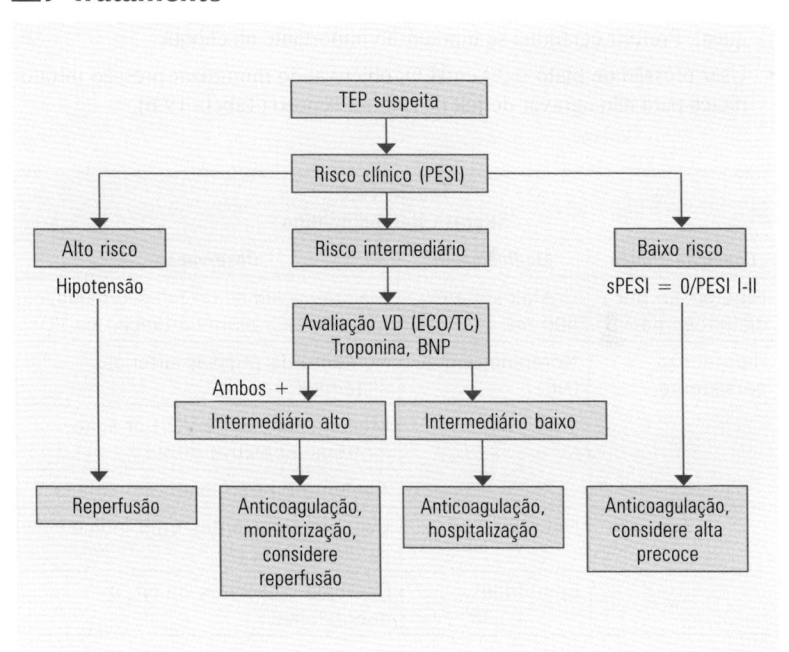

Suporte hemodinâmico e respiratório

A principal causa de morte no TEP é falência de VD levando à baixo débito cardíaco.

- Cristaloide, em *bolus* de até 500 mL, pode melhorar hipotensão e índice cardíaco e pode ser testado em pacientes hipotensos.
- Reposição volêmica agressiva pode ser prejudicial e piorar o estresse de VD.

Drogas vasoativas são frequentemente necessárias para melhorar inotropismo cardíaco, elevar a pressão arterial e garantir perfusão tecidual adequada.

- Dobutamina deve ser considerada em pacientes com índice cardíaco reduzido. Costuma ser a primeira droga prescrita com o intuito de melhorar o débito de VD.
- Norepinefrina aumenta a pressão arterial sistêmica e melhora a perfusão coronariana; melhora a função de VD por ação inotrópica positiva direta.
- Epinefrina combina os efeitos das duas drogas anteriores.

Suporte respiratório: hipoxemia e hipocapnia são frequentemente encontrados.

- Hipoxemia é frequentemente reversível com administração de oxigênio.

Quando a ventilação mecânica for necessária:

- Cuidado com drogas hipotensoras durante sedação para intubação orotraqueal. Preferir cetamina se hipotensão importante ou choque.
- Usar pressão de platô < 30 cmH_2O, objetivando minimizar pressão intratorácica para não agravar déficit de retorno venoso (Tabela 19.6).

Tabela 19.6 Suporte Hemodinâmico		
Condição clínica	**Medicamento**	**Observação**
Hipotensão por disfunção de VD	Cristaloide até 500 mL	Maiores volumes de infusão estão associados a piora da função de VD
Hipotensão persistente	Norepinefrina (NE)	Aumento da pressão arterial sistêmica
		Melhora função de VD por ação inotrópica positiva direta
		Aumento da perfusão coronariana
	Dobutamina	Usada em pacientes com índice cardíaco reduzido
	Epinefrina	Combina os efeitos de NE e dobutamina

Trombólise

Definem-se dois grupos candidatos à terapia trombolítica:

- Pacientes hemodinamicamente instáveis: indicação de trombólise com benefícios evidentes.
- Pacientes com TEP de alto risco: não há consenso na literatura.

Evidências atuais (Tabela 19.7) compararam os benefícios de trombólise em relação à anticoagulação em pacientes hemodinamicamente instáveis e pacientes hemodinamicamente estáveis com falência de VD demonstrando que a trombólise foi associada a menor mortalidade por todas as causas.

Tabela 19.7
Benefícios e Riscos da Trombólise no TEP

Desfecho	Trombólise	Anticoagulação	Risco relativo	NNT ou NNH
Mortalidade	2,17%	3,89%	0,53 (0,32-0,88)	NNT: 59
TEP recorrente	1,17%	3,04%	0,40 (0,22-0,74)	NNT: 54
Sangramento SNC	1,46%	0,19%	4,63 (1,48-12,04)	NNH: 78
Sangramento maior	9,24%	3,42%	2,73 (1,91-3,91)	NNH: 18
Sangramento maior em < 65 anos	2,84%	2,27%	1,25 (0,5-3,14)	Não significativo

A trombólise no TEP agudo leva à diminuição da resistência vascular pulmonar e melhora de função de VD. A janela terapêutica em pacientes persistentemente sintomáticos ocorre em até 14 dias, porém benefícios são mais acentuados em até 48 h.

Tabela 19.8
Contraindicações Absolutas à Trombólise

Hemorragia intracraniana prévia
Lesão vascular intracraniana conhecida
Neoplasia maligna intracraniana conhecida
Acidente vascular encefálico isquêmico nos últimos 3 meses
Suspeita de dissecção de aorta
Sangramento ativo ou discrasia sanguínea (excluída menstruação)
Trauma cranioencefálico ou trauma de face considerável nos últimos três meses

Uma vez indicada a trombólise, avaliar se há contraindicações (Tabelas 19.8 e 19.9) ao procedimento.

Tabela 19.9
Contraindicações Relativas à Trombólise
Histórico de hipertensão arterial crônica grave mal controlada
Hipertensão arterial grave na apresentação inicial (PAS > 180 mmHg ou PAD > 110 mmHg)
Histórico de acidente vascular encefálico isquêmico há mais de 3 meses
RCP traumática ou prolongada (> 10 min) ou grande cirurgia nas últimas 3 semanas
Hemorragia interna recente (2-4 semanas)
Punção em sítio não compressível
Procedimento invasivo recente
Para estreptoquinase/anistreplase – exposição prévia há mais de 5 dias ou alergia a esses agentes
Gravidez
Úlcera péptica ativa
Pericardite ou derrame pericárdico
Idade > 75 anos
Uso atual de anticoagulantes com INR > 1,7 ou TTPa > 15 segundos
Retinopatia diabética

RCP: ressuscitação cardiopulmonar. INR: relação internacional normatizada. TTPa: Tempo de tromboplastina parcial ativada.

Trombólise sistêmica

O regime de trombólise mais difundido e rapidamente empregado é a trombólise sistêmica (Tabela 19.10).

Tabela 19.10		
Administração Sistêmica de Trombolíticos		
Medicamento	*Dose*	*Tempo de infusão*
Alteplase (rt-PA)	100 mg	2 horas
Estreptoquinase	250.000 UI	30 minutos
	100.000 UI/h	24 horas
Tenecteplase	50 mg	Bolus

Após o término de fibrinolítico, reiniciar anticoagulação quando TTPa < 2x limite da normalidade.

Evidência de pequenos estudos randomizados suportam que a administração de trombolítico de forma mais rápida (< 2 horas) estão associados a maior trombólise e menor risco de sangramento do que regimes longos. Por isso, há vantagem do regime com rt-PA sobre estreptoquinase.

Trombólise direcionada por cateter

A trombólise direcionada por cateter é realizado através da cateterização da artéria pulmonar. É indicado por *guidelines* nas seguintes condições:

- Persistência de instabilidade hemodinâmica apesar de trombólise sistêmica.
- Risco de morte antes da trombólise sistêmica ter iniciado seus efeitos.
- Alto risco de sangramento.

A recomendação por *guidelines* é baseada em estudos com amostras pequenas, cateterização através de ecocardiograma e seguimento por curto período. A vantagem desse regime é a necessidade de menor quantidade de trombolítico, menor potencial de sangramentos para o mesmo efeito. Mas, deve ser restrito a centros com experiência no procedimento por conta da complexidade e pela pouca evidência de benefício em mortalidade.

Anticoagulação

Terapêutica-chave para prevenir morte precoce, recorrência sintomática e fatal.

- Pode ser iniciada nos pacientes de intermediário e alto risco mesmo sem confirmação diagnóstica.

Anticoagulação parenteral

Iniciada por via parenteral na maioria dos casos com duração 5-10 dias.

- Dispomos de três diferentes classes com suas particularidades descritas nas Tabelas 19.11 a 19.14.

Tabela 19.11 Anticoagulantes Parenterais (IV e SC)			
Medicação	*Primeira escolha*	*Preferível*	*Observações*
HNF (heparina não fracionada)	Pacientes hipotensos/ choque Disfunção renal com ClCr < 30 mL/kg	Extremos de pesos • Alto risco de sangramento • Idade avançada	Uso IV em bomba de infusão Monitoração por TTPa Não depende de função renal

Continua...

Tabela 19.11 *(continuação)*
Anticoagulantes Parenterais (IV e SC)

Medicação	Primeira escolha	Preferível	Observações
HBPM (heparinas de baixo peso molecular)	Pacientes sem instabilidade hemodinâmica	Paciente oncológico Menor risco de sangramento maior ESC *guideline* Menor incidência de HIT	Não usar se *clearance* < 30 mL/min Ajuste de dose por peso e se maior do que 75 anos
Fondaparinux	Pacientes sem instabilidade hemodinâmica	Menor risco de sangramento maior ESC *guideline* Menor incidência de HIT	Não usar se *clearance* < 30 mL/min Ajustar dose por peso função renal Inibidor direto do fator Xa Sem necessidade de monitoração Posologia simples SC 1× dia

HIT: *Heparin induced thrombocytopenia*

Tabela 19.12
Anticoagulação Endovenosa com Heparina Sódica

TTPa de 6/6 h	Ajuste
< 1,2	*Bolus* de 5.000 UI e aumentar infusão em 2 mL/h
1,2-1,49	*Bolus* de 2.500 UI e aumentar infusão em 1 mL/h
1,5-2,3	Manter
2,31-3	Reduzir em 1 Lh
> 3,0	Pausar bomba por 1 h e reduzir infusão em 2 mL/h

Administrar *bolus* de 5.000 unidade e iniciar infusão em 1 000 UI/h. Diluição-padrão: 250 mL SF 0,9% + Heparina sódica 25.000 UI.

Após o início da anticoagulação oral, deve-se iniciar a transição para a anticoagulação via oral. Exceto, nos casos explicados no decorrer do capítulo em que se pode iniciar anticoagulação exclusivamente por via oral com rivaroxabana e apixaban.

Tabela 19.13
Anticoagulação Subcutânea com Heparinas de Baixo Peso Molecular

	Dosagem	Intervalo
Enoxaparina	1 mg/kg (150 mg/dose máx) 1,5 mg/kg (150 mg/dose máx)*	12/12 h 1× dia
Tinzaparina	175 UI/kg (18.000 UI/dia)	1× dia
Dalteparina[a]	100 UI/kg (18.000 UI/dia) 200 UI/kg	12/12 h 1× dia
Nadroparina[&]	86 UI/kg (17.100 UI/dia) 171 UI/kg	12/12 h 1× dia

Contraindicação: *clearance* < 30 mL/min.

*Aprovado nos EUA, porém não aprovado em todos os países da Europa como forma válida de tratamento.

&: aprovado para o tratamento em alguns, porém não em todos os países da Europa.

[a]: Em paciente oncológicos, usar dose 200 UI/kg 1 dia por 30 dias, seguido de 100 UI/kg por 5 meses. Após esse período, usar antagonista de vitamina K se neoplasia não for curada.

Tabela 19.14
Anticoagulação Subcutânea com Fondaparinux

	Peso	Dosagem	Intervalo
Fondaparinux	Peso < 50 kg: Peso 50-100 kg Peso > 100 kg	5 mg 7,5 mg 10 mg	1× dia

Contraindicação: *clearance* < 30 mL/min.

Reduzir dose em 50%: se *clearance* 30-50 mL/min.

Anticoagulação oral

A anticoagulação por via oral deve ser iniciada precocemente.

- Antagonistas de vitamina K: varfarina é o mais utilizado. Deve-se aguardar RNI na faixa (entre 2 e 3) por 2 dias antes de suspender o anticoagulante parenteral.

- Dabigatran, inibidor do fator IIa, possui efeito mais previsível não sendo necessário seguimento com exames laboratoriais para ajuste de dose. Não usar se disfunção renal. Iniciar após 5-7 dias de anticoagulação parenteral.

- Edoxaban, inibidor do fator Xa, possui efeito mais previsível não sendo necessário seguimento com exames laboratoriais para ajuste de dose. Não usar se disfunção renal. Iniciar após 5-7 dias de anticoagulação parenteral (Tabela 19.15).

Tabela 19.15
Transição de Anticoagulação Parenteral para Anticoagulação Oral

Medicamento	Dose	Contraindicação	Observação
Dabigatran	150 mg VO 12/12 h	ClCr < 30 mL/min	Iniciar após 5-7 dias de anticoagulação parenteral
Endoxaban	60 mg VO 1× dia	ClCr < 30 mL/min	Reduzir dose em 50% se *clearance* entre 30-50 mL/min Iniciar após 5-7 dias de anticoagulação parenteral
Varfarina	5 mg VO 1× dia*	Gestação	Pode ser iniciado no mesmo dia da anticoagulação parenteral Monitoração por TP/RNI Deve-se aguardar RNI na faixa (entre 2 e 3) por 2 dias para se suspender anticoagulante parenteral

Anticoagulação oral exclusiva

Apresenta menor incidência de sangramento quando comparada com heparina de baixo peso molecular associada à varfarina.

A anticoagulação oral exclusiva de início imediato, sem necessidade de terapia ponte com anticoagulantes parenterais, pode ser realizada conforme vista na Tabela 19.16.

Tabela 19.16
Transição de Anticoagulação Parenteral para Anticoagulação Oral

Medicamento	Dose inicial	Dose de manutenção	Contraindicação
Rivaroxaban	15 mg VO 12/12 h por 3 semanas	20 mg 1× dia	*Clearance* < 30 mL/min
Apixaban	10 mg VO 12/12 h por 7 dias	5 mg VO 12/12 h	*Clearance* < 25 mL/min

Filtro de veia cava inferior

Não é necessário na maioria dos pacientes. Há a necessidade de procedimento invasivo, ainda que seja feito por acesso percutâneo, para ser implantado. Dentre os filtros disponíveis, os removíveis são preferenciais, pois uma vez que a contraindicação à anticoagulação seja resolvida, o filtro pode ser removido e o paciente anticoagulado. Sua indicação, portanto, é restrita a alguns grupos de pacientes:

• Contraindicação à anticoagulação.

- O local de inserção é preferencialmente infrarrenal, mas no caso de:
  - Trombose em membros superiores na ausência de trombose de membros inferiores, o filtro deve ser posicionado na veia cava superior.
  - Trombose em veia renal comprovado por angiotomografia, o filtro deve ser posicionado em posição suprarrenal.

Embolectomia

Embolectomia é uma opção em centros com *expertise* para pacientes hemodinamicamente instáveis que não responderam à terapia fibrinolítica ou possuem contraindicação a ela. Pode ser realizado via cirúrgica ou por cateter. A escolha entre cada uma depende da experiência do serviço.

■❱ Seguimento

Alguns pacientes possuem baixo risco para eventos fatais por TEP. Diversos estudos demonstram segurança e ausência de diferença significativamente estatística em mortalidade e sangramento entre tratamento hospitalar e domiciliar com anticoagulantes orais. Esses pacientes devem obedecer aos critérios:

- PESI I-II.
- Pacientes hemodinamicamente estáveis, sem necessidade de suporte ventilatório.
- Ausência de TVP concomitantemente.
- Ausência de comorbidades graves (cardiopatia isquêmica, DPOC, insuficiência renal ou hepática, trombocitopenia, câncer).
- Suporte social, familiar e capacidade cognitiva de compreender sobre doença e tratamento.
- Consultas ambulatoriais precoces para a reavaliação completa e monitoração laboratorial caso sejam usados cumarínicos.

A anticoagulação deve, inicialmente, durar três meses. Tempo de tratamento depende se causa de base foi revertida ou não. Causas não reversíveis devem receber anticoagulação indefinidamente.

■ LEITURA SUGERIDA

1. Anderson FA Jr., Spencer FA. Risk factors for venous thromboembolism. Circulation. 2003;107:9-16.
2. Becattini C, Vedovati MC, Agnelli G. Prognostic value of troponins in acute pulmonary embolism: a meta-analysis. Circulation. 2007;116:427-433.
3. Büller HR, Davidson BL, Decousus H, Gallus A, Gent M, Piovella F, et al. Subcutaneous fondaparinux versus intravenous unfractionated heparin in the initial treatment of pulmonary embolism. N Engl J Med. 2003;349:1695-1702.

4. Casazza F, Bongarzoni A, Capozi A, Agostoni O. Regional right ventricular dysfunction in acute pulmonary embolism and right ventricular infarction. Eur J Echocardiogr. 2005;6:11-14.

5. Cohen AT, Agnelli G, Anderson FA, Arcelus JI, Bergqvist D, Brecht JG, et al. Venous thromboembolism (VTE) in Europe. The number of VTE events and associated morbidity and mortality. Thromb Haemost. 2007;98:756-764.

6. Coma-Canella I, Gamallo C, Martinez OP, Lopez-Sendon J. Acute right ventricular infarction secondary to massive pulmonary embolism. Eur Heart J. 1988 ;9:534-540.

7. Fernandes CJCS, Alves Junior JL, Gavilanes F, Prada LF, Morinaga LK, Souza R. New anticoagulants for the treatment of venous thromboembolism. Jornal Brasileiro de Pneumologia (Online). 2016 ;42:146-154.

8. Kearon C, Akl EA. Duration of anticoagulant therapy for deep vein thrombosis and pulmonary embolism. Blood. 2014 ;123:1794-1801.

9. Konstantinides S, Tiede N, Geibel A, Olschewski M, Just H, Kasper W. Comparison of alteplase versus heparin for resolution of major pulmonary embolism. Am J Cardiol. 1998 ;82: 966-970.

10. Meneveau N, Schiele F, Metz D, Valette B, Attali P, Vuillemenot A, et al. Comparative efficacy of a two-hour regimen of streptokinase versus alteplase in acute massive pulmonary embolism: immediate clinical and hemodynamic outcome and one-year follow-up. J Am Coll Cardiol. 1998 ;31:1057-1063.

11. Meyer G, Vicaut E, Danays T, Agnelli G, Becattini C, Beyer-Westendorf J, et al. Fibrinolysis for patients with intermediate-risk pulmonary embolism. N Engl J Med. 2014 ;370:1402-1411.

12. Schouten HJ, Geersing GJ, Koek HL, Zuithoff NP, Janssen KJ, Douma RA, et al. Diagnostic accuracy of conventional or age adjusted D-dimer cut-off values in older patients with suspected venous thromboembolism: systematic review and meta-analysis. BMJ. 2013 ;346:2492.

13. van Belle A, Büller HR, Huisman MV, Huisman PM, Kaasjager K, Kamphuisen PW, et al. Effectiveness of managing suspected pulmonary embolism using an algorithm combining clinical probability, D-dimer testing, and computed tomography. JAMA. 2006 ;295:172-179.

14. Wolf SJ, McCubbin TR, Feldhaus KM, Faragher JP, Adcock DM. Prospective validation of Wells Criteria in the evaluation of patients with suspected pulmonary embolism. Ann Emerg Med. 2004 ;44: 503-510.

Capítulo 20

Dissecção de Aorta

Tatiane Carneiro Gratão
Juliane Rompkoski
Nicole Inforsato

■ INTRODUÇÃO

A dissecção de aorta (DA) ocorre quando o sangue flui através de um falso trajeto na parede do vaso, correndo entre as camadas média e adventícia após uma laceração na camada íntima. A partir deste momento, a aorta passa a ter dois lúmens: um verdadeiro e um falso.

A incidência de DA gira em torno de 2,6-3,5 a cada 100.000 pessoas-ano. Nota-se um progressivo aumento da incidência, provavelmente associado ao aumento da incidência de hipertensão arterial. Possui elevada mortalidade com óbito em torno de 90% nos casos não tratados e taxa de óbito em torno de 74% nas primeiras semanas.

Conforme o comprometimento anatômico, a DA possui dois sistemas de classificação: Stanford e Debakey (Figura 20.1).

Classificação conforme a duração dos sintomas:

1. Agudo: menos que 2 semanas.

2. Crônico: maior que duas semanas.

- A dissecção de aorta pode levar ao óbito nas seguintes situações:

1. Ruptura intrapericárdica da dissecção com subsequente tamponamento cardíaco.

2. Dissecção aguda acometendo o ânulo valvar, ocasionando regurgitação importante da valva aórtica.

3. Obstrução aguda de artéria coronária, levando a infarto agudo do miocárdio.

4. Isquemia de órgãos distais devido ao comprometimento da perfusão por obstrução de seus vasos.

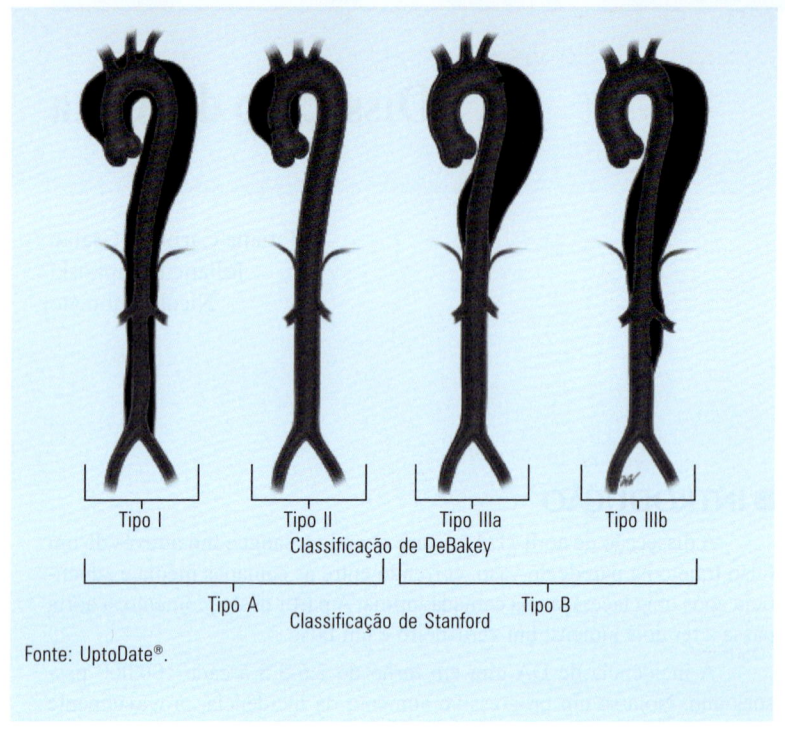

Tipo I Tipo II Tipo IIIa Tipo IIIb

Classificação de DeBakey

Tipo A Tipo B

Classificação de Stanford

Fonte: UptoDate®.

Figura 20.1 – *Classificação de DeBakey conforme a extensão anatômica da dissecção. Tipo I: aorta ascendente e toracoabdominal; tipo II: apenas a aorta ascendente; tipo IIIa: aorta descendente (distal à artéria subclávia); tipo IIIB: aorta descendente torácica e abdominal. O tipo A de Stanford corresponde aos tipos I e II de Debakey, já o tipo B corresponde ao tipo III de Debakey.*

■▶ Etiologia

Condições que se associam à dissecção são:

- Desordens do tecido conjuntivo associadas às alterações genéticas: síndrome de Marfan, Ehler-Danlos, Ectasia ânulo aórtica.
- Aneurisma de aorta pré-existente.
- Valva aórtica bicúspide.
- Cirurgia ou procedimento prévio na aorta (por exemplo: cateterização cardíaca prévia).
- Coarctação da aorta.

- Síndrome de Turner.
- Doenças inflamatórias que causam vasculites.
- Trauma aórtico.
- Gestação e parto.
- Hipertensão arterial.
- Uso de cocaína.
- Halterofilismo.

■■▶ Diagnóstico

Quadro clínico

Deve-se levantar a suspeita de dissecção na presença dos seguites sinais e sintomas:

- Dor torácica súbita em facada, pontada.
- Variação no pulso dos membros: ausência de pulso distal de um ou mais membros ou diferença de pressão > 20 mmHg entre membros superiores contralaterais.
- Alargamento do mediastino ou aorta na radiografia de tórax.

Nas dissecções do tipo A, há dor lacerante em região torácica ou dorsal. Podem ocorrer redução súbita ou ausência de pulsos e perfusão distal associadas ao quadro.

Nos casos em que ocorre ruptura de valva ou tamponamento pericárdico, pode ocorrer hipotensão.

Nas dissecções do tipo B, também há dor lancinante em tórax ou dorsal. A dissecção pode render-se até as artérias ilíacas, comprometendo a perfusão da medula espinal, renal, membros inferiores e outras vísceras.

Diagnóstico por imagem

Após a suspeita clínica é de suma importância a confirmação do quadro por exame de imagem que demonstre o retalho de camada íntima separando a verdadeira e a falsa luz. Outro dado importante é a distinção entre dissecção que acomete a porção ascendente e dissecção que acomete apenas a porção descendente.

Angiotomografia

É o exame de imagem de eleição. Fornece dados como a patência dos ramos aórticos, presença ou não de extravasamento de contraste que sugere ruptura, localiza o local de início da laceração na íntima. Apresenta sensibilidade entre 83-95% e especificidade entre 87-100%, além de ser disponível e rápida. Deve ser realizada em todos os pacientes hemodinamicamente estáveis. A principal limitação está associada a lesão renal em decorrência do uso de contraste (Figura 20.2).

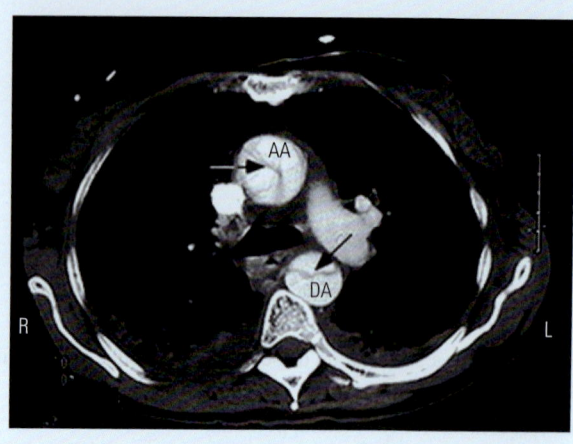

Fonte: UptoDate®.

Figura 20.2 – *Tomografia computadorizada indicando aorta ascendente (AA) e aorta descendente (AD) com retalho de camada da íntima (setas) separando os lúmens falso e verdadeiro.*

Outros métodos de imagem que podem ser usados são: ecocardiograma, ressonância magnética, eletrocardiograma acoplado a ressonância, ultrassom intravascular.

A arteriografia permite avaliação anatômica adequada, diagnóstico e intervenção terapêutica logo após o diagnóstico.

Cabe lembrar neste momento que nos pacientes hemodinamicamente instáveis, o ecocardiograma transesofágico assume papel fundamental no diagnóstico, com sensibilidade superior a 98%. Possui como desvantagens a necessidade de intubação, sedação, limitação na visualização da porção distal da aorta ascendente e proximal do arco aórtico; além de ser operador dependente (Figura 20.3).

■ ▶ Tratamento

Dissecção de aorta Stanford tipo B

Nos pacientes estáveis hemodinamicamente e que não apresentam complicações associadas à dissecção, opta-se pelo tratamento clínico.

• Suporte intensivo.

• Uso de betabloqueadores endovenosos para controle da frequência cardíaca (labetalol, metoprolol, propranolol).

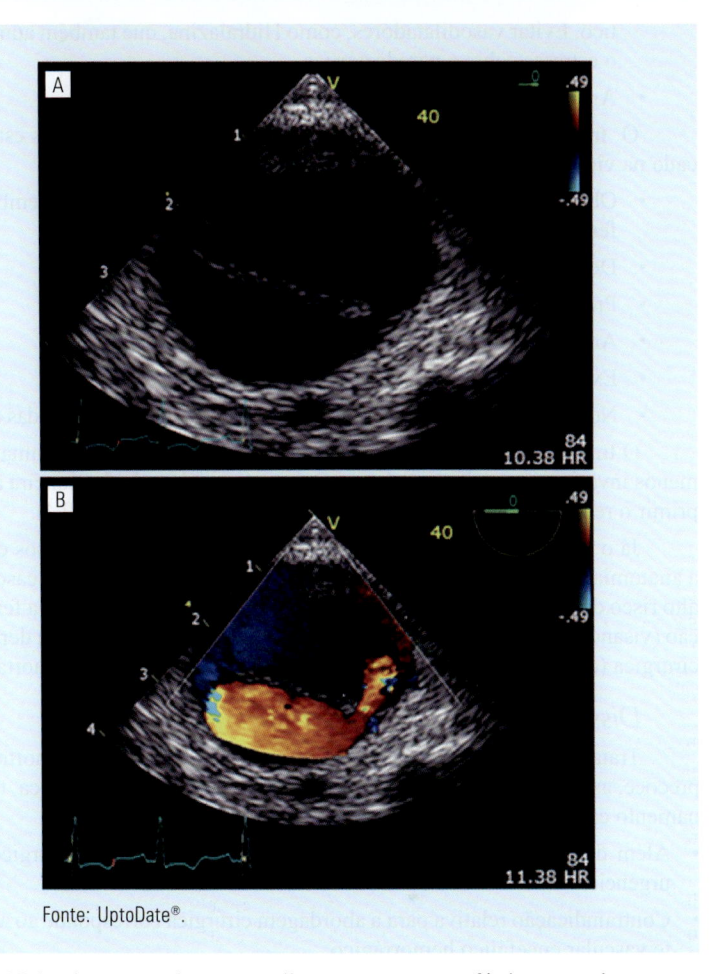

Fonte: UptoDate®.

Figura 20.3 – *Imagem de ecocardiograma transesofágico, em A: notar o retalho da camada da íntima separando os lúmens falso e verdadeiro; em B: apesar do Doppler indicando alto fluxo na região alaranjada e baixo fluxo na região azulada não há como distinguir entre o falso e o verdadeiro lumem.*

- Emprego de anti-hipertensivo (nitroprussiato-endovenoso), visando manter pressão arterial em nível adequado (sem comprometer a função neurológica ou o débito urinário), não iniciar nos casos de hipotensão. É importante iniciar o nitroprussiato somente após a introdução dos betabloqueadores, pois a vasodilatação estimula o reflexo simpático, levando ao aumento da contração ventricular e ao estresse no arco aórtico. Evitar vasodilatadores, como Hidralazina, que também aumentam o estresse sobre a parede aórtica.

- Analgesia.

O tratamento cirúrgico associado às medidas clínicas iniciais está indicado na vigência de complicações.

- Obstrução arterial com comprometimento da perfusão de membros inferiores ou dos órgãos distais.
- Dor torácica e hipertensão arterial persistente.
- Propagação da dissecção.
- Aneurisma em expansão.
- Expansão do hematoma ou ruptura da aorta.
- Nos casos de síndrome de Marfan associada a dissecções agudas distais.

O tratamento endovascular com colocação de *stent* tem sido uma opção menos invasiva que a cirurgia aberta. O *stent* é posicionado de maneira a comprimir o retalho da íntima, trombosando o falso lúmen (Figura 20.4).

Já o tratamento cirúrgico aberto costuma ser indicado nos casos em que a anatomia não favorece o tratamento endovascular com *stent* e nos casos com alto risco de etiologia genética da dissecção. Consiste em dois tipos: a fenestração (visando manter a perfusão de vísceras e membro inferiores) ou a derivação cirúrgica (cujo objetivo é interromper a ruptura e o alargamento da aorta).

Dissecção de aorta-Stanford A

Trata-se de uma emergência cirúrgica com elevada taxa de mortalidade precoce, associada a complicações como regurgitação da valva aórtica, tamponamento cardíaco, infarto agudo do miocárdio.

- Além das medidas clínicas iniciais, indica-se o tratamento cirúrgico com urgência.
- Contraindicação relativa para a abordagem cirúrgica corresponde ao acidente vascular encefálico hemorrágico.
- Na cirurgia aberta, o paciente é submetido à circulação extracorpórea, oclusão do falso lúmen e sutura do enxerto distalmente à valva aórtica e proximal ao arco transverso.

■▶ Seguimento

- Os pacientes devem fazer uso contínuo de anti-hipertensivo e manter a pressão arterial em torno de 120 × 80 mmHg.
- Realizar exames de imagem seriados (angiotomografia ou angiorressonância) nos 3, 6, 12 meses seguintes e em seguida anualmente. O objetivo é detectar novas dissecções, formação de aneurismas.

Há necessidade de nova abordagem cirúrgica nos seguintes casos:

- Recorrência da dissecção.

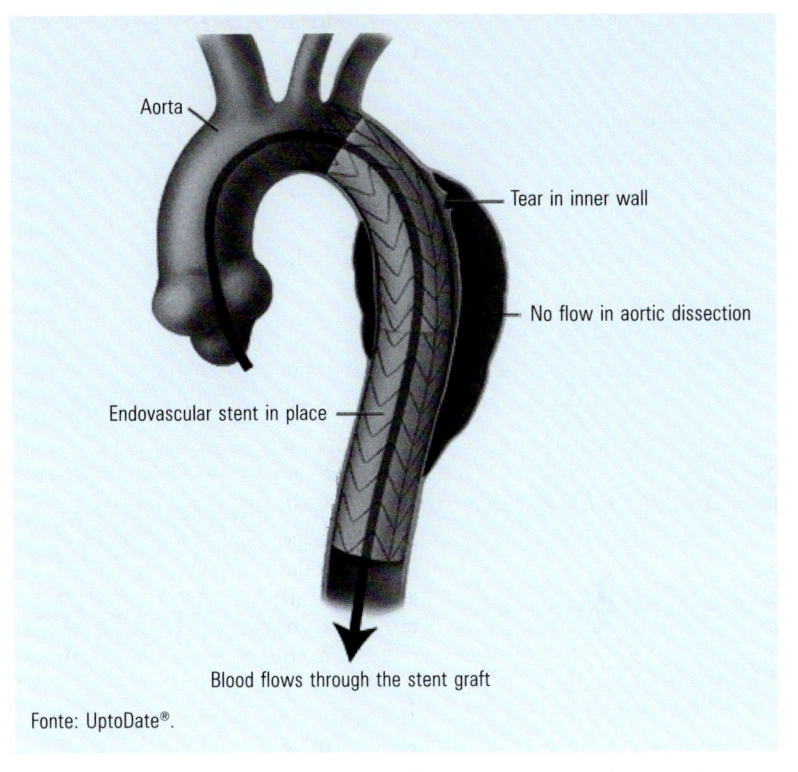

Aorta

Tear in inner wall

No flow in aortic dissection

Endovascular stent in place

Blood flows through the stent graft

Fonte: UptoDate®.

Figura 20.4 – *Stent posicionado após tratamento endovascular para dissecção de aorta do tipo B de Stanford.*

- Formação de aneurisma de aorta.
- Deiscência e infecção associado ao *stent*.
- Regurgitação da valva aórtica.

■ LEITURA SUGERIDA

1. Black III JH, MD, Manning WJ, MD. Management of acute aortic dissection; disponível em http://www.uptodate.com/contents/management-of-acute-aortic-dissection?source=search_result&search=dissec%-C3%A7%C3%A3o+de+aorta&selectedTitle=2%7E150, visualizado em 05/06/17.
2. Clinical features and diagnosis of acute aortic dissection; http://www.uptodate.com/contents/clinical-features-and-diagnosis-of-acute-aortic-dissection?source=search_result&search=dissec%C3%A7%C3%A3o+-de+aorta&selectedTitle=1%7E150; visualizado em 05/06/17.

EMERGÊNCIAS ENDOCRINOLÓGICAS

Capítulo 21

Cetoacidose Diabética e Estado Hiperglicêmico Hiperosmolar

Alexandre Barbosa Câmara
Julia Martins de Oliveira
Tiago Alexandre Kunitake

■ INTRODUÇÃO

Cetoacidose diabética (CAD) e estado hiperglicêmico hiperosmolar (EHH) são complicações metabólicas agudas e graves do diabetes melito (DM). Caracterizam-se por hiperglicemias graves, geralmente acima de 250 mg/dL e podem ocorrer tanto no DM tipo 1 (DM1) quanto no DM tipo 2 (DM2).

A CAD acomete principalmente adultos jovens, com DM1 em cerca de dois terços dos casos. A mortalidade geral é menor que 1%, mas aumenta em pacientes idosos e com comorbidades graves. Condições associadas como hipocalemia, síndrome do desconforto respiratório agudo, sepse, fenômenos tromboembólicos e isquemia miocárdica podem tornar o quadro ainda mais grave.

O EHH acomete comumente idosos com comorbidades e acesso restrito à água, sendo que sua mortalidade pode chegar a 20%.

■▶ Etiologia e Fisiopatologia

As principais condições que podem precipitar um episódio de CAD ou EHH estão listadas na Tabela 21.1. A busca por uma condição precipitante é obrigatória. Infecções são a principal causa de ambas as complicações (mesmo que nem sempre sejam clinicamente evidentes), ocorrendo em até 50% dos casos. A CAD pode ser a manifestação inicial de DM1 em cerca de 25% dos casos.

Tabela 21.1
Principais Condições Precipitantes de CAD e EHH

Deficiência insulínica (primodescompensação do DM1 ou má adesão terapêutica)	Causas infecciosas (pneumonia, infecção do trato urinário, gastroenterites)
Causas iatrogênicas (uso de glicocorticoides, doses altas de diuréticos tiazídicos, antipsicóticos atípicos, inibidores do SGLT2)	Causas isquêmicas (infarto do miocárdio, isquemia mesentérica, acidente vascular encefálico)
Causas inflamatórias (pancreatite aguda, colecistite aguda)	Intoxicações (álcool, cocaína)

A CAD é a manifestação clínica extrema da deficiência insulínica associada ao aumento de hormônios contrarreguladores (glucagon, cortisol, catecolaminas e hormônio do crescimento). Há redução da captação de glicose pelos tecidos periféricos e aumento da gliconeogênese, da glicogenólise e da lipólise, contribuindo para a hiperglicemia. Os ácidos graxos livres formados a partir da lipólise são metabolizados no fígado, gerando corpos cetônicos: ácido acetoacético, beta-hidroxibutirato (BHB) – cetona predominante na CAD – e acetona. Seu acúmulo resulta na acidose metabólica com ânion gap (AG) elevado. A hiperglicemia provoca a diurese osmótica, levando à perda de eletrólitos e à desidratação. Tais distúrbios são agravados por vômitos e baixa ingestão hídrica.

Curiosamente, existem casos de CAD com níveis glicêmicos pouco alterados ou até mesmo normais. Isso pode ocorrer em casos de inanição, gestação, uso de insulina logo antes da admissão hospitalar e associado ao uso de inibidores do SGLT2.

No EHH, o déficit insulínico não é tão grave quanto na CAD, e a insulina circulante é suficiente para suprimir a lipólise, porém não para suprimir a gliconeogênese hepática e para garantir a entrada de glicose nos tecidos periféricos. Certas condições clínicas podem ainda aumentar os hormônios contrarreguladores, agravando o quadro. Verifica-se, assim, uma hiperglicemia mais grave do que aquela observada na CAD, levando ao aumento da osmolalidade sérica (OS). A diurese osmótica secundária à hiperglicemia, o aumento da OS e a baixa ingestão hídrica contribuem para a desidratação grave que tipicamente ocorre e que se associa a lesão renal aguda (LRA).

■▶ Diagnóstico

A CAD comumente tem instalação abrupta, com sintomas de poliúria, polidipsia, astenia, náuseas, vômitos e dor abdominal. Hálito cetônico, taquipneia, respiração de Kussmaul, taquicardia, graus variados de desidratação e de alteração no nível de consciência são sinais que podem ser observados.

O EHH, por sua vez, tende a ter um curso mais arrastado, com sintomas semelhantes aos da CAD (exceto dor abdominal). O quadro evolui para desidratação grave e rebaixamento no nível de consciência, sendo esta última característica marcante do quadro. Sinais neurológicos focais e crises convulsivas podem também ocorrer.

A CAD é caracterizada pela tríade: glicemia > 250 mg/dL, cetonemia ($\geq$ 3 mmol/L) ou cetonúria significativa (> 2+) e acidose metabólica (pH $\leq$ 7,3 e/ ou bicarbonato sérico < 18 mEq/L). É dividida de acordo com a gravidade em leve, moderada e grave (Tabela 21.2).

O EHH é definido por: glicemia > 600 mg/dL, hiperosmolalidade sérica (> 320 mOsm/kg) e ausência de cetoacidose (Tabela 21.2).

Tabela 21.2
Características Laboratoriais da CAD e do EHH
– *American Diabetes Association* (ADA, 2009)

	CAD			EHH
	Leve	*Moderada*	*Grave*	
Glicemia (mg/dL)	> 250	> 250	> 250	> 600
pH arterial	7,25-7,30	7,00-7,24	< 7,0	> 7,30
HCO$_3$ (mEq/L)	15-18	10 a < 15	< 10	> 18
Cetonúria	Positiva	Positiva	Positiva	Negativa/ fracamente positiva
BHB* (mmol/L)	3-4	4-8	< 8	< 0,6
OS (mOsm/kg)¶	Variável	Variável	Variável	> 320
Estado mental	Alerta	Alerta ou sonolento	Estupor ou coma	Estupor ou coma

¶OS: Osmolalidade sérica = 2× Na (mEq/L) + glicemia (mg/dL)/18
*BHB: Beta-hidroxibutirato

Tabela 21.3
Avaliação Laboratorial Inicial na CAD e no EHH

Glicemia	Cetonemia ou cetonúria	Hemograma
Sódio (Na)¶	Creatinina (Cr)	Eletrocardiograma
Potássio (K)	Ureia (U)	Raios X de tórax*
Cloreto (Cl)	Gasometria venosa	Culturas*
Exames toxicológicos*	Exames de imagem*	Troponinas*

*Conforme suspeição clínica
¶Na corrigido = Na medido + 1,6×([glicemia-100]/100)

Os exames laboratoriais imprescindíveis na avaliação inicial destes pacientes encontram-se na Tabela 21.3.

A hiperglicemia falseia o valor medido do sódio (Na) pelo fluxo de água do compartimento intra para o extracelular secundário à hiperglicemia, e o valor real deve ser obtido conforme fórmula descrita na Tabela 21.3.

A maior parte dos pacientes com CAD e EHH tem déficit de potássio corporal. Porém, raramente observa-se hipocalemia à admissão hospitalar, pois a hiperosmolalidade, a acidose e a deficiência insulínica provocam um *shift* do potássio do intracelular para o extracelular.

A dosagem de cloro tem importância para o cálculo do AG, cujo resultado é obtido pela fórmula: $AG = Na - (Cl + HCO_3)$. Por convenção, utiliza-se o Na medido nesta conta. Valores maiores que 10-12 mmol/L são considerados aumentados.

A dosagem sérica de BHB é preferível por ser um marcador direto da gravidade e do prognóstico da doença, podendo ser usado no monitoramento do tratamento e da resolução da CAD. Devido à pouca disponibilidade deste exame, recorre-se à cetonúria (teste de nitroprussiato) para diagnóstico. Apenas valores $\geq 2+$ são diagnósticos; porém não é parâmetro fidedigno de monitoramento e de resolução da CAD.

Leucocitose não relacionada a processo infeccioso pode ocorrer secundário ao aumento de contrarreguladores. Valores de até 15.000 células/mm³ são comuns na CAD e no EHH. Valores maiores que 25.000/mm³ ou com mais de 10% de formas jovens devem alertar para a possibilidade de processo infeccioso associado.

■❚ Tratamento

As medidas para tratamento tanto da CAD como da EHH são semelhantes e baseiam-se em hidratação, insulinoterapia e correção dos distúrbios eletrolíticos, além do diagnóstico e tratamento dos fatores precipitantes (Figura 21.1).

Hidratação

Deve ser prontamente instituída na suspeita de CAD e EHH, com o objetivo de restauração da volemia, clarear corpos cetônicos e reduzir a glicemia.

Recomenda-se a infusão de 15 a 20 mL/kg de soro fisiológico. Pode ser necessário manter a expansão em até 1.000 mL/h por 2 a 4 horas, até o paciente sair do choque, mas deve-se ter cautela em pacientes com insuficiência cardíaca.

Após estabilização hemodinâmica, administra-se hidratação contínua:

- NaCl 0,45% 250 a 500 mL/h se o sódio corrigido for ≥ 135 mEq/L.
- NaCl 0,9% 250 a 500 mL/h se o sódio corrigido for < 135 mEq/L.

Quando a glicemia for < 200 mg/dL na CAD ou < 300 mg/dL no EHH, torna-se necessária a adição de soro glicosado 5% ou 10% ao esquema de hidratação para prevenção de hipoglicemia.

Potássio

Apesar de inicialmente os níveis séricos de potássio serem normais ou altos, esses pacientes geralmente estão sob importante depleção de potássio, como comentado anteriormente. Durante o tratamento, torna-se evidente a hipocalemia, podendo ser uma condição ameaçadora à vida.

Dessa forma, deve-se dosá-lo com frequência (2/2 a 4/4 horas) e a reposição deve ser iniciada se níveis < 5,3 mEq/L.

Caso o potássio inicial seja < 3,3 mEq/L, a recomendação atual é nao fazer mais bolus de insulina ou deve-se suspendê-la e fazer a reposição em 1 hora com 20 a 30 mEq de potássio (uma ampola de KCl 19,1%: 25 mEq).

Para pacientes com níveis séricos de potássio entre 3,3 e 5,2 mEq/L, a adição de 20 a 30 mEq de potássio a cada litro de solução de hidratação costuma ser suficiente para manter níveis adequados na maioria dos pacientes.

Insulina

A insulinoterapia além de corrigir a hipoglicemia, por redução da produção endógena de glicose e aumento da captação periférica, inibe lipólise, cetogênese e secreção de glucagon, melhorando a cetoacidose.

A administração de insulina só deve ser instituída se o nível sérico de potássio for ≥ 3,3 mEq/L. Para EHH e cetoacidose moderada a grave, recomenda-se a infusão endovenosa de 0,14 UI/kg/h de insulina regular, ou a administração de *bolus* de 0,1 U/kg seguida de infusão de 0,1 U/kg/h. Espera-se uma queda da glicemia entre 50 e 70 mg/dL/h, devendo a infusão ser ajustada para se atingir esse objetivo.

Quando a glicemia atingir 200 mg/dL na CAD ou 300 mg/dL no EHH, a infusão deve ser reduzida para 0,02 a 0,05 UI/kg/h, visando manter níveis glicêmicos entre 140 e 200 mg/dL na CAD e entre 250 e 300 mg/dL no EHH, associando-se à infusão contínua de aporte glicêmico com soro glicosado.

Muitos estudos têm demonstrado que para CAD leve o uso de análogos rápidos de insulina (Lispro e Aspart) subcutâneos também seriam seguros e efetivos. Nesse caso recomenda-se a dose inicial de 0,2 a 0,3 UI/kg, seguidos de 0,1 a 0,2 UI/kg a cada 1 a 2 horas. Após a glicemia atingir 250 mg/dL as doses deveriam ser reduzidas pela metade.

Bicarbonato

Não há evidências que sustentem a prescrição de bicarbonato para pacientes com CAD e pH ≥ 6,9, além de não se ter demonstrado qualquer benefício, pode aumentar o risco de hipocalemia e edema cerebral. Para aqueles com CAD e pH < 6,9, os quais têm risco aumentado de depressão miocárdica e arritmias, recomenda-se a infusão intravenosa de 100 mmol de HCO_3 em 400 mL de água e 20 mEq de potássio em 2 horas, até que o pH esteja > 7.0.

Fosfato

A reposição de fosfato pode ser indicada em pacientes com hipofosfatemia e insuficiência cardíaca, anemia ou depressão respiratória e naqueles com concentração de fosfato sérico menor que 1 mg/dL. Quando necessário 20-30 mEq/L de fosfato de potássio podem ser adicionados aos fluidos infundidos.

Cuidados

Recomenda-se a monitoração de glicemia capilar de 1/1 h e de eletrólitos e gasometria venosa a cada 2 a 4 horas. Importante lembrar da correção da condição precipitante da descompensação hiperglicêmica.

Pacientes com indicação de internação, também devem receber profilaxia de tromboembolia venosa com heparina até a alta, pois as emergências hiperglicêmicas predispõem a um estado pró-inflamatório e pró-coagulante, com incidência aumentada de eventos trombóticos.

Interrupção da infusão de insulina

A infusão de insulina só deve ser interrompida quando houver resolução da CAD ou do EHH.

- Resolução da CAD: glicemia < 200 mg/dL e mais dois dos seguintes critérios: AG < 12; $HCO_3 \geq 15$ mEq/L e pH > 7,3.
- Resolução do EHH: glicemia < 300 mg/dL, osmolalidade sérica < 315 mOsm/kg e recuperação de nível de consciência.

Após a resolução, deveria ser iniciada insulina subcutânea e liberada dieta oral se possível. O esquema de insulinoterapia SC poderá ser o que o paciente vinha usando previamente ou iniciar na dose de 0,5 a 0,8 UI/kg incluindo 50% da dose em insulina basal (longa ação) e 50% da dose de insulina prandial (curta ação).

É importante lembrar que a bomba de infusão contínua de insulina nunca deve ser parada logo após a resolução da CAD, mas somente após 1 hora da aplicação da dose de insulina de ação rápida (Figura 21.1).

■❱ Complicações

As complicações podem ser relacionadas à própria doença, tais como desidratação, distúrbios eletrolíticos, hiperlipidemia, pancreatite, suscetibilidade a algumas infecções e fenômenos tromboembólicos; mas também podem ser desencadeadas pelo seu tratamento, como hipoglicemia (mais comum), acidose hiperclorêmica, edemas pulmonar (associado a hiper-hidratação) e cerebral.

Edema cerebral

Complicação incomum, sendo mais frequente em crianças. Dentre os fatores de risco, temos: crianças mais jovens, ureia elevada, falha em aumentar o sódio sérico durante o tratamento, uso de bicarbonato e acidose grave.

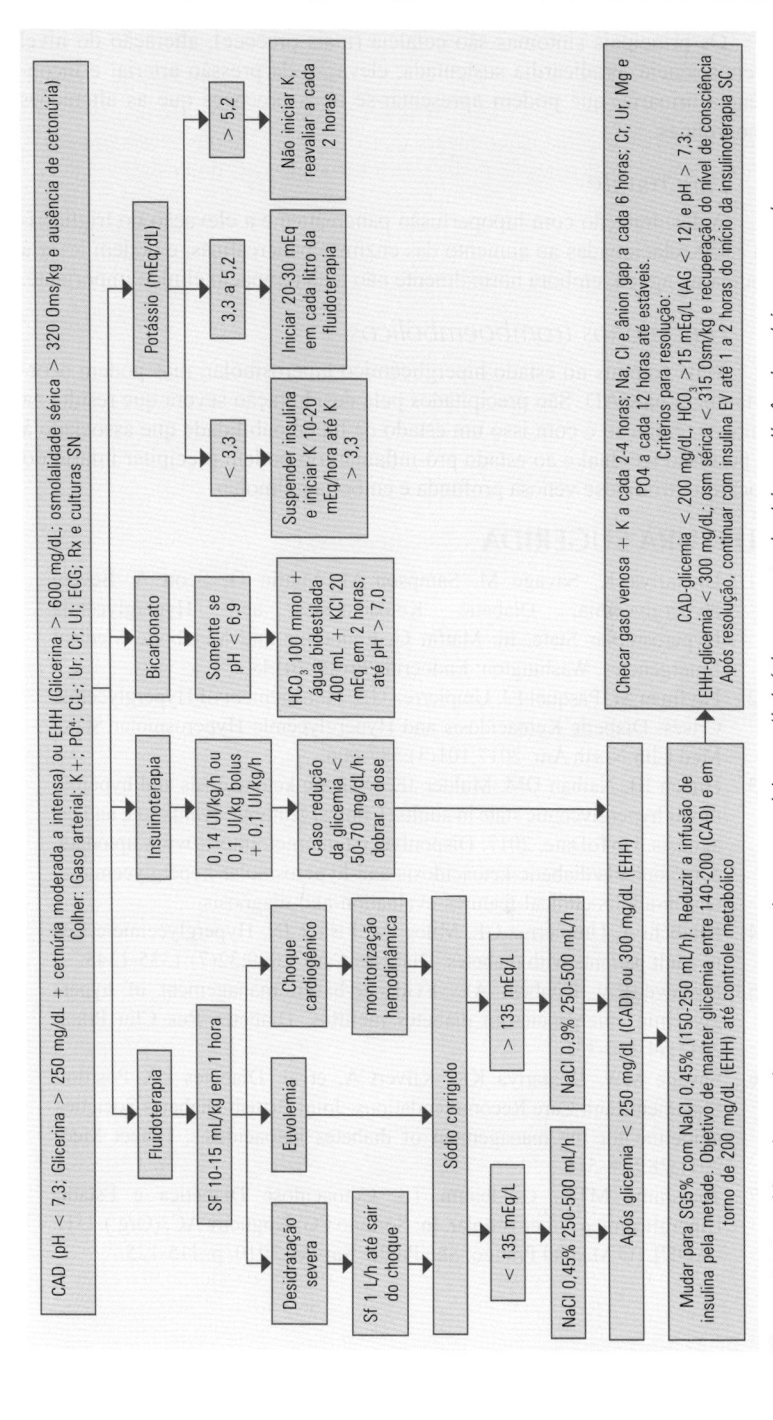

Figura 21.1 – *Algoritmo de tratamento de cetoacidose diabética e estado hiperglicêmico hiperosmolar.*

Os principais sintomas são cefaleia (mais precoce), alteração do nível de consciência, bradicardia sustentada, elevação da pressão arterial e incontinência urinária, que podem apresentar-se mais precoces que as alterações tomográficas.

Pancreatite

A desidratação com hipoperfusão pancreática e a elevação do triglicérides estão relacionadas ao aumento das enzimas pancreáticas, e podem levar à pancreatite aguda, embora normalmente não tenha impacto clínico importante.

Fenômenos tromboembólicos

Mais comuns no estado hiperglicêmico hiperosmolar, mas podem ocorrer também na CAD. São precipitados pela desidratação severa que resulta na hemoconcentração e com isso um estado de hipercoabilidade que associado à má perfusão tecidual e ao estado pró-inflamatório podem precipitar infarto do miocárdio, trombose venosa profunda e embolia pulmonar.

■ LEITURA SUGERIDA

1. Dhatariya K, Savage M, Sampson M, Matfin G, Scott A. Severe Hyperglycemia, Diabetic Ketoacidosis, and Hyperglycemia Hyperosmolar State. In: Matfin G. Endocrine and Metabolic Medical Emergencies. Washington: Endocrine Press; 2014.
2. Fayfman M, Pasquel FJ, Umpierrez GE. Management of Hyperglycemic Crises: Diabetic Ketoacidosis and Hyperglycemic Hyperosmolar State. Med Clin North Am. 2017;101(3):587-606.
3. Hirsch IB, Nathan DM, Mulder JE. Diabetic ketoacidosis and hyperosmolar hyperglycemic state in adults: Clinical features, evaluation, and diagnosis. UpToDate, 2017. Disponível na internet: https://www.uptodate.com/contents/diabetic-ketoacidosis-and-hyperosmolar-hyperglycemic-state-in-adults-clinical-features-evaluation-and-diagnosis.
4. Kitabchi A, Umpierrez GE, Miles JM, Fisher JN. Hyperglycemic crises in adult patients with diabetes. Diabetes Care. 2009;32(7):1335-1343.
5. Nyenwe EA, Kitabchi AE. Evidence-based management of hyperglycemic emergencies in diabetes mellitus. Diabetes Res Clin Pract. 2011;94:340-351.
6. Savage MW, Dhatariya KK, Kilvert A, et al. Diabetes UK Position Statements and Care Recommendations. Joint British Diabetes Societies guideline for the management of diabetes ketoacidosis. Diabet Med. 2011;28:508-515.
7. Totoshima MTK, Goldbaum TS. Cetoacidose Diabética e Estado Hiperglicêmico Hiperosmolar. In: Soriano FG, Nogueira AC. (Org.). UTI - ADULTO Manual Prático. São Paulo: Sarvier;2010. p. 115-125.

Capítulo 22

Insuficiência Adrenal Aguda

Rafael Kitayama Shiraiwa
Pedro Henrique Luiz da Silva
Maria Adelaide Albergaria Pereira

▬ INTRODUÇÃO

Crise adrenal (ou insuficiência adrenal aguda) é uma complicação grave e ameaçadora à vida, causa importante de morbimortalidade em portadores de insuficiência adrenal (IA).[1-4] Na maioria das vezes ocorre em situações com um evento causador de estresse fisiológico (como infecção ou trauma), quando o nível sérico de cortisol é abaixo do necessário.

Crise adrenal ocorre com maior frequência em portadores de IA primária do que em secundária.[5-8] Estima-se que a incidência de crise adrenal em pacientes com IA tratados seja 5 a 10/100 pacientes/ano e mortalidade de 0,5/100 pacientes/ano.[9-11]

▬❙ Etiologia e Fisiopatologia

IA crônica pode ser causada por doenças com acometimento primário do córtex adrenal (IA primária), por qualquer processo envolvendo a hipófise que tenha interferência na secreção de ACTH (IA secundária), ou quando a deficiência é do hormônio liberador de corticotrofina (CRH) hipotalâmico (IA terciária) (Tabela 22.1). A deficiência de ACTH pode ser isolada ou ocorrer com outras deficiências de hormônios hipofisários (hipopituitarismo).

Deficiências de glico e mineralocorticoide contribuem para o desencadeamento da crise adrenal. Tanto aldosterona quanto mineralocorticoide sintético (fludrocortisona) promovem retenção de sódio e vasoconstrição.[12] Indivíduos que tomam glicocorticoide adequadamente podem desenvolver crise adrenal caso não recebam doses necessárias de mineralocorticoide.[13,14] Hipotensão pode ser explicada através de falta de ação de glicocorticoide em receptores adrenérgicos, além da hipovolemia causada por hiponatremia e falta de retenção de fluidos por redução de atividade mineralocorticoide.[15-19]

Sabe-se que febre e infecção aumentam níveis de cortisol circulante em indivíduos saudáveis, por isso é recomendado mimetizar tal aumento com glicocorticoides (p. ex.: hidrocortisona) em pacientes com IA.[20,21]

É provável que a falta de ação permissiva de glicocorticoide impeça a ativação e a resposta de sistema cardiovascular em pacientes sem diagnóstico de IA, esperando-se que a reposição adequada em IA crônica garanta sensibilidade suficiente para a ação de catecolaminas durante situações de estresse.[22,23]

Infecção desencadeia a liberação de citocinas como interleucina-1 (IL-1), fator de necrose tumoral alfa (TNF-a) e interleucina 6 (IL-6), que estimulam o eixo hipotálamo hipófise adrenal.[24,25] Por outro lado, concentrações altas de glicocorticoides diminuem a liberação destas citocinas.[26,27]

Tabela 22.1
Principais Etiologias de Insuficiência Adrenal

Insuficiência adrenal primária	Adrenalite autoimune
	• Insuficiência adrenal isolada
	• Síndrome poliglandular autoimune do tipo 1
	• Síndrome poliglandular autoimune do tipo 2
	Adrenalite de etiologia infecciosa
	• Tuberculose
	• Infecção fúngica disseminada (histoplasmose, paracoccidioidomicose)
	• Infecção por HIV e AIDS
	• Sífilis
	Metástase de câncer
	• Pulmonar
	• Mama
	• Estômago
	• Cólon
	• Linfoma
	Hemorragia adrenal
	Medicações (cetoconazol, fluconazol, rifampicina, fenitoína, barbitúrico, megestrol, etomidato, metirapona, mitotane, aminoglutetamida)
	Outras: adrenoleucodistrofia, hipoplasia adrenal congênita, deficiência familiar de glicocorticoide, resistência familiar a glicocorticoide

Continua...

Tabela 22.1 *(continuação)* Principais Etiologias de Insuficiência Adrenal	
Insuficiência adrenal secundária	Hipopituitarismo • Doenças hipotalâmicas: tumores benignos (craniofaringeoma) e malignos (metástase de pulmão, mama, etc.), radioterapia, doenças infiltrativas (sarcoidose, histiocitose de células de Langerhans), infecções (meningite tuberculosa), acidente vascular encefálico • Doenças hipofisárias: adenomas de hipófise, cistos e outro tumores benignos, cirurgia de hipófise, radioterapia, hipofisite, hemocromatose, infecção, abscesso, síndrome de Sheehan, apoplexia hipofisária, mutações genéticas, sela vazia
	Deficiência isolada de ACTH • Autoimune • Causas genéticas (mutações no gene POMC, defeito de enzima de clivagem, mutações no gene TPIT)
	Deficiência familiar de globulina ligante do cortisol)
	Lesão traumática encefálica
	Medicações • Progestágenos, opioides
Insuficiência adrenal terciária	Cessação abrupta de glicocorticoide em alta dose
	Cura de hipercortisolismo (síndrome de Cushing)

■▶ Quadro Clínico

Deve-se suspeitar de crise adrenal em todos os pacientes com fatores de risco ou diagnóstico já firmado de IA.

A principal manifestação na crise adrenal é choque, que pode ser a primeira apresentação da IA. Frequentemente pacientes apresentam sintomas inespecíficos como anorexia, náuseas, vômitos, dor abdominal, fraqueza, fadiga, letargia, febre, confusão ou coma (Tabela 22.2).

Algumas alterações são mais específicas de insuficiência adrenal primária: hiperpigmentação cutânea, hipotensão ortostática, hiponatremia e hipopotassemia.[28]

IA secundária pode ter sinais e sintomas de IA crônica ou de deficiência de secreção de hormônios de hipófise anterior, sendo que a crise adrenal pode ocorrer em decorrência da perda rápida e grave da função hipofisária.

Eventos desencadeantes

Inúmeros fatores podem contribuir para desencadeamento de insuficiência adrenal aguda (Tabela 22.3). Os mais comuns são eventos causadores de estresse fisiológico, como infecção (diarreia aguda, pulmonar, trato urinário e outras infecções, podendo ser de etiologia bacteriana ou viral), trauma ou anestesia.[29-32]

Tabela 22.2
Quadro Clínico de IA Crônica e Crise Adrenal

	IA crônica	*Crise adrenal*
Sintomas	Fadiga, anorexia, perda de peso, mialgia, artralgia Náuseas, vômitos, diarreia, avidez por sal	Fraqueza grave, dor abdominal aguda, náuseas e vômitos, alteração sensorial
Sinais	Hipotensão postural, febre, hiperpigmentação de dobras e mucosas	Hipotensão, febre, rigidez abdominal
Bioquímica	Hiponatremia, hipercalemia (IA primária), hipoglicemia, hipercalcemia, anemia normocítica	Hiponatremia, hipercalemia (IA primária), hipoglicemia, hipercalcemia

Tabela 22.3
Fatores Desencadeantes de Insuficiência Adrenal Aguda

Infecção • Gastroenterite • Infecção pulmonar • Infecção de trato urinário • Outras infecções (incluindo virais)	Perioperatório
Redução ou suspensão de glicocorticoide	Trauma
Hemorragia adrenal bilateral	Estresse psicossocial
Insuficiência adrenal secundária ou terciária de início agudo (p. ex.: apoplexia hipofisária)	Outros

■) Diagnóstico

O diagnóstico de insuficiência adrenal, segue por três caminhos: confirmar uma secreção inapropriadamente baixa de cortisol; determinar se a causa de insuficiência adrenal é primária ou central; e descobrir a sua etiologia.

Para determinar uma concentração baixa de cortisol, devemos ficar atentos para condições que podem falsear a mensuração do cortisol sérico, como o uso de estrógenos orais ou durante a gestação, pois estas situações culminam com o aumento da CBG (globulina ligante de cortisol), o que acarreta num resultado de cortisol sérico falsamente normal, no contexto de insuficiência adrenal. Por outro lado, os cirróticos apresentam baixas concentrações de CBG, o que pode levar a resultados de cortisol sérico abaixo do real.

Em pessoas saudáveis, concentrações séricas de cortisol no começo da manhã (entre 8 h e 9 h), varia entre 5 e 25 µg/dL. Níveis abaixo de 5 µg/dL são indicativos de insuficiência adrenal, enquanto níveis maiores que 18 µg/dL excluem esse diagnóstico. Em pacientes críticos, com doença aguda grave (p. ex.: sepse), valores de cortisol sérico < 9 µg/dL e > 34 µg/dL, respectivamente, indicam e excluem o diagnóstico de hipocortisolismo. Os valores de cortisol livre urinário não devem ser usados para diagnóstico de IA, visto que neste teste, valores baixos não são fidedignos. Quanto ao cortisol salivar, valores menores que 8 µg/L, sugerem o diagnóstico. Outros exames também podem sugerir o diagnóstico de insuficiência adrenal, como a dosagem baixa dos andrógenos adrenais, como DHEA e S-DHEA, este último, de produção exclusiva adrenal. Outras alterações bioquímicas que podem estar presentes são hiponatremia e hipercalemia (por deficiência mineralocorticoide), uremia (secundária à depleção de volume e à desidratação), hipoglicemia, hipercalcemia leve a moderada (em cerca de 6%), elevação de transaminases, e raramente, hipomagnesemia. Dentre as anormalidades hematológicas, as mais comuns são anemia (normocítica e normocrômica) e eosinofilia, além de neutropenia e linfocitose relativas.

Na presença de níveis reduzidos de cortisol sérico, a dosagem de ACTH sérico faz-se importante para determinar a etiologia. Valores acima de duas vezes o limite de normalidade são altamente indicativos de causas primárias. Na insuficiência adrenal secundária, os valores do ACTH são baixos (geralmente < 10 pg/mL).

Na insuficiência adrenal primária, podemos detectar altas concentrações plasmáticas de renina, em virtude de baixas concentrações de aldosterona, que podem desencadear hiponatremia e hipercalemia. Na insuficiência adrenal secundária ou terciária, concentrações de renina e aldosterona ficam geralmente inalteradas, visto que este eixo independe do estímulo de ACTH num primeiro momento. Entretanto, podemos também detectar deficiência mineralocorticoide após uma longa duração de deficiência de ACTH.

O diagnóstico etiológico das causas de IA primária ou secundária não se torna prático em um ambiente de emergência. Mas a título de conhecimento, as causas mais comuns de IA primária são a destruição autoimune do córtex adrenal em adultos e a hiperplasia adrenal congênita em crianças. Já a causa mais comum de IA secundária e terciária, são lesões primárias ou metastáticas na hipófise, hipotálamo ou eminência média (Fluxograma 22.1).

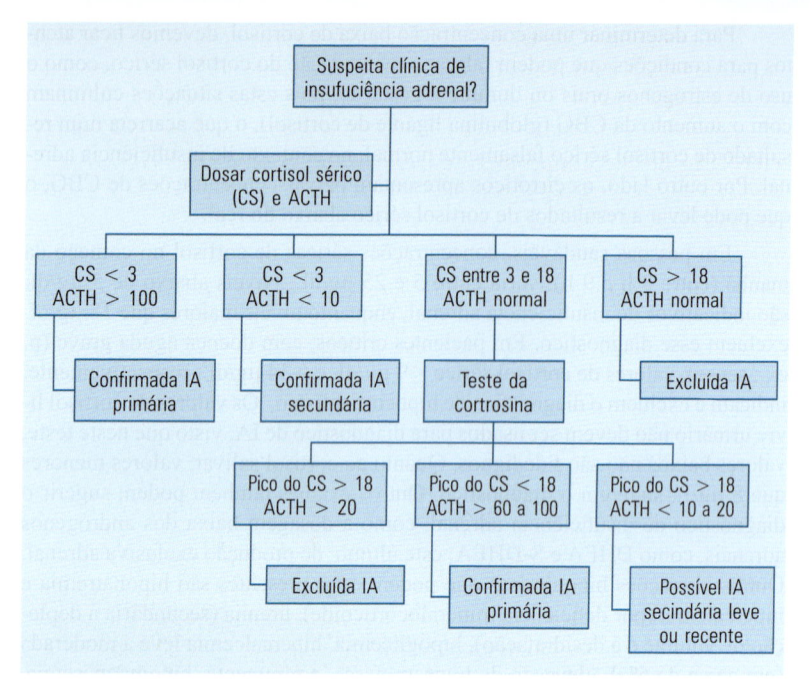

Fluxograma 22.1 – *Investigação diagnóstica de insuficiência adrenal.*

■▶ Tratamento

A crise adrenal aguda é uma condição potencialmente fatal que requer tratamento imediato e adequado. Diante de uma forte suspeita clínica, não se deve, portanto, protelar o tratamento para a realização de testes diagnósticos.

Os objetivos iniciais da terapia visam reverter a hipotensão e corrigir a desidratação, a hipoglicemia e os distúrbios eletrolíticos. Grandes volumes de solução glicofisiológica (SF 0,9% + SG 10%) devem ser infundidos rapidamente.

A reposição de glicocorticoide deve ser feita da seguinte forma, para o tratamento da crise adrenal aguda:

- Administrar hidrocortisona, 100 mg IV inicialmente, seguidos de 50 mg IV de 4/4 h ou 6/6 h, durante 24 h.

- Reduzir a dose lentamente nas próximas 72 h. Após o paciente aceitar dieta VO, passar a administrar o corticoide VO. Doses de prednisona entre 10 e 20 mg/dia, são suficientes para suprir as necessidades durante uma situação de estresse.

- Lembrar que doses de glicocorticoides maiores que 20 mg/dia de prednisona por mais de 3 semanas, necessitam de desmame antes de ser suspensa.

Já o tratamento de manutenção da insuficiência adrenal crônica, além da reposição de glicocortocoides, também visa o uso de mineralocorticoides e deidroepiandrosterona (DHEA).

A reposição crônica de glicocorticoides, em nosso meio, é mais realizada com a prednisona nas doses de 3 a 5 mg/dia (dividida em 1 a 2 doses: 3/4 pela da manhã e 1/4 no início da tarde). Lembrar que alguns pacientes requerem apenas a dose matinal. A hidrocortisona é preferida em muitos países, por ser natural e ter atividade mineralocorticoide inerente. No Brasil, ela está disponível apenas em farmácias de manipulação. A dose recomendada varia entre 20 e 30 mg/dia, em duas a três tomadas diárias, sendo a maior dose ao acordar e a última e menor dose 4 a 6 horas antes de dormir. Glicocorticoides de ação prolongada, como a dexametasona, devem ser evitados pois implicam em risco maior para o desenvolvimento de síndrome de Cushing exógena.

A reposição de mineralocorticoide é feita com fludrocortisona, e está primariamente indicada para paciente com insuficiência adrenal primária, e quase nunca é necessária para IA secundária. A dose varia entre 0,05 e 0,2 mg/dia, via oral, pela manhã. Além disso, os pacientes devem ser orientados a não restringir a ingesta de sal. Lembrar que pacientes em uso de prednisona necessitam de doses maiores de fludrocortisona, quando comparados com os pacientes em uso de hidrocortisona, visto que a ação mineralocorticoide da prednisona é baixa.

A reposição de DHEA, na insuficiência adrenal, é indicada apenas em mulheres, na dose de 25 a 50 mg/dia, para melhora de libido e sensação de bem-estar (Tabela 22.4).

Tabela 22.4
Tratamento da Crise Adrenal

Medidas gerais
- Coletar hemograma, dosagens bioquímicas e hormonais (ACTH e cortisol)
- Corrigir depleção de volume (com solução glicofisiológica), desidratação, distúrbios eletrolíticos e hipoglicemia
- Tratar infecção ou outros fatores precipitantes

Reposição de glicocorticoides
- Administrar hidrocortisona, 100 mg IV inicialmente, seguidos de 50 mg IV de 6/6 h, durante 24 h. Depois, reduzir a dose lentamente nas próximas 72 h, administrando a medicação a cada 4 a 6 h IV.
- Quando o paciente estiver tolerando alimentos VO, passar a administrar o glicocorticoide VO e, se necessário, adicionar fludrocortisona (0,1 mg VO).

■▶ Seguimento

Adultos com IA deverão ser reavaliados anualmente com relação à dose de reposição, a fim de descartar dose excessiva ou insuficiente. Pacientes com doença de Addison autoimune deverão ser investigados anualmente para a presença de outras doenças autoimunes, como DM1, doença tireoidiana autoimune, falência ovariana precoce, doença celíaca e gastrite autoimune com deficiência de B12.

■ LEITURA SUGERIDA

1. Erichsen MM, Lovas K, Fougner KJ, et al. Normal overall mortality rate in Addison's disease, but young patients are at risk of premature death. Eur J Endocrinol. 2009;160:233-237.

2. Bergthorsdottir R, Leonsson-Zachrisson M, Oden A, Johannsson G. Premature mortality in patients with Addison's disease: a population-based study. J Clin Endocrinol Metab. 2006;91:4849-4853.

3. Burman P, Mattsson AF, Johannsson G, et al. Deaths among adult patients with hypopituitarism: hypocortisolism during acute stress, and de novo malignant brain tumors contribute to na increased mortality. J Clin Endocrinol Metab. 2013;98(4):1466-1475.

4. Bensing S, Brandt L, Tabaroj F, et al. Increased death risk and altered cancer incidence pattern in patients with isolated or combined autoimmune primary adrenocortical insufficiency. Clin. Endocrinol (Oxf). 2008;69:697-704.

5. Falhammar H, Frisén L, Norrby C, et al. Increased mortality in patients with congenital adrenal hyperplasia due to 21-hydroxylase deficiency. J Clin Endocrinol Metab. 2014;99(12):E2715-21. doi: 10.1210/jc.2014-2957.

6. Smans LC, Van der Valk ES1, Hermus AR, Zelissen PM. Incidence of adrenal crisis in patients with adrenal insufficiency. Clin Endocrinol (Oxf). 2016;84(1):17-22. doi: 10.1111/cen.12865. Epub 2015 Aug 27.

7. Ritzel K, Beuschlein F, Mickisch A, Osswald A, Schneider HJ, Schopohl J, Reincke M. Clinical review: Outcome of bilateral adrenalectomy in Cushing's syndrome: a systematic review. J Clin Endocrinol Metab. 2013;98(10):3939-48. doi: 10.1210/jc.2013-1470. Epub 2013 Aug 16.

8. Meyer G, Badenhoop K, Linder R. Addison's disease with polyglandular autoimmunity carries a more than 2·5-fold risk for adrenal crises: German Health insurance data 2010-2013. Clin Endocrinol (Oxf). 2016;85(3):347-53. doi: 10.1111/cen.13043. Epub 2016 Mar 10.

9. Hahner S, Spinnler C, Fassnacht M, et al. High Incidence of Adrenal Crisis in Educated Patients With Chronic Adrenal Insufficiency: A Prospective Study. J Clin Endocrinol Metab. 2015;100(2):407-416. doi: 10.1210/jc.2014-3191.

10. Allolio B. Eur J Endocrinol. 2015;172(3):R115-24. doi: 10.1530/EJE-14-0824.

11. Hahner S, Loeffler M, Bleicken B, et al. Epidemiology of adrenal crisis in chronic adrenal insufficiency: the need for new prevention strategies. Eur J Endocrinol. 2010;162(3):597-602. doi: 10.1530/EJE-09-0884.
12. Feldman RD, Gros R. Vascular effects of aldosterone: sorting out the receptors and the ligands. Clin Exp Pharmacol Physiol. 2013;40(12):916-21.
13. Jacobs TP, Whitlock RT, Edsall J, Holub DA. Addisonian crisis while taking high-dose glucocorticoids. An unusual presentation of primary adrenal failure in two patients with underlying inflammatory diseases. JAMA. 1988;260(14):2082.
14. Cronin CC, Callaghan N, Kearney PJ, Murnaghan DJ, Shanahan F. Addison disease in patients treated with glucocorticoid therapy. Arch Intern Med. 1997;157(4):456.
15. Kalsner S. Mechanism of hydrocortisone potentiation of responses to epinephrine and norepinephrine in rabbit aorta. Circulation Research. 1969;24:383-395. doi: 10.1161/01.RES.24.3.383.
16. Besse JC, Bass AD. Potentiation by hydrocortisone of responses to catecholamines in vascular smooth muscle. Journal of Pharmacological and Experimental Therapeutics. 1966;154:224-238.
17. Allolio B, Ehses W, Steffen HM, Muller R. Reduced lymphocyte beta 2-adrenoceptor density and impaired diastolic left ventricular function in patients with glucocorticoid deficiency. Clinical Endocrinology. 1994;40:769-775. doi: 10.1111/j.1365-2265.1994.tb02511.x.
18. Sapolsky RM, Romero LM, Munck AU. How do glucocorticoids influence stress responses? Integrating permissive, suppressive, stimulatory, and preparative actions. Endocrine Reviews. 2000;21:55-89.
19. Bancos I, Hahner S, Tomlinson J, Arlt W. Diagnosis and management of adrenal insufficiency. Lancet Diabetes Endocrinol. 2015 Mar;3(3):216-26. doi: 10.1016/S2213-8587(14)70142-1.
20. Arlt W, Allolio B. Adrenal insufficiency. Lancet. 2003;361:1881-1893. doi: 10.1016/S0140-6736(03)13492-7.
21. Husebye ES, Allolio B, Arlt W, et al. Consensus statement on the diagnosis, treatment and follow-up of patients with primary adrenal insufficiency. Journal of Internal Medicine. 2014;275:104-115. doi: 10.1111/joim.12162.
22. Udelsman R, Ramp J, Gallucci WT, et al. Adaptation during surgical stress. A reevaluation of the role of glucocorticoids. Journal of Clinical Investigation. 1986;77:1377-1381. doi: 10.1172/JCI112443.
23. Salem M, Tainsh RE Jr, Bromberg J, Loriaux DL, Chernow B. Perioperative glucocorticoid coverage. A reassessment 42 years after emergence of a problem. Annals of Surgery. 1994;219:416-425. doi: 10.1097/00000658-199404000-00013.
24. Besedovsky H, del Rey A, Sorkin E, Dinarello CA. Immunoregulatory feedback between interleukin-1 and glucocorticoid hormones. Science. 1986;233:652-654. doi: 10.1126/science.3014662.

25. Mealy K, van Lanschot JJ, Robinson BG, Rounds J, Wilmore DW. Are the catabolic effects of tumor necrosis factor mediated by glucocorticoids? Archives of Surgery. 1990;125:42-47 discussion 47-48. doi: 10.1001/archsurg.1990.01410130044006.

26. Barber AE, Coyle SM, Marano MA, Fischer E, Calvano SE, Fong Y, et al. Glucocorticoid therapy alters hormonal and cytokine responses to endotoxin in man. Journal of Immunology. 1993;150:1999-2006.

27. Morrow LE, McClellan JL, Conn CA, Kluger MJ. Glucocorticoids alter fever and IL-6 responses to psychological stress and to lipopolysaccharide. American Journal of Physiology. 1993;264:R1010-R1016.

28. Bancos I, Hahner S, Tomlinson J, Arlt W. Diagnosis and management of adrenal insufficiency. Lancet Diabetes Endocrinol. 2015 Mar;3(3):216-26.

29. Omori K, Nomura K, Shimizu S, et al. Risk factors for adrenal crisis in patients with adrenal insufficiency. Endocr J. 2003;50(6):745-752.

30. Hahner S, Loeffler M, Bleicken B, et al. Epidemiology of adrenal crisis in chronic adrenal insufficiency: the need for new prevention strategies. Eur J Endocrinol. 2010;162(3):597-602.

31. White K, Arlt W. Adrenal crisis in treated Addison's disease: a predictable but under-managed event. Eur J Endocrinol. 2010;162(1):115-120.

32. Hahner S, Spinnler C, Fassnacht M, et al. High incidence of adrenal crisis in educated patients with chronic adrenal insufficiency: a prospective study. J Clin Endocrinol Metab. 2015;100(2):407-416.

33. Vilar L, et al. Endocrinologia clínica 6 ed. Rio de Janeiro: Guanabara Koogan; 2016.

34. Chrousos GP, et al. Adrenal Insufficiency. Lancet. 2014;383:2152-67.

Capítulo 23

Estado Mixedematoso

Flávia Sartorelli de Souza
Fernanda Correia Salles
João Roberto Maciel Martins

■■ INTRODUÇÃO

O estado mixedematoso, também denominado de coma mixedematoso, é uma emergência endocrinológica que corresponde à manifestação extrema da deficiência de hormônios tireoidianos secundária à falha de mecanismos adaptativos. A maioria dos pacientes não se apresenta comatoso, mas com nível de consciência alterado, o qual associado à hipotermia e presença de algum evento precipitante forma a tríade clássica desta entidade. Trata-se de uma condição rara, com altas taxas de mortalidade se não for prontamente reconhecida e tratada.

■■▶ Etiologia

O estado mixedematoso pode ser decorrente de hipotireoidismo de longa data não tratado ou precipitado por um evento agudo como exposição ao frio, infecção, doenças cardiovasculares (como infarto agudo do miocárdio ou acidente vascular encefálico) ou uso de drogas psicotrópicas (Tabela 23.1).

Mulheres idosas com tireoidite autoimune costumam ser mais afetadas pelo curso insidioso da doença em comparação com o hipotireoidismo pós-procedimento; entretanto, pode ocorrer também em pacientes com hipotireoidismo central e naquele induzido por drogas, tais como lítio e amiodarona.

■■▶ Diagnóstico

O diagnóstico do estado mixedematoso baseia-se na história clínica, no exame físico e na exclusão de outras causas que levem ao rebaixamento do nível de consciência. Deve ser considerado em todos os pacientes

Tabela 23.1
Fatores Precipitantes do Estado Mixedematoso

Fármacos: opioides, ansiolíticos, sedativos, lítio, amiodarona
Infecção
Acidente vascular cerebral
Insuficiência cardíaca descompensada Infarto agudo do miocárdio
Trauma
Sangramento gastrointestinal
Exposição ao frio Distúrbios metabólicos: acidose, hipoglicemia, hiponatremia, hipercapnia

que apresentem alteração do nível de consciência e termorregulação defeituosa, principais manifestações da doença. Apesar do nome coma mixedematoso, frequentemente os pacientes apresentam menores graus de alteração do nível de consciência, como letargia ou confusão mental. Além disso, pode ocorrer bradipsiquismo, déficit de atenção e memória, depressão, crises convulsivas focais ou generalizadas. Menos comumente, o paciente pode se apresentar com sintomas psicóticos.

A história clínica e o exame físico são importantes para suspeita de um quadro prévio de hipotireoidismo desconhecido pelo paciente, sendo importante avaliar a presença de cicatriz de tireoidectomia, história de radioiodoterapia e bócio.

Outras manifestações comumente presentes no estado mixedematoso são hipotensão, bradicardia, hiponatremia, hipoglicemia e hipoventilação. Podem estar presentes sintomas prévios do hipotireoidismo, como apatia, fadiga, intolerância ao frio, constipação, ganho de peso, rarefação de pêlos, edema de face, macroglossia e pele infiltrada pelo depósito de glicosaminoglicanos (Tabela 23.2).

Com relação às manifestações cardiovasculares, no hipotireoidismo pode ocorrer hipertensão diastólica e, com a progressão do quadro, bradicardia, derrame pericárdico, redução da contratilidade cardíaca e hipotensão. O derrame pericárdico é uma das manifestações cardiovasculares mais comuns do hipotireoidismo. Em geral, o acúmulo do líquido é lento e não gera comprometimento cardíaco. No estado mixedematoso sinais de insuficiência cardíaca são raros, devido à redução da demanda metabólica.

As alterações respiratórias associadas ao estado hipometabólico incluem hipoventilação, hipoxemia, hipercapnia e acidose respiratória. A hipoventilação pode ser agravada por fraqueza muscular, obstrução mecânica pela macroglossia e apneia obstrutiva do sono.

Deve-se dosar TSH, T4 livre e cortisol, porém devido à alta mortalidade o tratamento deve ser instituído antes mesmo dos resultados laboratoriais. No hipotireoidismo primário, os níveis de T4 livre encontram-se reduzidos, com TSH elevado. No hipotireoidismo central, o TSH pode estar inapropriadamente normal, discretamente elevado ou baixo. É importante salientar que o nível dos hormônios não tem relação com a gravidade da doença e lembrar que o paciente pode apresentar infecção sem febre.

Outras alterações laboratoriais presentes: hiponatremia, hipoxemia, hipercapnia, anemia, elevação de CPK, DHL e transaminases, hipercolesterolemia, hipoglicemia, redução dos fatores de coagulação, elevação de ureia e creatinina.

Tabela 23.2
Manifestações Clínicas do Estado Mixedematoso

Sintomas	Sinais
Apatia	Rebaixamento do nível de consciência
Sangramentos	Edema em membros e face
Fraqueza	Convulsão
Intolerância ao frio	Bradicardia
Dor abdominal	Hipotensão
Constipação	Hipotermia
Queda de cabelo	Hipoventilação
Ganho de peso	Hiporreflexia

■❙ Tratamento

O tratamento deve ser prontamente instituído, com transferência do paciente para uma unidade de terapia intensiva e medidas de suportes hemodinâmico e ventilatório precoces.

- O primeiro passo deve ser assegurar uma via aérea adequada, de modo que a ventilação mecânica normalmente é necessária nas primeiras 24 a 48 horas e não deve ser postergada.

- O aquecimento do paciente deve ser passivo e gradual, com cobertores e elevação da temperatura do quarto. O aquecimento rápido não está indicado, pois pode causar vasodilatação e piorar a hipotensão.

- Para hiponatremia deve-se inicialmente realizar restrição hídrica e repor cloreto de sódio se os níveis forem menores que 120 mEq/L.

- Controle glicêmico e reposição de glicose se necessário. A hipoglicemia ocorre com frequência e pode estar associada ao próprio hipotireoidismo ou insuficiência adrenal concomitante.

- Evitar doses excessivas de sedativos.

- Sempre procurar foco infeccioso e considerar uso empírico de antibiótico, uma vez que os sinais de infecção podem estar ausentes (febre, taquicardia, leucocitose).

- Pacientes hipotensos apresentam boa resposta ao tratamento com o hormônio tireoidiano, porém se a resposta for ineficaz, iniciar drogas vasoativas.

Deve ser considerada corticoterapia empírica (hidrocortisona intravenosa 50-100 mg 8/8 horas), pois a produção do cortisol pode estar reduzida, mas sem repercussão antes do tratamento do hipotireoidismo. A reposição do hormônio tireoidiano aumenta o *clearance* do cortisol e pode precipitar um quadro de insuficiência adrenal. É comum a associação do hipotireoidismo primário com outra doença autoimune, como a insuficiência adrenal, e do hipotireoidismo central com o pan-hipopituitarismo.

Por se tratar de uma doença rara e com poucos estudos consistentes, existe uma grande controvérsia sobre qual a melhor forma de reposição do hormônio tireoidiano. Sabe-se que o ideal é o uso intravenoso, por causa da redução da absorção gastrointestinal no estado mixedematoso e da alteração do nível de consciência. A maioria dos autores preconiza o uso apenas do T4 (levotiroxina), que está associada a menos efeitos adversos. Porém, pode-se associar T3 (triiodotironina, liotironina) ou utilizar o T3 de forma isolada, já que existe redução da conversão de T4 em T3 no doente crítico. No Brasil, devido à baixa disponibilidade da preparação intravenosa dos hormônios tireoidianos, a reposição é realizada via oral ou, se necessário, por sonda nasoenteral. Caso opte-se pelo tratamento intravenoso, a reposição oral deve ser iniciada tão logo o paciente recobre seu nível de consciência, na dose de 1,6 µg/kg/dia, que será posteriormente guiada pelos valores de TSH (Tabela 23.3).

Tabela 23.3
Reposição dos Hormônios Tireoidianos

	T4 via oral ou SNE	T4 intravenoso	T3 intravenoso	T4 + T3
Ataque	500 µg	300-500 µg	10-20 µg	T4: 200-300 µg T3: 10 µg
Manutenção	100-200 µg/dia	50-100 µg/dia	10 µg a cada 4-6 horas	T4: 50-100 µg/dia T3: 10 µg a cada 8-12 horas

■) Seguimento

- A maioria dos pacientes apresenta melhora da hipotermia em até 24 horas e melhora do nível de consciência em alguns dias. Caso não ocorra melhora da hipotermia em até 48 horas, considerar terapia mais agressiva.

- Atenção com a reposição do hormônio tireoidiano, que pode levar a arritmia e síndrome coronariana aguda, principalmente em idosos.
- A principal causa de morte nesses pacientes é por sepse. A mortalidade pode chegar a 50% no geral e 15-20% nos pacientes adequadamente tratados.
- Fatores preditores de mortalidade incluem hipotensão, bradicardia, necessidade de ventilação mecânica e uso de sedativos, hipotermia persistente, sepse, escore de coma de Glasgow reduzido, escore APACHE II elevado, escore SOFA elevado.
- Após alta hospitalar, encaminhar o paciente para acompanhamento com endocrinologista em uso de levotiroxina.

⬤ LEITURA SUGERIDA

1. Brent GA, Davies TF. Hypothyroidism and Thyroiditis: Myxedema Coma. In: Sholomo M, et al. Williams Textbook of Endocrinology-12th ed. Philadelphia: Elsevier Saunders; 2011. p.433.
2. Dutta P, Bahansali A, Masoodi SR, et al. Predictors of outcome in myxoedema coma: a study from a tertiary care center. Critical Care. 2008;12:R1.
3. Klubo-Gwiezdzinska J, Wartofsky L. Thyroid emergencies. Med Clin North Am. 2012; 96:385-403.
4. Kwaku MO, Burman Kd. Myxedema coma. J Intensive Care Med. 2007;22:224-231.
5. Ross DS. Myxedema Coma. Disponível em UpToDate, 2015. www.uptodate.com.
6. Wartofsky L. Myxedema coma. Endocrinol Metab Clin N Am. 2006;35:687-698.
7. Wiersinga VW. Myxedema and Coma (Severe Hypothyroidism). Disponível em Thyroid Manager, 2015. www.thyroidmanager.org.

Capítulo 24

Crise Tireotóxica

Viviane de Paula Pretti Reis
Sarah Simaan dos Santos
João Roberto Maciel Martins

■ INTRODUÇÃO

- A crise tireotóxica (CT) é uma entidade rara e apresenta taxa de mortalidade entre 8-25%.

- É definida pelo aumento dos hormônios tireoidianos (T3 e T4) associado à evidência de descompensação clínica de um órgão ou sistema.

- Pode ser causada por doenças tireoidianas primárias, intoxicações exógenas por hormônios tireoidianos ou qualquer outra condição que leve ao hipertireoidismo (Tabela 24.1).

- Pode cursar com diversas disfunções orgânicas potencialmente graves, tais como: neurológica, hepática, gastrointestinal, cardiovascular e termorreguladora.

- Os fatores desencadeantes mais comuns são a interrupção do tratamento e a infecção, mas também podem desencadear crise a sobrecarga de iodo, trauma, palpação vigorosa da tireoide, acidente vascular cerebral (AVC), insuficiência cardíaca congestiva (ICC), cirurgias tireoidianas ou não, gestação ou trabalho de parto.

- Em até 25-43% dos casos, o fator desencadeante não é identificado.

- É uma condição reversível se diagnosticada precocemente e após tratamento adequado.

■▶ Etiologia

	Tabela 24.1 **Principais Causas de Tireotoxicose**
Comuns	Com hipertireoidismo
	Doença de Graves Bócio uninodular tóxico Bócio multinodular tóxico
	Sem hipertireoidismo
	Tireoidite aguda supurativa Tireoidite subaguda Tireoidite pós-parto Tireotoxicose factícia
Raras	Tumor hipofisário secretor de TSH Coriocarcinoma *Struma ovarii* Carcinoma folicular da tireoide metastático
Medicamentosas	Amiodarona, contraste iodado, interferon-alfa, ácido acetilsalicílico

■▶ Diagnóstico

O diagnóstico é clínico e deve ser suspeitado em todo paciente com tireotoxicose acompanhada de disfunções de múltiplos órgãos ou sistemas, tais como: sudorese profusa, tremor, febre, arritmias, hiperreflexia, diarreia, náuseas, vômitos, alterações neurossensoriais (de ansiedade até coma) e descompensação de doenças de base como ICC e diabetes *mellitus*. A palpação da tireoide pode ser normal ou alterada (aumento de volume, dor) conforme a etiologia da tireotoxicose.

Embora a suspeita diagnóstica de CT deva ser clínica, Burch e Wartofsky propuseram em 1993 uma escala numérica para graduar as descompensações conforme sua gravidade e facilitar o diagnóstico (Tabela 24.2). Mais recentemente, Akamizu e cols. também propuseram uma escala para definir o diagnóstico, baseada apenas em sinais e sintomas (febre, taquicardia, ICC, manifestações gastrointestinal e neurológica), onde o quadro é classificado como CT definida (TS1) e CT suspeita (TS2).

Escore (somatório dos pontos): valores maiores que 45 sugerem fortemente crise tireotóxica; entre 25-44 corresponderia à crise iminente; e uma pontuação < 25 torna o diagnóstico improvável.

É importante lembrar de algumas apresentações atípicas da tirotoxicose como o hipertiroidismo apático do idoso, no qual o quadro se manifesta por extrema fraqueza, apatia, confusão, e a febre pode ser baixa ou mesmo ausente. Outra apresentação atípica é a paralisia tireotóxica hipocalêmica, mais comum

Tabela 24.2
Citérios de Burch e Wartofsky

Critério	Pontos	Critério	Pontos
Cardiovascular		*Disfunsão termorregulatória (°C)*	
Taquicardia (batimentos/min)		37,2 a 37,7	5
100-109	5	37,8 a 38,2	10
110-119	10	38,3 a 38,8	15
120-129	15	38,9 a 39,4	20
130-139	20	39,5 a 39,9	25
≥ 140	25	> 40	30
Insuficiência cardíaca congestiva		*Disfunção gastrointestinal e hepática*	
Ausente	0	Ausente	0
Leve (Edema em MMII)	5	Moderada (diarreia, náuseas, vômitos, dor abdominal)	10
Moderada (estertores bibasais)	10	Severa (icterícia inexplicada)	20
Grave (edema pulmonar)	15		
Fibrilação atrial		*Disfunção do sistema nervoso central*	
Ausente	0	Ausente	0
Presente	10	Leve (agitação)	10
		Moderada (delírio, psicose, letargia)	20
		Grave (convulsão, coma)	30
		Presença de fator desencadeante	
		Ausente	0
		Presente	10

em homens orientais e latinos, na qual há paralisia flácida que é totalmente revertida após correção do potássio sérico e controle da tirotoxicose.

■） Exames Complementares

A comprovação do hipertireoidismo é feita pela dosagem sérica de TSH (que estará suprimido) e de T4 livre (aumentado). Mais raramente, se pode também dosar o T3, especialmente quando há suspeita de tireotoxicose factícia por T3 – nesse caso, TSH e T4 livre estarão baixos e o T3 elevado.

Devido à possibilidade de a síndrome levar à deterioração de múltiplos órgãos/sistemas, deve-se avaliar também transaminases, albumina, cálcio, eletrólitos e função renal. Atentar para a dosagem do potássio na suspeita de paralisia tireotóxica.

É obrigatória a realização de ECG pelo alto risco de arritmias, em especial a fibrilação atrial. Demais exames como ecocardiograma e marcadores de necrose miocárdica podem ser solicitados de acordo com o grau de insuficiência cardíaca e se houver suspeita de isquemia.

Demais exames, como anticorpo antirreceptor de TSH (TRAB), anticorpos antitiroperoxidase e antitireoglobulina, cintilografia e ultrassonografia de tireoide são úteis para a investigação da causa de tireotoxicose.

■) Tratamento

O tratamento da CT baseia-se em reduzir os níveis séricos de hormônios tireoidianos e controle do tônus adrenérgico, que está aumentado na tirotoxicose.

As drogas antitireoidianas disponíveis no nosso meio são o metimazol (MTZ) e o propiltiouracil. Embora o MTZ seja a droga preferida no tratamento do hipertireoidismo ambulatorial, pela facilidade posológica, na CT tem-se preferência pelo PTU que, além do bloqueio de síntese, atua inibindo a conversão de T4 em T3 (a forma ativa do hormônio tireoidiano). Para os sintomas adrenérgicos são utilizados betabloqueadores. Destes, a droga de escolha é o propranolol que também age inibindo a conversão periférica de T4 em T3. Caso exista alguma contraindicação ao uso de betabloqueador, pode-se usar o diltiazem.

O uso de glicocorticoides é importante tanto pela sua ação bloqueando a conversão periférica de T4 em T3, mas também como profilático para possível insuficiência adrenal (geralmente relativa) associada.

Outra forma de reduzir os níveis hormonais é com iodo inorgânico (pela ativação do efeito Wolff-Chaikoff), que pode ser administrado na forma de Lugol, iodeto de potássio ou contrastes iodados. Essas soluções devem ser prescritas após 1-2 horas da administração das tionamidas (MTZ ou PTU) para evitar exacerbação da tireotoxicose (Tabela 24.3).

Em casos refratários às medidas habituais, pode-se fazer plasmaférese ou tireoidectomia de urgência.

Após o controle da CT, se o paciente for portador de hipertireoidismo, deve ser encaminhado para a realização de tratamento definitivo, cirúrgico ou radioiodo.

Tabela 24.3
Tratamento da Crise Tireotóxica – Drogas e Dosagens

Medicamento	Ação	Dose	Efeitos colaterais
Betabloqueadores	Bloqueia conversão T4-T3 (propranolol) Controle adrenérgico	Propranolol: 60-80 mg VO 4/4 h – 6/6 h Atenolol: 50-200 mg/dia Esmolol: intravenoso 50-100 μg/kg/min	Hipotensão Bradicardia Contraindicação: broncoespasmo
Tionamidas	Inibe síntese Bloqueia conversão T4-T3 (PTU)	PTU: Ataque: 500-1.000 mg VO Manutenção: 200 mg 4/4 h MTZ: 60-80 mg /dia VO dose única ou dividida 4/4h a 6/6h	PTU: Hepatotoxicidade (elevação das transaminases 2-3x o limite normal após início da medicação) MTZ: Colestase, agranulocitose
Corticoides	Bloqueia conversão T4-T3 Reposição da secreção adrenal	Hidrocortisona: Ataque: 300 mg IV Manutenção: 100 mg IV 8/8 h Dexametasona: 2 mg IV 6/6 h	
Iodo inorgânico	Bloqueio da síntese hormonal (efeito Wolff-Chaikoff)	Solução saturada de iodo (Lugol): 5 gotas (0,25 ml) 6/6 h por 3-5 dias Iodeto de potássio concentrado 5-10%: 5 gotas 6/6 h Contraste iodado (300-400 mg/mL): 1-3 g IV	Só deve ser administrado após o início das tionamidas

● LEITURA SUGERIDA

1. Akamizu T, Satoh T, Isozaki O, Suzuki A, Wakino S, Iburi T, et al. Diagnostic criteria, clinical features, and incidence of thyroid storm based on nationwide surveys. Thyroid. 2012;22(7):661-679. doi: 10.1089/thy.2011.0334.

2. Carhill A, Gutierrez A, Lakhia R, Nalini R. Surviving the storm: two cases of thyroid storm successfully treated with plasmapheresis. BMJ Case Rep. 2012. doi: 10.1136/bcr-2012-006696.

3. Chiha M, Samarasinghe S, Kabaker AS. Thyroid Storm: an updated review. J Intensive Care Med. 2015;30(3):131-140. doi: 10.1177/0885066613498053.

4. De Leo S, Lee SY, Braverman LE. Hyperthyroidism. Lancet. 2016;388:906-918.

5. Klubo-Gwiezdzinska J, Wartofsky L. Thyroid emergencies. Med Clin North Am. 2012;96(2):385-403. doi: 10.1016/j.mcna.2012.01.015.

6. Papi G, Corsello SM, Pontecorvi A. Clinical concepts on thyroid emergencies. Frontiers Endocrinol. 2014;5:1-11. doi: 10.3389/fendo.2014.00102.

7. Ross DS, Burch HB, Cooper DS, Greenlee MC, Laurberg P, Maia AL, et al. 2016 American thyroid Association Guidelines for Diagnosis and Manegement of Hyperthyroidism and other causes of Thyrotoxicosis. Thyroid. 2016;26:1343-1421.

8. Ryan DP, da Silva MR, Soong TW, Fontaine B, Donaldson MR, Kung AW, et al. Mutations in potassium channel Kir2.6 cause susceptibility to thyrotoxic hypokalemic periodic paralysis. Cell. 2010;140: 88-98. doi: 10.1016/j.cell.2009.12.024.

9. Tsatsoulis A, Johnson EO, Kalogera CH, Seferiadis K, Tsolas O. The effect of thyrotoxicosis on adrenocortical reserve. Eur J Endocrinol. 2000;142: 231-235.

EMERGÊNCIAS NEFROLÓGICAS

Capítulo 25

Distúrbios do Sódio

Lucas Braga Mota
Sheila Patrícia Lopes Rocha
Lúcia da Conceição Andrade

■ FISIOLOGIA RENAL

O corpo humano possui a água como seu principal constituinte, ela representa aproximadamente 60% do peso corporal. Esse líquido encontra-se dividido nos compartimentos intracelular e extracelular.

O compartimento intracelular (LIC) contém cerca de 2/3 de toda a água corporal total, representando o principal reservatório do organismo. O 1/3 restante encontra-se no compartimento extracelular (LEC), que é dividido em plasma e líquido intersticial, sendo que o plasma contém cerca de 1/4 do LEC enquanto o interstício contém os demais 3/4 desse líquido (Fig. 25.1).

Os mecanismos principais de controle do sódio e do metabolismo da água são a sede, os rins e o hormônio antidiurético (ADH).

O ADH é produzido pelo hipotálamo e secretado pela hipófise posterior, tendo como estímulo principal a osmolalidade sérica. Valores acima ou abaixo da faixa de 280 a 290 mOsm/kg têm ação estimulatória ou inibitória sobre a produção de ADH, respectivamente. Também vários fatores podem atuar como estímulo, tais como volume circulante efetivo reduzido, náuseas, dor e gestação. O ADH liga-se aos receptores V2 (ligados à proteína G) localizados na membrana basolateral da célula tubular do ducto coletor, tendo como ação imediata a inserção de aquaporina 2 na membrana apical, enquanto, a longo prazo, também serve como estímulo à transcrição de genes responsáveis pela codificação de novos canais de aquaporina. Os canais de aquaporina, uma vez inseridos, absorvem água livre neste segmento do néfron.

A sede é o outro mecanismo principal de regulação. É estimulada principalmente pela hipertonicidade do plasma, além de hipovolemia e hipotensão.

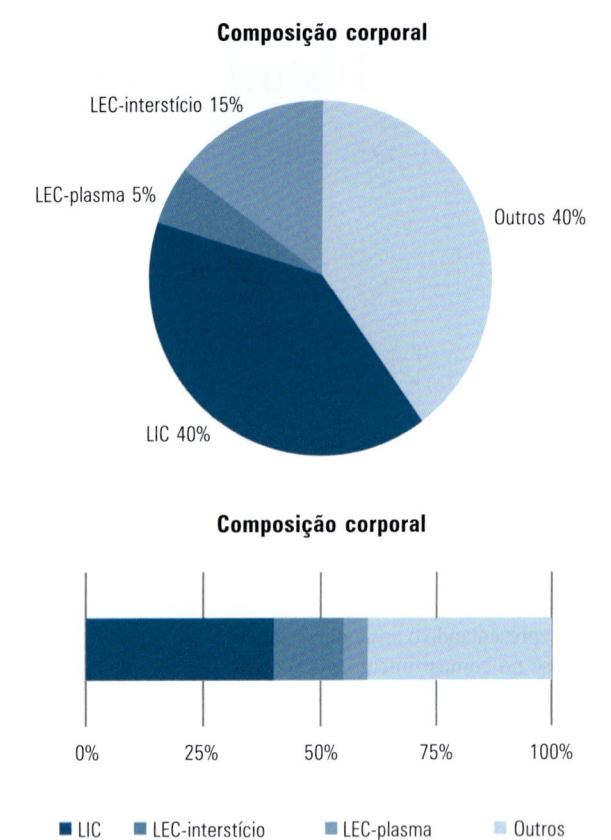

Figura 25.1 – *Composição de água corporal.*

Os rins têm a capacidade de variar a osmolalidade urinária de 50 a 1.300 mOsm/L. Esta regulação depende da filtração glomerular, do transporte tubular, da ação do hormônio diurético e da sede. A excreção de solutos (sódio, potássio, ureia) é em torno de 600-900mOsm/dia. Portanto, para conseguir excretar essa carga diária de solutos, os rins podem variar o volume urinário entre 500 mL e 16.000 mL de acordo com situações de maior ou menor necessidade de concentração ou diluição urinárias.

■❱ Hiponatremia

Hiponatremia é definida como concentração sérica de sódio menor que 135 mEq/L (Na < 135 mEq/L). Possui elevada prevalência, sendo considerado o distúrbio eletrolítico mais frequente. Representa principalmente um distúrbio da regulação da água.

Inicialmente o valor de sódio deve ser corrigido pela glicemia, pois valores de glicose elevados levam ao aumento da osmolaridade sérica, com transporte de água para o componente vascular do líquido extracelular. Para cada aumento de 100 mg/dOL de glicose acima do valor de referência, estima-se uma redução de 2 mEq/L na concentração do sódio. Esse achado caracteriza a hiponatremia translocacional.

Pacientes com hiperlipidemia ou hiperproteinemia podem apresentar-se com hiponatremia decorrente de erro na análise laboratorial. Essa pseudo-hiponatremia acontece porque alguns ensaios medem a quantidade de sódio na porção de plasma contendo água livre que, proporcionalmente, fica reduzida nesses pacientes, subestimando o valor real do sódio plasmático.

Excluídas essas causas e fatores confundidores, o primeiro passo consiste na classificação do distúrbio do sódio de acordo com a osmolaridade plasmática. A maioria das hiponatremias é hipo-osmolar, uma vez que o sódio é o principal determinante da osmolaridade sérica

Osmolaridade sérica efetiva = $2 \times [Na(mEq/L) + K(mEq/L)] + $ Glicemia (mg/dL)/18

Causas (Tabela 25.1)

1) Hiponatremia iso ou hiperosmolar:

Ocorre na presença de outras substâncias osmoticamente ativas, tais como manitol ou glicerol, durante a irrigação vesical prolongada com soluções hipotônicas em cirurgias urológicas ou em pacientes com hiperbilirrubinemia, por exemplo.

2) Hiponatremia hipo-osmolar:

Nesses pacientes, recomenda-se tentar estimar o estado volêmico do paciente, para classificação da hiponatremia e auxílio na abordagem diagnóstica e terapêutica.

2.1) Hipovolêmica:

- Perdas renais:
  - ○ Uso de diuréticos;
  - ○ Insuficiência adrenal primária:
    - ▪ Hipoaldosteronismo leva à perda renal de sódio e volume circulante efetivo diminuído.

- ○ Síndrome cerebral perdedora de sal:
  - ■ Nesses pacientes, ocorre uma perda primária renal de sódio, com consequente volume circulante efetivo reduzido. O mecanismo exato é desconhecido, acredita-se que haja associação com o peptídeo natriurético cerebral.
- ○ Doenças renais tubulares:
  - ■ Algumas doenças renais tubulares caracterizam-se pela incapacidade de reabsorver sódio.
- Perdas gastrointestinais;
- Perdas cutâneas;
- Perdas para o terceiro espaço:
  - ○ Obstrução intestinal;
  - ○ Sepse;
  - ○ Pancreatite;
  - ○ Trauma muscular.

2.2) Euvolêmica:

- Síndrome de antidiurese inapropriada (SIAD), chamada anteriormente de síndrome da secreção inapropriada do hormônio antidiurético:
  - ○ Será discutida apropriadamente a seguir.
- Insuficiência adrenal secundária:
  - ○ A presença de hipocortisolismo mantém níveis aumentados de ADH, sendo o paciente incapaz de excretar água livre. Os níveis de aldosterona estão relativamente preservados, não havendo perda renal de sódio.
- Hipotireoidismo;
- Consumo aumentado de líquidos hipotônicos: polidipsia, anorexia, consumo exagerado de cerveja:
  - ○ Nesses casos a ingesta desses líquidos supera a capacidade de diluição da urina, pois há pouco consumo de solutos.

2.3) Hipervolêmica:

- Doença renal crônica:
  - ○ Com a progressão de doença renal crônica, os pacientes evoluem com incapacidade de diluir urina e excretar água livre.
- Insuficiência cardíaca:
  - ○ Ocorre por secreção aumentada de ADH e ativação do sistema renina-angiotensina-aldosterona. Estima-se uma prevalência de 20-30% nos pacientes com classe funcional III ou IV.
- Cirrose;
- Síndrome nefrótica.

Tabela 25.1 Causas de Hiponatremia	
Iso/hiperormolar	**Hipo-osmolar**

• Hiperglicemia
• Manitol ou glicerol
• Infusão de soluções hipotônicas (p. ex.: irrigação vesical)
• Hiperbilirrubinemia
• Doenças hematológicas
• Intoxicação por álcool
	Hipovolêmica
	• Perdas renais
	  • Uso de diuréticos
	  • Insuficiência adrenal primária
	  • Síndrome cerebral perdedora de sal
	  • Doenças renais tubulares
	• Perdas gastrointestinais
	• Perdas cutâneas
	• Perdas para o terceiro espaço
	  • Obstrução intestinal
	  • Sepse
	  • Pancreatite
	  • Trauma muscular

	Euvolêmica • Síndrome da antidiurese inapropriada (SIAD) • Insuficiência adrenal secundária • Hipotireoidismo • Consumo aumentado de líquidos hipotônicos: polidipsia, anorexia
	Hipervolêmica • Doença renal crônica • Insuficiência cardíaca • Cirrose • Síndrome nefrótica

Manifestações clínicas

a maioria dos pacientes, principalmente em casos leves (Na 125-135 mEq/L) é assintomática ou oligossintomática.

Em níveis mais baixos (Na < 125 mEq/L) podem aparecer sintomas relacionados ao edema cerebral, como sonolência, letargia, confusão mental, rebaixamento do nível de consciência, convulsões, hipertensão intracraniana e coma.

A ocorrência e a intensidade dos sintomas têm relação com a cronicidade da hiponatremia, assim como com a velocidade de variação dos níveis de sódio.

Pacientes com hiponatremia apresentam maior incidência de complicações relacionadas a distúrbios neurológicos como queda, déficit cognitivo e estado confusional agudo. Também há aumento da mortalidade nos pacientes com cirrose, insuficiência cardíaca e nos pacientes internados, que desenvolvem esse distúrbio.

Diagnóstico/exames laboratoriais

o sódio urinário pode ajudar a diferenciar perdas renais de perdas extrarrenais. Sódio urinário aumentado (> 20 mmol/L) indica perdas renais, como uso de diuréticos, deficiência de mineralocorticoide, síndrome cerebral perdedora de sal e síndrome de antidiurese inapropriada.

Tratamento

hiponatremia pode ser considerada aguda, quando desenvolve-se em até 48 h. Classifica-se como crônica quando desenvolve-se em período superior a 48 h ou quando não se pode determinar esse período. Sempre deve-se tentar suspender o uso de medicações consideradas implicadas e tratar condições associadas, como hipotireoidismo e insuficiência adrenal.

- Paciente com distúrbios neurológicos graves/hiponatremia aguda (< 48 h):
  - Para correção de disfunções graves como convulsão, hipertensão intracraniana e coma, recomenda-se infusão de solução hipertônica (salina 3% 100-150 mL em velocidade de 1-2 mL/kg/h).
- Sintomas neurológicos moderados ou discretos:
  - Na presença de sintomas discretos ou moderados, deve-se buscar correção máxima de 8-10 mEq/24 h. Para isso podem ser utilizadas soluções hipertônicas em diferentes concentrações.
- Hiponatremia crônica (> 48 h)/tempo de início desconhecido/pacientes oligossintomáticos ou assintomáticos:
  - Nesses casos, pode-se realizar restrição hídrica, utilizar diuréticos (de alça), e administrar solutos por via oral (p. ex.: sódio ou ureia).

Correções rápidas de sódio em pacientes com hiponatremia crônica, podem ocasionar mielinólise pontina, um quadro neurológico grave caracterizado por encefalopatia, alterações de comportamento, paralisia de nervos cranianos e quadriplegia. Os principais grupos de risco são pacientes etilistas, desnutridos, idosos, paciente com hipoxemia grave e hiponatremia grave. Ressonância magnética pode evidenciar hiperintensidade de sinal na região da ponte na sequência T2. A recuperação neurológica descrita é pequena e variável.

■■▶ Síndrome de Antidiurese Inapropriada

Normalmente a secreção de ADH ocorre em resposta a alterações na osmolaridade plasmática e no volume circulante afetivo. Síndrome de antidiurese inapropriada (SIAD) está presente nos casos em que ocorre secreção inapropriada pela hipófise, produção ectópica, aumento da incorporação da aquaporina 2 na membrana apical da célula do ducto coletor (principalmente por medicações), ou ganho de função dos receptores V2 na membrana basolateral da célula do ducto coletor por mutações.

Causas (Tabela 25.2)

Várias podem ser as causas de SIAD, entre elas:

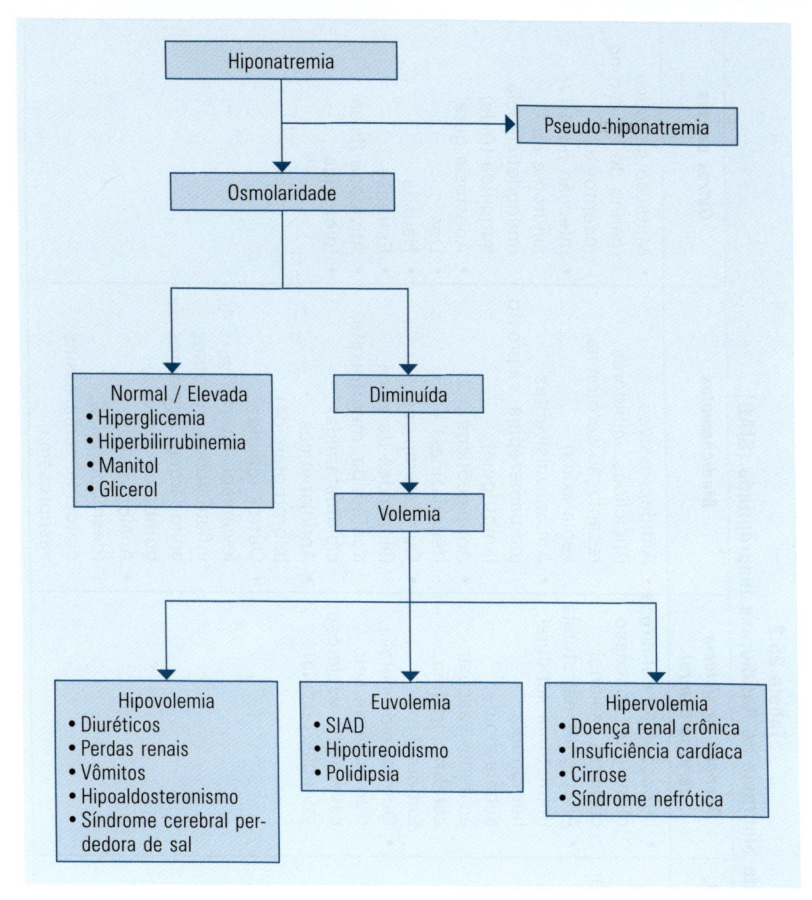

Figura 25.2 – *Fluxograma de diagnostico de hiponatremia.*

Diagnóstico/exames laboratoriais

Para o diagnóstico de SIAD, deve ser estabelecido que a hiponatremia possui característica hipo-osmolar e euvolêmica. Devem ser excluídas outras causas como diagnóstico diferencial, tais como insuficiência adrenal, tireoidiana, hipofisária ou doença renal crônica. O paciente também necessita não estar em uso atual ou recente de diuréticos.

Parâmetros laboratoriais da SIAD incluem concentração urinária aumentada (> 100 mOsm/kg), sódio urinário aumentado (> 30 mEq/L), ácido úrico sérico diminuído (< 4 mg/dL) e ureia reduzida (< 22 mg/dL).

Quando há infusão de volume através de solução isotônica (p. ex.: soro fisiológico 0,9%), pela capacidade urinária de concentração aumentada, todo o

Tabela 25.2
Causas de Síndrome de Antidiurese Inapropriada (SIAD)

Malignidades	Doenças pulmonares	Doenças do sistema nervoso central	Medicamentos	Outras causas
• Carcinoma • Neoplasia de pulmão • Neoplasia do trato gastrintestinal • Neoplasia do trato urinário • Linfoma • Sarcoma	• Infecções (bacteriana, viral, abscesso pulmonar, tuberculose) • Asma • Fibrose cística	• Infecções (encefalite, meningite, abscesso cerebral, malária) • Alterações estruturais (hematoma subdural, hemorragia subaracnoide, acidente vascular cerebral, trauma, tumores) • Outros (hidrocefalia, trombose de seio cavernoso, esclerose múltipla, porfiria)	• Antidepressivos (tricíclicos, inibidores recaptação serotonina, venlafaxina) • Anticonvulsivantes (carbamazepina, valproato, lamotrigina) • Antipsicóticos (fenotiazinas) • Quimioterápicos (alcaloides da vinca, ifosfamida, metotrexate, ciclofosfamida) • Antidiabéticos (clorpropramida) • Outros (opioides, levamisol, interferon, anti-inflamatórios, nicotina, amiodarona, inibidores de bomba de prótons) • Análogos ADH (desmopressina, ocitocina, terlipressina, vasopressina)	• Mutação genética (ganho de função no receptor V2) • Infecção por HIV/síndrome da imunodeficiência adquirida (Aids) • Anestesia geral • Dor • Náusea • Estresse • Atividade física • Idiopática

soluto infundido será excretado em uma pequena quantidade de volume, ocorrendo em alguns casos, piora da hiponatremia.

■❙ Hipernatremia

Introdução

A hipernatremia é definida, quando o sódio plasmático ultrapassa 145 mEq/L. O sódio é o principal determinante da osmolalidade sérica e é o mais importante cátion do extracelular. A osmolalidade sérica é controlada pela homeostase da água, a qual é mediada pela sede, pela vasopressina e pelos rins. Uma vez que o sódio é um soluto osmoticamente eficaz, o aumento da concentração de sódio plasmático cria um gradiente osmótico que resulta na movimentação da água para fora das células, para o espaço extracelular.

A hipernatremia invariavelmente evolui com hiperosmolaridade, com desidratação celular. Nos indivíduos não hospitalizados, a hipernatremia ocorre sobretudo nos idosos, resultante mais frequentemente da falta de ingesta de água e de infecções. Em doentes hospitalizados surge por errada administração de soros em indivíduos com alteração do estado de consciência.

Causas

Dentre as causas de hipernatremia (Tabela 25.3), deve-se estar atento ao diabetes insípido, que é caracterizado pela deficiência (completa ou parcial) na produção ou na secreção de ADH (no diabetes insípido central) ou na resposta renal ao ADH (no diabetes insípido nefrogênico). A principal característica é a perda de água livre pelos rins pela falta de ADH ou pela resistência tubular ao ADH. A desidratação ocasiona aumento do sódio plasmático e uma inapropriada urina diluída. Isso explica a característica do diabetes insípido: hipernatremia com urina hipotônica.

Causas de diabetes insípido

Diabetes insípido central: trauma, tumores, cistos, tuberculose, sarcoidose, causas idiopáticas, aneurisma, doenças infecciosas como meningite, encefalites e Guillain-Barré.

Tabela 25.3
Principais Causas de Hipernatremia
• Perdas pelo trato gastrointestinal (vômitos, diarreia, fístulas enterocutâneas,sonda nasogástrica)
• Perdas cutâneas (queimaduras, sudorese excessiva)
• Perdas renais (diuréticos de alça, diurese osmótica, diurese pós desobstrução, fase poliúrica da necrose tubular aguda
• Diabetes insípido (central e nefrogênico)

Diabetes insípido nefrogênico: doença renal (doença cística medular), distúrbios eletrolíticos como hipercalcemia e hipocalemia. Algumas drogas também podem levar ao diabetes insípido (lítio, aciclovir, ganciclovir, tenofovir, foscarnet, colistina, aminoglicosídeos, metoxiflurano, demeclociclina.

Manifestações clínicas

Os sintomas da hipernatremia (hiperosmolaridade) são primariamente neurológicos. Iniciam com letargia, fraqueza e irritabilidade, e podem progredir para espasmos, convulsões, coma e morte nos casos graves. Os sintomas graves geralmente requerem uma elevação aguda na concentração sérica de sódio, acima de 158 mEq/L. Os valores acima de 180 mEq/L estão associados a uma alta taxa de mortalidade.

As alterações osmóticas desencadeadas pela hipernatremia no sistema nervoso central podem ocasionar ruptura vascular sangramento intracraniano com consequente sequela neurológica permanente.

Diagnóstico

A causa da hipenatremia é geralmente evidente a partir da história clínica. Em adultos, é muitas vezes causada por perdas de água, principalmente em idosos, visto que essas perdas não são repostas. Caso a etiologia da hipernatremia não seja clara, o diagnóstico geralmente pode ser estabelecido pela medição da osmolaridade urinária.

Elevação na concentração sérica de sódio é um forte estímulo para a liberação de ADH e para a sede. Além disso, uma osmolaridade plasmática acima de 295 mOsmol/kg (que representa uma concentração plasmática de sódio acima de 145 a 147 mEq/L) geralmente leva à secreção de ADH. Se as funções hipotalâmicas e renal estão preservadas, a osmolaridade urinária, na presença de hipernatremia, será acima de 700-800 mOsmol/kg e, se administrado, o ADH exógeno não produzirá maior aumento na osmolaridade urinária. Assim, perdas insensíveis ou gastrintestinais, sobrecarga de sódio, ou, raramente, um defeito primário no centro da sede é o provável responsável pela hipernatremia. A medida do sódio urinário ajudará a diferenciar entre prováveis etiologias: menos que 25 mEq/L, quando a perda de água e depleção de volume são as desordens primárias; maiores que 100 mEq/L após ingestão ou infusão de solução hipertônica de sódio.

Caso a osmolaridade urinária seja inferior à plasmática, então há diabetes insípido central (ADH dependente) ou nefrogênico (ADH independente). Essas condições são diferenciadas de forma simples por meio da administração de ADH exógeno. A osmolaridade urinária elevar-se-á habitualmente a 50% ou mais no caso de diabetes insípido central, mas terá pouca ou nenhuma resposta no diabetes insípido nefrogênico.

Tratamento

O tratamento inicia-se com diagnóstico das causas do processo de hipernatremia como, por exemplo, inibição de perda de fluidos por via gastrintestinal, controle de temperatura, da hiperglicemia, tratamento da hipercalcemia e hipopotassemia e a tentativa de diminuir ou controlar poliúria induzida por lítio.

A correção da hipernatremia (Tabela 25.4) deve ser lenta, uma vez que a correção rápida pode induzir a edema cerebral e eventualmente morte. A correção deve ser de 8 a 12 mEq/dia.

No entanto, nos pacientes com hipernatremia de instalação recente (algumas horas) a correção rápida melhora o prognóstico, sem risco de provocar edema cerebral; nesses casos, a redução de 1 mEq/L/hora é adequada. O ideal é que a queda de sódio não exceda 8-10 mEq/L nas 24 horas.

Fórmula para correção do sódio (Adrogue):

- ○ Alteração no sódio sérico = [(concentração do sódio em um litro da solução a ser dada) - (sódio sérico do paciente)] / [água corporal total + 1]

Água corporal total:

- ○ Homem jovem: peso (kg) × 0,6
- ○ Homem idoso: peso (kg) × 0,5
- ○ Mulher jovem: peso (kg) × 0,5
- ○ Mulher idosa: peso (kg) × 0,45

Tabela 25.4
Soluções que Poderão Ser Utilizadas para Reposição na Hipernatremia

Solução a ser infundida	Quantidade de sódio mEq/L
Salina 0,9%	154
Solução Ringer lactato	130
Salina 0,45%	77
Salina 0,2% em glicose 5%	34
Glicose a 5%	0

■ LEITURA SUGERIDA

1. Goce Spasovski, et. al. Clinical practice guideline on diagnosis and treatment of hyponatremia. Nephrology Dialysis Transplantation. 2014;29(2):ii1-ii39
2. Joseph G. Verbalis. Diagnosis, Evaluation and Treatment of Hyponatremia: Expert Panel Recommendations. The American Journal of Medicine 2013.
3. Limas G, Filippatos TD, Elisaf MS. Evaluation and treatment of hypernatremia: a pratical guide for physicians. Postgrad Med. 2016; 128(3):299-306.

4. Michael M. Diagnosis and Management of Sodium Disorders: Hyponatremia and Hypernatremia. Braun: American Family Physician; 2015.

5. Richard J. Johnson. Comprehensive Clinical Nephrology. 5th Edition; 2015. In: Sterns RH. Disorders of plasma sodium – causes, consequences, and correction. N Engl J Med. 2015;372:55.

Capítulo 26

Distúrbios do Potássio

Andre Ventura
Rodrigo Dias de Meira
Tiago de Araujo Guerra Grangeia

HIPOCALEMIA

Introdução

Hipocalemia é um dos mais frequentes distúrbio eletrolítico em pacientes internados, sendo reportada prevalência de até 20%. Sabe-se que a presença de hipocalemia está associada a mortalidade significativamente maior, especialmente em doentes com comorbidades cardiológicas e neurológicas.

Etiologia

A maior parte dos casos de hipocalemia pode ter a causa elucidada por meio da avaliação dos antecedentes, história clínica e prescrição médica. Perda anormal de potássio é a causa mais comum, especialmente por via renal e gastrointestinal (TGI). Em pacientes com queimaduras extensas ou sudorese de grande volume, as perdas através da pele podem ser relevantes.

A Tabela 26.1 mostra as causas de hipocalemia e seus mecanismos.

O rim possui ampla capacidade de minimizar a perda renal de potássio e a hipocalemia em decorrência de baixa ingesta é rara. Pacientes idosos e com limitação para atividades da vida diária constituem grupos de risco, principalmente em situações de vulnerabilidade.

Por vezes a definição da causa do distúrbio pode ser mais difícil. Nesses casos, a dosagem do potássio urinário de 24 horas e gasometria arterial são fundamentais. Um valor de potássio urinário de 24 horas acima de 15 mEq fortalece a hipótese de perda renal de potássio.

Tabela 26.1
Causas e Mecanismos da Hipocalemia

Mecanismo	Causa	
Perdas anormais pelo rim	Diurético tiazídico e de alça	Caliurese por aporte de sódio e cloreto ao ducto coletor
	Hiperglicemia	Diurese osmótica
	Acidose tubular renal tipos I e II	Acidose metabólica e hipocalemia
	Síndrome de Bartter e Gitelman	Aporte de sódio ao ducto coletor
	Hiperaldosteronismo primário e secundário	Aumento da atividade mineralocorticoide
	Hipomagnesemia	
Perdas anormais pelo TGI	Diarreia aguda	Hipovolemia
	Vômitos recorrentes	Hipovolemia
	Drenagem por sonda nasogástrica	Hipovolemia
Influxo intracelular de potássio	Alcalose respiratória e metabólica	Troca de potássio por hidrogênio
	B2-agonistas, insulina, xantinas, anfotericina B, verapamil, cloroquina, inibidores da fosfodiesterase, bário	
	Tireotoxicose	
	Hipotermia	
	Paralisia periódica hipocalêmica	Defeito genético nos canais de influxo de potássio

Quadro clínico

Em geral hipocalemias leves são assintomáticas. Hipocalemias de maior intensidade podem acometer principalmente os sistemas muscular e nervoso, causando fadiga, fraqueza muscular e obstipação intestinal. Em casos graves apresentações como arritmias cardíacas, rabdomiólise, paralisia ascendente e dificuldade respiratória podem aparecer. Condições pré-existentes como doenças cardíacas podem contribuir para a gravidade do quadro clínico.

O eletrocardiograma pode dar sinais da presença de hipocalemia, principalmente em valores séricos menores que 2,5 mEq/L. A Figura 26.1 identifica os sinais eletrocardiográficos clássicos da hipocalemia: 1) Diminuição da amplitude da onda T; 2) depressão do segmento ST/ 3) ondas U (Fig. 26.1).

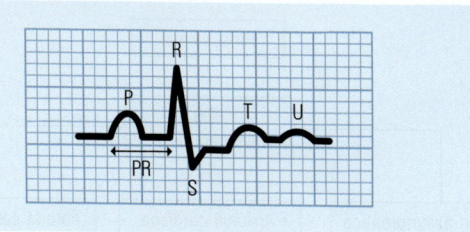

Figura 26.1 – *Eletrocardiograma na hipocalemia: redução da amplitude da onda T, infradesnivelamento do segmento ST e presença de onda U.*

Tratamento

O tratamento deve ter como meta inicial reverter situações ameaçadoras à vida, como distúrbios de condução cardíaca e disfunções neuromusculares. Pacientes com histórico de insuficiência cardíaca ou doença isquêmica do miocárdio devem ter o potássio mantido em níveis mais altos, geralmente maior que 4 mEq/L.

A administração de potássio por meio intravenoso é associada à flebite, dor à infusão e hipercalemia iatrogênica e por isso deve ser reservada a casos mais graves de hipocalemia, definidos pelo nível sérico abaixo de 3 mEq/L ou quando associado a sintomas como arritmia cardíaca e disfunção neuromuscular.

A dosagem sérica do potássio não é capaz de traduzir precisamente o déficit real de potássio corporal e isso pode variar conforme a causa do distúrbio. No entanto pode-se assumir que para cada 1 mEq/L de redução na concentração sérica existe uma deficiência de 150 a 400 mEq.

As principais formulações para reposição de potássio são (Fig. 26.2):

- KCL 19,1%: possui 2,5 mEq/mL, as ampolas costumam ser de 10 mL.

- KCL comprimido: 6 mEq/comprimido.

- KCL xarope 6%: 15 mL possuem 12 mEq de potássio.

A Figura 26.2 mostra um algoritmo para o tratamento da hipocalemia.

As principais complicações do tratamento da hipocalemia são flebite, hipercalemia iatrogênica e sobrecarga de volume. Essas complicações podem ser evitadas por meio do uso preferencial da via enteral para reposição monitoração constante do potássio sérico durante o tratamento e avaliação adequada e constante do estado volêmico do paciente. A Tabela 26.2 mostra como prevenir a complicação da reposição parenteral de potássio.

Uma vez afastadas as complicações mais graves e realizada a estabilização do paciente, deve-se realizar uma análise à procura da etiologia da hipocalemia, com destaque para as medicações indutoras de hipocalemia, perdas pelo trato

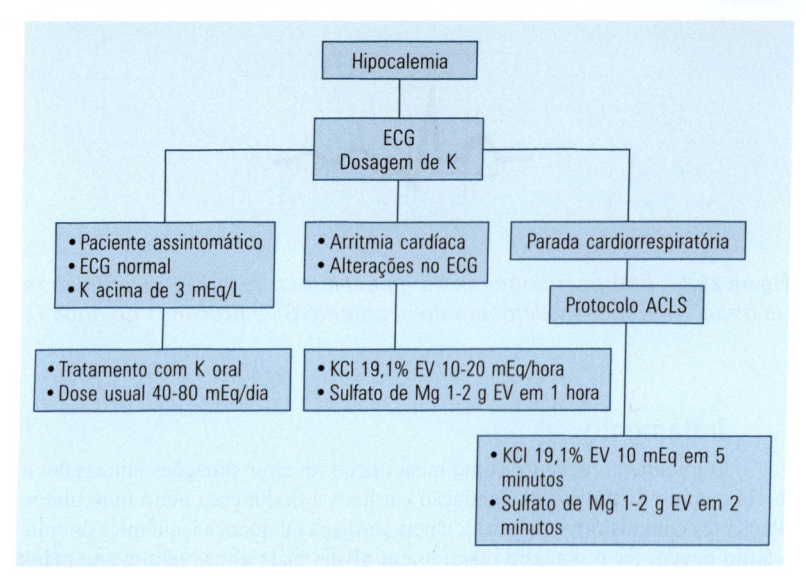

Figura 26.2 – *Tratamento da hipocalemia. 1 = Advanced Cardiovascular Life Support.*

Tabela 26.2 Prevenção de Complicações do Tratamento da Hipocalemia	
Complicações	
Flebite	Concentração máxima: • acesso periférico: 40 mEq/L • Acesso central: 60 mEq/L Evitar reposição venosa se K acima de 3 mEq/L
Hipercalemia iatrogênica	Monitoração frequente dos níveis séricos de potássio
Sobrecarga de volume	Avaliação volêmica adequada e constante.

gastrointestinal, comorbidades e histórico de episódios prévios. É recomendada a dosagem de magnésio a todos os pacientes, pois hipomagnesemia está presente em até 50% dos casos e, se não corrigida, dificulta a normalização do potássio.

Uma vez atingido o valor de normalidade da calemia é necessária a manutenção da reposição de potássio por via oral por dias a semanas já que o déficit corporal precisa ser revertido, exceto em casos que a hipocalemia decorre de influxo de potássio para o intracelular.

Recomendações gerais

- O tratamento deve ser conduzido conforme a gravidade do quadro clínico e a intensidade do distúrbio.
- A avaliação inicial deve sempre incluir a realização de um ECG.
- Priorizar a reposição via oral, exceto se K menor que 3 mEq/L ou presença de arritmias, alterações no ECG ou parada cardiorrespiratória.
- Manter a reposição por dias a semanas com o intuito de repor o estoque corpóreo de potássio.
- Deve-se sempre dosar e se necessário corrigir a hipomagnesemia associada.
- Pacientes com antecedentes de arritmias ou cardiopatias podem beneficiar-se de valores acima de 4 mEq/L.

● HIPERCALEMIA

■● Introdução

A hipercalemia pode ser ameaçadora à vida, pois é o distúrbio eletrolítico que mais se relaciona ao surgimento de arritmias cardíacas e parada cardiorrespiratória. Define-se pelo potássio (K) sérico acima de 5,5 mEq/L. Sua prevalência pode chegar a 73% quando consideramos pacientes com doença renal crônica. A presença de hipercalemia é associada ao aumento da mortalidade, independente da taxa de filtração glomerular.

■● Etiologia

As diversas causas de hipercalemia estão ilustradas na Tabela 26.3.

Os medicamentos comumente associados à hipercalemia são citados na Tabela 26.4.

Causas mais raras incluem administração oral de suplementos potássio de forma inadequada, assim como administração parenteral de potássio, especialmente quando há prejuízo da função renal.

Tabela 26.3 Principais Causas de Hipercalemia	
Redução da Excreção Urinária	
Insuficiência renal aguda (IRA) Insuficiência renal crônica (IRC) Medicamentos (ver Tabela 26.4) Hipoaldosteronismo Insuficiência adrenal Cirrose hepática Anemia falciforme	Acidose metabólica Rabdomiólise Síndrome de lise tumoral Paralisia periódica hipercalêmica Hiperglicemia Exercício extenuante

Tabela 26.4

Principais Medicamentos Associados à Hipercalemia

Digitálicos	Succinilcolina
IECA[A]	Ciclosporina
Inibidores da angiotensina II	Betabloqueadores
Anti-inflamatórios não hormonais	Trimetoprim
Diuréticos poupadores de potássio	Suplementos de potássio

Legenda: A: IECA = inibidores da enzima de conversão de angiotensina.

Quadro Clínico

Sintomas relacionados à hipercalemia costumam ser frustros. É fundamental identificar pacientes em risco para hipercalemia no setor de emergência, conforme a Tabela 26.5.

Podem ocorrer sintomas específicos da hipercalemia. É relatada fraqueza muscular ascendente levando a paralisia, com preservação da função esfincteriana e da musculatura respiratória, assim como mialgia e parestesias.

Diversas alterações eletrocardiográficas podem ocorrer, havendo relação direta com a gravidade da hipercalemia, conforme mostrado na Tabela 26.6.

Distúrbios do potássio devem sempre ser considerados no diagnóstico diferencial de qualquer anormalidade eletrocardiográfica.

Tabela 26.5

Quadro Clínico – Quando Suspeitar de Hipercalemia

	Apresentação na Emergência	
Síndromes	Choque	IRA e acidose metabólica
	Sepse	IRA e acidose metabólica
	Edema pulmonar hipertensivo e hipervolemia	IRA
	Parada cardiorrespiratória	Qualquer causa
Sintomas	Confusão mental	IRA/IRC (Uremia)
	Dispneia inexplicada	IRA
	Mialgia difusa	Rabdomiólise
	Palpitações e/ou síncope	Qualquer causa
	Náuseas e vômitos	IRA / IRC (uremia)
Antecedentes	Insuficiência cardíaca	IRA e medicamentos
	Insuficiência renal crônica	IRC
	Cirrose hepática	IRA e medicamentos

| **Tabela 26.6** | | |
| **Alterações Eletrocardiográficas da Hipercalemia** | | |
Calemia (mEq/L)	*ECG*	*Descrição*
5,5 – 6,5		Ondas T apiculadas (simétricas, alta, em tenda) Pode haver bloqueio fascicular
6,5 – 7		Alargamento do PR Pode haver supradesnivelamento do ST (mimetiza infarto do miocárdio) especialmente nas precordiais
7 – 8,5		Redução da amplitude da onda P Alargamento do PR Alargamento QRS/bloqueio de ramo Arritmias ventriculares
8,5 - 10		Desaparecimento da onda P Aspecto "sinusoidal"
> 10		Arritmias ventriculares Fibrilação ventricular

Diagnóstico

Deve-se realizar uma história cuidadosa do quadro clínico que levou o paciente à emergência, assim como questionar sobre comorbidades e uso de medicamentos. Especialmente para os pacientes considerados na Tabela 26.5, recomenda-se checar a calemia. De maneira geral, para todo paciente com hipercalemia devemos solicitar: eletrocardiograma, gasometria arterial, ureia, creatinina e glicemia. Outros exames podem ser solicitados a depender da hipótese diagnóstica, como, por exemplo, dosagem de creatinoquinase para pacientes com rabdomiólise.

Pseudo-hipercalemia é um raro diagnóstico diferencial da hipercalemia. Ocorre principalmente por falhas na coleta do sangue que levam à hemólise (pressão mantida do torniquete e uso de agulhas finas), assim como leucocitose e plaquetose intensas. Ela é distinguida da hipercalemia verdadeira pela ausência de anormalidades no ECG.

Tratamento

Deve ser instituído de imediato. O primeiro passo é identificar se há anormalidades no ECG. Em caso afirmativo, devemos estabilizar o miocárdio para prevenir ou reverter arritmias. Recomenda-se a administração de algum sal de cálcio. Dez mL de gluconato de cálcio a 10% devem ser administrados em 3 a 5 minutos, com início de ação quase imediato e duração de até 1 hora. Pode ser repetido até duas vezes caso as anormalidades no ECG persistam. De forma concomitante, terapêuticas que visam à diminuição do K sérico devem ser realizadas. Dividem-se em trocadores de K do extracelular para o intracelular (insulina, beta$_2$-agonistas, bicarbonato de sódio) e removedores corporais de K (diuréticos de alça, resinas, diálise). A Tabela 26.7 mostra os tratamentos que podem ser instituídos e as principais indicações.

Não há um guia definitivo para o tratamento da hipercalemia. Na Figura 26.3 mostramos uma sugestão de como pode ser realizada a abordagem terapêutica inicial da hipercalemia no setor de emergência.

Tabela 26.7
Tratamento para Redução da Hipercalemia

Tratamento	Indicação	Dose	Efeitos colaterais
Insulina + glicose	Maioria dos pacientes	10 unidades insulina regular para cada 50 g glicose	Hipoglicemia
Beta$_2$-agonista	Maioria dos pacientes	5 a 10 gotas salbutamol em 10 minutos	Arritmias cardíacas
Diurético de alça	Hipervolemia	20 a 40 mg furosemida EV	Hipovolemia
Bicarbonato de sódio	Insuficiência renal Acidose metabólica	50 a 100 mEq em 5 minutos	Hipervolemia Hipernatremia Alcalose metabólica
Resina de troca (poliestireno sulfato de cálcio)	Maioria dos pacientes	30 g por via oral	Raros
Diálise	Hipercalemia refratária Outras urgências dialíticas	N/A	Hipovolemia

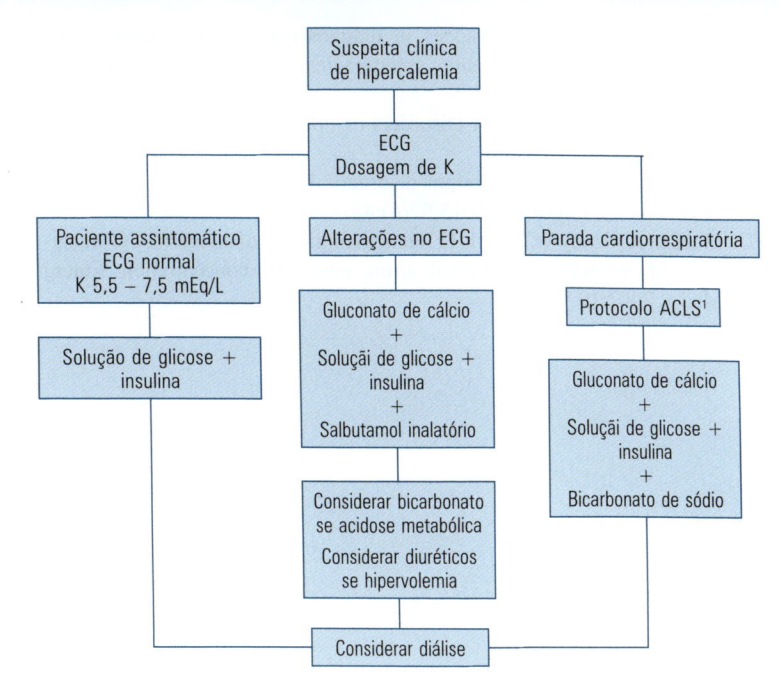

Figura 26.3 – *Abordagem inicial da hipercalemia no setor de emergência. 1 = Advanced Cardiovascular Life Support.*

Recomendações gerais

- O diagnóstico e o tratamento da hipercalemia devem ser imediatos.
- Estar sempre atento aos pacientes de maior risco para hipercalemia.
- É necessário rever a prescrição futura do paciente, evitando medicações que causem hipercalemia, como, por exemplo, IECA e anti-inflamatórios.

■ LEITURA SUGERIDA

1. Alfonzo AVM, Isles C, Geddes C, Deighan C. Potassium disorders – clinical spectrum and Emergency management. Resuscitation. 2006;70:10-25.
2. Ashurst J, Sergent SR, Wagner BJ. Evidence-based management of potassium disorders in the emergency department. In: ebmedicine.net 2016;18(11):1-24.
3. Eleftheriadis T, Leivaditis K, Antoniadi G, Liakopoulos V. Differential diagnosis of hyperkalemia: an update to a complex problem. Hippokratia. 2012;16(4):294-302.

4. Pepin J, Shields C. Advances in diagnosis and management of hypokalemic and hyperkalemic emergencies. In: ebmedicine.net 2016. 2012;14(2):1-20.
5. Schaefer TJ, Wolford RW. Disorders of Potassium. Emerg Med Clin N Am. 2005;23:723-747.
6. Vieira AJ, Wouk N. Potassium disorders: hypokalemia and hyperkalemia. Am Fam Physician. 2015;92(6):487-495.
7. Webster A, Brady W, Morris F. Recognising signs of danger: ECG changes resulting from an abnormal serum potassium concentration. Emerg Med J. 2002;19:74-77.

Capítulo 27

Distúrbios do Cálcio e Fósforo

Valmir Crestani Filho
Lúcia da Conceição Andrade

Um complexo sistema regulatório que envolve paratireoides, rins, trato gastrointestinal, ossos, e os seus hormônios, vitamina D, FGF-23, PTH, calcitonina entre outros, exerce papel crucial na homeostase de cálcio e fósforo, eletrólitos cujas concentrações celulares e plasmáticas precisam ser mantidas em valores estritos para o bom funcionamento celular. De fundamental importância para a compreensão dos distúrbios de cálcio e fósforo, a fisiologia do metabolismo desses eletrólitos merece um estudo à parte, não sendo o objetivo desse capítulo aprofundá-la (nas leituras complementares sugeridas ao final do capítulo seguem algumas revisões sobre esse tópico).

DISTÚRBIOS DO CÁLCIO

No plasma, o cálcio encontra-se na forma biologicamente inativa quando ligado à albumina (cálcio total, CaT), além de outros compostos (não mensuráveis em exames laboratoriais convencionais), ou na sua forma biologicamente ativa (cálcio iônico, Cai). Influenciado pela albuminemia e pH sérico, a medida do cálcio total é imprecisa em pacientes críticos e na doença renal crônica, nesses casos, o ideal é dosar a fração iônica, quando essa não estiver disponível, deve-se estimar o cálcio total conforme a fórmula:

$$\text{Cálcio corrigido} = \text{cálcio medido} + [(4 - \text{albumina}) \times 0,8]$$

Hipercalcemia

Definida como CaT > 10,5 mg/dL; CaI > 5,25 mg/dL ou > 1,3 mMol/L ou > 2,6 mEq/L.

Hiperparatireoidismo primário (HPT1) e malignidade representam 90% das hipercalcemias, sendo a malignidade a causa mais frequente no ambiente de emergência (Tabela 27.1). Uma extensa lista de entidades correspondem aos outros 10%, para diferencia-las é de suma importância de uma avaliação clínica completa, abordando principalmente o histórico familiar, uso de medicações, presença de sintomas constitucionais e perda de peso.

Tabela 27.1 Hiperparatireoidismo Primário	
Hiperparatireoidismo primário (formas esporádicas e familiares)	Insuficiência adrenal
Hiperparatireoidismo terciário (doença renal crônica)	Nutrição parenteral
Hipercalcemia hipocalciúrica familiar	Síndrome leite-álcali
Hipercalcemia da malignidade (produção PTH símile ou metástase óssea) incluindo a hipercalcemia do mieloma múltiplo	Imobilização prolongada
Doenças granulomatosas e linfomas (aumento do calcitriol)	Medicações
Hipertireoidismo	- Intoxicação por vitamina D - Intoxicação por vitamina A - Tiazídicos - Lítio - Teriparatide - Intoxicação por teofilina
Feocromocitoma	
Acromegalia	

Manifestações clínicas

A intensidade do quadro clínico está relacionada ao nível do cálcio e à velocidade de sua elevação, sendo a hipercalcemia leve (CaT < 12 mg/dL) em geral oligossintomática, quadros moderados (CaT 12-14 mg/dL) tendem a ser bem tolerados quando a progressão é lenta, pacientes com hipercalcemia grave (Cat > 14 mg/dL) costumam ter manifestações pronunciadas (Tabela 27.2).

A etiologia do diabetes insípidos nefrogênico tem sido explicada pela redução da aquaporina tipo 2, redução da capacidade de concentração urinária por nefrite intersticial associada à deposição medular de cálcio e ação direta do cálcio no coletor e alça de Henle inibindo a reabsorção de água livre. Além da desidratação associada ao diabetes insípido, a insuficiência renal aguda também pode ocorrer em hipercalcemias graves por vasoconstrição direta da arteríola aferente.

Tabela 27.2
Manifestações Clínicas de Hipercalcemia

Neuromuscular	Sonolência, confusão mental, depressão, psicose, coma, fraqueza muscular
Gastrointestinal	Constipação, anorexia, náusea, dor abdominal, úlcera péptica, pancreatite
Renal	Incapacidade concentrar urina, poliúria, polidipsia, nefrolitíase, nefrocalcinose, falência renal
Cardiovascular	Hipertensão, diminuição intervalo QT, arritmias, sensibilidade a digital
Esquelética	Osteoporose, fratura, dor óssea

Diagnóstico etiológico

Hiperparatireoidismo primário e malignidade, em geral, apresentam quadros bem distintos. No HPT1 o mais comum é o paciente apresentar quadro brando e arrastado de queixas inespecíficas, ou mesmo sendo a hipercalcemia um achado laboratorial isolado. Na malignidade, o nível do cálcio tende a ser mais elevado, os sintomas mais exuberantes, incluindo aqueles típicos do mieloma múltiplo, e a maioria desses pacientes já se apresenta com doença oncológica avançada e diagnóstico estabelecido, dispensando nesses casos investigação etiológica adicional, sendo esse o cenário mais frequente na unidade de emergência. A intoxicação por vitamina D tem se tornado mais frequente no nosso meio à medida que o uso indiscriminado de altas doses dessa medicação tem aumentado (Figura 27.1).

1. Avaliar a real necessidade de investigação adicional em pacientes com neoplasia avançada.

2. Os níveis séricos de 25 hidroxi-vitamina D que definem intoxicação não estão estabelecidos, valor acima de 150 ug/mL (5x acima do valor de normalidade) tem sido sugerido, nesses casos.

3. 1,25 OH vitamina D é um exame indisponível na maioria dos laboratórios, e em geral a suspeita de doença granulomatosa é feita com base em parâmetros clínicos.

Tratamento da hipercalcemia

Deve levar em conta a presença de sintomas e o nível do cálcio, todos os pacientes devem ser mantidos hidratados, evitar-se imobilidade em leito e medicações que aumentem o cálcio sérico.

Pacientes com CaT < 12 mg/dL minimamente sintomáticos ou mesmo CaT < 14 mg/dL assintomáticos, podem ser observados em regime ambulatorial enquanto recebem tratamento para doença de base. Pacientes com sintoma severo *ou* CaT > 14 mg/dL devem ser tratados prontamente, a base terapêutica é hidratação venosa, bifosfonados e calcitonina.

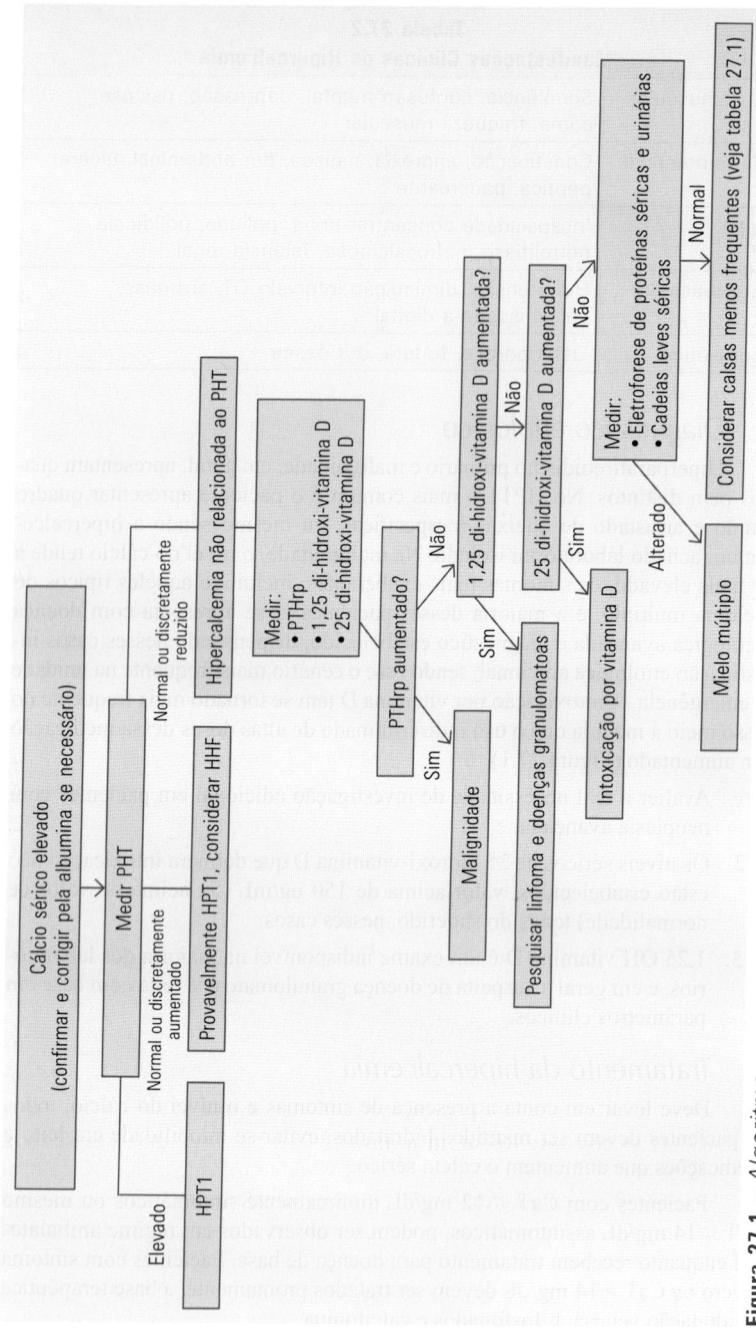

Figura 27.1 – *Algoritmo.*

Hidratação: Aumenta a excreção urinária de cálcio, ao reduzir a reabsorção próxima de sódio e água.

Inicialmente o paciente deve ser hidratado com uma fase rápida de reposição com cristaloide (infusões de 250/500 mL). Após essa etapa, objetivo é manter o paciente hidratado (balanço zerado) e com diurese abundante, entre 2-3 mL/kg/h, através de infusão de cloreto de sódio a 0,9% 3-5 mL/kg/hora. Atenção para pacientes com insuficiência cardíaca ou renal; nesses, fazer avaliação detalhada do *status* volêmico e, em caso de diurese reduzida, utilizar furosemida uma vez que o paciente já esteja hidratado. Embora aumente rapidamente a fração de excreção urinária de cálcio, ao inibir a reabsorção paracelular de cálcio na parte espessa da alça de Henle, o uso rotineiro de furosemida pode acarretar desnecessários distúrbios hidroeletrolíticos, como hipernatremia, hipocalemia e hipomagnesemia.

Bifosfonados: Inibem a ação osteoclástica; seu efeito inicia em alguns dias e se mantém por algumas semanas.

Pamidronato: Opção menos custosa e mais disponível em nosso meio. Diluir 60-90 mg EV (conforme gravidade da hipercalcemia) em 250 mL de solução NaCl 0,9% ou glicose 5% e infundir em pelo menos 2 horas (6 horas em caso de função renal comprometida). Aguardar 7 dias para considerar repetir a dose. Ibadronato, 6 mg EV apresentou eficácia semelhante, porém efeito mais duradouro na hipercalcemia da malignidade.

Ácido zoledrônico (AZ): Maior eficácia e duração na malignidade quando do comparado com pamidronato. Dose, 4 mg endovenosa, já vem diluído, correr em pelo menos 15 minutos.

Não usar AZ em ClCr < 30 mL/min, para ClCr entre 30-60 mL/min há recomendações de diluição e dose disponíveis na bula. O tempo de infusão de pamidronato deve ser aumentado em casos de disfunção renal, e redução da dose para 60 mg pode ser considerada.

Calcitonina: Reservada para pacientes com hipercalcemia grave. Administrar 4 UI/kg, repetir medida do cálcio em 8 horas. Se apresentar queda da calcemia, o paciente é considerado calcitonina sensível e então a medicação pode ser repetida de 8/8 horas por 48 horas. Após esse período, perde o seu efeito por taquifilaxia.

Diálise: fica restrita a pacientes com insuficiência renal associada a hipercalcemia, níveis extremamente elevados (> 18 mg/dL) e sintomas neurológicos graves (convulsões, rebaixamento do nível de consciência).

Corticosteroides: Reduzem a absorção intestinal de cálcio, inibem a 1-α-hidroxilase das células mononucleares dos granulomas, o efeito inicia em dias. Prednisona 0,5 mg/kg/dia ou corticoide equivalente estão indicados para hipercalcemia associada a doenças granulomatosas e linfomas. Manter uso até controle da doença de base.

Outras terapias: O uso de denosumab (inibidor do RANKL) e cinacalcet (agonista do receptor do cálcio na paratireoide) são medicações de uso recente e experiência limitada para tratamento de hipercalcemia, especialmente no ambiente de emergência, ficando seus usos restritos a casos selecionados.

■▶ Hipocalcemia

Definida como CaT < 8,5 mg/dL, CaI < 4,65 mg/dL, < 1,16 mMol/L ou < 2,32 mEq/L .

Menos frequente que a hipercalcemia no setor de emergência, a hipocalcemia pode ser causada por várias condições clínicas. A Tabela 27.3 resume as principais. Podemos observar que a resistência ao PTH ou a redução de sua produção, resistência à vtamina D ou a redução da sua produção e a deposição da fração livre do cálcio são os principais mecanismos envolvidos.

Na vigência de hipocalcemia, os níveis de PTH elevam-se instantaneamente atuando em múltiplas frentes para normalizar a calcemia: 1) aumenta reabsorção de cálcio no túbulo distal; 2) eleva a produção renal de calcitriol; 3) estimula a reabsorção óssea do cálcio. Assim, dividir as causas de hipocalcemia entre aquelas com PTH baixo ou normal/alto nos permite direcionar a investigação etiológica.

O hipoparatireoidimo não decorrente de complicações cirúrgicas é raro, bem como resistências primárias ao PTH e à vitamina D. A deficiência de vitamina D, embora comum, costuma vir acompanhada de hipocalcemia apenas em casos severos e de longa duração. Assim, o cenário mais frequente de hipocalcemia grave é de paciente paratireoidectomizado com uso inadequado de cálcio e/ou calcitriol.

No paciente crítico, a hipocalcemia é frequente e parece estar relacionada com a redução da secreção e a resistência ao PTH, além de hipomagnesia, deficiência de vitamina D, insuficiência renal e hiperfosfatemia, situações frequentes nesses pacientes. O mais comum são níveis discretamente reduzidos, que embora relacionados a maior mortalidade, não trazem benefícios maiores quando corrigidos, não necessitando de investigação etiológica adicional na maioria dos casos (Tabela 27.3).

Manifestações clínicas

O quadro clínico pode ser frustro, com queixas inespecíficas ou com manifestações neurológicas graves, a depender do nível e da velocidade de instalação da hipocalcemia (Tabela 27.4).

Os sinais de Chvostek e Trousseau podem estar ausentes mesmo quando corretamente realizados, além disso, Chvostek pode estar presente em 10% dos indivíduos saudáveis. Exceto pelo prolongamento do intervalo QT, os demais achados cardiovasculares descritos na Tabela 27.4 são infrequentes, estando a hipotensão relacionada a quedas abruptas do cálcio, como nas intoxicações por quelantes.

Embora o eletrocardiograma possa mostrar sinais de hipocalcemia (prolongamento do intervalo QT) e de hipercalcemia (encurtamento do intervalo

Tabela 27.3
Hipoparatireoidismo

PTH baixo (hipoparatireoidismo)

- Doenças genéticas:
  - Desenvolvimento anormal da paratireoide
  - Secreção anormal de PTH
  - Mutação ativadora do receptor cálcio-sensível
- Pós-cirúrgico
- Autoimune
  - Associado à síndrome poliglandular autoimune
  - Anticorpo ativador do receptor cálcio-sensível
- Doença invasiva: metástases, doenças granulomatosas
- Infiltração: hemocromatose, doença de Wilson, amiloidose
- Radiação
- Pós-paratireoidectomia (fome óssea)
- HIV

PTH alto (hiperparatireoidismo secundário à hipocalcemia)

- Deficiência de vitamina D (múltiplas causas)
- Resistência à vitamina D (múltiplas causas)
- Resistência ao PTH
  - PTH mutante
  - Pseudo-hipoparatireoidismo (resistência óssea e renal ao PTH)
- Doença renal crônica
- Redução do cálcio livre na circulação
- Hiperfosfatemia (quelação do cálcio circulante)
- Lise tumoral (hiperfosfatemia e insuficiência renal)
- Pancreatitie (depósito pancreático de cálcio)
- Metastases osteoblásticas (principalmente mama e próstata)
- Alcalose respiratória (aumenta ligação de Cal com albumina)
- Paciente crítico (multifatorial)

Drogas

- Inibidores de reabsorção óssea
  - Bifosfonados (se deficiência de vitamina D)
  - Denosumab
  - Calcitonina
- Cinacalcet
- Quelantes de cálcio (p. ex.: citrato na hemodiálise, EDTA nos hemoderivados)
- Foscarnet (precipita com cálcio sérico no intravascular)
- Fenitoína (aumenta inativação da vitamina D)
- Intoxicação por Fluor

Distúrbios do magnésio

- Hipomagnesemia pode causar resistência ao PTH ou, quando mais severa, redução da secreção do PTH
- Hipermagnesemia, menos comumente, pode causar resistência ao PTH, geralmente subclínica

Pseudo-hipocalcemia

- Hipoalbuminemia (se medido cálcio total)
- Alguns contrastes a base de gadolínio (efeito fulgaz se função renal preservada)

Tabela 27.4
Manifestações Clínicas da Hipocalcemia

	Agudas	Crônicas
Neuromuscular	Tetania, parestesias, exitabilidade neuromuscular, espasmos musculares (incluindo laringoespasmo), alteração do nível de consciência, convulsões, papiledema, hipertensão intracraniana, fadiga, ansiedade, sinal de Chvostek e Trousseau	Calcificação dos núcleos da base Disfunções extrapiramidais Demência
Disautonômicas	Cólica biliar, diaforese Broncoespasmo	
Ectodérmicas		Pele seca, perda de cabelo, catarata, eczema, unhas quebradiças
Cardiovasculares	Hipotensão, arritmias, insuficiência cardíaca, prolongamento QT, resistência a digitálicos	

QT e ondas J de Osborn, nos casos severos) tais achados são inespecíficos e não dispensam as dosagens séricas para diagnóstico e estadiamento da gravidade do distúrbio.

Diagnóstico

Uma boa avaliação clínica pode tornar o diagnóstico óbvio (Tabela 27.3), a investigação laboratorial deve incluir as medidas de creatinina, fósforo, PTH e 25-hidroxivitamina D séricos. A Tabela 27.5 sumariza os achados principais, lembrando que alterações desses exames estão presentes em múltiplas situações clínicas, podendo o paciente apresentar mais de uma delas. O PTH sempre deve ser avaliado em conjunto com o cálcio, na vigência de hipocalcemia, mesmo um PTH normal é sugestivo de hipoparatireoidismo, uma vez que a redução desse íon é um potente estímulo para a secreção paratireoidiana em indivíduos saudáveis.

A medida do cálcio urinário em 24 h pode auxiliar o diagnóstico, estando aumentada (> 300 mg/24 h) no hipoparatireoidismo e reduzida na hipovitaminose D acompanhada de hiperparatireoidismo compensatório.

Tratamento

O agente causal sempre deve ser afastado e tratado, quando possível. Nos casos graves (sintomas neurológicos e prolongamento do intervalo QT), supor-

Tabela 27.5
Diagnóstico de Hipoparatireoidismo

	PTH	Fósforo	25 (OH) D	Magnésio	Creatinina
Hipoparatireoidismo	Baixo	Elevado	Normal	Normal	Normal
Pseudo-hipoparatireoidismo	Elevado	Elevado	Normal	Normal	Normal
Deficiência de vitamina D	Elevado	Baixo	Baixa	Normal	Normal
Hipomagnesemia	Normal ou baixo	Alto	Normal	Baixo	Normal
Doença renal crônica	Elevado	Elevado	Normal	Normal	Elevada

te básico à vida deve ser prontamente oferecido e o cálcio deve ser reposto por via endovenosa. Essa via também é preferível em pacientes com hipocalcemia severa (CaT < 7,5 mg/dL) de evolução súbita. As apresentações de cálcio disponíveis para uso endovenoso são o cloreto de cálcio a 10% (1 mL = 270 mg, 1,36 mEq de cálcio) e gluconato de cálcio a 10 % (1 mL = 9 mg, 0,47 mEq de cálcio). O ClCa 10% pode causar necrose de pele em caso de extravasamento em veia periférica.

Não há estudos comparando a eficácia de diferentes regimes de reposição de Cálcio intravenoso, sugerimos uma abordagem que evite altas concentrações em veia periférica e variações rápidas da calcemia.

Ataque: gluconato de cálcio 10% 10-20 mL + Nacl 0,9% ou glicose 5% 50-100 mL: IV em 10-20 minutos.

Manutenção: gluconato de cálcio 10% 110 mL + Nacl 0,9% ou glicose 5% 900 mL (solução com 1 mg/mL) infundir IV entre 0,5-1,5 mg/kg/mL. Iniciar reposição via oral assim que possível, medir cálcio sérico a cada 6-8 horas, ou mudança do quadro clínico, e ajustar infusão da bomba conforme necessário. Quando o regime oral for suficiente para manter a calcemia, suspender a infusão EV e manter a dosagem seriada de cálcio até a estabilidade. Quando há hipomagnesemia associada, este eletrólito também deve ser reposto prontamente. Gluconato de cálcio e sulfato de magnésio são compatíveis na mesma solução.

Quadros oligossintomáticos e sem perspectiva de rápida deterioração, podem ser tratados com cálcio por via oral, independentemente do nível da calcemia. Carbonato de cálcio é o composto mais utilizado, a dose limite é a tolerada pelo paciente, em geral entre 1-4 g de cálcio elementar/dia (a apresentação mais usada em nosso meio apresenta 400 mg de cálcio elementar por comprimido de 1.000 mg), dividido em tomadas a cada de 6-8 horas. Atenção, quando tomado com as refeições, o gluconato de cálcio funciona como quelante de fósforo. Se esse não é o objetivo, tomar a medicação entre as refeições.

Idosos e pacientes com hipocloridria podem ter baixa absorção de carbonato de cálcio, se beneficiando do uso de citrato de cálcio.

Pacientes com deficiência de vitamina D devem receber reposição. Quando não há disfunção renal ou hepática pode-se usar ergocalciferol (vitamina D2) ou colecalciferol (vitamina D3). Na deficiência grave (< 10 ng/mL) deve-se usar 50.000 UI/semana via oral por 6 semanas, seguido por dose de manutenção, 800-1.000 UI/dia. Doses maiores podem ser necessárias em pacientes com doenças disabsortivas. Pacientes com hipovitaminose leve (10 a 30 ng/mL) não precisam de altas doses nas primeiras 6 semanas. A reposição deve ser mantida enquanto a causa da hipovitaminose não for controlada. Após o início do tratamento a medida da 25(OH)D deve ser repetida em 3 meses, o objetivo é mantê-la acima de 30 ng/mL. No hipoparatireoidismo, o calcitriol deve ser usado (o PTH é necessário para conversão de 25(OH)D em 1,25D) com dose inicial variando entre 0,5-2 ug/dia tomados a cada 8-12 horas. Doses elevadas podem ser necessárias após perda completa da paratireoide, o objetivo é manter a normocalcemia e a normocalciúria.

Em pacientes com hipercalciúria ou com indicação de uso de diuréticos, clortalidona ou hidroclorotiazida podem ser tomados na dose de 25-100 mg/dia. O principal efeito parece ser o aumentando da reabsorção proximal de cálcio secundária à depleção hidrosalina.

Uma vez que os níveis de cálcio estejam estabilizados com um esquema posológico por via oral (pelo menos duas medidas seguidas estáveis), o paciente pode ser liberado do setor de emergência.

▪ Hipofosfatemia

Definido como fósforo sérico > 4,5 mg/dL, é um distúrbio típico de pacientes hospitalizados, principalmente naqueles em terapia intensiva, sendo frequente também nos pacientes em situação de rua (etilismo, drogadição e desnutrição) que procuram o setor de emergência por outras condições médicas.

Ha três principais mecanismos que podem levar à hipofosfatemia: 1) redistribuição do fósforo do compartimento extra para o intracelular; 2) aumento da excreção urinária; 3) diminuição da absorção intestinal (Tabela 27.6). Os rins desempenham papel crucial no balanço de fósforo, sendo a reabsorção principalmente proximal (70%) e atrelada à reabsorção de sódio nesse mesmo seguimento.

Alcoolismo é uma das principais causas de hipofosfatemia, o qual tem origem multifatorial, ingesta alimentar deficiente, fosfatúria secundária e hipomagnesemia.

Na maioria dos pacientes, principalmente naqueles severamente enfermos, os mecanismos responsáveis pela hipofosfatemia costumam ser múltiplos, por exemplo, insulinoterapia em um paciente poliúrico por cetoacidose diabética com alcalose respiratória compensatória.

Tabela 27.6
Causas de Hipofosfatemia

Diminuição da absorção intestinal	Deficiência ou resistência vitamina D (também causa hiperparatireoidismo secundário)
	Desnutrição/restrição de fosfato (geralmente associado a diarreia e hipovitaminose D)
	Antiácido contendo alumínio ou magnésio
	Diarreia secretória ou esteatorreia
Perda urinária	Hiperparatiroidismo, PTH tem ação direta e via fosfatoninas (p. ex.: FGF-23) em reduzir expressão de transportador Na/Fósforo no lúmen do túbulo proximal
	Acetazolamida (reduz absorção proximal de sódio/fósforo)
	Expansão aguda de volume (reduz absorção proximal de sódio/fósforo)
	Síndrome de Fanconi (reduz a reabsorção tubular proximal de sódio/fósforo)
	Transplante renal (hiperparatireoidismo sustentado, aumento do FGF 23)
	Raquitismo hipofosfatêmica ligada ao X, e outras hipofosfatemicas hiperfosfatúricas hereditárias
	Osteomalacia oncogênica (tumores mesenquimais produtores de fatores fosfatúricos, p. ex.: FGF-23)
	Pós-hepatectomia (mecanismo desconhecido)
	Outras medicações: temsirolimus, imatinib, sorafenib (mecanismo desconhecido)
	Carboximaltose férrica (induz fosfatúria)
	Síndrome de Fanconi: redução da função tubular proximal, secundária a múltiplas causas
Shift intracelular	Aumento de insulinemia (ativa processos de fosforilação da glicose intracelular) P. Ex.: uso de insulina em altas doses, hiperalimentação, dieta parenteral pobre em fósforo, realimentação.
	Alcalose respiratória (redução do pH intracelular, ativa processos de glicólise, fosforilação da glicose)
	Síndrome de fome óssea (depósito na matriz óssea)
	Consumo por tumor (leucemias agudas, linfomas)
	Outros hormônios: glucagon, epinefrina, dopamina, b-2-agonistas, xantinas, esteroides
Terapia renal substitutiva (TRS)	Em especial nos pacientes recebendo altas doses de diálise/hemofiltração e em pacientes em TRS por intoxicação, sem injúria renal aguda)

Manifestações clínicas

Quadros agudos e severos de hipofosfatemia (< 1 mg/dL) quando associada à depleção corporal (e não apenas *shift* intracelular), situação típica de pacientes críticos. Está associada ao agravamento das múltiplas disfunções orgânicas já apresentadas por esses pacientes, sendo a hipofosfatemia isolada uma causa incomum de manifestações maiores. A Tabela 27.7 resume os principais achados nesse contexto clínico.

Os dois mecanismos básicos associados às alterações clínicas da hipofosfatemia são: 1) queda dos níveis de 2,3 difosfoglicerato nas hemácias, aumentando a afinidade da hemoglobina com consequente redução da oxigenação tecidual; 2) queda do ATP intracelular com redução das atividades celulares.

Tabela 27.7 Manifestações Clínicas de Hipofosfatemia	
Respiratória	Disfunção muscular respiratória, atraso do desmame ventilatório
Cardiovascular	Diminuição da contratilidade, arritmias ventriculares
Hematológica	Hemólise, disfunção plaquetária e leucocitária
Endocrinológica	Resistência à insulina
Neurológica	Irritabilidade, parestesias, convulsões, alteração do nível de consciência, polineuropatia. Pode estar associada à mielinólise
Musculares	Rabdomiólise (pode causar normofosfatemia e hiperfosfatemia)
Ósseo	Aumento da reabsorção óssea de cálcio e fósforo, provavelmente secundário ao aumento da vitamina D, se sustentado pode causar osteomalacia e raquitismo
Renal	Redução da reabsorção distal de cálcio e magnésio (mecanismo desconhecido)

Investigação diagnósticas

Em geral, o diagnóstico é sugerido pelo quadro clínico e história. A dosagem urinária de fósforo pode ajudar, sendo medida através da dosagem de fósforo na urina de 24 horas ou pela fração de excreção de fósforo ($FePO_4$) em uma amostra de urina isolada, calculada pela fórmula abaixo:

$$FEPO4 = (UPO_4 \times PCr \times 100/PPO_4 \times UCr)$$

Onde U é a medida urinária e P a medida plasmática de fósforo (PO_4) e creatinina (Cr), todas amostras coletadas no mesmo momento.

Uma perda urinária maior que 100 mg/dia ou uma fração de excreção maior que 5% são indicativas de fosfatúria inapropriada.

Tratamento

Sempre que possível deve-se tratar a causa de base (p. ex.: hipovitaminose D). Em geral, apenas a hipofosfatemia severa (< 1 mg/dL) deve ser tratada em caráter de urgência, por via endovenosa, nos demais casos o tratamento deve ser iniciado por reposição oral, que, embora de efeito mais errático, é mais segura e fisiológica, uma vez que a reposição intravenosa está associada a hipocalcemia, arritmias, calcificação teciduais e injúria renal aguda.

Devido ao seus variáveis volumes de distribuição e à constante troca entre os compartimentos (celular e ósseo), os déficits corporais de fósforo e cálcio são de difíceis avaliações, sendo suas reposições empíricas.

Hipofosfatemia grave (< 1 mg/dL)

Em geral, a reposição endovenosa não deve exceder 0,5-1 mmol/kg em período de 8-12 horas, porém alguns estudos demonstraram segurança clínica e laboratorial de reposições mais agressivas em pacientes com função renal estável, podendo tais regimes ser aplicados em pacientes nos quais a hipofosfatemia severa é considerada como determinante na condição clínica apresentada (p. ex.: desmame ventilatório difícil). Insuficiência renal (pelo risco de hiperfosfatemia transitória) e hipocalcemia (pelo risco de piora da hipocalcemia) devem favorecer infusões mais lentas e em menor quantidade. Evitar formulações com potássio em pacientes não hipocalêmico. Não diluir fósforo em soluções com cálcio e magnésio.

Múltiplas formulações estão disponíveis (glicerofosfato de sódio, fosfato monobásico de potássio, fosfato dibásico de potássio, etc). Diante de uma solução desconhecida é importante observar atentamente a concentração de fósforo em mmol/mL e preparar a solução de reposição respeitando concentrações e velocidades de infusões máximas do fósforo e dos demais sais da solução. Abaixo apresentamos alguns exemplos com as formulações mais comuns em nosso meio.

Fosfato de potássio monobásico + dibásico (potássio: 2 mmol/mL; fósforo 1,1 mmol/mL): diluir 30-60 mL (33-66 mmol) em 500-1.000 mL de NACL 0,45% , infundir em 8-12 horas (evitar concentrações de potássio > 50-100 meq/L em veia periférica).

Glicerofosfato de sódio (sódio: 2 mmol/mL; fósforo 1 mmol/mL): diluir 40-60 mL (40-60 mmol) em pelo menos 200-400 mL de NaCl 0,45%, infundir em 8-12 horas.

Hipofosfatemia leve e moderada (1-2,5 mg/dL)

Nesses casos, em geral, não há urgência na reposição de fosfato, o retorno da dieta oral é o suficiente na maioria dos caos. A suplementação, quando necessária, pode ser feita com alimentos ricos em fósforo ou comprimidos.

Apresentações comerciais não são facilmente encontradas no nosso meio, utilizamos comprimidos manipulados de fosfato de sódio e potássio quando necessário (fósforo 250 mg/sódio 298 mg/potássio 45 mg por comprimido). Para pacientes que experimentaram longos períodos de jejum, pode ser necessária a reintrodução lenta e gradual da dieta, para evitar hipofosfatemia e outros distúrbios eletrolíticos associados à chamada "síndrome da realimentação".

■■) Hiperfosfatemia

Definido como fósforo sérico < 2,5 mg/dL, a hiperfosfatemia ocorre quando a taxa de liberação de fosfato no plasma (exógena ou celular) é superior à capacidade renal de excretá-lo (Tabela 27.8).

A hiperfosfatemia é esperada nos pacientes com doença renal crônica (DRC) possuindo várias particularidades nesse contesto, não configura uma situação de emergência nesses pacientes e não será abordada nesse capítulo. Rabdomiólise e lise tumoral, situações de emergência que causam hiperfosfatemia serão abordadas em outros capítulos.

Tabela 27.8 Causas de Hiperfosfatemia	
Mecanismo	*Etiologia*
Diminuição da excreção renal	Insuficiência renal aguda ou crônica (incapacidade de excretar o excesso de fosfato ingerido)
	Hipoparatiroidismo (aumento da expressão do cotransportador sódio-fósforo no túbulo proximal)
	Intoxicação por vitamina D (também aumenta a absorção intestinal de fósforo)
	Calcinose tumoral familiar (mutação no gene GALNT3 ou no receptor de FGF-23 ou Khloto)
	Acromegalia
	Bifosfonados
Reposição excessiva	Laxantes com fosfato (em pacientes com DRC)
	Fosfato intravenoso/nutrição parenteral
Redistribuição para o extracelular	Lise celular: lise tumoral, rabidomiólise, hemólise, choque/hipoperfusão tecidual, hipertermia, hepatite
	Acidose lática
	Cetoacidose diabética (redução da captação celular de fósforo pela hipoinsulinemia)
Pseudo-hiperfosfatemia	Hiperglobulinemia, hiperlipidemia, hiperbilirrubinemia, hemólise da amostra, anfotericina lipossomal, alteplase

Manifestações clínicas

As principais manifestações agudas da hiperfosfatemia decorrem da hipocalcemia associada; prurido pode estar presente. As manifestações crônicas são múltiplas e principalmente relacionadas à DRC. A arteriolopatia calcificante urêmica (calcifilaxia) associada a altos valores do produto cálcio x fósforo manifesta-se com dolorosas áreas de necrose cutânea, sendo extremamente rara em pacientes sem DRC.

Tratamento

A causa base sempre deve ser buscada e tratada. Se a função renal estiver preservada, a excreção do excesso de fósforo ocorrerá nas próximas horas (p. ex.: nas reposições iatrogências de fosfato). Manter o paciente hidratado é fundamental (reduz reabsorção proximal de fosfato associada ao sódio), porém cuidado especial ao balanço hídrico deve ser dado às situações de comprometimento agudo da função renal (p. ex.: lises celulares) onde pode ocorrer retenção hídrica em caso de IRA oligúrica não responsiva à hidratação. A hidratação também pode agravar a hipocalcemia, que deve ser monitorada. Em casos de manifestações graves de hipocalcemia (p. ex.: convulsões e tetania) esse íon deve ser reposto em paralelo às outras medidas.

■ LEITURA SUGERIDA

1. Bech A, Blans M, Raaijmakers M, Mulkens C, Telting D, Boer H. Hypophosphatemia on the intensive care unit: individualized phosphate replacement based on serum levels and distribution volume. Journal of Critical Care. 2013;28:838-43.
2. Egi M, Kim I, Nichol A, Stachowski E, French CJ, Hart GK, et al. Ionized calcium concentrations and outcome in critical illness. Cri Care Med. 2011;39(2):314-321.
3. Gaasbeek A, Meinders AE. Hypophosphatemia: an update on its etiology and treatment. Am J Med. 2005 Oct;118(10):1094-101.
4. Horwitz MJ, Hodak SP, Stewart AF. Non-parathyroid hypercalcemia. In: Rosen CL editor. Primer on the metabolic diseases and disorders of mineral metabolism. John Wiley & Sons; 2013. p. 562-571.
5. Maier JD, Levine SN. Hypercalcemia in the Intensive Care Unit: A Review of Pathophysiology, Diagnosis, and Modern Therapy. J Intensive Care Med. 2015;30:235.
6. Perazella MA, Markowitz GS. Bisphosphonate nephrotoxicity. Kidney Int. 2008 Dec;74(11):1385-93.
7. Ruppe MD, Beur SMJ. Disorders of phosphate homeostasis. Rosen CL editor. Primer on the metabolic diseases and disorders of mineral metabolism. John Wiley & Sons; 2013. p. 601-612.
8. Schafer L, Shoback D. Hypocalcemia: definition, etilogy, pathogenesis, diagnosis, and management. In: Rosen CL editor. Primer on the metabolic diseases and disorders of mineral metabolismo. John Wiley & Sons; 2013. p. 572-578.

Capítulo 28

Distúrbios do Equilíbrio Acidobásico

Rodrigo Melo Kulchetscki
Vinícius Benetti Miolla
Marcelo Schweller
Rodrigo Dias de Meira

■ INTRODUÇÃO

A manutenção do balanço acidobásico é fundamental para a estabilização das membranas celulares e para as funções enzimáticas. Sua alteração é um sinal de distúrbio fisiológico grave, sendo preditor independente de mortalidade em alguns cenários clínicos. Alterações significativas do pH, principalmente as agudas, podem resultar em insuficiência respiratória, coma e morte, entre outras complicações.

Além disso, o reconhecimento dessas alterações pode sugerir a presença de diagnósticos importantes, como septicemia, cetoacidose diabética, doenças do sistema nervoso central e falência respiratória. Podem também indicar para diagnósticos desafiadores, como as intoxicações exógenas.

Normalmente o equilíbrio é atingido com pH arterial entre 7,35 e 7,45. Os tampões intracelulares e extracelulares protegem o organismo contra as alterações do pH sistêmico, e são representados principalmente pela regulação renal da concentração sistêmica de bicarbonato (HCO_3^-) e pela excreção pulmonar de dióxido de carbono (CO_2).

■❙ Quadro Clínico

O perfil clínico do paciente com distúrbio acidobásico é variável. Os distúrbios metabólicos costumam ter apresentação inespecífica, encoberta pelas manifestações da própria etiologia ou de distúrbios hidroeletrolíticos associados; no entanto, alterações mais graves do equilíbrio metabólico usualmente são acompanhadas de achados clínicos típicos. Os distúrbios ventilatórios, por sua vez, costumam ter quadro clínico exuberante desde o início. A Tabela 28.1 resume os principais sinais e sintomas dos distúrbios acidobásicos.

Tabela 28.1
Principais Sinais e Sintomas Clínicos dos Distúrbios Acidobásicos

Distúrbio	Sintomas		Sinais	
Acidose metabólica	Confundem-se com os achados da causa de base		• Respiração de Kussmaul • Arritmias e depressão miocárdica • Choque hemodinâmico • Rebaixamento do nível de consciência	
Alcalose metabólica	• Parestesias, espasmos, tetania • Agitação, desorientação • Convulsões, coma		• Variável conforme etiologia • Hipovolemia nas perdas renais e por TGI • Hipertensão arterial no hiperaldosteronismo	
Acidose respiratória	Aguda: • Dispneia • Sonolência	Crônica: • Dispneia • Limitação funcional	Aguda: • Insuficiência respiratória aguda (sinais de falência)	Crônica: • Tórax em barril (DPOC) • Baqueteamento digital • Estertores em velcro (fibrose pulmonar)
Alcalose respiratória	• Ansiedade/pânico • Parestesias, sudorese fria • Dor torácica, palpitações • Sensação de desmaio		• Espasmo carpopedal • Taquipneia • Respiração em suspiros • Agitação psicomotora • Convulsões, coma	

A despeito do quadro clínico muitas vezes inespecífico dos distúrbios acidobásicos, os achados de história e exame físico de etiologias específicas podem ter grande importância para a suspeita diagnóstica. Por exemplo, a cetoacidose diabética costuma cursar com hálito cetônico e desidratação; acidose láctica pode estar associada a choque hemodinâmico ou uso de medicações como a metformina.

Isso é especialmente verdadeiro para o diagnóstico de intoxicações, muitas vezes desafiador na prática clínica, já que muitas vezes essa hipótese não surge na anamnese, por sua origem intencional ou acidental.

Como exemplo, a intoxicação por etilenoglicol (presente em aditivos de radiador para automóveis) apresenta-se com crises convulsivas, insuficiência renal aguda e acidose metabólica grave. Já a intoxicação por salicilatos pode causar distúrbio misto (alcalose respiratória e acidose metabólica).

■❚❯ Diagnóstico Sindrômico

Nosso objetivo é propor uma abordagem sistematizada para o diagnóstico dos distúrbios acidobásicos, sendo a gasometria arterial fundamental.

1º passo: avaliar se há acidose ou alcalose através do pH

- pH < 7,35 = acidose.
- pH > 7,45 = alcalose.

2º passo: buscar a origem do distúrbio, se metabólica ou respiratória

- HCO_3 < 23 = acidose metabólica.
- pCO_2 > 45 = acidose respiratória.
- HCO_3 > 28 = alcalose metabólica.
- pCO_2 < 35 = alcalose respiratória.

3º passo: avaliar a presença de resposta compensatória

Na presença de um distúrbio acidobásico, o organismo busca compensá-lo através dos sistemas tampão. Assim, se o distúrbio primário é metabólico, a compensação é respiratória; se o distúrbio primário é respiratório, a compensação é metabólica. A compensação respiratória é mais rápida (segundos a minutos), enquanto a renal pode levar alguns dias.

- Acidose metabólica: compensada com hiperventilação e redução da pCO_2.
- Alcalose metabólica: compensada com hipoventilação e aumento da pCO_2.
- Acidose respiratória: compensada com retenção renal de HCO_3.
- Alcalose respiratória: compensada com excreção renal de HCO_3.

4º passo: avaliar se o distúrbio acidobásico é simples ou misto

Quando o distúrbio é apenas compensado pelo organismo conforme descrito no passo anterior, é dito *distúrbio simples*. No entanto, a compensação não é capaz de corrigi-lo completamente, podendo, apenas, amenizá-lo. Portanto, há uma intensidade esperada de compensação para cada distúrbio, e isso pode ser checado através de fórmulas. A Tabela 28.2 apresenta essas fórmulas dentro dessa proposta de abordagem dos distúrbios acidobásicos descrita acima.

Exemplo 1: Paciente com choque séptico de foco pulmonar apresenta gasometria arterial com o seguinte resultado: pH = 7,28; HCO_3= 10; pCO_2 = 22.

○ Passo 1: presença de *acidose* (pH < 7,35).

○ Passo 2: a origem do distúrbio é *metabólica* (HCO_3 < 22); não poderia ser respiratória já que a pCO_2 está reduzida, o que não é causa de acidose.

○ Passo 3: a compensação esperada da acidose metabólica é a hiperventilação, com redução da pCO_2, o que aconteceu (pCO_2 < 35).

○ Passo 4: aplicamos a fórmula (pCO_2 esperada = 1,5 × HCO_3 +8 ± 2) para avaliar se a compensação foi adequada ou se há distúrbio misto. pCO_2

Tabela 28.2
Proposta de Abordagem Diagnóstica dos Distúrbios Acidobásicos

1º passo Acidose ou alcalose?	pH < 7,35 Acidose		pH > 7,45 Alcalose	
2º passo Metabólica ou respiratória?	HCO_3 < 23 Acidose metabólica	PCO_2 > 45 Acidose respiratória	HCO_3 < 28 Alcalose metabólica	PCO_2 < 35 Alcalose respiratória
3º passo Resposta compensatória?	Hiperventilação	Retenção de bicarbonato	Hipoventilação	Excreção de bicarbonato
4º passo Distúrbio simples ou misto?	pCO_2 esperada = 1,5 × HCO_3 + 8 ± 2	ΔHCO_3 = 0,1 × ΔpCO_2	pCO_2 esperada = HCO_3 + 15	ΔHCO_3 = 0,2 × ΔpCO_2

esperada = $1,5 \times 10 + 8 \pm 2 = 23 \pm 2$. Assim, a pCO_2 do paciente (22) está dentro do limite esperado para a compensação (entre 21 e 25).

○ Conclusão: *acidose metabólica parcialmente compensada.*

Exemplo 2: o mesmo paciente apresenta: pH = 7,33; HCO_3 = 10; pCO_2 = 18.

○ Perceba que não haveria mudança nos passos 1, 2 e 3, já que há *acidose*, sua origem é *metabólica*, e houve hiperventilação com redução da pCO_2.

○ No entanto, a pCO_2 encontrada (18) está fora do limite esperado pela fórmula usada acima (entre 21 e 25). Isso demonstra que não houve apenas fenômeno compensatório, e que há dois distúrbios associados.

○ Conclusão: *distúrbio misto (acidose metabólica e alcalose respiratória).*

Exemplo 3: mesmo paciente apresenta: pH = 7,24; HCO_3 = 10; pCO_2 = 32.

○ Os passos 1, 2 e 3 estão mantidos, com *acidose*, de origem aparentemente *metabólica*, e a pCO_2 reduzida por hiperventilação.

○ Mais uma vez, a pCO_2 encontrada (32) está fora do limite esperado pela fórmula usada (entre 21 e 25), como no exemplo 2. No entanto, agora a pCO_2 encontrada está acima do limite esperado. Dessa forma, apesar do valor absoluto de pCO_2 estar reduzido, há acidose respiratória associada. Isso pode significar insuficiência respiratória ventilatória, já que a musculatura respiratória não consegue manter a compensação adequada.

○ Conclusão: *acidose mista (metabólica e respiratória).*

▮▮) Etiologia

• *Acidose respiratória*: ocorre por meio de hipoventilação alveolar. Pode ocorrer de forma aguda, por redução do estímulo ao sistema respiratório (lesões estruturais do sistema nervoso central, intoxicação por neurolépticos); ou na fase avançada de qualquer causa de insuficiência respiratória (indício de falência da musculatura respiratória). Pode também ser crônica, principalmente nos pacientes em estágios avançados de DPOC, bronquiectasias, hipoventilação associada à obesidade ou deformidades vertebrais e de caixa torácica.

- *Alcalose respiratória*: comumente associada causada por hiperventilação voluntária ou relacionada à ansiedade, mas pode ser devida a intoxicações (salicilatos, xantinas), doenças do sistema nervoso central (meningoencefalites, neoplasia) e doenças pulmonares (pneumonia, embolia pulmonar, doenças intersticiais). Pode também ser causada por desvio intracelular.

- *Alcalose metabólica:* usualmente causada por perda de íons hidrogênio (H), o que pode acontecer pelo trato gastrointestinal (vômitos, sonda nasogástrica) ou pelos rins (furosemida, hidrocloroatiazida, hiperaldosteronismo). Pode também ocorrer por desvio intracelular de íons H (hipocalemia), por hipovolemia, ou por administração excessiva de bicarbonato.

- *Acidose metabólica:* nesse caso, antes de encontrar a causa, é necessário definir o mecanismo subjacente. As acidoses metabólicas podem ser:

  ○ *hiperclorêmicas* (com ânion gap normal), causadas por influxo de ácidos para o plasma; ou

  ○ *normoclorêmicas* (com ânion gap aumentado), causadas por perda de bicarbonato.

O organismo precisa manter o equilíbrio entre cátions (cargas positivas) e ânions (cargas negativas). O sódio (Na) é o cátion principal, e o bicarbonato (HCO_3) e o cloreto (Cl) os principais ânions. A diferença entre as dosagens de Na e a soma de HCO_3 e Cl é o ânion gap:

$$AG = Na - (HCO_3 + Cl).$$

Essa diferença, usualmente entre 8 e 12, representa os ânions não mensuráveis. Se estiverem em concentração elevada no plasma, o que ocorre nas causas de acidose metabólica com AG aumentado, essa diferença será maior que 12. Em situações que cursam com hipoalbuminemia, convém ajustar o AG através da seguinte fórmula:

$$AG \text{ ajustado} = AG + 2,3 \times (4 - albumina)$$

A partir daí, podemos exemplificar as principais causas de acidose metabólica na Tabela 28.3.

▮▮❱ Tratamento

O tratamento dos distúrbios acidobásicos basicamente envolve a resolução do processo fisiopatológico que os gera. Em algumas situações mais graves, no entanto, o próprio distúrbio pode contribuir para a deterioração clínica

Tabela 28.3	
Principais Causas de Acidose Metabólica	
Hiperclorêmicas (AG Normal)	**Normoclorêmicas (AG Elevado)**
Intoxicação por HCl Doença renal crônica Insuficiência adrenal Acidose tubular renal Diarreias	Cetoacidose (diabética, alcoólica) Uremia (insuficiência renal aguda ou crônica) Acidose lática (choque, sepse, medicamentos) Intoxicações (salicilatos, metanol, etilenoglicol) Metanol Láctica

do paciente, sendo necessária sua correção. Abaixo estão resumidas as principais indicações de tratamento:

- ○ Acidose metabólica aguda: além da resolução da causa de base, a reposição de álcalis pode ser feita por via endovenosa com bicarbonato de sódio 8,5% (1 mEq = 1 mL) em algumas situações:

  - Cetoacidose diabética e em outras causas com AG elevado, quando o pH está abaixo de 7,0 ou 6,9.

  - Em outros casos, apesar de não haver evidência científica robusta a critério clínico pode realizada quando pH abaixo de 7,1.

  - Acidose metabólica associada à hipercalemia.

  É fundamental conhecer os principais riscos da infusão da solução de bicarbonato de sódio, como a hipocalemia, a hipervolemia e a hipernatremia.

- Acidose metabólica crônica: é necessário tratar em casos de doença renal (para lentificar o processo de perda de função renal) e nas acidoses tubulares renais (para evitar restrição do crescimento infantil). Usualmente prescreve-se bicarbonato de sódio por via oral.

- Alcalose metabólica: a ideia é a correção da causa de base, como vômitos, uso de diuréticos, infusão de bicarbonato. Em conjunto, o fator que impede a excreção renal adequada de bicarbonato deve ser corrigido, tratando a hipovolemia, a hipocalemia e a disfunção renal (com diálise, se necessário). Na maioria das vezes, a infusão de soro fisiológico (NaCl 0,9%) é o melhor tratamento. Raramente é necessário o uso de inibidores de anidrase carbônica como a acetazolamida (casos de hipervolemia), e a infusão de ácidos (HCl) é uma conduta de exceção.

- Acidose respiratória aguda: o tratamento é a resolução da causa da insuficiência respiratória aguda hipercápnica, muitas vezes com necessidade de suporte ventilatório invasivo (ventilação mecânica) ou não invasivo (BiPAP).

- Acidose respiratória crônica: deve-se tratar a doença de base, na maioria das vezes pulmonar. Um subgrupo desses pacientes tem risco de piora da hipoventilação quando expostos a altos fluxos de oxigênio, com aumento da pCO_2 e rebaixamento do nível de consciência (conhecido como narcose). O uso de baixos fluxos de oxigênio (cateter nasal) costuma ser suficiente.
- Alcalose respiratória: o tratamento consiste na resolução da causa do processo. A situação comum conhecida como "síndrome da hiperventilação" é tratada com acolhimento adequado do paciente e medidas físicas, como respirar em um saco fechado ou prolongar o tempo expiratório; algumas vezes é necessário o uso de ansiolíticos, como os benzodiazepínicos.

■ LEITURA SUGERIDA

1. Ayers P, et al. Acid-Base Disorders: Learning the Basics. Nutr Clin Pract. 2015;30:14-20.
2. Berend K, de Vries AP, Gans RO. Physiological Approach to Assessment of Acid–Base Disturbances. N Engl J Med. 2014;371:1434-1445.
3. Emmett M, Szerlip H. Approach to the Adult with metabolic acidosis. UptoDate. Last update: May 21; 2015.
4. Fall PJ. A stepwise approach to acid-base disorders. Practical patient evaluation for metabolic acidosis and other conditions. Postgrad Med. 2000 Mar;107(3):249-50, 253-4, 257-8.
5. Gomez H, Kellum JA. Understanding Acid Base Disorders. Crit Care Clin. 2015 Oct;31(4):849-60.
6. Hamm LL, Nakhoul N, Hering-Smith KS. Acid-Base Homeostasis. Clin J Am Soc Nephrol. 2015 Dec 7;10(12):2232-42.
7. Schrier, Robert W. Manual de Nefrologia; tradução Nelson Gomes de Oliveira. 8ª ed. Rio de Janeiro: Revinter;2017. p. 62-78.
8. Seifter JL, Chang HY. Disorders of Acid-Base Balance: New Perspectives. Kidney Dis. 2016;2:170-186. doi.org/10.1159/000453028.

Capítulo 29

Injúria Renal Aguda

Henrique Trombini Pinesi
Jordan Dourado Cabral de Vasconcellos
Lúcia da Conceição Andrade

■ INTRODUÇÃO

A injúria renal aguda (IRA) refere-se a uma síndrome clínico-laboratorial que é desencadeada por uma piora abrupta da função renal. A IRA leva à diminuição da excreção das escórias nitrogenadas e distúrbios hidroeletrolíticos/ácido-base.

■▶ Definição e Classificação

Para a padronização do diagnóstico de IRA, foram criados critérios diagnósticos. O ADQI e o RIFLE foram os primeiros critérios utilizados e, mais recentemente, utiliza-se o critério do *Kidney Disease: Improving Global Outcomes* (KDIGO).

A classificação da IRA pode ser realizada utilizando-se os critérios diagnósticos do KDIGO 2012 (Tabela 29.1).

O critério diagnóstico KDIGO tem valor prognóstico e pode refletir o tempo de internação do paciente no hospital.

Apesar do esforço para determinar critérios diagnósticos mais acurados, existem ainda muitas limitações, que são alvos de críticas de especialistas: a impossibilidade de determinar a etiologia da insuficiência renal, o uso de débito urinário como critério diagnóstico (segundo especialistas, o débito urinário é bastante controverso) e a necessidade do conhecimento da creatinina de base do paciente.

Com o aparecimento dos biomarcadores de lesão renal, é provável que haja modificação dos critérios diagnósticos e da forma de classificação da IRA.

Tabela 29.1
Classificação de KDIGO 2012

KDIGO	Critério creatinina sérica	Critério fluxo urinário
1	Aumento de 0,3 mg/dL da creatinina de base em menos de 48 h ou aumento de 1,5-1,9 vez a creatinina de base em 7 dias	< 0,5 mL/kg/h dentro de 6-12 h
2	Aumento de 2 a 2,9 vezes a creatinina de base	< 0,5 mL/kg/h por mais de 12 h
3	Aumento maior que 3 vezes a creatinina de base, creatinina sérica maior que 4 mg/dL ou necessidade de terapia de substituição renal	< 0,3 mL/kg/h por mais de 24 h ou anuria por mais de 12 h

■▶ Epidemiologia

Houve um aumento da incidência de IRA de cerca de quatro vezes nas últimas três décadas. Esse aumento expressivo é multifatorial e pode ser decorrente do envelhecimento da população, da complexidade dos métodos de diagnósticos e terapêuticos, que podem de alguma maneira contribuir para a instalação da IRA.

A IRA está presente em cerca de 2-3% dos pacientes admitidos em unidades de emergência, chegando a uma incidência de até 5-10% em pacientes internados. A incidência em UTI é em torno de 30-40%. A principal causa de IRA em UTI é a sepse.

■▶ Etiologias

Existem diversas etiologias de IRA, sendo elas frequentemente sobrepostas no mesmo paciente. Para melhor avaliação, do ponto de vista didático e visando facilitar o raciocínio clínico, dividimos as etiologias em três grandes grupos: pré-renal, renal ou intrínseca e pós-renal (Figura 29.1).

IRA pré-renal

A IRA pré-renal é a lesão renal mais frequente no departamento de emergência, sendo responsável por cerca de 60-75% dos casos. Ela é causada por uma resposta fisiológica adequada à hipoperfusão renal, estando portanto o parênquima renal íntegro. Como há alteração do volume arterial efetivo, ocorre ativação do sistema renina-angiotensina-aldosterona, estímulo para secreção do hormônio antidiurético e vasoconstrição renal A hipoperfusão pode ser consequência de uma hipovolemia verdadeira ou de uma redução da volemia

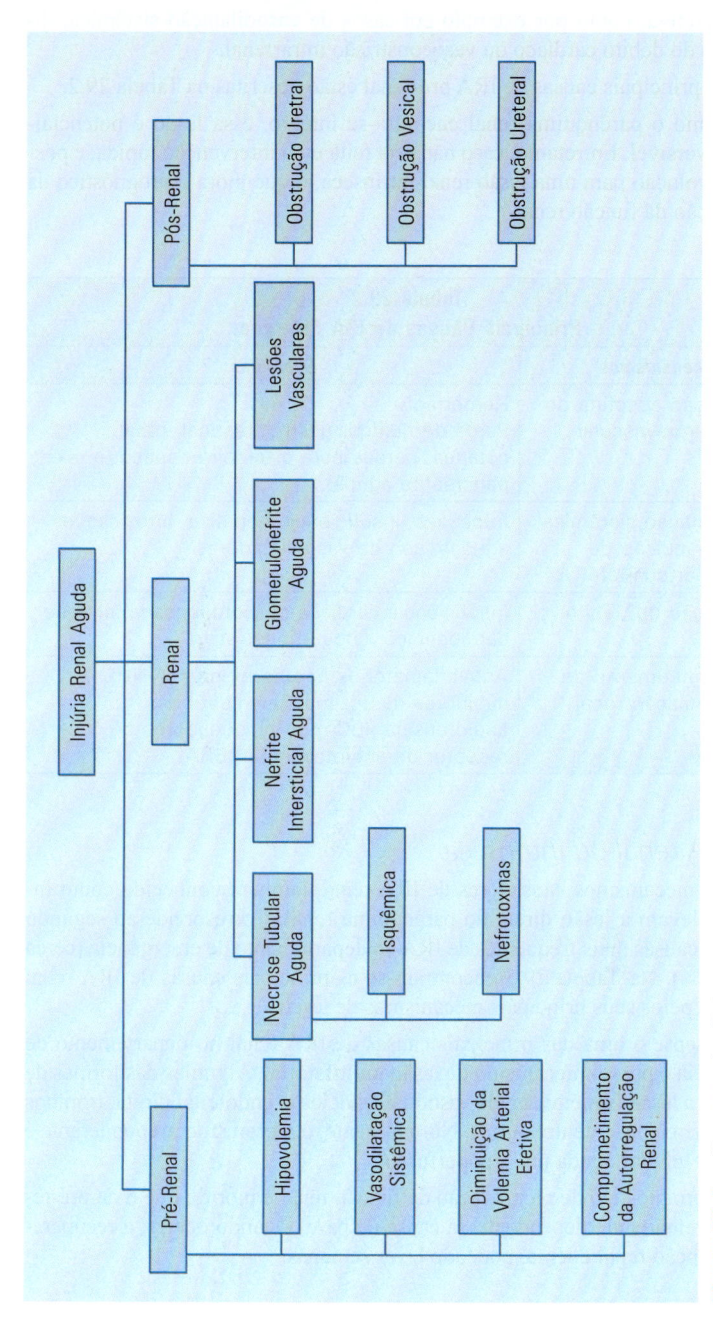

Figura 29.1 – *Causas de IRA.*

arterial efetiva, como por exemplo em casos de vasodilatação sistêmica, diminuição do débito cardíaco ou vasoconstrição intrarrenal.

As principais causas de IRA pré-renal estão descritas na Tabela 29.2. Como o parênquima renal encontra-se íntegro, essa lesão é potencialmente reversível. Entretanto, caso não seja feita uma intervenção rápida, é possível a evolução para uma lesão renal intrínseca, o que piora o prognóstico da recuperação da função renal.

Tabela 29.2
Principais Causas de IRA Pré-renal

Mecanismos	Etiologias
Diminuição absoluta do volume intravascular	Hemorragia Perda de fluídos: gastrointestinal, renal, cutânea, perdas para o terceiro espaço (p. ex.: pancreatite aguda)
Vasodilatação sistêmica e/ou diminuição da volemia arterial efetiva	Infecções, insuficiência hepática, intoxicações agudas, uso de vasodilatadores
Diminuição do débito cardíaco	Insuficiência cardíaca descompensada, choque cardiogênico, choque obstrutivo
Comprometimento da autorregulação renal	Anti-inflamatórios não hormonais (AINH), inibidores da enzima conversora de angiotensina (IECA) ou bloqueadores do receptor de angiotensina II (BRA)

IRA renal ou intrínseca

Os mecanismos causadores de IRA renal, também conhecida como intrínseca, levam à lesão direta do parênquima renal. Corresponde ao segundo grupo de causas mais frequentes de IRA no departamento de emergência (cerca de 15-30%). Na Tabela 29.3 encontram-se as principais causas de IRA renal divididas pelos seus principais mecanismos de lesão.

A sepse é uma das principais causas de IRA renal no departamento de emergência e possui mecanismo de lesão multifatorial. Algumas das formas de lesão são a lesão isquêmica pela vasodilatação, lesão endotelial direta, trombos na microcirculação dentre outros. Normalmente, o mecanismo preponderante é a necrose tubular aguda por hipoperfusão.

O prognóstico de recuperação da função renal é pior do que o da pré-renal e extremamente dependente da causa de base. Quando ocorre, a recuperação da função renal é lenta, podendo levar semanas.

Tabela 29.3
Principais Causas de IRA Renal

Mecanismos	Etiologias
Necrose tubular aguda	• Isquemia renal prolongada (p. ex.: IRA pré-renal não corrigida) • Nefrotoxinas: rabdomiólise, síndrome de lise tumoral, nefropatia por contraste iodado, antibióticos (p. ex.: aminoglicosídeos, anfotericina, aciclovir), quimioterápicos (p. ex.: cisplatina), intoxicações exógenas (p. ex.: solventes orgânicos)
Nefrite intersticial aguda	• Medicamentos: antibióticos (penicilinas, cefalosporinas, sulfonamidas, quinolonas), anti-inflamatórios, anticonvulsivantes, diuréticos, alopurinol • Infecções: bacterianas (p. ex.: *Staphylococcus* e *Streptococcus*), vírus (EBV, CMV, HIV), outras (p. ex.: leptospirose) • Doenças sistêmicas: autoimunes (p. ex.: Lúpus), infiltrações (p. ex.: sarcoidose, linfomas, leucemias)
Glomerulonefrite aguda	• Depósito de complexos imunes: nefrite lúpica, endocardite infecciosa, glomerulonefrite pós-infecciosa, outras • Paucimune: granulomatose com poliangeíte, poliangeíte microscópica, granulomatose eosinofílica com poliangeíte
Lesão vascular	• Trauma, dissecção de artéria renal, trombose de veia renal, doença ateroembólica • Microangiopatia (p. ex.: síndrome hemolítica urêmica, púrpura trombocitopênica trombótica)

IRA pós-renal

Decorre da obstrução mecânica ao fluxo urinário, ocasionando a uropatia obstrutiva. Pode acontecer como consequência de uma obstrução vesical/uretral (mais frequente), ureteral bilateral ou ureteral unilateral em pacientes com rim único funcionante (Tabela 29.4).

Na maioria dos casos, a IRA pós-renal tem uma boa resposta quando o tratamento da causa de base é realizado, com recuperação da função renal. Entretanto, assim como na IRA pré-renal, a capacidade de recuperação da função é dependente do tempo de início do tratamento, sendo melhor o prognóstico quanto mais rápido instituídas as medidas terapêuticas. Na fase de recuperação, é extremamente frequente que ocorra poliúria, com volumes urinários acima de 4 L/dia. Nessa fase, deve-se ter cautela com a monitoração da volemia, devendo-se repor volume e eletrólitos quando necessário.

Tabela 29.4
Principais Causas de IRA Pós-renal

Mecanismos	Etiologias
Obstrução vesical	Cálculo vesical, neoplasia de bexiga, coágulos, infecções (principalmente fúngicas), compressão extrínseca (p. ex.: neoplasias abdominais ou pélvicas), bexiga neurogênica
Obstrução uretral	Doenças prostáticas (HPB ou câncer de próstata), estenose de uretra, trauma pélvico
Obstrução ureteral	Litíase, compressão extrínseca (p. ex.: neoplasias abdominais ou pélvicas, fibrose retroperitoneal)

■▶ Achados Clínicos

Os achados clínicos podem ser decorrentes da doença de base subjacente ou secundários à IRA.

As manifestações clínicas da IRA são:

- Cardiovascular: arritmias, tamponamento cardíaco (por pericardite urêmica), hipertensão, hipervolemia.
- Respiratório: congestão pulmonar, hiperventilação pela acidose metabólica.
- Hematológico: anemia, disfunção plaquetária, plaquetopenia.
- Imunológico: predisposição à infecção.
- Trato gastrointestinal: anorexia, náusea, vômitos, soluços, dor abdominal, hemorragia digestiva.
- Neurológico: confusão mental, convulsões, encefalopatia, *flapping*.

■▶ Exames Complementares

Creatinina

- Principal marcador da função renal utilizado na prática clínica.
- Utilizado para diagnóstico e estadiamento da injúria renal aguda.
- Possui limitações: relacionada com a massa muscular e o metabolismo do indivíduo; leva de horas a dias para ser alterada em casos de disfunção renal; secreção do túbulo proximal (não é apenas filtrada).
- Para melhor estimativa da função renal, deve-se utilizar o *clearance* de creatinina. Este pode ser calculado segundo algumas fórmulas. As mais utilizadas são a de Cockcroft & Gault, a de MDRD e a CKD-EPI.

Ureia

- Seus níveis se elevam em caso de disfunção renal. Essa elevação é mais acentuada em casos de depleção volêmica.

- Hepatopatas, desnutridos e idosos podem ter a dosagem de ureia falsamente baixa.

- A relação ureia/creatinina, que é obtida pela divisão do valor da ureia sérica pela creatinina sérica, pode ser utilizada como indicativo de lesão pré-renal. Valores acima de 40 são indicativos de IRA pré-renal. Outras situações que causam elevações semelhantes são hemorragia digestiva, uso de glicocorticoides e hipercatabolismo.

- Pode ocasionar sintomas de uremia: náuseas e vômitos, rebaixamento do nível de consciência e confusão mental, pericardite, neuropatia periférica, fenômenos hemorrágicos, dentre outros.

Urianálise

- Exames de urina, incluindo a avaliação da urina 1, sedimento urinário e alguns eletrólitos na urina são úteis para o diagnóstico diferencial entre as causas de IRA. A Tabela 29.5 cita as principais alterações urinárias que auxiliam na diferenciação entre a IRA pré-renal e a renal.

Tabela 29.5
Principais Variáveis Urinárias que Auxiliam a Diferenciação entre IRA Pré-renal e Renal

Avaliação Urinária	IRA Pré-renal	IRA Renal
Densidade	1.020	1.010
Osmolaridade (mmol/kg)	> 500	< 350
Sódio (mEq/L)	< 20	> 40
Fração de excreção de sódio (%)	< 1	> 2
Fração de excreção de ureia (%)	< 35	> 35

- Fração de excreção de sódio (FENA): encontra-se diminuída (< 1%) na IRA pré-renal. A redução do FENA é um indicativo de que a função tubular está preservada e a reabsorção de sódio está aumentada em resposta à hipoperfusão renal. Possui interpretação prejudicada quando o paciente está em uso de diuréticos ou apresenta glicosúria. O cálculo do FENA é realizado segundo a fórmula abaixo:

$$FENA = \frac{Na_{urinário} \times Creat_{sérica} \times 100}{Na_{sérico} \times Creat_{urinária}}$$

- Fração de excreção de ureia: possui interpretação e fórmula de cálculo semelhante ao FENA. Apresenta maior sensibilidade e especificidade que o FENA, especialmente quando o paciente está em uso de diuréticos.

Potássio

- Principal alteração eletrolítica da IRA.
- Hipercalemia é uma importante causa de mortalidade devido ao risco de arritmias cardíacas. É indicação de hemodiálise de emergência quando refratária ao tratamento clínico otimizado.
- Pode ocasionar alterações eletrocardiográficas, sendo o risco de arritmias fatais aumentado nestes pacientes. As alterações no ECG são proporcionais ao nível da hipercalemia e habitualmente seguem a sequência a seguir: onda T simétrica e apiculada (em tenda); prolongamento do intervalo PR; alargamento do complexo QRS; achatamento da onda P; ondas sinusoidais.

Sódio

- Distúrbios do sódio, como hiponatremia ou hipernatremia, podem acontecer na IRA; entretanto, são infrequentes frente aos demais distúrbios citados.

Outros eletrólitos

- Fósforo: hiperfosfatemia é uma alteração frequente na IRA. Atinge níveis mais elevados em pacientes hipercatabólicos. Raramente é sintomática, podendo ocasionar depósitos de fosfato de cálcio em algumas situações.
- Cálcio: hipocalcemia é comum, porém raramente é sintomática. Em situações extremas, pode gerar alargamento do QT e arritmias cardíacas.
- Magnésio: hiper ou hipomagnesia são distúrbios que podem ocorrer na IRA, mas que normalmente não ocasionam complicações.

Gasometria venosa

- Exame fundamental para a avaliação do pH nos pacientes com IRA.
- Acidose metabólica é uma complicação extremamente frequente e potencialmente fatal na IRA, demandando atenção e tratamento. Nesses casos há queda do pH e consumo de bicarbonato por causa da diminuição da excreção dos ácidos fixos produzidos diariamente pelo metabolismo. Além disso, pode haver o aumento de produção de ácidos a depender da causa da IRA, como por exemplo o lactato em casos de sepse.
- Nos casos de acidose metabólica por IRA, o ânion gap encontra-se aumentado.

Outros exames

- Hemograma, coagulograma e marcadores de hemólise podem auxiliar no diagnóstico diferencial da etiologia da IRA, como por exemplo nas causas microangiopáticas.
- CPK e aldolase podem estar aumentadas em caso de rabdomiólise.
- Hiperuricemia é alteração frequente na IRA. Níveis acima de 15 mg/dL são indicativos de doenças que ocasionam aumento do ácido úrico, como rabdomiólise ou síndrome de lise tumoral.

- Demais exames específicos podem ser utilizados para a investigação de doenças sistêmicas.

■❱ Exames de Imagem

Ultrassom

- Principal exame de imagem para avaliação de doenças renais.

- Pode ser realizado beira leito (POCUS – *point-of-care ultrasound*) pelo emergencista para diferencial de causas obstrutivas (presença de bexigoma e/ou dilatação pieloureteral bilateral). Hipovolemia também pode ser avaliada buscando-se por causas de IRA pré-renal.

- Quando realizado pelo radiologista, podem ser vistos sinais de nefrite intersticial (aumento da ecogenicidade do parênquima renal) ou achados compatíveis com doença renal crônica (diminuição do tamanho renal, diminuição da espessura da córtex renal e alteração da relação córtex-medular).

Tomografia ou ressonância

- Exames com indicações particulares, como na avaliação de trauma, busca de nefrolitíase ou caracterização de massas/tumores renais.

■❱ Abordagem Inicial

A abordagem inicial do paciente com IRA deve priorizar a exclusão de fatores de risco potenciais que levam à mortalidade: hipercalemia, sinais/sintomas de uremia, acidose metabólica e *status* volêmico.

Em caso de situação ameaçadora à vida, paciente deve ser encaminhado para a sala de emergência, onde devem ser tomadas as seguintes condutas:

- Monitoração cardíaca, oximetria, venóclise, glicemia capilar, escala de Glasgow.

- Estado geral, mucosas, sinais de desidratação ou hipervolemia (edema).

- Aparelho respiratório: avaliar uso de musculatura acessória, ausculta respiratória.

- Aparelho cardíaco: avaliar a presença de turgência jugular, tempo de enchimento capilar, sopros cardíacos, atrito pericárdico, abafamento das bulhas cardíacas, presença de bulhas-extras.

- Abdome: avaliar assimetrias, presença de dor abdominal/peritonite, sinais sugestivos de bexigoma.

- Avaliar débito urinário.

- Extremidades: presença de pulsos, presença de edemas ou sinais de TVP.

- Neurológico: avaliar déficit sensitivo-motor focal, presença de *flapping*.

Status *volêmico*

Hipovolemia

A presença de depleção volêmica no paciente deve ser suspeitada pela história clínica, exame físico e exames complementares. A avaliação do *status* volêmico pode ser mais difícil em pacientes idosos. Nesses casos, deve-se realizar a ressuscitação volêmica. A ressuscitação volêmica deve ser realizada preferencialmente com o uso de cristaloides. A dose inicial deve ser individualizada de acordo com as comorbidadades e *status* volêmico do paciente, devendo ser parcimoniosa em pacientes cardiopatas. A resposta à ressuscitação volêmica deve ser avaliada através da mensuração do débito urinário do paciente, melhora dos parâmetros macro e micro-hemodinâmicos, além dos níveis séricos de ureia e creatinina. Caso não haja resposta desejada com a ressuscitação volêmica, se houver hipotensão, o início das drogas vasoativas está indicado, com preferência para uso da noradrenalina.

Hipervolemia

A hipervolemia pode estar presente desde a admissão ou se apresentar após a hidratação vigorosa, principalmente em pacientes cardiopatas, com sepse ou com oligúria. A hipervolemia deve ser tratada com uso de diuréticos, preferencialmente os diuréticos de alça (furosemida). Estudos demonstraram que o uso da furosemida no cenário da IRA não diminuiu a mortalidade, a necessidade de terapia de substituição renal ou o tempo de IRA, porém foi útil para o tratamento da hipervolemia. Foi demonstrado que em pacientes criticamente enfermos, o balanço hídrico positivo levou a um aumento da mortalidade, portanto nestes pacientes, a terapia dialítica deve ser instituída mais precocemente.

A dose inicial proposta varia com o grau de congestão apresentada pelo paciente, porém doses de 1-1,5 mg/kg podem ser utilizadas. A resposta ao diurético deve ser observada dentro de 30-60 minutos após a administração da droga. Caso não haja resposta satisfatória do débito urinário, a dose do diurético pode ser repetida. Mantendo-se um débito urinário insatisfatório, o método dialítico deve avaliado para o tratamento da hipervolemia refratária.

Hipercalemia

É o distúrbio eletrolítico mais grave no cenário da IRA. Em casos de hipercalemia, o paciente deve ser levado para a sala de emergência e deve ser prontamente realizado um ECG. A presença de alterações eletrocardiográficas sugestivas de hipercalemia devem ser identificadas e tratadas.

O tratamento da hipercalemia será rediscutido em outro capítulo. Resumidamente:

- Gluconato de cálcio: deve ser administrado caso haja alterações eletrocardiográficas sugestivas de hipercalemia. Tem papel na proteção miocárdica contra arritmias graves, porém não diminui os níveis séricos de potássio.

Dose: 10-30 mL de gluconato de cálcio 10% diluído em SG5% 100 mL, em 3-5 minutos.

- Inalação de B2- agonistas: 10 gotas a cada 4/4 h.

- Solução polarizante: 10 UI de insulina regular diluídos em SG 50% 100 mL endovenoso, em *bolus*, a cada 4 horas. Atentar para risco de hipoglicemia.

- Furosemida: caso o paciente apresente resposta ao diurético.

- Bicarbonato de sódio: deve ser administrado principalmente em casos de acidose grave associada a hipercalemia. Deve ser evitado em casos de hipervolemia.

- Resinas de troca: sorcal 30-60 g por via oral ou retal de 8/8 h ou 4/4 h. O sorcal deve ser sempre diluído em manitol a 10% ou 20%.

- Diálise: em caso de hipercalemia refratária ou de difícil manejo.

Acidose metabólica

A acidose metabólica pode estar presente nos pacientes com IRA pela diminuição da excreção de ácidos e pela diminuição da formação do amônio. Existem causas de IRA que contribuem para a piora da acidose metabólica, como é o caso da diarreia (pela perda de bicarbonato pelas fezes), sepse (aumento da produção de ácido lático pela hipoperfusão tecidual). A acidose deve ser tratada com a correção da causa de base da IRA e, em algumas situações, com a reposição de bicarbonato parenteral ou oral. A acidose metabólica com pH < 7.1 e bicarbonato sérico menor que 10 mEq/L deve ser tratada. Em pacientes que apresentam diurese preservada, a reposição de bicarbonato pode ser realizada de forma parenteral ou oral. Porém, em casos em que haja prejuízo do debito urinário, deve-se priorizar o método dialítico, já que o bicarbonato de sódio tem carga elevada de sódio e pode produzir sobrecarga volêmica. Antes da administração de bicarbonato de sódio, deve-se observar o nível sérico de cálcio, de sódio e de potássio. O bicarbonato de sódio pode piorar a hipernatremia do paciente e também causar hipocalcemia sintomática (a correção da acidose aumenta a afinidade do cálcio pela albumina, reduzindo o valor do cálcio iônico). Caso o potássio sérico esteja em níveis baixos, a correção da acidose pode agravar a hipocalemia e levar a arritmias e até parada cardíaca. Na presença de hipocalemia, devem-se corrigir primeiro os níveis séricos de potássio e depois corrigir a acidose. O bicarbonato deve ser administrado inicialmente, na dose de 1 mEq/kg. Na manutenção, a dose pode chegar até 3 mEq/kg por dia, e deve ser dada em pequenos *bolus* de 6 em 6 horas, até de 4 em 4 horas ou continuamente endovenoso. Deve-se evitar dar a dose diária em apenas um único *bolus* ou em dois *bolus*, pois parte deste bicarbonato será perdida com a diurese, e eleva-se muito a produção de CO_2.

Abordagem direcionada

Após afastar as condições potenciais ao risco de vida, a abordagem deve ser voltada para o diagnóstico etiológico da lesão renal aguda.

- Anamnese: idade, comorbidades, medicamentos, história de exames contrastados.
- Exame físico direcionado.
- Afastar causas pré-renais e pós-renais.
- Identificar causa de IRA que demande tratamento específico.

■■▶ Profilaxia da IRA

Há necessidade sempre de se avaliar o *status* volêmico dos pacientes, principalmente quando em uso de drogas nefrotóxicas. A hidratação deve também ser fundamental na profilaxia da IRA causada por rabdomiólise. Sabe-se que, já no local do acidente ou do trauma, deve-se iniciar hidratação. Por outro lado, a hiper-hidratação, como vemos em pacientes de terapia intensiva ou cirúrgicos, também é um fator de risco para a IRA e para o aumento da mortalidade.

A correção das doses de antibióticos também é de extrema importância e, quando possível, em pacientes de risco, deve-se evitar o uso de drogas nefrotóxicas, como anti-inflamatórios. A filtração glomerular no idoso é menor que em pacientes jovens, tornando esses um grupo de maior risco para a IRA. Pacientes diabéticos, hipertensos, vasculopatas ou que já apresentem alguma doença estrutural nos rins (como glomerulopatias, vasculites) também são mais suscetíveis para a IRA. A presença de microalbuminúria é também fator de risco. Hipomagnesemia e hipocalemia são também fatores agravantes para a IRA e, sendo assim, a correção destes íons é de grande importância para a profilaxia.

Pacientes que estejam em uso de diuréticos, de inibidores da enzima de conversão, ou inibidores do receptor da aldosterona devem ter estas medicações suspensas quando desenvolvem IRA, pois pode haver agravamento da lesão renal.

Pacientes de risco (diabéticos, hipertensos, vasculopatas, hipercolesterolêmicos, portadores de doença renal crônica, idosos, em sepse) devem receber profilaxia para evitar a nefrotoxicidade do contraste iodado. A profilaxia se baseia na hidratação com soro fisiológico (1 mL/kg/h, 12 horas antes do procedimento e 12 h após o procedimento) ou soro bicarbonatado contendo 150 mEq/L de sódio (3 mL/kg/h na primeira hora pré-procedimento e 1 mL/kg/h nas 6 horas após o procedimento). Não há diferença entre a hidratação com soro fisiológico ou com soro bicarbonatado na profilaxia. Pacientes com insuficiência cardíaca, ou que não tolerem tanto volume de hidratação, há a preferência para o soro bicarbonatado (SG% 850 mL + bicarbonato de sódio 8,4% 150 mL).

● LEITURA SUGERIDA

1. The Kidney Disease Improving Global Outcomes (KDIGO) Working Group. Definition and classification of acute kidney injury. Kidney Int. 2012;2:19-36.

2. Molitoris BA. Acute Kidney Injury. In: Goldman's Cecil medicine. 25 ed. Philadelphia: Elsevier; 2016. p.778-83.

3. Zatz R. Insuficiência (Injúria) Renal Aguda. In: Bases Fisiológicas da Nefrologia. 2 ed. São Paulo: Atheneu; p. 291-313.

4. Lameire N, Van Biesen W, Vanholder R. Acute renal failure. Lancet. 2005;365:417.

5. Carvounis CP, Nisar S, Guro-Razuman S. Significance of the fractional excretion of urea in the differential diagnosis of acute renal failure. Kidney Int. 2002;62:2223-29.

6. Seif. D, Swadron S. Emergency renal ultrasound. In: Ma and Mateer's emergency ultrasound. 3. ed. New York: McGraw-Hill; 2014. p. 319-51.

7. Rinaldo Bellomo, John A. Kellum , Claudio Ronco, et al. Acute kidney injury in sepsis. Intensive Care Med. 2017 Mar 31.

Capítulo 30

Emergência Dialítica

Henrique Trombini Pinesi
Bianca Cristina Cassão
Marcelo Augusto Duarte Silveira

◼ INTRODUÇÃO

Conforme discutido no capítulo anterior, a injúria renal aguda (IRA) é um tema de grande importância no departamento de emergência. Estudos sugerem que mais de 13 milhões de pessoas são acometidas por ano, ao redor do mundo, com taxas de até 18% dos pacientes internados. A IRA, de forma independente, está associada ao aumento de mortalidade: quando incluídos os casos leves e moderados a mortalidade é de cerca de 20%, porém em casos graves, como no contexto do choque séptico, pode chegar a 50%.

O diagnostico mais preciso e a introducao de medidas preventivas, porém a evolução para casos mais graves com necessidade de terapia renal substitutiva (TRS) ainda é uma realidade.

◼▌ Alterações Metabólicas e de Volume na IRA

Diversas alterações metabólicas podem ocorrer na IRA, sendo algumas potencialmente fatais. Abaixo estão citadas as alterações principais com suas respectivas repercussões clínicas (Tabela 30.1).

◼▌ Manejo das Complicações na IRA

Na avaliação inicial de um paciente em IRA deve-se determinar o estado volêmico, a medição laboratorial dos eletrólitos e os dados gasométricos, além de ECG e exames de imagem em casos selecionados (p. ex.: radiografia do tórax; ultrassom de rins e vias urinárias ou tomografia de abdome e pelve sem contraste em casos suspeitos de obstrução urinária alta ou baixa). Na Tabela 30.2 reunimos as condutas imediatas para os distúrbios metabólicos e volemia.

Tabela 30.1
Principais Complicações Metabólicas da IRA

Alteração metabólica/clínica	Repercussão clínica
Hiperpotassemia	Fraqueza muscular; bradicardia (ECG com: bloqueio de ramo direito; ausência de onda P); alterações em ECG (sequência de evolução: onda T apiculada, onde P achatada, alargamento de QRS, onda sinusoidal); morte súbita (fibrilação ventricular)
Hipopotassemia	Fraqueza muscular; íleo adinâmico; alterações em ECG (depressão do segmento ST, com diminuição da amplitude da T e aumento da onda U)
Acidose metabólica	Taquipneia; redução da afinidade de DVA (p. ex.: noradrenalina) aos seus receptores
Uremia	Gastrite, náuseas, vômitos; pericardite urêmica; alterações neurocomportamentais: agitação, sonolência, torpor, coma; disfunção plaquetária (sangramento de mucosas: hematúria, hemorragia digestiva)
Hipocalcemia	Alterações de ECG (alargamento de intervalo QT); tetania; hipotensão refratária
Hipermagnesemia	Náusea, cefaleia, sonolência, letargia, reflexos tendinosos profundos reduzidos, hipocalcemia, paralisia muscular, apneia, insuficiência respiratória
Hipomagnesemia	IRA secundária a aminoglicosídeos, anfotericina B, colistina, aciclovir, tacrolimos: tetania, convulsão
Hipovolemia	Hipotensão; mucosas secas; alterações neurológicas diversas: sonolência, letargia, agitação psicomotora
Hipervolemia	Edema pulmonar; hipoxemia; derrame pleural; aumento de pressão intra-abdominal

■❱ Terapia de Substituição Renal

Como já citado, a IRA traz consequências metabólicas e volêmicas importantes, com impacto em lesões em órgãos à distância. Medidas clínicas devem sempre fazer parte do manejo inicial, porém, a refratariedade (ausência de resposta laboratorial/clínica às medidas instituídas) ou gravidade das alterações apresentadas podem requerer o início da TRS. As modalidades de TRS abordadas neste capítulo são: hemodiálise intermitente; hemodiálise contínua; diálise peritoneal. A Tabela 30.3 reúne as indicações mais urgentes.

Tabela 30.2
Condutas Diante de Alterações Metabólicas

Alteração metabólica/clínica	Tratamento	Observações
Hipovolemia	Solução cristaloide (p. ex.: solução fisiológica a 0,9%) IV com avaliação de estado volêmico e ritmo de diurese	• Atentar aos cardiopatas que não toleram muito volume • Ritmo de diurese ideal: > 0,5 mL/kg/hora)
Hipervolemia	Ventilação não invasiva com pressão positiva (CPAP); diurético de alça	• Alguns casos podem evoluir com necessidade de IOT • Diurético de alça: 1 mg/kg com avaliação de diurese após 2 h em casos de IRA KDIGO 1 (um volume urinário > 200 mL após 2 h da dose podem evoluir melhor)
Hiperpotassemia	• Medidas para eliminação de K+ do organismo: diuréticos (p. ex.: furosemida, hidroclorotiazida); resinas de troca intestinal (poliestireno sulfonato de cálcio ou de sódio) • Medidas para mudança de compartimento (do extra para o intracelular): inalação com beta2 agonista; bicarbonato de sódio; solução polarizante (glicose + insulina IV)	• Qualquer alteração de ECG requer uso de gluconato de cálcio antes das medidas (sugestão: 1-2 ampolas de gluconato de cálcio em 100 mL de SF 0,9% em 5-10 minutos IV) • Um novo nível de potássio sanguíneo deve ser solicitado 1 hora após o término das medidas; ausência de resposta neste intervalo pode caracterizar refratariedade
Hipopotassemia	• Reposição de K+ VO ou IV	• Em uso IV de KCl 19,1% respeitar velocidade de infusão (até 20 mEq/hora) e concentração (veia periférica: até 50 mEq/L e veia central: até 100 mEq/L) • Qualquer alteração de ECG requer uso de gluconato de cálcio antes das medidas (sugestão: 1-2 ampolas de gluconato de cálcio em 100 mL de SF 0,9% em 5-10 minutos IV) de igual forma à hiperpotassemia

Continua...

Tabela 30.2 *(continuação)*
Condutas diante de alterações metabólicas.

Alteração metabólica/clínica	Tratamento	Observações
Hipermagnesemia	Em casos graves sintomáticos pode ser feito: • Gluconato de c álcio 10% 10-20 mL (90-180 mg diluídos em 100 mL de SF 0,9% em 5-10 min) • Diálise é uma opção em casos refratários	• Considerar uso de diurético de alça em pacientes normovolêmicos
Hipomagnesemia	Repor na forma de sulfato de magnésio 10% IV (casos sintomáticos ou com Mg++ sanguíneo < 1 mg/dL) ou em casos mais leves de forma oral	• Uma ampola de sulfato de magnésio 10% possui 8 mEq de Mg++; em casos graves podem ser requeridos até 64 mEq/dia • Deve ser reposto de forma lenta, ao longo de 24 h: p. ex.: sulfato de magnésio 10%, 10 ou 20 mL diluídos em 100-250 mL de SG 5% em intervalo de tempo estipulado para a dose necessária diária e de forma lenta • Administração oral, em casos de hipomagnesemia leve, opções: carbonato de Mg++ 250 mg possui 70 mg de Mg++ elementar ou óxido de magnésio 400 mg que possui 240 mg de Mg++ elementar. Dose oral varia de 140-500 mg de Mg++ elementar a depender da necessidade
Acidemia metabólica	A principal medida é a restauração da hemodinâmica O uso de bicarbonato de sódio é indicado em casos de acidemia metabólica com pH < 7.15 ou < 7.20 em contexto de disfunção orgânica múltipla	• O uso de bicarbonato de sódio a 8,4% pode ser feito sem diluição, em veia periférica calibrosa, porém de forma lenta (no mínimo em 30 minutos) • Em casos de cetoacidose diabética, o uso de BIC está indicado com níveis de pH < 7.0 • O uso de bicarbonato de sódio pode gerar hipocalcemia, portanto atentar aos níveis de cálcio iônico/livre, e sua eventual reposição, antes da administração de BIC (mecanismo: aumento da ligação do cálcio livre/iônico à albumina) com consequente redução de seus níveis

Tabela 30.3
Indicações de Terapia de Substituição Renal na Emergência

Indicações de terapia de substituição renal de emergência
Hipervolemia (edema agudo pulmonar; FiO_2 > 70% em pacientes sob VM)
Hiperpotassemia com alterações no ECG ou refratária às medidas (K+ persistente > 6,5 mEq/L)
Acidose metabólica grave (pH < 7,10) e refratária
Sintomas/sinais de uremia
Intoxicações exógenas por drogas dialisáveis (p. ex.: metanol; etilenoglicol; ácido valproico; tricíclicos; lítio com manifestações neurológicas ou níveis > 5mEq/L)

■▶ Métodos Dialíticos

As modalidades de TRS abordadas neste capítulo são: hemodiálise intermitente; hemodiálise contínua; diálise peritoneal. Cada método em si possui suas peculiaridades, devendo estas serem adaptadas às necessidades do paciente em questão e à experiência e à disponibilidade de cada local, uma vez que não há superioridade de um método sobre o outro. As principais diferenças, vantagens e desvantagens entre os métodos dialíticos estão descritos na Tabela 30.4.

Tabela 30.4
Características dos Métodos Dialíticos

Métodos dialíticos	Intermitentes	Contínuos	Diálise peritoneal
Vantagens	• Maior disponibilidade (maior domínio da técnica) • Maior facilidade de mobilização do paciente • Maior eficiência por unidade de tempo	• Menor repercussão hemodinâmica (menos instabilidade hemodinâmica) • Melhor controle volêmico • Melhor controle na variação plasmática de sódio • Menor risco de edema cerebral/síndrome de desequilíbrio • Menor risco de sangramento (melhor possibilidade de utilização de anticoagulação regional com citrato)	• Baixo custo • Necessidade de infraestrutura mínima • Menor repercussão hemodinâmica • Ausência de anticoagulação • Mínimas perdas sanguíneas

Continua...

Tabela 30.4 *(continuação)*
Características dos Métodos Dialíticos

Métodos dialíticos	Intermitentes	Contínuos	Diálise peritoneal
Desvantagens	• Necessidade de acesso vascular (riscos inerentes ao procedimento) • Maior risco de edema cerebral/ síndrome de desequilíbrio • Maior flutuação de nível de metabólicos • Instabilidade hemodinâmica	• Necessidade de acesso vascular (riscos inerentes ao procedimento) • Maior tempo de imobilização do paciente • Maior custo	• Risco maior de alterações metabólicas (hiperglicemia) • Ocorrência de peritonites • Causa perdas proteicas • Pode prejudicar mecânica respiratória • Utiliza lactato como tampão
Limitações/ contraindicações	• Retirada excessiva de líquido (ultrafiltração) • Inadequado para pacientes com lesão cerebral aguda • Pacientes com instabilidade hemodinâmica importante • Pacientes com Lesão cerebral aguda (p. ex.: TCE)	• Uso de citrato em vigência de disfunção orgânica múltipla (lactato arterial > 30 mg/ dL; bilirrubina total > 15 mg/dL; INR > 2)	• Hipercalemia severa com repercussão em ECG • Pacientes com cirurgia abdominal recente (últimos 30 dias) • Insuficiência respiratória grave (FiO_2 > 70%) / edema agudo de pulmão

◼ LEITURA SUGERIDA

1. Jeffrey AK, Nicolaos EM. Lactic Acidosis. N Engl J Med. 2014;371:2309-19.
2. Lameire N, Van Biesen W, Vanholder R. Acute renal failure. Lancet. 2005;365:417.
3. Nash K, Hafeez A, Hou S. Hospital-Acquired Renal Insufficiency. Am J Kidney Dis. 2002;39:930-6.
4. Ponce D, Balbi A. Acute kidney injury: risk factors and management challenges in developing countries. Int J Nephrol Renovasc Dis. 2016; 9: 193–200.

5. Rinaldo Bellomo, John A. Kellum, Claudio Ronco, et al. Acute kidney injury in sepsis. Intensive Care Med. 2017 Mar 31.

6. Schrier RW, Wang W. Acute renal failure and sepsis. N Engl J Med. 2004;351:159-69.

7. Singri N, Ahya SN, Levin ML. Acute Renal Failure. JAMA. 2003;289:747-51.

Capítulo 31

Intoxicações Exógenas Agudas

Diego Moraes de Moura
Eurita Vieira Cardoso Pereira Neta
Lucas Santos Zambon

■ INTRODUÇÃO

- Intoxicações exógenas podem ser definidas como as consequências clínicas e/ou bioquímicas da exposição aguda a substâncias químicas encontradas no ambiente (ar, água, alimentos, plantas, animais peçonhentos ou venenosos) ou isoladas (pesticidas, medicamentos, produtos de uso industrial, produtos de uso domiciliar).

- As intoxicações mais frequentes são por pesticidas agrícolas (organofosforados e os carbamatos, organoclorados, piretroides, paraquat), medicamentos depressores do SNC (benzodiazepínicos, barbitúricos, antidepressivos tricíclicos, neurolépticos), raticidas (cumarínicos).

- Apesar da insuficiência de dados estatísticos, é possível admitir que, no Brasil, a intoxicação aguda constitui importante problema de saúde pública.

■❯ Manifestações Clínicas

- Síndrome tóxica pode ser definida como um complexo de sinais e sintomas produzidos por doses tóxicas de substâncias químicas, que, apesar de diferentes, têm um efeito mais ou menos semelhante. O reconhecimento da síndrome permite a identificação mais rápida do agente causal e, consequentemente, a realização do tratamento adequado. Para tanto, é preciso realizar, como em qualquer outra afecção clínica atendida em serviço de emergência, uma anamnese e um exame físico cuidadoso.

- Na história, quando o tóxico for conhecido, deve-se fazer uma estimativa da quantidade em contato com o organismo, do tempo decorrido desde o acidente até o atendimento, da sintomatologia inicial, do tipo de socorro domiciliar e dos antecedentes médicos importantes.

- O exame físico deve detalhar, além dos sinais usuais, características da pele e das mucosas (temperatura, coloração, odor, hidratação), do hálito, da boca (lesões corrosivas, odor, hidratação), dos olhos (conjuntiva, pupila, movimentos extraoculares), do sistema nervoso central (nível de consciência, escala do coma, estado neuromuscular), do sistema cardiocirculatório (frequência e ritmo cardíaco, pressão arterial, perfusão) e do sistema respiratório (frequência, movimentos respiratórios, ausculta). Os dados de anamnese e exame físico poderão permitir o reconhecimento das síndromes tóxicas (Tabela 31.1).

Tabela 31.1
Síndromes Tóxicas

Síndromes tóxicas	Manifestações clínicas	Agentes associados
Intoxicação com hiperatividade adrenérgica	Ansiedade, sudorese, taquicardia, hipertensão, pupilas midriáticas. Dor precordial, IAM, emergência hipertensiva, acidente vascular cerebral, arritmias. Casos mais graves: hipertermia, rabdomiólise, convulsões. Procurar sítios de punção (drogas)	Anfetaminas, cocaína, derivados de ergotamina, hormônio tireoidiano e inibidores de MAO
Síndrome Anticolinérgica	Bradicardia, miose, hipersalivação, diarreia vômitos, broncorreia, lacrimejamento, sudorese intensa, fasciculações. Casos mais graves: PCR, insuficiência respiratória, convulsões, coma	Carbamatos, fisostigmina, organosforados e pilocarpina
Síndrome dissociativa (alucinógeno)	Confunde com outros estimulantes do SNC: taquicardia, tremor, hipertensão, midríase, hipertermia. Atenção: desorientação, alucinações auditivas e visuais, sinestesias, labilidade do humor	Fenciclidina e LSD (ácido lisérgico)
Síndrome com hipoatividade	Bradipneia, hipoatividade, alteração do nível de consciência, insuficiência respiratória, hipercapnia, aspiração e morte.	Ausência de miose: álcool e derivados, anticonvulsivantes e benzodiazepínicos. Miose acentuada: opioides

Continua...

Tabela 31.1 *(continuação)*
Síndromes Tóxicas

Síndromes tóxicas	Manifestações clínicas	Agentes associados
Intoxicação com acidose metabólica	Taquipneia intensa, bradicardia, hipotensão	Acetona, etanol, ácido valproico, cianeto, metformina
Síndrome asfixiante	Taquipneia, cefaleia, confusão, labilidade emocional, náuseas, vômitos. Casos mais graves: edema cerebral, coma, depressão respiratória, hipotensão, arritmias, edema pulmonar. Papiledema e ingurgitamento venoso ao fundo de olho	Cianeto, inalantes, gases, vapores e monóxido de carbono
Síndrome convulsiva	Diferentes manifestações de crises convulsivas	Antidepressivos tricíclicos, beta bloqueadores, bloqueadores de canais de Ca, cocaína, organofosforados, isoniazida, lítio, monóxido de carbono, salicilatos, teofilina
Síndrome bradicárdica	Batimento cardíaco lento	Amiodarona, betabloqueadores, bloqueadores de canais de Ca, carbamatos, digitálicos e organofosforados
Síndrome "simpaticolítica"	Taquicardia, hipotensão, pele quente, bradicardias, rebaixamento de nível de consciência. Pistas: alteração discreta do SNC associada a intensa alteração cardiovascular	Bloqueadores a e b, bloqueadores de canais de cálcio, clonidina
Síndrome de abstinência	Agitação, sudorese, tremor, taquicardia, taquipneia, midríase, ansiedade, confusão. Casos mais graves: alucinações, convulsões, arritmias	Álcool etílico, antidepressivos, cocaína, fenobarbital, hipnótico-sedativos e opioides

■■❯ Exames Complementares

- A confirmação laboratorial da intoxicação é de valor relativamente pequeno no atendimento de emergência, em virtude da escassez de métodos adequados de detecção e da demora da obtenção dos resultados. Os exames laboratoriais podem ser diretos (qualitativos ou quantitativos) ou indiretos.

- Na maioria das vezes, não é necessário exame adicional. Porém, em algumas situações, pode-se pedir: hemograma, glicemia, eletrólitos, gasometria, função hepática, função, urina, dosagem sérica qualitativa – útil quando a substância ingerida é desconhecida, no uso de múltiplas substâncias ou incompatibilidade entre os achados clínicos e a história, e dosagem sérica quantitativa – utilidade restrita em situações que relacionavam nível sérico, toxicidade e tratamento.

- Pode-se solicitar alguns exames específicos como:

    ○ ECG: sua alteração pode apontar para algumas drogas (antidepressivos tricíclicos, antiarrítmicos, b-bloqueadores) e indicar estado de gravidade.

    ○ Radiografia, na vigência de broncoaspiração, edema pulmonar não cardiogênico, pneumomediastino (ruptura de esôfago), abdome agudo. Pouca utilidade na detecção de metais pesados, substâncias radiopacas ou pacotes ingeridos no tráfico de drogas.

    ○ Gasometria em situações de hipóxia, evidência de hipoventilação e detecção de acidose ou distúrbios mistos. Acidose metabólica grave pode significar uso de metanol, etilenoglicol ou salicilatos. Lactato arterial, seu aumento indica má perfusão periférica causada pelo tóxico (hipovolemia, choque), insuficiência de múltiplos órgãos ou possibilidade de convulsões.

■■❯ Avaliação Inicial[1]

- Abordagem ABC: O primeiro atendimento ao paciente vítima de intoxicação deverá seguir a clássica sequência de abordagem inicial ao paciente grave, visando assegurar:

    ○ Presença de via aérea pérvia (A): avaliar necessidade de IOT.

    ○ Ventilação/oxigenação adequada (B): ofertar oxigênio ou ventilação mecânica, caso necessário.

    ○ Suporte hemodinâmico (C): controle/avaliação de hipotensão e arritmias.

- Identificação da síndrome tóxica: Após esta fase inicial, deve-se realizar exame físico direcionado, com exposição da pele, em busca de sinais que possam caracterizar o quadro clínico em alguma síndrome tóxica (avaliação de nível/conteúdo de consciência, alteração de pressão e frequência cardíaca, sudorese, palidez ou hiperemia cutânea, alterações pupilares, sinais de bronco espasmo, broncorreia, aumento de ruídos hidroaéreos, bexigoma, etc.).

- História clínica: é fundamental informações a respeito do nome da(s) substância(s) envolvidas, horário da ingesta (ou exposição ao agente), presença de comorbidades e medicações de uso crônico.
- Exames complementares: vide acima.

■❚ Tratamento

Além das medidas de suporte clínico, podemos dividir didaticamente o tratamento das intoxicações em três etapas: descontaminação, uso de antídotos e medidas para aumentar a eliminação dos tóxicos.

■❚ Descontaminação

Lavagem gástrica

- Indicações: pode ser realizada diante de intoxicação potencialmente grave em até 1 hora da ingesta, na ausência de contraindicações.
- Contraindicações: rebaixamento do nível de consciência (risco de broncoaspiração); ingesta de cáusticos (risco de exacerbar lesões gástricas e esofágicas); ingesta de hidrocarbonetos (risco de bronco aspiração); se risco importante de hemorragia ou perfuração esofagogástrica (alterações anatômicas, discrasia sanguínea).
- Como fazer: passa-se uma sonda nasogástrica (SNG) de grosso calibre (facilitar retorno de partículas maiores). Mantendo paciente em decúbito lateral esquerdo, infunde-se líquido (água ou soro fisiológico) em pequenas quantidades (cerca de 200 mL por vez) e aguarda-se o retorno do conteúdo gástrico. Repetir o procedimento até o retorno de conteúdo claro (líquido infundido).

Carvão ativado[2]

- Indicação: intoxicação por via oral potencialmente grave idealmente nas primeiras 2 horas da exposição.
- Contraindicações: substâncias não adsorvidas pelo carvão*; rebaixamento do nível de consciência (risco de broncoaspiração); ingesta de cáusticos (risco de exacerbar lesões gástricas e esofágicas); ingesta de hidrocarbonetos (risco de bronco aspiração); se risco importante de hemorragia ou perfuração esofagogástrica (alterações anatômicas, discrasia sanguínea).
- Como fazer: dose sugerida de 1 g\kg (por volta de 50 a 100 g); mistura o carvão em líquido (p. ex.: manitol, água) e administrar pela SNG ou via oral.

*Substâncias não adsorvidas pelo carvão: íons orgânicos (p. ex.: lítio, potássio), metais pesados (p. ex.: mercúrio, ferro), hidrocarbonetos, cáusticos, álcoois.

Existem outros procedimentos para descontaminação menos utilizados na prática clínica como: irrigação intestinal (pode ser útil em substâncias de liberação prolongada, ou "pacotes" de drogas ilícitas), endoscopia digestiva e cirurgia (para retirada direta).

■ ❱ Antídotos

Algumas substâncias podem ter seus efeitos revertidos ou amenizados com o uso de "antídotos" específicos (Tabela 31.2 e Fig. 31.1).

Tabela 31.2	
Lista de Tóxicos e Antídotos Correspondentes	
Tóxico	*Antídoto*
Benzodiazepínicos	*Flumazenil* (evitar se suspeita de uso concomitante de antidepressivo tricíclicos – risco convulsões)
Opioides	*Naloxone* (dose: 0,04 mg a 1 mg a cada 2-3 min. Alvo frequência respiratória > 12 ipm)
Anticolinérgicos	Fisostigmina (não realizar em intoxicações por antidepressivo tricíclicos)
Betabloqueador	*Glucagon* 5 mg SC; *gluconato de cálcio* EV; *vasopressor; solução glicoinsulina* EV; *emulsão lipídica* EV
Bloqueador de canal de cálcio	*Gluconato de cálcio* EV; *glucagon* SC
Antidepressivo tricíclico (ATC)	*Bicarbonato de sódio 8,4%* (se alargamento de QRS ou convulsões; dose: 1-2 MEq/kg em *bolus*)
Cianeto	Hidroxicobalamina
Digoxina	Anticorpo antidigoxina
Organofosforados ou carbamatos	*Atropina* (dose: 2 a 5 mg IV a cada 3-5 min; até melhora de secreções brônquicas e broncoespasmo)
Isoniazida	Piridoxina
Metais pesados	EDTA
Monóxido de carbono	Oxigênio a 100%
Metanol	*Etanol* EV e *fomepizole*
Paracetamol	N-acetilcisteína

■ ❱ Medidas para Aumentar Eliminação de Tóxicos

Múltiplas doses de carvão ativado[3]

- Algumas substâncias podem ter sua eliminação facilitada com o uso de doses repetidas de carvão ativado (p. ex.: 2/2 h ou 4/4 h); dose: 25 g 2/2 h ou 50 g 4/4 h, por até 24 horas.

- Drogas de provável benefício: carbamazepina, fenobarbital, aspirina, fenitoína etc.
- Drogas de possível benefício: amitriptilia, digoxina, piroxicam.

Alcalinização de pH urinário

Facilita a eliminação renal de ácidos fracos (p. ex:. salicilatos, metotrexato, fenobarbital etc.).

- Dose: 1-2 MEq de bicarbonato de sódio 1-2 MEq/kg, seguido por solução bicarbonatada (SG5% 850 mL + bicarbonato de sódio 8,4% 150 mL) em 200-250 mL/h – titulando infusão por pH urinário e sérico.
- Objetivo: manter pH urinário > 7,5, com pH sérico não ultrapassando 7,55 a 7,6.

■❱ Tratamentos Extracorpóreos[4]

Podem ser utilizados em casos extremos de intoxicação, se a substância for removida pelo método dialítico (Tabela 31.3), sobretudo quando o agente possui baixo *clearance* endógeno, concentração sérica que sugere pior prognóstico e o paciente evolui com deterioração clínica progressiva. Dentre as opções mais tradicionais, estão hemodiálise e hemoperfusão.

- Hemodiálise: útil na remoção de substâncias com baixo peso molecular (< 500 dáltons), baixo volume de distribuição, baixo grau de ligação a proteínas, alta solubilidade em água, baixo *clearance* endógeno (< 4 mL/min/kg).
- Hemoperfusão: método pouco utilizado, em que o sangue circula através de um dispositivo extracorpóreo contendo substâncias adsorvente (p. ex.: carvão ativado), promovendo retirada do tóxico envolvido (caso este tenha afinidade pelo adsorvente).

Tabela 31.3 Substâncias Removidas por Métodos Dialíticos
Hemodiálise: barbitúricos, alcoóis (etanol, metanol, polietilenoglicol), lítio, salicilatos, metformina, etc.
Hemoperfusão: barbitúricos, fenitoína, teofilina, carbamazepina, valproato, metotrexate, paraquat, etc.

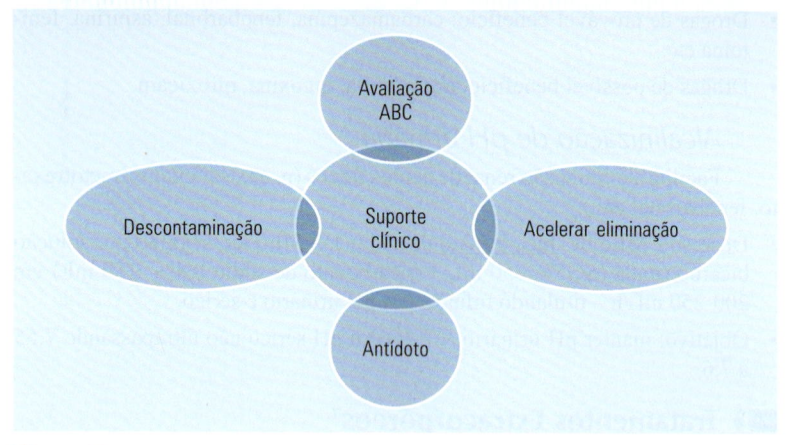

Figura 31.1 – *Resumo do atendimento à vítima de intoxicação.*

● LEITURA SUGERIDA

1. Erickson TB, Thompson TM, Lu JJ. The approach to the patient with the unknown overdose. Emerg Med Clin North Am. 2007;25(2):249-281.
2. Ilkhanipour K, Yealy DM, Krenzelok EP. The comparative efficacy of various multiple-dose activated charcoal regimens. The American Journal of Emergency Medicine. 1992;10(4):298-300.
3. Olkkola KT. Effect of charcoal-drug ratio on antidotal efficacy of oral activated charcoal in man. British Journal of Clinical Pharmacology. 1985;19(6):767-773
4. Patel N, GP Bayliss. Developments in extracorporeal therapy for the poisoned patient. Adv Drug Deliv Rev. 2015;90(2015):3-11.

Capítulo 32

Rabdomiólise

Laila Lopes de Farias Pinho
Verônica Reche Rodrigues Galdino
Marcelo Augusto Duarte Silveira

■ INTRODUÇÃO

- Rabdomiólise é caracterizada por necrose muscular com consequente extravasamento do conteúdo celular para a circulação incluindo eletrólitos, mioglobina, CPK, aldolase, DHL e transaminases.

- A injúria renal aguda (IRA) induzida por rabdomiólise é a complicação sistêmica mais comum (pode ocorrer em até 50% dos casos) e está associada ao aumento da mortalidade nos pacientes em terapia intensiva.

- São fatores de risco para o desenvolvimento de IRA: CPK > 5.000 UI, hipovolemia/desidratação, lesão renal prévia.

- Apesar da gravidade, a maioria dos pacientes que desenvolve IRA recupera a função renal.

■▶ Diagnóstico

A rabdomiólise é definida, pela maioria dos autores, como uma elevação nos níveis de CPK maior do que cinco vezes o valor da normalidade (> 1.000 UI/L). O valor de corte para determinar sua severidade varia entre os estudos, sendo considerada grave entre 5.000 e 10.000 UI/L. Quando a mesma é associada ao uso de estatinas, a CPK deverá ser maior do que dez vezes o valor da normalidade. O pico de elevação da CPK ocorre entre o terceiro e o quinto dia. Geralmente retorna à normalidade entre seis e dez dias.

Os sintomas clássicos incluem: dor muscular, fraqueza e presença de urina de coloração escura. Anúria e oligúria podem estar presentes, além de outros sintomas inespecíficos. Os distúrbios hidroeletrolíticos (potássio, cálcio e fósforo) podem gerar sintomas cardiovasculares e também arritmias. Na análise urinária, o paciente, frequentemente apresenta mioglobinúria, pH tendendo à acidez e proteinúria.

■❚ Causas Principais (Tabela 32.1)

Tabela 32.1 Principais Causas de Rabdomiólise		
Trauma	Isquemia	Álcool
Drogas ilícitas	Infecção	Medicamentos
Exercícios	Distúrbios hidroeletrolíticos	Toxinas
Extremos de temperatura	Miopatias	Idiopática

■❚ Fisiopatologia da Lesão Renal Aguda (Tabela 32.2)

Tabela 32.2 Mecanismos Implicados na Lesão Renal Aguda por Rabdomiólise		
Compartimento	**Disfunção**	**Mecanismo**
Vascular	Vasoconstrição renal	Hipovolemia relativa (SIRS), aumento de sistemas e mediadores vasoconstritores* e disfunção endotelial
Túbulo proximal	Toxicidade tubular direta	Liberação de radicais livres e aumento de estresse oxidativo
Túbulo distal	Obstrução tubular	Precipitação de mioglobina ligada a proteína de Tamm-Horsfall (plugs)

*Sistema renina-angiotensina-aldosterona, vasopressina, endotelina-1, tromboxane A e sistema nervoso simpático.

■❚ Distúrbios Hidroeletrolíticos

Os principais distúrbios estão descritos na Tabela 32.3.

A acidemia metabólica se apresentada geralmente com ânion gap aumentado.

Tabela 32.3 Principais Distúrbios Hidroeletrolíticos		
Eletrólito/pH	**Aumento ou diminuição**	**Repercussão clínica**
Potássio	Aumenta	Arritmias; morte súbita
Fósforo	Aumenta	Depósito tecidual de cálcio e fósforo
Cálcio	Diminui	Alterações ECG (alargamento de QT); tetania
Ácido úrico	Aumenta	Depósito intratubular
pH	Diminui	Taquipneia; taquicardia

Reposição volêmica

- Principal medida terapêutica.
- Cristaloides (SF 0,9% e Ringer lactato) são as melhores opções.
- Reposição volêmica precoce (nas primeiras 6 horas) e intensa é crucial para prevenir lesão renal aguda. A Figura 32.1 ao final do capítulo mostra uma sugestão de algoritmo para hidratação.
- Meta de hidratação baseada na diurese: 2-3 mL/kg/h ou 200 mL/h.
- Atentar para o excesso de volume em pacientes cardiopatas.

Opções aos cristaloides

- Solução bicarbonatada:
  - Não se mostrou superior em relação à solução fisiológica.
  - A meta é baseada no pH urinário (manter pH urinário > 6,50).
  - Riscos potenciais na alcalinização plasmática: deposição de fosfato de cálcio; agravamento das manifestações de hipocalcemia.
  - Suspender BIC se: hipocalcemia sintomática; pH sérico > 7,50 ou HCO_3^- > 30 mEq/L ou se não houver aumento do pH urinário após 4 a 6 h com uso da solução.
- Diuréticos e manitol:
  - O uso de manitol na rabdomiólise não demonstrou benefícios no desfecho da IRA.
  - Usar diurético se houver hipervolemia.

Distúrbios hidroeletrolíticos, cuidados

- O potássio deve ser monitorado e a hiperpotassemia deve ser tratada rapidamente (obs.: usar gluconato de cálcio, uma ampola diluída em 50-100 mL de SF 0,9% se alterações no ECG, antes das demais medidas) .
- Não tratar hipocalcemia, exceto se houver sintomas ou alterações no ECG (risco de hipercalcemia após resolução do quadro).
- Evitar quelantes a base de cálcio para tratamento de hiperfosfatemia (risco de depósito de CaxP tecidual).

Terapia renal substitutiva

- As indicações de diálise são as mesmas para outros casos de IRA: hiperpotassemia severa (refratária às medidas ou com repercussão ECG); acidemia grave (pH < 7,10 refratária); hipervolemia; sintomas urêmicos (alterações de *status* neurológico; sangramentos).
- O uso de hemodiálise de forma preventiva para a remoção de mioglobina não é indicado.

- Alguns relatos de caso sugerem maior remoção de mioglobina com uso de métodos convectivos (hemofiltração) e membranas de alto fluxo, mas sem comprovação de melhor desfecho em estudos clínicos randomizados.

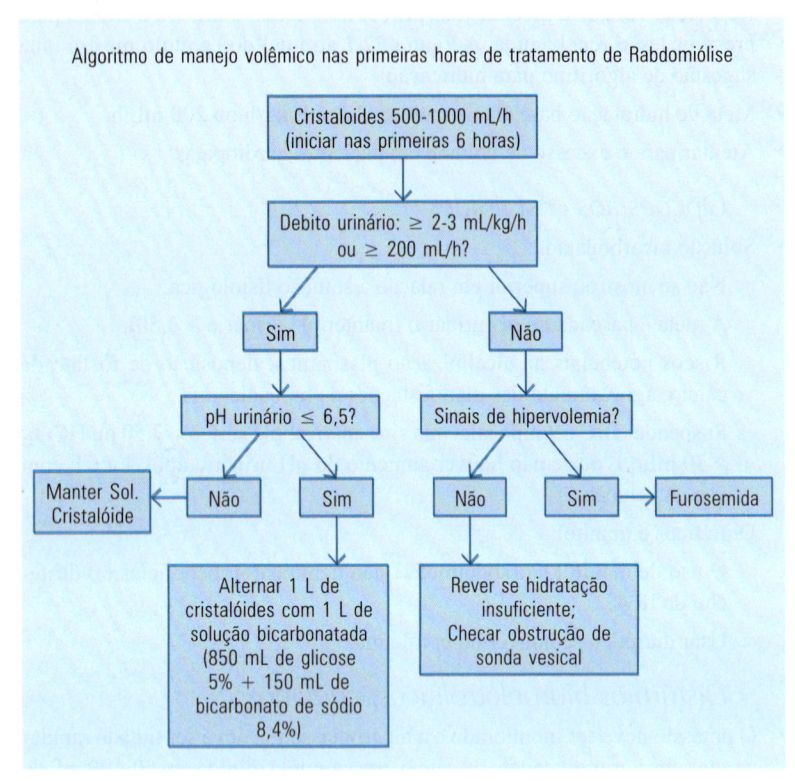

Figura 32.1 – *Manejo volêmico.*

LEITURA SUGERIDA

1. Bosch X, Poch E, Grau JM. Rhabdomyolysis and acute kidney injury. N Engl J Med. 2009;361:62-72.
2. Chavez LO, Leon M, Einav S, Varon J. Beyond muscle destruction: a systematic review of rhabdomyolysis for clinical practice. Crit Care. 2016;20(1):135.

EMERGÊNCIAS NEUROLÓGICAS

Capítulo 33

Cefaleia na Emergência

Renam Seikitsi Gushi
Natalia de Oliveira Silva
Ilda Fortini

■ INTRODUÇÃO

As cefaleias são queixas frequentes no ambiente de pronto-socorro (PS), correspondendo a aproximadamente 4,5% dos atendimentos. Apesar da maioria dos quadros não representar condições potencialmente ameaçadoras à vida, cabe ao médico emergencista identificar aqueles pacientes que necessitam investigar etiologias secundárias, além de proporcionar alívio dos sintomas que motivaram a procura pelo atendimento.

Neste contexto, é necessário diferenciar as cefaleias primárias, ou seja, aquelas que não são explicadas por outra condição ou doença, das cefaleias secundárias, decorrentes de outra condição médica.

Algumas vezes, é extremamente difícil diferenciá-las e o diagnóstico de certeza de uma cefaleia primária poderá não ser feito em um ambiente de PS e dependerá de consultas ambulatoriais subsequentes, nas quais o médico tentará identificar o tipo de cefaleia primária baseando-se em critérios clínicos. No outro extremo, caso haja suspeição de uma cefaleia secundária, o médico poderá dispor de alguns exames complementares para subsidiar seu diagnóstico e, então, tratar a causa base.

■) Anamnese

Durante a anamnese é importante salientar alguns aspectos que poderão auxiliar na diferenciação entre cefaleia primária e secundária. Indagar sobre cefaleias prévias semelhantes, frequência e duração das crises, sintomatologia no período intercrítico, localização e padrão de irradiação da dor, caráter da dor (pulsátil, em peso, pontada), intensidade da dor (escalas verbais e visuais podem ser úteis), sintomas associados (sistêmicos e neurológicos, inclusive autonômicos), relação com esforço físico, fatores desencadeantes, de melhora ou de piora, comorbidades, abuso de substâncias (inclusive analgésicos), tratamentos prévios já utilizados e a resposta a eles. No caso de paciente do sexo feminino, indagar sobre a data da última menstruação, gestação ou abortamento recente.

Exame Físico

No exame físico geral é necessário atentar para os níveis pressóricos, a temperatura corporal e a presença de descarga nasal purulenta. Já o exame neurológico específico inclui: palpação do crânio (pontos dolorosos, musculatura cervical, globos oculares, articulações temporomandibulares (ATM), têmporas, seios da face), percussão dos seios da face, ausculta de carótidas e globos oculares à procura de sopros, exame da cavidade oral (trauma dentário, periondotite), realização de otoscopia, fundoscopia, pesquisa de sinais meníngeos, percussão da mastoide e verificação da existência de alteração no nível de consciência, alterações ao exame dos nervos cranianos, déficits sensitivomotores, assimetria de reflexos ou reflexos patológicos e incoordenação motora.

Sinais de Alerta

Um ponto crucial é a identificação dos sinais de alerta (*red flags*), isto é, sinais e sintomas que sugerem que a cefaleia é secundária e, portanto, necessitará de propedêutica complementar.

Abaixo, listamos os principais sinais de alerta com os quais o médico poderá se deparar no PS:

- Primeiro ou pior episódio de cefaleia/cefaleia inédita.
- Mudança de padrão de cefaleia prévia.
- Cefaleia que surge após os 50 anos de idade.
- Cefaleia progressiva.
- Cefaleia *thunderclap*: dor de início súbito cujo ápice de intensidade é atingido em segundos a minutos.
- Cefaleia desencadeada por esforço físico ou manobra de Valsalva.
- Cefaleia relacionada ao ato sexual.
- Cefaleia associada a sinais ou sintomas sistêmicos: perda de peso, febre, aumento da pressão arterial, etc.
- Presença de sinais neurológicos focais.

○ Cefaleia associada à alteração no nível de consciência.

○ Cefaleia em paciente imunodeprimido: Aids, neoplasia, uso de medicações imunossupressoras.

○ História de traumatismo cranioencefálico recente.

○ Piora postural da cefaleia.

■) Erros Frequentes e Fatores Confundidores

Um erro relativamente comum é considerar que a boa resposta à analgesia descarta uma cefaleia secundária. Uma gama de cefaleias secundárias pode responder à analgesia simples, às medicações antimigranosas ou até mesmo ceder espontaneamente. Isso não dispensa a investigação complementar.

É importante lembrar que mesmo aquele paciente que sabidamente é portador de uma cefaleia primária não está isento de apresentar cefaleia secundária. Nestes casos, devemos nos ater à mudança do padrão da cefaleia.

Outro ponto de confusão ocorre com relação aos picos pressóricos. Muitas vezes, a cefaleia é atribuída à elevação da pressão arterial. Na maioria dos casos, elevações pressóricas não cursam com o surgimento de cefaleia; exceto, é claro, nos casos de encefalopatia hipertensiva, a qual deve ser investigada se existirem critérios para tal. Por outro lado, a elevação pressórica pode ser consequência da cefaleia e um sinal de que o controle da dor não está adequado.

É rotineiro perguntar ao paciente, durante a anamnese no PS, se o episódio atual foi a pior cefaleia de sua vida. Embora tal pergunta nos possa auxiliar na identificação de um sinal de alarme, sua resposta deve ser analisada com cautela e olhar crítico. Alguns estudos sugerem que aproximadamente um terço dos pacientes que referem "a pior cefaleia da vida" é capaz de identificar um episódio prévio de intensidade semelhante. Portanto, tal pergunta não deve ser o único parâmetro a sugerir uma cefaleia secundária, e é necessário buscar dados adicionais na anamnese que corroborem a hipótese clínica.

Nos pacientes com história de libação alcoólica recente, é frequente atribuir a cefaleia à "ressaca" e o rebaixamento do nível de consciência à ingestão alcoólica. Porém, não podemos nos prender a esse raciocínio simplista. Esses pacientes devem ser reavaliados rotineiramente e, se a anamnese não for confiável, deve-se lançar mão de exames complementares.

Por último, vale salientar que a pesquisa de sinais meníngeos no idoso pode ser prejudicada pela presença de artrose cervical. No entanto, não devemos tomar tal aspecto do exame físico como regra.

■▶ Fluxograma de Atendimento

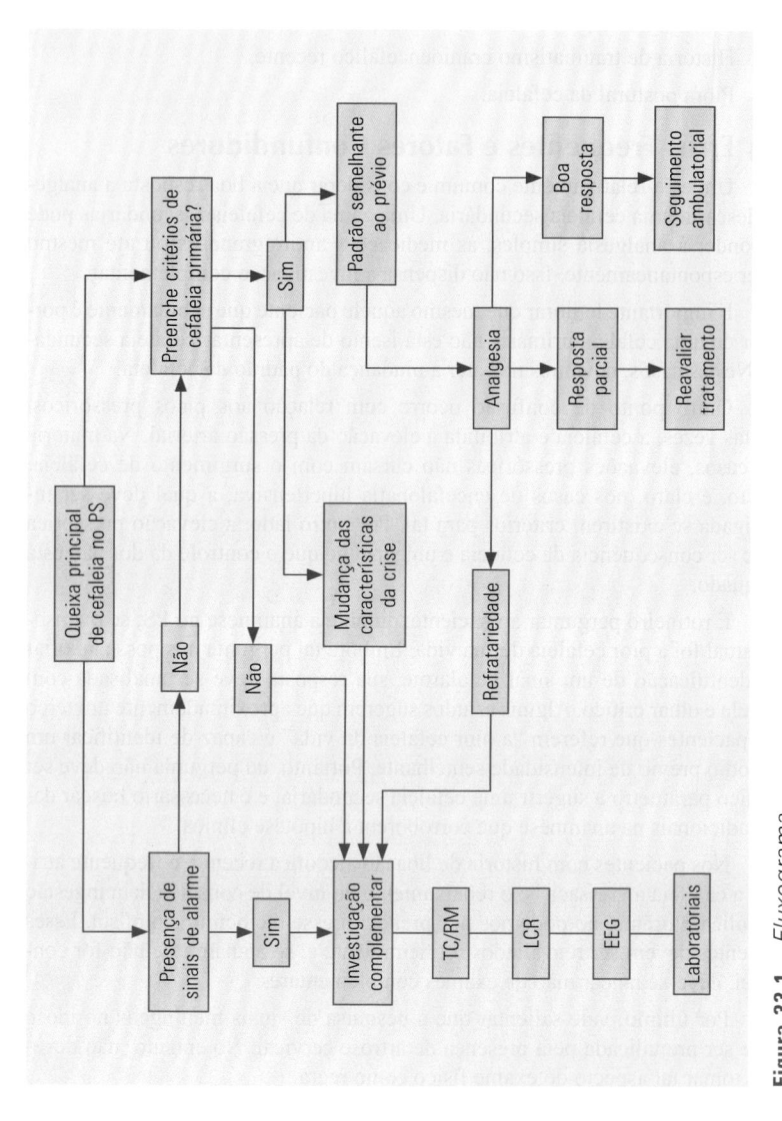

Figura 33.1 – *Fluxograma.*

■▶ Cefaleias Primárias na Emergência

Uma vez descartadas as causas secundárias, deparamo-nos com uma provável cefaleia primária e, nesses casos, as principais funções do médico são: alívio dos sintomas, orientações e avaliação da necessidade de tratamento profilático.

O ponto mais importante das cefaleias primárias é a sua estereotipia, recorrência de episódios semelhantes e autolimitados durante a vida. Devemos ressaltar, porém, que a maioria dos pacientes não procura atendimento médico pela sua cefaleia habitual e, quase sempre, há algum aspecto da dor que a diferencia das dores prévias como, por exemplo, aumento da intensidade da dor ou dos sintomas associados, falta de resposta às medicações habituais. As características principais, entretanto, mantêm-se constantes.

Neste capítulo, abordaremos o tratamento das três cefaleias primárias mais comuns: migrânea, cefaleia tensional e cefaleia em salvas.

Os critérios diagnósticos estão de acordo com a Classificação da Sociedade Internacional de Cefaleia de 2013 (ICHD3 versão *beta*).

Migrânea

A migrânea é uma doença comum, episódica, e pode ser bastante debilitante para o paciente, seja pela dor intensa ou pelos sintomas associados, como náuseas e vômitos.

Critérios diagnósticos (Tabela 33.1)

Tabela 33.1
Critérios Diagnósticos para Migrânea

A	Pelo menos cinco crises preenchendo critérios B-D
B	Crise de cefaleia durando de 4 a 72 horas (não tratada ou tratada sem sucesso)
C	A cefaleia tem no mínimo duas das seguintes características: 1. localização unilateral 2. Qualidade pulsátil 3. Intensidade moderada ou forte (limitando ou impedindo atividades diárias) 4. agravamento por subir degraus ou atividade física semelhante de rotina (ou o paciente evita realizar as funções habituais)
D	Durante a cefaleia há no mínimo um dos seguintes sintomas: 1. Náuseas e/ou vômitos 2. Fotofobia e fonofobia
E	Não há uma causa secundária atribuível à cefaleia: 1. história e exames físico e neurológico não sugestivos de cefaleias secundárias 2. História e/ou exame físico e/ou neurológico sugestivos de tais distúrbios, mas que são afastados por investigação apropriada 3. Tais distúrbios estão presentes, mas as crises de migrânea não ocorreram pela primeira vez em clara relação temporal com o distúrbio

Tratamento na emergência

O repertório para o tratamento dos quadros agudos da migrânea e das outras cefaleias primárias é bastante amplo, podendo ser divididos em duas categorias: os específicos para migrânea (ergotamínicos e triptanos) e os não específicos (analgésicos simples, anti-inflamatórios não hormonais, antagonistas dopaminérgicos, anti-histamínicos, corticoesteroides e opioides).

Triptanos

São medicamentos específicos para o tratamento da migrânea, pois atuam como agonistas superseletivos dos receptores serotoninérgicos 5-HT 1b e 5-HT 1d, envolvidos na fisiopatogênese da doença. Sua vantagem em relação aos ergotamínicos é o seu perfil mais favorável de efeitos colaterais, dado serem mais seletivos. Os ergotamínicos se ligam a todos os subtipos de receptores de serotonina.

Os efeitos adversos são: vertigens, tonturas, sensação de calor e de fraqueza, náuseas, vômitos e dispneia.

As principais contraindicações são: gestação, coronariopatias, insuficiência vascular periférica e hipertensão arterial sistêmica de difícil controle.

Os principais exemplos dessa classe são:

- Sumatriptano:
  - Via subcutânea: 6 a 12 mg/dia.
  - Via oral: 50 a 200 mg/dia.
  - Via nasal: 10 a 40 mg/dia.
- Zolmitriptano: 2,5 a 5 mg/dia via oral.
- Rizatriptano: 5 a 10 mg/dia via oral.
- Naratriptano: 2,5 a 5 mg/dia via oral.
- Eletriptano: 40 a 80 mg/dia via oral.

Ergotamínicos

São medicamentos pouco usados na prática clínica pelo perfil de efeitos colaterais, indução de cefaleia por abuso de analgésicos e associação com cefaleia rebote.

As principais contraindicações são: pacientes com doença vascular periférica, doença coronariana, insuficiência hepática ou renal, hipertensão arterial sistêmica grave, gestação, hipertireoidismo e porfiria.

Os principais exemplos são:

- Tartarato de ergotamina: 1 a 2 mg, via retal ou sublingual.
- Mesilato de dihidroergotamina: *spray* nasal, 0,5 mg.

Analgésicos simples

São medicamentos seguros e com eficácia comprovada para o tratamento das crises de migrânea.

Os principais exemplos são:

○ Dipirona: 1 a 2 g, por via oral ou endovenosa.

○ Paracetamol: 500 a 750 mg por via oral, não ultrapassando 4 g por dia.

Os principais efeitos colaterais são: agranulocitose (dipirona) e hepatite medicamentosa (paracetamol).

Antinflamatórios não hormonais (AINHs)

Os AINHs são bastante efetivos no tratamento agudo da migrânea. Suas principais contraindicações são: alergia conhecida, antecedente de úlcera péptica e insuficiência renal.

Os principais exemplos são:

○ Naproxeno: 250 a 500 mg via oral; de 8/8 a 12/12 horas.

○ Diclofenaco:

▪ Via oral: 50 mg; de 8/8 horas.

▪ Intramuscular: 75 mg; de 12/12 horas.

○ Cetoprofeno: 100 mg intramuscular ou endovenoso; de 12/12 horas.

○ Tenoxicam: 20 a 40 mg por via intramuscular ou endovenosa; uma vez ao dia.

Agentes antirreceptores dopaminérgicos

Além de seu efeito analgésico, esses medicamentos têm efeitos antieméticos, fazendo com que sua utilização seja de grande valor no tratamento agudo das migrâneas. Estas medicações podem induzir aumento do intervalo QT, cuja probabilidade aumenta em pacientes com distúrbios hidroeletrolíticos (principalmente hipocalemia e hipomagnesemia), insuficiência hepática ou renal e miocardiopatia. Outros efeitos colaterais importantes são distúrbios do movimento e acatisia, que podem ser prevenidos com o uso concomitante de um anti-histamínico (difenidramina 12,5 mg a 20 mg, por exemplo).

Os principais exemplos são:

○ Clorpromazina: 0,1 mg/kg, por via oral ou endovenosa.

○ Metoclopramida: 10 a 20 mg, por via oral ou endovenosa.

Corticoesteroides

Esses agentes não estão relacionados com o alívio imediato da dor, mas sim com a redução da recorrência em 72 horas e, portanto, devem ser utilizados em associação com outras medicações.

A principal medicação utilizada é a dexametasona na dose de 4 a 16 mg por via oral, endovenosa ou intramuscular.

Opioides

Essas medicações têm uso reservado para o tratamento de cefaleia, por favorecerem o surgimento de cefaleia rebote, abuso de analgésicos e pelo fato de sua eficácia ser menor que a das medicações descritas anteriormente. Sua utilização é reservada para casos em que o paciente tenha alergia/contraindicações às outras medicações já descritas.

Para o tratamento de crises leves a moderadas, é indicado iniciar o tratamento com analgésicos simples, associados ou não a AINHs e um antiemético, sendo a primeira escolha a metoclopramida, pelo seu efeito na motilidade gástrica.

Para crises fortes é aconselhável a prescrição de medicamentos mais potentes, como triptanos associados aos AINHs, podendo ser acrescentados analgésicos simples e antieméticos. Se o paciente não responder aos medicamentos de primeira linha, podendo associar-se a outras medicações, como a dexametasona e a clorpromazina. Há casos em que o paciente apresenta a crise de dor por mais de 72 horas, apesar do tratamento. Esses episódios são denominados de estado de mal enxaquecoso e, nestes casos, faz-se necessária, por vezes, internação, uso de medicações por via endovenosa de horário e associações com terapêuticas pouco usuais (como sulfato de magnésio e valproato de sódio). A discussão específica desses casos foge do escopo deste capítulo.

Obs. 1) deve-se atentar para o nível de hidratação dos pacientes, já que essa doença é muito associada a vômitos e gastroparesia, sendo indicada hidratação endovenosa, se necessária; 2) a via de escolha para as medicações é parenteral, pelo seu efeito mais rápido e pela associação comum da migrânea com náuseas e vômitos.

Cefaleia tensional

É a cefaleia mais comum na população e o maior motivo de compra de analgésicos nos Estados Unidos da América. Apesar da dor classicamente ter uma intensidade menor que a da enxaqueca, também é uma causa frequente de perda de dias de trabalho e procura por atendimento médico.

Critérios diagnósticos (Tabela 33.2)

A cefaleia tensional também pode ser dividida em infrequente (menos de um episódio por mês), frequente (entre 1 e 15 episódios por mês) e crônica (mais de 15 episódios por mês por mais de 3 meses ou 180 no ano).

Tratamento na emergência

A eficácia dos triptanos e ergotamínicos é baixa nesse tipo de cefaleia e, como na enxaqueca, o uso de opioides deve ser evitado, pelos motivos já descritos acima.

As drogas de primeira escolha para abortar as crises de cefaleia tensional são os AINHs, por serem mais efetivos que os analgésicos simples e terem

Tabela 33.2 Critérios Diagnósticos para Cefaleia Tensional	
A	Pelo menos dez crises de cefaleia que preenchem os critérios B-D abaixo
B	Cefaleia durando 30 minutos a 7 dias
C	Pelo menos duas das seguintes características da dor: 1. Qualidade de aperto/pressão (não pulsátil) 2. Intensidade leve a moderada (pode limitar, mas não impede atividades) 3. Localização bilateral 4. Não é agravada por subir degraus ou atividade física semelhante de rotina diária
D	Ambos os seguintes: 1. Ausência de náusea ou vômitos (anorexia pode ocorrer) 2. Fotofobia e fonofobia estão ausentes, ou apenas uma delas está presente
E	A cefaleia não é atribuída a outra desordem: 1. História e exames físico e neurológico não sugestivos de cefaleias secundárias 2. História e/ou exame físico e/ou neurológico sugestivos de tais distúrbios, mas que são afastados por investigação apropriada 3. Tais distúrbios estão presentes, mas as crises de cefaleia do tipo tensional não ocorreram pela primeira vez em clara relação temporal com o distúrbio

pouca relação com abuso de analgésicos e cefaleia rebote. Para os pacientes com náuseas e vômitos devem-se associar antieméticos.

Nos casos em que o paciente tolera medicações orais, a associação com cafeína mostrou-se mais eficaz do que o uso de analgésicos simples ou AINHs isoladamente.

Pacientes que não respondem aos medicamentos de primeira escolha podem beneficiar-se com a associação de clorpromazina ou dexametasona.

Cefaleia em salvas

Caracteriza-se por episódios de dores unilaterais lancinantes que costumam iniciar-se atrás do olho e espalhar-se para as regiões frontal, temporal e cervical ipsilateral. O pico da dor é atingido em poucos minutos, e é tão intensa que já foi conhecida como "cefaleia do suicídio".

Acomete cerca de 0,1% da população, na proporção de quatro homens para cada mulher.

Critérios diagnósticos (Tabela 33.3)

Tabela 33.3 Critérios Diagnósticos para Cefaleia em Salvas	
A	Pelo menos cinco crises preenchendo B-D
B	Crises intensas de dor unilateral, orbitária, supraorbitária e/ou temporal, durando 15-180 min se não tratada
C	A cefaleia é associada a pelo menos um dos seguintes sinais: 1. Injeção conjuntival e/ou lacrimejamento ipsilateral 2. Congestão nasal e/ou rinorreia ipsilateral 3. Edema palpebral ipsilateral 4. Sudorese da fronte e da face ipsilateral 5. Miose e/ou ptose ipsilateral 6. Sensação de inquietação ou agitação
D	A frequência das crises varia de uma em dias alternados até oito crises por dia
E	Não é atribuída a outra desordem: 1. História e exames físico e neurológico não sugestivos de desordem secundária 2. História e/ou exame físico e/ou neurológico sugestivos de tais distúrbios, mas que são afastados por investigação apropriada 3. Tais distúrbios estão presentes, mas as crises de cefaleia em salvas não ocorreram pela primeira vez em clara relação temporal com o distúrbio

Tratamento na emergência

O tratamento desse tipo de cefaleia tem algumas particularidades: analgésicos simples e opioides não têm efetividade, portanto não devem ser prescritos.

As opções terapêuticas incluem:

○ Inalação de oxigênio a 100% (fluxo de 5 a 7 L/min em máscara não reinalante) está relacionado a abortamento das crises em até 70% dos casos em 5 a 10 minutos.

○ Sumatriptano subcutâneo de 6 a 12 mg está associado ao alívio da dor em até 15 minutos em até 96% dos paciente; formulações intranasais demoram mais para fazer efeito (cerca de 30 minutos) e devem ser evitadas, devido ao fato das crises de dor serem muito curtas.

○ O uso lidocaína intranasal é controverso na literatura, seu efeito é devido ao bloqueio do gânglio esfenopalatino, porém não há evidências fortes de seu benefício.

Como os paciente com esse tipo de cefaleia costumam apresentar várias crises durante um período é importante considerar uma terapia de ponte até ser instituída a profilaxia mais adequada.

A terapia de ponte é feita com corticoesteroides. A maioria dos pacientes responde a cursos breves de prednisona (geralmente se inicia com 60 a 80 mg e retiram-se 10 mg a cada 2-3 dias). Dexametasona também é uma opção.

■) Cefaleias Secundárias

A seguir, discorreremos sobre as principais etiologias de cefaleias secundárias, incluindo o quadro clínico geral e os principais exames a serem solicitados para diagnóstico diferencial. É importante lembrar que, na maior parte das etiologias citadas a seguir, cabe ao médico emergencista suspeitar e identificar de uma causa secundária, iniciar o tratamento e, frequentemente, solicitar avaliação de um especialista para condutas específicas.

Hemorragia subaracnóidea

Apresentação clínica mais comum da cefaleia secundária à hemorragia subaracnóidea (HSA) é a chamada *thunderclap headache* ou cefaleia em trovoada. Ela se caracteriza por uma cefaleia súbita que atinge seu ápice de intensidade em poucos segundos

Uma porcentagem dos pacientes com HSA relatam episódio de cefaleia nova antecedendo em poucos dias o evento principal, a chamada cefaleia sentinela. Muitos pacientes não dão atenção a essa cefaleia, uma vez que ela pode remitir de maneira espontânea ou com analgésicos comuns. Esse tipo de cefaleia é altamente sugestivo de HSA por ruptura aneurismática. Ambas as situações são indicações formais de realização de neuroimagem com critério de urgência. A maioria dos casos pode ser elucidada com a realização de uma tomografia sem contraste que, na fase aguda, é mais sensível que a ressonância magnética (RM) de encéfalo. Caso a suspeita seja de HSA por ruptura aneurismática, um estudo de vasos intracranianos deverá ser realizado (angiotomografia de crânio, angiorressonância ou arteriografia). Caso a suspeita clínica de HSA persista e a neuroimagem não sugira tal diagnóstico, o próximo passo é a realização de uma punção liquórica para avaliar xantocromia e presença de hemácias. Vale ressaltar que tal procedimento deverá ser feito pelo médico mais experiente visando minimizar os riscos de acidente de punção, o qual dificulta o diagnóstico pela presença de hemácias no líquor. No caso de acidente de punção, deverão ser coletadas amostras subsequentes e avaliar se há clareamento do líquor. Se a dúvida ainda persistir, considerar nova punção liquórica em um espaço intervertebral diferente.

Arterite temporal

O diagnóstico de arterite temporal deve sempre ser lembrado nos pacientes idosos com cefaleia nova, especialmente se o paciente já é portador de alguma doença reumatológica, como a polimialgia reumática. O quadro clínico clássico é de cefaleia temporal, baixa acuidade visual e claudicação mandibular. Ao exame físico podem-se notar espessamento, dolorimento ou assimetria na palpação das artérias temporais.

Dissecção de artérias cervicais

A dissecção de vasos cervicais pode simular a sintomatologia da HSA. Os pacientes costumam ter história de trauma cervical, manipulação cervical (fisioterapia, quiropraxia) e crises de tosse vigorosas; no entanto, dissecções menores podem ocorrer espontaneamente. Na dissecção carotídea, a dor pode ser unilateral e irradiar-se para a face. O paciente pode queixar-se de zumbido pulsátil e apresentar sinais de acometimento do nervo oculomotor.

Pré-eclâmpsia

No contexto de emergência clínica é importante lembrar a possibilidade deste diagnóstico na paciente em período puerperal.

Glaucoma agudo de ângulo fechado

Este diagnóstico constitui uma emergência oftalmológica e deve ser considerado quando da presença de cefaleia intensa, vômitos, hiperemia conjuntival unilateral, edema de córnea e pupila midriática fixa.

Lesões expansivas

A cefaleia clássica de lesões expansivas no sistema nervoso central (SNC) decorre do aumento insidioso da pressão intracraniana (PIC) que leva o paciente a queixar-se de cefaleia nova, progressiva e que não remite. Tipicamente, a dor tende a ser pior quando o paciente se deita ou quando desperta pela manhã, devido ao aumento da PIC. Nos casos mais avançados, sinais de hipertensão intracraniana podem estar presentes e medidas terapêuticas imediatas devem ser tomadas para evitar hérnias cerebrais com dano encefálico secundário. Os sinais neurológicos localizatórios variam de acordo com a topografia da lesão. São exemplos de lesões expansivas: neoplasias primárias ou secundárias do SNC, abscessos, aneurismas gigantes e malformações arteriovenosas.

Trombose de seios venosos intracranianos

A cefaleia decorrente da trombose de seios venosos cerebrais (TVC) tem apresentação clínica variável, sendo a cefaleia *thunderclap* uma possibilidade. Em outros casos, o paciente pode referir cefaleia progressiva decorrente do aumento da PIC. A suspeição clínica deve ser feita mediante a identificação de fatores de risco: gestação, puerpério, tabagismo, uso de anticoncepcionais hormonais, síndrome nefrótica, trombofilias, infecções e neoplasias. Ao exame físico, sinais indiretos de hipertensão intracraniana devem ser pesquisados, como edema de papila e, em casos mais tardios, nos quais existam sangramentos ou isquemias associadas, sinais neurológicos focais estarão presentes, estes não respeitam síndromes clínicas de acordo com os territórios arteriais.

Hipertensão intracraniana idiopática

Tal patologia, de fisiopatologia ainda incerta, possivelmente decorre do aumento sustentado da pressão intracraniana por obstrução da drenagem liquórica no nível das granulações aracnóideas. O protótipo de paciente é mulher, obesa e de meia-idade, com queixa de cefaleia e baixa acuidade visual progressivas. Em alguns casos, observa-se paralisia do nervo abducente por compressão indireta (falso sinal localizatório). A neuroimagem excluiu processos expansivos localizados. Na punção liquórica, observa-se aumento da pressão de abertura e o paciente costuma referir alívio da dor após o procedimento.

Cefaleia por hipotensão liquórica

Consiste numa queixa relativamente comum entre os pacientes submetidos a punção liquórica, raquianestesia ou procedimentos neurocirúrgicos. Também pode ocorrer em consequência de fístulas durais, supra ou infratentoriais, nas quais o paciente pode queixar-se de rinorraquia e otorraquia. Sua característica principal é a piora quando o paciente assume a ortostase. No primeiro caso, recomenda-se repouso em decúbito dorsal, aumento da ingestão hídrica ou hidratação endovenosa, analgesia e ingestão de cafeína. Nos casos refratários, indica-se *blood-patch*. Na suspeita de fístula dural, deve-se realizar exame de imagem de neuroeixo, de forma a se buscar a topografia da fístula e avaliar a necessidade de procedimento intervencionista.

Meningite

Pacientes com história de cefaleia recente associada a febre devem sempre ser pesquisados, buscando-se sinais de meningite. A referência a uma infecção de vias aéreas superiores antecedendo o quadro pode corroborar esta hipótese diagnóstica. No exame físico, a pesquisa de sinais meníngeos é fundamental: rigidez nucal, Kernig e Brudzinski. Entretanto, a ausência deles não excluiu o diagnóstico definitivo e a antibioticoterapia deve ser iniciada tão logo haja suspeita clínica de meningite. A punção liquórica está indicada para o diagnóstico da meningite, bem como para sua diferenciação etiológica; entretanto, a realização do procedimento não deve postergar o início da antibioticoterapia. Ainda, é preciso lembrar que pacientes com sinais neurológicos focais, rebaixamento do nível de consciência e imunossuprimidos deverão realizar neuroimagem antes da coleta de líquor buscando lesões expansivas que possam contraindicar o procedimento pelo risco aumentado de herniação.

Trauma

A história de trauma deve ser presumida no caso de idosos, crianças ou pacientes que possuam quadros demenciais e/ou comportamentais. Nesses casos, a realização de neuroimagem é mandatória se houver suspeita de trauma.

■ LEITURA SUGERIDA

1. Cortelli P, et al. Risk Stratification of Non-traumatic headache in the Emergency Department. J Neurol. 2009;256:51-57.
2. Bajwa ZH, Smith JH. Acute treatment of migraine in adults. UpToDate. 2017.
3. Martins HS, Brandão Neto RA, Scalabrini Neto A, Velasco IT. Livro de emergências clínicas - Abordagem prática. 10ª edição. 2015.
4. Tensiontype headache in adults: Acute treatment. UpToDate. 2017.
5. Lawrence C. Newman, MD, FAHS, FAAN. Trigeminal Autonomic Cephalalgias, Continuum (Minneap Minn). 2015;21(4):1041-1057.
6. Speciali JG, et al. Protocolos para Tratamento da Cefaleia Aguda em Unidade de Emergência. Medicina, Ribeirão Preto. 1999;32:486-491. .
7. Swadron SP. Pitfalls in the Management of headache in the Emergency Department. Emerg Med Clin N Am. 2010;28:127-147.
8. Tepper DE. Wisely Evaluating and Managing Headaches. Headache Currents, Headache, October 2015; 1299-1300.
9. Todd D. Rozen, MD, FAAN. Emergency Department and Inpatient Management of Status Migrainosus and Intractable Headache, Continuum (Minneap Minn). 2015;21(4):1004-1017.

Capítulo 34

Acidente Vascular Cerebral

Rodrigo Andrade da Silva
Gisela Tinone

● INTRODUÇÃO

O acidente vascular cerebral (AVC) é um importante problema de saúde pública, sendo umas das principais causas de morte e incapacidade.

É importante, portanto, que todo médico que atue em ambiente de urgência /emergência esteja apto para prestar um atendimento adequado a estes pacientes, dando-lhes a oportunidade de redução de incapacidade e mortalidade decorrentes desta patologia. Para tanto, é necessário que os fundamentos de diagnóstico e tratamento adequados estejam bem sedimentados. A avaliação do especialista é sempre recomendada quando disponível, mas não deve ser um entrave ao andamento do tratamento agudo.

Os serviços de atendimento pré-hospitalar, triagem hospitalar, diagnóstico por imagem, laboratório e emergência devem ter um plano de ação bem engendrado para a abordagem ao paciente com suspeita de AVC, evitando-se desta maneira, atrasos desnecessários na terapia.

■) Definições

A síndrome clínica do acidente vascular cerebral é caracterizada por início súbito de déficit neurológico documentado pela anamnese, com envolvimento focal do sistema nervoso central, de causa vascular e com duração dos sintomas por mais de 24 horas. Pode ser decorrente de isquemia ou de hemorragia intraparenquimatosa, temas que serão abordados neste capítulo.

Acidente vascular cerebral isquêmico

É caracterizado por lesão cerebral decorrente de interrupção do fluxo sanguíneo em vasos cerebrais, ou hipofluxo grave, capaz de desencadear processo metabólico de morte neuronal e consequente perda de função da região afetada. Representa o tipo mais comum de AVC (cerca de 80-85% dos casos).

Logo após a oclusão arterial, duas áreas concêntricas se formam, uma mais central, denominada zona de necrose isquêmica (*core* isquêmico) e uma outra circunjacente denominada zona de penumbra isquêmica, que contém neurônios funcionalmente inativos, cuja viabilidade se mantém por tempo muito curto. Portanto, terapêuticas com o objetivo de reperfundir o mais rápido possível a artéria cerebral, poderiam recuperar os neurônios da zona de penumbra, melhorando o prognóstico do paciente.

Diversas etiologias podem ser implicadas na gênese do AVCi. As causas são divididas em grandes grupos, segundo o critério TOAST:

○ Doença aterosclerótica de grandes vasos: decorrente dos mesmos fatores de risco para doença aterosclerótica coronariana: diabetes, tabagismo, dislipidemia, hipertensão arterial sistêmica, etilismo, sedentarismo e obesidade. Caracterizado por alterações ateroscleróticas significativas de vasos extracranianos (carótidas e vertebrais) e intracranianos.

○ Frequentemente os pacientes têm história de ataques isquêmicos transitórios (AIT) precedendo o AVCi. O AIT caracteriza-se por disfunção neurológica causada por isquemia cerebral focal com melhora espontânea em menos de 24 h com estudo de ressonância normal.

○ Embolia cardíaca: caracterizado por início abrupto com disfunção neurológica máxima já instalada no início do quadro. Pode acometer vários territórios vasculares cerebrais e tem maior propensão à transformação hemorrágica. Está relacionada com arritmias, principalmente fibrilação atrial, insuficiência cardíaca com fração de ejeção reduzida e valvopatias.

○ Infarto de pequenos vasos ou lacunares: corresponde a lesões com diâmetro entre 3 e 15 mm decorrente de oclusão de pequenas artérias e arteríolas perfurantes originárias das artérias cerebrais médias, vertebrais, basilar e demais vasos do polígono de Willis. É causada pela lipo-hialinólise desses vasos e por ateromatose na origem destes. Tem como principais fatores de risco a hipertensão arterial sistêmica e o diabetes melito. Raramente os infartos lacunares podem ser de causa cardioembólica ou por ateromatose de grandes vasos. Por esse motivo, a investigação complementar também deve ser realizada nesses pacientes.

○ Etiologia indeterminada: quando extensa investigação foi feita, mas não se identificou a causa da lesão isquêmica, ou quando mais de um mecanismo foi encontrado, não sendo possível determinar qual a causa implicada na gênese da lesão.

○ Outras causas: engloba condições menos frequentes, tais como dissecção arterial, doenças inflamatórias ou infecciosas de vasos intracranianos ou extracranianos, displasia fibromuscular, infarto relacionado à enxaqueca, entre outras.

Abordagem ao AVCi na emergência

De forma ideal, o paciente vítima de AVCi deve ter prioridade no atendimento médico, de forma semelhante ao paciente politraumatizado ou com síndrome coronariana aguda, pois o tempo até o início da terapia será o fator mais importante na redução da incapacidade e morte geradas pela doença. A American Stroke Association recomenda que o paciente com suspeita de AVCi seja avaliado pelo médico em até 10 minutos de sua chegada à unidade de emergência. Uma tomografia deve ser realizada e interpretada em no máximo 45 minutos e a terapia iniciada em até 60 minutos, quando indicada.

Anamnese e exame físico

Na anamnese, questionar o tempo do início dos sintomas, que muitas vezes é difícil de determinar. Quando houver dificuldade em definir, deve-se questionar aos familiares a hora em que o paciente foi visto pela última vez em seu estado basal. Em pacientes que acordaram com déficit, pode-se tentar estimar o tempo de instalação com informações como a presença de déficit no momento em que foram dormir ou se acordaram para utilizar o banheiro ou ir à cozinha.

Importante ressaltar que, em pacientes com AIT prévio, deve-se considerar o tempo de instalação do déficit no episódio atual. Questionar sempre fatores de risco para aterosclerose e doenças cardíacas, história de uso de drogas, cefaleia, crise convulsiva, infecção, trauma e gravidez, pois diversas patologias podem mimetizar AVCi e devem ser suspeitadas logo à entrada no pronto socorro e devidamente investigadas (Tabela 34.1).

Tabela 34.1
Diagnósticos Diferenciais de Acidente Vascular Cerebral a Serem Pesquisados na Chegada à Emergência

Psicogênico	Ausência de achado objetivo de nervo craniano, achados neurológicos em distribuição não vascular, exame inconsistente
Crises	História de crises, período pós-ictal, atividade epiléptica testemunhada
Hipoglicemia	História de diabetes, baixa glicose sérica, redução do nível de consciência
Migrânea com aura (migrânea complicada)	História de eventos similares, aura precedente, dor de cabeça
Encefalopatia hipertensiva	Cefaleia, *delirium*, hipertensão significante, cegueira cortical, edema cerebral, crise
Encefalopatia de Wernicke	História de abuso de álcool, ataxia, oftalmoplegia, confusão
Abscesso de SNC	História de abuso de drogas, endocardite, implante de dispositivo médico com febre
Tumor de SNC	Progressão gradual dos sintomas, outras neoplasias primárias, crise no início dos sintomas
Toxicidade por drogas	Uso de lítio, fenitoína, carbamazepina

SNC: sistema nervoso central.

Inicialmente, assegurar via aérea do paciente e oxigenação adequada, realizar monitoração cardíaca, glicemia capilar e coleta de exames laboratoriais (Tabela 34.2). Proceder o exame clínico geral, com atenção especial a sinais que possam agregar valor aos diagnósticos diferenciais, tais como escoriações na pele e lesão em língua (sinais de possível crise convulsiva), petéquias e alterações cutâneas sugestivas de discrasia sanguínea ou doenças infecciosas, sinais de doença cardiovascular ou insuficiência cardíaca, arritmias cardíacas assim como a presença de sopro carotídeo ou alterações de pulsos periféricos.

Na avaliação neurológica inicial, deve-se evitar realizar exame neurológico minucioso, pois este demandará tempo excessivo. Uma ferramenta útil é a utilização de exame neurológico padronizado pelo National Institute of Health (NIH), de fácil aplicação após treinamento básico. Através dessa avaliação, padroniza-se o exame e pode-se comparar, longitudinalmente, a evolução clínica do doente com maior acurácia (Tabela 34.3). O exame neurológico completo poderá ser realizado após a estabilização do quadro.

Tabela 34.2
Exames Subsidiários a Serem Realizados em Pacientes com Suspeita de Acidente Vascular Cerebral

Todos os pacientes	Pacientes selecionados
Tomografia de crânio sem contraste ou ressonância magnética de crânio	Tempo de trombina ou tempo de coagulação de ecarina se há suspeita de uso de inibidor direto de trombina ou inibidor direto do fator Xa
Glicose sérica	Função hepática
Saturação de oxigênio	Triagem toxicológica
Função renal e eletrólitos	Nível sérico de álcool
Hemograma e contagem de plaquetas	Teste de gravidez
Marcadores de isquemia miocárdica	Gasometria arterial/se hipoxemia suspeita
Tempo de protrombina/ INR	Radiografia de tórax
Tempo de ativação parcial de tromboplastina	Punção lombar (se hemorragia subaracnóidea suspeita com tomografia de crânio normal)
Eletrocardiograma	Eletroencefalograma (se crises suspeitas)

Tabela 34.3 Escala de AVC do *National Institutes of Health*		
Item testado	**Título**	***Respostas e escores***
1A	Nível de consciência	• Alerta • Sonolento • Obnubilado • Coma/arresponsivo
1B	Questões de orientação (2)	• Ambas as respostas corretas • Uma resposta correta • Nenhuma resposta correta
1C	Resposta a comandos (2)	• Realiza duas tarefas corretamente • Realiza uma tarefa corretamente
2	Olhar	• Normal • Paralisia parcial do olhar conjugado • Desvio forçado ou paresia total do olhar conjugado
3	Campos visuais	• Sem défices campimétricos • Hemianopsia parcia • Hemianopsia completa • Hemianopsia bilateral (cego, incluindo cegueira cortical)
4	Movimentos Faciais	• Movimentos normais simétricos • Paralisia facial minor (apagamento de prega nasolabial, assimetria no sorriso) • Paralisia facial central evidente (paralisia facial inferior total ou quase total) • Paralisia facial completa (ausência de movimentos faciais das regiões superior e inferior de um lado da face)
5	Função motora (braço) Esquerdo Direito	• Sem queda • Queda parcial antes de completar o período de 10 segundos; não chega a tocar na cama ou em outro suporteAlgum esforço contra a gravidade; o braço acaba por cair na cama ou em outro suporte antes dos 10 segundos, mas não de forma imediata • Nenhum esforço contra a gravidade; o braço cai logo; pousado, o membro faz algum movimento • Nenhum movimento. • NT = amputação ou anquilose

Continua...

Tabela 34.3 *(continuação)*
Escala de AVC do *National Institutes of Health*

Item testado	Título	Respostas e escores
6	Função motora (perna) Esquerda Direita	• Sem queda; mantém a perna a 30° por um período de 5 segundos • Queda parcial antes de completar o período de 5 segundos; não chega a tocar na cama ou em outro suporte • Algum esforço contra a gravidade; a perna acaba por cair na cama ou em outro suporte antes dos 5 segundos, mas não de forma imediata • Nenhum esforço contra a gravidade; a perna cai logo; pousado, o membro faz algum movimento • Nenhum movimento • NT = amputação ou anquilose
7	Ataxia de membros	• Ausente • Presente em 1 membro • Presente em 2 membros • NT = amputação ou anquilose
8	Sensibilidade	• Normal; sem perda de sensibilidade • Perda de sensibilidade leve a moderada • Perda da sensibilidade grave ou total
9	Linguagem	• Normal • Afasia leve a moderada • Afasia grave • Mutismo ou afasia global
10	Disartria	• Normal • Disartria leve a moderada • Disartria grave
11	Extinção e desatenção	• Nenhuma anormalidade • Desatenção visual, tátil, auditiva, espacial ou pessoal, ou extinção à estimulação simultânea em uma das modalidades sensoriais • Profunda hemidesatenção ou hemidesatenção para mais de uma modalidade; não reconhece a própria mão e se orienta apenas para um lado do espaço

Estudos de imagem

Tomografia de crânio sem contraste

A tomografia de crânio sem contraste (TC) é o exame inicial de imagem preconizado na unidade de emergência, pois é uma técnica cuja disponibilidade vem aumentando no nosso país, de execução rápida e não invasiva. A TC é capaz de afastar hemorragia intraparenquimatosa, sendo suficiente para indicar/contraindicar a trombólise. Ela é capaz de demostrar alterações de parênquima cerebral a partir de 3 horas do *ictus*; mesmo quando tais sinais ainda não estão presentes, existem sinais precoces que podem predizer a presença de isquemia ainda não revelada. Dentre estes sinais precoces, encontra-se a hiperdensidade de artéria cerebral média (ACM) e artéria basilar e a perda de diferenciação de substância branca-cinzenta.

Na avaliação de indicação de trombólise, existe uma padronização na análise da TC, o escore ASPECTS (Alberta Stroke Program Early CT Score), que subdivide o cérebro em dez áreas, atribuindo uma pontuação de 10-0, que é importante na indicação terapêutica, principalmente, em procedimentos endovasculares. A identificação de uma hipodensidade de mais de um terço do território da ACM, quando presente, está associado ao alto risco de transformação hemorrágica,

Como desvantagens, a TC é uma técnica que expõe o paciente à radiação e não visualiza bem lesões muito pequenas ou em estruturas da fossa posterior do crânio.

Ressonância nuclear magnética

A ressonância nuclear magnética de crânio (RNM) é uma técnica menos disponível em nosso meio, que tem algumas vantagens em relação à tomografia computadorizada, como melhor definição anatômica e melhor visualização da fossa posterior. A sequência de difusão é extremamente sensível e específica em diagnosticar regiões de infarto cerebral de forma precoce (poucos minutos). Outra vantagem da RNM é a possibilidade de diferenciar o *core* da lesão (área não viável) da área de penumbra (lesão potencialmente reversível) através da sobreposição das sequências difusão e perfusão para determinar os casos que têm melhor prognóstico. A sequência gradiente eco permite demonstrar pequenos sangramentos não identificados na tomografia que, quando presentes, aumentam o risco de transformação hemorrágica. Apesar destas vantagens, a RNM é uma técnica cara, pouco disponível, com aquisição de imagens demorada e com diversas restrições inerentes ao método (alguns tipos de marca-passo ou clipes metálicos de aneurismas, claustrofobia, etc.), o que limita o seu uso rotineiro nas unidades de emergência.

Imagem de vasos intracranianos e extracranianos

O estudo dos vasos cerebrais e cervicais é importante na determinação do mecanismo causal do AVC. O padrão-ouro permanece sendo a angiografia, no entanto, por se tratar de uma técnica invasiva e com utilização de contraste em altas doses, vem sendo cada vez menos utilizada na prática diária, ficando reservada para casos duvidosos ou em programações cirúrgicas.

Técnicas menos invasivas como a angio-RM e angio-TC vêm ganhando espaço, com alta sensibilidade e especificidade. Ultrassonografia com Doppler de vasos cervicais também se apresenta como bom método de avaliação inicial. A técnica do Doppler transcraniano tem utilidade na avaliação dos vasos intracranianos, com estimativa de fluxo sanguíneo cerebral, avaliação de estenose/ oclusão dos vasos, reserva hemodinâmica cerebral e monitoração de embolização. As duas últimas técnicas têm o inconveniente de serem operadores dependentes e de dependerem de boa janela para visualização.

Prevenção de complicações agudas do AVCi

Algumas situações clínicas são complicações frequentemente presentes em pacientes com AVCi. Seu tratamento é de extrema importância para evitar a piora do prognóstico destes pacientes.

Hipóxia

As causas comuns de hipóxia são atelectasia, broncoaspiração, pneumonia, obstrução de via aérea e hipoventilação. Deve-se ficar atento aos padrões respiratórios relacionados a lesões no sistema nervoso central. O padrão de Cheyne-Stokes é frequente e associado à redução de oxigenação tecidual.

Deve-se manter o paciente em posição supina e cabeceira elevada a 15-30°. Suplementar O_2 apenas se saturação for $\leq$ 94%, com método adequado. Quando há necessidade de intubação orotraqueal, a mortalidade destes pacientes chega a 50% em 30 dias.

Temperatura

Um terço dos pacientes com AVC terão temperatura axilar > 37,6°C. A hipertermia está associada a pior desfecho, possivelmente por aumento da demanda metabólica, aumento de liberação de neurotransmissores e radicais livres. A hipertermia deve ser tratada por medidas farmacológicas, através do uso de antitérmicos e por medidas mecânicas, como compressas, soluções resfriadas ou manta térmica. É importante a avaliação da causa da hipertermia, como por exemplo infecções.

Dados confiáveis sobre benefício da indução de hipotermia em pacientes pós-AVC ainda não são disponíveis e essa medida não é atualmente indicada em AVC.

Complicações cardiovasculares

A monitoração cardíaca é indicada nas primeiras 24 horas após o evento isquêmico, pois pode flagrar arritmias paroxísticas. Em pacientes com suspeita de mecanismo cardioembólico ou secundário a baixo fluxo cerebral, um Holter pode identificar arritmias ocultas. A realização de ecocardiograma transtorácico e/ou transesofágico é importante para avaliar causas com potencial prevenção como a presença de trombos intracavitários, valvopatias, acinesias, comunicações atriais ou ventriculares, além de estimar a função miocárdica. Pode avaliar também a presença de vegetações ou tumores como o mixoma atrial.

A monitoração da pressão arterial é de extrema importância, pois a hipertensão é comum após um AVC, principalmente, em hipertensos e tende a reduzir espontaneamente na evolução do quadro. Níveis pressóricos elevados podem causar encefalopatia, lesão renal e complicações cardíacas e devem ser tratados, mas há um racional de que manter nível tensional elevado poderia melhorar a pressão de perfusão cerebral (PPC). Hipotensão arterial grave é claramente prejudicial por causar má perfusão de órgãos, especialmente do cérebro; por isso, a hipotensão deve ser evitada e rapidamente corrigida. Infelizmente, o nível de pressão ideal para ser mantido após AVC ainda não está bem estabelecido.

Até o momento, a recomendação é de não reduzir ativamente a pressão arterial nas primeiras 24 horas, a menos que a pressão arterial esteja acima de 220/120 mmHg no paciente não candidato a trombólise. Outros valores-alvo existem para candidatos à terapia trombolítica (Tabela 34.4). Caso exista condição médica específica como dissecção de aorta, infarto agudo do miocárdio (IAM) ou insuficiência cardíaca (IC), o manejo deve ser individualizado. Deve-se dar preferência às drogas de meia-vida curta para manejo adequado da pressão arterial. Dentre as drogas mais disponíveis nas unidades de emergência brasileiras, o nitroprussiato de sódio é a de mais fácil manejo e permite fácil titulação de dose efetiva. O momento correto de reiniciar as medicações anti-hipertensivas de uso prévio não é bem definido e deve ficar a cargo do julgamento clínico.

Tabela 34.4
Manejo da Hipertensão Arterial em Pacientes com Acidente Vascular Isquêmico que São Candidatos para Terapia de Reperfusão

- Paciente elegível para terapia de reperfusão com pressão arterial excedendo 185/110 mmHg
- Labetalol 10-20 mg IV a cada 1-2 minutos, podendo repetir 1 vez; ou
- Nicardipina 5 mg/h IV titulado para cima a 2,5 mg/h a cada 5-15 minutos, máximo de 15 mg/h; ou
- Outros agentes (hidralazina, enalapril, nitroprussiato, metoprolol) podem ser considerados

- Se a pressão arterial não estiver < 185/110 mmHg não iniciar alteplase

- O manejo durante a após a infusão de alteplase deve ser feito para manter a pressão arterial < 185/105 mmHg
- Após o início da infusão deve-se monitorar a pressão arterial a cada 15 minutos por 2 horas, em seguida a cada 30 minutos por 6 horas e a cada hora por 16 horas

Controle glicêmico e hidroeletrolítico

É importante um controle glicêmico rigoroso desde a chegada do paciente, pois hipoglicemia pode simular AVCi e, se prolongada, pode levar a lesões cerebrais irreversíveis. Glicemia < 60 mg/dL deve ser prontamente corrigida com glicose 50% endovenosa. Em pacientes portadores de diabetes, pode-se considerar correções em níveis maiores de glicemia, desde que sintomáticos. A melhor via de administração dependerá do nível de consciência do paciente e disponibilidade de acesso venoso. A hiperglicemia é mais comum durante a fase aguda do AVC e também deve ser tratada, pois sua persistência leva a um pior prognóstico. Apesar de não existirem estudos definitivos, extrapola-se o alvo glicêmico entre 140-180 mg/dL, que reduziram mortalidade em pacientes em terapia intensiva por causas diversas.

Quanto ao controle volêmico, a hipovolemia deve ser corrigida, pois predispõe à hipoperfusão, o que piora a lesão cerebral e de outros órgãos. Soluções hipotônicas ou glicosadas devem ser evitadas, pois pioram o edema cerebral. Se o paciente estiver euvolêmico, solução isotônica de manutenção de fluidos pode ser instituída.

Dieta

Grande parte dos pacientes que sofrem AVC tem dificuldade de aporte calórico por via oral, seja por distúrbios relativos à disfagia, dificuldade de oclusão da boca, por fraqueza facial ou mesmo rebaixamento do nível de consciência. Deve-se, sempre que disponível, solicitar avaliação de profissional de fonoaudiologia para avaliar a necessidade de introdução de dieta via sonda enteral.

Terapia fibrinolítica

Diante de um paciente com AVCi deve-se sempre ter em mente a necessidade de trombólise intravenosa, a menos que exista contraindicação para tal (Tabela 34.5). Essa terapia é capaz de reduzir morbidade em grande parte dos pacientes com AVC, mas ainda é pouco instituída no atendimento pelo médico não neurologista. Para minimizar o risco de complicações e maximizar o benefício, é importante que sejam observados os critérios para elegibilidade do paciente para o uso do trombolítico, assim como os critérios para inelegibilidade. É recomendado que o paciente que recebeu terapia trombolítica seja monitorado em unidade de terapia intensiva ou sala de emergência.

A droga de escolha é a alteplase (rtPA), numa dose padronizada de 0,9 mg/kg (máximo de 90 mg), sendo administrada por via intravenosa em 60 minutos, com 10% da dose em *bolus* no primeiro minuto, até 4 horas e meia após o início do quadro. Quanto mais precoce a administração do trombolítico, melhores os resultados. Em caso de cefaleia, alteração do exame neurológico, náuseas e vômitos, hipertensão aguda, deve-se interromper a infusão da medicação e obter tomografia de crânio de urgência. Se houver suspeita de sangramento, deve-se solicitar avaliação neurocirúrgica de urgência. Doses alternativas e outras terapias fibrinolíticas têm sido estudadas, ainda sem mostrar superioridade ao rtPA.

Tabela 34.5
Critérios de Elegibilidade para Trombólise Endovenosa no Acidente Vascular Cerebral Isquêmico

Critérios de inclusão	Critérios de exclusão
	Tomografia de crânio
AVCi em qualquer território encefálico	TC de crânio com hipodensidade precoce > que 1/3 do território da ACM
TC de crânio ou RM sem evidência de hemorragia	Evidência de sangramento na TC
Idade superior a 18 anos	**História**
Possibilidade de iniciar rtPA dentro de 3-4,5 h do início dos sintomas	Suspeita clínica de hemorragia subaracnóidea
	Infarto agudo do miocárdio nos últimos 3 meses (relativo-baixo risco de complicação)
	AVCi ou traumatismo cranioencefálico grave nos últimos 3 meses (relativo – baixo risco de complicação)
	História pregressa de AVCH ou malformação vascular cerebral
	Punção arterial em local não compressível nos últimos 7 dias (relativo – baixo risco de complicação)
	Clínica
	PA sistólica > 185 mmHg ou PA diastólica > 110 mmHg (relativo – moderado risco de complicação)
	Sangramento interno ativo
	Glicemia < 50 mg/dL ou maior que 400 mg/dL (relativo – baixo risco de complicação)
	Hematológico
	Uso de heparina nas últimas 48 h com TTPa elevado (> 1,5 × controle) (relativo – alto risco de complicação)
	Coagulopatia com TP prolongado (RN I> 1,5) ou alteração do TTPa (> 1,5 × controle) (relativo – alto risco de complicação)
	Plaquetas < 100.00/mm³ (relativo – alto risco de complicação)
	Uso de dabigatran nas últimas 48 h (relativo – alto risco de complicação)

Continua...

Tabela 34.5 *(continuação)*
Critérios de Elegibilidade para Trombólise Endovenosa
no Acidente Vascular Cerebral Isquêmico

Critérios de inclusão	Critérios de exclusão
	Outros critérios relativos
	AVC *minor* ou melhora rápida e espontânea dos sinais e sintomas (relativo – baixo risco de complicação)
	Gravidez (relativo – moderado risco de complicação)
	Cirurgia de grande porte nos últimos 14 dias (relativo)
	Sangramento geniturinário ou gastrointestinal nos últimos 21 dias (relativo – baixo risco de complicação)
	Crise epiléptica no início dos sintomas (relativo – baixo risco de complicação)
	Para tratamento entre 3-4,5 h: critérios de exclusão relativos são: idade superior a 80 anos, uso de anticoagulantes, independente do RNI, escala de AVC do NIH com pontuação superior a 25 e antecedente de AVCi e DM

AVCi: acidente vascular cerebral isquêmico; TC: tomografia computadorizada; RM: ressonância magnética; rtPA: alteplase; TTPa: tempo de tromboplastina parcial ativada; AVCh: acidente vascular cerebral hemorrágico; PA: pressão arterial; DM: diabete melito; RNI: razão de normatização internacional; TP: tempo e atividade de protrombina; AVC: acidente vascular cerebral; NIH: National Institute of Health.

Em 1996, o FDA aprovou a terapia fibrinolítica em até 3 horas do *ictus* baseado em dois estudos (NINDS I e II) que mostraram *odds ratio* de 1,9 favorável à terapia, implicando em maior risco de sangramento intraparenquimatoso, mas mortalidade similar em 2 meses entre os grupos que receberam ou não a droga fibrinolítica. Posteriormente, quatro estudos, ECAS I e II, ATLANTIS A e B, analisados em conjunto, mostraram resultado favorável à fibrinólise em tempo estendido (3-4,5 h), sendo o intervalo entre 3 horas e 4,5 horas reservados para casos selecionados.

Terapia endovascular

Diversos estudos têm sido feitos com a utilização de técnicas endovasculares para tratamento o AVC. A estratégia dessas técnicas baseia-se na tentativa de retirada mecânica do trombo e/ou terapia fibrinolítica intrarterial. O tipo de *stent* utilizado e a seleção cuidadosa dos pacientes são os critérios necessários para garantir melhores resultados. Não há vantagem em protelar terapia endovascular após administração de rtPA. Se o paciente é elegível para terapia endovascular e esta é disponível em tempo hábil, deve ser oferecida ao paciente. Todos os pacientes elegíveis devem receber r-TPA, mesmo que seja considerada terapia endovascular. Os pacientes poderão receber terapia endovascular se preencherem os seguintes critérios:

○ Escala de *ranking* modificada antes do AVC (*pre-stroke ranking*) 0-1.

○ Receber r-TPA em 4,5 h.

○ Oclusão de artéria cerebral média segmento M1 ou carótida interna.

○ Idade ≥ 18 anos.

○ NIHSS ≥ 6.

○ ASPECTS ≥ 6.

○ Tratamento endovascular iniciado nas primeiras 6 horas.

Casos que não obedeçam aos critérios anteriores devem ser discutidos com a equipe de neurointervenção, pois existem diversos estudos em andamento que poderão modificar os critérios atuais, tornando mais amplo o rol de indicações desta técnica.

■■) Acidente Vascular Cerebral Hemorrágico

A hemorragia intracerebral espontânea corresponde ao segundo subtipo mais comum de AVC. Tem incidência de 15 a 33 por 100.000 habitantes/ano, com aumento importante na incidência com o envelhecimento, chegando a 145/100.000 habitantes/ano em pacientes acima de 75 anos. Nesse capítulo, não serão discutidos os demais tipos de AVC hemorrágico. Podem ser classificados em profundos, quando acometem núcleos da base, ponte e cerebelo, ou lobar, quando acomete os lobos cerebrais, a menos de 1 cm da superfície cortical.

As etiologias são variáveis, sendo a causa mais comum a hipertensão arterial, que causa ao longo do tempo lipo-hialinose, principalmente em pequenas artérias perfurantes subcorticais (que irrigam caudado, putâmen, tálamo), na ponte e no cerebelo, o que explica as localizações típicas da hemorragia secundária a HAS. Outras causas incluem distúrbios de coagulação, malformações arteriovenosas (MAV), uso de anticoagulantes orais, tumores cerebrais, drogas (anfetaminas, cocaína e outras), doença de moyamoya, infarto hemorrágico secundário a AVC isquêmico ou trombose venosa cerebral. Em pacientes idosos não hipertensos ou em portadores de síndrome de Down, a etiologia mais provável é o depósito de material amiloide, que provoca sangramentos lobares. A presença de hemorragia subaracnóidea associada à hemorragia intracraniana é sugestiva de etiologia aneurismática ou MAV.

Quadro clínico

Apesar de menos comum que o AVC isquêmico, a hemorragia intraparenquimatosa tem maior taxa de mortalidade e de sequelas. Não é possível distinguir clinicamente o AVC isquêmico do hemorrágico, pois ambos têm apresentação semelhante com déficit neurológico focal súbito, cuja sintomatologia irá depender da área afetada. Entretanto, cefaleia, alteração do nível de consciência, náuseas e vômitos são mais comuns no AVC hemorrágico. Hemorragias em localização de fossa cerebral posterior ou com volumes maiores que 30 mL são relacionadas a maior rebaixamento do nível de consciência. Quando um paciente apresenta declínio rápido do nível de consciência, deve-se sempre considerar a hipótese de expansão do hematoma.

Prognóstico

Para todos os pacientes deve ser calculada a pontuação da *escala de ICH*, um índice prognóstico com pontuação entre 0-6 que prediz a mortalidade em 30 dias. Tal escala considera como variáveis a idade, o volume do hematoma, a localização do hematoma, a presença de inundação ventricular e a escala de coma de Glasgow (Tabela 34.6).

Outro fator que piora o prognóstico é a expansão do hematoma. Tal fenômeno costuma ocorrer das primeiras 24 h. O controle pressórico adequado reduz a ocorrência do fenômeno. No estudo de angiotomografia ou tomografia com contraste, a presença do *spot sign* (região puntiforme de extravasamento

Tabela 34.6
Escore de Acidente Vascular Cerebral Hemorrágico, que Prediz Mortalidade em 30 Dias – ICH

Critério	Pontuação
Escala de coma de Glasgow	
3-4	2
5-12	1
13-15	0
Volume do sangramento (em cm_3)	
≥ 30	1
< 30	0
Presença de inundação ventricular	
Sim	1
Não	0
Localização infratentorial	
Sim	1
Não	0
Idade	
≥ 80 anos	1
< 80 anos	0
Total	0-6
Mortalidade prevista em 30 dias de acordo com a pontuação: 0:0%; 1: 3%; 2: 31%; 3: 61%; 4: 88%; 5:100%	

do contraste na periferia do hematoma) tem sido implicada em maior risco de expansão do hematoma.

Diagnóstico

O exame de escolha para o diagnóstico é a tomografia computadorizada, método de rápida execução, maior disponibilidade e grande acurácia para identificação de hematomas. A realização de angiotomografia permite detectar em alguns casos a presença de aneurisma ou MAV.

A ressonância magnética pode ser realizada secundariamente para investigação da causa da hemorragia intraparenquimatosa, como por exemplo cavernomas, tumores primários ou metástases que sangraram. Em casos selecionados, a arteriografia pode ser necessária para diagnóstico de causas vasculares, sobretudo em pacientes jovens e não hipertensos.

Etiologia

A principal causa de AVC hemorrágico é a hipertensão arterial e acomete principalmente pacientes entre 50 e 70 anos, sendo a localização mais comum, nos gânglios da base; em pacientes mais velhos e normotensos, a angiopatia amiloide passa a ser uma causa mais importante, sendo a localização lobar mais comum. Outras etiologias possíveis são neoplasias cerebrais, cavernomas, MAV, trombose venosa central e outras.

Tratamento

As medidas iniciais devem ser direcionadas para a estabilização clínica do paciente grave. A admissão precoce em unidade de terapia intensiva é preconizada. A neuromonitoração com avaliação frequente do nível de consciência, e déficits focais é mandatória. As medidas de neuroproteção descritas anteriormente nesse capítulo, tais como controle ativo de temperatura e glicemia, monitorar e tratar infecções também são aplicáveis no tratamento da hemorragia intraparenquimatosa. Em pacientes com alteração persistente do nível de consciência, deve ser solicitada a monitoração de eletroencefalograma. Monitoração invasiva de pressão arterial deve ser garantida a pacientes com instabilidade hemodinâmica. Em pacientes com hipertensão intracraniana pode ser indicada a monitoração de pressão intracraniana.

A profilaxia para TVP nas primeiras horas deve ser feita com compressão pneumática intermitente dos membros inferiores até que seja definida a ausência de expansão de hematoma após 48-72 horas do *ictus*, quando poderá ser considerada a introdução de heparina profilática, senão houver outras contraindicações. Sempre deverá ser realizada, pelo menos, uma tomografia de controle após o diagnóstico para determinar se houve expansão do hematoma e qual o seu tamanho final.

O controle pressórico adequado até então é a única medida clínica terapêutica que pode melhorar o prognóstico a longo prazo. O estudo INTERACT 2 mostrou melhora na qualidade de vida e *status* funcional dos pacientes cujo controle pressórico com PA sistólica abaixo de 140 mmHg foi alcançado na primeira hora após a admissão e mantido por 7 dias. Para obter tal controle, podem ser utilizadas, na fase inicial, drogas vasodilatadoras intravenosas, como o nitroprussiato de sódio. No estudo ATACH2 (Antihypertensive Treatment of Acute Cerebral Hemorrhage trial), o tratamento agressivo da PA sistólica com níveis entre 110 e 139 mmHg não resultou em menor mortalidade ou incapacidade quando comparado com o grupo-controle de tratamento-padrão: entre 140 e 179 mmHg.

As diretrizes da AHA/ASA 1999, 2007 recomendavam não tratar, na fase aguda, PA < 180 × 105 mmHg ou PAM < 130 mmHg. As diretrizes de 2010 recomendam tratar pacientes com PAS entre 150 e 220 mmHg e que a redução aguda da PAS para 140 mmHg provavelmente é segura (classe IIa, nível de evidência B).

O uso de corticoide não é indicado no manejo da HIC. A instituição de drogas antiepilépticas profiláticas aumenta a mortalidade e seu uso está restrito a pacientes que cursarem com crises epiléptica e devem ser mantidos, a priori, por 30 dias.

O manejo agressivo da hipertensão intracraniana é importante e envolve medidas clínicas, como o uso de manitol no aumento agudo da HIC, cabeceira elevada, analgesia adequada, monitoração da PIC e manutenção de pressão de perfusão cerebral (PPC) maior que 60 mmHg. Deve-se manter a osmolaridade sérica próxima à 320 mOsm/L para evitar nefrotoxicidade. A PPC é calculada pela diferença entre a pressão arterial média e a pressão intracraniana (PPC = PAM – PIC).

Em pacientes cuja etiologia foi o uso de anticoagulantes orais, deve-se corrigir a discrasia precocemente. No caso da varfarina, preferencialmente deve-se utilizar o complexo protrombínico, e, na sua indisponibilidade, o plasma fresco congelado na dose de 10 a 15 mL/kg. O uso de vitamina K pode ser útil.

Os novos anticoagulantes orais parecem ter menor risco de sangramento, porém, ainda não existem evidências sobre o que usar como antídoto em complicações hemorrágicas relacionadas a essas medicações: no caso da dabigatrana pode ser feita hemodiálise e o fator VII ativado; recentemente foi aprovado o uso do idarucizumabe (ainda não disponível no Brasil). No caso de apixabana e rivaroxabana pode ser utilizado complexo protrombínico, mas ainda estão sendo pesquisados antídotos específicos.

Em hemorragias secundárias ao uso de heparina, deve-se administrar o sulfato de protamina.

O tempo ideal para se reiniciar a anticoagulação oral profilática deve ser individualizado de acordo com o risco de formação de novo trombo e de novo sangramento, podendo variar entre 1 semana e 3 meses.

Em pacientes com plaquetopenia ou disfunção plaquetária, como, por exemplo, usurários de aspirina ou AINEs, deve-se considerar transfusão de plaquetas ou uso de desmopressina.Deve-se, sempre, solicitar avaliação da equipe de neurocirurgia, especialmente nos pacientes com RNC, hematomas > 30 mL, HSA, hematomas cerebelares ou com síndrome de hipertensão intracraniana. As indicações de abordagem cirúrgica são, principalmente, relacionadas ao manejo da hipertensão intracraniana e piora do nível de consciência e devem ser avaliadas com cuidados. O esvaziamento rotineiro do hematoma não mostrou melhora do desfecho quando comparado com o tratamento clínico otimizado. Em caso de hematoma intraventricular, o tratamento com alteplase em baixas doses intraventricular, por meio de derivação ventricular externa, no estudo CLEAR III, não modificou a escala de dependência funcional. No entanto, reduziu a mortalidade em 10%, sendo mais benéfico nos sangramentos mais volumosos .

█ LEITURA SUGERIDA

1. Adams Jr HP, Bendixen BH, Kappelle LJ, et al. Classification of subtype of acute ischemic stroke. Definitions for use in a multicenter clinical trial. TOAST. Trial of Org 10172 in Acute Stroke Treatment. Stroke. 1993;24:35-41.

2. Bertolucci, et al. Neurologia Diagnóstico e Tratamento. 2ª edição. São Paulo: Manole; 2016. p. 429-455.

3. Brasil. Ministério da Saúde. Secretaria de Atenção à Saúde. Departamento de Atenção Especializada. Manual de rotinas para atenção ao AVC/ Ministério da Saúde, Secretaria de Atenção à Saúde, Departamento de Atenção Especializada. Brasília: Editora do Ministério da Saúde; 2013.

4. Edward CJ, et al. Guidelines for the Early Management of Patients with Acute Ischemic Stroke. A Guideline for Healthcare Professionals from the American Heart Association/American Stroke Association. Stroke. 2013 Mar;44(3):870-947. doi: 10.1161/STR.0b013e318284056a. Epub 2013 Jan 31.

5. Hanley DF, et al. Clot Lysis: Evaluating Accelerated Resolution of Intraventricular Hemorrhage (CLEAR III) Results. ISC 2016.

6. Naideh AM. Diagnosis and Management of Spontaneous Intracerebral Hemorrhage. Continuum. October 2015;21(5):1288-1298.

7. Oliveira Filho J. Intravenous fibrinolytic (thrombolytic) therapy in acute ischemic stroke: Therapeutic use. Uptodate (on-line acesso em 03/11/2017).

8. Powers WJ, et al. 2015 American Heart Association/American Stroke Association Focused Update of the 2013 Guidelines for the Early Management of Patients with Acute Ischemic Stroke Regarding Endovascular Treatment: A Guideline for Healthcare Professionals from the American Heart Association/American Stroke Association. Stroke. 2015 Oct;46(10):3020-35. doi: 10.1161/STR.0000000000000074. Epub 2015 Jun 29.

Capítulo 35

Hemorragia Subaracnóidea

Gabriel Taricani Kubota
Amanda Azevedo Neves Araujo
Herval Ribeiro Soares Neto

■ INTRODUÇÃO

A hemorragia subaracnóidea (HSA) corresponde ao sangramento intracraniano no espaço subaracnóideo, localizado entre a pia e a dura-máter. Ela constitui cerca de 5% de todos os acidentes vasculares cerebrais. Cerca de 85% das HSA são provocadas pela rotura espontânea de aneurismas intracranianos[1]. A mortalidade por HSA tem diminuído nos últimos anos, em grande parte devido ao desenvolvimento da terapia endovascular, da microcirurgia e dos cuidados neurointensivos. Ainda assim, um quarto dos doentes morre e, dos que sobrevivem, metade desenvolve déficits neurológicos persistentes.

■❯ Epidemiologia e Fatores de Risco

A incidência da HSA aumenta com a idade, atingindo seu pico entre os 50 e 60 anos. Ela é mais frequente entre as mulheres (numa relação de 1,5 mulher para cada 1 homem) apenas a partir dos 50 anos de idade, sugerindo o papel de proteção dos hormônios femininos durante a menacme.

A maior parte dos aneurismas é resultante de causas adquiridas. No entanto, familiares de 1º grau de portadores de aneurisma intracraniano têm maior risco de desenvolvê-lo, e algumas doenças genéticas são associadas à maior frequência desses aneurismas. Os fatores de risco modificáveis incluem hipertensão arterial e tabagismo. Na Tabela 35.1, os principais fatores de risco para HSA são expostos.

■❯ Apresentação Clínica

A apresentação clínica mais característica da HSA é a cefaleia em trovoada (*thunderclap*), isto é, a cefaleia incapacitante que se inicia de forma

Tabela 35.1 Principais Fatores de Risco para o Desenvolvimento de HSA		
Não modificáveis	**Modificáveis**	**Características do aneurisma**
Idade Sexo feminino (a partir dos 50 anos) Antecedente pessoal de HSA Antecedente familiar de 1º grau de HSA Doença renal policística autossômica dominante Síndrome de Ehlers-Danlos tipo IV Afrodescendentes	Hipertensão arterial sistêmica Tabagismo Etilismo moderado a pesado Uso de simpatomiméticos (p. ex.: cocaína e metanfetamina)	Tamanho do aneurisma (especialmente se > 7 mm) Aneurisma de circulação anterior em < 55 anos Aneurismas de circulação posterior em homens

súbita e atinge sua intensidade máxima em menos que 1 minuto. O início da dor durante atividade física extenuante ou sexual é muito sugestiva; entretanto, isso ocorre na minoria dos casos. Outros sintomas associados, como náusea e vômitos, fotofobia, alteração do estado mental, hemorragias sub-hialóideas ou vítreas na oftalmoscopia direta e/ou meningismo, estão presentes em metade dos doentes. Crises epilépticas podem ocorrer em até 20% dos casos, especialmente nas primeiras 24 h. Sinais neurológicos focais ocorrem apenas em 10% dos pacientes. Eles incluem oftalmoparesia, anisocoria, hemiparesia, hemianopsia, entre outros. Um achado classicamente atribuído a aneurismas de artéria comunicante posterior é oftalmoparesia e midríase do olho ipsilateral, resultante da compressão do nervo oculomotor pelo aneurisma.

É importante enfatizar que 10 a 43% dos doentes apresentam uma cefaleia sentinela. Trata-se de uma dor semelhante, de menor intensidade, e com duração de poucos dias, resultante de um sangramento aneurismático prévio menor. Em geral, ela precede o sangramento principal em 2 a 8 semanas. O diagnóstico e a intervenção precoce do aneurisma antes do sangramento principal podem reduzir de forma importante o risco de morte e morbidade do paciente.

Como há variabilidade individual da apresentação clínica e cerca de metade dos doentes apresenta cefaleia isolada, o diagnóstico depende de um alto nível de suspeita. De fato, erros diagnósticos ocorrem em cerca de 12% dos casos. Por essa razão, a regra de Ottawa para HSA foi criada. Segundo ela, em doentes com mais de 15 anos e com cefaleia não traumática intensa iniciada há menos de 1 hora, a presença de quaisquer dos seguintes fatores tem 100% de sensibilidade e 15% de especificidade para o diagnóstico de HSA: ≥ 40 anos, rigidez e/ou dor cervical, perda de consciência presenciada, início de cefaleia durante esforço físico, cefaleia em trovoada e/ou limitação à flexão cervical durante o exame. Essa regra não é aplicável naqueles com sinais neurológicos focais novos, papiledema, aneurismas cerebrais prévios, antecedente de HSA, hidrocefalia e/ou tumor cerebral, ou ainda nos que tenham sofrido a mesma cefaleia ≥ 3 vezes nos últimos 6 meses. Apesar da baixa especificidade, o alto valor preditivo negativo desse instrumento o torna útil.

O quadro clínico inicial é o principal indicador do prognóstico funcional pós-HSA. Dessa forma foram criados escores para avaliar a gravidade clínica inicial do paciente (Tabela 35.2).

Tabela 35.2
Escores Clínicos de Gravidade para a Hemorragia Subaracnóidea Aneurismática

Grau	Hunt-Hess	WFNS
1	Assintomático ou cefaleia leve com rigidez de nuca discreta	ECG 15
2	Cefaleia moderada a grave, rigidez de nuca, sem déficit neurológico focal (com exceção de neuropatias cranianas)	ECG 14-13 sem afasia ou hemiparesia
3	Confusão mental, letargia, déficit neurológico leve (com exceção de neuropatias cranianas)	ECG 14-13 com afasia e/ou hemiparesia
4	Estupor ou hemiparesia moderada a grave	ECG 12-7
5	Coma, postura em descerebração, moribundo	ECG 6-3

ECG – escala de coma de Glasgow; WFNS – World Federation of Neurological Surgeons.

■❱ Exames Complementares

Confirmando o diagnóstico de HSA

O primeiro exame a ser realizado para a confirmação da hipótese de HSA é a tomografia computadorizada (TC) de crânio sem contraste com cortes finos. O exame evidencia a HSA como uma imagem hiperatenuante no espaço subaracnóideo e nas cisternas encefálicas (Figura 35.1).

Ele ainda permite o diagnóstico de possíveis complicações, como a hidrocefalia e a hemorragia intraparenquimatosa. A TC tem sensibilidade inicial de 98-100% nas primeiras 12 h após o sangramento, porém essa sensibilidade cai para 93% em 24 h e 50% em 7 dias[3]. Ademais, existem escores que permitem estimar o risco de desenvolvimento de vasoespasmo, a partir dos achados da TC de crânio inicial (Tabela 35.3).

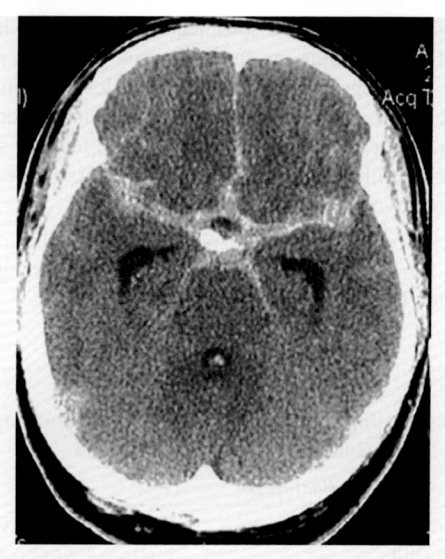

A imagem acima demosnstra os achados típicos da hemorragia subaracnóide na tomografia computadorizada de crânio sem contraste[4]. Nota-se a presença de uma espessa imagem laminar hiperatenuante envolvendo as cisternas da base do crânio e os sulcos corticais, a qual representa o sangue no espaço subaracnóide. Nessa imagem, ainda é possível notar o aumento dos comos temporais dos ventrículos laterais, sugerindo a ocorrência de hidrocefalia, complicação relacionada a hemorragia subaracnoide.

Figura 35.1 – *Hemorragia subaracnídea na tomografia computadorizada de crânio sem contraste*

Tabela 35.3		
Escalas de Fisher e Fisher (Modificadas)		
Grau	***Fisher***	***Fisher modificado***
0	-----	Sem alterações
1	Sem alterações	HSA de espessura < 1 mm, sem HIV
2	HSA com espessura < 1 mm	HIV com HSA de espessura < 1 mm ou sem HSA
3	HSA de espessura ≥ 1 mm	HSA de espessura ≥ 1 mm, sem HIV
4	HIP ou HIV, com ou sem HSA	HSA de espessura ≥ 1 mm, com HIV

HSA – hemorragia subaracnóidea; HIV – hemorragia intraventricular; HIP – hemorragia intraparenquimatosa.

A ausência de sinais de HSA na TC de crânio não exclui essa hipótese diagnóstica. Nesses casos, deve-se proceder a punção do líquor. De preferência devem ser coletados quatro tubos, acondicionados em ambiente escuro e levados para centrifugação e análise prontamente. Corrobora a hipótese de HSA, a presença de pressão de abertura aumentada, contagem de eritrócitos elevada e/ou particularmente a xantocromia. A xantocromia do sobrenadante pós-centrifugação é resultante da degradação dos produtos da hemoglobina, e pode ser identificada sob visualização direta ou por meio de espectroscopia.

Entretanto, não infrequentemente, a análise do líquor é prejudicada pela ocorrência de acidentes de punção. Não há elementos que possam diferenciar com certeza a HSA da punção lombar traumática. No entanto, são sugestivos de HSA: ausência de decremento significativo na contagem de hemácias entre o primeiro e o quarto tubo, ausência de formação de coágulo no tubo, xantocromia pós-centrifugação, presença de eritrócitos crenados, macrófagos com hemossiderina, aumento da pressão de abertura.

Investigando a fonte do sangramento

Como já comentado acima, cerca de 85% das HSA são provocadas pela rotura de aneurismas intracranianos. Assim, após a confirmação diagnóstica da HSA, ou se ainda houver dúvida quanto a essa hipótese após investigação inicial, deve-se excluir a presença de aneurismas intracranianos.

O padrão-ouro para a investigação de aneurismas é a arteriografia por subtração digital com reconstrução tridimensional (ASD-3D). No entanto, trata-se de um exame invasivo que pode levar a complicações em até 3,2% dos casos, incluindo novos déficits neurológicos, ressangramento do aneurisma e até morte. Por isso, habitualmente o primeiro exame utilizado para o estudo dos vasos intracranianos é a angiotomografia (ATC). Esse exame é rápido, não invasivo e tem sensibilidade de 90-97% e especificidade de 93-100%. Ainda assim, aneurismas < 4 mm ou muito distais podem não ser identificados.

Quando não é possível identificar a fonte de sangramento com a ATC, deve-se realizar a ASD-3D. Se ainda assim a investigação for negativa, e especialmente se a suspeita clínica for grande (como nos casos em que a cefaleia vem associada à perda de consciência), sugere-se repetir a ASD-3D em 7-14 dias do início dos sintomas. Essa abordagem leva a um ganho diagnóstico de cerca de 10%. A Figura 35.2 resume a abordagem diagnóstica na suspeita de uma HSA.

■❱ Diagnósticos Diferenciais

Apesar de classicamente associada à HSA, a cefaleia em trovoada pode ser manifestação de outras patologias. Dentre elas, as principais são aquelas de nosologia cerebrovascular como a dissecção arterial cervical, a trombose venosa central, a encefalopatia hipertensiva e a síndrome de vasoconstrição cerebral reversível. Outras causas menos frequentes desse tipo de cefaleia incluem:

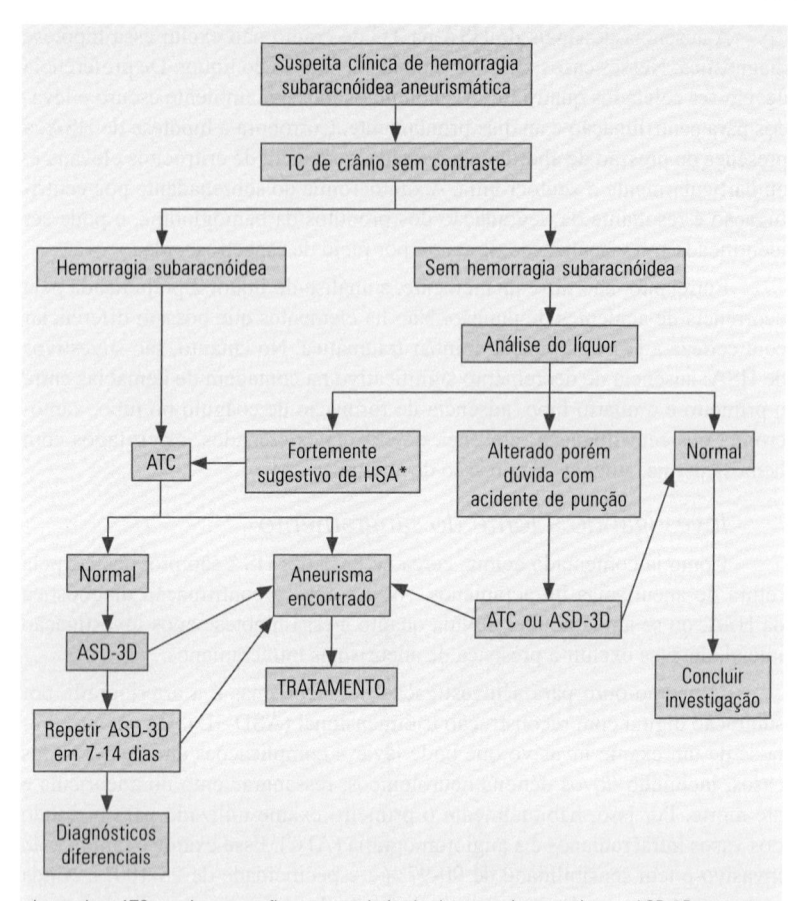

Legendas. ATC: angiotomografia computadorizada de vasos intracranianos; ASD-3D: arteriografia cerebral por subtração digital com reconstrução tridimensional; HSA: hemorragia subaracnóidea aneurismática; *ausência de decremento significativo na contagem de hemácias entre o primeiro e o quarto tubo, ausência de formação de coágulo no tubo, xantocromia pós-centrifugação, presença de eritrócitos crenados e/ou macrófagos com hemossidernia, aumento da pressão de abertura

Figura 35.2 – *Fluxograma para investigação de hemorragia subaracnóidea.*

apoplexia pituitária, fístula liquórica, crises adrenérgicas por feocromocitoma e irradiação cefálica da angina cardíaca.

Por outro lado, apesar de a maioria das HSA ser provocada pela rotura de aneurismas intracranianos, cerca de 15% dos casos são resultantes de outras etiologias, e requerem tratamento específico para a causa subjacente. Dentre elas, a hemorragia subaracnóidea perimesencefálica é responsável por até 38% dos casos. Essa entidade benigna é caracterizada pela presença de hemorragia centrada nas cisternas anteriores ao mesencéfalo, com ou sem extensão para a porção anterior da cisterna ambiente e fissuras sylvianas basais. Outras etiologias menos frequentes incluem malformações vasculares arteriovenosas, dissecção arterial intracraniana, angiopatia cerebral amiloide e traumatismo craniano.

Outro aspecto de imagem que deve levantar a hipótese de uma causa não aneurismática é a presença de uma HSA em que o sangramento é predominante nos sulcos da alta convexidade cortical (Figura 35.3). Nesse caso, o sangramento é em geral de pequena monta e poupa as cisternas da base do crânio, a fissura de Sylvius e os ventrículos. Ela é frequentemente associada ao traumatismo craniano, mas também podem ocorrer de forma espontânea. Nessa última situação, ela é muitas vezes associada a causas não aneurismáticas, incluindo a síndrome de vasoconstrição cerebral reversível em jovens e a angiopatia amiloide cerebral em idosos.

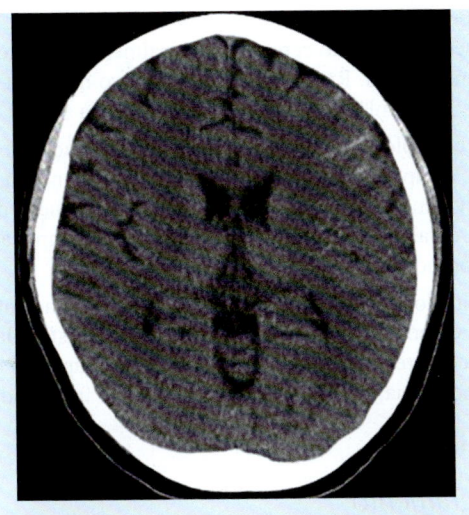

A tomografia computadorizada de crânio sem contraste acima ilustra uma hemorragia subaracnóidea de convexidade nos sulcos corticais do hemisfério frontal esquerdo[5]. Esse padrão de sangramento em geral é de pequena monta e predomina nos sulcos corticais da alta convexidade cortical, poupando as cisternas da base de crânio, a fissura de Sylvius e os ventrículos cerebrais. Quando presente, ela deve levantar a suspeita de uma etiologia não aneurismática para o sangramento[5].

Figura 35.3 – *Hemorragia subaracnóidea de convexidade na tomografia computadorizada de crânio contraste.*

■❱ Tratamento

Tendo em vista a alta morbimortalidade associada à HSA e, considerando que em média 8,3% dos pacientes morrem antes de chegar ao hospital, é fundamental transferir precocemente o doente para o local mais apropriado para o manejo da HSA. São recomendados centros hospitalares com alto volume de HSA ($\geq$ 35 casos de HSA por ano) e com equipe experiente em tratar tais pacientes (neurocirurgia vascular, neurointensivista, radiologia intervencionista e equipe multidisciplinar).

O doente com HSA deve ser internado em leito de terapia intensiva, sendo priorizados cuidados gerais como manejo de via aérea, estabilidade hemodinâmica para posteriormente ser iniciado o tratamento específico. Os pacientes com rebaixamento de nível de consciência ou com complicações identificadas já na admissão, como hidrocefalia aguda ou hipertensão intracraniana, devem ser avaliados imediatamente por uma equipe neurocirúrgica para a realização de derivação ventricular externa com monitoração de pressão intracraniana ou drenagem de hematomas intraparenquimatosos ou subdurais com efeito expansivo.

O controle da pressão arterial é fundamental para todos os pacientes com HSA. A hipertensão excessiva pode levar ao ressangramento, já a hipotensão pode comprometer a perfusão cerebral principalmente quando em vigência de hipertensão intracraniana. Recomenda-se como alvo manter a pressão arterial sistólica em até 160 mmHg ou a pressão arterial média em até 110 mmHg.

Além do controle rigoroso da pressão arterial, o paciente deve ser mantido euvolêmico. A hipervolemia profilática não é recomendada, uma vez que a literatura não evidencia o benefício desta conduta na redução de vasoespasmo ou isquemia cerebral tardia. Ainda, ela pode acarretar complicações cardiopulmonares e maior morbidade ao doente crítico.

Outro cuidado que se deve ter no manejo destes pacientes é quanto ao risco de tromboembolismo venoso. Assim, devem ser instituídas medidas preventivas como compressão pneumática intermitente e, após 24 h do tratamento definitivo do aneurisma, pode-se iniciar heparina não fracionada profilática.

■❱ Complicações

Ressangramento

O ressangramento é uma complicação grave e precoce na evolução da HSA, ocorrendo em 8 a 23% dos casos nas primeiras 72 h, com cerca de 50-60% destes se apresentando nas primeiras 6 h do *ictus*. Os principais fatores de risco para ressangramento são quadro neurológico grave, quantidade de sangue no espaço subaracnoide (escala de Fisher modificada), hipertensão arterial na admissão, aneurisma grande e possivelmente o uso de antiplaquetários.

Devido ao maior risco de ressangramento ser nas primeiras 72 h, recomenda-se que o tratamento definitivo do aneurisma (cirúrgico ou endovascular) seja realizado o mais precoce possível ou em até 72 h.

Até que seja efetivado o tratamento definitivo do aneurisma, pode-se administrar um curto curso de antifibrinolítico, como ácido tranexâmico endovenoso (1 g a cada 6 h por até 72 h), a fim de reduzir o risco de ressangramento. O tratamento prologando ou o início tardio de antifibrinolítico não é recomendado.

Hidrocefalia aguda

A hidrocefalia aguda é uma complicação comum, observada em aproximadamente 20% dos casos de HSA aneurismática, e que pode levar à rápida deterioração neurológica do paciente, exigindo tratamento imediato. Fatores mais associados ao surgimento da hidrocefalia são: hemoventrículo, quadro neurológico grave ao exame físico inicial e HSA volumosa na TC de crânio da admissão.

Todo paciente com hidrocefalia aguda e rebaixamento de nível de consciência deve ser submetido à drenagem ventricular externa (DVE). O desmame da DVE deve ser iniciado logo após o tratamento definitivo do aneurisma ou cerca de 48 h após sua inserção em pacientes estáveis a fim de reduzir risco de infecção secundária. Até 6% dos pacientes não toleram o desmame, necessitando de conversão para a derivação ventriculoperitoneal permanente.

Hipertensão intracraniana

A hipertensão intracraniana ocorre mais frequentemente em pacientes mais graves, podendo, no entanto, complicar até 50% dos pacientes com Hunt-Hess 1 a 3. Nos pacientes que evoluem com hipertensão intracraniana, deve-se investigar as possíveis causas como hidrocefalia aguda, ressangramento e hematoma intraparenquimatoso, e prosseguir com o tratamento específico de cada uma delas.

Crises epilépticas

Crises epilépticas podem ocorrer já no quadro clínico inicial em 4-26% dos pacientes ou mais tardiamente durante a internação. Os fatores de risco para o desenvolvimento de epilepsia incluem menor idade, perda de consciência no *ictus*, hipertensão, aneurisma de artéria cerebral média, HSA mais volumoso na TC de crânio, hematoma subdural ou intraparenquimatoso, correção de aneurisma por clipagem e isquemia cerebral tardia.

Recomenda-se tratamento apenas de crises epilépticas documentadas clinicamente ou eletroencefalograficamente. A profilaxia primária com fenitoína é controversa, pois ela pode estar relacionada com pior desfecho neurológico. No entanto, alguns autores preconizam sua utilização em casos individualizados.

Isquemia cerebral tardia e vasoespasmo cerebral

A isquemia cerebral tardia acomete 30% dos pacientes entre 3 e 14 dias após o *ictus*, sendo a principal causa de morbimortalidade entre aqueles que sobreviveram ao evento inicial da HSA. Deve-se suspeitar de isquemia cerebral tardia mediante surgimento de déficit neurológico focal novo ou queda de 2 pontos na escala de coma de Glasgow com duração de pelo menos 1 hora, que não possam ser atribuídos a outras causas. Portanto, trata-se de um diagnóstico de exclusão. A fisiopatologia da isquemia cerebral tardia está relacionada a diversos fatores: vasoespasmo, vasoconstrição microcirculatória, microtrombose, apoptose celular tardia, entre outros. Destes, o vasoespasmo é o mais passível de ser monitorado e seu risco é maior de acordo com a espessura, a densidade, a localização e a persistência de sangue no espaço subaracnoide.

Para a prevenção de isquemia cerebral tardia, além de se garantir a euvolemia, deve ser administrado nimodipino 60 mg por via oral ou por sonda a cada 4 horas por 21 dias. Um dos efeitos adversos desta medicação é a hipotensão, o que pode limitar seu uso em alguns pacientes, sobretudo naqueles com hipertensão intracraniana, os quais precisam manter uma PAM mais elevada para obter adequada perfusão cerebral.

Para monitoração e diagnóstico precoce de isquemia cerebral tardia, é importante realizar-se exame neurológico frequente e, após o tratamento do aneurisma, deve ser realizada imagem de controle (TC ou RM) em até 24 a 48 h. Ademais, recomenda-se que todos os pacientes com HSA aneurismática realizem Doppler transcraniano em dias alternados e TC de crânio, angio-TC de crânio e TC de crânio com perfusão cerebral do terceiro ao quinto dia e do sétimo ao décimo dia após o *ictus* para o rastreio do vasoespasmo cerebral. O diagnóstico de isquemia cerebral tardia pode ser obtido por meio de TC de crânio com perfusão cerebral, angiotomografia cerebral, angiorressonância cerebral, Doppler transcraniano ou angiografia cerebral por subtração digital.

O tratamento de resgate para isquemia cerebral tardia é inicialmente clínico com indução de hipertensão, sendo o alvo pressórico guiado pela resolução dos sintomas. O casos refratários à hipertensão induzida podem ser submetidos à terapia endovascular através da angioplastia com balão ou infusão de vasodilatadores intra-arteriais. A Tabela 35.4, resume as principais complicações da HSA e condutas relaciondas.

Tabela 35.4 Complicações da Hemorragia Subaracnóidea Aneurismática e Seus Tratamentos	
Complicações	*Conduta*
Ressangramento	Tratamento precoce do aneurisma Controle pressórico Uso de antifibrinolítico por até 72 h
Hidrocefalia aguda	Drenagem ventricular externa
Hipertensão intracraniana	Drenagem cirúrgica de hematoma
Crises epilépticas	Drogas antiepilépticas
Isquemia cerebral tardia	Hipertensão induzida Tratamento endovascular: angioplastia com balão ou vasodilatadores intra-arteriais

■■▶ Tratamento do Aneurisma: Neurocirurgia Aberta *versus* Abordagem Endovascular

O tratamento do aneurisma é fundamental para a prevenção do ressangramento. Ele pode ser realizado pela clipagem do aneurisma por neurocirurgia aberta ou por via endovascular (*coiling*). A Tabela 35.5 apresenta as principais características de cada uma dessas formas de terapia. A decisão por uma ou outra modalidade terapêutica depende da idade do paciente; comorbidades; presença de hematoma intraparenquimatoso com necessidade de drenagem cirúrgica; características do aneurisma roto (tamanho, forma, localização) e presença de outros aneurismas não rotos. Para aqueles aneurismas passíveis a abordagem por ambas as modalidades terapêuticas, recomenda-se o tratamento endovascular (*coiling*) devido à evidência de melhor desfecho neurológico.

Tabela 35.5
Modalidades Terapêuticas para o Tratamento de Aneurismas Intracranianos Rotos

Cirurgia aberta (clipping)	*Endovascular* (coiling)
Menor risco de ressangramento	Melhor desfecho neurológico
Menor risco de oclusão parcial	Menor risco de epilepsia
Preferível em aneurismas de artéria cerebral média	Preferível em aneurisma de topo da basilar
Preferível em aneurismas associados a grandes hematomas	Preferível em pacientes mais idosos e com alto risco cirúrgico

■■▶ Prognóstico

A mortalidade associada à HSA é estimada em 26%, e entre aqueles que sobrevivem cerca de 19% se tornam dependentes. Após a alta hospitalar, os pacientes podem apresentar dificuldades para retornar às atividades habituais devido a déficit cognitivo (comprometimento de memória, linguagem, função executiva). Distúrbios de sono, de humor e fadiga são comuns e podem levar à redução na qualidade de vida.

Os fatores prognósticos para desfecho ruim incluem pior condição neurológica na admissão (escore elevado na escala de Hunt-Hess), idade avançada, tratamento cirúrgico do aneurisma, presença de aneurismas grandes e aneurismas de circulação posterior.

⬤ LEITURA SUGERIDA

1. Connolly Jr ES, Rabinstein AA, Carhuapoma JR, Derdeyn CP, Dion J, Higashida RT *et al*. Guidelines for the management of aneurismal subarachnoid hemorrhage: a guideline for healthcare professionals from the American Heart Association/American Stroke Association. Stroke. 2012 Jun;43(6):1711-37.

2. Etminan N, Macdonald RL. Management of aneurysmal subarachnoid hemorrhage. Handb Clin Neurol. 2017;140:195-228.

3. Hillman J, Fridriksson S, Nilsson O, Yu Z, Saveland H, Jakobsson KE. Immediate administration of tranexamic acid and reduced incidence of early rebleeding after aneurysmal subarachnoid hemorrhage: a prospective randomized study. J Neurosurg. 2002;97:771-778.

4. Macdonald RL, Schweizer TA. Spontaneus subaracnoid haemorrhage. Lancet. 2017 Feb 11;389(10069):655-666.

5. Mangla R, Drumsta D, Alamst J, Mangla M, Potchen M. Cerebral convexity subarachnoid hemorrhage: various causes and role of diagnostic imaging. Emerg Radiol. 2015 Apr;22(2):181-95.

6. Suarez JI. Diagnosis and Management of Subarachnoid Hemorrhage. Continuum (Minneap Minn). 2015 Oct;21(5 Neurocritical Care):1263-87.

Capítulo 36

Trombose Venosa Cerebral

Gabriel Novaes de Rezende Batistella
Fabio Iuji Yamamoto

■ INTRODUÇÃO

A trombose venosa cerebral (TVC) é causa infrequente de acidente vascular cerebral (AVC), sendo responsável por aproximadamente 0,5% a 1% de todos os quadros de AVC; a maioria ocorrendo antes dos 50 anos de idade. Sua manifestação clínica depende da disfunção ocasionada pela trombose, podendo ser desde um quadro de cefaleia com características secundárias por mecanismo de hipertensão intracraniana, até um quadro neurológico focal por isquemia parenquimatosa ou hemorragia venosa, portanto uma gama de manifestações clínicas podem estar presentes. Seu diagnóstico depende da hipótese diagnóstica adequadamente levantada, seguido de um estudo radiológico direcionado.

■ Fatores de Risco

Cerca de 34% dos pacientes estudados no International Study on Cerebral Vein and Dural Sinus Thrombosis (ISCVT) apresentavam algum fator protrombótico após investigação clínica, e um total de 54,3% estavam em uso de anticoncepcional hormonal oral (ACOH), percebendo-se, logo, uma prevalência maior no sexo feminino (3:1). Em geral, o processo pode ser genético ou adquirido, provocando alterações na tríade de Virchow, favorecendo a formação trombótica. Os fatores de risco podem ser subdivididos em fatores transitórios (gestação, puerpério, uso de ACOH, medicamentos, infecção, desidratação e fatores mecânicos), crônicos (condições protrombóticas, câncer, doenças hematológicas e doenças inflamatórias sistêmicas como lúpus eritematoso sistêmico, doença de Behçet e outros), genéticos (deficiência de proteína C e/ou S, antitrombina, mutação do fator V de Leiden e outros), e todos devem ser levados em conta num contexto de TVC, devendo o clínico ou neurologista direcionar a investigação etiológica num primeiro ou num segundo momento (Fig. 36.1).

Dentre as trombofilias genéticas, sabe-se de uma maior porcentagem de acometimento nos pacientes com deficiência de proteína C e S, e menos frequentemente na deficiência de antitrombina; também estes com uma alta porcentagem de recorrência (cerca de 40% em 5 anos). Mutação genética no fator V de Leiden, no gene 20210A da protrombina e fator VIII elevado conferem menor risco de recorrência.

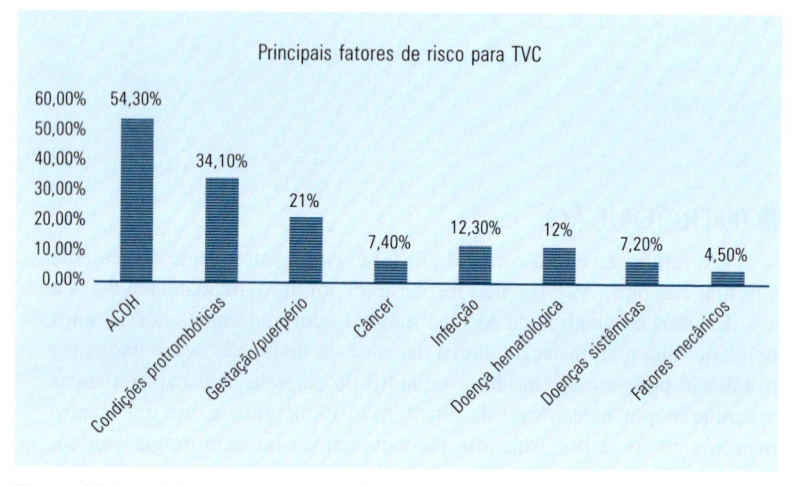

Figura 36.5 – *Principais fatores de risco relacionados com a trombose venosa cerebral.*

■■❱ Apresentação Clínica

As manifestações clínicas são amplas no contexto de TVC, sendo que podemos enquadrá-las dentro de dois processos patológicos distintos: hipertensão intracraniana e lesão parenquimatosa focal. Muitos casos serão um verdadeiro desafio diagnóstico ao clínico, até mesmo para o neurologista mais experiente. O maior estudo realizado (ISCVT) avaliou 624 pacientes maiores de 15 anos com diagnóstico de TVC, e os acompanhou por 6 meses. Nestes, 88,8% apresentaram cefaleia, 39,3% crise epiléptica, 37,2% paresia e apenas 28,3% apresentaram papiledema.

Sabe-se que muitos dos pacientes poderão apresentar quadro clínico devido aos dois processos patogênicos simultaneamente. Os sintomas têm uma tendência a serem progressivos, com uma média de atraso de 4 dias para a procura médica, e até 7 dias para o diagnóstico definitivo.

A cefaleia, sintoma mais comum, costuma apresentar características secundárias, como por exemplo cefaleia de padrão novo, progressivo, sem res-

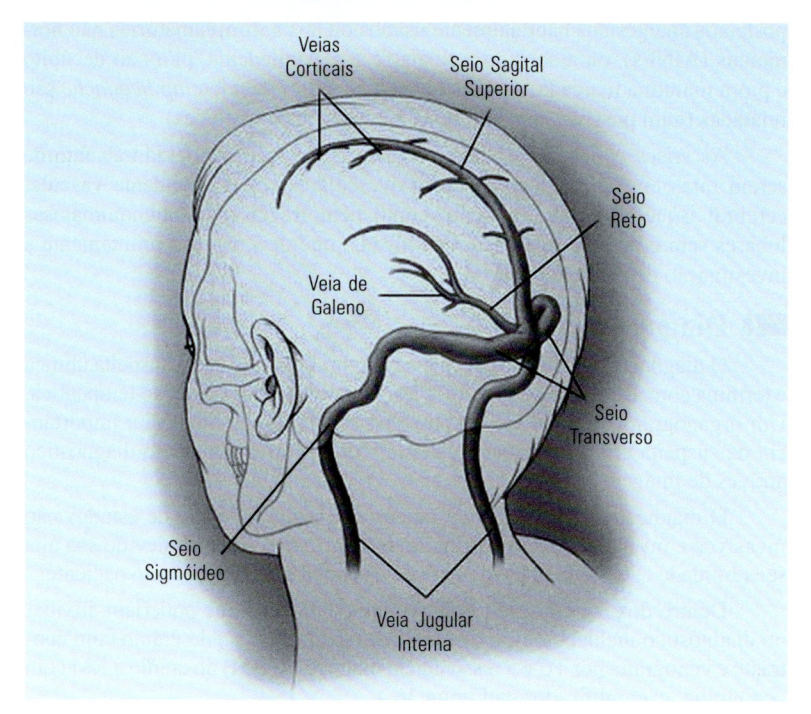

Figura 36.1 – *Seios venosos durais (resumo).*

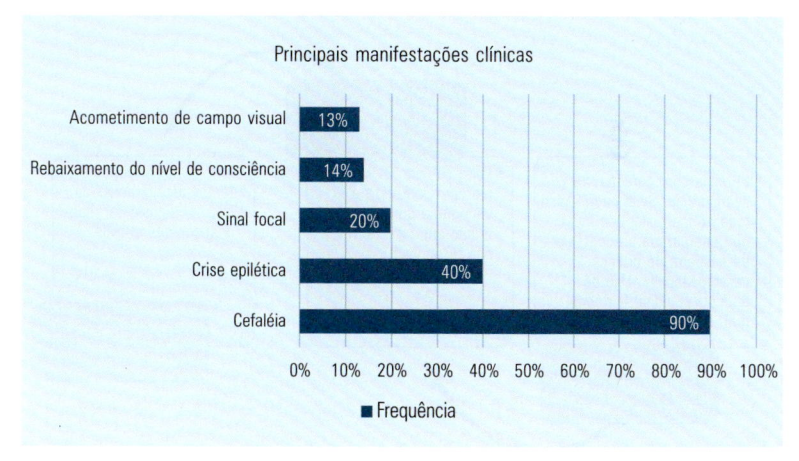

Figura 36.2 – *Principais manifestações clínicas da trombose venosa cerebral.*

posta aos analgésicos habitualmente usados ou aos anti-inflamatórios não hormonais (AINEs), ou associado a sinais focais, papiledema, piora ao decúbito e piora matutina marcada, até mesmo cefaleias tipo *thunderclap headache* são relatadas (num possível contexto de hemorragia subaracnóidea).

As crises epilépticas chamam a atenção do médico, devido ao fato de serem raras em outras doenças cerebrovasculares como o acidente vascular cerebral isquêmico (AVCi), assim como hemorragias intraparenquimatosas lobares sem etiologia específica identificada, que devem levar prontamente à investigação de patologia venosa.

■▶ Diagnóstico

O diagnóstico da trombose venosa cerebral inicia-se pela suspeita clínica e termina com a confirmação radiológica, com posterior instituição terapêutica. Um organograma diagnóstico proposto na Figura 36.3 evidencia a importância da suspeita clínica adequada para um correto direcionamento diagnóstico através de imagem.

O diagnóstico por imagem pode ser realizado por meio de estudos não invasivos e invasivos, sendo o primeiro o de primeira escolha, devido sua alta sensibilidade e especificidade diagnóstica, sendo de menor risco ao paciente.

Dentro dos métodos não invasivos, modalidades que poderiam auxiliar no diagnóstico incluem tomografia computadorizada (TC) do crânio com contraste e venografia por TC e a ressonância magnética (RM) do crânio e RM com venografia, exemplificados na Figura 36.4.

Deve-se iniciar a investigação, caso não exista contraindicação clínica, através de tomografia computadorizada (TC), exame de ampla disponibilidade e de fácil reconstrução para estudo, com a possibilidade de realização de veno-

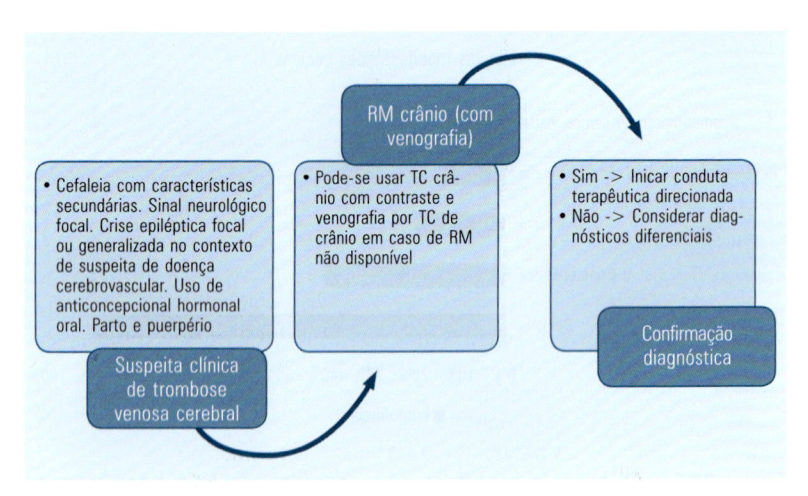

Figura 36.3 – *Organograma diagnóstico para trombose venosa cerebral.*

grafia. O estudo por ressonância magnética (RM) é mais sensível, permite uma melhor avaliação parenquimatosa e um estudo das diversas fases do trombo, o que permite uma avaliação temporal, porém tem a desvantagem de ser menos disponível num contexto de pronto-socorro, ruim para pacientes claustrofóbicos e ter maior número de artefatos de movimento.

Na avaliação por imagem, deve-se definir a extensão do trombo, os seios acometidos, se existem outras alterações parenquimatosas, como infarto e hemorragia, assim como pesquisar por possíveis processos infecciosos parameníngeos (boca, pescoço, ouvidos, seios paranasais e mastoide).

Como exame de imagem invasivo, a angiografia digital por cateterismo femoral somente deve ser indicada quando a TC e a RM forem inconclusivas e nos casos de suspeita de fístula dural.

Recentemente tem se dado atenção ao papel do dímero-D no diagnóstico de TVC. Em um estudo multicêntrico prospectivo com 343 pacientes inclusos por suspeita clínica de TVC, 35 pacientes foram diagnosticados e, destes, 34 tinham níveis alterados de dímero-D (> 500 ug/L), concluindo que a ausência de alteração do dímero-D sérico favorece a exclusão da hipótese diagnóstica. Cabe lembrar, entretanto, que mesmo níveis normais de dímero-D não devem evitar uma investigação diagnóstica caso a suspeita seja alta.

■❱ Tratamento

Todo paciente com diagnóstico ou alta suspeita de trombose venosa cerebral deve ser conduzido a uma unidade de AVC. Deve-se buscar por alterações que demandem intervenção imediata como quadros de desidratação, infecções e outros. O paciente com crise epiléptica decorrente do processo deverá usar droga anti-epiléptica para evitar novas crises. Profilaxia primária com antiepilépticos não possui evidência clara na literatura, e seu uso deve ser desencorajado.

O tratamento através da anticoagulação sempre foi assunto polêmico, principalmente pelo receio de se levar a um quadro de sangramento intracraniano, e pelo fato de poucos estudos fornecerem forte evidência para tal conduta, por ser uma doença de apresentação relativamente rara. Atualmente se usa heparina de baixo peso molecular ou heparina não fracionada para seu tratamento inicial, mesmo em pacientes num contexto de hemorragia intracraniana, com estudos já demonstrando sua eficácia e baixo risco de complicações; havendo estabilização do quadro clínico, a anticoagulação sistêmica deve ser substituída pela varfarina por via oral, terapêutica esta que deve ser mantida até a recanalização adequada do sistema venoso cerebral. Nos pacientes com estados protrombóticos transitórios, a anticoagulação oral costuma ser mantida por período médio de 6 meses, enquanto nos pacientes com trombofilias genéticas, a anticoagulação pode ser mantida por período indeterminado. Não há, no momento, evidência científica do benefício dos novos anticoagulantes orais no tratamento da TVC, ao contrário dos bons resultados observados em casos de fibrilação atrial não valvar e trombose venosa profunda.

O tratamento endovascular é uma conduta de exceção, sendo realizada de duas formas: trombólise química local e trombectomia mecânica (esta mais

Tomografia computadorizada de crânio (TC) sem contraste

- Hiperdensidade venosa cortical superficial
- Hiperdensidade em seio venoso dural
- Sinal do delta (porção posterior do seio sagital superior)
- Hipodensidade parenquimatosa (infarto venoso)
- Hiperdensidade espontânea parenquimatosa (infarto hemorrágico venoso)
- Hemorragia subaracnóidea (rara, pericortical, por déficit de drenagem venosa)

Tomografia computadorizada de crânio (TC) com contraste

- Falhas de enchimento nos seios venosos durais
- Sinal do delta vazio (hipodensidade central por fluxo de contraste reduzido no local)

Venografia por tomografia computadorizada de crânio

- Melhor visualização anatômica dos seios venosos durais

Ressonância magnética do crânio

- Maior sensibilidade na detecção de trombose em seios venosos durais
- Avaliação conforme cada estágio do trombo
- Hiperintensidade de sinal em seios durais
- Melhor avaliação da drenagem profunda
- Detecção mais precoce de alterações isquêmicas
- Sem exposição a radiação ionizante
- Maior quantidade de artefatos de movimento do que a TC de crânio
- Geralmente indicada quando TC com contraste e/ou venografia por TC sem alterações apesar da alta suspeita diagnóstica

Mudanças no aspecto da imagem após a formação trombótica

- Primeira semana – isointenso em T1 e hipointenso em T2
- Segunda semana – hiperintenso em T1 e T2
- Gradiente eco e SWI – hipointensidade de sinal

Figura 36.4 – *Principais métodos não invasivos de imagem e achados patológicos.*

comumente realizada pelo número de estudos publicados). Cabe aqui lembrar que a conduta endovascular pode trazer riscos elevados, e atualmente um estudo questiona sua real efetividade frente a anticoagulação. O tratamento endovascular pode ser considerado em pacientes com resposta ineficaz à anticoagulação.

Fístula arteriovenosa dural pode ser rara complicação tardia do quadro de TVC (Fig. 36.5).

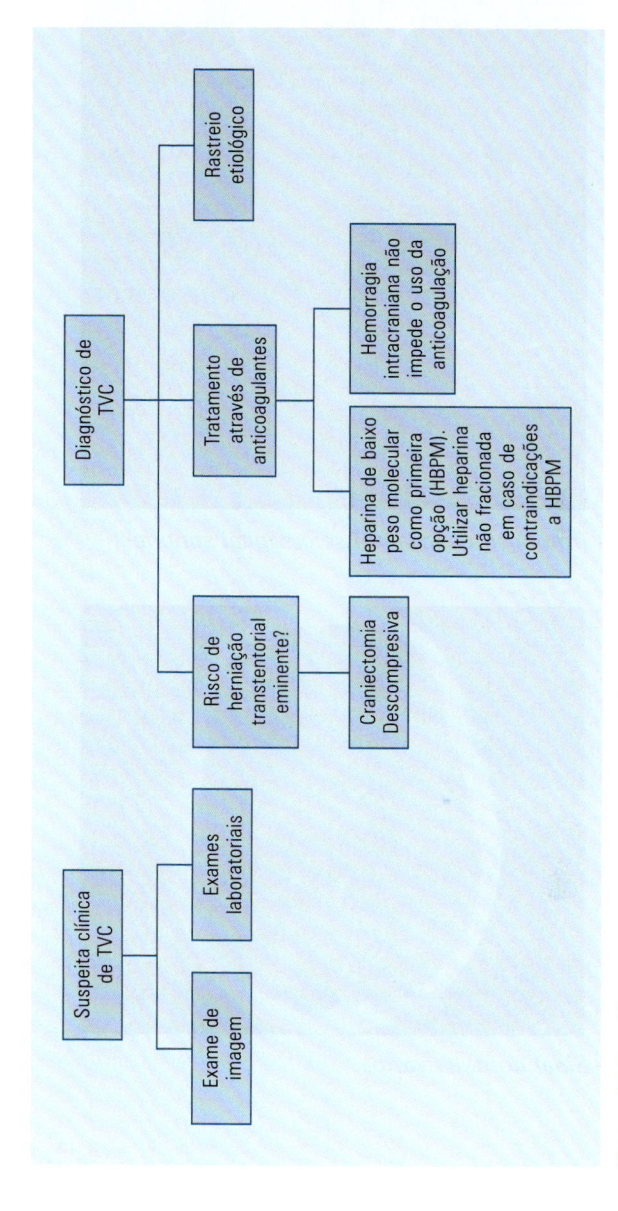

Figura 36.5 – *Fluxograma para o tratamento de trombose venosa cerebral.*

⬤ ANEXOS

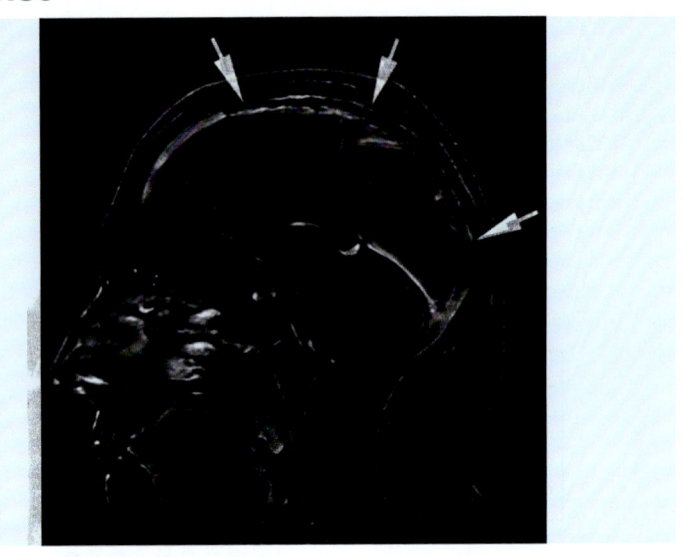

Imagem 1 – *Trombose venosa em seio sagital superior.*

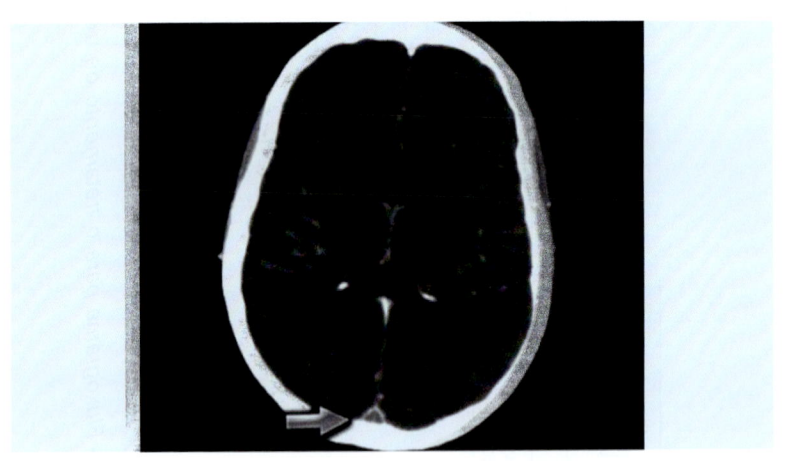

Imagem 2 – *Sinal do delta vazio.*

■ LEITURA SUGERIDA

1. Bushnell C, Saposnik G. Evaluation and management of cerebral venous thrombosis. Contin Lifelong Learn [Internet]. 2014;(C):335-51. Available at: http://journals.lww.com/continuum/Abstract/2014/04000/Evaluation_and_Management_of_Cerebral_Venous.12.aspxce79492c-02f89a06c9bd242f5a4e5fff56500d25 @ coreem.net [Internet]. Available at: https://coreem.net/core/cerebral-venous-thrombosis/

2. Chatterjee S, Sardar P, Biondi-Zoccai G, Kumbhani DJ. New Oral Anticoagulants and the Risk of Intracranial Hemorrhage. JAMA Neurol [Internet]. 2013;2904:1-5. Available at: http://archneur.jamanetwork.com/article.aspx?doi=10.1001/jamaneurol.2013.4021

3. Coutinho JM, De Bruijn SFTM, Deveber G, Stam J. Anticoagulation for cerebral venous sinus thrombosis. Stroke. 2012;43(4):41-2.

4. Coutinho JM, Ferro JM, Zuurbier SM, Mink MS, Canhão P, Crassard I, et al. Thrombolysis or anticoagulation for cerebral venous thrombosis: Rationale and design of the TO-ACT trial. Int J Stroke. 2013;8(2):135-40.

5. Ferro JM. Prognosis of Cerebral Vein and Dural Sinus Thrombosis: Results of the International Study on Cerebral Vein and Dural Sinus Thrombosis (ISCVT). Stroke [Internet]. 2004;35(3):664-70. Available at: http://stroke.ahajournals.org/cgi/doi/10.1161/01.STR.0000117571.76197.26

6. Kosinski CM, Mull M, Schwarz M, Koch B, Biniek R, Schläfer J, et al. Do normal D-dimer levels reliably exclude cerebral sinus thrombosis? Stroke. 2004;35(12):2820-5.

7. Pless M. Two Cases of Cerebral Sinus Venous Thrombosis Following Chemotherapy for Non-Seminomatous Germ Cell Tumor. 2011;555-9.

8. Poon CS, Chang J-K, Swarnkar A, Johnson MH, Wasenko J. Radiologic Diagnosis of Cerebral Venous Thrombosis: Pictorial Review. Am J Roentgenol [Internet]. 2007;189(6_supplement):S64-75. Available at: http://www.ajronline.org/doi/10.2214/AJR.07.7015

9. Saposnik G, Barinagarrementeria F, Brown RD, Bushnell CD, Cucchiara B, Cushman M, et al. Diagnosis and management of cerebral venous thrombosis: A statement for healthcare professionals from the American Heart Association/American Stroke Association. Stroke. 2011;42(4):1158-92.

10. Silvis SM, de Sousa DA, Ferro JM, Coutinho JM. Cerebral venous thrombosis. Nat Rev Neurol [Internet]. setembro de 2017;13(9):555-65. Available at: http://dx.doi.org/10.1038/nrneurol.2017.104

Capítulo 37

Crise Epiléptica e Estado de Mal Epiléptico

Clarice Listik
Leonardo José Vaz
Lecio Figueira Pinto

● INTRODUÇÃO E CONCEITOS

Crise epiléptica é definida como a ocorrência transitória de sinais e/ou sintomas secundários a atividade neuronal cerebral anormal excessiva ou síncrona[1].

Logo, as manifestações dependerão da região do encéfalo ativada. Nas crises focais podem ser motoras (clonias, hipertonia, etc.), sensitivas (parestesias, alterações visuais), cognitivas (*deja vu*, *jamais vu*), emocionais (medo, choro, riso) ou autonômicas (taquicardia, piloereção, etc). Nas generalizadas podemos observar mais frequentemente a perda de consciência evoluindo com hipertonia e na sequência abalos generalizados (crise tonicoclônica generalizada), mas também podem ocorrer mioclonias, ausências, crises atônicas ou tônicas.

Em um primeiro momento a crise deve ser encarada como um sintoma, não como doença, fazendo analogia, seria a febre. Devemos procurar o que a causou, principalmente quando se trata da primeira crise, mas também em pacientes que já têm crises que mudam o padrão ou descompensam.

Epilepsia é uma doença cerebral caracterizada por uma predisposição sustentada à geração de crises epilépticas e também pelas consequências neurobiológicas, cognitivas, psicológicas e sociais. A definição de epilepsia requer a ocorrência de ao menos uma crise epiléptica. De maneira prática, a epilepsia pode ser definida:

- Pelo menos duas crises não provocadas ou reflexas ocorrendo em um intervalo maior que 24 horas.
- Uma crise não provocada ou reflexa e uma probabilidade alta de novas crises (pelo menos 60%), ou seja, semelhante ao risco da terceira crise epiléptica em um indivíduo após duas crises não provocadas[2].

Essa alta probabilidade ocorre nas seguintes situações: história de lesão cerebral prévia, anormalidade epileptiforme no EEG, lesão estrutural evidenciada no exame de neuroimagem e crise noturna[3].

○ Diagnóstico de uma síndrome epiléptica (p. ex.: epilepsia mioclônica juvenil).

■▶ Primeira Crise

Após uma primeira crise é comum a procura ao serviço de emergência. É fundamental na abordagem inicial a estabilização do paciente, que envolve protocolos de suporte básico à vida, como a avaliação de sinais vitais com enfoque para glicemia, principalmente quando chegar ao hospital ainda com alteração de consciência em suposto pós-ictal. Suposto porque todo paciente que não recobra a consciência após uma crise epiléptica pode encontrar-se em estado de mal epiléptico não convulsivo, abordado adiante (ver Estado de Mal Não Convulsivo).

Na história, é importante caracterizar bem o evento, para confirmar suspeita de crise epiléptica ou levantar dados que sugiram outros diagnósticos diferenciais (ver Diagnósticos Diferenciais). É fundamental a caracterização de quem observou o evento quando acontecer perda de consciência e generalização. Questionar o paciente ativamente sobre as sensações que tenha apresentado ainda consciente, precedendo a perda de consciência, como palpitação, precordialgia, sensação epigástrica ascendente, *déjà vu*, *jamais vu*, ou outras alterações. Questionar se essas mesmas sensações ocorreram previamente, a duração e o contexto, pois podem ser crises focais não reconhecidas. Verifique as medicações utilizadas pelo paciente, os antecedentes familiares e pessoais, como imunossupressão, uso e abuso de drogas, traumatismo crânio prévio, acidente vascular encefálico, infecção de sistema nervoso central, doenças reumatológicas, hematológicas, neoplasias, abuso de álcool. Caracterize o evento quanto a abertura ocular, desvio dos olhos e/ou segmento cefálico, posturas, abalos, sialorreia, cianose, mordedura de língua, liberação esfincteriana, duração, sincronia dos movimentos, presença de opistótomo, báscula de quadril ou rotação em torno do eixo, curso contínuo ou flutuante. Outros pontos importantes são a recuperação (rápida ou lenta), a presença de confusão e/ou sonolência após, o período em que ocorreu (durante o sono, logo após o despertar), a relação com outros fatores (privação de sono, ingesta alcoólica, exposição à luz estroboscópica). Lembrar que nada é patognomônico, todos os fatores devem ser analisados dentro do contexto clínico e, por vezes, não é possível definir claramente a natureza do eventos. Atenção especial deve ser dada para síncope e crises não epilépticas psicogênicas (ver Diagnósticos Diferenciais).

Realizar exame clínico com o objetivo de avaliar as causas clínicas e um exame neurológico o mais abrangente possível e dentro da experiência do examinador, mas sempre focando na procura de déficits motores focais, sinais meníngeos, alterações pupilares, motricidade ocular e fundo de olho.

Sugerimos a avaliação com os seguintes exames, de maneira individualizada, para diferenciar entre crise provocada (causadas por alteração metabólica: distúrbios eletrolíticos, insuficiência renal, hepática, tóxicos e drogas), sintomática aguda (lesão cerebral aguda – hemorragia, trauma, isquemia, infecção) ou até primeira crise sugestiva de epilepsia (crise única + risco aumentado recorrência):

- Exames laboratoriais: hemograma completo, eletrólitos (sódio, cálcio, magnésio, fósforo), glicemia, gasometria arterial, ureia, creatinina, transaminases, coagulograma, creatinofosfoquinase (rabdomiólise e risco de insuficiência renal em crises prolongadas). A depender do contexto, sorologia para HIV, amônia, urina 1.

- Teste de gravidez: doenças relacionadas com gravidez e puerpério (eclâmpsia), influência na escolha do tratamento e investigação (radiação).

- Exames de imagem: faz parte da avaliação de toda primeira crise, principalmente no contexto de febre, alteração de consciência, presença de sinais focais, imunossupressão, neoplasia sistêmica e alterações da coagulação. Apesar da ressonância fornecer maiores detalhes, a tomografia de crânio é mais disponível, com menor custo, rapidez e em geral mais adequada para o contexto da emergência. Fornece informações de alterações que necessitam conduta mais emergencial como hemorragias. Deve-se considerar a utilização de contraste.

- Eletroencefalograma: outro exame de grande importância na avaliação de provável crise. A realização deve ser feita de maneira tecnicamente adequada, com hiperpneia, fotoestimulação intermitente e parte do registro em sono. As alterações interictais não podem ajudar no diagnóstico de crises epilépticas quando presentes, mas a ausência não exclui o diagnóstico. Uma grande utilidade é permitir diferenciar crises focais e generalizadas. As alterações da base, com alentecimento e desorganização devem ser valorizadas, especialmente se focais, pois também aumentam o risco de recorrência de crise, em menor grau que atividade epileptiforme[4].

- Coleta de líquido cefalorraquidiano: deve ser solicitado, especialmente na suspeita de quadro infeccioso. Devem ser afastadas as contraindicações, como efeito de massa e coagulopatia.

- Perfil toxicológico: deve ser lembrado em contexto apropriado.

Aconselhamos sempre que possível a avaliação de neurologista para auxiliar na investigação, no diagnóstico diferencial e no tratamento.

Quanto ao tratamento, a prioridade na fase aguda é a estabilização do paciente e a investigação etiológica.

Nas crises provocadas e crises sintomáticas agudas, o tratamento da causa de base é de extrema importância e deve ser o foco. Estando o paciente no pós-ictal, a administração de benzodiazepínicos não é necessária. Fármacos antiepilépticos podem ser utilizados para a prevenção de recorrência da cri-

ses de maneira individualizada, principalmente nas crises sintomáticas agudas, quando existe lesão encefálica. Em geral o tratamento deve ser limitado,
existindo sugestão de uso por 12 semanas, com posterior avaliação do risco
de recorrência para definir a necessidade de manutenção do tratamento. Na
crise não provocada, a estratificação de risco e discussão com paciente deve ser
feita para decidir quanto à introdução de fármaco antiepiléptico. Em geral, nas
crises únicas em que não existam os fatores de risco para a definição de epilepsia após uma crise, sugere-se acompanhamento sem introdução de medicação,
pois o risco de recorrência seria menor, cerca de 33%, se comparado com os
76% de risco após a segunda crise, quando o tratamento estaria habitualmente
recomendado[5].

A escolha da medicação antiepiléptica deve levar em conta alguns fatores, como eficácia, perfil efeitos adversos, comorbidades, custo, disponibilidade, etc. As opções endovenosas disponíveis no Brasil são fenitoína, fenobarbital, ácido valproico, lacosamida, mas outras medicações orais que permitem
ajuste mais rápido, como carbamazepina, topiramato e levetiracetam, podem
ser opção.

Faz parte do atendimento informar ao paciente e familiares os riscos e
cuidados recomendados em uma crise epiléptica. Pacientes não podem diri-
gir, trabalhar com maquinaria pesada, entre outras situações nas quais possa
apresentar nova crise (mesmo que sem generalização, mas com prejuízo da
consciência), pelo perigo de expor os outros e a si próprio a riscos.

■■▶ Escape

Pacientes com epilepsia que procuram emergência com nova crise devem
ser vistos sob alguns aspectos: crise por baixa dose da medicação (má aderência, suspensão, troca ou interação medicamentosa, etc.), redução do limiar
(por alterações metabólicas, infecciosas, drogas) ou mais uma crise no contexto epilepsia farmacorresistente (refratária). Deve ser feita análise caso a caso,
dosagem do nível sérico da droga antiepiléptica caso disponível, assim como
avaliação laboratorial e história clínica.

■■▶ Diagnósticos Diferenciais[6]

Maioria das crises apresenta cessação espontânea, e crises tonicoclônicas
generalizadas raramente duram mais de 2 minutos. Eventos mais prolongados
devem alertar para diagnósticos diferenciais ou estado de mal epiléptico.

- Síncope: geralmente apresenta pródromo (palpitação, sudorese, precordialgia), perda da consciência e do tônus com recuperação rápida (segundos)
  e completa. Pode haver abalos musculares, liberação esfincteriana, desvio
  ocular.

- Crises epilépticas de origem psicogênica: eventos com semiologia diversa,
  por vezes de difícil diferenciação. Algumas características semiológicas podem sugerir mais esse diagnóstico como manter os olhos fechados durante
  crise, báscula de quadril, rotação da cabeça para os lados e do corpo em tor-

no do eixo, movimentos assíncronos dos membros. Sua presença não exclui que possam se tratar de crises epilépticas ou mesmo que o paciente tenha diagnóstico de epilepsia associado. O padrão-ouro para a diferenciação é a realização de exame de videoeletrencefalograma prolongado.

* Ataques isquêmicos transitórios: sinais focais, duração maior, indivíduos mais idosos com fatores de risco cardiovasculares.

* Enxaqueca: progressão lenta de sintomas neurológicos, principalmente visuais, porém migrânea basilar pode ter sintomas pouco usuais. Cefaleia geralmente presente, mas pode ser leve.

* Ataques de pânico: sensação de medo ou morte iminente, fenômenos autonômicos proeminentes, duração maior (5 a 30 minutos).

* Narcolepsia com cataplexia.

* Distúrbios do movimento paroxísticos.

■■) Estado de Mal Epiléptico Convulsivo (Tonicoclônico) Generalizado

Classicamente estado de mal epiléptico (EME) convulsivo é definido como crise com duração da superior a 30 minutos, pois se sabe por modelos animais e evidências indiretas em humanos que a partir desse ponto existe risco de dano neural e sequelas. Do ponto de vista prático, uma crise tonicoclônica generalizada que dura mais de 5 minutos dificilmente cessará de forma espontânea, portanto não há razão para postergar o início do tratamento além desse tempo, sendo esse o critério para a definição operacional do EME convulsivo[7].

Existem outros tipos de EME, como o mioclônico, focal motor, etc., que fogem do objetivo desse capítulo.

Como o EME convulsivo prolongado está relacionado com lesão neuronal e quanto maior a duração, maior a refratariedade, deve ser reconhecido como emergência médica e tratado agressivamente.

* Tratamento:

  o Deve contemplar três aspectos: estabilização do paciente, controle da crise e investigação etiológica.

Estabilização

Nos primeiros minutos, a prioridade é realizar as medidas de suporte básico de vida, com proteção não invasiva de via aérea (posicionamento de cabeça, aspirar saliva), administrar O_2 se necessário, monitoração de sinais vitais, obtenção de acesso venoso periférico. Tratar hipoglicemia, utilizar tiamina 500 mg IV (suspeita de abuso de álcool, desnutrição, etc.). Iniciar investigação com exames laboratoriais (eletrólitos, função renal, glicemia, hemograma completo, *screnning* toxicológico, níveis séricos, medicações antiepilépticas, gasometria arterial).

Controle da crise

Crises com duração superior a 5 minutos devem ser interpretadas como estado de mal epiléptico inicial e iniciado tratamento. Na primeira linha estão os benzodiazepínicos e os estudos apontam a importância do tratamento precoce. Se não houver acesso venoso disponível e pronto, midazolam intramuscular é a primeira opção. Se disponível, utilizar diazepam endovenoso (ver doses na Tabela 37.1). Deve ser iniciada na sequência, droga de segunda linha com o intuito de controle, caso não tenham cessado as crises, mas também para evitar recorrência. As opções endovenosas disponíveis no Brasil são fenitoína, ácido valproico, fenobarbital e lacosamida. Não existem evidências suficientes para apontar de forma definitiva qual delas seria a melhor escolha, mas fenitoína e ácido valproico figuram como as duas escolhas mais usuais. Durante o tratamento, deve ser dada atenção para a monitoração com eletrocardiograma e pressão arterial, especialmente com uso de fenitoína. No *status epilepticus* causado por abstinência alcoólica, benzodiazepínicos e fenobarbital figuram como opções interessantes. Após o controle do estado de mal epiléptico, lembrar de prescrever a manutenção com a(s) droga(s) antiepiléptica(s) que o controlaram.

Considera-se estado de mal epiléptico refratário a não reposta a drogas de primeira (benzodiazepínicos) e segunda linha (fenitoína, ácido valproico, etc.). Nesse contexto, o mais frequentemente recomendado no EME convulsivo é intubação e coma induzido, com transferência do paciente para terapia intensiva, com indicação de monitoração eletrencefalográfica, pois frequentemente ocorre interrupção das manifestações clínicas, mas paciente continua em estado de mal eletrográfico. A principal escolha é midazolam, mas também podem ser utilizados propofol e barbitúricos (tiopental e pentobarbital).

Tabela 37.1
Drogas de Primeira Linha

Droga	Dose inicial adulto	Diluição sugerida	Administração	Efeitos colaterais e considerações
Diazepam	10 mg EV	Não diluído ou em NaCl 0,9% 1 amp 10 mg/mL em 9 mL SF0,9%	EV 5 mg/min (adulto) 2 mg/min em crianças	Hipotensão/depressão respiratória Altamente recomendado uso de fenitoína após diazepam devido a alta taxa de recorrência
Midazolam	10 mg	1 amp 10 mg/mL em 9 mL glicose 5% ou NaCl 0,9% CF: 1 mg/mL	0,2 mg/kg IM/*bolus* 5 mg IM (13-40 kg	Hipotensão/depressão respiratória Boa opção se paciente não estiver com acesso venoso

Investigação etiológica

Semelhante ao colocado para primeira crise, avaliação laboratorial ampla, toxicologia e procura de medicações (bupropiona, lítio, etc.) é fundamental. A neuroimagem está indicada, sendo importante a ressonância magnética após adequada estabilização, especialmente nos casos em que não houver causa óbvia de *status*. Lembrar do exame de líquor, importante nos quadros infecciosos e imunomediados. A monitoração eletroencefalográfica tem papel mais relevante no diagnóstico de acompanhamento terapêutico, mas alguns padrões, como atividade periódica lateralizada, *extreme delta brushes* (visto em alguns pacientes com encefalite anti-NMDA), ajudam a construir o raciocínio diagnóstico.

Lembrar que entre pacientes com epilepsia previa[8] a não aderência ao tratamento é a causa mais frequente.

Tabela 37.2

Droga	Dose inicial adulto	Apresentação/ diluição	Administração	Efeitos colaterais e considerações
Fenitoína	20 mg/kg	250 mg/5 mL Diluir em SF0,9%, incompatível com soro glicosado. Recomendado uso de filtro de linha	Velocidade máxima infusão 50 mg/min. Idosos e cardiopatas reduzir para 20 mg/min	Hipotensão e bradicardia se infusão rápida. Monitorar ECG e PA. Extravasamento pode causar necrose
Ácido valpróico	40 mg/kg	500 mg/5 ml Diluir em 100 ml de SF0,9%	Sugestão infusão 100 mg/min ou 6 mg/kg/min	Pode causar disfunção plaquetária e hiperamonemia
Fenobarbital	15 a 20 mg/kg	200 mg/2 ml	50-100 mg/min.	Pode causar depressão sedação e respiratória. Recomendado apenas para casos mais complexos. Considerar no contexto de abstinência alcoólica.

ECG: eletrocardiograma, PAS pressão arterial sistólica

Estado de mal não convulsivo

O estado de mal não convulsivo é caracterizado por alteração do comportamento ou do nível de consciência em relação ao basal, de grau variável, concomitante à atividade epileptiforme contínua vista no eletroencefalograma. As manifestações clínicas podem ser sutis e não específicas, levando a subdiagnóstico ou confusão com alterações psiquiátricas ou comportamentais. Pacientes com alteração do nível de consciência desproporcional ao esperado para sua condição ou em situações em que existe alteração de consciência, principalmente no contexto de lesão cerebral, com limitação para avaliação clínica, devem fazer com que o médico suspeite de estado de mal não convulsivo[9].

Tabela 37.3

Droga	Dose inicial em bolus	Apresentações	Manutenção (infusão contínua)	Considerações/ padrão EEG
Midazolam	0,2 mg/kg. Pode ser repetido *bolus*	15 mg/3 mL 5 mg/mL 50 mg/10 mL	0,1-2 mg/ kg/h	Pode causar hipotensão e depressão cardiorrespiratória, em menor grau que tiopental
Propofol	2 a 3 mg/ kg. Pode ser repetido *bolus*	Frasco ampola 10 mg/mL ou 20 mg/ mLl	4-10 mg/kg/h	Pode causar síndrome de infusão do propofol (efeito tóxico raro levando a acidose metabólica e rabdomiólise.
Ketamina	1,5 mg/kg repetido a cada 5 min até 4,5 mg/ kg	Frasco ampola 500 mg/10 mL	2 a 5 mg/ kg/h	Pode causar confusão, *delirium* e agitação, uso em geral associado a midazolam. Menor risco de hipotensão
Tiopental	3 a 5 mg/kg *bolus*, pode ser repetido a cada 2 a 3 minutos	Frascos 0,5 a 1 grama. Diluir em SF 0,9%	3 a 7 mg/ kg/h	Causa hipotensão e depressão cardiorrespiratória, frequente necessidade de uso de vasopressores. Aumento risco de infecção

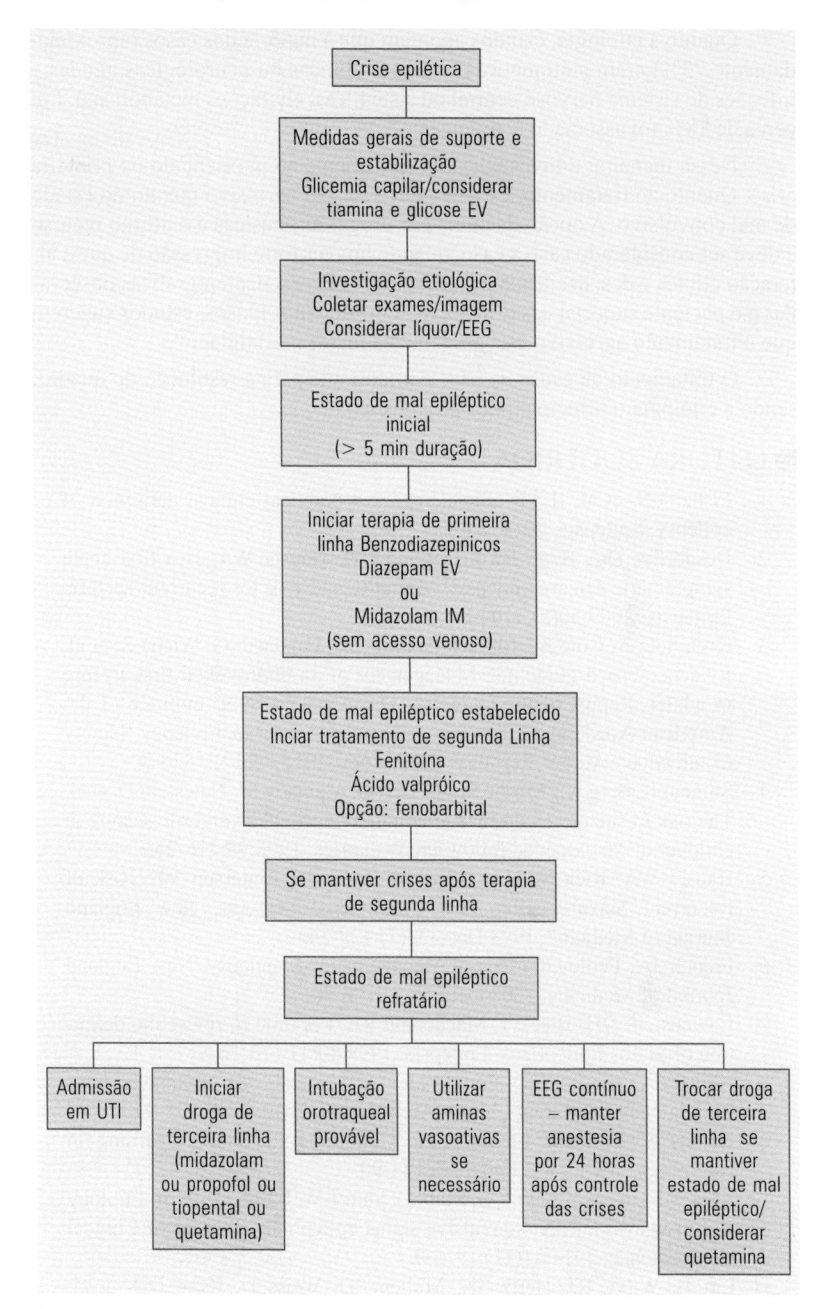

Fluxograma 37.1 – *Manejo da crise e do estado de mal epiléptico.*

Quanto à etiologia, estudos apontam que a maioria dos casos (aproximadamente 73%) eram sintomáticas (doenças clínicas ou neurológicas agudas – infeções de sistema nervoso central ou sistêmicas, alterações metabólicas). Em cerca de 18% foi associado à epilepsia[10].

Dessa maneira, a investigação é semelhante ao já orientado na primeira crise. Quanto ao tratamento, este não deve ser tão agressivo quanto no estado de mal convulsivo. A opção de coma por drogas anestésicas é o último recurso e deve ser considerado caso a caso, quando houver forte impressão de que a alteração clínica é desencadeada pelas alterações eletroencefalográficas observadas e o paciente suportar essas medidas. Em pacientes idosos, estudos sugerem que o tratamento agressivo está associado a maior mortalidade[11].

O tratamento da causa de base é importante para a resolução do quadro, sendo a etiologia o principal fator prognóstico.

⬤ LEITURA SUGERIDA

1. Fisher RS, et al. ILAE official report: a practical clinical definition of epilepsy. Epilepsia. 2014, 55(4):475-82.

2. Hesdorffer DC, Benn EKT, Cascino GD, Hauser WA. Is a first acute symptomatic seizure epilepsy? Mortality and risk for recurrent seizure. Epilepsia. 2009;50(5):1102-8.

3. Krumholz A, Cole AJ, Shinnar S, French J, Gronseth G, Wiebe S, et al. Evidence-based guideline: Management of an unprovoked first seizure in adults: Report of the Guideline Development Subcommittee of the American Academy of Neurology and the American Epilepsy Society Commentary Author Response. Neurology. 2015;85(17):1526-7.

4. Shinnar S, Berg AT, Moshe SL, O'Dell C, Alemany M, Newstein D, et al. The risk of seizure recurrence after a first unprovoked afebrile seizure in childhood: An extended follow-up. Pediatrics. 1996;98:216-25.

5. Hauser WA, Rich SS, Lee JR-J, Annegers JF, Anderson VE. Risk of Recurrent Seizures after Two Unprovoked Seizures. New England Journal of Medicine. 1998 Dec;338(7):429-34.

6. French JA, Pedley TA. Initial Management of Epilepsy. New England Journal of Medicine. 2008 Oct;359(2):166-76.

7. Lowenstein DH, Bleck T, Macdonald RL. I'ts time to revise the definition of Status Epilepticus. Epilepsia. 1999 40(1):120-122.

8. Neligan A, Shorvon SD. Frequency and Prognosis of Convulsive Status Epilepticus of Different Causes. Arch Neurol. 2010;67(8):931-940.

9. Hantus S. Epilepsy Emergencies. Continuum: Lifelong Learning in Neurology. 2016;22(1, Epilepsy):173-90.

10. Kang BS, Jhang Y, Kim Y-S, Moon J, Shin J-W, Moon HJ, et al. Etiology and prognosis of non-convulsive status epilepticus. Journal of Clinical Neuroscience. 2014;21(11):1915-9.

11. Litt B, Wityk RJ, Hertz SH, Mullen PD, Weiss H, Ryan DD, et al. Nonconvulsive Status Epilepticus in the Critically Ill Elderly. Epilepsia. 1998;39(11):1194-202.

Capítulo 38

Morte Encefálica

Ana Beatriz Ayroza Galvão Ribeiro Gomes
Vinicius Andreoli Schoeps
Marcelo Calderaro

A morte histórica e legalmente foi definida como um estado de cessação de atividade cardiorrespiratória até a década de 1960. Com o avanço das técnicas de ressuscitação cardiopulmonar e do advento da ventilação invasiva nos anos 1950, pacientes com danos graves e irreversíveis ao sistema nervoso central (SNC) passaram a ser mantidos em suporte por tempo indeterminado. A impossibilidade de estabelecer o óbito pelos critérios então vigentes levou a grande fardo econômico e social.

Questões éticas e legais começaram a ser debatidas e, em 1968, foi formado um comitê pela escola de medicina de Harvard que publicou um artigo divisor de águas. Este concluía que pacientes que preenchessem certos critérios de lesão ao sistema nervoso central apresentariam um estado denominado "coma irreversível" e poderiam ser considerados mortos mesmo antes de cessação de atividade cardiorrespiratória. Os parâmetros usados à época são os fundamentos do que usamos até hoje, sendo eles a presença de coma arresponsivo, ausência de movimentos e respiração, ausência de reflexos e eletroencefalograma isoelétrico.

Posteriormente, em uma conferência em 1976 o Royal College of Medicine da Grã-Bretanha introduziu o teste da apneia e a opção de outros exames complementares que não o eletroencefalograma na conceituação dos casos de morte encefálica, determinando pela primeira vez que a lesão completa do tronco encefálico era incompatível com a vida e que reflexos medulares não inviabilizavam o seu diagnóstico.

O tópico continuou sendo estudado e em 1981 foi publicada uma diretriz pela comissão presidencial americana, na qual a maioria dos protocolos de avaliação de morte encefálica se baseia até a atualidade. O objetivo da comissão foi criar critérios precisos que eliminassem a chance de erro diagnóstico, que permitissem diagnóstico rápido e que fossem explícitos, adaptáveis e acessíveis à verificação. Neste documento, a morte encefálica ficou definida como "cessação irreversível de toda a função cerebral incluindo o tronco encefálico" *(whole brain death)*.

Desde então os critérios foram organizados e refinados, havendo discretas divergências protocolares entre países e serviços no mundo. O conceito de morte encefálica tornou-se amplamente aceito entre a comunidade médica e a população leiga, trouxe consigo diversas repercussões legais. A seguir segue o que existe de consenso em relação à abordagem do paciente em coma com suspeita de morte encefálica, com destaque às exigências determinadas pelo sistema legal brasileiro e pelo Conselho Federal de Medicina (CFM), atualizadas em 2017.

◼ DEFINIÇÃO

Como já descrito, morte encefálica é caracterizada como estado de "cessação irreversível de toda a função cerebral incluindo o tronco encefálico". Pacientes elegíveis à avaliação de morte encefálica (pré-requisitos) são aqueles que, independentemente da condição de doador ou não de órgãos e tecidos, apresentem:

- Coma decorrente de causa irreversível e conhecida (conforme história clínica e exames complementares, como exames de imagem ou outros que se façam necessários).

- Tratamento e observação em ambiente hospitalar pelo período mínimo de 6 horas.

  Obs.: Quando a causa primária do quadro for encefalopatia hipóxico-isquêmica, o período mínimo de observação se estenderá para 24 horas (a partir da parada cardiorrespiratória ou do reaquecimento no caso de hipotermia terapêutica).

- Ausência de fatores confundidores como:
  - Distúrbio hidroeletrolítico, ácido básico e intoxicação exógena graves.
    - Na presença destes, caberá à equipe responsável pela determinação da morte encefálica definir se essas anormalidades são capazes de causar ou agravar o quadro clínico. A hipernatremia grave refratária ao tratamento não inviabiliza a sua determinação, exceto quando é a única causa do coma.
  - Hipotermia.
    - Temperatura corporal (esofagiana, vesical ou retal) deverá ser superior a 35ºC.
  - Hipoxemia.
    - Saturação arterial O_2 deverá ser superior a 94%.
  - Hipotensão.
    - Pressão arterial sistólica deverá ser maior ou igual a 100 mmHg ou pressão arterial média (PAM) maior ou igual a 65 mmHg para adultos ou conforme Tabela 38.1.

Tabela 38.1
Indicação de Pressão Arterial pela Idade

Idade	Pressão arterial	
	Sistólica (mmHg)	PAM (mmHg)
Até 5 meses incompletos	60	43
De 5 meses a 2 anos incompletos	80	60
De 2 anos a 7 anos incompletos	85	62
De 7 a 15 anos	90	65

- Fármacos com ação depressora do SNC e bloqueadores neuromusculares.
  - Quando em doses terapêuticas não provocam coma aperceptivo.
  - Em infusão contínua nas doses usuais para sedação e analgesia será necessário aguardar um intervalo mínimo de quatro a cinco meias-vidas após sua suspenção (em pacientes com função hepática e renal normais e que não tenham sido submetidos a hipotermia terapêutica). Alguns exemplos encontram-se na Tabela 38.2.
  - Quando da presença de insuficiência hepática, renal, hipotermia terapêutica ou suspeita de intoxicação deve-se aguardar tempo maior que cinco meias-vidas do fármaco.

Tabela 38.2
Tempo de Metabolismo de Fármacos Depressores do SNC

Medicamento (10)	Meia-vida	Intervalo (dose única ou intermitente)	Intervalo (infusão contínua)
Midazolam	2 horas	6 horas	10 horas
Fentanil	2 horas	6 horas	10 horas
Succinilcolina	10 minutos	30 minutos	50 minutos
Pancurônio	2 horas	6 horas	10 horas
Rocurônio	1 hora	3 horas	5 horas
Etomidato	3 horas	9 horas	15 horas
Cetamina	2:30 h	7:30 h	12:30 h
Propofol	2 horas	6 horas	10 horas

■▶ Avaliação Clínica (Exame Neurológico)

A avaliação clínica do paciente em coma com suspeita de morte encefálica pode ser sistematizada da seguinte forma: 1) avaliação do coma, 2) avaliação de reflexos de tronco, 3) realização do teste da apneia e 4) avaliação complementar (Tabela 38.3).

Os achados descritos devem estar todos presentes para o diagnóstico de morte encefálica. Deverão ser realizadas duas avaliações, sendo ao menos uma por médico especialista em: medicina intensiva, medicina intensiva pediátrica, neurologia, neurologia pediátrica, neurocirurgia ou medicina de emergência. Na indisponibilidade de qualquer um dos especialistas, o procedimento deverá ser concluído por outro médico especificamente capacitado (curso para médicos com pré-requisito de 1 ano de experiência no atendimento ao paciente em coma). O intervalo mínimo entre os exames foi extensamente revisado e encurtado na nova resolução, sendo definido pela faixa etária conforme a Tabela 38.4.

Tabela 38.3 Avaliação Clínica para Determinação de Morte Encefálica	
Coma	Pacientes devem ser totalmente irresponsivos aos estímulos externos, ou seja: 1. Ausência de abertura ocular espontânea e aos estímulos dolorosos 2. Ausência de resposta motora espontânea e aos estímulos dolorosos
B. Reflexos de tronco	Devem estar ausentes 1. Reflexos pupilares 2. Reflexo corneopalpebral 3. Reflexo oculocefálico 4. Prova calórica 5. Reflexo de tosse
C. Apneia	Ausência de *drive* respiratório
D. Exame complementar	Atividade circulatória cerebral 1. Angiografia cerebral 2. Cintilografia radioisotópica 3. *Doppler* transcraniano 4. SPECT Atividade elétrica 1. Eletroencefalograma

*Exames citados de acordo com a resolução CFM nº 2.173/2017.
**Há descrições do uso da angiotomografia como exame complementar na morte encefálica, porém esta ainda não foi validada para este fim, tampouco é aceita pelo CFM.

Tabela 38.4 Intervalo de Avaliação por Faixa Etária	
7 dias (recém-nato a termo) até 2 meses incompletos	24 horas
2 meses a 2 anos incompletos	12 horas
Acima de 2 anos	1 hora

A seguir estão descritas as técnicas de avaliação.

- Coma.
  - O paciente deve estar de olhos fechados, completamente irresponsivo a estímulos dolorosos.
  - Estímulos dolorosos devem ser aplicados aos quatro membros (leito ungueal) e em nível supracervical (pressão supramandibular ou supraorbitária) – de especial importância em pacientes que tenham sofrido traumatismos medulares cujas repostas nos quatro membros poderiam estar abolidas por conta destes.
  - Não deve haver abertura ocular aos estímulos dolorosos.
  - Não deve haver resposta motora aos estímulos dolorosos.
  - A única resposta motora que pode ser observada são reflexos medulares, como por exemplo "movimentos lazaroides", reflexo de Babinski ou reflexos tendíneos. Um estudo multicêntrico com 107 pacientes com diagnóstico de morte encefálica encontrou 44% de movimentos reflexos ou espontâneos.
  - Poderão ser observados sudorese, rubor ou taquicardia, ocorrendo espontaneamente ou durante a estimulação.

- Reflexos de tronco
  - Reflexo pupilar
    - Base anatômica: aferência pelo II nervo craniano e eferência pelo III nervo craniano. Local de integração: mesencéfalo.
    - Técnica: incidência de luz direta sobre as pupilas e observação do diâmetro pupilar.
    - Resposta esperada: habitualmente as pupilas estarão mediofixas (diâmetro 4-9 mm), ou seja, sem resposta à incidência da luz. Caso sejam observadas pupilas mióticas bilateralmente, suspeitar de possível intoxicação exógena.
  - Reflexo corneopalpebral
    - Base anatômica: aferência pelo primeiro ramo do V nervo craniano e eferência pelo VII nervo craniano. Local de integração: ponte.
    - Técnica: estimular a região do limbo corneano com pedaço de algodão umedecido ou gotas de soro fisiológico ou água estéril. Sugere-se que preferencialmente sejam usadas gotas visando a preservação do epitélio corneano contra abrasão, caso o paciente avaliado venha a tornar-se doador de córneas.
    - Resposta esperada: não deve ser observado movimento palpebral.
  - Reflexo oculocefálico ("olhos de boneca").
    - Base anatômica: aferência pelo VIII nervo craniano e eferência pelo VI e III nervo craniano. Local de integração: ponte e mesencéfalo.

- **Técnica:** dado que não haja lesões à coluna cervical, deverão ser realizados movimentos bruscos de rotação no sentido horizontal e vertical.
- **Resposta esperada:** os olhos não devem se movimentar em relação à cabeça, ou seja, deverão apresentar posição fixa.

○ Prova calórica (reflexo oculovestibular)

- **Base anatômica:** aferência pelo VIII nervo craniano e eferência pelo VI e III nervo craniano. Local de integração: ponte e mesencéfalo.
- **Técnica:** otoscopia deve ser realizada para confirmar a patência do conduto auditivo. A cabeceira do paciente deve ser posicionada com inclinação de 30 graus com o intuito de verticalizar o canal semicircular horizontal. Instilar 50 a 100 mL de água fria (aproximadamente 5°C) no conduto auditivo e observar a presença de movimentação ocular. Repetir no conduto contralateral após intervalo mínimo do exame entre ambos os lados, que deve ser de 3 minutos.
- **Resposta esperada:** os olhos não devem se movimentar. O desvio do olhar para o lado estimulado indica patência das vias testadas. O nistagmo batendo para o lado oposto ocorre no indivíduo consciente.

○ Reflexo de tosse

- **Base anatômica:** aferência e eferência pelos nervos cranianos IX/X. Local de integração: bulbo.
- **Técnica:** pode ser realizado estímulo da região posterior da faringe com abaixador de língua ou cânula de intubação, porém a resposta mais confiável é obtida através do estímulo da traqueia com o cateter de sucção. O cateter deve ser inserido na traqueia até o nível da carina por pelo menos duas vezes.
- **Resposta esperada:** não deve ser observada tosse ou náusea.

  Obs.: Na presença de alterações morfológicas congênitas ou adquiridas que impossibilitem a avaliação bilateral dos reflexos de tronco encefálico (p. ex.: trauma grave de face, otorragias, agenesia de globo ocular, lesão medular cervical alta) dar-se-á prosseguimento às demais etapas para determinação de ME, devendo-se fundamentar tal impossibilidade em prontuário.

- Prova de apneia

○ A realização da prova apneia requer que os parâmetros vitais estejam dentro do estipulado nos itens Hipoxemia e Hipotensão (pág. 414). Como o seu objetivo consiste na elevação da $PaCO_2$ visando o estímulo do centro respiratório, instabilidade hemodinâmica pode ocorrer e deve ser evitada. A técnica prevista pela resolução atualmente vigente é descrita a seguir.

1. Ventilação com FiO_2 de 100% por, no mínimo, 10 minutos para atingir PaO_2 igual ou maior a 200 mmHg e $PaCO_2$ entre 35 e 45 mmHg.

2. Instalar oxímetro digital e colher gasometria arterial inicial (idealmente por cateterismo arterial).

3. Desconectar ventilação mecânica.

4. Estabelecer fluxo contínuo de O_2 por um cateter intratraqueal no nível da carina (6 L/min), ou tubo T (12 L/min) ou CPAP (até 12 L/min + até 10 cm H_2O). (O tubo T e CPAP devem ser utilizados caso a prova não possa ser concluída por hipoxemia.)

5. Observar a presença de qualquer movimento respiratório por 8 a 10 minutos.

6. Prever elevação da $PaCO_2$ de 3 mmHg/min em adultos e de 5 mmHg/min em crianças para estimar o tempo de desconexão necessário.

7. Colher gasometria arterial final.

8. Reconectar ventilação mecânica.

Importante: caso ocorra hipotensão (PA sistólica < 100 mmHg ou PAM < 65 mmHg), hipoxemia significativa ou arritmia cardíaca, deverá ser colhida uma gasometria arterial e reconectado o respirador, interrompendo-se o teste. Se $PaCO_2$ for inferior a 56 mmHg, após a melhora da instabilidade hemodinâmica, deve-se refazer o teste.

■❙ Resposta Observada

- Teste positivo: na ausência de *drive* respiratório por 10 minutos e $PaCO_2$ > 55 mmHg (em qualquer momento da avaliação), o teste será considerado positivo, ou seja, presença de apneia.

- Teste inconclusivo: $PaCO_2$ final < 56 mmHg, sem movimentos respiratórios.

- Teste negativo: presença de movimentos respiratórios, mesmo débeis, com qualquer valor de $PaCO_2$.

Obs.: Alguns autores sugerem a avaliação de delta de variação de PCO_2 como alternativa ao teste, especialmente para aqueles pacientes que não sejam eucápnicos ao início da avaliação (p. ex.: obesos, DPOC). A Academia Americana de Neurologia sugere que o aumento de ao menos 20 mmHg no PCO_2 arterial seria um teste positivo, entretanto tal forma de avaliação não é contemplada pela legislação brasileira.

Caso o teste seja inconclusivo em paciente hemodinamicamente estável, recomenda-se a repetição da prova por período mais prolongado (10-15 minutos), desde que o paciente adequadamente oxigenado.

■❙ Exame Complementar

Diversos exames são adequados nesta fase da avaliação. Os que são validados, segundo resolução CFM nº 2.173/2017, são: eletroencefalograma, Doppler transcraniano, angiografia cerebral e cintilografia/SPECT cerebral. A interpretação destes exames requer examinador com comprovada experiência e capacitado no exame nessa situação clínica.

- Os métodos complementares apresentam limitações que devem ser consideradas pelo médico assistente no momento de sua solicitação. Por exemplo, no caso de utilização de barbitúricos endovenosos, o exame complementar de escolha deverá avaliar o fluxo sanguíneo, uma vez que o metabolismo e a atividade elétrica cerebral estarão profundamente alterados por conta do medicamento.

- Um exame complementar compatível com morte encefálica prévio ao exame clínico e teste da apneia pode ser utilizado como único exame complementar para essa determinação.

■▶ Aspectos Éticos Legais

- A lei 9.434 (4/2/97) estabelece que a retirada *post mortem* de tecidos, órgãos ou partes do corpo humano destinados a transplante ou tratamento deverá ser precedida de diagnóstico de morte encefálica constata e registrada por dois médicos não participantes das equipes de remoção e transplante.

- A resolução 2.173/2017do CFM define que o diagnóstico de morte encefálica deve ser confirmado por, no mínimo, dois médicos, sendo um deles especialista em medicina intensiva, medicina intensiva pediátrica, neurologia, neurologia pediátrica, neurocirurgia ou medicina de emergência. Na indisponibilidade de qualquer um dos especialistas, o procedimento deverá ser concluído por outro médico especificamente capacitado (curso para médicos com pré-requisito de 1 ano de experiência no atendimento ao paciente em coma).

- A declaração de óbito deve ser preenchida pelo médico que prestava assistência ao paciente ou, em sua falta, pelo médico plantonista

- A data e a hora registradas na Declaração de Óbito serão as do fechamento do protocolo de morte encefálica.

- A autorização da retirada de órgãos para transplante dependerá da autorização do cônjuge ou parente, maior de idade, obedecida a linha sucessória até o segundo grau inclusive, firmada por duas testemunhas presentes à verificação da morte

- É vedada a remoção *post mortem* de órgãos de pessoas não identificadas.

- Será admitida a presença de médico de confiança da família no ato da comprovação e atestação da morte encefálica, desde que a demora no comparecimento desse profissional não inviabilize o diagnóstico.

- Segundo a resolução CFM 1.826 (24/10/07) é legal e ética a suspensão dos procedimentos de suportes terapêuticos quando determinada a morte encefálica em não doador de órgão. O cumprimento da decisão mencionada deve ser precedida de comunicação e esclarecimento sobre morte encefálica aos familiares do paciente ou seu representante legal, fundamentada e registrada em prontuário.

■▶ Suporte ao Doador de Órgãos/Gestante

- Existem duas situações em que há necessidade de suporte intensivo em pacientes com diagnóstico de morte encefálica: gestante e doador de órgãos.

- Gestantes
  - Evento raro.
  - Decisão de manter suporte deve levar em consideração a viabilidade fetal.
  - Sugere-se prolongar a gestação estável até, pelo menos, 28 semanas.
  - Não há justificativa na literatura atual para prolongar a gestação para além de 32 semanas.
  - Consenso da Academia Americana de Ginecologia define que a mulher tem o direito de decidir quanto ao seu cuidado, independentemente das consequências para o feto. Entretanto, muitos estados americanos continuam excluindo tal situação de suas diretivas avançadas de suporte de vida.

- Cuidados gerais com potencial doador
  - Sugerimos que o leitor interessado se dirija à diretriz para a manutenção de múltiplos órgãos no potencial doador adulto falecido.

■ LEITURA SUGERIDA

1. Burkle CM, Tuck TT, Wijdicks EFM. Medical, legal, and ethical challenges associated with pregnancy and catastrophic brain injury. International Journal of Gynecology and Obstetrics. 2015;129(3):276-80.
2. Decreto 2268/97 | Decreto nº 2.268, de 30 de junho de 1997.
3. Diagnosis of brain death. Statement issued by the honorary secretary of the Conference of Medical Royal Colleges and their Faculties in the United Kingdom on 11 October 1976. British Medical Journal 1976. President's Commission for the Study of Ethical Problems in Medicine and Biomedical and Behavioral Research. 1981. Defining death: A report on the medical, legal and ethical issues in the determination of death. http://www.bioethics.gov/reports/past_commissions/index.html.
4. Report of the Ad Hoc Committee of the Harvard Medical School to Examine the Definition of Brain Death. A definition of irreversible coma. JAMA. 1968; 205(6):337-40.
5. Resolução CFM nº 2.173/2017.
6. Saposnik G, Basile VS, Young GB. Movements in Brain Death: A Systematic Review. Canadian Journal of Neurological Sciences. 2009;36:154-60.
7. Souza RL, et al. Diretrizes para manutenção de múltiplos órgãos no potencial doador adulto falecido. Revista Brasileira de Terapia Intensiva. 2011;23(3):255-68.
8. Westphal GA, et al. Diretrizes para avaliação e validação do potencial doador de órgãos em morte encefálica. Revista Brasileira de Terapia Intensiva. 2016;28(3):220-55.
9. Wijdicks EF. Brain death guidelines explained. Semin Neurol. 2015 Apr;35(2):105-15. doi: 10.1055/s-0035-1547532.

10. Wijdicks EFM, Varelas PN, Gronseth GS, Greer DM. Evidence-based guideline update: determining brain death in adults: report of the Quality Standards Subcommittee of the American Academy of Neurology. Neurology. 2010;74(23):1911-1918.

Capítulo 39

Estado Confusional Agudo

Helena Ramos Daoud Yacoub
Flávia Barata Alcantara
Mateus Mistiairi Simabukuro

■ INTRODUÇÃO

O estado confusional agudo também é descrito por termos como *delirium*, encefalopatia toxicometabólica, alteração do estado mental entre outros 30 diferentes termos.

Embora o termo *delirium* conste na literatura médica há mais de 2.000 anos, ainda é uma condição subdiagnosticada, frequentemente avaliada e manejada da forma inapropriada, com importante implicações prognósticas.

Trata-se, em termos gerais, de uma forma de disfunção cerebral aguda difusa, sendo a via final comum de diversos mecanismos, podendo fazer-se analogia à insuficiência cardíaca com descompensação aguda. Os mecanismos fisiopatológicos do *delirium* ou estado confusional agudo ainda permanecem pouco compreendidos pois estão associados a causas multifatoriais. As evidências atuais sugerem que diferentes conjuntos de fatores biológicos que interagem entre si resultam em um transtorno em larga escala das redes neuronais cerebrais, levando à disfunção cognitiva aguda. Os modelos mais aceitos incluem desbalanço de neutransmissores, neuroinflamação, estressores fisiológicos, alterações metabólicas, distúrbios eletrolíticos e fatores genéticos.

A frequência varia conforme a população estudada (p. ex.: hospitalizações clínicas, estados cirúrgicos, internados em unidade de terapia intensiva, em cuidados paliativos). No contexto dos atendimentos de emergência, o *delirium* está presente em 10 a 15% dos pacientes idosos. Afeta anualmente cerca de 1 milhão e meio de pacientes idosos nos departamentos de emergência nos Estados Unidos.

Embora seja mais comum pensarmos nos pacientes com *delirium* na sua forma hiperativa, apenas a minoria dos pacientes, cerca de 25%, apresentará agitação. A maioria dos pacientes apresentará a forma hipoativa de *delirium*, uma das razões pelas quais as taxas de não reconhecimento do *delirium* sejam tão altas: até 25% de pacientes com *delirium* recebem alta do pronto-socorro.

O risco de desenvolver *delirium* depende da interrelação entre pacientes mais vulneráveis (aqueles que apresentam faotres predisponentes) e a exposição aos insultos nocivos, ou fatores precipitantes (Tabela 39.1). Dessa forma, quanto mais fatores predisponentes presentes, menos fatores precipitantes são necessários para desencadear *delirium*. Isso explica, por exemplo, porque em pacientes idosos frágeis (com quadro demencial, múltipas comorbidades), portanto mais vulneráveis, um mesmo insulto aparentemente benigno (p. ex.: dose de benzodiazepínico, infecção urinária) o qual não causaria *delirium* em um paciente mais jovem é capaz de desencadeá-lo.

Outro importante aspecto na abordagem do *delirium* são suas implicações prognósticas. Atualmente sabemos que muitos pacientes que desenvolvem *delirium* podem evoluir com declínio cognitvo e demência permanente, mesmo após o tratamento da causa.

Tabela 39.1
Fatores de Risco para Estado Confusional Agudo ou *Delirium* (Adaptado)
Fatores predisponentes
Idade ≥ 75 anos
Demência ou comprometimento cognitivo leve
Delirium prévio
Deficiência visual (acuidade < 20/70)
Deficiência auditiva
Limitação funcional
Abuso de álcool
Gravidade e exacerbações das doença crônica de base
Depressão
História de acidente vascular ou ataque isquêmico transitório prévios

Fatores iatrogênicos precipitantes	
Medicamentos	• Agonistas dopaminérgicos
• Anticolinérgicos	• Inibidores da MAO
• Benzodiazepínicos	• Levodopa
• Opioides	• Esteroides
• Anti-histamínicos	• Fluoroquinolonas e cefalosporinas
• Antiepilépticos	• Relaxantes musculares
• Betabloqueadores	• Lítio
• Digitálicos	• Inibidores da calcineurina

Continua...

Tabela 39.1 *(continuação)*
Fatores de Risco para Estado Confusional Agudo ou *Delirium* (Adaptado)
Fatores iatrogênicos precipitantes
Uso de contenção mecânica
Uso de cateter vesical de demora
Fisiológicas • Aumento da ureia • Relacão ureia/creatinina aumentada • Hipoalbuminemia • Distúrbio hidroeletrolítico • Acidose metabólica
Sepse
Realização de múltiplos procedimentos
Privação de sono
Dor não tratada
Cirurgias • Torácica (cardíaca ou não cardíaca) • Correção de aneurisma de aorta • Colocação de prótese de quadril • Neurocirurgia
Admissão por trauma
Admissão urgente
Coma

■■▶ Abordagem Inicial na Emergência

O estado confusional agudo é uma emergência médica. Deve ser assegurada uma via aérea pérvia e uma circulação intacta, seguida pela medição dos sinais vitais e da glicemia. Um exame neurológico direcionado é imperativo para excluir lesões estruturais, como um grande acidente vascular cerebral ou hemorragia, que requerem tratamento em caráter de urgência.

O naloxone deve ser administrado se houver suspeita de intoxicação por narcóticos. Tiamina e glicose também são administrados rotineiramente. A tiamina deve ser sempre administrada com ou antes da glicose para evitar a precipitação de encefalopatia de Wernicke. A Tabela 39.2 simplifica a abordagem inicial em um passo a passo.

Anamnese

Após a abordagem inicial, a anamnese deve focar-se na determinação da função cognitiva de base e quando quaisquer episódios anteriores de estado mental alterado ocorrerem. Outros elementos importantes da história incluem sintomas de infecção, como febre, cefaleia, rigidez de nuca, tosse ou disúria;

uso de medicamentos atuais e mudanças recentes na medicação, uso de drogas recreativas e abuso de álcool e história de trauma recente. Atenção específica deve ser dada aos medicamentos conhecidos por causar *delirium*, como aqueles com propriedades anticolinérgicas, benzodiazepínicos e narcóticos. Um início relativamente agudo de novos sintomas comportamentais com curso flutuante permanece a principal característica distintiva entre demência e encefalopatias tóxico-metabólicas.

Exame físico

Antes do exame físico, é importante colher uma boa anamnese, e identificar qual o estado cognitivo basal do paciente, bem como qual o período de instalação da alteração. Deve-se questionar sobre flutuações do nível de consciência e outros sintomas típicos do *delirium*.

No exame físico geral, o médico deve procurar sinais de causas do *delirium*: inspeção da cabeça por sinais de trauma, exame geral na pesquisa de possível foco infeccioso, sinais meníngeos, mioclonias negativas (que podem ser encontradas em encefalopatias hepáticas). Deve ser feita também pesquisa de algum déficit focal. Um exame neurológico básico deve contemplar, nesse contexto:

- ○ Nível e estado de consciência (Tabela 39.2).

- ○ Linguagem (observar fluência e conteúdo do discurso do paciente, solicitar para nomear objetos na pesquisa de afasia).

- ○ Força muscular (observar se o movimento é simétrico dos membros, velocidade de queda dos membros caso o paciente esteja inconsciente, e grau de força muscular se o paciente colaborar com o exame).

- ○ Pesquisa do reflexo cutaneoplantar.

- ○ Nervos cranianos: avaliação das pupilas e mímica facial.

- ○ Sinais meníngeos.

Avaliar a atenção com comandos simples e a orientação com perguntas sobre o dia e o local são ferramentas rápidas e eficazes de iniciar a avaliação do estado mental. É importante ser o mais descritivo possível no exame do nível de consciência, pois dessa forma é possível ter uma idéia melhor da evolução do quadro confusional. Alguns testes auxiliam na pesquisa da atenção:

- ○ Atenção básica: solicitar que o paciente conte de 1 a 20; solicitar que o paciente diga os meses do ano na ordem direta; *digit-span* ordem direta (solicita-se que o paciente repita uma sequência de números aleatória, iniciando com sequência de dois números, com aumento da sequência gradualmente. Considera-se normal o mínimo de cinco números).

- ○ Atenção sustentada: observa-se a atenção que o paciente mantém durante o exame. Como teste, também pode ser solicitado que o paciente faça a contagem regressiva de 20 a 1, ou diga os meses do ano na ordem inversa. Outro teste utilizado também é o *digit-span* ordem inversa (considera-se normal em geral dois números a menos que o alcançado no *digit-span* ordem direta).

Manisfetações motoras nos estados confusionais agudos podem criar algumas confusões entre os clínicos. Asterix, uma perda súbita do tônus postural, quando corre bilateralmente, é compatível com um quadro de encefalopatia metabólica, não sendo específica apenas para encefalopatia hepática. Mioclonias, movimentos súbitos e involuntários, similares a pequenos choques ocorrendo em um único músculo ou grupos de músculo é um outro sinal muito frequentemente encontrado em pacientes com estados confusionais ou encefalopatias toxicometabólicas. É muito frequente para o não neurologista reportar asterix e mioclonias como termos como "tremores" e "abalos", sendo confundidos com outras entidades, como por exemplo crises epilépticas[5].

Tabela 39.2
Abordagem Inicial do Estado Confusional Agudo em Quatro Passos (Adaptado)

Passo 1*
- Garantir vias aéreas pérvias, ventilação adequada e circulação; sinais vitais; teste glicêmico
- Se hipoglicemia, administrar tiamina e glicose hipertônica; considerar naloxone se suspeita de *overdose* por opioides

Passo 2*
- História (atentar para *status* cognitivo prévio, medicações em uso, sinais infecciosos)
- Exame físico (observar sinais de infecção, excluir déficit focal ao exame neurológico, buscar por sinais sutis de crises epilépticas)
- Triagem laboratorial: hemograma, eletrólitos (incluindo cálcio, magnésio e fosfato)
- Funções hepática e renal (incluir albumina)
- Urianálise, urocultura e triagem toxicológica urinária
- Raios X de tórax
- ECG

Passo 3**
- Neuroimagem: TC de crânio, seguida por RM (difusão e contraste com gadolínio) se causa permanecer incerta
- Punção lombar (imediatamente após TC, se suspeita de meningite; em pacientes internados é geralmente pouco necessária, exceto em imunocomprometidos ou neurocirúrgicos)

Passo 4**
- Dosagem de amônia sérica, função tireoidiana, cortisol basal, vitamina B12, gasometria arterial
- Velocidade de hemossedimentação, provas de autoimunidade incluindo fator, antitireoperoxidase e antitireoglobulina
- Hemoculturas
- Triagem toxicológica estendida
- EEG (realizar breve se suspeita de *status epilepticus*)

*Realizar em todos os pacientes
**Realizar em pacientes selecionados de acordo com avaliação inicial;
TC: tomografia computadorizada; RM: ressonância magnética; ECG: eletrocardiograma; EEG: eletroencefalograma.

■▮❱ Causas Estruturais Encefálicas como Diagnóstico Diferencial

Algumas lesões focais podem mimetizar um quadro de encefalopatia difuso, com sinais localizatórios muito sutis. O conhecimento destas condições é importante para que o médico amplie seus diagnósticos diferenciais, na procura de causas potencialmente reversíveis e tratáveis.

Acidente vascular encefálico

Isquemias ou hemorragias intracranianas/subaracnoides podem causar alterações no estado de consciência. As causas incluem injúria direta cerebral ou complicações dessas condições (p. ex.: hipertensão intracraniana ou hidrocefalia). História de cefaleia súbita ou déficit neurológico novo deve levantar essa suspeita. Entretanto, o déficit focal pode ser sutil e de difícil reconhecimento pelo clínico, e há casos em que não são encontradas alterações no exame neurológico somático.

Oclusão de artéria basilar é uma das causas de coma. Diminuição importante do nível de consciência ou abulia podem ocorrer em isquemias de tálamo bilateral e córtex orbitofrontal bilateral.

Agitação pode ocorrer em infartos envolvendo territórios das artérias cerebrais posteriores ou artérias cerebrais médias, geralmente com acometimento do lobo parietal do hemisfério não dominante. Estado hiperativo também é descrito em lesões acometendo estruturas límbicas e núcleo caudado.

Isquemias em territórios da divisão inferior da artéria cerebral média, sobretudo esquerda, podem causar afasia de Wernicke (sendo o paciente usualmente logorreico, com discurso desconexo), condição que pode ser interpretada como psicose ou *delirium*.

Exame de imagem deve ser realizado sempre que a causa da alteração do estado mental não for clara, como será discutido posteriormente.

PRES (Posterior Reversible Encephalopathy Syndrome)

O quadro clínico em geral envolve encefalopatia e crises convulsivas. Hemiparesia ou alterações no campo visual ocorrem somente em cerca de 50% dos pacientes. Deve-se levantar a suspeita diagnóstica no contexto de eclâmpsia, emergência hipertensiva, ou uso de imunossupressores que podem deflagrar essa síndrome. A ressonância magnética de encéfalo (RM) usualmente apresenta hipersinal em T2/FLAIR na substância branca occipital e parietal, relativamente simétrica.

■▮❱ Infecções

Meningites e encefalites podem causar alteração no nível de consciência por diversas causas: hidrocefalia, aumento da pressão intracraniana, vasculites infecciosas e acometimento do parênquima encefálico (p. ex.: rombencefalites). Importante lembrar que sinais de irritação meníngea não são muito sensíveis, e que se houver a suspeita de infecção de sistema nervoso central (febre e cefaleia com encefalopatia, excluídas outras causas de infecção), deve ser realizado um exame de líquor.

Atenção especial deve ser dada à meningoencefalite herpética, em que o nível de suspeição deve ser muito alto, já que o atraso na administração do aciclovir em mais de 24 h é um dos principais fatores associados a pior prognóstico. Alguns estudos apontam para o aumento do risco de pior desfecho em até cinco vezes, quando comparados com o início precoce do tratamento.

Meningites nosocomiais são muito raras, e portanto não devem ser a primeira suspeita diagnóstica em pacientes hospitalizados que desenvolvem alteração do estado mental.

Crises convulsivas e uso de antimicrobianos

Crises convulsivas e estado de mal não convulsivo devem ser sempre considerados como possibilidades diagnósticas para pacientes que se apresentam com encefalopatia de causa indeterminada. Estudos prospectivos apontam para uma incidência de crises convulsivas em aproximadamente 10-19% nesses pacientes. A presença de alguns sinais pode auxiliar no diagnóstico, tais como: abalos motores repetitivos, desvio do olhar conjugado e nistagmo. Entretanto, a ausência desses sinais não exclui a possibilidade de crise convulsiva, sendo necessária a realização de um eletroencefalograma (EEG). A monitoração deve ser preferencialmente por 24 horas, a fim de aumentar a sensibilidade do exame.

Consideração especial deve ser feita sobre a associação do uso de antimicrobianos e desenvolvimento de crises convulsivas e encefalopatia. Em uma revisão de literatura recente, cerca de 15% dos casos de encefalopatia foram associados ao uso de cefepime. A encefalopatia associada ao uso de antimicrobianos pode ter três tipos apresentações:

○ Crises convulsivas ou mioclonias, associadas à pouca frequência de psicose. Essa apresentação está associada ao uso de penicilina e cefalosporinas (sobretudo em pacientes com insuficiência renal). Tem início poucos dias após a introdução do antibiótico, e resolução após dias de retirada a medicação. O EEG tipicamente é alterado e a RNM de encéfalo é normal.

○ Psicose frequente, associada à baixa presença de crises convulsivas. Os antimicrobianos mais implicados nessa apresentação são: penicilina procaína, sulfonamidas, macrolídeos e fluoroquinolonas. O início também ocorre após alguns dias da introdução do medicamento e a resolução leva alguns dias após sua suspensão. O EEG na maior parte das vezes encontra-se normal. Se alterado, presenta padrões inespecíficos. A RNM de encéfalo também é sem alterações.

○ Disfunção cerebelar, associada à baixa frequência de psicose e de crises convulsivas. A medicação implicada neste tipo de apresentação é o metronidazol. Tem início após semanas de sua introdução. EEG pode apresentar padrões inespecíficos e a RNM de encéfalo tipicamente apresenta alterações reversíveis (hipersinal em núcleo denteado, esplênio do corpo caloso ou tronco encefálico dorsal).

■▶ Exames Complementares (Tabela 39.3)

Tabela 39.3 Exames Complementares*	
Laboratório	Hemograma, gasometria arterial, lactato arterial, coagulograma, proteína C-reativa, função renal e hepática, eletrólitos, hormônios tireoidianos
Neuroimagem	TC de crânio; RM de encéfalo em casos específicos
RX de tórax	Triagem infecciosa
Líquido cefalorraquidiano (LCR)	Suspeita de meningoencefalite

*Ver texto para mais detalhes.

Laboratório

Realizar uma triagem infectometabólica é fundamental e deve incluir hemograma, gasometria arterial com dosagem de lactato, coagulograma, proteína C-reativa, função renal e hepática, dosagem de eletrólitos, hormônios tireoidianos e provas de reação inflamatória. Marcadores de necrose miocárdica devem ser solicitados, especialmente em pacientes idosos, com história de doença arterial coronariana ou com quadro súbito de rebaixamento do nível de consciência associado a instabilidade hemodinâmica. Sorologias para HIV, hepatites e sífilis auxiliam no diagnóstico de infecções oportunistas do sistema nervoso central, encefalopatia hepática e neurossífilis.

Exame de imagem

A tomografia computadorizada (TC) de crânio é um exame facilmente disponível em ambiente de pronto-socorro e de rápida execução, portanto é um recurso importante para a detecção de lesões intracranianas em pacientes agitados ou pouco colaborativos. Caso haja disponibilidade e o paciente apresente função renal adequada, a injeção de contraste durante a realização da TC pode contribuir para o diagnóstico de lesões expansivas não visualizadas ao exame sem contraste, como neoplasias e neuroinfecções. É de praxe em serviços que dispõem de TC a sua realização antes da coleta do líquido cefalorraquidiano.

A ressonância magnética (RM) de encéfalo é um recurso mais escasso em ambiente de emergência, porém é útil em detectar imagens não visualizadas à TC, como encefalite herpética e pequenas neoplasias intracranianas.

Além da neuroimagem, a radiografia de tórax é fundamental, contribuindo para a triagem infecciosa e na detecção de doenças cardiológicas, como edema agudo de pulmão e insuficiência cardíaca.

Líquido cefalorraquidiano (LCR)

A análise do LCR pode facilmente diferenciar certos tipos de infecção do sistema nervoso central, bem como excluir causas centrais de estado confusional agudo. A medida da pressão de abertura contribui para o diagnóstico de hipertensão intracraniana, que pode estar presente em entidades variadas, desde meningoencefalites a lesões expansivas intracranianas. Portanto, é fundamental a análise de citologia, bioquímica e culturas para bactérias, fungos e vírus.

As encefalites autoimunes são entidades relativamente novas no conhecimento da neurologia e que podem apresentar uma análise de LCR inocente. Portanto, caso haja alta suspeição desta entidade, deve-se lançar mão de um painel de autoanticorpos para a definição diagnóstica.

■❘ Tratamento

O tratamento do *delirium* consiste eminentemente em tratar a doença de base e evitar os precipitantes. Internações breves, se possível, mantendo o contato com familiares são importantes para a reversão do estado confusional.

Tendo em vista que o *delirium* pode ser associado a uma hiperatividade dopaminérgica, os antipsicóticos podem ser usados para o controle do *delirium* hiperativo, dando preferência aos atípicos (quetiapina, olanzapina, risperidona), visto menos reações adversas extrapiramidais quando em comparação com os típicos. O haloperidol deve ter seu uso reservado para pacientes com *delirium* hiperativo ou psicose em UTI, sendo a administração endovenosa preferível, já que grande parte dos pacientes críticos estão com absorção enteral prejudicada. A dose de ataque deve ser de 2 mg, podendo ser repetida a cada 20 minutos se necessário (considerar doses menores para pacientes idosos). Vale lembrar que os antipsicóticos não devem ser usados em pacientes com QT-longo, ou que estejam usando outras medicações que podem prolongar o intervalo QT, pois pode ocorrer um bloqueio dos canais de potássio cardíacos dose-dependente (efeito colateral raro, mas grave).

Alguns estudos testando medicações anticolinesterásicas (rivastigmina e donepezila) foram realizados, mas ainda não houve comprovação de seu benefício, além de mostrarem mais efeitos colaterais relacionados às medicações. Dentre outras medicações estudadas, a dexmedetomidina utilizada em pacientes com dificuldade de extubação exclusivamente por *delirium* hiperativo mostrou-se benéfica quanto à diminuição do tempo de extubação e alta da UTI.

Dentre as medicações citadas aqui como possíveis desencadeantes do *delirium*, é especialmente importante evitar o uso de benzodiazepínicos e opioides, os quais são frequentemente prescritos em contexto de agitação psicomotora. Entretanto, vale lembrar que em alguns casos, os benzodiazepínicos são uma boa opção de tratamento, como em abstinência alcoólica, abstinência de benzodiazepínicos, transtorno comportamental do sono REM em doenças neurodegenerativas (como doença de Parkinson), e na síndrome neuroléptica maligna.

Quanto ao *delirium* hipoativo, em geral o tratamento sintomático não é utilizado. O uso de estimulantes como metilfenidato e modafinil não é recomendado, uma vez que não há evidências na literatura e existe potencial risco de precipitar agitação e piora dos sintomas psicóticos. Haloperidol já foi descrito como eficaz para o *delirium* hipoativo, com resposta similar ao seu uso para agitação, porém ainda são necessários estudos adicionais para a comprovação desse benefício.

Medidas não farmacológicas também são muito importantes no manejo do *delirium*.sempre que possível, retirar sondas urinárias, deixar as janelas abertas durante o dia para maior luminosidade e orientação temporal, bem como colocar relógios nos quartos. A presença de familiares o maior tempo possível com os pacientes também mostra benefício para o tratamento e a prevenção do *delirium*.

■ LEITURA SUGERIDA

1. Bhattacharyya S, Darby RR, Raibagkar P, Gonzalez LN, Castro, Berkowitz AL. Antibiotic-associated encephalopathy. Neurology. 2016;86:963-971.

2. Breitbart W, Alici Y. Evidence-based treatment of delirium in patients with cancer. J Clin Oncol. 2012 Apr;30(11):1206-14. Epub 2012 Mar 12.

3. Caplan LR. Delirium: A Neurologist's View – The Neurology of Agitation and Overactivity. Rev Neurol Dis. 2010;7(4):111-118.

4. Douglas VC, Josephson SA. Altered Mental Status. Continuum Lifelong Learning Neurol. 2011;17(5):967-983.

5. Gagnon B, Low G, Schreier G. Methylphenidate hydrochloride improves cognitive function in patients with advanced cancer and hypoactive delirium: a prospective clinical study. J Psychiatry Neurosci. 2005 Mar;30(2):100-7.

6. Keen JC, Brown D. Psychostimulants and delirium in patients receiving palliative care. Palliat Support Care. 2004;2(2):199.

7. Krishnan V, Leung LY, Caplan LR. A neurologist's approach to delirium: Diagnosis and management of toxic metabolic encephalopathies. European Journal of Internal Medicine. 2014;25:112–116.

8. Morita T, Otani H, Tsunoda J, Inoue S, Chihara S. Successful palliation of hypoactive delirium due to multi-organ failure by oral methylphenidate. Support Care Cancer. 2000;8(2):134.

9. Platt MM, Breitbart W, Smith M, Marotta R, Weisman H, Jacobsen PB. Efficacy of neuroleptics for hypoactive delirium. J Neuropsychiatry Clin Neurosci. 1994;6(1):66.

10. Slooter AJC, Van de Leur RR, Zaal IJ. Delirium in critically ill patients in Handbook of Clinical Neurology. Utrecht, The Netherlands. 2017;141(3):449-466.

11. Wilber ST. Altered Mental Status in Older Emergency Department Patients. Emerg Med Clin N Am. 2006;24:299-316.

Capítulo 40

Paralisias Flácidas Agudas

Clarice Listik
Erika Lopes Honorato
Angelina Maria Martins Lino

Paralisias flácidas agudas (PFA) são um conjunto heterogêneo de síndromes neurológicas caracterizadas por fraqueza muscular, flacidez (hipotonia) e reflexos profundos geralmente abolidos ou hipoativos de rápida progressão. Dentre as principais causas de PFA (Tabela 40.1), a mais comum é a síndrome de Guillain-Barré (SGB) que é uma polineuropatia aguda imunomediada *monofásica* e que representa uma *emergência* neurológica. Este capítulo versará sobre a SGB, seu diagnóstico, suas variantes e seus diagnósticos diferenciais.

Tabela 40.1
Paralisias Flácidas Agudas

Mielopatias	Compressivas	Específicas
	Inflamatórias	Espectro de neuromielite óptica, mielite transversa
	Infecciosas	Polimielite, *West Nile virus*
	Vascular	Síndrome da artéria espinal anterior
Neuropatias	Polienuropatia do doente crítico	–
	Polienuropatia Desmielinizante inflamatória crônica	–
	Infecciosas	Radiculite por HIV ou citomegalovírus, difteria, paralisia por carrapato, doença de *lyme*

Continua...

Tabela 40.1 (Continuação)
Paralisias Flácidas Agudas

Neuropatias	Porfirias	
	Metabólicas/tóxicas	Deficiência de tiamina
	Vasculite	
Junção neuromuscular	Miastenia *gravis*	
	Botulismo	
Músculo	Miopatias metabólicas, infecciosas e mitocondriais	
	Miopatias inflamatórias	Polimiosite, dermatomiosite
	Paralisias periódicas	

■ SÍNDROME DE GUILLAIN-BARRÉ

■▶ Epidemiologia

A SGB tem incidência de 0,89-1,98 caso por 100 mil habitantes por ano. Comumente, a SGB não é uma doença sazonal e nem é epidêmica, mas apresenta em sua história surtos, como na China, após um surto de *C. jejuni*, ou no Brasil, após o surto de Zika vírus. Antecedente infeccioso é relatado em cerca de dois terços dos pacientes.

■▶ Quadro Clínico

Geralmente, manifestações neurológicas são precedidas em dias ou semanas por alguma infecção (gastroenterocolite aguda, infecção de vias aéreas superiores, entre outras) sendo os agentes mais comumente envolvidos os seguintes: *Campylobacter jejuni*, *Mycoplasma pneumoniae* ou vírus como o *Cytomegalovirus*, *Epstein-Barr*, *varicella-zoster*, HIV e Zika. Uma minoria dos pacientes pode ter, como desencadeantes, imunização, cirurgia, trauma ou transplante.

O quadro clínico característico da SGB clássica é o de fraqueza progressiva que ascende de membros inferiores para os superiores, relativamente simétrica acompanhada de reflexos osteotendinosos hipoativos ou abolidos. Parestesias, dormência ou dor nos membros geralmente acompanham o quadro, porém com pouca alteração sensitiva objetiva no exame neurológico. A progressão da doença ocorre em 12 horas a 28 dias, quando então atinge a fase de *plateau*. O prognóstico clínico é bom na maioria dos pacientes, cerca de 20% deles mantêm alguma incapacidade funcional grave e 5% evoluem a óbito, apesar da imunoterapia.

■) Critérios Diagnósticos

Os critérios diagnósticos da SGB e suas variantes são descritivos e incluem os aspectos clínicos, laboratorial e eletrofisiológico. Os critérios do Grupo de Classificação da Síndrome de Guillain-Barré 2014 derivam do anteriormente apresentado e oficializam o termo de espectro clínico da SGB (Tabela 40.2). Critérios de Asbury e Cornblath apresentam aspectos necessários, de suporte e exclusão ao diagnóstico da SGB, além de alertas (*red flags*). Convém ressaltar que recentemente foram publicados os critérios de Brighton com maior aplicabilidade em levantamentos epidemiológicos.

Tabela 40.2
Critérios Diagnósticos[1]

Classificação	Características clínicas	Comentários	Critérios de suporte
Espectro da síndrome de *Guillain-Barré*	Fraqueza praticamente simétrica de membros e/ou nervos cranianos motores Doença monofásica com intervalo de início ao nadir da fraqueza de 12 horas a 28 dias seguida por um *plateau*	Exclusão de diagnósticos alternativos	Antecedente de sintomas infecciosos (infecção de vias aéreas superiores ou diarréia de 3 dias a 6 semanas do início dos sintomas); Presença de parestesias distais antes ou no início da fraqueza; Dissociação proteínocitológica (celularidade menor que 50 células por μl e proteína elevada)
Neuropatias	Fraqueza e arreflexia/ hiporreflexia nos quatro membros	Fraqueza geralmente se inicia nos membros inferiores e ascende, mas pode se iniciar nos membros superiores Fraqueza pode variar de leve a plegia Músculos respiratórios e de nervos cranianos podem ser afetados; Reflexos podem estar normais ou exagerados em 10% dos casos	Evidências eletroneurofisiológicas de neuropatia

Adaptado de grupo de classificação da SGB 2014[6].

■❚ Exames Laboratoriais

Estudo eletroneurofisiológico[9] e os subtipos da SGB

Em função das anormalidades eletroneuromiográficas, a SGB pode ser dividida em dois subtipos principais: desmielinizante, polineuropatia inflamatória desmielinizante aguda (AIDP, *acute inflammatory demyelinating polyneuropathy*) e axonal, com dois representantes: neuropatia motora axonal aguda (AMAN, *acute motor axonal neuropathy*) e neuropatia sensitivo-motora axonal aguda (AMSAN, *acute motor and sensory axonal neuropathy*), com base nos estudos eletrofisiológicos. Porém, nas primeiras 2 semanas de doença 11 a 41% dos exames são inclassificáveis à eletroneuromiografia (ENMG).

Líquido cefalorraquidiano

Considerado como suporte ao diagnóstico, o aumento da concentração proteica à punção lombar é encontrado em 49% dos pacientes com 1 dia de manifestações neurológicas, passa para 79% com 6 a 7 dias e é observado em 88% dos exames com 14 dias de doença. A contagem de células é normal em 85% dos exames e 8% deles pode acusar valores entre 5 e 10 células/dL.

Outros exames

Sorologias, exames bioquímicos séricos ou imagem são utilizados principalmente para a pesquisa de condições associadas ou para a exclusão dos diagnósticos diferenciais.

■❚ Diagnósticos Diferenciais

O paciente que se apresenta com fraqueza muscular aguda deve ter a história desta fraqueza bem delimitada no tempo, detalhamento sobre a sua forma de instalação e evolução e também questionamento sobre antecedentes do paciente, hábitos e sintomas recentes não associados. Na Figura 40.1 é apresentado um fluxograma de condução inicial em casos de PFA e os principais diagnósticos diferenciais na esfera neurológica são:

Síndrome medular e mielorradicular

Este é o principal diagnóstico diferencial em um paciente com fraqueza aguda no pronto-socorro. Neste, classicamente, o paciente tem nível sensitivo bem definido que identifica o nível da lesão medular e a disfunção esfincteriana.

No caso de síndrome medular aguda como principal hipótese diagnóstica, a conduta será a realização de tomografia de coluna para afastar patologia compressiva ou, mais adequadamente, ressonância magnética de coluna que identifica qualquer tipo de agressão medular.

Porfiria aguda intermitente

Outra doença que leva o paciente ao pronto-socorro com quadro de fraqueza aguda. Neste caso a história de recorrência dos sintomas facilita o diag-

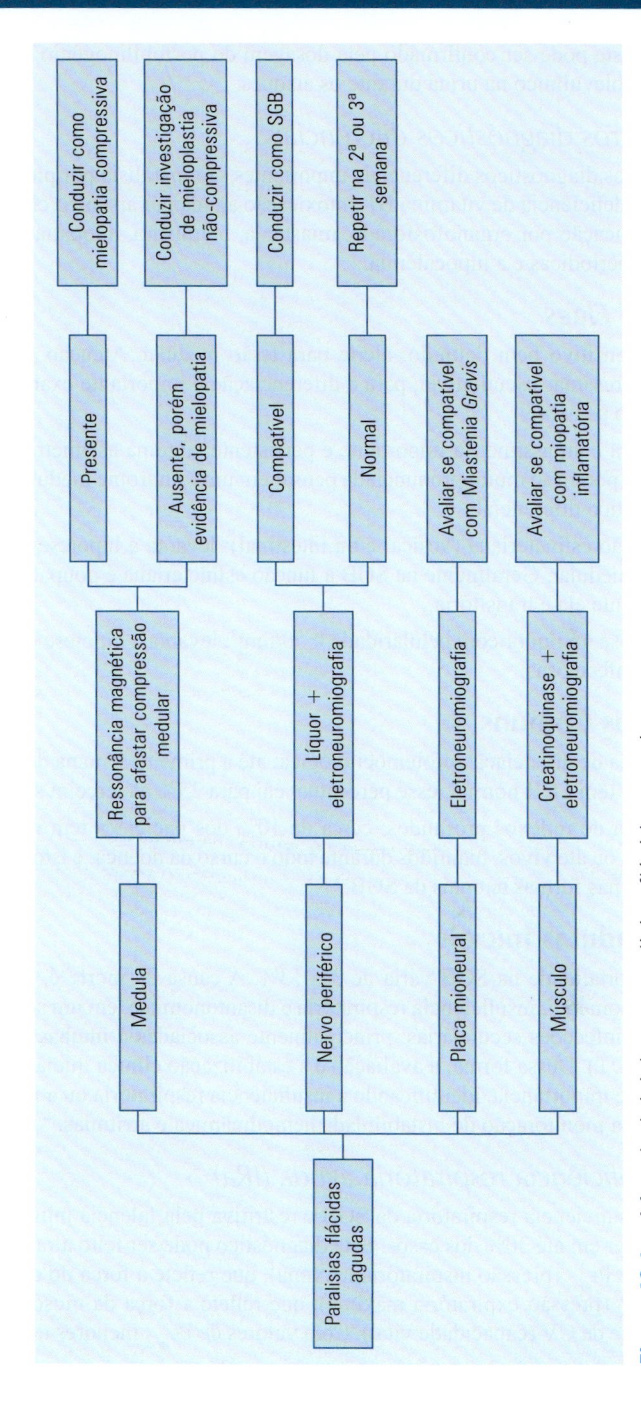

Figura 40.1 – *Manejo inicial nas paralisias flácidas agudas.*

nóstico e este pode ser confirmado pela dosagem do porfobilinogênio e ácido delta-aminolevulínico na urina durante os ataques.

Outros diagnósticos diferenciais

Outros diagnósticos diferenciais importantes são: paralisia por picada de carrapato, deficiência de vitamina B1, intoxicação aguda por arsênico/chumbo/ tálio, intoxicação por organofosforado, miastenia, botulismo, miopatia aguda, paralisias periódicas e a hipocalemia.

◼▶ Red Flags

- Nível sensitivo bem definido: alerta para lesão medular. Atenção, a SGB pode apresentar pseudonível, para a diferenciação é importante examinar o dorso do paciente.

- Fraqueza com assimetria importante e persistente: alguma assimetria pode ocorrer, porém se muito pronunciada pensar em uma síndrome medular para diagnóstico diferencial.

- Disfunção esfincteriana (vesical e/ou intestinal): levanta a hipótese de síndrome medular. Geralmente na SGB a função esfincteriana é poupada, mas se presente ela é transitória.

- Pleocitose no líquor com celularidade > 50/mm³: levanta a hipótese de etiologias infecciosas.

◼▶ Erros Comuns

- Ausência de dissociação proteinocitológica: até a primeira semana de doença, 50% têm LCR normal, esse percentual cai para 25% na terceira semana.

- Presença de reflexos profundos: cerca de 10% dos pacientes tem reflexos normais ou até vivos, mantidos durante todo o curso da doença, e isto é mais comum nas formas axonais da SGB.

◼▶ Condutas Iniciais

A mortalidade na SGB varia de 3 a 13%. A causa da morte é, em um primeiro momento, insuficiência respiratória e disautonomia e, em um segundo momento, infecções secundárias, principalmente associadas à intubação orotraqueal (IOT). Dessa forma, a avaliação e a estabilização clínica inicial ganha uma grande importância, identificando a insuficiência respiratória ou a iminência desta e a monitoração de instabilidade hemodinâmica e arritmias.

Insuficiência respiratória aguda (IRa)

A insuficiência respiratória da SGB é restritiva pela falência muscular e pode ocorrer em até 30% dos casos. Este diagnóstico pode ser feito através das medidas de Pi_{max} (pressão inspiratória máxima), que reflete a força do diafragma, e Pe_{max} (pressão expiratória máxima), que reflete a força da musculatura abdominal e da CV (capacidade vital). Com valores de Pe_{max} menores que + 40 cm H_2O e Pi_{max} menores que 30 cm H_2O, tem-se o diagnóstico de IRa e indicação de IOT. Apesar de nem sempre possível na sala de emergência, IOT eletiva está indicada se a CV for menor que 20 mL/kg ou mostrar redução maior que 30% em medidas seriadas.

Um teste à beira do leito é a contagem de números até 20 em um único fôlego, pois pacientes que têm CV maior que 20 mL/kg conseguem realizá-lo.

* Regra prática de IRa: 20/30/40.

Disautonomia

A disfunção autonômica associada à SGB pode acometer vários sistemas:

○ Gastrointestinal: a denervação das vísceras leva à diarreia, que alterna com constipação, e ao íleo paralítico, que ocorre em 15% dos casos graves de SGB.

○ Genitourinário: o paciente apresenta retenção urinária, que pode ser secundária a uma obstrução esfincteriana por resposta simpática.

○ Cardiovascular: bloqueio de condução sinoatrial pode levar à SIADH e alteração na produção de renina. Pode haver também, flutuações da frequência cardíaca, mudanças no ECG, cardiomiopatia, disfunção de VE, hipertensão ou hipotensão arterial e hipertensão pulmonar.

■▶ Tratamento

Critérios de tratamento

A decisão para avaliar a necessidade de imunoterapia é feita a partir da escala de incapacidade da síndrome de Guillain-Barré (Tabela 40.3). Em geral, a dificuldade para deambulação (pontuação maior ou igual a 3) indica o tratamento com imunoterapia, porém a decisão deve ser individualizada. O ideal é um acompanhamento em conjunto com um neurologista. A conduta expectante é aplicada a pacientes com sintomas leves e recomenda-se que sejam observados por até 2 semanas do início das manifestações neurológicas.

Tabela 40.3 Escala de Incapacidade da Síndrome de *Guillain-Barré* (Adaptada)	
0	Indivíduo saudável
1	Sintomas leves, capaz de correr
2	Capaz de andar 10 metros ou mais sem assistência, porém incapaz de correr
3	Capaz de andar 10 metros em espaço aberto com ajuda
4	Restrito a cadeira de rodas ou ao leito
5	Necessidade de ventilação assistentada por pelo menos parte do dia
6	Morte

Terapias modificadoras de doença

A terapia medicamentosa é constituída pela imunoglobulina humana intravenosa (Ig IV) ou plasmaférese. Com eficácia equivalente, a escolha entre elas depende da disponibilidade local ou da preferência do paciente/médico, bem como fatores de risco e contraindicações. Mesmo com estas informações, a Academia Americana de Neurologia recomenda a Ig IV. Não menos importante são as medidas de suporte, pois estas é que modificaram a taxa de mortalidade da SGB.

Imunoglobulina humana 400 mg/kg/dia por 5 dias

- Condutas que precedem a aplicação

  ○ Dosagem de imunoglobulinas séricas (IgG, IgA, IgM e IgE), hemograma e creatinina.

  ○ Hidratação adequada e monitoração da excreção urinária.

- Contraindicação

  ○ Hipersensibilidade às imunoglobulinas homólogas, especialmente em casos raros de deficiência de IgA, quando o paciente tem anti-IgA.

- Reações adversas

  ○ Comuns: cefaleia, náusea, vômitos, diarreia, fadiga, tontura, tremores, sudorese, febre, reações alérgicas, mialgia, artralgia, lombalgia e hipotensão, hiperglicemia.

  ○ Incomuns: dor abdominal, cianose, dispneia, dor no peito, hipertensão e taquicardia.

  ○ Raras: Choque anafilático, meningite asséptica reversível, lesão renal aguda (pela excreção renal de sacarose presente na solução) e hiperviscosidade sanguínea associada a lesão renal.

  ○ Muito raras: reações tromboembólicas como IAM, AVC, TVP e TEP.

- A velocidade de infusão

  ○ 0,01 mL/kg/min, aumentando-se para 0,02 mL/kg/min, após 15 a 30 minutos. A maioria dos pacientes tolera um gradual aumento para 0,03 – 0,06 mL/kg/min. Para um paciente com cerca de 70 kg de peso corporal, a velocidade de infusão é equivalente a 2 a 4 mL/min.

  ○ Se ocorrerem reações adversas, a velocidade de infusão deve ser diminuída e, com isso, essas reações são usualmente eliminadas. Muitas reações adversas parecem estar relacionadas com a velocidade de administração.

Plasmaferese

- O volume de troca indicado varia de 200 a 250 mL de plasma/kg, em 4 a 6 trocas, em dias alternados. A reposição é feita com solução salina e albumina 5%.

Tratamento de suporte

- Profilaxia para TVP: heparina de baixo peso é recomendada desde a internação até que o paciente volte a deambular de forma independente.
- Controle de dor.
- Fisioterapia motora e prevenção de retrações tendíneas: devem ser iniciadas precocemente.
- Avaliação psicológica.

■ LEITURA SUGERIDA

1. Anandan C, Khuder SA, Koffman BM. Prevalence of Autonomic Dysfunction in Hospitalized Patients with Guillain-Barré Syndrome. Muscle Nerve. 2016 Dec 31; doi: 10.1002/mus.25551.
2. Asbury AK, Cornblath DR. Assessment of current diagnostic criteria for Guillain-Barre syndrome. Annals of Neurology. 1990;27(S1):S21-4.
3. Barbas CSV, Isole AM, Farias AMC, Cavalcanti AB, Duarte ACM, Vianna A, et al. Brazilian recommendations of mechanical ventilation. Rev Bras Ter Intensiva. 2014;26:215-39.
4. Berg BVD, Bunschoten C, Doorn AV, Jacobs BC. Mortality in Guillain-Barré Syndrome. Neurology. 2013;80:1650-4.
5. Fokke C, Berg BVD, Drenthen J, Walgaard C, Doorn PAV, Jacobs BC. Diagnosis of Guillain-Barre syndrome and validation of Brighton criteria. Brain. 2013;137:33-43.
6. Hosokawa T, Nakajima H, Unoda K, et al. Serial electrophysiological findings in Guillain-Barré Syndrome not fulfilling AIDP or AMAN criteria. J Neurol. 2016;263:1709-18.
7. Hughes RAC, Swan AV, Raphael J-C, Annane D, Koningsveld RV, Doorn PAV. Immunotherapy for Guillain-Barre syndrome: a systematic review. Brain. 2007;130:2245-57.
8. Kanikannan MAK, Durga P, Venigalla NK, Kandadai RM, Jabeen SA, Borgohain R. Simple Bedside predictors of mechanical ventilation in patients with Guillain-Barré Syndrome. J Crit Care. 2014;29:219-23.
9. Nishimoto Y, Odaka M, Hirata K, Yuki N. Usefulness of anti-GQ1b IgG antibody testing in Fisher syndrome compared with cerebrospinal fluid examination. J Neuroimmunol. 2004;148:200-5.
10. Passi D, Sharma S, Dutta SR, Ahmed M. Zika virus diseases – The new face of an ancient enemy as global public health emergency (2016): Brief review and recent updates. Int J Prev Med. 2017;8:6.
11. Rajabally YA, Durand MC, Mitchell J, Orlikowski D, Nicolas G. Eletrophysiological diagnosis of Guillain Barre Syndrome subtype: could a single study suffice J Neurol Neurosurg Psychiatry. 2015;86:115-9.
12. Sejvar JJ, Baughman AL, Wise M, Morgan OW. Population Incidence of Guillain-Barré Syndrome: A Systematic Review and Meta-Analysis. Neuroepidemiology. 2011;36:123-33.

13. Verboon C, Doorn PAV, Jacobs BC. Treatment dilemmas in Guillain-Barré syndrome. Journal of Neurology, Neurosurgery & amp; Psychiatry. 2016;88:346-52.
14. Wakerley BR, Uncini A, Yuki N. Guillain-Barré and Miller Fisher syndromes – new diagnostic classification. Nature Reviews Neurology. 2014;10:612.
15. Yuki N, Hartung H-P. Guillain-Barré Syndrome. New England Journal of Medicine. 2012;366:2294-304.
16. Zhang M, Li Q, He L, Meng F, Gu Y, Zheng M, et al. Association Study Between an Outbreak of Guillain-Barre Syndrome in Jilin, China, and Preceding Campylobacter jejuni Infection. Foodborne Pathogens and Disease. 2010;7:913-9.

Capítulo 41

Crise Miastênica

Breno José Alencar Pires Barbosa
Natália Mata Longo
Rubens Gisbert Cury

■ INTRODUÇÃO

- Miastenia *gravis* (MG) é uma doença autoimune em que anticorpos se ligam a receptores de acetilcolina ou a moléculas relacionadas ao funcionamento destes receptores na membrana pós-sináptica da junção neuromuscular.

- Crise miastênica é uma condição em que o paciente corre risco de vida, apresentando piora da fraqueza, com necessidade de suporte respiratório, sendo este invasivo, cuidados intensivos e tratamento com agentes imunossupressores.

- A incidência da MG é de 8 a 10 casos por 1 milhão e a prevalência de 150 a 250 casos por 1 milhão, tendo uma estimativa de mais de 700.000 pessoas afetadas por esta doença no mundo.

- 15 a 20% dos pacientes com MG apresentam crise miastênica, sendo que em 13 a 20% destes ocorre a primeira manifestação da doença, representando 3 a 8% da taxa de mortalidade.

■ Quadro Clínico

- A MG apresenta variantes que se baseiam no mecanismo da doença autoimune, anticorpos, moléculas afetadas no músculo esquelético, presença ou não de timoma, resposta à terapia, características genéticas e fenótipo da doença.

- Essas variantes podem apresentar predominância de sintomas da doença, podendo ser sintomas oculares, bulbares ou de forma generalizada.

- O principal sintoma e sinal na miastenia *gravis* é a fraqueza muscular.

- 60% dos pacientes apresentam ptose palpebral e diplopia.

- A fraqueza dos músculos extraoculares geralmente se apresenta de forma assimétrica.
- A fraqueza nos membros geralmente é simétrica e com predomínio proximal.
- A crise miastênica é a incapacidade de sustentar a contração neuromuscular, levando a insuficiência respiratória aguda.

Fatores precipitantes *(Tabela 41.1)*

- A crise miastênica pode ser precipitada por vários fatores, mas as infecções são responsáveis por 40 a 70% dos episódios de crise miastênica.

Tabela 41.1 Fatores Precipitantes da Crise Miastênica
Fatores precipitantes
1. Infecção

2. Medicamentos
    2.1. Antibióticos
        2.1.1. Aminoglicosídeos
        2.1.2. Clindamicina
        2.1.3. Fluoroquinolonas
        2.1.4. Vancomicina
        2.1.5. Macrolideos
    2.2. Drogas anestésicas
        2.2.1. Bloqueadores neuromusculares
    2.3. Drogas cardiovasculares
        2.3.1. Betabloqueadores
        2.3.2. Procainamida
        2.3.3. Quinidina
    2.4. Outras drogas
        2.4.1. Toxina botulínica
        2.4.2. Cloroquina
        2.4.3. Hidroxicloroquina
        2.4.4. Magnésio
        2.4.5. Penicilamina

3. Intervenções cirúrgicas
4. Gravidez
5. Ajuste de medicações imunossupressoras

■▶ Diagnóstico

A crise miastênica em pacientes com diagnóstico de MG é definida como fraqueza da musculatura respiratória e bulbar, sendo necessário intubação ou prolongamento do tempo de intubação.

Alguns casos de MG iniciam com o paciente em crise miastênica, sendo necessário o diagnóstico da doença.

Os exames complementares servem para confirmar a hipótese diagnóstica de MG. Dentre os exames estão o teste com gelo, o teste do endrophonium, dosagem de anticorpos e eletroneuromiografia (Figura 41.1). O teste com o gelo é feito quando o paciente apresenta ptose. Coloca-se gelo por 2 minutos sobre a pálpebra do paciente, e observa-se se há melhora ou reversão total da ptose palpebral.

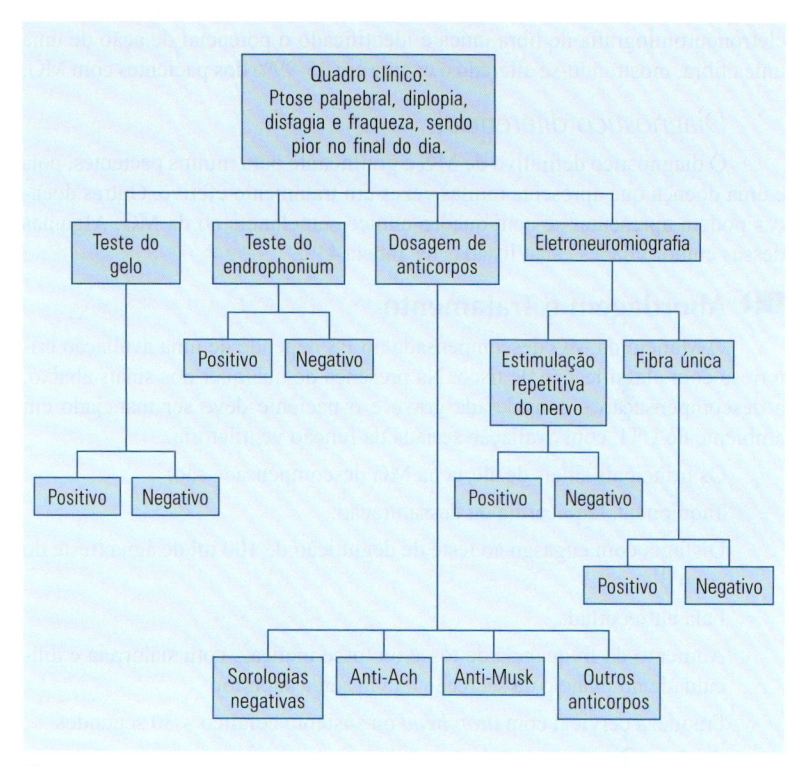

Figura 41.1 – *Diagnóstico da miastenia gravis.*

O teste com endrophonium, um inibidor da acetilcolinesterase de curta duração, deve ser administrado por via endovenosa e observado se o paciente apresenta melhora da força muscular, sendo mais evidente quando o paciente apresenta ptose palpebral.

Os testes imunológicos (dosagem de anticorpos) apresentam sensibilidade variável de acordo com o subgrupo da MG. O anticorpo anti- AChR tem sensibilidade de 85% para MG generalizada e 50% para MG ocular pura. O anticorpo anti-MUSK está presente em 40% dos pacientes com MG generalizada que apresentam anticorpo anti-AChR negativo. Outros anticorpos como anti-LRP4, antitintin e antirryanodine podem estar presente em pacientes com MG.

Pacientes com MG generalizada e com anti-AChR, anti-MUSK e anti-LRP4 negativos são considerados pacientes MG soronegativos, sendo estes grupos geneticamente heterogêneos.

A eletroneuromiografia pode ser realizada com estímulo repetitivo do nervo ou com estímulo de fibra única. No teste de estímulo repetitivo do nervo, mostra-se um decréscimo repetitivo da amplitude do potencial de ação do músculo testado, sendo anormal em 75% dos pacientes com MG generalizada. Na eletroneuromiografia de fibra única é identificado o potencial de ação de uma única fibra, mostrando-se alterado o exame em 95-99% dos pacientes com MG.

Diagnóstico diferencial

O diagnóstico definitivo de MG é gratificante para muitos pacientes, pois é uma doença que apresenta muitas vezes um tratamento efetivo. Outras doenças podem apresentar-se com quadro clínico semelhante ao da MG. Algumas dessas comorbidades estão listadas na Tabela 41.2.

■■❙ Abordagem e Tratamento

O Manejo da MG descompensada no PS depende de uma avaliação criteriosa com classificação de risco. Na presença de qualquer dos sinais abaixo, a descompensação é considerada grave e o paciente deve ser manejado em ambiente de UTI, com avaliação seriada da função ventilatória.

Os principais sinais de alerta na MG descompensada são:

- Taquipneia, taquicardia ou dessaturação.
- Disfagia com engasgo ao teste de deglutição de 100 ml de água (teste do copo d'água).
- Fala entrecortada.
- Aumento da frequência de tosse ou tosse ineficaz, com sialorreia e dificuldade no manejo da secreção da via aérea superior.
- Fraqueza cervical com *drop head* ou sustento cefálico < 30 segundos.
- Não conseguir contar até 15 após inspiração profunda.

Avaliação da função ventilatória

A avaliação ventilatória deve ser realizada clinicamente e através de medidas da função da musculatura respiratória. A capacidade vital (CV) e a pressão inspiratória máxima (Pi max) são os parâmetros principais, por serem medidas objetivas da capacidade inspiratória em pacientes sem desconforto respiratório evidente ao exame clínico. A pressão expiratória máxima (Pe max) avalia a capacidade da musculatura expiratória, importante para a tosse e para o manejo de secreções das vias aéreas. As medidas devem ser realizadas com auxílio de espirômetros ou manovacuômetros, com o paciente em posição sentada. Intubação orotraqueal (IOT) eletiva deve ser considerada se a avaliação seriada demonstrar pelo menos um dos valores abaixo:

Tabela 41.2
Diagnóstico Diferencial da Miastenia *Gravis*

Doença	Diferenças
Síndrome miastênica de Lambert-Eaton	• Apresenta sintomas autonômicos • Hiporreflexia • Poupa músculos oculares extrínsecos
Crise colinérgica (habitualmente ocorre em pacientes com diagnóstico de MG em tratamento com anticolinesterásicos)	• Fraqueza generalizada paradoxal pelo excesso de medicação anticolinesterásica • Raramente ocorre em dose habitual de piridostigmina (até 120 mg 3/3 h)
Botulismo	• Soronegativo • Início dos sintomas na infância • Não responde a imunomoduladores
Doença do neurônio motor	• Presença de sintomas bulbares • Câimbras, fasciculações e atrofias • Sinais de doença do primeiro neurônio motor
Doenças mitocondriais	• Início mais gradual • Não apresenta flutuações • Fraqueza simétrica • Geralmente não apresenta diplopia, apesar de ter oftalmoplegia
Síndromes variantes de polineuropatia desmielinizante inflamatória aguda	• Início agudo • Não apresenta flutuação na fraqueza • Arreflexia
Oftalmopatia tireoidiana	• Proptose
Doenças do sistema nervoso central causando disfunção dos pares cranianos	• Início súbito • Consciência, coordenação e sensibilidade afetadas • Fraqueza ocular de acordo com os nervos individualmente
Distrofias oculofaríngea	• A história familiar demontra ser uma doença autossômica dominante
Distrofia miotônica	• Ptose simétrica • Fraqueza proximal e distal dos membros • Miotonia

○ CV menor que 20 mL/kg.

○ Pi max maior que –30 cm H_2O (valores negativos).

○ Pe max menor que 40 cm H_2O.

Tratamento

As modalidades de tratamento variam conforme a classificação da gravidade da exacerbação da MG. O tratamento sintomático é realizado com inibidores da acetilcolinesterase, sendo a piridostigmina a principal opção em nosso meio. A imunoterapia rápida é realizado com imunoglobulina venosa ou com plasmaférese. A imunoterapia crônica é feita com corticoterapia e outros imunossupressores (azatioprina, metrotexato, micofenolato de mofetila, ciclosporina, etc.). As opcões terapêuticas na MG descompensada estão resumidas na Tabela 41.3.

Nos quadros de descompensação leve a moderada da MG, como na forma ocular pura sem sinais de alerta, pode-se iniciar teste terapêutico com piridostigmina 30 mg até 4× ao dia, sem necessidade de corticoide, com revaliação ambulatorial precoce. Nos casos de acometimento generalizado sem sinais de alarme, deve-se avaliar deglutição, função ventilatória (atentar para alterações

Tabela 41.3
Modalidades Terapêuticas na Miastenia *Gravis* Descompensada e Crise Miastênica

	Dose habitual	Tempo para início do efeito	Tempo para efeito máximo
Tratamento sintomático			
Piridostigmina	600 mg/dia divididos em 5 ou 6 doses[a]	10 a 15 minutos	2 horas
Imunoterapia crônica			
Prednisona	Até 1 mg/kg/dia	2 a 3 semanas	5 a 6 meses
Azatioprina	2 a 3 mg/kg/dia	12 meses	1 a 2 anos
Micofenolato Mofetila	2 a 3 g/dia em divididos em duas doses	6 a 12 meses	1 a 2 anos
Imunoterapia rápida			
Plasmaférese	5 sessões de troca volêmica (3 a 5 L) em 10 a 14 dias	1 a 7 dias	1 a 3 semanas
Imunoglobulina venosa	2 g/kg divididos em 2 a 5 dias	1 a 2 semanas	1 a 3 semanas

[a] Suspender o anticolinesterásico na crise miastênica, com reintrodução na fase de desmame da ventilação mecânica.

gasométricas serem apenas tardias) e realizar rastreio infeccioso, considerando-se internação hospitalar a depender dos resultados. Na ausência de sinais de alerta, além do teste terapêutico com piridostigmina, poderá ser iniciada corticoterapia com prednisona em baixas doses e aumento progressivo até 1 mg/kg se necessário, desde que o paciente tenha acesso à reavaliação precoce. Nos pacientes mais descompensados ou na ausência de acesso à reavaliação, deverá se proceder à internação hospitalar pelo risco de piora sintomática transitória quando do início da corticoterapia.

Durante todo o tratamento da miastenia e da crise miastética, deve-se atentar para medicamentos que possam agravar o quadro clínico por terem ação direta ou indireta na transmissão colinérgica da junção neuromuscular. Caso seja identificado quadro infeccioso como fator de descompensação, deve-se realizar escolha antimicrobiana considerando-se o perfil de segurança destas drogas no paciente miastênico (Tabela 41.1). Entretanto, em casos graves com indicação específica de algum agente antimicrobiano, não se deve retardar o tratamento do quadro infeccioso pelo risco de piora da MG, uma vez que o não tratamento da causa de base poderá ser fatal. Nesta situação, a antibioticoterapia deve ser realizada com paciente internado sob constante vigilância para exarcebação da MG e uso de terapia de ação rápida se necessário.

Nos pacientes considerados graves, com presença de sinais de alarme, há indicação de internação hospitalar em unidade de terapia intensiva. Aqui está indicado o uso de tratamentos de ação rápida (IVIG ou plasmaférese). Deve-se otimizar tratamento sintomático com piridostigmina, além de associar o uso de corticoide com prednisona 1 mg/kg uma vez ao dia ou dose equivalente. A monitoração da função ventilatória deve ser feita com frequência, de preferência a cada 2 horas até a estabilização, quando poderá ser espaçada.

A escolha entre imunoglobulina e plasmaférese depende da experiência e da disponibilidade das modalidades no serviço. Não há diferença de eficácia, embora alguns estudos observacionais sugiram que o uso da plasmaférese está associado a uma resposta mais precoce. Nas duas modalidades, o efeito máximo ocorre por volta da segunda semana.

Uma vez caracterizada a crise miastênica, a indicação de intubação orotraqueal é absoluta. Deve ser feita imediatamente caso ocorram sinais de insuficiência respiratória, rebaixamento do nível de consciência ou sinais de fadiga. Não se deve aguardar por alterações gasométricas, que podem ocorrer apenas tardiamente. A intubação pode ainda ser realizada eletivamente, caso haja alteração na função respiratória caracterizada por CV < 20 mL/kg, Pi max > -30 cm H_2O ou PE max < + 40 cm H_2O. Em casos selecionados (p. ex.: caso o paciente seja capaz de manejar secreção de vias aéreas), é possível indicar o uso da ventilação não invasiva (VNI) com pressão de suporte inicialmente, o que não deve retardar a IOT caso não ocorra resposta favorável. O suporte nutricional poderá ser feito por via nasoenteral exclusiva até desmame da ventilação mecânica (VM). Neste cenário, deve ser realizada suspensão temporária da Piridostigmina, visando à otimização no manejo de secreções respiratórias.

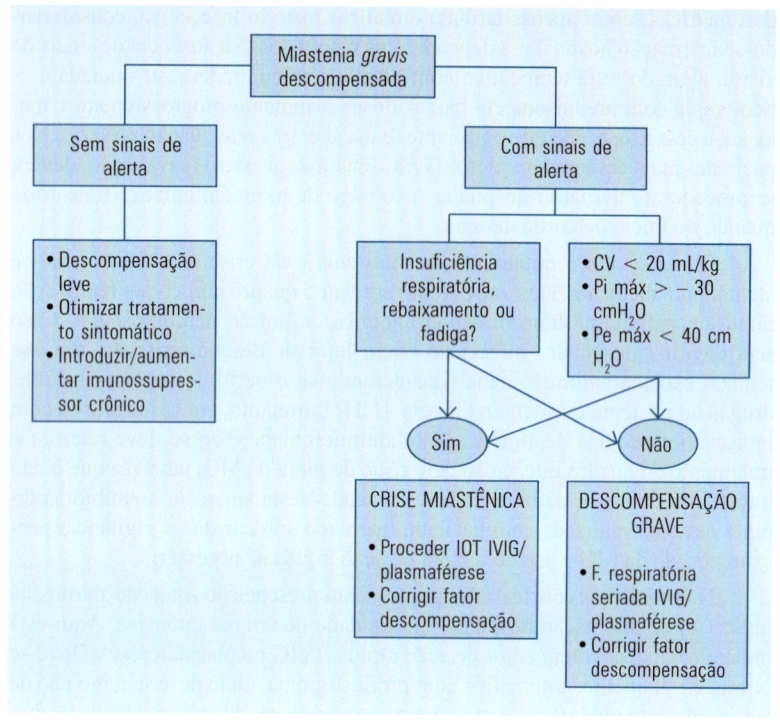

Figura 41.2 – *Abordagem do paciente com miastenia gravis descompensada.*

A reintrodução pode ser feita na fase de desmame da VM. Durante a ventilação, deve-se deixar o paciente confortável, se possível sem sedação, com aspiração frequente de secreções respiratórias e vigilância quanto ao risco de pneumonia associada à VM. O desmame da VM deve ser o mais precoce possível, uma vez iniciada a terapia de ação rápida com IVIG ou plasmaférese.

■❱ Complicações e Prognóstico

As complicações infecciosas são as mais temidas, dentre elas pneumonia, infecção do trato urinário, colite pelo *Clostridium difficile*, bacteremia e sepse. Os pacientes em crise miastênica são ainda mais suscetíveis a complicações vasculares, como trombose venosa profunda e síndromes coronarianas.

O avanço na qualidade da assitência e na terapia intensiva permitiu uma melhora na mortalidade de 75% nos anos 1950 para algo em torno de 5% ao final do século passado. Ainda assim, a crise miastênica está associada a alta morbidade.

⬛ LEITURA SUGERIDA

1. Berkel MAV, Twilla JD, England BS. Selected Topics: Neurological Emergencies. The Journal of Emergency Medicine. 2015;7:1-5.
2. Bird SJ. Miastenic crisis. In: UpToDate, Post TW (Ed), UpToDate, Waltham, MA. (acesso em 17 de Abril, 2017.)
3. Engstrom JW. Myasthenia Gravis: Diagnostic Mimics. Seminars in Neurology. 2004;24:141-147.
4. Gilhus NE, Verschuuren JJ. Myasthenia gravis: subgroup classification and therapeutic strategies. Lancet Neuro. 2015 ;14:1023-1036.
5. Gilhus NE. Myasthenia Gravis. N Engl J Med. 2016 Dec 29;375:2570-2581.
6. Meriggioli MN, Sanders D. Autoimmune myasthenia gravis: emerging clinical and biological heterogeneity. Lancet Neuro. 2009;8:475-490.
7. Sanders DB, Benatar M, Evoli A, Gilhus NE, Illa I, Kuntz N, et al. International consensus guidance for management of myasthenia gravis. Neurology. 2016 Jul 26;87:419-424.

EMERGÊNCIAS GASTROINTESTINAIS

Capítulo 42

Encefalopatia Hepática

Arthur Ivan Nobre Oliveira
André Silva Battagin
Luisa Leite Barros
Marlone Cunha

■ INTRODUÇÃO

- Manifestações neurológicas ou psiquiátricas em pacientes com doença hepática aguda ou crônica, variando desde alterações subclínicas ao coma.
- Associada a disfunção hepatocelular ou derivações portossistêmicas.
- Geralmente desencadeada por alterações metabólicas.
- Ocorre em 30-40% dos pacientes com cirrose hepática.
- Recorrência de 40% em 1 ano após o primeiro episódio.
- Responsável por cerca de 110.000 hospitalizações por ano nos Estados Unidos. Traz prejuízos na qualidade de vida e sobrevida[1,2].

■▶ Etiologia

Amônia

A etiologia da encefalopatia hepática (EH) ainda não está completamente elucidada. Existem evidências de que as alterações metabólicas têm papel importante no seu desenvolvimento, sendo a hiperamonemia a principal responsável dentre elas. A principal fonte da amônia é o metabolismo da glutamina nos músculos, rins, cérebro, intestino delgado e produção pela flora bacteriana do cólon. O metabolismo de primeira passagem hepática depura cerca de 80-90% da amônia plasmática e ela é usualmente convertida em ureia pelo fígado e liberada na circulação sistêmica. Em casos de insuficiência hepática ou *shunt* portossistêmico isto não ocorre.

A hiperamonemia altera o transporte neuronal de aminoácidos, principalmente a tirosina, fenilalanina e triptofano, reduzindo a produção de neurotransmissores. Apesar de ser o principal marcador da EH não há correlação do seu nível sérico com a gravidade de apresentação da doença[2,3].

Edema cerebral

O edema cerebral ocorre principalmente na insuficiência hepática aguda, em que há rápido aumento da amônia sérica e hipertensão intracraniana[2].

A amônia cruza a barreira hematoencefálica e é metabolizada nos astrócitos em glutamina pela via glutamina sintetase, o que aumenta a osmolaridade intracelular causando edema por osmose semelhante ao descrito na doença de Alzheimer tipo II. Além disso, há aumento da produção de óxido nítrico, também desencadeado pela hiperamonemia, com consequente vasodilatação cerebral e hiperfluxo sanguíneo.

Outras causas

Produção de falsos neurotransmissores no metabolismo de aminoácidos aromáticos, aumento de receptores benzodiazepínicos, depleção de zinco e acúmulo de manganês são outros mecanismos relacionados à EH[2].

■▶ Classificações e apresentação clínica

Pode ser classificada conforme a doença de base, a frequência, a existência de fatores precipitantes e a apresentação clínica (Tabela 42.1)[1,4].

A apresentação clínica pode ser dividida conforme a sua gravidade, sendo que os casos mais leves, como a encefalopatia mínima, podem ser detectados apenas por meio de testes psicomotores ou neurofisiológicos, sem repercussão clínica perceptível. É descrita em uma prevalência de 75% entre os cirróticos.

Na progressão da doença podem ser observadas alterações de personalidade, consciência e funções motoras que são descritas nos critérios de West

Tabela 42.1 Classificações da encefalopatia hepática		
Doença de base	Tipo A	Insuficiência hepática aguda
	Tipo B	*Shunt* portossistêmico
	Tipo C	Cirrose hepática
Frequência	Episódica	Raros, menos de 2 eventos anuais
	Recorrente	Frequentes, intervalos menores que 6 meses
	Persistente	Alterações contínuas, com períodos de maior ou menor intensidade
Presença de fatores precipitantes	Desencadeada por fatores precipitantes	
	Espontânea	

Haven[2,3]. Sintomas extrapiramidais como a hipomimia e bradicinesia também são frequentes.

Ao exame físico podem estar presentes hiperreflexia, hipertonia e sinais de liberação piramidal no paciente vígil. Os reflexos profundos ocasionalmente estão diminuídos no coma. Sinais neurológicos focais, crises convulsivas e movimentos involuntários são incomuns[1,2]. A Tabela 42.2 resume as principais manifestações clínicas conforme a gravidade da apresentação.

Tabela 42.2
Graduação da EH segundo os critérios de West Haven

Alterações mínimas	• Alterações psicomotoras em testes que exploram as funções executoras • Alterações neurofisiológicas sem evidências clínicas
Grau I	• Alteração ocasional da consciência • Euforia ou ansiedade • Déficit de atenção • Comprometimento da adição ou subtração • Alteração do ciclo sono-vigília
Grau II	• Letargia ou apatia • Desorientação temporal • Alteração da personalidade • Comportamento inadequado • Dispraxia • Asterixis (*flapping*)
Grau III	• Sonolência ou semiestupor • Responde a estímulos • Confusão • Desorientação grosseira • Comportamento bizarro
Greau IV	• Coma

■❙ Diagnóstico

O diagnóstico é essencialmente clínico. Pacientes com cirrose hepática ou *shunts* portossistêmicos com alterações neurológicas descritas na Tabela 42.2 devem ser considerados portadores de EH. A dosagem de amônia sérica pode confirmar o diagnóstico, porém valores normais não o excluem.

O reconhecimento de fatores desencadeantes é essencial para o tratamento adequado. A EH episódica geralmente é precedida por fatores desencadeantes, e o tratamento, entre outras medidas, baseia-se na correção desta condição predisponente[1].

Devem ser considerados outros diagnósticos diferenciais de doenças que mimetizem achados da EH (Tabela 42.4)[1].

Tabela 42.3
Principais fatores desencadeantes de encefalopatia hepática

Infecções	Hemorragia digestiva
Constipação	Desidratação
Excesso de diuréticos	Álcool
Shunts terapêuticos	Benzodiazepínicos

Tabela 42.4
Diagnósticos diferencias da encefalopatia hepática

Diabetes	Hipoglicemia, cetoacidose, estado hiperglicêmico hiperosmolar
Etilista	Intoxicação, abstinência, sd. Wernicke
Distúrbios hidroeletrolíticos	Hiponatremia, hipercalcemia
Outros	Infecções, neoplasias, acidente vascular encefálico (isquêmico ou hemorrágico), hidrocefalia de pressão normal, estados epiléticos não convulsivos

■■▶ Tratamento da Encefalopatia Hepática na Cirrose

Independente do grau de encefalopatia, todos os pacientes devem ser abordados de forma sistematizada, conforme descrito adiante.

Medidas de suporte

- Assegurar a proteção da via aérea e a estabilização hemodinâmica.
- EH leve (grau I): manejo ambulatorial, com retorno precoce.
- EH moderada (grau II): conduta individualizada, a depender do suporte familiar, da presença de fator desencadeante e de outras complicações associadas.
- EH grave (graus III ou IV): internação hospitalar mandatória, preferencialmente em unidade de terapia intensiva.

Tratamento do fator desencadeante

A identificação e o tratamento do fator precipitante deve ser uma tarefa prioritária na condução da EH. O seu controle adequado nas fases iniciais do episódio é capaz de reverter o processo em até 90% dos casos[1].

Terapia nutricional

As metas nutricionais devem ser individualizadas. Considerar a presença de sarcopenia, desnutrição, comorbidades e outras complicações da cirrose.

Dentre as medidas gerais, recomendam-se:
* Optar sempre que possível pela nutrição por via oral.
* Evitar o jejum prolongado, com refeições a cada 3 horas.
* Meta calórica diária de 35 a 40 kcal por kg de peso ideal[1].
* Ingesta proteica de 1,2 a 1,5 grama por kg de peso por dia, preferencialmente com proteínas derivadas de peixes, leite ou vegetais[1].
* Aminoácidos de cadeia ramificada por via oral para pacientes intolerantes à ingesta total da carga proteica.
* Suplementação com zinco oral (220 mg, duas vezes ao dia) para pacientes desnutridos. O zinco é cofator das enzimas do ciclo da ureia.

Tratamento medicamentoso

A primeira linha do tratamento farmacológico são os dissacarídeos não absorvíveis (lactulose e lactitol). Eles podem ser utilizados isoladamente, principalmente nos primeiros dias de tratamento, até por 48 a 72 horas. Metanálise da Cochrane (2016) comprovou redução da mortalidade e melhora da qualidade de vida[6]. Não há benefício para EH oculta ou mínima.

Nos casos em que a resposta é parcial ou nula recomenda-se manter o dissacarídeo e adicionar um antibiótico oral (rifaximina, metronizadol ou neomicina) e/ou a L-aspartato-L-orinitina (LOLA). O uso endovenoso desta última está associado a diminuição da amônia sérica e melhora dos testes psicométricos (o uso oral, comum na prática clínica, não tem benefício comprovado)[5]. A Tabela 44.5 resume os principais medicamentos utilizados.

Para os casos recorrentes ou refratários às medidas anteriores em doses otimizadas, avaliar alternativas de terceira linha, mais bem descritas a seguir.

Outros tratamentos

* Probióticos: modificam a flora do cólon por bactérias com maior capacidade de incorporação de amônia e menor produção de urease (*Lactobacillus* e *Saccharomyces*). Estudos recentes mostraram redução do nível sérico de amônia e melhora dos sintomas.
* L-carnitina: parece reduzir a amônia sérica e melhorar a performance em testes psicométricos dos pacientes com EH de graus 1 a 3.
* Benzoato e o fenilbutirato: atuam no ciclo da ureia, aumentando a perda urinária de nitrogênio. Os estudos sugerem menos recorrência e hospitalizações para pacientes com história prévia de EH.
* Antagonistas opioides: O uso de inibidores opioides (p. ex.: naltroxena) reduz a ação de derivados da encefalina e da endorfina, potencialmente associados à fisiopatologia da EH.
* Flumazenil: provável benefício em episódios de EH grave associados ao uso recente de benzodiazepínicos.

- Antagonistas da glutamina: a inibição do sistema glutaminérgico, poderia trazer algum benefício clínico, embora ainda não comprovado.

▪) Manipulação Cirúrgica ou por Radiologia Intervencionista

Em pacientes com EH recorrente, sem fator desencadeante conhecido e com função hepática relativamente preservada, deve-se sempre investigar a presença de *shunts* portossistêmicos por exame de imagem. A embolização dos *shunts* por Radiologia Intervencionista é uma alternativa plausível para casos bem selecionados[1].

Seguimento

- A profilaxia primária não é recomendada.

- Recomenda-se a profilaxia secundária com lactulose, com a meta de 2 a 3 evacuações pastosas por dia. A associação com rifaximina, por um mínimo de 6 meses, está associada a redução da recorrência, taxa de hospitalização e da mortalidade[5,7]. É fortemente indicada após um segundo episódio de recorrência.

- A suspensão do dissacarídeo pode ser avaliada individualmente para pacientes assintomáticos, com fatores desencadeantes resolvidos, melhora do *status* nutricional e função hepática estável.

- Pacientes com MELD maior ou igual a 15 ou que apresentem outras complicações relacionadas à cirrose, devem ser listados para transplante hepático (Tabela 42.5 e Fig. 42.1).

Tabela 42.5
Medicações de Primeira e Segunda Linhas para o Tratamento da Encefalopatia Hepática Episódica em Cirróticos

	Mecanismos	*Posologia*	*Efeitos colaterais*
Lactulose (667 mg/mL) Lactitol (2,5 g/*saché*)	Acidificação do conteúdo fecal: degradação do dissacarídeo em AGCC pela flora bacteriana do cólon. Conversão de amônia para amônio (NH_4+), forma não absorvível. Efeito catártico: laxante hiperosmolar, aumenta o volume fecal e a eliminação de amônia. Efeito prebiótico: estimula crescimento de agentes fermentadores de lactulose, com melhor incorporação de amônia e menor síntese de urease[1,6]	LACTULOSE VO: 30 a 60 g/dia; 20 a 40 mL, 8 / 8 até máximo de 4 / 4 horas. VR: 300 mL diluídos em 700 mL de SF 0,9% aquecido LACTITOL VO: 30 a 45 g por dia * *Titular até 2 a 3 evacuações pastosas por dia*	Dor abdominal, distensão abdominal gasosa e diarreia (raramente limitantes) Baixo risco de desidratação e hipernatremia * *Embora igualmente eficaz, o lactitol é mais palatável e com menor incidência de efeitos colaterais*
Metronidazol (250 e 500 mg)	Reduz a flora bacteriana intestinal e gera, por conseguinte, menor produção de nitrogênio como substrato para a síntese de amônia[6]	VO: 250 a 500 mg, 12/12 horas, até a cada 8 horas	Toxicidade neurológica (neuropatia; disgelsia)
Neomicina (250 e 500 mg)	Mecanismo semelhante ao metronidazol Parece ser mais bem tolerado, porém deve ser evitada em pacientes com disfunção renal[6]	VO: 1 a 1,5 g, a cada 6 horas	Nefrotoxicidade; ototoxicidade (associada a tempo de uso e dose total); atrofia de delgado
Rifaximina (200 e 550 mg) * *Indisponível no Brasil*	Derivado da rifampicina Inibe a flora bacteriana, mas com menor absorção sistêmica e melhor tolerabilidade[7]	VO: 400 mg, 8/8 horas ou 550 mg a cada 12 horas	Risco teórico de resistência bacteriana cruzada com a rifampicina
L-ornitina-l-aspartato (LOLA) (5 g)	Reduz níveis séricos de amônia Substrato para a metabolização da amônia em ureia (ciclo da ureia no fígado) e em glutamato (síntese hepática e muscular)[6]	VO: dose inicial de 5 a 10 g/dia (dose máxima de 30 g/dia) EV: 5 g, cada 6-8 h	Náuseas, vômitos, flatulência e diarreia Deve ser evitada em pacientes com *clearence* de creatinina < 30

AGCC: ácidos graxos de cadeia curta; VO: via oral; VR: via retal; EV: endovenoso

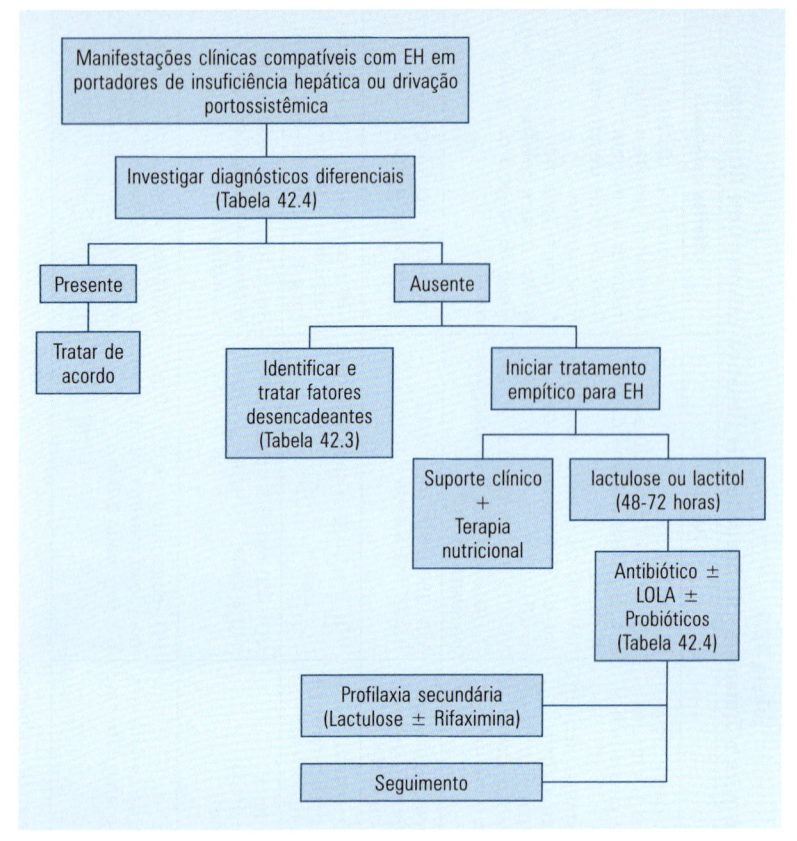

Figura 42.1 – *Fluxograma para manejo da encefalopatia hepática.*

■ REFERÊNCIAS BIBLIOGRÁFICAS

1. Vilstrup H, Amodio P, Bajaj J, Cordoba J, Ferenci P, Mullen KD, et al. Hepatic encephalopathy in chronic liver disease: 2014 Practice Guideline by the American Association for the Study of Liver Diseases and the European Association for the Study of the Liver. Hepatology. 2014 Aug; 60(2):715-35.
2. Soares EC, Almeida JRS, Cunha da Silva M, Rabello MI. Encefalopatia Hepática em: Zaterka S, Eisig JN. Tratado de Gastroenterologia da Graduação à Pós-Graduação. São Paulo: Atheneu; 2016.
3. Wijdicks EFM. Hepatic encephalopathy. N Engl J Med. 2016;375(17):1660-70.
4. Ferenci P, Lockwood A, Mullen K, Tarter R, Weissenborn K, Blei AT, et al. Hepatic encephalopathy-definition, nomenclature, diagnosis, and quanti-

fication: final report of the working party at the 11th World Congresses of Gastroenterology, Vienna, 1998. Hepatology. 2002 Mar;35(3):716-21.

5. Zhu GQ, et al. Systematic review with network metanalysis: the comparative effectiveness and safety of interventions in patients with overt hepatic encephalopathy. Alimentary pharmacology & therapeutics. 2015;41.7:624-635.

6. Gluud LL, Vilstrup H, Morgan MY. Non-absorbable disaccharides versus placebo/no intervention and lactulose versus lactitol for the prevention and treatment of hepatic encephalopathy in people with cirrhosis. Cochrane Database of Systematic Reviews. 2016;Issue 4.

7. Bass NM, Mullen KD, Sanyal A et al. Rifaximin treatment in hepatic encephalopathy. N Engl J Med. 2010;362(12):1071-1081.

Capítulo 43

Síndrome Hepatorrenal

Arthur Alencar Arrais de Souza
Laíssa Cristina Alves Alvino
Alberto Queiroz Farias

■ INTRODUÇÃO

- A síndrome hepatorrenal (SHR) é uma grave causa de lesão renal aguda funcional observada em pacientes com hipertensão portal e ascite.

- Caracteriza-se por intensa vasodilatação periférica e vasoconstrição renal, secundária a alterações hemodinâmicas moduladas por sistemas neuro-hormonais, como o sistema renina-angiotensina-aldosterona (SRAA) e sistema nervoso simpático (SNS).

- Ocorre em 30% dos cirróticos com PBE, em 25% dos pacientes internados por hepatite alcoólica grave e em 10% dos pacientes que necessitam de paracenteses de grande volume.

- Sua presença denota pior prognóstico, caracterizando fase avançada da doença hepática.

■❙ Etiologia e Fisiopatogenia

- O evento inicial na gênese da SHR é a vasodilatação do leito esplâncnico, que ocorre como resposta a um aumento na resistência vascular intra-hepática, característico da cirrose (Fig. 43.1).

- Ocorre acúmulo de vasodilatadores endógenos (em especial o óxido nítrico) na circulação, determinando queda da resistência vascular sistêmica, compensada, inicialmente, por um aumento da frequência cardíaca, que gera uma circulação hiperdinâmica.

- À medida que a doença hepática progride, há aumento da vasodilatação esplâncnica, não suplantada pelo aumento no débito cardíaco, gerando um quadro de redução do volume circulante efetivo e hipotensão arterial.

- Como forma de manter a perfusão global adequada, ocorre, sob estímulo de barorreceptores (presentes no seio carotídeo, ventrículo, arco aórtico e aparelho justaglomerular), ativação de sistemas contrarreguladores, como o sistema renina-angiotensina-aldosterona (SRAA), sistema nervoso simpático (SNS) e liberação de hormônio antidiurético (HAD), responsáveis pela retenção de sódio e água e manutenção da pressão arterial, através de vasoconstrição nos mais variados leitos vasculares, inclusive nos rins.

- A vasoconstrição renal intensa gera hipoperfusão renal, queda da taxa de filtração glomerular (TFG), com retenção de escórias nitrogenadas e perda progressiva da função renal, caracterizando a SHR (pelo menos nas fases iniciais) como um quadro de lesão renal aguda de natureza funcional, uma vez que não há dano estrutural do rim.

- Sabe-se atualmente que existem outros mecanismos fisiopatogênicos implicados no desenvolvimento da SHR, como disfunção cardíaca e prejuízo na excreção renal de vasodilatadores, assim como produção intrarrenal de peptídeos vasoconstritores.

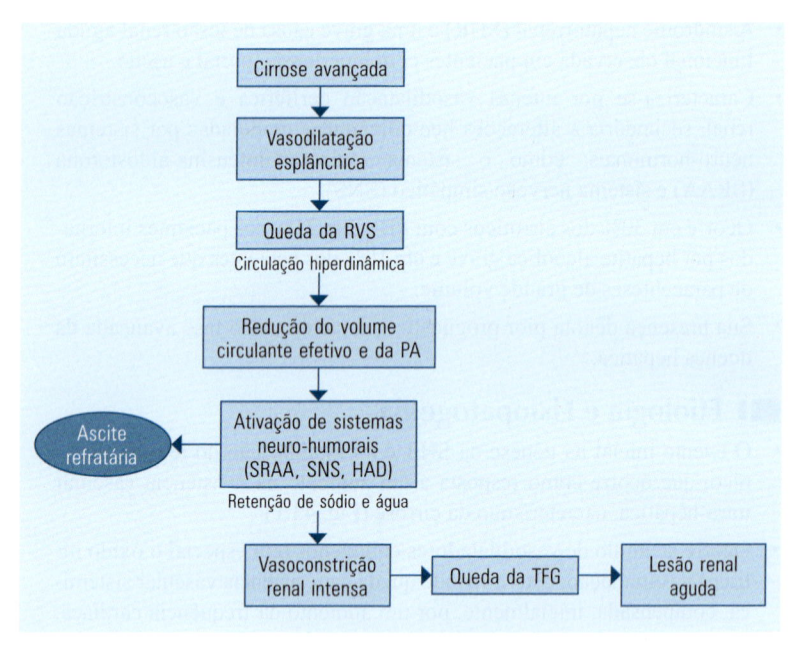

Figura 43.1 – *Patogênese da síndrome hepatorrenal (SHR).*

■❙ Manifestações Clínicas

A SHR pode ser dividida em dois tipos, com apresentação clínica e prognóstico distintos.

Tabela 43.1
Classificação da Síndrome Hepatorrenal

SHR tipo 1	SHR tipo 2
Evolução rápida e progressiva	Curso mais indolente
Elevação da creatinina para valores superiores a 2,5mg/dl em até 2 semanas Geralmente acompanhada de fator precipitante, como: • Infecções (PBE, em especial) • Perda volêmica (hemorragia digestiva, vômitos, diarreia, excesso de diuréticos) • Cirurgias de grande porte • Insuficiência hepática crônica agudizada	Piora gradual da função renal (no geral, com Cr: 1,5-2,5 mg/dL), manifestando-se no contexto de ascite tensa, refratária ao tratamento convencional (dieta hipossódica + diureticoterapia)
Prognóstico ruim (sobrevida média de 2 semanas, sem tratamento adequado)	Sobrevida média de 6 meses, sem realização de transplante hepático

Os sinais e sintomas clínicos do paciente com SHR são inespecíficos, havendo comumente estigmas de hepatopatia crônica avançada ao exame físico (aranhas vasculares, circulação colateral, icterícia, ascite, dentre outros), além de outros dados da anamnese ou exame físico que possam direcionar a suspeita para um fator precipitante (hematêmese/melena nos casos de HDA; febre, dor abdominal e aumento da ascite, levando a suspeita de PBE, por exemplo).

■❱ Diagnóstico

- O diagnóstico é de exclusão, baseado em critérios clínicos, laboratoriais e de imagem que visam afastar as causas mais comuns de lesão renal aguda no paciente cirrótico, como:
  - ○ Sepse com disfunção circulatória mantida (choque séptico).
  - ○ Hipovolemia (p. ex.: hemorragia do TGI, vômitos e diarreia, excesso de diuréticos ou paracentese de grande monta).
  - ○ Uso de drogas nefrotóxicas (AINEs, aminoglicosídeos) ou contraste iodado.
  - ○ Doenças parenquimatosas renais crônicas (glomerulonefrites).
- Os critérios diagnósticos de SHR (Tabela 43.3), inicialmente definidos pelo Clube Internacional de Ascite em 1996, foram atualizados em 2012, entrando em consonância com as recomendações mais recentes do KDIGO para definir e graduar lesão renal aguda (LRA), além de abordar a progressão e a resposta ao tratamento no paciente com cirrose (Tabela 43.2).
- Ressalta-se que nos critérios atuais o pré-requisito de creatinina sérica maior que 1,5 mg/dL foi abandonado, havendo enfoque no diagnóstico precoce da

SHR, já que, entre as causas de LRA no cirrótico, ela é a que apresenta pior prognóstico.

- Diferentemente das classificações anteriores, a medida do débito urinário não é essencial ao diagnóstico.

Tabela 43.2
Critério ICA-AKI (*International Club of Ascites – Acute Kidney Injury*)

I	↑Cr ≥ 0,3 mg/dL ou ↑Cr 1,5-1,9 × valor de base[2]
II	↑Cr 2-2,9 × valor de base[2]
III	↑Cr ≥ 3 × valor de base[2] ou ↑Cr≥ 0,3 mg/dL se Cr basal ≥ 4 mg/dl ou Terapia renal substitutiva (TRS)
Progressão da LRA → Progressão da LRA para um grau maior ou necessidade de TRS	
Regressão da LRA → Regressão da LRA para um grau menor	
Resposta parcial ao tratamento → Retorno a um valor de Cr ≥ 0,3 mg/dl do basal	
Resposta completa ao tratamento → Retorno a um valor de Cr ≤ 0,3 mg/dL do basal	

[1]Valor obtido nos últimos 3 meses (ou valor mais recente prévio à admissão).
[2]Documentado (ou presumido) de haver ocorrido nos últimos 7 dias prévios à admissão.

Tabela 43.3
Critérios Diagnósticos se SHR – *International Club of Ascites* (2012)

Diagnóstico de cirrose com ascite
Lesão renal aguda, definida de acordo com critérios de ICA-AKI, definido por: Piora da Cr base ≥ 0,3 mg/dL dentro de 48 h ou Aumento (documentado ou presumido) de > 1,5 × Cr basal dentro de 7 dias
Ausência de resposta (melhora da função renal) após 48 h da retirada de diuréticos e expansão volêmica com albumina (1 g/kg/dia – máximo de 100 g/dia)
Ausência de choque
Excluir uso atual ou recente de drogas nefrotóxicas (p. ex.: AINEs, aminoglicosídeos ou contraste iodado)
Ausência de sinais de doença parenquimatosa renal, definida por: Proteinúria < 0,5 g/dia < 50 hemácias/campo de grande aumento no sedimento urinário isolado USG renal normal

- A dosagem de biomarcadores como o *neutrophil gelatinase-associated lipocalin* (NGAL) urinário, que denotam lesão tubular, são estratégias promissoras para ajudar na diferenciação entre a SHR e a necrose tubular aguda estabelecida, identificando os pacientes que se beneficiam da terapia farmacológica.

■▮❙ Tratamento

- O suporte inicial da SHR envolve a estabilização clínica do paciente, monitorando-o de preferência em unidade semi-intensiva ou intensiva, com atenção especial aos seguintes pontos:

  - Suspender o uso de diuréticos e drogas nefrotóxicas;

  - Corrigir distúrbios hidroeletrolíticos e ácido-básicos concomitantes;

  - Investigar fatores precipitantes, como HDA (solicitar EDA se suspeita) e infecções (fazer rastreio infeccioso com paracentese diagnóstica, hemoculturas, urocultura e radiografia de tórax, mesmo que o paciente não tenha sinais evidentes de infecção).

- O tratamento definitivo da SHR é o transplante hepático, que reverte a disfunção circulatória da cirrose em geral após o primeiro mês do transplante, com sobrevida estimada de 60% em 3 anos. A presença de lesão renal aguda é fator preditor de mortalidade no pós-transplante.

- O uso combinado de vasoconstritores arteriolares sistêmicos (como terlipressina, noradrenalina ou a combinação de octreotide com midodrina, este último indisponível no país) e albumina representa a terapia farmacológica de escolha no manejo da SHR.

- Terapia-padrão: terlipressina 0,5-2 g IV (*bolus*) a cada 4 a 6 h (máx 12 g/dia) + albumina humana IV 1 g/kg/dia (máx 100 g/dia) IV no 1º dia, mantendo 20 a 40 g/dia como dose de manutenção.

- Alternativa 1: noradrenalina 0,5-3 mg/h em infusão IV contínua, com a meta de aumento da pressão média em 10 mmHg + albumina humana IV (seguindo o mesmo esquema da terapia-padrão). Esse esquema apresentou eficácia semelhante à combinação terlipressina + albumina, sendo preferido no doente crítico, admitido em UTI.

- Efeitos adversos do tratamento (principais):

  - Eventos isquêmicos (p. ex.: síndrome coronariana aguda, isquemia mesentérica e periférica) ocorrem em 5-10% dos pacientes sob terapia farmacológica, indicando suspensão do tratamento. Atenção especial deve ser dada a pacientes com doença aterosclerótica estabelecida ou múltiplos fatores de risco cardiovascular (como hipertensão, diabetes, tabagismo, dentre outros).

  - Sobrecarga volêmica e congestão pulmonar.

- O tratamento deve ser continuado até melhora da função renal (retorno a Cr basal ou < 1,5 mg/dL conforme definição antiga), devendo a dose de terlipressina ser aumentada a cada 48-72 h se não houver resposta (queda < 25% na Cr). A duração máxima do tratamento é de 14 dias, podendo ser estendido em casos selecionados.

- Casos refratários à terapia farmacológica que sejam candidatos a transplante hepático devem receber suporte dialítico, respeitando-se as mesmas indicações sugeridas para as demais etiologias de lesão renal aguda. *Shunts* portossistêmicos artificiais (como o TIPS) podem ser úteis em alguns pacientes.

■▶ Profilaxia

A prevenção da SHR deve ser considerada em dois cenários específicos:

- Cirrose com PBE
  - ○ Após o diagnóstico de PBE, recomenda-se administração de albumina IV, na dose de 1,5 g/kg no primeiro dia e 1 g/kg no terceiro dia de tratamento.
  - ○ Houve diminuição na incidência de SHR tipo 1 e na mortalidade intra-hospitalar nos pacientes que receberam albumina.
- Profilaxia primária de PBE

  Pacientes com cirrose avançada e ascite estão sob maior risco de desenvolver PBE, principal fator precipitante no desenvolvimento de SHR. A profilaxia antibiótica contínua é recomendada nos pacientes com as características mostradas na Tabela 43.4.

Tabela 43.4 Profilaxia Primária para PBE
Proteína total (líquido ascítico) < 1,5 g/dL (critério essencial) + um ou mais dos seguintes:
Escore Child-Pugh ≥ 9
Bilirrubinas séricas totais ≥ 3 mg/dL
Creatinina sérica ≥ 1,2 mg/dL
Ureia sérica ≥ 53 mg/dL
Sódio sérico ≤ 130 mEq/L

■▶ Conclusão

- A presença de lesão renal aguda no cirrótico, independente da etiologia, associa-se a maior mortalidade a curto e longo prazos. Dentre as etiologias de LRA no hepatopata, a SHR é a de pior prognóstico.
- O diagnóstico precoce, com instituição de terapia adequada, bem como as estratégias para prevenção de SHR, trazem impacto em sobrevida no período pré e pós-transplante hepático.

■ LEITURA SUGERIDA

1. Angeli P, Ginès P, Wong F, Bernardi M, Boyer TD, Gerbes A et al. Diagnosis and management of acute kidney injury in patients with cirrhosis: revised consensus recommendations of the International Club of Ascites. Journal of Hepatology. 2015;62:968-974.
2. Bittencourt PL, Farias AQ, Terra C⁻Renal failure in cirrhosis: Emerging concepts. World Journal of Hepatology. 2015 Sep 28;7(21):2336-43.
3. European Association for the Study of the Liver. EASL clinical practice guidelines on the management of ascites, spontaneous bacterial peritonitis, and hepatorenal syndrome in cirrhosis. Journal of Hepatology. 2010 Sep;53(3):397-417.
4. Ginès P, Schrier RW. Renal failure in cirrhosis. New England Journal of Medicine. 2009;361:1279-1290.
5. Nassar Junior AP, Farias AQ, D'Albuquerque LA, Carrilho FJ, Malbouisson LM. Terlipressin versus norepinephrine in the treatment of hepatorenal syndrome: a systematic review and meta-analysis. PLoSOne. 2014;9:e107466.

Capítulo 44

Peritonite Bacteriana Espontânea

Luiz Ricardo Pinheiro de Santana
Ramon Souza Góes de Araújo
Daniel Machado Baptista

■ INTRODUÇÃO

- A ascite é definida como o acúmulo de líquido na cavidade abdominal, sendo a complicação mais comum em pacientes com cirrose, ocorrendo numa frequência de até 60% em 10 anos.

- O surgimento de ascite é marcador de mau prognóstico, atribuindo mortalidade em 1 ano de aproximadamente 40%. Logo, sugere-se avaliação para transplante hepático.

- A peritonite bacteriana espontânea (PBE) é a infecção bacteriana do líquido ascítico (LA) sem que haja um foco intra-abdominal. É a complicação infecciosa mais comum nos indivíduos com cirrose, acometendo 10 a 30% daqueles internados e até 3,5% dos ambulatoriais assintomáticos.

- A mortalidade é de cerca de 10 a 50% no primeiro episódio, apesar dos avanços em diagnóstico e tratamento. A ocorrência de PBE no paciente com cirrose está relacionada a uma mortalidade de até 69% em 1 ano.

■) Fisiopatologia e Etiologia

- Em indivíduos saudáveis, existe simbiose do microbioma intestinal, que cresce exponencialmente do estômago ao cólon chegando a mais de mil espécies, numa densidade que pode ultrapassar $3x10^{12}$/g de fezes no ceco.

- A hepatopatia avançada aumenta a chance de translocação bacteriana, já que há supercrescimento bacteriano associado à alteração da permeabilidade intestinal.

- Como o LA tem baixa capacidade de opsonização, torna-se um ambiente favorável ao crescimento bacteriano, principalmente por bactérias Gram-negativas, como *Escherichia coli* e *Klebsiella* (Tabela 44.1)

471

- Infecções por bactérias Gram-positivas são menos comuns, porém se tem notado um aumento importante nos últimos anos. São fatores de risco:
  - Uso de antibióticos nos últimos 90 dias.
  - Contato frequente com serviços de saúde.
  - Paracenteses de repetição na ascite refratária.
  - Cateteres de longa ou curta permanência.

- Nos últimos anos tem crescido o número de infecções por microrganismos multirresistentes (MDR), que correspondem até 22% em infecções nosocomiais. Seus principais agentes são:
  - Bactérias produtoras de β-lactamases com espectro ampliado (ESBL).
  - Bactérias Gram-negativas resistentes à quinolona (QR).
  - Enterococos resistentes à vancomicina (VRE).
  - *Staphylococcus aureus* meticilinorresistente (MRSA).

Tabela 44.1
Etiologia da Peritonite Bacteriana Espontânea

Bactérias Gram-negativas	55%
Escherichia coli	33%
Klebsiella	8%
Bactérias Gram-positivas	43%
Streptococcus spp.	15%
Pneumococo	3%
Staphylococcus spp.	13%
S. aureus	5%

■▮ Quadro Clínico e Diagnóstico

- As manifestações clínicas, quando presentes, costumam ser inespecíficas, sendo 10 a 30% dos pacientes oligo ou assintomáticos no momento do diagnóstico, principalmente os internados. Sendo assim, deve existir sempre um baixo limiar para a suspeita de PBE.

- O diagnóstico é sempre baseado na análise do LA, que é mandatória. Deve-se afastar, por meio de exames de imagem, outras causas de infecções intra-abdominais, como colecistite, apendicite, diverticulite e perfuração do trato gastrointestinal, que configuram peritonite bacteriana secundária.

- A paracentese deve ser sempre realizada em todo paciente com cirrose e ascite admitido em sala de emergência ou que requeira hospitalização, com deterioração clínica ou com sintomas sugestivos de infecção, idealmente dentro de 6 horas da avaliação inicial e antes do uso de antibióticos.

- As infecções do LA podem ser divididas em cinco tipos, baseadas na contagem celular, resultados das culturas (baixa positividade, menor que 60%) e circunstâncias clínicas (Tabelas 44.2 e 44.3).

Tabela 44.2
Tipos de infecção do líquido ascítico

Classificação	Análise do LA	Comentários
PBE	PMN ≥ 250/mm³ Cultura positiva	Definição do padrão de infecção
Ascite Neutrofílica	PMN ≥ 250/mm³ Cultura negativa	Iniciar antibioticoterapia. Não aguardar resultados das culturas
Bacterascite monomicrobiana	PMN < 250/mm³ Cultura positiva	Infecção que pode progredir para PBE. Ainda controverso, antibiótico reservado para casos sintomáticos
Bacterascite polimicrobiana	PMN < 250/mm³ Cultura positiva (mais de um germe)	Suspeitar de perfuração de alça durante a paracentese
Peritonite bacteriana secundária	Infecção intraperitoneal. É necessária avaliação com exames de imagem e possível intervenção cirúrgica	

PMN: número de leucócitos polimorfonucleares.

Tabela 44.3
Tipos de peritonite bacteriana espontânea

PBE comunitária	Diagnóstico dentro de 48 horas da admissão e sem contato com serviços de saúde nos últimos 90 dias
PBE associada aos cuidados de saúde	Diagnóstico dentro de 48 horas da admissão e contato com serviço de saúde nos últimos 90 dias (internação, *home care*, centros de hemodiálise, hospital dia)
PBE nosocomial	Diagnóstico após 48 horas da admissão
PBE multirresistente	Situação cada vez mais comum devido ao uso prévio de antibióticos. A terapia deve ser direcionada pelo antibiograma
PBE recorrente	Aumento importante de mortalidade quando comparada com o episódio inicial de PBE

■❙ Tratamento Antibiótico

- Antes dos resultados das culturas, deve-se iniciar tratamento empírico com antibióticos, indicados por meio da epidemiologia dos agentes etiológicos.

- A Tabela 44.4 mostra as drogas recomendadas para o manejo da PBE, cuja eficácia gira em torno de 90%.
- São fatores de risco para infecção por germes MDR:
  - Infecções nosocomiais ou associadas aos cuidados de saúde.

Tabela 44.4
Antibióticos Indicados na Peritonite Bacteriana Espontânea

Antibiótico	Dose e duração/comentários	
Cefalosporinas	**Drogas de 1ª escolha**	
Ceftriaxone	1-2 g EV 1 vez ao dia por 5 dias Embora com menos estudos, tem eficácia semelhante, com posologia mais fácil e sem ajuste para função renal	
Cefotaxima	2 g EV 12/12 h por 5 dias A dose de 4 g ao dia mostrou-se tão eficaz quanto 6 g ou 8 g, e 5 dias tão eficaz quanto 10 dias	
Quinolonas	Não utilizar naqueles que usam norfloxacino profilático	
Ofloxacino	400 mg VO 12/12 h por 8 dias	Alternativa para PBE de baixo risco (sem choque, sem encefalopatia graus II-IV, Cr < 3,0 mg/dL, sem HDA ou íleo)
Ciprofloxacino	200 mg EV 12/12 h por 2 dias, então trocar para 500 mg VO 12/12 h por 5 dias	
Penicilinas		
Amoxicilina-Clavulanato	1,2 g EV 8/8 h por 2 dias. Trocar então para 625 mg 3 vezes ao dia por 6 a 12 dias	
Piperacilina-tazobactam/ carbapenêmicos	Dose e duração individualizadas, trocando segundo antibiograma assim que possível (guiados). Recomendado para os pacientes sob risco de germes MDR	
Outros		
Glicopeptídeos	Dose e duração individualizadas, trocando segundo antibiograma assim que possível (guiados). De acordo com epidemiologia hospitalar e fatores de risco para Gram-positivos	

EV: endovenoso; VO: via oral; Cr: creatinina; HDA: hemorragia digestiva alta; MDR: multidrogarresistentes

○ Uso prévio de antibióticos (últimos 90 dias).

○ Perfil de resistência local.

• O tratamento geralmente exige hospitalização por conta do uso de drogas intravenosas. Em pacientes de baixo risco, o uso de quinolonas orais teve eficácia semelhante, com taxas de resposta próximas a 90%.

• Uma paracentese de controle após 48 h de antibioticoterapia, mostrando redução de 25% na contagem de polimorfonucleares, pode ser realizada para avaliar a resposta ao tratamento. Embora não seja obrigatória, recomenda-se sua realização na não melhora clínica ou piora.

■■) Profilaxia de Síndrome Hepatorrenal

• 33% dos pacientes podem desenvolver disfunção renal, com piora do prognóstico. A associação de albumina diminui a incidência para 10% e leva à diminuição da mortalidade hospitalar de 29% para 10%, e a mortalidade em 3 meses de 41% para 22%.

• Um subgrupo de pacientes obteve maior benefício (bilirrubina total > 4 mg/dL, creatinina > 1 mg/dL). Apesar disso, recomenda-se a infusão de albumina para todos. A dose preconizada é de 1,5 g/kg no primeiro dia (primeiras 6 h) e de 1 g/kg no terceiro dia.

• Um ponto fundamental e geralmente esquecido é a necessidade de suspensão de diuréticos e de drogas nefrotóxicas.

■■) Seguimento e Profilaxia

• A profilaxia primária está indicada:

○ Após episódio de hemorragia digestiva alta (HDA), por conta de aumento de incidência de infecções bacterianas nos primeiros 5 a 7 dias, que varia de 16% na cirrose compensada e 66% nos descompensados. Reduz mortalidade e ressangramento.

○ Pacientes com proteína total no LA baixa, com o objetivo de reduzir a ocorrência de PBE e síndrome hepatorrenal e melhora da sobrevida.

• A profilaxia secundária está indicada após o primeiro episódio de PBE, devendo-se mantê-la até o óbito, a resolução da ascite ou a realização de transplante hepático.

• Nos casos de PBE por germe MDR, não existem recomendações específicas quanto à profilaxia secundária, devendo-se avaliar individualmente.

• Embora até o momento não existam estudos controlados, a rifaximina (antibiótico não absorvível usado na prevenção de encefalopatia hepática recorrente) tem-se mostrado uma nova alternativa para profilaxia.

• Os antibióticos e suas doses estão descritos na Tabela 44.5.

Tabela 44.5
Profilaxia de peritonite bacteriana espontânea
Profilaxia primária
Após episódio de HDA • Ceftriaxone 1 g IV ao dia por 7 dias • Alternativas: norfloxacino 400 mg 12/12 h VO, ciprofloxacino 500 mg 12/12 h VO, Ciprofloxacino 200 mg 12/12h EV, por 7 dias
Pacientes com proteína total no LA < 1,0 g/dL; ou < 1,5 g/dL com mais um fator de risco (Child-Pugh ≥ 9, bilirrubina total ≥ 3,0 mg/dL, creatinina ≥ 1,2 mg/dL ou sódio sérico ≤ 130 mEq/L) • Conforme esquema antibiótico para secundária
Profilaxia secundária
Após 1º episódio de PBE • Norfloxacino 400 mg VO 1 vez ao dia • Alternativas (via oral): ciprofloxacino 750 mg 1 vez por semana ou 500 mg 1 vez ao dia, sulfametoxazol-trimetoprima 800/160 mg 1 vez ao dia ou 5 vezes por semana

HDA: hemorragia digestiva alta; VO: via oral; EV: endovenoso; LA: líquido ascítico; PBE: peritonite bacteriana espontânea.

■❙ Conclusões

- A PBE é uma complicação infecciosa comum em pacientes com cirrose, determinando aumento de mortalidade.
- As bactérias aeróbicas Gram-negativas (*E. coli* e *Klebsiella*) são os principais agentes etiológicos.
- A suspeição clínica deve ser alta e a paracentese diagnóstica realizada mesmo se o paciente estiver assintomático.
- O diagnóstico é dado por número de polimorfonucleares maior ou igual a 250/mm^3.
- O tratamento baseia-se em antibiótico e albumina.
- A profilaxia está indicada após o primeiro episódio, nos casos de hemorragia digestiva alta e em líquidos ascíticos de alto risco.

■ LEITURA SUGERIDA

1. de Mattos AA, Costabeber AM, Lionço LC, Tovo CV. Multi-resistant bacteria in spontaneous bacterial peritonitis: a new step in management? World J Gastroenterol. 2014;20(39):14079-86.
2. Dever JB, Sheikh MY. Review article: spontaneous bacterial peritonitis--bacteriology, diagnosis, treatment, risk factors and prevention. Aliment Pharmacol Ther. 2015;41(11):1116-31.
3. Lippi G, Danese E, Cervellin G, Montagnana M. Laboratory diagnostics of spontaneous bacterial peritonitis. Clin Chim Acta. 2014;430:164-70.

4. Lutz P, Nischalke HD, Strassburg CP, Spengler U. Spontaneous bacterial peritonitis: The clinical challenge of a leaky gut and a cirrhotic liver. World J Hepatol. 2015;7(3):304-14.
5. Pericleous M, Sarnowski A, Moore A, Fijten R, Zaman M. The clinical management of abdominal ascites, spontaneous bacterial peritonitis and hepatorenal syndrome: a review of current guidelines and recommendations. Eur J Gastroenterol Hepatol. 2016;28(3):e10-8.
6. Solà E, Solé C, Ginès P. Management of uninfected and infected ascites in cirrhosis. Liver Int. 2016;36(1):109-15.

Capítulo 45

Hemorragia Digestiva Alta

Laura Vilar Guedes
Rafaela Richa Campos
Matheus Freitas Cardoso de Azevedo

■ INTRODUÇÃO

- A Hemorragia digestiva alta (HDA) é definida como um sangramento que ocorre no trato gastrointestinal proximal ao ângulo de Treitz, que se encontra entre o duodeno e o jejuno. É uma entidade comum em todo o mundo, apresentando incidência anual estimada de 40 a 150 casos por 100.000 habitantes, frequentemente com necessidade de internação hospitalar e significante morbidade e mortalidade.

- Didaticamente, divide-se o quadro de HDA entre varicosa e não varicosa, a fim de permitir uma melhor compreensão dos diferentes determinantes, manejo e prognóstico nestas duas situações clínicas.

- Apesar da HDA não varicosa (HDANV) ser mais comum que a HDA varicosa (HDAV), apresenta, em geral, taxa de mortalidade inferior.

- A principal causa de HDA é a úlcera péptica. Habitualmente, o curso da doença é benigno, cessando espontaneamente em 80% dos casos.

- O sangramento decorrente das varizes de esôfago ou estômago é a principal complicação da síndrome de hipertensão portal, ocorrendo em 25-35% dos pacientes cirróticos. A mortalidade em 6 semanas, após cada episódio de HDAV, varia de 0% nos pacientes com Child-Pugh classe A, a 30% naqueles com classe C. Dentre os pacientes sobreviventes ao primeiro episódio, mais de 70% apresentam recorrência do sangramento.

■) Etiologia

- A doença ulcerosa péptica é a principal causa de HDA (cerca de 50% dos casos), com taxas de mortalidade podendo chegar a 10% dos casos (Tabela 45.1). A identificação da etiologia da úlcera com tratamento específico é essencial para reduzir o risco de recorrência da HDA e consequentemente a mortalidade. A magnitude e a gravidade do sangramento dependem não só da etiologia, mas também da idade do paciente, das comorbidades e do uso prévio de medicamentos lesivos à mucosa ou anticoagulantes.

- A úlcera péptica está associada a dois fatores principais: infecção pelo *Helicobacter pylori* e a ingestão de anti-inflamatórios não hormonais. Atualmente, há uma tendência à queda na incidência da úlcera péptica, principalmente nos países desenvolvidos, devido ao uso disseminado de inibidores de bomba de prótons (IBP) e à erradicação cada vez mais frequente do *Helicobacter pylori*.

Tabela 45.1 Causas de HDA Não Varicosa	
Úlcera péptica	28-59%
• Úlcera duodenal	17-37%
• Úlcera gástrica	11-24%
Doença erosiva de mucosa esofágica/gástrica/duodenal	1-47%
Síndrome de Mallory-Weiss	4-7%
Neoplasia de TGI	2-4%
Outros diagnósticos	2-7%
Causas não identificadas	7-25%

- Por outro lado, a síndrome de hipertensão portal, responsável pela HDAV, pode ser causada por fatores que alterem a hemodinâmica do sistema portal, sendo divididos didaticamente em pré-hepáticos (desordens que acometem as veias porta, esplênica e mesentérica), intra-hepáticos (patologias do fígado) e pós-hepáticos (transtornos do fluxo de saída do sangue venoso hepático) (Tabela 45.2).

Tabela 45.2 Principais Etiologias da Hipertensão Portal e Consequentemente da HDAV		
Pré-hepática	*Hepática*	*Pós-hepática*
• Trombose de veia porta • Trombose de veia esplênica • Compressão extrínseca de veia porta • Fístula arteriovenosa • Estenose congênita de veia porta	• Cirrose • Hiperplasia nodular regenerativa • Fibrose hepática congênita • Esquistossomose • Infiltração por doenças granulomatosas e hematológicas • Amiloidose • Hepatocarcinoma • Doença veno-oclusiva • Peliose hepática • Doença policística	• Síndrome de Budd-Chiari • Pericardite constrictiva • Trombose ou malformações congênitas de veia cava inferior

■❙ Diagnóstico

- A HDA manifesta-se habitualmente por hematêmese e/ou melena, podendo um percentual pequeno dos pacientes apresentar hematoquezia secundária, geralmente em sangramentos maciços, com maior risco de instabilidade hemodinâmica.

- A doença ulcerosa péptica habitualmente se manifesta com dor epigástrica ou outros sintomas dispépticos (plenitude pós-prandial, distensão abdominal, saciedade precoce, náuseas) antes da HDA. Entretanto, em alguns pacientes, principalmente idosos e aqueles em uso de anti-inflamatórios não esteroidais, a HDA ou até mesmo a perfuração podem ser a primeira manifestação clínica da doença.

- A HDAV se apresenta como exteriorização de sangramento supostamente alto (hematêmese e/ou melena) em um paciente com história conhecida ou suspeita de hipertensão portal. O padrão-ouro para o diagnóstico de HDAV é a visualização do vaso sangrante via endoscópica, entretanto não se deve esperar por este exame para realizar a abordagem terapêutica específica, sendo o quadro clínico suficiente para diagnóstico e manejo clínico.

■❙ Tratamento

- Após a instituição imediata de monitoração multiparamétrica e acesso venoso calibroso, o médico deve focar na estabilização clínica do paciente, além de realizar anamnese e exame físico completo (incluindo toque retal).

- Em geral, o manejo dos pacientes, inicialmente, deve ocorrer na sala de emergência e, assim que possível, devem ser transferidos para a unidade de terapia intensiva.

- Infundir cristaloide a fim de manter a pressão arterial sistólica acima de 90 mmHg e a frequência cardíaca abaixo de 100 bpm, evitando também hipervolemia:

  ○ Se PAS < 90 mmHg ou FC > 100 bpm, considerar transfusão sanguínea. Caso contrário, transfundir concentrado de hemácias apenas para manter hemoglobina sérica entre 7 e 8 g/dL (deve-se considerar idade e comorbidades como doença coronariana para individualizar esta recomendação).

  ○ Transfusão de plasma fresco ou plaquetas para a correção de distúrbio de coagulação do hepatopata não deve ser realizado de rotina por não mudar a sobrevida.

- Coletar exames laboratoriais incluindo hemograma completo, coagulograma, tipagem sanguínea e função renal.

- Atenção ao alto risco de broncoaspiração: observar o nível de consciência e o padrão respiratório e, se necessário, proceder intubação orotraqueal para proteção de via aérea (pré-endoscopia) ou se insuficiência respiratória.

■■▶ Tratamento da HDANV

- Estratificar o risco utilizando parâmetros clínicos e laboratoriais, a fim de definir a conduta.
  - ○ Exemplo: escore de Glasgow–Blatchford (EGB) (Tabela 45.3) – o mais utilizado atualmente. A pontuação de 0 a 23, utilizando parâmetros também da admissão, prevê a necessidade de intervenção (transfusão sanguínea, endoscópica e cirúrgica) e mortalidade.
  - ○ Obs.: paciente com EGB 0 a 1 pode ser manejado ambulatorialmente, uma vez que esses apresentam uma chance menor que 1% de necessidade de intervenção.

Tabela 45.3 Escore de Glasgow-Blatchford	
Pressão arterial sistólica (mmHg)	
100-109	1
90-99	2
< 90	3
Ureia (mmol/L)	
6,5-7,9	2
8-9,9	3
10-24,9	4
≥ 25	5
Hemoglobina – sexo masculino (g/dL)	
12-12,9	1
10-11,9	3
< 10	6
Hemoglobina – sexo feminino (g/dL)	
10-11,9	1
< 10	6
Outras variáveis	
Pulso ≥ 100 bpm	1
Melena	1
Síncope	2
Doença hepática	2
Insuficiência cardíaca	2

- Terapia farmacológica:
  - ○ Infundir inibidor de bomba de prótons (IBP) via intravenosa:
    - Dose de 80 mg em *bolus*, após 8 mg/h em bomba de infusão contínua.
    - Iniciar antes da realização da endoscopia, preferencialmente à admissão, e manter por 72 horas via intravenosa em paciente com alto risco de ressangramento.
    - Em pacientes com doença ulcerosa, manter IBP por 4 a 8 semanas por via oral.
  - ○ Se disponível, infundir eritromicina 250 mg EV 30-120 minutos antes da endoscopia (atenção para contra-indicação se intervalo QT alargado);[2]
- Terapia endoscópica:
  - ○ Após a estabilização hemodinâmica, solicitar endoscopia em até 24 h da apresentação.
  - ○ Realizar endoscopia precoce (em até 12 h se manutenção de instabilidade hemodinâmica mesmo após todos os esforços de ressuscitação volêmica, se hematêmese persistente ou drenagem de sangue contínuo via sonda nasogástrica).
  - ○ Durante a endoscopia, se visualizada lesão ulcerada, esta deve ser classificada segundo a classificação de Forrest, no intuito de orientar a terapêutica, além de indicar risco de ressangramento (Tabela 45.4).
    - Forrest Ia, Ib e IIa:pelo alto risco de ressangramento, tratar de forma combinada com injeção de solução de adrenalina e outro método de hemostasia endoscópica (térmica, mecânica ou injeção de outra substância – álcool absoluto, etanolamina ou cianoacrilato).
    - Forrest IIb, IIc e III: não apresentam indicação de tratamento endoscópico. Em alguns casos selecionados de Forrest IIb a terapêutica pode

Tabela 45.4
Classificação de Forrest[2]
Hemorragia ativa
Ia – Hemorragia em jato
Ib – Hemorragia em babação ou "lençol"
Hemorragia recente
IIa – Vaso visível sem sangramento ativo
IIb – Coágulo aderido
IIc – Cobertura plana de hematina
Sem sinais de sangramento
III – Base clara ou com fibrina

ser considerada (sugere-se irrigação de lesão para avaliar se ocorre o deslocamento do coágulo).

▪ Obs: Caso haja persistência do sangramento após terapêutica endoscópica adequada, deve-se considerar o uso de *spray* hemostático ou clipes *over-the-scope* como terapêutica de resgate.

○ Pesquisa de *H.pylori*: se possível, realizar pesquisa durante quadro agudo em paciente com DUP:

▪ *H. pylori* positivo: instituir tratamento com esquema tríplice (dois antibióticos associados ao IBP). Os esquemas quádruplos são indicados em situações especiais, como nos casos de falha de tratamento.

▪ Primeira linha: IBP em dose-padrão, claritromicina 500 mg duas vezes ao dia e amoxicilina 1.000 mg duas vezes ao dia, por um período mínimo de 7 dias. Após 6 a 8 semanas do tratamento, deverá ser realizado novo teste para documentar o controle de cura da infecção.

○ *H. pylori* negativo: Repetir a pesquisa após o quadro agudo (hemorragia digestiva e uso de IBP podem gerar resultados falso-negativos).

○ Obs.: Lavagem gástrica através de sonda nasogástrica (SNG) é controversa na HDANV e não tem demonstrado benefício diagnóstico, prognóstico, melhora de visualização na endoscopia digestiva alta ou efeito terapêutico.

■❱ Tratamento da HDAV

• Tratamento farmacológico: utilização de análogos de somatostatina (terlipressina ou octreotide) com o objetivo de promover vasoconstrição esplâncnica para a redução da pressão portal e o controle de sangramento.

○ Iniciar desde o momento da admissão do paciente, antes da endoscopia.

○ Manter por 2 a 5 dias.

○ Doses e características farmacológicas dos vasoconstritores esplâncnicos disponíveis no Brasil estão descritos na Tabela 45.5.

• Tamponamento temporário com balão:

○ Considerar realizar quando houver sangramento refratário ao tratamento medicamentoso, como uma ponte (de até 24 h) para o tratamento definitivo endoscópico.

○ Instituir tamponamento somente sob intubação orotraqueal e monitoração multiparamétrica em unidade de terapia intensiva.

• Tratamento endoscópico: a ligadura elástica é o tratamento de escolha para varizes sangrantes de localização esofágica, podendo ser realizada escleroterapia caso a ligadura seja indisponível. Varizes gástricas podem ser tratadas com injeção local de cianoacrilato.

○ Deve-se realizar em até 12 horas da apresentação.

- ○ Se disponível, infundir eritromicina 250 mg EV 30-120 minutos antes da endoscopia (atenção para contraindicação se intervalo QT alargado).
- Antibioticoprofilaxia: reduz risco infeccioso, recorrência do sangramento e mortalidade.
  - ○ Instituir desde a admissão do paciente, de acordo com o perfil da flora local. Como recomendação geral, sugere-se ceftriaxone intravenoso 1 g a cada 24 h por 7 dias.

■) Seguimento da HDANV

- Manejo ambulatorial ou sob internação a depender dos critérios de risco (p. ex.: Escore de Glasgow–Blatchford de 0 ou 1).
- A repetição da EDA de rotina (*second look*) não está recomendada – apenas pacientes selecionados e de alto risco ou quando o exame endoscópico foi incompleto ou inconclusivo por razões técnicas.
- Ressangramento: nova EDA deve ser solicitada e nova terapêutica hemostática instituída.
- Ressangramento após o segundo tratamento endoscópico: considerar angiografia ou tratamento cirúrgico.
- Pacientes que utilizaram AINES devem ser orientados em relação ao risco de recidiva da DUP com a reutilização da droga. Aqueles que necessitem uso crônico ou recorrente de AINES, devem optar pelos inibidores seletivos da COX-2 e utilizar IBP associado. Os principais fatores de risco para doença ulcerosa complicada secundária a AINES são: uso em doses elevadas, idade > 65 anos, uso concomitante de corticoides e anticoagulantes, história pessoal prévia de doença ulcerosa complicada.
- Nos pacientes que utilizam cronicamente baixa dose de aspirina, a sua necessidade deve ser avaliada. Se administrado para prevenção secundária (isto é, doença cardiovascular estabelecida), então a aspirina deve ser retomada o mais rapidamente possível, após o sangramento cessar, idealmente dentro de 1 a 3 dias e certamente dentro de 7 dias. O uso de IBP a longo prazo também deve ser orientado. Se administrado para prevenção primária, a terapia antiplaquetária provavelmente não deve ser retomada na maioria dos pacientes.
- Pacientes com estigmas de alto risco (sangramento ativo, vasos visíveis, coágulos) geralmente devem ser hospitalizados por pelo menos 3 dias, assumindo que não há ressangramento e nenhum outro motivo para hospitalização. Em geral, se o sangramento foi bem controlado durante o procedimento endoscópico, podem ser alimentados com líquidos claros logo após a endoscopia.
- Os pacientes com úlceras de base limpa podem receber uma dieta regular e receberem alta hospitalar após a endoscopia, assumindo que o paciente está hemodinamicamente estável, a hemoglobina mantém-se estável, não

há outros problemas médicos que possam ser observados por um adulto responsável em domicílio.

■▶ Seguimento da HDAV

- Controle de ressangramento:
  - ○ Hematócrito e hemoglobina a cada 6 horas nas primeiras 48 h e a cada 12 h do segundo ao quinto dia após o episódio de HDAV.
  - ○ Critérios de ressangramento/falência de tratamento:
    - ▪ Aspiração de 100 mL de sangue vivo via sonda nasogástrica após 2 h da hemostasia farmacológica ou endoscópica.
    - ▪ Desenvolvimento de choque hemodinâmico.
    - ▪ Queda de 3 g/dL na hemoglobina ou 9% do hematócrito em até 24 h.
    - ▪ Obs.: Até 120 h (5 dias) da hemostasia pode ocorrer hematêmese ou melena residual (que se caracterizam como parte do mesmo episódio de HDAV) não sendo critério de ressangramento.
- Controle de complicações:
  - ○ Atenção à possibilidade de evolução para encefalopatia (não é recomendado o uso de profilaxia farmacológica de rotina para esta complicação).
  - ○ Atenção aos critérios de mau prognóstico nas primeiras 6 semanas: Child-Pugh classe C, escore de MELD alto e falência da hemostasia primária.
- Necessidade de novo tratamento:
  - ○ Se paciente com falência de tratamento ou alto risco de ressangramento, pode ser considerada a realização de *shunt* portossistêmico intra-hepático (TIPS) ou tratamento cirúrgico;
- Profilaxia secundária de HDAV:
  - ○ Considerar iniciar betabloqueador (propanolol ou nadolol) logo que houver estabilidade hemodinâmica e após o término do vasoconstritor esplâncnico (geralmente após 5 dias).
  - ○ Tratamento com ligadura elástica (revisão endoscópica para novas ligaduras em 4 semanas), ou nova injeção de cianoacrilato em varizes gástricas (após 2 a 4 semanas).

Tabela 45.5
Vasoconstritores esplâncnicos disponíveis no Brasil

Medicamento	Benefícios	Dose	Cuidados	Interação relevante a medicamentos	Efeitos colaterais
Terlipressina (droga de escolha) Nome comercial: Glypressin	Uso em doses intermitentes (não necessita de bomba de infusão contínua) Comprovada redução de mortalidade	Ataque: 2 mg EV em *bolus* Manutenção: 1-2 mg a cada 4 a 8 h, por 2 a 5 dias	Desaconselhado em pacientes com insuficiência coronariana, doença arterial oclusiva periférica e hipertensão arterial não controlada. Contraindicado na gestação	Evitar uso concomitante com propofol devido ao risco de bradiarritmia	Síndrome coronariana aguda, bradiarritmias, isquemia mesentérica e de membros inferiores, hipertensão arterial, edema agudo de pulmão, hiponatremia
Octreotide Nome comercial: sandostatin		Ataque: 25-100 μg (dose média 50 μg) EV em *bolus*, repetir dose em 1 h se sangramento não cessar. Manutenção: 25-50 μg/h por 2 a 5 dias			Dor abdominal, diarreia, cefaleia, hiperglicemia

■ LEITURA SUGERIDA

1. Bittencourt PL, Farias AQ, Strauss E, et al. Pannel of the 1st Brazilian Consensus of Variceal Bleeding BaSoH. Variceal bleeding: consensus meeting report from the Brazilian Society of Hepatology. Arq Gastroenterol; 2010;47:202-216.

2. Coelho LG, Maguinilk I, Zaterka S, et AL. 3rd Brazilian Consensus on *Helicobacter pylori*. Arq Gastroenterol. 2013.

3. Franchis R. Expanding consensus in portal hypertension: Report of the Baveno VI Consensus Workshop: Stratifying risk and individualizing care for portal hypertension. Journal of Hepatology. 2015;63(3):743-752.

4. Gralnek IM, Dumonceu JM, Kuipers EJ, et al. Diagnosis and management of nonvariceal upper gastrointestinal hemorrhage: European Society of Gastrointestinal Endoscopy (ESGE) guideline. Endoscopy. 2015;47:a1-a46.

5. Joseph J Y Sung. Marshall and Warren Lecture 2009: Peptic Ulcer Bleeding: An expedition of 20 years from 1989–2009. Journal of Gastroenterology and Hepatology. 2010;25:229-233.

6. Laine L, Jensen DM. Management of Patientes with Ulcer Bleeding. Am J Gastroenterol. 2012;107:345-36.

7. Lanza FL, Chan FKL, Quigley EMM. Guidelines for Prevention of NSAID-Related Ulcer Complications. Am J Gastroenterol [Internet]. 2009;104(3):728-38.

8. Peter Malfertheiner, Francis K L Chan, Kenneth E L McColl. Peptic ulcer disease. Lancet. 2009;374:1449-61.

9. Peter Malfertheiner, Francis K L Chan, Kenneth E L McColl. Peptic ulcer disease. Lancet. 2009;374:1449-61.

10. Rahman SIU, Saeian K. Nonvariceal upper gatrointestinal bleeding. Crit Care Clin. 2016;32:223-239.

11. Sarin SK, Kumar A, Angus PW, et al. Diagnosis and management of acute variceal bleeding: Asian Pacific Association for Study of the Liver recommendations. Hepatol Int. 200 Jun;5(2):607-624.

Capítulo 46

Hemorragia Digestiva Baixa

Leonardo Hackbart Bermudes
Thicianie Fauve Andrade Cavalcante
Matheus Freitas Cardoso de Azevedo

■ DEFINIÇÃO

- Classificado historicamente como sangramento de origem distal ao ângulo de Treitz, atualmente é definido como sangramento proveniente a partir da vávula ileocecal.[1]
- Pode ser divido em sangramento agudo (duração < 3 dias) ou crônico (duração de dias a semanas).[2]

■ Epidemiologia

- Representa cerca 20% de todos os casos de sangramento do trato gastrointestinal, sendo mais comum em homens.[1,3]
- Possui incidência anual de 20-27 casos por 100.000 habitantes, destacando-se um aumento de até 200 vezes mais da segunda para oitava década de vida.[2,3]
- A idade média na apresentração encontra-se entre os 63 e 77 anos.[2]
- A taxa de mortalidade varia de 2-4%, mas pode ser ainda maior em pacientes idosos e com múltiplas comorbidades.[1,3]
- Aproximadamente 15% dos pacientes com suspeita de sangramento digestivo baixo têm, na verdade, origem proveniente do trato digestivo superior.[1]

■ Etiologia

- Dentre as principais etiologias listadas na Tabela 46.1, destacam-se:
  - Sangramento diverticular:
    - Os divertículos estão presentes em até 30% dos pacientes com idade maior ou igual a 50 anos e aproximadamente 60% nos maiores de 80 anos.[2]

- É a causa mais comum de hemorragia digestiva baixa aguda.
- Em até 80% dos casos a resolução é espontânea, porém com taxas de recorrência de 25-40% em 4 anos.[2]

○ Colite isquêmica:

- Causada pela redução abrupta e temporária do fluxo sanguíneo mesentérico secundário a hipoperfusão, vasoespasmo ou oclusão da vasculatura.[2]
- Ocorre tipicamente em pacientes idosos e cardiopatas e/ou com fatores de risco para doença aterosclerótica.[2]
- É a segunda causa mais frequente de hemorragia digestiva baixa aguda.[2]
- Geralmente acomete a flexura esplênica, cólon descendente e a transição retossigmoide.[2]

○ Doença hemorroidária:

- É formada pela dilatação anômala dos vasos arteriovenosos originados das veias hemorroidárias superior e inferior.[2]
- Representam a terceira causa de hemorragia digestiva baixa aguda.[2]
- Podem estar presentes em até 75% dos pacientes com hemorragia digestiva baixa, no entanto, na maioria dos casos, caracterizam-se apenas como um achado incidental e o sangramento costuma ser autolimitado.[2]

Tabela 46.1
Principais Causas de Hemorragia Digestiva Baixa Aguda

Causa	Porcentagem de casos
Diverticular	30 a 65
Colite isquêmica	5 a 20
Hemorróidas	5 a 20
Pólipos ou neoplasias colorretais	2 a 15
Angioectasias	5 a 10
Sangramento pós-polipectomia	2 a 7
Doença inflamatória intestinal	3 a 5
Colite infecciosa	2 a 5
Ulceração estercoral	0 a 5
Varizes colorretais	0 a 3
Proctocolopatia induzida por radiação	0 a 2
Colopatia induzida por anti-inflamatórios não hormonais (AINES)	0 a 2
Lesão de Dieulafoy	Raro

Adaptado de NEJM, 2017.

■❱ Manifestações Clínicas

- O sangramento digestivo baixo possui espectro clínico variável, desde hemorragias maciças até sangramentos ocultos.[3]

- Pode variar dependendo da causa e da velocidade do sangramento.[3]

- O sangramento agudo geralmente se manifesta como hematoquezia ou enterorragia, podendo causar instabilidade hemodinâmica e necessidade de hemotransfusão. Em mais de 80% dos casos apresenta cessação espontânea.[3]

- O sangramento crônico geralmente se apresenta de forma oculta, sendo suspeitado pela deficiência dos estoques corporais de ferro ou pela pesquisa positiva de sangue oculto nas fezes.[3]

- Comparado com a hemorragia digestiva alta, a baixa apresenta menor necessidade de hemotransfusão.[3]

■❱ Estratificação de Risco

- Não existe até o momento um consenso estabelecido sobre os critérios de gravidade. No entanto, apresentam maior severidade em pacientes com critérios de instabilidade hemodinâmica (hipotensão arterial, taquicardia e/ou síncope), disfunção orgânica (alteração de função renal, alteração de nível de consciência, insuficiência respiratória, anemia grave), sangramento persistente, idade > 60 anos e comorbidades mútiplas.[3,4]

■❱ Manejo Inicial e Estratégias de Ressuscitação (Figura 46.1)

- O objetivo inicial é a estabilização hemodinâmica do paciente.[4]

- Soluções cristaloides isotônicas são inicialmente usadas para corrigir a volemia. Evitar hipervolemia, principalmente naqueles pacientes com comorbidades cardiopulmonares e renais crônicas.[3]

- Na anamnese, avaliar uso de AINES ou anticoagulantes, comorbidades como doença vascular ou aterosclerótica (risco de colite isquêmica), hábito intestinal e sintomas associados (dor abdominal, febre, perda ponderal, manifestações extraintestinais), anemia ferropriva prévia, episódios de sangramento anterior, cirurgias prévias, radioterapia pélvica e história familiar de neoplasia colorretal.[4]

- Toque retal: se sangue vivo ao toque, maior probabilidade de HDB oriunda do retossigmoide ou cólon esquerdo; a presença de melena sugere origem alta ou de intestino delgado.[1] É importante excluir sangramento anorretal através da anuscopia.[4]

- Avaliação laboratorial inicial inclui hemograma completo, coagulograma, eletrólitos, função renal e tipagem sanguínea.[3]

- A reposição de concentrado de hemáceas deve ser iniciada rapidamente se houver resposta inadequada após 1 a 2 L de cristaloide. Se mais de 3 a 4 con-

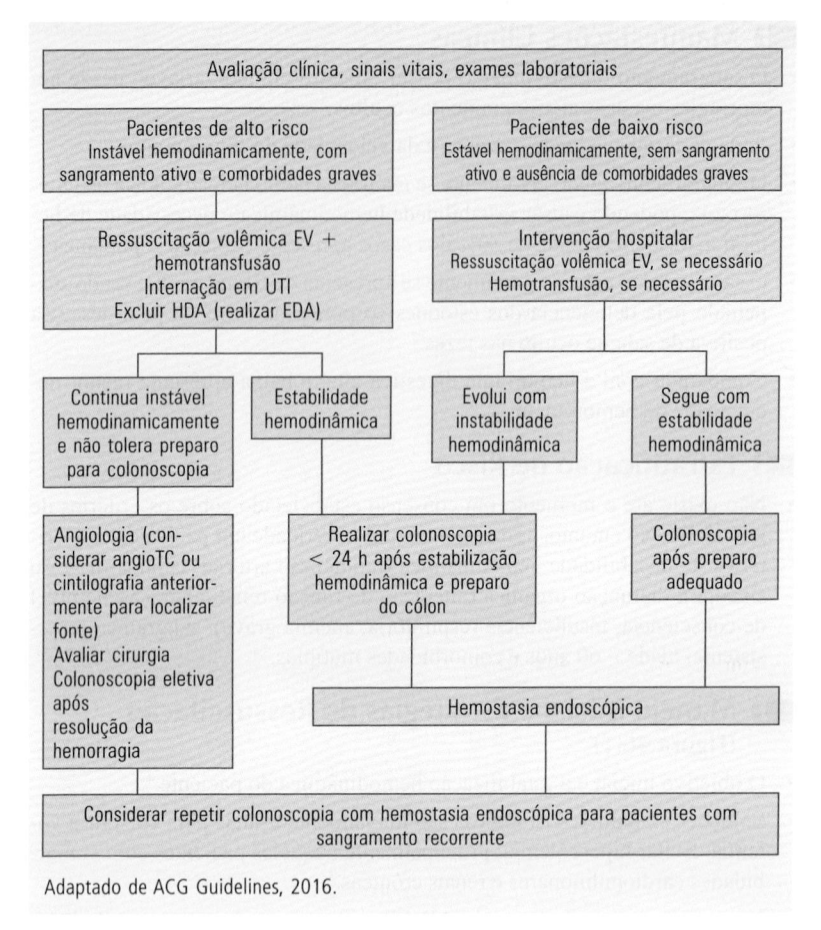

Adaptado de ACG Guidelines, 2016.

Figura 46.1 – *Hemorragia digestiva baixa.*

centrados forem rapidamente necessários, deve ser considerada a transfusão de plasma e plaquetas. [1,3]

- O alvo é manter Hb > 7 g/dL para pacientes jovens, sem comorbidades. Para idosos com doença coronariana, possível atraso nas intervenções terapêuticas e sangramento maciço, manter Hb > 9 g/dL. [1]

- Pacientes com sangramento persistente, necessidade de hemotransfusão, instabilidade hemodinâmica, disfunção orgânica ou portador de comorbidades graves precisam ser monitorados em uma unidade de terapia intensiva (UTI). [3]

- Nos pacientes em uso crônico de anticoagulantes orais é fundamental uma abordagem multidisciplinar (p. ex.: hematologia, cardiologia, gastroenterologia) para decidir sobre a possibilidade de interrupção da medicação e da utilização de agentes de reversão dos efeitos dos anticoagulantes, no intuito de equilibrar o risco de persistência do sangramento com o risco de eventos tromboembólicos.[1] Em geral, os pacientes em uso de baixas doses de aspirina para profilaxia secundária de doença cardiovascular, devem manter a medicação durante o quadro de HDB. Aqueles que utilizam dupla terapia antiplaquetária, devem suspender o antiplaquetário não aspirina por 1 a 7 dias, exceto se o risco cardiovascular for muito alto (p. ex.: *stent* há menos de 30 dias).[4]

- O método utilizado para controlar a fonte de hemorragia (intervenção por colonoscopia, angiografia ou cirurgia) depende da gravidade do sangramento, da capacidade de localizar com precisão a sua etiologia e das condições clínicas do paciente.[3]
- A fim de excluir sangramento do trato gastrointestinal alto, deve-se realizar endoscopia digestiva alta imediatamente antes da colonoscopía naqueles pacientes com instabilidade hemodinâmica por HDB volumosa.[1]

■❘ Colonoscopia

- A colonoscopia deve ser o procedimento de diagnóstico inicial para a grande maioria dos pacientes que se apresentam com HDB.[1]
- Embora muitos casos de HDB cessem espontaneamente sem intervenção, sempre que possível a avaliação da fonte de sangramento deve ser realizada.[3]
- Em geral, naqueles pacientes com hemorragias graves deve ser dada atenção à realização de colonoscopia rapidamente após a estabilização clínica (dentro de 12 a 24 horas)[1,4]. Uma adequada limpeza do cólon é fundamental para uma boa visualização endoscópica, assim como o diagnóstico e o tratamento de possíveis lesões sangrantes.[4]
- Devido à elevada acurácia, a colonoscopia deve ser realizada após a estabilização hemodinâmica e o preparo do cólon, podendo ser utilizada para diagnóstico e fins terapêuticos (p. ex.: hemostasia endoscópica). As técnicas hemostáticas incluem coagulação (eletrocoagulação, coagulação com plasma de argônio ou coagulação mediada por *laser*), terapia mecânica (endoclipes) e terapia por injeção (epinefrina).[3]

■❘ Estratégias não Colonoscopia

- As intervenções angiográficas devem ser consideradas em pacientes com hemorragia persistente com endoscopia alta não elucidativa e/ou que não respondem adequadamente aos efeitos da ressuscitação hemodinâmica (instáveis) e, portanto, não tolerem o preparo intestinal para colonoscopia de urgência.[1)]
- A angiografia mesentérica pode detectar hemorragia a uma taxa de 0,5 mL/minuto. Como a angiografia depende de sangramento ativo e tem potencial para complicações graves, deve ser reservada aos pacientes com sangramen-

to contínuo e de fluxo rápido. A angiografia possibilita a realização de embolização, além de uma orientação para uma possível abordagem cirúrgica.[5]

- Cintilografia com hemácias marcadas é capaz de identificar sangramentos de até 0,1 mL por minuto. Angiografia por tomografia computadorizada pode detectar sangramentos com fluxo de até 0,3 mL por minuto. Contudo, a utilização de ambos os exames é questionável. Uma possível indicação seria a sua realização previamente à angiografia, no intuito de orientar melhor o procedimento invasivo e permitir o uso mais racional do contraste endovenoso, reduzindo complicações.[4]

- Critérios que podem ser úteis na determinação da necessidade de cirurgia: choque refratário apesar da ressuscitação, sangramento persistente com transfusão de 6 ou mais unidades de hemácias, ausência de elucidação diagnóstica apesar da persistência do sangramento.[3]

- Preferencialmente, a cirurgia deve ser realizada de forma eletiva, pois há uma alta taxa de mortalidade com a intervenção cirúrgica de emergência.[5]

▰ LEITURA SUGERIDA

1. Strate LL, Gralnek IM. ACG Clinical Guideline : Management of Patients With Acute Lower Gastrointestinal Bleeding. Am j Gastroenterol. 2016;111(4):459-74.

2. Pasha SF, Shergill A, Shergill A, et al. The role of endoscopy in the patient with lower GI bleeding. Gastrointest Endosc. 2014;79(6):875-85.

3. Qayed E, Dagar G, Nanchal RS, et al. Lower Gastrointestinal Hemorrhage. Crit Care Clin. 2016;32(2):241-54.

4. Gralenk IM, Neeman Z, Strate LL, et al. Acute Lower Gastrointestinal Bleeding. N Eng J Med. 2017;376:1054-63.

5. Moss AJ, Tuffaha H, Malik A, et al. Lower GI bleeding : a review of current management , controversies and advances. In J Colorectal Dis. 2016;31(2):175-88.

Capítulo 47

Pancreatite Aguda

Marcella Salazar Sousa
Juliana Ramos Friggi
Maira Andrade Nacimbem Marzinotto

■ DEFINIÇÃO

A pancreatite aguda (PA) é definida como inflamação aguda do pâncreas que pode envolver tecidos peripancreáticos e/ou órgãos à distância. Sua evolução é demarcada por duas fases distintas: uma precoce (primeira semana), caracterizada pela presença da síndrome da resposta inflamatória sistêmica (SIRS) e/ou falência orgânica, e uma fase tardia (após a primeira semana), caracterizada por complicações locais.

■ Epidemiologia

Em 2016, a PA foi responsável por cerca de 32.000 internações no Brasil, apresentando uma taxa de mortalidade global de 5% (Datasus 2016). A litíase biliar e o álcool são os principais fatores etiológicos, com prevalências estimadas de 40% e 30%, respectivamente. A incidência de PA parece estar aumentando e um dos fatores relacionados a esse aumento é a epidemia mundial de obesidade e sua relação com o aumento da incidência de litíase biliar.

■❱ Etiologia

A Tabela 47.1 lista as principais causas de PA.

Tabela 47.1 Principais Causas de Pancreatite Aguda	
Mecânicas	Cálculos biliares, lama biliar, neoplasias pancreáticas e periampulares, disfunção do esfíncter de Oddi, ascaridíase
Tóxicas	Etanol, metanol, veneno de escorpião, inseticidas, organofosforados
Metabólicas	Hipertrigliceridemia, hipercalcemia
Infecções	Caxumba, Coxsackie, hepatite B, CMV, varicela-zóster, HSV, HIV, *Mycobacterium*
Iatrogênicas	Pós-CPRE, pós-cirúrgico
Hereditárias	Mutações genéticas (genes CFTR, PRSS1, SPINK 1), Pâncreas *divisium*, coledococele tipo V
Vasculares	Vasculites (p. ex.: PAN, LES), isquêmico
Medicamentos	Azatioprina, carbamazepina, sulfonamidas, didanosina, furosemida, octreotide, estrogênios, dentre outros
Miscelânia	Fibrose cística, deficiência de alfa-1-antitripsina

■❱ Classificação

O consenso de Atlanta revisado classifica a PA de acordo com a gravidade, as formas clínicas e as complicações:

Gravidade

* *Leve:* ausência de disfunção orgânica e/ou complicações locais ou sistêmicas. Usualmente não necessita de exames de imagem e apresenta resolução ainda na primeira semana.

* *Moderadamente grave:* disfunção orgânica transitória (< 48 h) e/ou complicações locais ou sistêmicas.

* *Grave:* disfunção orgânica persistente de um ou mais órgãos (> 48 h). A maioria apresenta necrose pancreática associada, com taxa de mortalidade que pode chegar a 30%.

Formas clínicas

* *Pancreatite aguda intersticial:* inflamação aguda do parênquima pancreático e de tecidos peripancreáticos, sem evidência de necrose. À tomografia contrastada do abdome, observa-se o parênquima pancreático homogeneamente hiperdenso.

- *Pancreatite necrosante:* inflamação associada à necrose pancreática e/ou peripancreática. À tomografia contrastada, as áreas de necrose apresentam-se hipodensas em relação ao restante do parênquima pancreático adjacente.

Complicações

- *Locais:* devem ser suspeitadas quando da persistência ou recorrência da dor abdominal, aumento secundário de enzimas pancreáticas, piora ou surgimento de disfunção orgânica e/ou desenvolvimento de sinais clínicos de sepse como febre e leucocitose. Neste caso, faz-se necessária a realização de exames de imagem. As complicações locais compreendem coleção líquida aguda peripancreática, pseudocisto pancreático, coleção necrótica aguda e necrose encapsulada (Tabela 47.2), podendo-se ainda observar disfunção do esvaziamento gástrico, trombose venosa portal e necrose colônica.

- *Sistêmicas:* trata-se da lesão de outros orgãos em decorrência da inflamação sistêmica causada pela PA (ex.: sindrome do desconforto respiratório agudo, insuficiência renal aguda), bem como da exacerbação de comorbidades pré-existentes causadas pela PA.

Na tentativa de estratificar a gravidade de um episódio agudo de PA vários escores prognósticos foram criados sendo os mais utilizados os critérios de

Tabela 47.2 Definições Revisadas das Características Morfológicas da Pancreatite Aguda	
Coleções líquidas agudas peripancreáticas	Presença de líquido peripancreático associado à PA edematosa, observadas nas primeiras 4 semanas após o início do quadro, com ausência de necrose ou características de pseudocisto
Pseudocisto pancreático	Coleção fluida encapsulada, com cápsula inflamatória bem definida. Em geral é vista após 4 semanas do quadro de PA edematosa
Coleção necrótica aguda	Coleção contendo quantidades variáveis de conteúdo líquido ou necrótico, associado ao quadro de PA necrosante. Pode localizar-se no parênquima pancreático ou nos tecidos peripancreáticos
Necrose encapsulada	Coleção madura e encapsulada de tecido pancreático e/ou peripancreático necrótico, com desenvolvimento de cápsula inflamatória bem definida. Em geral ocorre após 4 semanas do início da PA necrosante.

Ranson (Tabela 47.3) e o APACHE II, os quais utilizam parâmetros clínicos, e o escore de Balthazar (Tabela 47.4), o qual utiliza parâmetros tomográficos.

Tabela 47.3
Critérios de Ranson

	PA não biliar	PA biliar
Admissão		
Idade (anos)	> 55	> 70
Leucócitos	> 16.000	> 18.000
Glicemia (mg/dL)	> 200	> 220
LDH (UI/L)	> 350	> 400
TGO (UI/L)	> 250	> 250
Primeiras 48 horas		
Queda de hematócrito (%)	> 10 %	> 10 %
PaO_2 (mmHg)	< 60	-
Ca_2+ sérico (mg/dL)	< 8	< 8
Déficit de bases (mEq/L)	> 4	> 5
Déficit de fluidos (L)	> 6	> 4
Aumento da BUN (Uréia sérica/18) (mg/dL)	> 5	> 2

Tabela 47.4
Critérios Tomográficos de Balthazar

Grau	Achados tomográficos
A	Pâncreas normal
B	Aumento do volume pancreático
C	Inflamação pancreática ou peripancreática
D	Coleção peripancreática
E	Duas ou mais coleções ou presença de ar no retroperitônio

■❱ Quadro clínico

A dor abdominal está presente na maioria dos casos de PA. Geralmente é referida em todo o abdome superior, porém ela pode ser localizada em região epigástrica, no quadrante superior direito ou, infrequentemente, confinada ao lado esquerdo. A dor, em geral, é de início rápido, contínua, sua intensidade varia de moderada a muito intensa e há melhora com a posição genupeitoral e piora com a posição supina. Em cerca de 50% dos pacientes a dor irradia para o dorso ou flancos. A dor pode estar ausente em 5 a 10 % dos casos e ocorre normalmente em pacientes pós-operatórios e críticos, em diálise peritoneal ou na doença dos legionários. Náuseas e vômitos estão associados à dor abdominal em cerca de 90% dos casos.

Os pacientes com PA grave podem apresentar dispneia devido à inflamação diafragmática secundária à pancreatite, derrames pleurais ou síndrome do desconforto respiratório do adulto.

Os achados no exame físico variam conforme a gravidade do quadro. Os pacientes com pancreatite leve podem apresentar apenas desconforto abdominal à palpação, e a reação de defesa pode estar ausente. Já na pancreatite grave, pode haver sensibilidade significativa à palpação no abdome superior e os pacientes podem apresentar distensão abdominal e ruídos intestinais hipoativos devido a um íleo adinâmico. Além disso, nos quadros graves, os pacientes podem ter febre, taquipneia, hipoxemia e hipotensão. A icterícia, quando presente, pode ser devida a coledocolitíase (pancreatite biliar), obstrução do ducto biliar por edema da porção cefálica do pâncreas ou por doença hepática coexistente. Os sinais de Grey-Turner (equimose nos flancos) e Cullen (equimose periumbilical) podem estar presentes em 1% dos casos e sugerem a presença de sangramento intra-abdominal, estando associados a um pior prognóstico.

■) Diagnóstico

O diagnóstico de PA é definido pela presença de dois dos seguintes critérios: 1) dor abdominal compatível (dor aguda e persistente, intensa, epigástrica geralmente com irradiação para as costas); 2) aumento de lipase (e/ou amilase) maior do que três vezes o limite superior da normalidade; e 3) achados tomográficos compatíveis com PA e, menos comumente, em exames de ressonância magnética (RNM) ou ultrassonografia (USG). A dosagem de enzimas pancreáticas (amilase e lipase) é o exame mais indicado para o diagnóstico, porém deve ser interpretado com cautela, tendo em vista que o mesmo pode estar alterado em outras condições pancreáticas e não pancreáticas. Elevações acima de três vezes o limite superior da normalidade são mais específicas para o diagnóstico de PA, sendo a lipase mais específica que a amilase (86-100% e 20-60%, respectivamente). Aumentos persistentes de enzimas pancreáticas podem sugerir a presença de complicações, não havendo correlação entre o nível de enzimas e a gravidade. Outros exames laboratoriais importantes são: hemograma, escórias nitrogenadas, TGO/AST, TGP/ALT, FA, glicemia e eletrólitos, utilizados em escores de gravidade, assim como dosagem de triglicérides, PCR, coagulograma, gasometria arterial ($SatO_2 < 95\%$), dosados na suspeita de alguma etiologia ou complicação.

Os exames de imagem, em geral, não são necessários para predizer gravidade no início do quadro de PA, porém podem auxiliar no diagnóstico de etiologias subjacentes:

○ RX de abdome: presença de íleo generalizado (sinal da alça sentinela; sinal do cólon *cut-off*).

○ Ultrassom de abdome: mais útil na identificação de colelitíase. Podem-se observar ainda achados como o aumento do pâncreas, hipoecogenicidade, com presença ou não de complicações locais.

○ TC/RNM de abdome contrastado: deve ser solicitado em caso de não melhora clínica com o tratamento conservador, para avaliar a extensão da doença, sua gravidade e presença de complicações locais e/ou sistêmicas. Dentre os achados tomográficos podem-se observar o aumento difuso ou focal do pâncreas, contorno irregular e atenuação heterogênea, borramento da gordura peripancreática e perirrenal, coleções líquidas peripancreáticas ou intra-abdominais; gás no parêquima pancreático ou retroperitônio.

■❯ Tratamento

Reposição hídrica

A reposição hídrica vigorosa é mais importante durante as primeiras 24 horas após o início dos sintomas. Recomenda-se a administração de solução cristaloide isotônica (soro fisiológico ou Ringer lactato) em uma taxa de 5 a 10 mL/kg por hora, o que normalmente corresponde a 2.500 a 4.000 mL nas primeiras 24 horas. Nos pacientes com doenças cardiovasculares ou renais, essa reposição deve ser feita com cautela.

A ressuscitação volêmica adequada pode ser avaliada pelos sinais vitais (frequência cardíaca < 120 bpm, pressão arterial média entre 65 e 85 mmHg), pela diurese (> 0,5 a 1 mL/kg/hora), pela redução do hematócrito (35 a 44%) e pelo BUN em 24 horas, particularmente se eles forem elevados no início do quadro.

Analgesia

O controle da dor é muito importante no manejo terapêutico da pancreatite. Podem ser usados analgésicos comuns (dipirona), AINEs e opioides. A hipótese de que os análogos da morfina podem interferir na pressão do esfíncter de Oddi não foi confirmada em estudos controlados e a droga é considerada segura e eficaz no controle da dor dos pacientes com pancreatite.

Nutrição

O tempo para reiniciar a alimentação depende da gravidade da pancreatite. Nos quadro leves, não há necessidade de resolução completa da dor ou total normalização das enzimas pancreáticas para iniciar nutrição via oral. Na ausência de dor intensa, náuseas, vômitos ou íleo, uma dieta com baixo teor de gordura pode ser iniciada. A nutrição enteral pode ser considerada, após 72 horas, nos casos que continuam graves ou na incapacidade de o paciente tolerar a via oral. Estudos não mostram diferença significativa entre a dieta por sonda nasogástrica ou nasoenteral. A nutrição enteral é preferível à nutrição parenteral total (NPT) devido ao menor risco de translocação bacteriana, de infecções sistêmicas por microrganismos entéricos e por evitar outras complicações inerentes à NPT. Por isso, a NPT deve ser reservada aos casos em que a nutrição enteral não é tolerada ou metas nutricionais não são cumpridas.

Antibióticos

O uso de antibióticos profiláticos de rotina não é recomendado em pacientes com PA, independentemente do tipo (intersticial ou necrosante) ou da gravidade da doença (leve, moderadamente grave ou grave). Os antibióticos devem ser administrados quando há suspeita de infecção extrapancreática (colangite, infecções associadas ao cateter, infecções do trato urinário, pneumonia) ou necrose pancreática infectada. Nesses pacientes, pode ser considerada a punção guiada por tomografia com realização de bacterioscopia e cultura para a realização de tratamento antibiótico direcionado. Os principais antibióticos utilizados são os carbapenêmicos, as fluoroquinolonas e o metronidazol.

Colangiopancreatografia retrógrada endoscópica (CPRE)

A CPRE é recomendada em pacientes com PA por cálculos biliares e que apresentam colangite em até 24 horas da admissão. Também é recomendada em pacientes com coledocolitíase ou achados de obstrução biliar contínua (por exemplo, nos pacientes que se apresentam com icterícia persistente, aumento progressivo nos testes bioquímicos hepáticos, ou dilatação do ducto biliar).

Cirurgia

Em geral, não é necessária a intervenção nos casos de pseudocistos assintomáticos e necrose pancreática ou extrapancreática, independente do tamanho ou localização. Nos pacientes que apresentam necrose pancreática infectada, se estiverem estáveis, é recomendado um atraso na terapêutica invasiva, por pelo menos 4 semanas, para permitir a liquefação do conteúdo e o desenvolvimento de uma parede fibrosa em torno da necrose (necrose encapsulada), facilitando a drenagem e o desbridamento e reduzindo o risco de complicações. Nos pacientes instáveis ou sintomáticos, pode ser tentada a drenagem percutânea ou endoscópica da coleção, antes do procedimento cirúrgico aberto. Nos casos de pancreatite de etiologia biliar, a colecistectomia está indicada após a resolução do processo inflamatório local e de preferência na mesma internação hospitalar.

■▶ Prognóstico

Os casos leves correspondem a cerca de 80% dos casos de internação hospitalar por PA e estão relacionados a um bom prognóstico. Apenas 10% desses pacientes apresentarão alguma disfunção orgânica e as taxas de mortalidade variam de 2 a 5%. A pancreatite moderadamente grave e grave, definidas pela presença de complicações sistêmicas e/ou locais, apresentam pior prognóstico, apresentando taxas de mortalidade que variam de 38-40%.

● LEITURA SUGERIDA

1. American college of gastroenterology guideline: management of acute pancreatitis. Am J Gastroenterol. 2013.
2. Apodaca-Torrez FR, Lobo EJ, Monteiro LMC, et al. Severe acute pancreatitis: results of treatment. Rev Col Bras Cir. 2012;39(5):385-388.
3. Banks PA, Bollen TL, Dervenis C, et al. Classification of acute pancreatitis – 2012: revision of the Atlanta classification and definitions by international consensus. Gut. 2013;62:102-111.
4. Datasus [internet]. 2017 [acesso em 21 de abril de 2017]. Disponível em: http://tabnet.datasus.gov.br/cgi/tabcgi.exe?sih/cnv/niuf.def.
5. Forsmark CE, Vege SS, Wilcox CM. Acute Pancreatitis. N Engl J Med. 2016 Nov 17; 375:1972-81.
6. Lankisch PG, Apte M, Banks PA. Acute pancreatitis. The Lancet. 2015 Jan 21; 386:85-96.
7. Vege, SS. Management of acute pancreatitis. UpToDate [internet]. 2017 [acesso em 16 de abril de 2017]. Disponível em: https://www.uptodate.com/contents/management-of-acute-pancreatitis

EMERGÊNCIAS INFECTOLÓGICAS

Capítulo 48

Sepse e Choque Séptico

Jairo Tavares Nunes
João Roquette Fleury da Rocha
Leandro Utino Taniguchi

■ INTRODUÇÃO

A sepse e o choque séptico são considerados atualmente os principais problemas de saúde mundial devido à alta morbimortalidade. Caracterizam-se por uma resposta sistêmica desregulada do hospedeiro à infecção, que pode ter diversas etiologias microbiológicas, levando à disfunção orgânica ameaçadora à vida.

Com base em dados brasileiros obtidos em unidades de terapia intensiva (UTI), cerca de um terço dos pacientes internados em UTI apresentam sepse. Além disso, a incidência apresenta-se crescente nos últimos anos em todo o mundo. A mortalidade intra-hospitalar no Brasil apresenta taxas ainda mais espantosas, alcançando 28% nos quadros de sepse e 62,3% nos casos de choque séptico, sendo o diagnóstico precoce e a instituição da terapia apropriada importantes fatores prognósticos.

■❙ Fisiopatogenia

A fisiopatologia da sepse é complexa e motivo de estudo aprofundado, visando buscar novas possibilidades terapêuticas direcionadas. A sepse decorre do desequilíbrio existente entre as respostas inflamatórias e anti-inflamatórias, esta última, compensatória, em resposta ao quadro infeccioso.

Fenômenos inflamatórios como a produção de radicais livres de oxigênio e óxido nítrico, a ativação de citocinas inflamatórias e as alterações nos sistemas de coagulação e fibrinólise propiciam disfunções celulares e circulatórias, a nível sistêmico e microcirculatório.

As alterações circulatórias mais marcantes são o aumento da permeabilidade vascular e a vasodilatação, enquanto na microcirculação ocorrem microtromboses, heterogeneidade de fluxo e edema intersticial. A combinação destes processos acarreta inicialmente hipoperfusão tecidual e disfunção microcirculatória, o que progressivamente acarreta dano tecidual.

■■❚ Manifestações Clínicas

O quadro clínico inicial do paciente com sepse é caracterizado pelos sinais e sintomas decorrentes da infecção precipitante (pneumonia, infecção do trato urinário, infecção intra-abdominal, infecção de corrente sanguínea associada a cateter, entre outras).

Dessa forma, as manifestações clínicas relacionadas à sepse decorrem da(s) disfunção(ões) orgânica(s) presentes e, portanto, os sinais e sintomas estarão associados ao(s) órgão(s) em questão.

As principais manifestações estão descritas na (Tabela 48.1).

Tabela 48.1
Disfunções Orgânicas × Manifestações Clínicas da Sepse

Disfunção orgânica	Manifestações clínicas
Cardiovascular	Hipotensão, taquicardia, perfusão periférica lentificada, livedo reticular, hiperlactatemia, depressão miocárdica, arritmias
Renal	Redução do débito urinário, elevação de escórias nitrogenadas (ureia e creatinina)
Neurológica	Alteração do nível de consciência, *delirium*, polineuropatia, miopatia, degeneração axonal difusa sensitivo-motora, declínio cognitivo
Pulmonar	Desconforto respiratório (dispneia, taquipneia, uso de musculatura acessória), hipoxemia, redução da complacência pulmonar, cianose
Gastrointestinal	Íleo adinâmico, gastroparesia, colestase e/ou hepatite transinfecciosa, lesão aguda da mucosa gástrica (úlcera de estresse)
Endócrino/ metabólica	Disglicemias, disfunção tireoidiana, insuficiência adrenal, acidose metabólica
Hematológica	Trombocitopenia, anemia, CIVD

■■❚ Propedêutica

A avaliação de um paciente cuja hipótese diagnóstica seja de sepse consiste na identificação do foco infeccioso por meio da história clínica, do exame físico completo e dos exames complementares direcionados. Neste caso, as alterações passíveis de serem encontradas estarão relacionadas ao sítio de infecção. Mas mais relevante é a avaliação de possíveis disfunções orgânicas, uma vez que isso caracterizaria um maior risco de óbito e define a presença não de uma infecção simples, mas de sepse. Dessa forma, durante a investigação destes pacientes, é imprescindível também uma avaliação clínica e a coleta de exames que busquem detectar tais disfunções orgânicas.

Uma forma pouco prática seria coletar os exames presentes no escore SOFA (do inglês, *Sequential Organ Failure Assessment*). Dentre eles, a gasometria arterial para a avaliação da pressão parcial de oxigênio (PaO_2) permitindo o cálculo da relação PaO_2/FiO_2 (fração inspirada de oxigênio), a dosagem de bilirrubinas, plaquetas e creatinina. Também fazem parte da avaliação feita no SOFA, a escala de coma de Glasgow e o débito urinário. Apesar de ser uma forma estruturada de avaliação da presença e da gradação das disfunções orgânicas, tal escore demanda várias dosagens laboratoriais (muitas delas não habituais em um paciente infectado), é pouco conhecida fora do ambiente de UTI, e nunca foi validada como ferramenta de *screening*. Na verdade, como qualquer ferramenta de detecção de disfunção orgânica, o escore SOFA tem baixa sensibilidade fora da UTI (onde tais ferramentas de *screening* são mais úteis para a identificação de pacientes graves do que na UTI), o que torna a detecção precoce da gravidade da sepse algo pouco factível.

Para a detecção de sinais de gravidade, alguns estudos em pacientes infectados fora da UTI demonstram que três disfunções orgânicas são mais frequentes e mais relevantes no impacto de morbimortalidade: neurológica, cardiovascular e respiratória. De forma pragmática, a avaliação clínica de disfunção orgânica pode ser feita à beira-leito da parte neurológica (Glasgow < 15), da parte cardiovascular (uma pressão arterial sistólica < 90 mmHg, ou em um paciente de risco de piora clínica a presença de livedo reticular ou enchimento capilar maior que 5 segundos nas mãos), ou respiratória (frequência respiratória maior que 22-24 ou saturação de oxigênio menor que 90% em um paciente previamente sem hipoxemia crônica). De qualquer forma, a presença de disfunção confirma a gravidade do paciente, mas sua ausência não exclui a gravidade.

Além disso, a dosagem do lactato arterial (feita no material da gasometria arterial) é vital para a avaliação perfusional do paciente, enquanto a dosagem de marcadores inflamatórios pode auxiliar na caracterização do quadro infeccioso. Exames de imagem devem ser solicitados conforme a hipótese diagnóstica, não sendo, portanto, necessária a realização de tais exames de rotina.

Na tentativa da identificação do agente etiológico, de forma a direcionar a terapia antimicrobiana, recomenda-se a coleta de culturas. Assim, em todo paciente com suspeita de sepse, deve-se coletar dois pares de hemoculturas (um frasco para aeróbios e um frasco para anaeróbios, em cada par) de sítios diferentes, visando uma maior sensibilidade, sendo o índice de positividade em torno de 30 a 50%. Deve-se respeitar as orientações de higiene para a coleta das amostras.

Outra recomendação é a coleta de material para cultura oriundos do sítio presumido como foco infeccioso, como, por exemplo, urocultura, cultura de secreção respiratória, de ponta de cateter, de abscessos, do líquor, de líquido articular, entre outros.

■❱ Diagnóstico

Recentemente modificados, os critérios diagnósticos de sepse têm sido motivo de debate internacional. Antes era caracterizada pela presença de dois critérios da síndrome da resposta inflamatória sistêmica (SIRS) associada a um foco infeccioso presumido, enquanto sepse grave seria este quadro associado a disfunções orgânicas. Por último, choque séptico seria definido pela presença de hipotensão refratária à ressuscitação volêmica adequada, com necessidade de uso de drogas vasoativas.

Tais definições, denominadas *Sepsis-2*, foram criticadas pela alta sensibilidade e baixa especificidade, levando a altas taxas de sobrediagnóstico, como, por exemplo, quadros de amigdalite aguda considerados como sepse pela presença de febre e taquicardia, o que culminou em gastos excessivos.

Atualmente, define-se sepse pela presença de uma possível infecção cursando com disfunção orgânica, caracterizada pelo aumento em dois pontos do SOFA basal do paciente e não se utiliza mais a classificação sepse grave. A definição de choque séptico consiste na necessidade de vasopressores para manter a pressão arterial média superior a 65 mmHg *associada* a um nível de lactato arterial superior a 2 mmol/L (ou > 18 mg/dL), na ausência de hipovolemia. Esse conjunto de critérios é nomeado de *Sepsis-3*.

Por fim, recomenda-se a utilização do escore *quick* SOFA (qSOFA) como método de triagem de pacientes com infecção, entretanto, a despeito da boa acurácia para disfunção orgânica e para mortalidade hospitalar, a sensibilidade do escore é baixa para ambos os desfechos, comprometendo assim, o uso deste como triagem. Além disso, tais critérios têm sido questionados quanto à validade em países de baixa renda, pois foram definidos a partir de dados obtidos em países de alta renda. No entanto, em estudo de coorte retrospectiva realizado em uma UTI brasileira, os critérios *Sepsis-3* mostraram-se capazes de predizer mortalidade com aumento da acurácia com o uso do lactato arterial.

Com base na (Tabela 48.2), nota-se que todos os critérios apresentam importantes limitações, com variações de acordo com o perfil de paciente (pacientes na UTI ou fora da UTI). Portanto, além do uso de tais critérios, é essencial ao médico sempre manter um alto grau de suspeição para possíveis quadros infecciosos.

Tabela 48.2
Sensibilidade, Especificidade e Acurácia dos Diferentes Critérios de Sepse em Ambiente de UTI e de Não UTI para Desfecho de Mortalidade

Critérios	Não UTI			UTI		
	S*¹(%)	E*²(%)	AUROC*³	S*¹(%)	E*²(%)	AUROC*³
SIRS ≥ 2	64	65	0,76	91	17	0,64
qSOFA ≥ 2	55	84	0,81	92	19	0,66
SOFA ≥ 2	68	67	0,79	98	10	0,74

*¹ Sensibilidade *² Especificidade *³ Área sob a curva ROC

■❱ Prognóstico (Tabela 48.3)

Tabela 48.3 Fatores de Pior Prognóstico na Sepse	
Idade avançada e/ou comorbidades	Leucopenia
Hipotermia	Plaquetopenia
Foco infeccioso não urinário (p. ex.: pneumonia)	Cobertura antimicrobiana inapropriada ou de início tardio
Infecção nosocomial	Choque séptico

■❱ Tratamento

Os pilares do manejo inicial da sepse, com impacto na redução de mortalidade, incluem: diagnóstico precoce, tratamento adequado da infecção em tempo hábil e estabilização hemodinâmica, objetivando PAM $\geq$ 65 mmHg (Figura 48.1).

Outros pontos relevantes na terapia de suporte estão resumidos na Tabela 48.4.

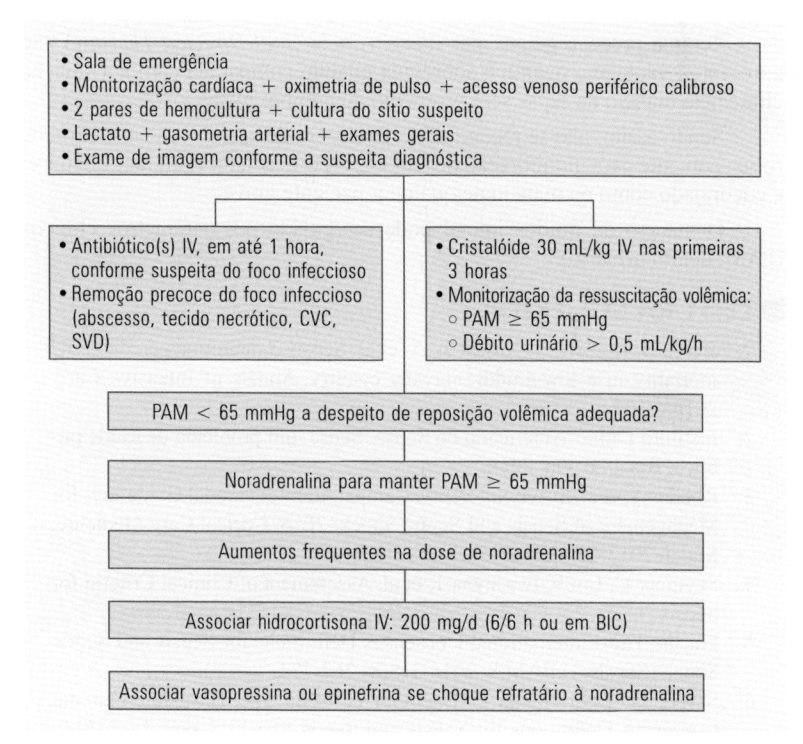

- • Sala de emergência
- • Monitorização cardíaca + oximetria de pulso + acesso venoso periférico calibroso
- • 2 pares de hemocultura + cultura do sítio suspeito
- • Lactato + gasometria arterial + exames gerais
- • Exame de imagem conforme a suspeita diagnóstica

- • Antibiótico(s) IV, em até 1 hora, conforme suspeita do foco infeccioso
- • Remoção precoce do foco infeccioso (abscesso, tecido necrótico, CVC, SVD)

- • Cristalóide 30 mL/kg IV nas primeiras 3 horas
- • Monitorização da ressuscitação volêmica:
  - o PAM $\geq$ 65 mmHg
  - o Débito urinário > 0,5 mL/kg/h

PAM < 65 mmHg a despeito de reposição volêmica adequada?

Noradrenalina para manter PAM $\geq$ 65 mmHg

Aumentos frequentes na dose de noradrenalina

Associar hidrocortisona IV: 200 mg/d (6/6 h ou em BIC)

Associar vasopressina ou epinefrina se choque refratário à noradrenalina

Figura 48.1 – *Pilares do manejo terapêutico da sepse e do choque séptico.*

Tabela 48.4
Terapia de Suporte na Sepse e no Choque Séptico

Transfusão de hemácias	Considerar se Hb[*1]< 7 g/dL
Insulina regular IV em BIC	Se duas glicemias > 180 mg/dL Meta < 180 mg/dL Glicemia de controle a cada 1 ou 2 horas
Ventilação mecânica protetora	VC[*2] = 6 mL/kg, platô < 30 cmH$_2$O

[*1] = hemoglobina   [*2] = volume corrente

■❙ Conclusão

Os novos critérios de sepse aumentaram a especificidade no seu diagnóstico.

As medidas iniciais prioritárias, além da estabilização clínica, são: ressuscitação com fluidos e tratamento infeccioso (antibioticoterapia, controle de foco fechado e coleta de culturas)

Em caso de PAM < 65 mmHg, a despeito da reposição volêmica adequada, deve-se associar um vasopressor, sendo a noradrenalina a droga de escolha.

Terapia precoce guiada por metas (*Early Goal-Directed Therapy*) não apresentou vantagem quanto à sobrevida quando comparada com a avaliação clínica e o manejo da sepse sem protocolo guiado por metas.

Sendo assim, não se recomenda a passagem de acesso venoso central de rotina somente para monitoração de SvCO$_2$, PVC e lactato. Entretanto, seu uso é encorajado como no manejo de qualquer paciente grave.

O manejo de fluidos inicial pode ser guiado por parâmetros clínicos (PAM, débito urinário).

■ LEITURA SUGERIDA

1. Besen B, Romano T, Nassar Jr. A, et al. Sepsis-3 definitions predict ICU mortality in a low–middle-income country. Annals of Intensive Care. 2016;6:107.
2. Instituto Latino-Americano de Sepse. Sepse: um problema de saúde pública. Brasília, 90p. 2016.
3. Rhodes A, et al, Surviving Sepsis Campaign: International Guidelines for Management of Sepsis and Septic Shock: 2016. Critical Care Medicine. March 2017;45(3):486-552.
4. Seymour C, Liu V, Iwashyna T, et al. Assessment of Clinical Criteria for Sepsis
5. For the Third International Consensus Definitions for Sepsis and Septic Shock (Sepsis-3). JAMA. 2016;315(8):762-774.
6. Singer M, Deutschman C, Seymour C, et al. The Third International Consensus Definitions for Sepsis and Septic Shock (Sepsis-3). JAMA. 2016;315(8):801-810.

Capítulo 49

Antimicrobianos na Emergência

Larissa Nunes de Almeida Gouveia
Jéssica Anelise Parreira Alves
Maria Luísa do Nascimento Moura

■ INTRODUÇÃO

O uso de agentes antimicrobianos tem contribuído para a disseminação de patógenos resistentes às drogas atualmente disponíveis, tanto no ambiente hospitalar quanto na comunidade. A esse problema adiciona-se, ainda, a diminuição no ritmo de descoberta e desenvolvimento de novas opções terapêuticas nos últimos anos, o que torna imprescindível a redução do uso desnecessário e inadequado desses agentes. Além disso, o uso inadequado de antimicrobianos aumenta o risco de surgimento de eventos adversos, como reações de hipersensibilidade e infecção por *Clostridium difficile*

Dados americanos indicam que os antimicrobianos são a segunda classe de drogas mais prescritas na emergência, perdendo apenas para o uso de analgésicos. Em média, 7 a 8% dos atendimentos em emergência nos Estados Unidos envolvem a administração de pelo menos um antimicrobiano. Nesse contexto, a necessidade de uso empírico dessas medicações (antes da confirmação diagnóstica) muitas vezes contribui para seu uso excessivo. Estudos prévios demonstraram, por exemplo, que antimicrobianos são prescritos em 25 a 50% dos casos de infecções virais, como o resfriado comum.

A avaliação da necessidade do uso de antimicrobianos na emergência deve envolver os seguintes passos:

- Determinar a presença de infecção:
  - Diferenciar infecção de colonização e contaminação.
  - Se houver infecção, diferenciar etiologia viral de bacteriana.
- Determinar a necessidade de uso imediato:

- Considerar em situações em que o retardo na terapêutica pode acarretar riscos graves ao paciente, como nos casos de sepse grave e meningite (Figura 49.1).

- Definir provável sítio de infecção e agentes envolvidos:
  - Avaliar concentração adequada do antibiótico escolhido no sítio de infecção.
  - Avaliar fatores de risco para infecção por microrganismos multidroga-resistentes:
    - Internação por pelo menos 48 h ou uso de antimicrobiano de amplo espectro nos últimos 90 dias.
    - Hemodiálise.
    - Residir em casa de repouso.
    - Colonização prévia por patógenos multidroga-resistentes.

- Considerar vulnerabilidade do paciente:
  - Hipersensibilidade ou eventos adversos prévios.
  - Insuficiência renal ou hepática (necessidade de ajuste de dose).
  - Cardiopatia ou arritmia (evitar uso de macrolídeos e quinolonas por alargamento de intervalo QT).
  - Imunodeprimidos (considerar manifestações atípicas e envolvimento de outros agentes, como fungos).
  - *Status* socioeconômico e grau de compreensão do paciente quanto ao tratamento.

- Definir via de administração, posologia e duração da terapia antimicrobianos:
  - Preferir drogas bactericidas e administração endovenosa para infecções graves como sepse, meningite, endocardite, abscesso cerebral.
  - Preferir drogas bactericidas para imunodeprimidos, neutropênicos e pacientes com doença de base descompensada.
  - Considerar administração da primeira dose endovenosa no pronto-socorro em pacientes ambulatoriais com infecção documentada.
  - Realizar dose de ataque para determinadas medicações em pacientes críticos (Tabela 49.1).
  - Considerar infusão estendida de betalactâmicos para pacientes críticos.

- Ajustar antibioticoterapia de acordo com testes de sensibilidade quando resultados disponíveis.

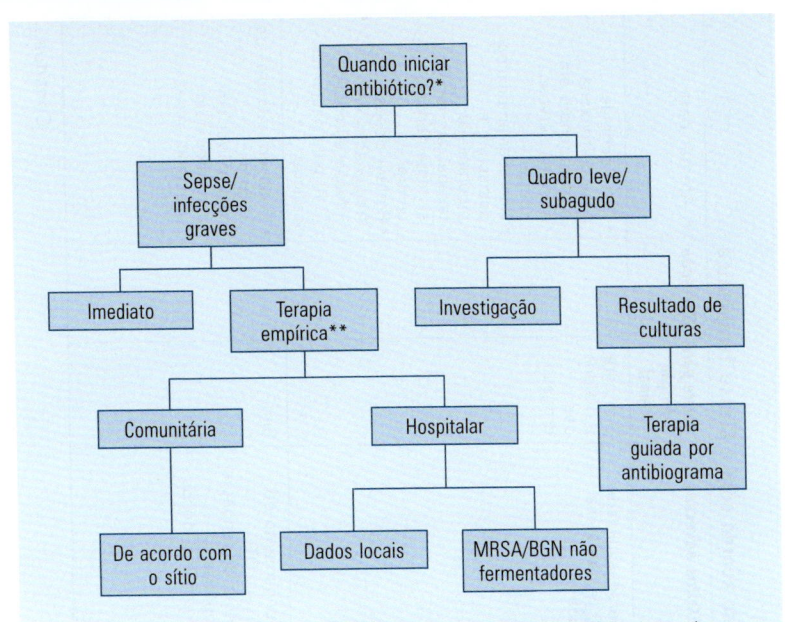

* Mesmo que se inicie o uso de antibiótico antes da confirmação diagnóstica de infecção, deve-se realizar essa investigação em paralelo com exames complementares e coleta de culturas.

** Ajustar a terapia empírica de acordo com resultado dos testes de sensibilidade.

Figura 49.1 – *Princípios para o uso de antimicrobianos na emergência. MRSA: Staphylococus aureus resistente a meticilina; BGN: bacilos Gram-negativos.*

■■ Antibioticoterapia Guiada por Síndromes Clínicas

Infecção de vias aéreas superiores (IVAS)

As infecções de vias aéreas superiores têm etiologia predominantemente viral. A maioria das infecções de etiologia bacteriana são autolimitadas, de modo que o tratamento com antimicrobianos nem sempre é necessário. O tratamento de pacientes imunodeprimidos é controverso e sua abordagem deve ser individualizada.

Tabela 49.1
Principais Propriedades dos Antimicrobianos de acordo com a Classe Terapêutica

Classe	Espectro	Mecanismo de ação	Dose de ataque	Efeitos adversos	Ajuste para função renal	Gestação	Atentar para
Betalactâmicos	• Variável	Bactericida	Não	• Hipersensibilidade • Nefrite intersticial aguda	Sim para a maioria das drogas	B	• Dose dobrada para ceftriaxona e meropenem em sistema nervoso central • Não usar ampicilina/ sulbactam e piperacilina/ tazobactam em sistema nervoso central • Preferir doses fracionadas em infusão estendida (3 h) para pacientes críticos
Quinolonas	• Bacilos Gram-negativos entéricos, *Pseudomonas aeruginosa* e *Staphylococcus aureus* • Levofloxacina e moxifloxacina: *Streptococcus* spp. e anaeróbios	Bactericida	Não	• Prolongamento do intervalo QT • Ruptura de tendão e artropatias • *Delirium* em idosos	Sim	C	• Evitar em menores de 18 anos • Não utilizar em pacientes com miastenia *gravis*

Continua...

Tabela 49.1 (continuação)
Principais Propriedades dos Antimicrobianos de Acordo com a Classe Terapêutica

Classe	Espectro	Mecanismo de ação	Dose de ataque	Efeitos adversos	Ajuste para função renal	Gestação	• Atentar para
Aminoglicosídeos	• Gram-negativos • Efeito sinérgico para Gram-positivos quando em combinação	Bactericida	Não	• Nefrotoxicidade • Ototoxicidade • Bloqueio neuromuscular	Sim	D	• Preferir dose única diária • Atividade reduzida em pH ácido: não é uma boa opção para parênquima pulmonar e abscessos • Não utilizar em pacientes com miastenia *gravis*
Macrolídeos	• *Streptococcus pneumoniae, Haemophilus* spp, *Moraxella catarrhalis* • Patógenos sem parede celular (*Legionella, Clamidophila, Mycoplasma* sp.) • Micobactérias não *tuberculosis*	Bacteriostático	Não	• Prolongamento do intervalo QT	Sim (claritro)	C	• Boa concentração tecidual em geral. Contudo, não é uma boa opção para infecções de corrente sanguínea

Continua...

Tabela 49.1 *(continuação)*
Principais Propriedades dos Antimicrobianos de Acordo com a Classe Terapêutica

Classe	Espectro	Mecanismo de ação	Dose de ataque	Efeitos adversos	Ajuste para função renal	Gestação	• Atentar para
Glicopeptídeos (vancomicina/ teicoplanina)	• Bactérias Gram-positivas, incluindo cepas de *S. aureus* resistentes à meticilina e *Enterococcus* sp. resistentes a vancomicina	Bactericida	Sim	• Nefrotoxidade; • Ototoxicidade; • Síndrome do homem vermelho (vancomicina)	Sim	C	• Colher vancocinemia antes da 5ª dose em pacientes com infecções graves, obesos e com insuficiência renal • Não utilizar teicoplanina para infecções de sistema nervoso central
Oxalidinona (linezolida)	• Bactérias Gram-positivas, incluindo cepas de *S. aureus* resistentes à meticilina e enterococos; *M. tuberculosis*	Bacteriostático	Não	• Mielotoxidade reversível; • Neuropatia periférica e neurite óptica não reversíveis	Não	C	• Apresentação oral tem 100% de biodisponibilidade • Não usar com inibidor eletivo de serotonina • Evitar uso por mais de 28 dias
Lincosamina (clindamicina)	• Gram-positivos e anaeróbios	Bacteriostático	Não	• Risco aumentado de colite pseudomembranosa por *C. dificille*	Não	B	• Pouca penetração em sistema nervoso central • Efeito antitoxina na síndrome do choque tóxico

Continua...

Tabela 49.1 *(continuação)*

Principais Propriedades dos Antimicrobianos de Acordo com a Classe Terapêutica

Classe	Espectro	Mecanismo de ação	Dose de ataque	Efeitos adversos	Ajuste para função renal	Gestação	• Atentar para
Metronidazol	• Anaeróbios (*Bacteroides* sp., *Fusobacterium sp.*, *Clostridium sp.*) • *Entamoeba histolytica, Trichomonas vaginalis, Giardia intestinalis*	Bactericida	Não	• Dor abdominal, náuseas, vômitos, diarreia, alterações no paladar • Efeito antabuse se ingerido junto a bebidas alcoólicas	Sim	B	• Boa distribuição tecidual • Potencializa o efeito anticoagulante da varfarina • Alto índice de resistência: *Propionibacterium, Actinomyces, Mobiluncus*
Lipopeptídeos (Daptomicina)	• Bactérias Gram-positivas, incluindo *S. aureus* resistente a meticilina, vancomicina e linezolida • *Enterococcus* sp., incluindo resistentes a vancomicina	Bactericida	Não	• Elevação de CPK • Pneumonia eosinofílica	Sim	B	• Inativado por surfactante pulmonar (não usar em pneumonia)
Polimixinas (polimixina B e colistina)	• Bacilos Gram-negativos, incluindo resistentes a carbapenêmicos	Bactericida	Sim (colistina)	• Nefrotoxicidade • Neurotoxicidade	Sim (colistina)	C	• Resistência intrínseca: *Proteus* spp., *Serratia* spp., *Providencia* spp., *Burkholderia* spp.

- Rinossinusite bacteriana aguda:
  - ○ Indicação de tratamento:
    - ▪ Sintomas persistentes por mais de 10 dias.
    - ▪ Febre de 39°C e secreção nasal purulenta ou dor facial com duração maior do que 3-4 dias do início do quadro.
    - ▪ Febre, cefaleia ou piora da secreção nasal após 5 dias de quadro de IVAS que estava em melhora.
  - ○ Opções terapêuticas:
    - ▪ Amoxicilina 500 mg VO 8/8 h por 7 a 10 dias.
    - ▪ Claritromicina 500 mg 12/1 2h 5 a 7 dias.
    - ▪ Azitromicina 500 mg VO dose única por 5 a 7 dias.
    - ▪ Cefuroxima axetil 500 mg VO 8/8 h por 7 a 10 dias.
  - ○ Se não houver resposta:
    - ▪ Amoxicilina-clavulanato 500 mg VO 8/8 h 7 a 10 dias.
    - ▪ Levofloxacina 500 mg VO por 5 a 7 dias.
- Otite média aguda:
  - ○ Indicação de tratamento:
    - ▪ Persistência dos sintomas por mais de 48-72 h de tratamento sintomático.
    - ▪ Febre alta.
    - ▪ Dor intensa.
  - ○ Opções terapêuticas:
    - ▪ Amoxicilina 500 mg VO 8/8 h por 5 a 7 dias.
    - ▪ Claritromicina 500 mg 12/12 h 5 a 7 dias.
    - ▪ Azitromicina 500 mg VO dose única por 5 a 7 dias.
    - ▪ Cefuroxima axetil 500 mg VO 8/8 h por 7 a 10 dias.
  - ○ Se não houver resposta:
    - ▪ Amoxicilina-clavulanato 50 mg/kg VO 8/8 h 7 dias.
    - ▪ Levofloxacina 500 mg VO por 5 a 7 dias.
- Faringoamigdalite bacteriana aguda:
  - ○ Indicação de tratamento:
    - ▪ Faringoamigdalite por *Streptococcus* do grupo A documentado por teste rápido para detecção de antígeno estreptocócico ou cultura.
    - ▪ Pacientes com três ou mais critérios de Centor* e alta suspeita clínica ou epidemiológica, mesmo com teste de detecção de antígeno ou cultura negativa.

*Critérios de Centor: 1) exsudato tonsilar, 2) adenopatia cervical dolorosa, 3) Febre, 4) ausência de tosse e rinorreia.

○ Opções terapêuticas:

- Penicilina V 500 mg VO 12/12 h por 7-10 dias.
- Amoxicilina 500 mg VO 8/8 h por 7-10 dias.
- Penicilina G benzatina 1.200.000 UI IM em dose única.
- Claritromicina 250 mg 12/12 h 7-10 dias.
- Azitromicina 500 mg VO 5 dias.

Obs.: o tratamento poderá ser realizado até 9 dias do aparecimento dos sintomas, objetivando a prevenção de febre reumática. O paciente torna-se não infectante após 24 h de antibioticoterapia.

■I) Outras Infecções de Cabeça e Pescoço

- Celulite pré-septal:

  ○ Agentes etiológicos:

  - *Staphylococcus aureus* (*S. aureus*).
  - *Streptococcus pyogenes* (*S. pyogenes*).

  ○ Tratamento ambulatorial:

  - Amoxicilina/clavulanato 500/125 mg VO 8/8 h por 7 a 10 dias.
  - Alergia/colonização por MRSA: Clindamicina 300 mg VO 8/8 h por 7-10 dias.

  ○ Tratamento intra-hospitalar:

  - Oxacilina 2 g EV 4/4 h por 7-10 dias.
  - Ceftriaxona 1 g EV 12/12 h + Clindamicina 600 mg EV 6/6 h por 7 a 10 dias.
  - Alergia: levofloxacina 500 mg EV uma vez ao dia por 7 a 10 dias.
  - Paciente colonizado por MRSA: Vancomicina 15 mg/kg/dose EV 12/12 h por 7 a 10 dias.

- Celulite orbitária/pós-septal:

  ○ Agentes etiológicos:

  - *Streptococcus pneumoniae* (*S. pneumonia*) e outros estreptococos.
  - Bacilos Gram-negativos.
  - Anaeróbios se suspeita de extensão intracraniana.

  ○ Tratamento ambulatorial:

  - Amoxicilina/clavulanato 500/125 mg VO 8/8 h.
  - Cefuroxima axetil 500 mg VO 8/8 h.
  - Alergia: Levofloxacina 500 mg VO 1 vez ao dia.

  ○ Tratamento intra-hospitalar:

  - Ceftriaxona 1 g EV 12/12 h + Clindamicina 600 mg EV 6/6 h.

- Levofloxacina 500 mg EV 1 vez ao dia.
- Ampicilina/sulbactam 3 g EV 6/6 h.
- Piperacilina/tazobactam 4,5 g EV 8/8 h.

Obs.: terapia endovenosa até paciente ficar afebril e houver melhora substancial dos sintomas. Realizar troca para terapia oral após. A duração do tratamento deve ser de pelo menos 3 semanas. Paciente colonizado por MRSA: acrescentar vancomicina 15 mg/kg/dose EV 12/12 h.

- Abscesso periamigdaliano:
  - Agentes etiológicos:
    - *S. pyogenes* e anaeróbios respiratórios.
  - Opções terapêuticas:
    - Ceftriaxona 1 g EV 12/12 h + clindamicina 600 mg EV 6/6 h.
    - Amoxicilina/clavulanato 1,2 g EV 8/8 h.
    - Ampicilina-sulbactam 3 g EV 6/6 h.

Obs.: avaliação de especialista quanto à necessidade de drenagem. Terapia endovenosa até paciente ficar afebril e houver melhora substancial dos sintomas. A duração do tratamento deve ser de pelo menos 3 semanas.

- Mastoidite:
  - Agentes etiológicos:
    - *S. pneumoniae*.
    - *Moraxella catarrhalis* (*M. catarrhalis*).
    - *Haemophilus influenzae* (*H. influenzae*).
  - Opções terapêuticas:
    - Ceftriaxona 1 g EV 12/12 h + clindamicina 600 mg EV 6/6 h.
    - Levofloxacina 500 mg EV 1 vez ao dia.
    - Ampicilina/sulbactam 3 g EV 6/6 h.
    - Piperacilina/tazobactam 4,5 g EV 8/8 h.

Obs.: avaliação de especialista quanto à necessidade de abordagem cirúrgica. Terapia endovenosa até paciente ficar afebril e houver melhora substancial dos sintomas. Para descalonamento, considerar as opções terapêuticas descritas para celulite pós-septal.

▌▶ Pneumonia Bacteriana

Os pacientes com pneumonia adquirida na comunidade devem ser avaliados quanto à presença de sinais ou sintomas de gravidade e comorbidades.

Existem diversos critérios para a avaliação da gravidade de pneumonia, sendo os mais comuns os escores de CURP-65, COX e o PSI (*Pneumonia severity index*). Sugerimos o uso do CURP-65 e COX pela maior facilidade de uso em situações de emergência (Figura 49.2). Os escores para classificação de risco devem ser utilizados como ferramentas aliadas ao julgamento clínico. A coleta de escarro e/ou secreção traqueal para diagnóstico etiológico deve ser sempre realizada em pacientes de unidade de terapia intensiva e considerada em pacientes em unidades de internação. As opções para tratamento de pneumonia comunitária de acordo com a classificação de gravidade e a necessidade de cobertura para agentes específicos são descritas nas Tabelas 49.2 e 49.3, respectivamente.

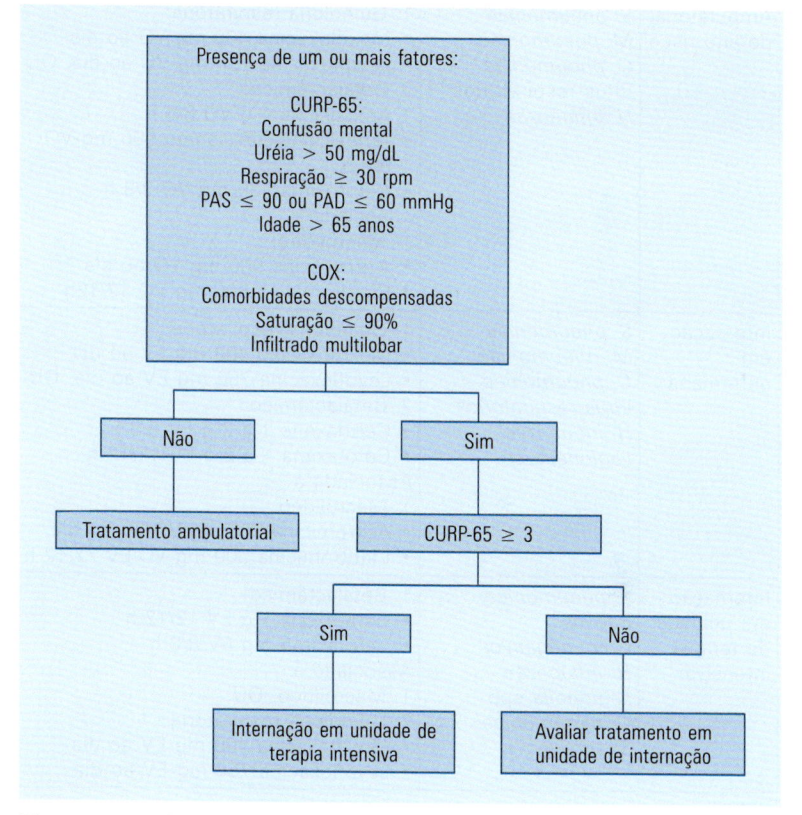

Figura 49.2 – *Classificação de risco da pneumonia comunitária. Pode--se utilizar também o Pneumonia Severity Index (PSI).*

Tabela 49.2
Opções para Tratamento de Pneumonia Comunitária

Local de tratamento	Agentes mais comuns	Opção terapêutica
Ambulatorial de baixo risco	S. pneumoniae Mycoplasma pneumoniae (M. pneumoniae) Chlamidophila pneumoniae (C. pneumoniae) Vírus respiratórios H. influenzae	1. Amoxicilina 500 mg VO 8/8 h, OU 2. Azitromicina 500 mg VO ao dia Claritromicina 500 mg VO 12/12 h, OU 3. Doxiciclina100 mg VO 12/12 h
Ambulatorial de alto risco	S. pneumoniae M. pneumoniae C. pneumoniae Vírus respiratórios H. influenzae	1. Quinolona respiratória: • Moxifloxacina 400 mg VO ao dia • Levofloxacina 750 mg VO ao dia, OU 2. Betalactâmico: • Amoxicilina 1 g VO 8/8 h • Amoxicilina-clavulanato 500 mg VO 8/8 h • Cefuroxima 500 mg VO 8/8 h Associado à 1. Macrolídeo: • Azitromicina 500 mg VO ao dia • Claritromicina 500 mg VO 12/12h
Internação em enfermaria	S. pneumoniae M. pneumoniae C. pneumoniae Vírus respiratórios H. influenzae Legionella sp.	1. Quinolona respiratória • Moxifloxacina 400 mg EV ao dia • Levofloxacina 750 mg EV ao dia, OU 2. Betalactâmico: • Ceftriaxone 1 a 2 g EV 8/8 h • Cefotaxima 1 a 2 g EV 12/12 h Associado à 1. Macrolídeo • Azitromicina 500 mg VO/EV ao dia • Claritromicina 500 mg VO/EV 12/12 h
Internação em unidade de terapia intensiva	S. pneumoniae Bacilos Gram-negativos H. influenzae Legionella spp C. pneumoniae S. aureus	1. Betalactâmico: • Ceftriaxona 1 g EV 12/12 h • Cefotaxima 1 g EV 8/8 h Associado à 1. Macrolídeo, OU 2. Quinolona respiratória • Moxifloxacina 400 mg EV ao dia • Levofloxacina 750 mg EV ao dia

Obs.: 1) Utilizar terapia combinada com dois agentes de mecanismos de ação diferentes se choque séptico; queimadura complicada por infecção secundária; neutropenia febril com bacteremia; em locais onde a incidência de resistência à classe de antibióticos escolhida é alta. 2) considerar investigação de vírus respiratórios em imunodeprimidos e em imunocompetentes que apresentem síndrome gripal (febre, mialgia, coriza, dor em orofaringe). 3) considerar cobertura para *Pneumocystis jiroveci* em pacientes imunodeprimidos. 4) pneumonia bacteriana na ausência de empiema deve ser tratada por 5 a 7 dias; considerar descalonamento para terapia oral quando estabilidade hemodinâmica, melhora da febre por 48 h e tolerância alimentar.

Tabela 49.3
Cobertura Antimicrobiana para Agentes Específicos

Agente	Fatores de risco	Opção terapêutica
Anaeróbios	Doença periodontal grave Abscesso/pneumonia necrosante História de perda de consciência antes do evento	• Clindamicina 600 mg EV 6/6 h OU • Metronidazol 500 mg EV 8/8 h
Pseudomonas aeruginosa	Anormalidades pulmonares estruturais, por exemplo, bronquiectasias Doença pulmonar obstrutiva crônica Uso frequente de antimicrobianos ou glicocorticoides Bacilos Gram-negativos observados na coloração de Gram de escarro	Betalactâmicos antipseudomonas: • Piperacilina-tazobactam 4,5 g EV 6/6 h • Imipenem 500 mg EV 6/6 h • Meropenem 1 g EV 8/8 h • Cefepime 2g EV 8/8 h • Ceftazidima 2 g EV 8/8 h OU Quinolonas • Ciprofloxacino 400 mg EV 8/8 h ou 500 mg VO 12/12 h • Levofloxacino 750 mg EV ao dia
Staphylococcus aureus sensível a meticilina (MSSA)	Choque séptico Insuficiência respiratória com necessidade de ventilação mecânica Pneumonia multilobar Trauma recente Doença gripal recente	• Oxacilina 2 g EV 4/4 h • Alergia: clindamicina 600 mg EV 6/6 h
Staphylococcus aureus resistente a meticilina da comunidade (CA-MRSA)	Pneumonia necrosante, cavitária ou presença de empiema Colonização conhecida ou fatores de risco para colonização por MRSA: Terapia substitutiva renal Participantes de esporte de contato Uso de drogas injetáveis	• Vancomicina 15 mg/kg/ dose EV 12/12 h (dose de ataque 25-30 mg/kg) • Linezolida 600 mg EV 12/12 h • Clindamicina 600 mg EV ou VO 8/8 h • Ceftarolina 600 mg EV 12/12 h

Continua...

Tabela 49.3 *(continuação)* Cobertura Antimicrobiana para Agentes Específicos		
Agente	**Fatores de risco**	**Opção terapêutica**
Patógenos multidroga-resistentes	Internação prévia por mais de 48 horas nos últimos 90 dias Uso de antibiótico de amplo espectro nos últimos 90 dias Imunodeprimidos Terapia substitutiva renal	• Piperacilina-tazobactam 4,5 g EV 6/6 h • Imipenem 500 mg EV 6/6 h • Meropenem 1g EV 8/8h. E/OU • Vancomicina 15 mg/kg/dose EV 12/12 h
Pneumocystis jiroveci	Síndrome da imunodeficiência adquirida (Aids) Transplantados de órgãos sólidos Transplantados de células tronco hematopoiéticas	• Sulfametoxazol-trimetoprim 100 mg/kg/dia de sulfa EV 6/6 h ou 8/8 h

■❚▶ Infecções Intra-abdominais

A escolha pela melhor terapia antimicrobiana para infecções intra-abdominais deve levar em conta dois fatores:

• Risco de desfechos adversos.
• Risco de infecção por agentes bacterianos resistentes.

Alto risco de desfecho adverso

• Sepse.
• APACHE maior ou igual a 10.

Potencialmente de alto risco de desfecho adverso

• Peritonite difusa.
• Controle de foco abdominal inadequado.
• Atraso maior do que 24 horas para controle cirúrgico de foco infeccioso.

Dois dos seguintes critérios

• Idade acima de 70 anos.
• Comorbidades: doença renal, hepática, malignidade, desnutrição.
• Imunossupressão: diabetes não controlada, uso de corticosteroides em altas doses por tempo prolongado, uso de imunossupressores, Aids.

Fatores de risco para infecção por bactérias multidroga-resistentes

- Internação por pelo menos 48 h nos últimos 90 dias.
- Residentes de instituições de longa permanência nos últimos 30 dias.
- Uso de antimicrobiano intravenoso, cuidado de feridas ou terapia renal substitutiva nos últimos 30 dias.
- Uso de antimicrobiano de amplo espectro nos últimos 90 dias.
- Infecções em pós-operatório.
- Infecção ou colonização prévia por agentes microbianos multirresistentes.

Os agentes mais frequentemente encontrados nesse sítio são Gram-negativos do grupo *Enterobacteriaceae* e anaeróbios obrigatórios. Infecção por *Enterococcus* sp. ocorre mais frequentemente em pacientes com pós-operatório

Tabela 49.4
Opções para Tratamento de Infecções Intra-abdominais na Emergência

Classificação de risco	Primeira escolha	Segunda escolha
Baixo risco	• Ceftriaxona 1 g EV 12/12 h + metronidazol 500 mg EV 8/8 h • Ciprofloxacino 400 mg EV 12/1 2h + metronidazol 500 mg EV 8/8 h • Ciprofloxacina 500 mg VO 12/12 h + metronidazol 400 mg VO 8/8 h • Cefuroxima 500 mg VO 8/8 h	• Cefuroxima1,5 g EV 8/8 h • Levofloxacino 750 mg EV 1 vez/dia + metronidazol 500 mg EV 8/8 h

Alto risco	• Ampicilina 2 g EV 6/6 h + Ceftriaxona 1 g EV 12/12 h + metronidazol 500 mg EV 8/8 h
	• Ampicilina 2 g EV 6/6 h + cefepime 2 g EV 8/8h + metronidazol 500 mg EV 8/8 h
	• Ampicilina 2 g EV 6/6 h + ceftazidima 1,5 g EV 8/8 h + metronidazol 500 mg EV 8/8 h
		• Vancomicina 15 mg/kg/dose EV 12/12 h + ciprofloxacina 400 mg EV 12/12 h + metronidazol 500 mg EV 8/8 h
		• Risco de patógenos resistentes a cefalosporinas:
		  ○ Piperacillina-tazobactam 4,5 g EV 8/8 h
		  ○ Imipenem-cilastatina 500 mg EV 6/6 h
		  ○ Meropenem 1 g EV 8/8 h
		  ○ Ertapenem 1 g EV 1 vez ao dia

recente e exposição prévia a antimicrobianos de amplo espectro. Em pacientes de alto risco, considerar cobertura para *P. aeruginosa*. A duração da terapia varia de 4 a 7 dias, considerando-se melhora da febre, melhora laboratorial, tolerância alimentar e controle do foco infeccioso. Pacientes com quadro de gastroenterocolite presumivelmente infecciosa necessitam de antibioticoterapia na presença de sinais sistêmicos e produtos patológicos nas fezes.

■I) Infecção de Pele e Partes Moles

Os principais agentes envolvidos são *Staphylococcus aureus* e *Streptococcus pyogenes*. O manejo dessas infecções difere de acordo com a forma de apresentação. As opções de antibioticoterapia estão dispostas na Tabela 49.5.

Impetigo

- Tratamento preferencialmente tópico
- Tratamento oral deve ser preferido quando houver numerosas lesões ou em situações de surtos, para reduzir transmissão.

Ectima

- O tratamento é realizado por via oral por 5 a 7 dias.,
- Cefalosporinas de primeira geração ou penicilina com inibidor de betalactamase são consideradas as primeiras opções de tratamento.
- Caso se isole *Streptococcus* sp., a primeira opção é penicilina (ou derivados) por via oral.
- Em casos de alergia, usar macrolídeos ou clindamicina.

Abscesso cutâneo, furúnculos, carbúnculos e cisto epidermoide infectado

- Incisão e drenagem com ou sem antibiótico oral por 5 dias.
- Usar antibiótico na presença de sinais e sintomas sistêmicos (vide Fig. 49.1).
- Considerar cobertura para *Staphylococcus aureus* resistente a meticilina (MRSA):
  - Carbúnculos e abscessos com falha ao tratamento inicial.
  - Imunodeprimidos.
  - Sepse grave/choque séptico.

Celulite e erisipela

- Casos leves: terapia via oral por 5 a 7 dias.
- Terapia endovenosa*:

---

* Avaliação de especialista quanto à necessidade de abordagem cirúrgica. Terapia endovenosa até paciente ficar afebril e houver melhora substancial dos sintomas.

- ○ Sinais de SIRS.**
- ○ Alteração de nível de consciência.
- ○ Alteração hemodinâmica.
- ○ Infecção necrosante.
- ○ Má adesão ou falha de tratamento.
- ○ Imunodepressão grave.

Fascite necrosante e gangrena de Fournier

- Avaliação cirúrgica em todos pacientes que tenham sinais de comprometimento sistêmico com suspeita de fascite necrosante ou gangrena gasosa.
- Tempo de tratamento com antibiótico é definido por: não ter mais necessidade de abordagem cirúrgica e pelo menos 48-72 h afebril.
- Caso seja isolado *Streptococcus* do grupo A: penicilina e clindamicina (esta última tem objetivo de suprimir a toxina estreptocócica e a produção de citocinas).

Piomiosite

- Cerca de 90% dos casos são por *S. aureus*, mas também pode ser causado por *S. pneumoniae,* Gram-negativos entéricos e outros agentes.
- Terapia inicial via endovenosa.
- Avaliar presença de endocardite e abscessos metastáticos.
- Se imunocomprometido ou com trauma aberto, associar cobertura para bacilos Gram-negativos.

Mordedura animal

- Importante realizar cobertura para *Pasteurella multocida.*
- Tratamento preemptivo:
  - ○ Imunocomprometidos.
  - ○ Asplenia.
  - ○ Doença hepática avançada.
  - ○ Edema preexistente ou resultante da mordida no local.
  - ○ Lesões em face, mãos, que penetraram periósteo ou cápsula articular.
- Realizar profilaxias para raiva e tétano.

**Síndrome da resposta inflamatória sistêmica (pelo menos dois critérios): temperatura > 38°C ou < 36°C; frequência respiratória > 20 irpm; frequência cardíaca > 90 bpm; leucócitos > 12 mil ou < 4 mil ou mais de 10% de formas jovens.

Tabela 49.5

Opções Terapêuticas para Tratamento de Infecções de Pele e Partes Moles

Doença	Primeira opção	Segunda opção	Tempo de tratamento
Impetigo/ ectima	Tratamento tópico: • Pomada de mupirocina ou rapamulina 2 vezes ao dia Tratamento oral: • Cefalexina 250-500 mg, via oral, 6/6 h • Amoxacilina/ clavulanato 500/125 mg via oral, 8/8 h	• Clindamicina 300 mg via oral 8/8 h • Azitromicina 500 mg via oral 1 vez ao dia	5 dias
Celulite/ abscesso de partes moles	Tratamento oral: • Cefalexina 250-500 mg, via oral, 6/6 h • Amoxacilina/ clavulanato 500/125 mg via oral, 8/8 h Tratamento endovenoso: • Oxacilina 2g IV 4/4h	Tratamento oral: • Clindamicina 300 mg via oral 8/8 h • Sulfametoxazol/ trimetoprim 800/160 mg via oral 12/12 h Tratamento endovenoso: • Clindamicina 600 mg EV 6/6 h	5 a 10 dias
Infecções de partes moles (cobertura para MRSA)*	Tratamento oral: • Clindamicina 300 mg, via oral, 6/6 h • Sulfametoxazol/ trimetoprim 800/160 mg via oral 12/12 h Tratamento endovenoso: • Vancomicina 15 mg/ kg/dose 12/12 h	Tratamento oral: • Linezolida 600 mg via oral 12/12 h Tratamento endovenoso: • Clindamicina 600 mg EV 6/6 h • Linezolida 600 mg IV 12/12 h • Daptomicina 6 a 10 mg/kg EV 1 vez ao dia • Ceftarolina 600 mg IV 12/12 h	5 a 10 dias
Fascite necrosante**	• Ceftriaxona 1g EV 12/12 h + Clindamicina 600 mg IV 6/6 h • Amoxicilina/ clavulanato 1,2 g EV 8/8 h	• Vancomicina 15 mg/ kg/dose IV 12/12 h + ciprofloxacina 500 mg IV 12/12 h + clindamicina 600 mg IV 12/12 h	Critério clínico***

Continua...

Tabela 49.5 *(continuação)*
Opções Terapêuticas para Tratamento de Infecções de Pele e Partes Moles

Doença	Primeira opção	Segunda opção	Tempo de tratamento
Gangrena de Fournier**	Origem comunitária • Oxacilina 2 g IV 4/4 h + ciprofloxacina 400 mg IV 12/12 h + metronidazol 500 mg IV 8/8 h Origem hospitalar • Vancomicina 15 mg/kg/dose 12/12 h + piperacilina/tazobactam, 4,5 g IV 8/8 h • Vancomicina 15 mg/kg/dose 12/12 h + meropenem 1 g IV 8/8 h	Origem comunitária • Clindamicina 600 mg IV 6/6h + gentamicina 5,1 mg/kg/dia 1 vez ao dia Origem hospitalar • Linezolida 600 mg IV 12/12 h + amicacina 15 mg/kg/dia + metronidazol 500 mg IV 8/8 h	Critério clínico***
Piomiosite	• Oxacilina 2g IV 4/4h	• Vancomicina 15 mg/kg/dose 12/12 h	14 a 21 dias
Mordedura animal – tratamento preemptivo	• Amoxicilina/clavulanato 500 mg VO 8/8 h	• Ciprofloxacina 500 mg VO 12/1 2h + clindamicina 300 mg VO 8/8 h	Preemptivo: 3 a 5 dias Infecção ativa: 5 a 10 dias

*Considerar em indivíduos sabidamente colonizados por MRSA, usuários de drogas injetáveis, terapia substitutiva renal, infecções necrosantes.

**Solicitar avaliação de especialista para abordagem cirúrgica e controle do foco.

***Melhora da febre por 48 h, estabilidade hemodinâmica, controle do foco.

■■❙ Infecção de Trato Urinário

As infecções urinárias são síndromes comuns na emergência, ocorrendo predominantemente em mulheres. São causadas principalmente por bacilos Gram- negativos entéricos, sendo que o mais comum é *Escherichia coli*. As opções para tratamento dessa síndrome estão apresentadas na Tabela 49.6.

■■❙ Outras Síndromes

As opções terapêuticas para tratamento de meningite bacteriana, abscesso cerebral e infecções endovasculares são apresentadas em capítulos específicos.

Tabela 49.6
Opções para Tratamento de Infecção do Trato Urinário

Síndrome	Primeira opção	Segunda opção	Gestação	Observação
Cistite não complicada/ bacteriúria assintomática*	• Nitrofurantoína 100 mg, via oral, 6/6 h por 5 dias • Fosfomicina, 3 g, via oral, dose única	• Norfloxacino 400 mg, via oral, 12/12 h por 3 dias • Ciprofloxacino 250 mg via oral, 12/12 por 3 dias • Sulfametoxazol/ trimetropim 800/160 mg, via oral, 12/12 h por 3 dias	• Cefalexina 500 mg 6/6 h a 12/12 h por 3 a 7 dias • Amoxicilina 500 mg VO 8/8 h por 3 a 7 dias • Amoxacilina/ clavulanato 500 mg, via oral, 12/12 h por 3 a 7 dias	• Em homens, solicitar urocultura e avaliar presença de hiperplasia prostática e malformação do trato urinário
Pielonefrite	Tratamento oral: • ciprofloxacino 500 mg, via oral, 12/12 h por 7 a 14 dias Tratamento endovenoso** • Ceftriaxona 1 g IV 12/12 h por 10 a 14 dias • Antibioticoterapia prévia/ITU de repetição: • Ertapenem 1 g IV 1 vez ao dia	Tratamento oral: • Amoxicilina/ clavulanato 500 mg VO 8/8 h por 10 a 14 dias Tratamento endovenoso: • Ciprofloxacina 400 mg IV 12/12 h por 10 a 14 dias	Tratamento oral: • Ciprofloxacino 500 mg, via oral, 12/12 h por 7 a 14 dias Tratamento endovenoso** • Ceftriaxona 1 g IV 12/12 h por 10 a 14 dias	• Sempre solicitar urina 1 e urocultura • Em caso de terapia ambulatorial, pode-se realizar a primeira dose de antibiótico endovenosa no pronto-socorro • Atentar para aumento de resistência de *Escherichia coli* a quinolonas

*Tratar bacteriúria assintomática em casos de: gravidez, pré-operatório de cirurgia urológica ou colocação de prótese; transplante de órgão sólido.

**Realizar quando presença de abscesso renal ou sinais de SIRS.

■ LEITURA SUGERIDA

1. Correa RA, et al. Diretrizes Brasileiras para pneumonia adquirida na comunidade em adultos imunocompetentes – 2009. J Bras Pneumol. 2009;35(6):574-601.
2. Anna Sara S. Levin, coordenação. Guia de Utilização de Anti-infecciosos e Recomendações para a prevenção de infecções relacionadas à assistência à saúde. 6 ed. São Paulo: Hospital das Clínicas; 2015-2017.
3. Gupta, et al. International Clinical Practice Guidelines for the treatment of Acute Uncomplicated Cystitis and Pyelonephritis in Women: Infectious Diseases Society of America and the European Society for Microbiology and Infectious Diseases. Clinical Infectious Diseases. 2011.
4. Hooton, et al. Diagnosis, Prevention, and Treatment of Catheter-Associated Urinary Tract Infection in Adults: 2009 International Clinical Practice Guidelines from the Infectious Diseases Society of America Urinary Catheter Guidelines. Clinical Infectious Diseases. 2010.
5. Hua C, Bosc R, Sbidian E, De Prost N, Jabre P, Chosidow O, Le Cleach L. Interventions for necrotizing soft tissue infections in adults. 4ª ed. Cochrane Database of Systematic Reviews. 2015.
6. Infectious Diseases Society of America (IDSA). Practice Guidelines for the Diagnosis and Management of Skin and Soft Tissue Infections. Clinical Infectious Diseases. 2014.
7. Karanth VKL, Karanth SK, Karanth L. Antibiotics for bacteraemia due to Staphylococcus aureus. 1ª ed. Cochrane Database of Systematic Reviews. 2015.
8. Kilburn SA, Featherstone P, Higgins B, Brindle R. Interventions for cellulitis and erysipelas.6ª ed. Cochrane Database of Systematic Reviews. 2010.
9. Llor C, Bjerrum L. Antimicrobial resistance: risk associated with antibiotic overuse and initiatives to reduce the problem. Ther Adv Drug Saf. 2014;5(6):229-41.
10. Mazuski JE, Tessier JM, May K, et al. Surgical Infections. January 2017;18(1):1-76. https://doi.org/10.1089/sur.2016.261
11. Organização Mundial de Saúde. WHO Global Strategy for Containment of Antimicrobial Resistance. Geneva, 2001. Disponível em: [http://www.who.int/drugresistance/WHO_Global_Strategy.htm/en/]. Acesso em 18 de julho de 2017.
12. Raquel F. Harrison, Helen Ouyang. Fever and the Rational Use of Antimicrobials in the Emergency Department. Emerg Med Clin N Am. 2013;31(4):945-968.
13. Stone S, et al. Antibiotic Prescribing for Patients With Colds, Upper Respiratory Tract Infections, and Bronchitis: A National Study of Hospital-Based Emergency Departments. Annals of Emergency Medicine. 2000;36(4):320-327.

Capítulo 50

Neuroinfecções em Imunocompetentes (Infecção de Sistema Nervoso Central)

Bárbara Labella Henriques
René de Araujo Gleizer
Bruno Fukelmann Guedes

■ INTRODUÇÃO E SÍNDROMES CLÍNICAS

As infecções do sistema nervoso central (SNC) frequentemente configuram urgências clínicas nas quais o reconhecimento imediato e o diagnóstico sindrômico são fundamentais. O tempo para início de tratamento é o único fator prognóstico modificável.

As principais formas clínicas das infecções agudas do SNC podem ser agrupadas didaticamente nos seguintes diagnósticos sindrômicos, a depender dos sintomas que predominam no quadro clínico: febre, irritação meníngea e cefaleia podem ser sintomas clássicos de meningite. Nas encefalites predominam os sinais neurológicos focais e a alteração de consciência. É importante notar que muitas vezes estes sintomas se associam, constituindo meningoencefalite, formas clínicas mais complexas com elementos de ambas as síndromes.

Meningite

Processo inflamatório agudo acometendo as meninges. Os quatro principais sinais clássicos são: cefaleia, febre, alteração do nível de consciência e sinais de rigidez de nuca, podendo apresentar sinais neurológicos focais, como paralisia de nervo craniano e crise convulsiva, ou mesmo manifestação sistêmica, como *rash*/petéquias e artrite. A meningite aguda bacteriana costuma evoluir com piora muito rápido (primeiras horas a dias). Não se deve esperar encontrar todos os sinais clínicos para dar o diagnóstico de meningite – 94% dos pacientes terão pelo menos dois dos quatro principais sinais e apenas 44% terão todos. Especial atenção deve ser dada aos idosos, nos quais a única apresentação pode ser a alteração do nível de consciência e/ou agitação psicomotora[1]. As meningites virais possuem um curso mais indolente, sinais de alarme ausentes, com recuperação espontânea e geralmente sem necessidade de tratamento especifico[2].

Encefalite

Pode-se considerar que a infecção não está restrita apenas às meninges, acometendo também o parênquima encefálico e gerando alteração de consciência, sinais focais como afasia, hemiparesia ou movimentos involuntários e alterações cognitivo-comportamentais ou de consciência como agitação, psicose, letargia ou coma. Muitas vezes, além dos sintomas focais, podem-se observar sinais de acometimento das meninges associados, determinando uma sobreposição das duas síndromes, considerada meningoencefalite[3].

■■❙ Abordagem Inicial – as Primeiras Horas

Todos os pacientes com suspeita de meningite ou encefalite aguda devem ser avaliados inicialmente em ambiente de suporte intensivo (sala de emergência/UTI), pois a possibilidade de rápida deterioração clínica é real.

Meningites agudas são emergências. Na suspeita de meningite, a terapêutica empírica com antibióticos e corticoides (ver o item "corticoides" em "meningites bacterianas") deve ser iniciada o mais rápido possível, preferencialmente na primeira hora. A mortalidade pode subir até 15% para cada hora de atraso. Por outro lado, a coleta precoce de hemocultura e líquido cefalorraquidiano (LCR) costuma estar associada a maior chance de identificação do agente etiológico. É razoável colher hemocultura na punção venosa inicial e então iniciar o antibiótico. Como a coleta de LCR frequentemente requer realização de exame de imagem e pode ser tecnicamente difícil, é recomendável iniciar tratamento de urgência antes da coleta. O objetivo neste momento inicial é não deixar de tratar os patógenos mais agressivos e com maior chance de resposta ao tratamento precoce. Todos os pacientes com suspeita de meningite bacteriana devem permanecer em isolamento respiratório.

Em pacientes com suspeita de encefalite, preconiza-se administração precoce, preferencialmente nas primeiras 24 horas, de antivirais, considerando o principal diferencial de encefalite aguda tratável – encefalite herpética. Pacientes com encefalite aguda frequentemente têm alteração de consciência e crises convulsivas e devem ser tratados de acordo.

Frequentemente há sobreposição clínica de meningite e encefalite. Nesses casos é razoável iniciar cobertura ampla com antibióticos e antivirais até o resultado de exames mais detalhados, como LCR e ressonância magnética.

Terapia empírica inical

Antibioticoterapia com ceftriaxona para todas as meningites. Associar vancomicina se suspeita de *S. Pneumoniae* resistente à cefalosporina; associar ampicilina para extremos de idade (recém-nascidos e adultos > 50 anos) e populações suscetíveis, como imunossuprimidos para cobertura de listeria. Se suspeita de abscesso cerebral, associar ATB contra anaeróbio (metronidazol) e Gram-positivo (*Staphylococcus aureus*) (oxacilina ou vancomicina se suspeita de meticilina resistente). Meningites associadas a neurocirurgia devem ser tratadas com ATB de amplo espectro, em concordância com as orientações da comissão de infecção hospitalar de cada serviço. Carbapenêmicos e vancomicina são usados com frequência.

Em encefalites e meningoencefalites agudas, iniciar aciclovir sempre que a doença por HSV-1 ou VZV for uma possibilidade (essencialmente em todos os casos). Em casos selecionados e com alta suspeição clínica de citomegalovirose pode ser utilizado ganciclovir (raramente em imunocompetentes) (Tabela 50.1).

Na suspeita de meningoencefalite crônica, evitar terapia empírica antes da realização de exames complementares como LCR.

Tabela 50.1
Tratamento Antimicrobiano Empírico e por Agente

Microrganismo	*Tratamento recomendado*	*Tratamento alternativo*
Bacteria não identificada	Ceftriaxone 2 g EV 12/12 h ± ampicilina* 2 g EV 4/4 h por 10-14 dias**	
Streptococcus pneumoniae	Ceftriaxone 2 g EV 12/12 h por 10-14 dias**	Cloranfenicol 1,5 g EV 6/6 h
Neisseria meningitidis	Ceftriaxone 2 g EV 12/12 h por 7 dias	
Lysteria monocytogenes	Ampicilina 2 g EV 4/4 h por 21 dias	Sulfametoxazol + trimetoprim EV 6/6 h por 21 dias
Haemophillus influenzae	Ceftriaxone 2 g EV 12/12 h por 7 dias	
Vírus herpes simples* **	Aciclovir 10 mg/kg/dose EV 8/8 h por 14-21 dias	Ganciclovir 5 mg/kg EV 12/12 h
Neurotuberculose	RIPE 4 comp VO 1× dia por 2 meses + RI 2 comp VO 1× dia por 7 meses (para maiores de 50 kg)	Consultar Manual do Ministério da Saúde
Neurossífilis	Penicilina cristalina 4 milhões UI EV 4/4 h por 14 dias	Ceftriaxone 2 g EV ou IM 1x dia por 14 dias

* Cobertura empírica para *Listeria* em casos selecionados.

** Na possibilidade de meningite por pneumococo recomenda-se utilizar dexametasona 0,15 mg/kg/dose EV 6/6 h por 4 dias.

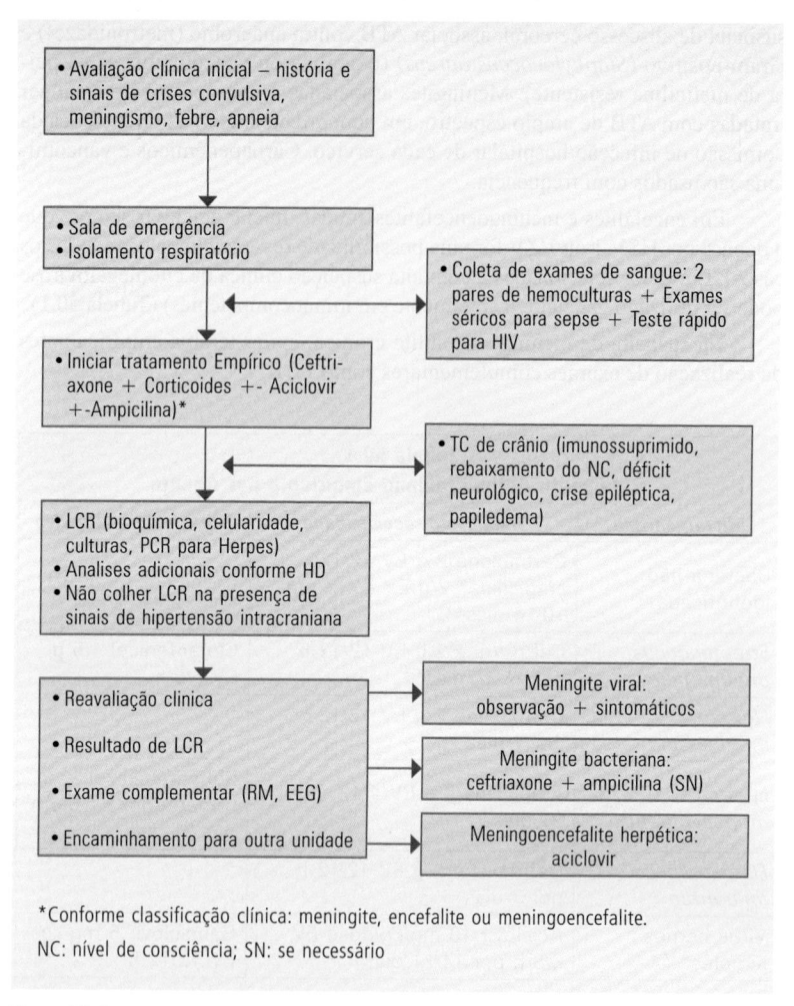

Figura 50.1 – *Fluxo simplificado de abordagem inicial de meningoencefalites.*

Investigação laboratorial

A investigação inicial envolve exames laboratoriais gerais, de neuroimagem e de LCR.

Os exames complementares principais na urgência são: 1) pelo menos dois pares de hemocultura, teste rápido para HIV e sorologia para sífilis; 2) tomografia de crânio; 3) coleta e análise do líquor. TC de crânio deve ser obrigatoriamente realizada antes da punção lombar em caso de paciente imunossuprimido, rebaixamento do nível de consciência, papiledema, crise epiléptica ou déficit neurológico focal.

Após a realização da imagem de crânio, precisa-se questionar se o paciente necessita de uma abordagem neurocirúrgica de urgência, como drenagem de um abscesso ou derivação ventricular na presença de hidrocefalia aguda e sinais de hipertensão intracraniana (Figura 50.2).

Lista de análises do LCR: Celularidade com diferencial, proteínas, glicose; Gram, micológico, PBAAR, imunologia para sífilis, culturas, PCR com ênfase em HSV (encefalite) e enterovírus (principal causa de meningite).

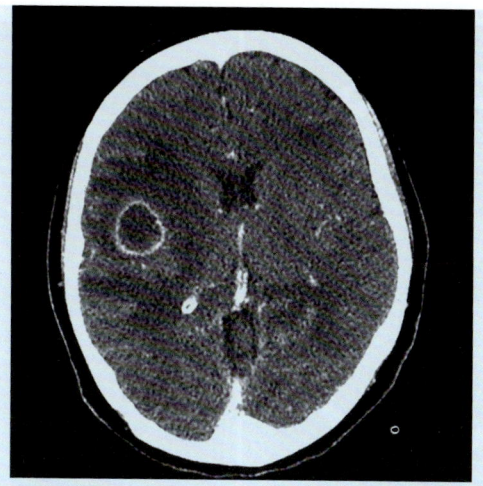

TC de crânio com contraste revela lesão hipoatenuante com realce anelar pelo meio de contraste sugestiva de abcesso cerebral. Para esta paciente, foi indicada drenagem cirúrgica do abcesso.

Figura 50.2 – *Abcesso cerebral.*

■▌ Reavaliação Após as Primeiras Horas

Ao unir os dados de história, exame físico e interpretação dos exames complementares básicos, já é possível estreitar as possibilidades diagnósticas e instituir um tratamento mais direcionado e menos abrangente, quando possível. Neste momento podem ser suspensos ou associados antibióticos ou antivirais conforme os achados do LCR (Tabela 50.2). Na dúvida etiológica específica, manter a cobertura para os principais agentes suspeitos. Muitas vezes, precisa-se lançar mão de uma investigação complementar detalhada com TC de crânio com contraste, RM de encéfalo e pesquisa molecular para ajudar a esclarecer ainda mais o diagnóstico (Figura 50.3).

Tabela 50.2
Achados Comuns no Quimiocitológico em Infecções SNC

	Meningite viral	Meningite bacteriana	Encefalite herpética	Meningoencefalite tuberculosa
Celularidad	5-500	> 1.000	5-500	5-1.000
Glicose	normal	-	nL	-
Proteína	nL/+	++	nL/+	++

Legenda: nl: normal; +: aumentado; ++: muito aumentado; -: diminuido

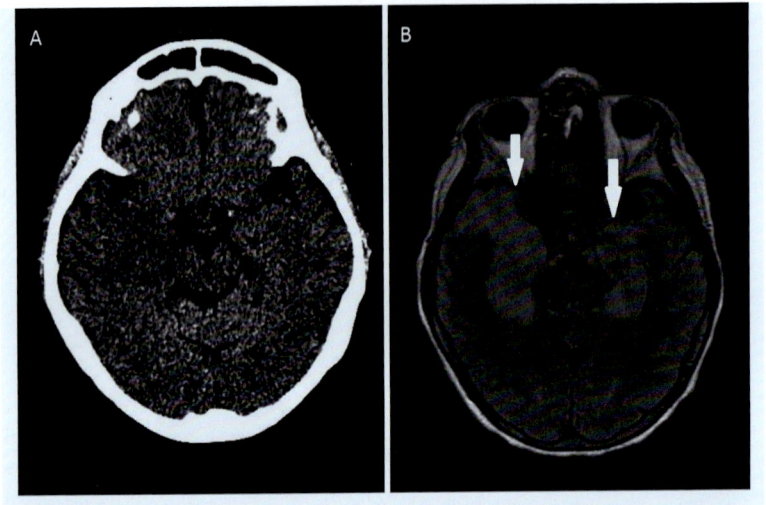

Em paciente com clínica de meningoencefalite, alguns dias após exame de TC de crânio com alterações mínimas (A), foi realizada ressonância magnética, que revelou alterações em lobos temporais, típicas de meningoencefalite herpética (B).

Figura 50.3 – *Meningoencefalite herpética.*

Em caso de infecção bacteriana, seja meningite ou abscesso, torna-se importante excluir a presença de foco parameníngeo com disseminação por contiguidade, como otite média, mastoidite, sinusite e abscesso retrofaríngeo ou dentário. Assim como investigação de possível disseminação hematogênica, merecendo especial atenção a endocardite com embolização séptica, por meio de ecocardiograma. Estudo de vasos intracranianos, como angiotomografia, podem ajudar na suspeita de tromboflebite séptica e aneurisma micótico, apesar de que no tratamento de tais complicações deve-se priorizar o controle do processo infeccioso. Infecções por patógenos raros, infecções oportunistas em imunossuprimidos e doenças autoimunes como lúpus, Behçet e encefalite anti-NMDA devem ser devidamente investigadas nesse momento quando pertinente.

■■▶ Considerações Envolvendo Síndromes e Agentes Específicos

Meningites virais

Os vírus são a causa mais comum de meningite aguda em países desenvolvidos. Os principais vírus implicados são os enterovírus, vírus da caxumba, vírus herpes simples e vírus varicela-zóster. Também podem ser causa etiológica os arbovírus, vírus da coriomeningite linfocítica, HIV, adenovírus, parainfluenza vírus 1 e 2.

O quadro clínico é semelhante às meningites bacterianas com sintomas como febre, cefaleia, rigidez de nuca, náuseas e vômitos. Meningites virais raramente estão associadas a alteração de consciência ou sinais de infecção sistêmica/sepse e, em geral, apresentam curso benigno, com resolução em até 14 dias. O tratamento consiste em sintomáticos e medidas de suporte, motivo pelo qual não é imperativa a identificação do agente específico em meningites virais.

Enterovírus

Representam de 40-95% dos casos com patógeno identificado[4,5]. Cerca de 100 sorotipos de enterovirus não pólio já foram identificados. Os mais comuns são: *Coxsackievirus*, *Echovirus* e *Parechovirus*. Quadro clínico: em 76 a 100% dos pacientes, a febre está presente e pode ter uma apresentação bifásica, inicialmente aparece como sintoma constitucional não específico desaparecendo para logo depois reaparecer com os sintomas meníngeos. Sintomas não específicos são comuns, e frequentemente aparecem em fase prodrômica ou no início da doença, e incluem vômito, anorexia, *rash*, diarreia, tosse, faringite ou outros sintomas de acometimento de vias aéreas superiores. Outro dado que pode auxiliar no diagnóstico é a presença de sintomas como exantemas, miopericardite, conjuntivite e síndromes enterovirais conhecidas como pleurodinia e herpangina e síndrome mão-pé-boca. A duração de uma meningite enteroviral é geralmente menor que 1 semana. Pacientes com meningite por enterovírus podem ter LCR com neutrofilia e eventualmente até mesmo hipoglicorraquia, a despeito do bom estado geral. O diagnóstico pode ser prontamente obtido através de RT-PCR, disponível em muitos serviços.

Caxumba

Em uma população não imunizada, meningite por caxumba é causa comum de meningite asséptica e encefalite. A meningite sintomática é estimada em 10 a 30% dos pacientes com caxumba e o acometimento do SNC pode ocorrer em paciente sem sintomas de parotidite. Os homens são acometidos 2,5 mais vezes que as mulheres e o pico de incidência ocorre entre 5 e 9 anos. Há casos relatados de meningite pós-vacinal.

Quadro clínico: geralmente se segue a um quadro de parotidite por 5 dias. Manifesta-se como meningite com febre, que usualmente é alta e dura de 72-96 h. A defervescência é acompanhada de melhora clínica e nos casos não complicados, a melhora total ocorre em 7-10 dias. As complicações relacionadas são encefalite, convulsão, polirradiculite, polineurite, paralisia de pares cranianos, mielite e síndrome de Guillain-Barré.

Investigação etiológica: O diagnóstico geralmente se baseia em ensaios de imunologia sérica, como fixação de complemento e hemaglutinação. O vírus da caxumba pode ser recuperado da saliva e da urina de praticamente todos os pacientes por até 2 semanas do início dos sintomas.

Vírus herpes-simples 1 e 2

O vírus herpes simples é o responsável por 0,5 a 3% de todos os casos de meningite asséptica e frequentemente causa também encefalite, sendo a causa mais importante de encefalite infecciosa no mundo. A meningite asséptica por HSV simples pode estar associada à infecção genital primária por HSV-2 sendo menos frequente nas reativações. O HSV-1 é menos relacionado à meningite.

Quadro clínico: meningite aguda sem outros achados. Especial atenção deve ser dada à presença de sinais focais ou crises convulsivas – enquanto as meningites por HSV têm curso benigno, meningoencefalites podem ter evolução catastrófica e requerem atenção especial. Na presença de convulsão, alucinações, diplopia, paralisia de pares cranianos, alteração do nível de consciência, assim como em pacientes com alteração típica de neuroimagem (lesões em hipocampos e ínsulas à neuroimagem), considerar a possibilidade de encefalite e tratar de acordo – monitoração em UTI e aciclovir precoce são fundamentais. A introdução do aciclovir no esquema terapêutico de meningoencefalite herpética aumentou a taxa de sobrevida dos pacientes de 50 para 80%, com grande impacto também sobre a funcionalidade dos sobreviventes[6].

Investigação etiológica: PCR para HSV 1/2 no LCR. Em meningoencefalite herpética, PCR realizado nos primeiros dias tem sensibilidade e especificidade > 95%[7].

Meningites bacterianas

Os principais agentes em adultos são: *Haemophilus influenzae, Neisseria menigitidis e Streptococcus pneumoniae* e respondem a mais de 80% dos casos nos EUA.

Quadro clínico: febre, cefaleia, meningismo, alteração de consciência geralmente sem sinais focais e toxemia/sepse. Paralisia de pares cranianos (especialmente III, IV, VI e VII) e sinais focais são vistos em 10-20% dos casos. Convulsões ocorrem em 30% dos pacientes. Papiledema é visto em menos de 5% na fase aguda e pode sugerir outros diagnósticos. Os idosos, principalmente aqueles com comorbidades, podem ter apresentação mais insidiosa com letargia, ausência de febre e sinais pobres de meningismo. Confusão mental é um achado muito frequente. O tratamento para cada agente identificado está descrito na Tabela 50.1.

Haemophilus influenzae

Previamente era isolado em 48-49% das meningites nos EUA, após a introdução da vacina a incidência caiu para os atuais 7% dos casos. Mais comumente isolado em crianças de até 9 anos, isolar esse organismo em indivíduos mais velhos sugere fator predisponente como sinusite, otite, epiglotite, pneumonia, diabetes melito, alcoolismo, esplenectomia, trauma de SNC ou fístula liquórica.

Neisseria meningitidis

Mais comum em crianças e adultos jovens e tem mortalidade de 3-13%. Meningococo dos grupos B, C e Y respondem pela maior parte dos casos endêmicos. Infecções do trato respiratório com vírus como influenza podem ter um papel na patogênese da doença meningocócica invasiva. Quadro clínico: pode apresentar-se como meningite aguda, meningococcemia ou ambas. Cerca de 50% dos pacientes apresentam *rash* proeminente, especialmente nas extremidades. Inicialmente é eritematoso e macular mas rapidamente fica petequial com coalescência na forma purpúrica. O *rash* é mais comum em pacientes com menos de 30 anos (81%) do que maiores de 30 (62%). Investigação etiológica: Deve-se solicitar no LCR o bacterioscópico que demonstra diplococos Gram-negativos, cultura com positividade que varia de 50-90% e, se disponível, látex e PCR. Além das hemoculturas, pode-se biopsiar as lesões cutâneas petequiais, caso estejam presentes, para cultura e Gram.

Streptococcus pneumoniae

Principal causa de meningite bacteriana em adultos, corresponde a cerca de 58% dos casos, com mortalidade variando de 18 a 26%. Frequentemente os pacientes têm foco contíguo ou à distância. É também causa comum de meningite em pacientes que tiveram fratura de base de crânio com fístula liquórica. Investigação etiológica: Deve-se solicitar no LCR o exame bacterioscópico, cultura aeróbia e látex para pneumococo. A coloração de Gram demonstra cocos Gram-positivos aos pares. Alguns serviços dispõem de PCR específico. Assim como nas meningites por meningococo e listeria, é comum a identificação do agente em hemocultura.

Lysteria monocytogenes

Causa prevalente de meningite principalmente em grupos de risco como idosos, gestantes, imunossuprimidos, usuários de corticoide. Quadro clinico e laboratorial assemelha-se ao de um típico de meningite aguda bacteriana, mas em algumas situações pode ter evolução mais insidiosa. Em alguns casos podem surgir sinais de acometimento do tronco cerebral como alteração de pares cranianos, diplopia, hemiparesia e ataxia cerebelar secundários a uma complicação rara que é a romboencefalite por listeria. Investigação etiológica: a confirmação pode ocorrer pelo Gram ou pela cultura de LCR ou sangue. O bacterioscópico no LCR evidencia bacilos Gram positivos somente em 24-50% dos casos. Pacientes com rombencefalite têm alteração de neuroimagem no tronco cerebral.

Uso de corticoides em meningites bacterianas

Meningites bacterianas podem estar associadas a intenso processo inflamatório que pode levar a complicações como hipertensão intracraniana, vasculite e alteração de nervos cranianos. A liberação de componentes da parede celular após o início do tratamento com antibióticos bactericidas contribui para a resposta inflamatória no espaço subaracnóideo. O tratamento precoce com corticoide adjuvante tem potencial de diminuir a frequência de sequelas neurológicas e mortalidade, principalmente em pacientes com meningite pneumocócica. Idealmente devem ser utilizados 20-30 minutos antes da primeira dose de antibiótico ou alternativamente, ao mesmo tempo. Introdução tardia, após as primeiras horas de tratamento, tem benefício incerto. A associação de corticoides é definitivamente benéfica em pacientes com doença por pneumococo, e costuma ser segura inicialmente em meningite por outros patógenos, sendo razoável utilizar em todos os casos até a identificação do agente.

Dose: dexametasona 0,15 mg/kg/dose (frequentemente se utiliza dose--padrão de 10 mg) EV 6/6 h por 4 dias[8] (Tabela 50.1).

Meningite subaguda/crônica

Quando a sintomatologia típica de meningite se desenvolve ao longo de muitas semanas a meses devem ser considerados os diagnósticos diferenciais de meningite crônica. Meningites crônicas compreendem um conjunto muito amplo de variadas patologias, incluindo doenças autoimunes, neoplasias sistêmicas, infecções fúngicas, por micobactérias e por espiroquetas, e estão além dos objetivos deste capítulo. No entanto, alguns patógenos podem levar ao desenvolvimento de meningite subaguda, com instalação em poucas semanas, e merecem atenção na abordagem diferencial de meningites agudas.

Neurotuberculose

Causa frequente de meningite subaguda e crônica no Brasil, deve ser considerada inclusive em pacientes imunocompetentes. Quadro clínico: na fase inicial é indolente e apresenta-se sindromicamente como meningite, com cefaleia, febre, astenia; sem tratamento pode ter maior acometimento de parênquima com sinais clínicos de encefalite, com rebaixamento de nível de consciência e eventualmente, coma. Devido à hidrocefalia e meningite de base de crânio pode haver comprometimento de nervos cranianos, em particular os nervos VI, VII e VIII. Em cerca de 50% dos pacientes, pode haver também alteração de radiografia de tórax; por isso, a investigação de tuberculose pulmonar deve ser realizada nesses pacientes.

Exames de imagem: Os três achados mais comuns na neurotuberculose são hidrocefalia, realce meníngeo pelo meio de contraste (particularmente na base do crânio) e infartos do parênquima cerebral. Outros achados compatíveis com o diagnóstico são: granulomas e calcificações.

Investigação específica: solicitar no LCR o PBAAR, cultura para micobactéria e PCR. PBAAR e cultura têm sensibilidade de 10-60% e 40-60% respectivamente, e aumentam com o volume da amostra coletada, que deve ser de pelo menos 3-5 mL O PCR utiliza técnica de biologia molecular e tem sensibilidade mais alta, mas variável, e geralmente próxima a 50%. Frequentemente, não há a confirmação diagnóstica, e o tratamento empírico deve ser considerado nos casos de meningite crônica ou subaguda com clínica e alterações liquóricas compatíveis e ausência de outro diagnóstico no Brasil. Tratamento: o proposto pelo ministério da saúde é dividido em duas fases:

- o 1ª fase: rifampicina + isoniazida + pirazinamida + etambutol (150/75/400/275) – 4 comprimidos (em maiores de 50 kg) VO 1× dia por 2 meses.

- o 2ª fase: rifampicina + isoniazida (150/75) – 4 comprimidos 1× dia 7 meses. Deve-se também utilizar corticoide como adjuvante, as opções são: Prednisona 1-2 mg/kg/dia (dose máxima: 60 mg/kg/dia) VO por 4 semanas. Dexametasona 0,3 a 0,4 mg/kg/dia IV por 4 a 8 semanas nos casos mais graves (alteração de consciência, hidrocefalia, infarto cerebral)[9].

Neurossífilis

O *Treponema pallidum* é uma espiroqueta com grande trofismo pelo sistema nervoso central, podendo levar a várias síndromes neurológicas distintas. As manifestações neurológicas podem ocorrer em qualquer fase da infecção e são classicamente divididas em cinco grupos: assintomático, meningite sifilítica, sífilis meningovascular, *tabes dorsalis* e paresia general. Formas atípicas, como encefalite límbica, com alteração de consciência, psicose e convulsões, também têm sido descritas cada vez mais frequentemente. As formas meníngea e meningovascular costumam ter apresentação aguda/subaguda, podendo ocorrer inclusive durante a fase secundária da doença, e são importantes no departamento de emergência. -Meningite sifilítica: pode ocorrer a qualquer momento após o contágio, mas é mais comum no primeiro ano de infecção. Embora o quadro clinico e as alterações liquóricas se assemelhem ao de uma meningite viral, o curso de instalação mais insidioso ao longo de dias a semanas, a associação com paralisia de nervos cranianos (paralisia facial, neurite óptica) e sinais sistêmicos como *rash* típico podem sugerir neurossífilis. -Sífilis meningovascular: complicação tardia que usualmente ocorre em 2-10 anos após a infecção, mas por vezes mais precocemente. Muitos pacientes apresentam sintomas prodrômicos por semanas a meses, com cefaleia, náuseas e vômitos. Menos da metade apresenta febre, cerca de 45% têm paralisia de nervos cranianos (mais comuns: VII e VIII) e 17% têm convulsão. Pode haver evolução para AVC isquêmico devido a endarterite e inflamação perivascular causadas pela doença. Com muitos casos, há alterações liquóricas compatíveis com meningite asséptica. *-Tabes dorsalis* e paralisia geral correspondem a formas crônicas da doença, e se caracterizam por disfunção medular ou cerebral progressivas ao longo de muitos anos. Neurossífilis é particularmente comum em pacientes infectados pelo HIV em função da epidemiologia comum e de características imunológicas associadas. Investigação etiológica. Não há nenhum exame considerado padrão-ouro para o diagnóstico de neurossífilis. Na suspeita, deve-se sempre solicitar teste treponêmico (ELISA, hemaglutinação, FTA-ABS) e não treponêmico (geralmente VDRL) no soro e no LCR. Testes treponêmicos têm alta sensibilidade no soro e no LCR, e um teste treponêmico negativo em qualquer material geralmente exclui o diagnóstico de neurossífilis.

A positividade do VDRL no LCR geralmente confirma o diagnóstico, mas a sua sensibilidade é baixa e varia de 50 a 57%.

Como regra geral, considerar a possibilidade de neurossífilis:

o Em todos os pacientes com VDRL + no LCR.

o Em pacientes com teste treponêmico + no soro e LCR e pleocitose liquórica, independentemente do VDRL no LCR[10].

Como regra geral, pacientes com neurossífilis devem receber tratamento com penicilina cristalina endovenosa. Em caso de indisponibilidade de penicilina, ceftriaxone é uma alternativa (Tabela 50.1).

Meningites e encefalites em imunocompetentes são doenças complexas e potencialmente graves, frequentemente de difícil manejo. Uma abordagem inicial genérica, sistematizada, seguida de ajustes após a identificação de agentes específicos, permite uma condução segura na maioria dos casos.

⬤ LEITURA SUGERIDA

1. van de Beek D, de Gans J, Spanjaard L, Weisfelt M, Reitsma JB, Vermeulen M. Clinical features and prognostic factors in adults with bacterial meningitis. N. Engl. J. Med. 2004;351:1849-1859.

2. Coyle PK. Overview of acute and chronic meningitis. Neurol. Clin. 1999;17:691-710.

3. Whitley RJ. Viral encephalitis. N. Engl. J. Med. 1990;323:242-250.

4. Lee BE, Chawla R, Langley JM, et al. Paediatric Investigators Collaborative Network on Infections in Canada (PICNIC) study of aseptic meningitis. BMC Infect. Dis. 2006;6:68.

5. Kupila L, Vuorinen T, Vainionpää R, Hukkanen V, Marttila RJ, Kotilainen P. Etiology of aseptic meningitis and encephalitis in an adult population. Neurology. 2006;66:75-80.

6. Whitley RJ, Alford CA, Hirsch MS, et al. Vidarabine versus acyclovir therapy in herpes simplex encephalitis. N. Engl. J. Med. 1986;314:144-149.

7. Lakeman FD, Whitley RJ. Diagnosis of herpes simplex encephalitis: application of polymerase chain reaction to cerebrospinal fluid from brain-biopsied patients and correlation with disease. National Institute of Allergy and Infectious Diseases Collaborative Antiviral Study Group. J. Infect. Dis. 1995;171:857-863.

8. Brouwer MC, McIntyre P, Prasad K, van de Beek D. Corticosteroids for acute bacterial meningitis. Cochrane Database Syst. Rev. 2015;CD004405.

9. Ministério da Saúde. Secretaria de Vigilância em Saúde. Departamento de Vigilância Epidemiológica. Manual de recomendações para o controle da tuberculose no Brasil. Ministério da Saúde. Secretaria de Vigilância em Saúde. Departamento de Vigilância Epidemiológica, 2011.

10. Marra CM. Neurosyphilis. Contin. Minneap. Minn. 2015; 21:1714-1728.

Capítulo 51

Endocardite Infecciosa

Alexandra Régia Dantas Brígido
Rinaldo Focaccia Siciliano

● DEFINIÇÃO E PATOGÊNESE

A endocardite infecciosa (EI) é uma doença caracterizada pela infecção da superfície endotelial do coração, sendo as valvas cardíacas as estruturas mais comumente afetadas, embora também possa acometer o endocárdio mural, as cordoalhas tendíneas, um defeito septal ou um dispositivo protético intracardíaco. Sua lesão característica é a vegetação, uma massa amorfa composta de plaquetas, fibrina, células inflamatórias e microrganismos, que pode desprender êmbolos sépticos para órgãos à distância.

As valvas íntegras são naturalmente resistentes à colonização e à infecção. Entretanto, lesões do endotélio valvar levam à exposição da matriz extracelular e à produção de fatores tissulares, facilitando a agregação dos patógenos causadores da EI, especialmente as bactérias Gram-positivas. A exposição e a resposta imune do hospedeiro também são determinantes no processo infeccioso, principalmente quando há acometimento por microrganismos intracelulares, como *C. burnetii, Bartonella* spp, ou *T. Whipplei*.

●❯ Epidemiologia

Desde a sua primeira descrição por William Osler em 1885, o perfil epidemiológico dos pacientes acometidos por EI modificou-se significativamente. Embora a incidência anual tenha permanecido estável nas últimas décadas, em torno de três a sete por 100.000 pessoas-ano, houve um aumento da incidência de EI causada por *Staphylococcus aureus*, sendo este o agente etiológico mais prevalente em países desenvolvidos e também em algumas séries brasileiras, superando o *Streptococcus* spp do grupo viridans, historicamente associado à EI. Esta mudança está associada à crescente importância dos cuidados de saúde como fator de risco para a infecção, contabilizando mais de um terço dos casos nos Estados Unidos, mas também à redução da prevalência de doença cardíaca reumática, que atualmente é responsável por menos de 10% dos casos em países desenvolvidos. Em relação ao sexo, a EI segue sendo mais prevalente em homens do que mulheres (2:1), porém houve um aumento da idade média dos pacientes, com mais de 50% dos casos acometendo pacientes com idade superior a 60 anos.

Por outro lado, a despeito da mudança do perfil dos pacientes e dos avanços no diagnóstico e no tratamento desta patologia, a EI continua sendo associada a altas taxas de morbidade e mortalidade. Em estudos contemporâneos realizados em países desenvolvidos, a mortalidade intra-hospitalar por EI variou de 15 a 22%, de modo que a EI figura entre as quatro principais infecções potencialmente fatais, depois de sepse, pneumonia e abscesso intra-abdominal.

■■) Etiologia

Em uma grande coorte com 2.781 pacientes, a distribuição de agentes patogênicos foi a seguinte: *Staphylococcus aureus*, 31%; estreptococos do grupo *viridans*, 17%; enterococos, 11%; estafilococos coagulase-negativos, 11%; *Streptococcus gallolyticus* (*S. bovis*), 7%; outros estreptococos, 5%; bactérias Gram-negativas não-HACEK, 2%; fungos, 2% – principalmente *Candida* spp; HACEK, 2% – *Haemophilus aphrophilus* (posteriormente chamado *Aggregatibacter aphrophilus* e *Aggregatibacter paraphrophilus*), *Actinobacillus actinomycetemcomitans* (posteriormente chamado *Aggregatibacter actinomycetemcomitans*), *Cardiobacterium hominis, Eikenella corrodens* e *Kingella kingae*. Os demais casos incluíram EI com culturas negativas (8%), EI polimicrobiana (1%) e outros microrganismos (3%).

A despeito dessa distribuição geral, alguns agentes etiológicos mostram-se mais prevalentes a depender do fator de risco relacionado à infecção. O *Streptococcus gallolyticus* é oriundo do intestino e está frequentemente associado a pólipos ou câncer de cólon. A EI que acomete usuários de drogas intravenosas, especialmente quando envolve a valva tricúspide, é comumente causada por *S. aureus* (por vezes, por cepa resistente à oxacilina). A EI de valva nativa relacionada aos cuidados de saúde, que acomete indivíduos que receberam tais cuidados nos 90 dias que antecederam o quadro, está mais associada ao *S. Aureus*, estafilococos coagulase negativos e enterococos. A EI de valva protética que se desenvolve nos primeiros 2 meses após a cirurgia é resultado de contaminação intraoperatória ou complicação pós-operatória bacteriana e é tipicamente causada por estafilococos coagulase negativos, *S. aureus*, bacilos Gram-negativos ou fungos. Por outro lado, quando ocorre 2-12 meses após a cirurgia, geralmente, representa infecção nosocomial de início tardio e, após 1 ano, tem a mesma distribuição de EI de valva nativa adquirida na comunidade.

■■) Diagnóstico

O diagnóstico da EI é geralmente baseado em achados clínicos, microbiológicos e ecocardiográficos. As manifestações clínicas na EI são variáveis e a depender do patógeno envolvido, da valva afetada e de sua natureza – nativa ou protética, da situação imunológica do paciente, dentre outros fatores – pode ter um curso agudo ou subagudo.

A EI aguda está associada a agentes mais virulentos, como o *S. aureus*, estreptococos do grupo A e pneumococos. Tem curto período de incubação e, em geral, apresenta-se com quadro de febre alta associada a calafrios de evolução < 6 semanas, podendo evoluir precocemente com sinais e sintomas de insuficiência cardíaca (IC) e/ou produzidos por embolias sépticas.

A forma subaguda, por sua vez, está relacionada a agentes menos virulentos, como estreptococos do grupo viridans, enterococos, estafilococos coagulase-negativa ou grupo HACEK, e tem um curso mais insidioso marcado por febre e sintomas gerais com duração > 6 semanas, sendo diagnosticada em muitos casos devido às manifestações clínicas produzidas pelas embolias sépticas.

A febre está presente em até 80% casos de EI e pode ser acompanhada por outros sintomas constitucionais como calafrios, perda de peso, mialgias e artralgias. Dentre as manifestações cardíacas, o sopro cardíaco (particularmente, surgimento de novo sopro ou piora de um preexistente) é a mais prevalente e está presente em até 85% dos pacientes com EI aguda de valva nativa. Dentre as manifestações não cardíacas, embolias arteriais ocorrem em até 50% dos casos e podem preceder o diagnóstico de EI, acometendo mais frequentemente os rins (30 a 50%), o baço (44%), o cérebro (30%), o próprio coração (60%) e as extremidades (50 a 60%). O risco de embolização aumenta quando o agente da EI é o *S. aureus*, em vegetações > 10 mm de diâmetro e/ou em infecção que envolve a valva mitral (especialmente o folheto anterior).

Os achados laboratoriais são pouco específicos. Marcadores inflamatórios como PCR e VHS costumam estar elevados e, em alguns casos, pode haver anemia, leucocitose, plaquetopenia, complemento baixo, positividade do fator reumatoide e, raramente, VDRL falso-positivo. Há alta positividade de complexos imunes circulantes e, quando ocorre depósito de imunocomplexos na membrana basal glomerular, a análise da urina pode demonstrar hematúria microscópica, proteinúria, piúria e cilindros hemáticos, sugerindo glomerulonefrite, com ou sem lesão renal aguda.

A positividade das hemoculturas é fundamental para o diagnóstico etiológico e a otimização do tratamento da EI. A taxa de hemoculturas negativas varia de 5 a 31% e pode ser minimizada com a realização de coleta adequada, antes do início da terapia antimicrobiana, uma vez que a administração de antibióticos reduz em 35 a 40% a chance de isolar a bactéria. Alguns microrganismos associados à EI de culturas negativas podem ser identificados por sorologia ou reação em cadeia da polimerase (PCR), tais como *Coxiella burnetii, Bartonella* spp, *Chlamydia* spp, *Legionella* spp, *Mycoplasma* spp, *Brucella* spp e *Aspergillus* spp.

O ecocardiograma transtorácico (ETT) é o exame de imagem inicial de escolha diante da suspeita de EI. O ETT tem sensibilidade de 75% e especificidade > 90% para detectar vegetações em pacientes com suspeita de EI de valva nativa, enquanto o ecocardiograma transesofágico (ETE) tem sensibilidade de 90%. Em valvas protéticas, no entanto, a sensibilidade do ETT é menor (36-69%) e, por isso, geralmente o ETE é necessário, sendo a escolha para EI associada a dispositivos cardíacos.

O ETE deve ser prontamente realizado em pacientes com imagem positiva para EI que tem alto risco para complicações (vegetações grandes e/ou móveis, insuficiência valvar, imagem sugestiva de extensão perivalvar, ou disfunção ventricular secundária) ou com imagem negativa se houver inicialmente alta suspeita clínica de EI (valva protética, defeitos cardíacos congênitos, EI prévia, novo sopro, IC ou outro estigma de EI) ou caso haja aumento da suspeição deste diagnóstico durante o curso clínico. Se o ETE for negativo e persistir alta suspeita clínica sem diagnóstico definido de EI, recomenda-se a repetição do ETE em 3 a 5 dias.

Aliando achados clínicos e resultados de exames complementares, os critérios de Duke modificados (Tabela 51.1) constituem uma ferramenta com boa sensibilidade e especificidade para diagnóstico de EI, tendo também boa correlação (72-90%) quando comparado com a avaliação clínica de especialistas de acordo com estudo retrospectivo realizado. Contudo, devem sempre ser somados ao julgamento clínico visando estabelecer corretamente o diagnóstico desta patologia de alta morbimortalidade.

A EI é definida quando são preenchidos critérios patológicos – microrganismos isolados em cultura ou demonstrados em análise histológica de uma vegetação, um êmbolo séptico ou um abscesso intracardíaco; ou EI ativa na análise histológica de uma vegetação ou um abscesso intracardíaco – ou de acordo com os critérios de Duke modificados, na presença de dois critérios maiores, um maior e três menores, ou cinco menores. A EI é considerada possível quando são preenchidos um critério maior e um menor ou três menores e, deve ser rejeitada quando é confirmado um diagnóstico alternativo, se ocorrer resolução dos sintomas sugestivos de EI com antibioticoterapia de duração ≤ 4 dias ou se não fechar critérios para EI possível.

▄▄▶ Tratamento

O tratamento da EI deve ser iniciado imediatamente em pacientes que apresentam quadro agudo de EI, especialmente quando há rápida deterioração clínica (sepse, disfunção valvar grave ou complicações associadas). Três pares de hemoculturas devem ser coletados em intervalos de 30 minutos, antes do início da antibioticoterapia empírica (Tabela 51.2), que deverá ser posteriormente guiada de acordo com o resultado destas (Tabela 51.3). Por outro lado, pacientes com EI subaguda que estão clinicamente estáveis devem aguardar até o estabelecimento do diagnóstico etiológico, embora a terapia empírica também se justifique nos casos que apresentam vegetação no ecocardiograma e hemoculturas persistentemente negativas.

Tabela 51.1
Critérios de Duke Modificados para Diagnóstico de EI

Critérios maiores

1. Hemocultura positiva
- Microrganismo típico de EI em duas hemoculturas separadas:
- Estreptococos do grupo *viridans*, *Streptococcus gallolyticus (bovis)*, grupo HACEK, *Staphylococcus aureus*; ou
- Enterococos adquiridos na comunidade na ausência de um foco primário;
- Hemoculturas persistentemente positivas, definidas pelo isolamento de um microrganismo condizente com EI a partir de:
- No mínimo duas hemoculturas positivas com mais de 12 horas de intervalo; ou
- Todas de três, ou a maior parte de quatro ou mais hemoculturas separadas, sendo a primeira e a última coletadas com pelo menos 1 h de intervalo;
- Uma única hemocultura positiva para *Coxiella burnetti*, ou anticorpos IgG para fase I em títulos $\geq$ 1:800.

2. Evidência de envolvimento endocárdico[1]
- Ecocardiograma positivo:
- Massa intracardíaca oscilante sobre a valva ou sobre as estruturas de suporte, ou no trajeto de jatos regurgitantes, ou sobre material implantado na ausência de uma explicação anatômica alternativa; ou
- Abscesso; ou
- Uma nova deiscência em uma valva protética ou nova regurgitação valvar

Critérios menores

1. Predisposição: condição cardíaca predisponente ou uso de drogas injetáveis

2. Febre: temperatura > 38°C

3. Fenômenos vasculares: grandes êmbolos arteriais, infartos sépticos pulmonares, aneurisma micótico, hemorragia intracraniana, hemorragias conjuntivais, lesões de Janeway

4. Fenômenos imunológicos: glomerulonefrites, nódulos de Osler, manchas de Roth, fator reumatoide

5. Evidências microbiológicas: hemocultura positiva que não satisfaz um dos critérios maiores, ou evidências sorológicas de infecção ativa por um organismo condizente com EI

[1]O Guideline Europeu de 2015 inclui novos métodos de imagem para firmar envolvimento endocárdico dentre os critérios maiores, a saber: atividade anormal em sítio de implantação da valva protética detectada por PET-CT (se a prótese foi implantada a mais de 3 meses) ou por leucócitos radiomarcados na SPECT/CT; ou lesões paravalvulares definidas por TC cardíaca.

A escolha do tratamento empírico depende de vários fatores, sendo importante questionar se o paciente recebeu antibioticoterapia anterior, se a infecção afeta uma valva nativa ou protética, e em caso de acometimento de prótese valvar, é relevante também avaliar quando a cirurgia foi realizada para caracterizar como EI precoce ou tardia. A definição do local da infecção (comunitária, nosocomial ou associada a cuidados de saúde) e o conhecimento da epidemiologia local, especialmente quanto à resistência a antibióticos e patógenos específicos associados a culturas negativas, também são fundamentais na escolha do esquema antimicrobiano inicial.

Tabela 51.2

Regimes de Antibióticos Propostos para o Tratamento Empírico Inicial em Pacientes com EI Aguda (Antes da Identificação do Patógeno)

Antibiótico	Dose/posologia	Observações
EI precoce de valva nativa adquirida na comunidade ou EI de valva protética tardia (≥ 12 meses após a cirurgia)		
Ampicilina + Oxacilina + Gentamicina[1]	12 g/dia, IV em 4-6 doses + 12 g/dia, IV em 4-6 doses + 3 mg/kg/dia IV ou IM em 1 dose	Infectologista deverá ser consultado em caso de hemoculturas negativas[2]
Vancomicina[3] + Gentamicina	30 mg/kg/dia, IV em 2 doses + 3 mg/kg/dia IV ou IM em 1 dose	Regime para pacientes alérgicos à penicilina
EI precoce de valva protética precoce (< 12 meses após a cirurgia) ou EI nosocomial ou EI associada a cuidados de saúde		
Vancomicina + Gentamicina + Rifampicina	30 mg/kg/dia IV em 2 doses + 3 mg/kg/dia IV ou IM em 1 dose + 900-1.200 mg IV ou VO em 2-3 doses	Rifampicina é recomendada apenas para EI de valva protética e deve ser iniciada 3-5 dias após suspensão da vancomicina e da gentamicina orientada por especialistas

[1] Função renal e concentração sérica de gentamicina devem ser monitoradas uma vez na semana. Quando a dose for única, a concentração pré-dose deve ser < 1 mg/L e pós-dose (pico: 1 hora após administração) aproximadamente 10-12 mg/L.

[2] Se as hemoculturas forem negativas e não houver resposta clínica ao esquema empírico, considerar realizar outras técnicas diagnósticas (por exemplo, sorologias, PCR) e ampliar esquema antimicrobiano (doxiciclina, quinolonas).

[3] A concentração sérica de vancomicina deve atingir 25-30 mg/L nas pré-doses.

Tabela 51.3
Esquemas de Tratamento para EI Propostos
de acordo com o Patógeno Identificado

Valva nativa	Valva protética
S. viridans, S. gallolyticus (S. bovis) e outros estreptococos sensíveis à penicilina (MIC ≤ 0,125 mg/L)	
• Tratamento-padrão: penicilina G 12-18 milhões U/dia IV em 6 doses, por 4 semanas OU ceftriaxona 2 g/dia IV, por 4 semanas • Alergia a betalactâmicos: vancomicina 30 mg/kg/dia IV em 2 doses (máximo de 2 g/dia), por 4 semanas • Tratamento curto[1]: penicilina 2 a 3 milhões UI IV em 6 doses + gentamicina 3 mg/kg/dia IV em 1 dose, por 2 semanas	• Antibioticoterapia deverá ser estendida por 6 semanas
S. viridans, S. gallolyticus (S. bovis) e outros estreptococos resistentes à penicilina (MIC > 0,125 mg/L)	
• Moderadamente resistente (MIC 0,125-2 mg/L) - 1ª escolha: penicilina G 24 milhões U/dia IV em 6 doses OU ceftriaxona 2 g/dia IV, por 4 semanas + gentamicina 3 mg/kg/dia IV em 1 dose, por 2 semanas • Resistente (MIC ≥ 4 mg/L): ceftriaxona 2 g/dia IV, por 6 semanas + gentamicina 3 mg/kg/dia IV em 1 dose, por 2 semanas • Alergia a betalactâmicos: vancomicina 30 mg/kg/dia IV em 2 doses (máximo de 2 g/dia), por 4-6 semanas[2] + gentamicina 3 mg/kg/dia IV em 1 dose, por 2 semanas	• Antibioticoterapia deverá ser estendida por 6 semanas, exceto nos moderadamente resistentes, quando a gentamicina poderá ser realizada por 2 semanas
Enterococos[3]	
• Tratamento-padrão: ampicilina 12 g/dia IV em 6 doses ou penicilina G 18–30 milhões U/dia IV em 6 doses, por 4-6 semanas + gentamicina, por 4-6 semanas • Alternativa com duplo betalactâmico: ampiclina 12 g/dia IV em 6 doses + ceftriaxona 4 g/dia IV em 2 doses, por 6 semanas • Alergia a betalactâmicos: vancomicina 30 mg/kg/dia IV em 2 doses + gentamicina 3 mg/kg/dia IV em 1-3 doses, por 6 semanas • Resistente a penicilina, gentamicina e vancomicina: daptomicina 10-12 mg/kg/dia IV ou Linezolida 1.200 mg IV ou VO em 2 doses, por > 6 semanas	• Antibioticoterapia deverá ser estendida por 6 semanas

Continua...

Tabela 51.3 *(continuação)*
Esquemas de Tratamento para EI Propostos
de acordo com o Patógeno Identificado

Valva nativa	Valva protética
Estafilococos[4]	
• Oxa-S: oxacilina 12 g/dia IV em 4-6 doses, por 4-6 semanas[5] • Alergia à penicilina com reações não anafiláticas e EI Oxa-S: cefazolina 6 g/dia IV em 3 doses, por 6 semanas • Oxa-R ou alérgicos a penicilina: vancomicina 30 mg/kg/dia em 2 doses, por 4-6 semanas	• Oxa-S: oxacilina 12 g/dia IV em 4-6 doses, por ≥ 6 semanas + rifampicina 900-1.200 mg/dia IV ou VO em 2-3 doses, por ≥ 6 semanas + gentamicina 3 mg/kg/dia em 1-2 doses, por 2 semanas • Oxa-R ou alergia a penicilina: pode ser mantido o esquema acima, substituindo a oxacilina por vancomicina 30 mg/kg/dia em 2 doses, por ≥ 6 semanas • Alergia a penicilina com reações não anafilactoides e EI Oxa-S: cefazolina também é alternativa
Grupo HACEK	
• Tratamento-padrão: ceftriaxona 2 g/dia IV, por 4 semanas • Alternativa: ampicilina 12 g/dia IV em 4-6 doses + gentamicina 3 mg/kg/dia em 2-3 doses, por 4-6 semanas.	• Antibioticoterapia deverá ser estendida por 6 semanas

MIC: do inglês, *minimum inhibitory concentration* (concentração inibitória mínima); IV: Intravenoso; IM: Intramuscular; VO: Via oral. Oxa-S: Sensível a oxacilina; Oxa-R: Resistente a oxacilina.

[1] O tratamento curto só é possível em EI de valva nativa não complicada com função renal normal.

[2] Tratamento por 6 semanas deverá ser realizado para os resistentes à penicilina.

[3] Terapia com dupla betalactâmico não é efetiva contra *E. faecium* e deve durar sempre 6 semanas. A antibioticoterapia também deverá durar 6 semanas se o tempo dos sintomas for > 3 meses.

[4] Daptomicina 10 mg/kg/dia IV é superior à vancomicina para Oxa-S ou Oxa-R com MIC de vancomicina >1 mg/L.

[5] Pode ser mais curto em usuários de droga IV com EI de coração direito.

Nos casos de EI fúngica, em geral, está indicado tratamento combinado clínico-cirúrgico. Para EI por *Candida* spp., Anfotericina B lipossomal com ou sem flucitosina – droga sinérgica liberada pela ANVISA para importação, porém indisponível no Brasil – ou uma equinocandina em doses elevadas estão indicadas. Para EI por *Aspergillus* spp., voriconazol é a droga de escolha, associada ou não a uma equinocandina ou a anfotericina B. A terapia antifúngica deve ser mantida por pelo menos 6 semanas e, após este esquema inicial, é recomendada a realização de terapia supressiva oral de longo prazo com azóis – fluconazol para *Candida* spp. ou voriconazol para *Aspergillus* spp., que pode ser vitalícia para os pacientes que não podem ser submetidos à ressecção cirúrgica da valva afetada ou com EI de prótese valvar.

A cirurgia precoce, ou seja, durante a hospitalização inicial e antes da conclusão de um ciclo completo de antibióticos, está indicada em pacientes com EI de valva nativa do lado esquerdo ou EI de valva protética e uma ou mais das seguintes características: disfunção valvar produzindo sintomas ou sinais de IC; infecção por patógenos de difícil tratamento, como fungos ou outros organismos altamente resistentes (p. ex.:, enterococos resistentes à vancomicina ou bacilos Gram-negativos multirresistentes); extensão da infecção com desenvolvimento de abscesso anular ou aórtico, lesão destrutiva penetrante e/ou bloqueio cardíaco; infecção persistente (caracterizada por bacteremia persistente ou febre com duração > 5-7 dias, desde que tenham sido excluídos outros sítios de infecção e causas de febre) após o início da antibioticoterapia adequada; recorrência de EI em valva protética.

Cirurgia precoce também está indicada para os pacientes que apresentam embolia recorrente e vegetações persistentes ou que aumentam de tamanho apesar da antibioticoterapia adequada; pacientes com vegetações móveis > 10 mm, especialmente quando envolvendo o folheto anterior da valva mitral e associada a outras indicações relativas à cirurgia. O tratamento cirúrgico na EI de valva nativa do lado direito deve ser considerado em pacientes que evoluem com complicações, sendo preferível realizar reparo valvar em detrimento de substituição por prótese, mas deve ser evitado em usuários de drogas endovenosas.

Nos casos com hemoculturas positivas, devem ser obtidas novas amostras de hemoculturas a cada 24-48 horas, sendo contado o tempo de tratamento a partir da negativação das mesmas. Pacientes submetidos a cirurgia valvar, com cultura do tecido valvar ressecado positiva ou relato de abscesso perivalvular, devem ter o tempo de tratamento contado após a realização do ato cirúrgico. Em contrapartida, se o tecido ressecado tiver cultura negativa, o tempo de antibioticoterapia antes da cirurgia poderá ser incluído no tempo total de tratamento.

■❚▶ Profilaxia

A profilaxia de EI está indicada nos pacientes de alto risco para desenvolver esta doença: portadores de próteses valvares (mecânicas ou biológicas); ou que foram submetidos a reparo valvar com uso de material protético, incluindo implante valvar transcateter; ou com história prévia de EI; ou portadores de cardiopatias congênitas (todas as cianóticas ou qualquer cardiopatia que tenha sido submetida a reparo com material protético, implantado cirurgicamente ou por técnicas percutâneas, até 6 meses após o procedimento ou por toda a vida se houver *shunt* residual ou permanecer regurgitação valvar).

A antibioticoprofilaxia deve ser considerada apenas em procedimentos odontológicos que envolvem manipulação da gengiva ou região periapical dos dentes ou com perfuração de mucosa oral (incluindo a implantação de canais). Desta forma, não é recomendada para injeções de anestesia local em tecidos não contaminados, remoção de suturas, fixação ou ajustes de próteses ortodônticas removíveis ou aparelhos ortodônticos. Quando indicada, o esquema de escolha é amoxicilina ou ampicilina 2 g VO ou IV, em dose única, 30 a 60 minutos antes do procedimento. Para alérgicos a penicilinas, está recomendado o uso de clindamicina 600 mg VO.

Com relação à manipulação dos tratos respiratório, gastrointestinal e urogenital e de pele e partes moles, a profilaxia para EI deve ser considerada somente quando for realizado procedimento invasivo na vigência de infecção estabelecida (p. ex.:, drenagem de abscesso) ou se há indicação de antibioticoterapia pelo procedimento cirúrgico ou por sepse associada.

■ LEITURA SUGERIDA

1. Baddour LM, Wilson WR, Bayer AS, Vance G, Fowler Jr VG, Tleyjeh IM, et al. Infective Endocarditis in adults: diagnosis, antimicrobial therapy, and management of complications. A scientific statement for healthcare professionals from the American Heart Association. Circulation. 2015;132(15):1435-86.
2. Cahill TJ, Prendergast BD. Infective endocarditis. Lancet. 2016;387(10021):882-893.
3. Habib G, Lancellotti P, Antunes MJ, et al. 2015 ESC Guidelines for the management of infective endocarditis: The Task Force for the Management of Infective Endocarditis of the European Society of Cardiology (ESC). Endorsed by: European Association for Cardio-Thoracic Surgery (EACTS), the European Association of Nuclear Medicine (EANM). Eur Heart J. 2015;36:3075-3128.
4. Hill EE, Herijgers P, Claus P, et al. Infective endocarditis: changing epidemiology and predictors of 6-month mortality: a prospective cohort study. Eur Heart J. 2007;28:196.
5. Hoen B, Duval X. Infective endocarditis. N Engl J Med. 2013;369:785.
6. Kasper DL, Fauci AS, Hauser SL, Longo DL, Jameson JL, Loscalzo J. Harrison's Manual of Medicine: 19th edition. Mc Graw Hill; 2016.
7. Murdoch DR, Corey GR, Hoen B, et al. Clinical presentation, etiology, and outcome of infective endocarditis in the 21st century: the International Collaboration on Endocarditis-Prospective Cohort Study. Arch Intern Med. 2009;169:463.
8. Thuny F, Grisoli D, Collart F, Habib G, Raoult D. Management of infective endocarditis: challenges and perspectives. Lancet. 2012;379:965-975.

Capítulo 52

Infecção no Paciente com HIV/Aids

Victor Bertollo Gomes Porto
Walton Tedesco
Alvaro Furtado Costa

■ INTRODUÇÃO

Com a introdução da terapia antirretroviral (TARV) a incidência de doenças oportunistas associadas à infecção pelo vírus da imunodeficiência humana (HIV) reduziu significativamente no mundo, principalmente nos países em que o acesso à terapia atingiu cobertura significativa. No entanto, pacientes que não estejam em uso de TARV adequada, seja por adesão inadequada, falha virológica ou mesmo diagnóstico tardio da infecção pelo HIV ainda constituem uma população com risco de evolução para síndrome da imunodeficiência adquirida (Aids). Muitas vezes o pronto-socorro é o primeiro local em que esses pacientes chegam com doenças oportunistas e complicações relacionadas com a ausência de TARV efetiva. Um atraso no diagnóstico e um manejo inadequado podem levar a grandes complicações e altas taxas de morbimortalidade. No Brasil, após uma redução na mortalidade pelo HIV a partir de 1996, as taxas se estabilizaram nos últimos 10 anos. A incidência de Aids, apesar de ter permanecido estável no país, com redução nas regiões Sul e Sudeste, continua a aumentar em outras regiões, principalmente Norte e Nordeste. Vale ressaltar ainda o aumento na taxa de detecção de casos entre homens, jovens (15-24 anos) e maiores de 60 anos.[1,2]

■▷ Sintomas Clínicos da Síndrome da Imunodeficiência Adquirida (Aids)

Os sintomas associados à Aids são bastante diversos, entre eles destacam-se: diarreia crônica, candidíase oral, leucoplasia pilosa, perda ponderal não intencional, febre persistente, poliadenopatia persistente, herpes recorrente, varicela zóster, tuberculose, pneumonia recorrente, manifestações neurológicas, infecções oportunistas, entre outros.[3]

◼▶ Populações-chave

Qualquer pessoa pode adquirir o vírus HIV se apresentar exposição de risco, no entanto alguns grupos possuem maior vulnerabilidade para a aquisição da infecção e são definidos como populações-chave pela organização mundial da saúde. São eles: homens que fazem sexo com homens, usuário de drogas injetáveis, pessoas com privação de liberdade, profissionais do sexo e pessoas transgêneras.[4] É importante sempre na abordagem inicial em pronto-socorro avaliar a presença desses comportamentos de risco e oferecer o teste diagnóstico.

◼▶ Diagnóstico

O diagnóstico do HIV deverá ser feito sempre com um exame de triagem e um confirmatório, sendo o exame de triagem o mais sensível. O teste rápido pode ser realizado em pronto-socorro de maneira rápida e acessível, sendo que dois testes rápidos positivos de fabricantes diferentes confirmam o diagnóstico de HIV. [5]

◼▶ Avaliando o Estágio de Imunossupressão e o Risco de Doenças Oportunistas

Na avaliação inicial, deve-se tentar determinar o grau de imunossupressão do paciente tendo em vista que diferentes estágios de imunossupressão determinam risco para diferentes infecções oportunistas. Marcadores laboratoriais como contagem de CD4, relação CD4/CD8 e porcentagem de CD4 são os melhores marcadores disponíveis atualmente, e devem ser solicitados no momento do diagnóstico da infecção. No entanto, esses exames não estão normalmente disponíveis em situações de pronto-socorro e a avaliação inicial deverá ser conduzida com base em sintomas de imunossupressão. Os valores de CD4 também podem ser estimados utilizando-se o número de linfócitos no hemograma completo tendo em vista que pacientes com Aids habitualmente apresentam porcentagens de CD4 menor que 20% dos linfócitos totais.[6]

O risco para diferentes infecções oportunistas (IO) pode ser entendido como um *continuum* correlacionado com os valores de CD4 e a carga viral. A Tabela 52.1 demonstra os limites de CD4 para diferentes IO e as profilaxias mais comumente indicadas, IO em pacientes com valores de CD4 maiores do que o esperado é um fenômeno raro.[10] A presença de uma infecção oportunista constitui-se como fator de risco para a presença de outras, e frequentemente o paciente com Aids apresenta-se com múltiplas infecções simultaneamente, levando à necessidade de alto grau de suspeição clínica para múltiplos diagnósticos.

Candidíase mucocutânea

A candidíase mucocutânea (oral e esofágica) é uma das infecções oportunistas mais frequentes, sendo um marcador de imunossupressão avançada. Habitualmente a candidíase oral se manifesta por placas esbranquiçadas na orofaringe facilmente removíveis com uma espátula. A candidíase esofágica caracteriza-se por odinofagia e queimação retroesternal. O diagnóstico de can-

Tabela 52.1[7-9]

Doença oportunista	Valor de CD4 em células/mm³	Profilaxias e rastreamentos indicados
Tuberculose Herpes simples recorrente Herpes zóster Pneumonia bacteriana recorrente Sarcoma de Kaposi Doença de Castleman Linfoma primário das cavidades Leucoencefalopatia multifocal progressiva	qualquer	Ppd e radiografia de tórax (ambulatorialmente)
Candidiase orofaríngea ou esofágica Pneumocistose Isosporíase	< 200	SMX-TMP 2 cp de 400 mg/80 mg 1 × dia ou 3 × semana
Histoplasmose disseminada	< 150	
Diarreia por *Criptosporidium* Microsporidiose Toxoplasmose Criptococose	< 100	SMX-TMP 2 comprimidos de 400 mg/80 mg 1 × dia Rastreamento: pesquisa de antígeno sérico de criptococo
Micobacterium avium Citomegalovirose Pneumonia por *Pseudomonas aeruginosa* *Clostridium difficile* Angiomatose bacilar	< 50	Azitromicina 3 cp 500 mg 1 × semana Fundo de olho para rastreio de retinite por citomegalovírus

didíase esofágica é feito de maneira clínica e baseado na resposta terapêutica, sendo que a não resposta clínica ao tratamento com azólicos sistêmicos indica a necessidade de endoscopia digestiva alta para diagnóstico diferencial com outras patologias esofágicas como a esofagite pelo citomegalovírus, herpes simples e sarcoma de Kaposi.

Tratamento

- Fluconazol 100 mg via oral (VO) 1 × por dia por 7 a 14 dias (candidíase oral) ou 14 a 21 dias (candidíase esofágica).

Manifestações cutâneas – visão geral

As manifestações cutâneas em pacientes com Aids possuem um amplo espectro de diagnósticos diferenciais, entre reações adversas a fármacos, processos inflamatórios, infecções oportunistas e neoplasias. Em uma avaliação inicial em pronto-socorro é importante questionar o paciente sobre o surgimento de novas lesões e proceder ao exame físico dermatológico detalhado. Eventualmente manifestações cutâneas frustras poderão ser indícios de doenças sistêmicas graves como micobacterioses, histoplasmose disseminada, criptococose disseminada, entre outras, permitindo o diagnóstico precoce destas. Em estágios avançados de imunossupressão, a biopsia de lesões cutâneas com avaliação histopatológica bem como microbiológica (incluindo culturas e pesquisas diretas para fungos e micobactérias) é quase sempre mandatória, tendo em vista que estes pacientes habitualmente apresentam mais de um diagnóstico simultaneamente e a mesma apresentação clínica pode representar uma ampla diversidade de diagnósticos.[11]

Diarreia e Aids – visão geral

A diarreia é uma das manifestações clínicas mais frequentes da Aids e pode eventualmente ser grave com necessidade de hidratação parenteral agressiva e reposição de eletrólitos. Estes pacientes apresentam maiores incidências de enterobacterioses (*Salmonella* spp, *Shigella*, *Campylobacter jejuni*, *Escherichia coli* e *Lysteria monocytogenes*), parasitoses intestinais (p. ex.: giardíase e estrongiloidíase) bem como podem apresentar agentes oportunistas, portanto deverão ter suas fezes submetidas à pesquisa de leucócitos, cultura, pesquisa de toxina de *Clostridium* (especialmente em pacientes hospitalizados, com uso recente de antibióticos ou CD4 < 50 células/mm³), pesquisa de parasitas e de agentes oportunistas (*Cryptosporidium, Microsporidium, Isospora belli, Cyclospora*). O tratamento deverá ser direcionado ao patógeno específico além do uso de TARV, podendo ser necessário a associação de antidiarreicos como a loperamida ou tintura de ópio. Pacientes com sintomas sugestivos de acometimento de cólon ou pacientes sem diagnóstico após o uso de métodos não invasivos deverão ser submetidos à colonoscopia com biopsia para pesquisa de outros agentes tais como citomegalovírus, herpesvírus e micobacterias.[12,13]

Síndromes respiratórias no paciente HIV

Os acometimentos respiratórios mais comuns em pacientes com Aids dependem do valor de CD4 e da epidemiologia local. Os diagnósticos diferenciais para acometimento respiratório no paciente HIV são extensos e estão resumidos na Figura 52.1, no entanto numa abordagem inicial devemos focar naqueles mais prevalentes. No Brasil as infecções respiratórias mais comuns são: infecções respiratórias altas, pneumonia bacteriana, pneumocistose e tuberculose pulmonar.[14,15] Em regiões endêmicas a histoplasmose também é frequente; no entanto, sua epidemiologia é pouco descrita.

O tratamento empírico inicial deverá ser introduzido com base no quadro clínico e radiológico e nos agentes mais prevalentes (pneumonia e/ou pneumocistose) concomitantemente à investigação etiológica. Os exames iniciais a serem realizados em todos pacientes HIV com quadro respiratório são: hemograma completo, lactato desidrogenase (DHL), hemoculturas, escarro ou escarro induzido com pesquisa de bacilo álcool-acidorresistente, *Pneumocystis jirovecii*, coloração de Gram, culturas aeróbia, para fungos e micobactérias.

Outros exames que possam auxiliar no diagnóstico dos pacientes que não tenham respondido à terapia empírica inicial são: provas de biologia molecular, pesquisa de antígeno sérico de *Cryptococcus* sp, $(1{\rightarrow}3)$-β-D-glucana (betaglucana), pesquisa de antígeno urinário de *Histoplasma* sp, broncoscopia com lavado broncoalveolar com ou sem biopsia, tomografia computadorizada (TC) de tórax, biopsia guiada por tomografia ou videotoracoscopia de lesões não acessíveis pela broncoscopia.[16]

Pneumonia bacteriana e HIV, considerações especiais

Os aspectos gerais de pneumonia não divergem entre pacientes com ou sem Aids, no entanto algumas considerações especiais merecem atenção:

○ CD4 < 200, além do escore de gravidade de pneumonia (PSI) IV-ou V[17] indicam internação hospitalar.[18]

○ CD4 < 50 é um fator de risco para pneumonias por *Pseudomonas aeruginosa* e *Staphylococcus aureus*, no entanto, na ausência de outros fatores de risco para estes agentes, a terapia empírica inicial não deverá necessariamente abrangê-los.[8,19]

Tuberculose e HIV, considerações especiais

No Brasil, a tuberculose é a doença oportunista mais frequente. Pacientes com CD4 < 350 apresentam maior risco para doença disseminada e manifestações atípicas bem como uma maior probabilidade de não apresentarem cavitações.[20] A maior frequência de manifestações extrapulmonares implica normalmente na necessidade de ser mais invasivo nos métodos diagnósticos sempre considerando a possibilidade de biopsia. O diagnóstico microbiológico com cultura e teste de sensibilidade em todas amostras biológicas coletadas está indicado para todos os pacientes com HIV. Quando disponíveis, os testes moleculares, em especial o teste rápido molecular, apresentam alta sensibilidade, comparável com a cultura, sendo de execução mais rápida e alguns destes são ainda capazes de identificar resistência à rifampicina e/ou isoniazida. Em pacientes com suspeita de doença disseminada deve-se proceder a coleta de hemoculturas para micobactérias bem como punção de medula óssea com pesquisa direta e cultura. O tratamento não difere entre pacientes coinfectados pelo HIV ou não, no entanto devemos nos atentar para a interação entre inibidores da protease e rifampicina. Nos pacientes que fazem uso desses antirretrovirais, a rifampicina deverá ser trocada por rifabutina ou podem-se compor esquemas antirretrovirais baseados em efavirenz ou raltegravir.[7]

Pneumocistose

É a infecção oportunista mais comum relatada em diversos trabalhos e deve ser suspeitada em todo paciente HIV com quadro de dispneia ou quadros respiratórios subagudos. Os sintomas mais comuns são: febre, tosse seca, dispneia e desconforto torácico. Habitualmente de evolução em dias a semanas, raramente fulminante como descrito em pacientes com outras formas de imunossupressão. O exame físico pode ser normal em repouso nos quadros iniciais. Taquipneia, taquicardia e estertores difusos podem estar presentes em repouso ou surgirem após esforço. A hipoxemia é o achado laboratorial mais comum, dessaturação com esforço é frequente mas inespecífico, lactato desidrogenase (DHL) > 500 mg/dL é comum porém também inespecífico. O achado mais típico na radiografia de tórax é o infiltrado intersticial difuso, bilateral, simétrico, a partir do hilo, em aspecto de asa de borboleta, no entanto esta pode ser normal ou ter achados atípicos. Pneumotórax espontâneo também pode ser observado. A TC de tórax é útil quando o Rx é normal, sendo que uma TC normal torna a pneumocistose muito improvável. O diagnóstico pode ser feito com pesquisa direta e PCR em amostras respiratórias (escarro induzido, lavado broncoalveolar e biopsia transbrônquica). A betaglucana pode ser utilizada para o auxílio no diagnóstico, no entanto é pouco disponível no Brasil e pouco específica.[8] O tratamento deverá ser iniciado no momento da suspeita clínica sem a necessidade de aguardar o resultado de testes diagnósticos mais complexos.

Tratamento

- Sulfametoxazol + trimetropim (SMX-TMP) na dose de SMX 75-100 mg/kg/dia endovenoso (EV) (se moderado ou grave) ou VO se leve a moderado, dividido em 3 ou 4 tomadas diárias com a duração de 21 dias.

- Alternativa: clindamicina 600 mg EV 6/6 h ou 600 mg VO 8/8 h associado a primaquina 30 mg VO 1 vez ao dia por 21 dias.

- Se pO_2 < 70 mmHg em ar ambiente ou gradiente alveolar arterial $\geq$ 35 mmHg associar corticoide na dose: 40 mg de prednisona de 12 em 12 horas por 5 dias, seguido de 40 mg 1 × dia por mais 5 dias e 20 mg/dia por mais 10 dias.[8]

Histoplasmose disseminada

A histoplasmose é uma infecção fúngica com um amplo espectro de manifestações. Em pacientes com Aids, a principal apresentação é a forma disseminada. Os sintomas mais comuns são febre, tosse, perda ponderal,diarreia e adinamia. A evolução normalmente é em poucas semanas. Ao exame físico podemos observar linfadenomegalia generalizada, lesões cutâneas e mucosas (podendo ser pápulas, nódulos, ulcerações ou lesões tipo molusco), e hepatoesplenomegalia. Cerca de 20% dos pacientes podem apresentar acometimento do sistema nervoso central concomitantemente. Laboratorialmente podemos encontrar pancitopenia, elevação das enzimas hepáticas (em particular da fosfatase alcalina e da gamaglutamiltranspeptidase), DHL aumentada, ferritina sérica aumentada e hipoalbuminemia. O acometimento pulmonar está presente em cerca de metade dos pacientes e manifesta-se por um acometimento miliar ou intersticial. O diagnóstico pode ser feito por meio da pesquisa direta e cultura de amostras respiratórias, sangue, medula óssea, exsudato de úlceras cutâneas ou do líquor. A pesquisa de antígeno (sangue, urina, escarro ou líquor) tem boa sensibilidade em paciente com Aids. No entanto, é pouco disponível no Brasil.[7,8]

Tratamento

Formas moderadas ou graves:

○ Indução: anfotericina B lipossomal 3 mg/kg/dia por pelo menos 14 dias. No entanto, esta droga é cara e nem sempre disponível. Para o ministério da saúde a droga de escolha é a anfotericina B desoxicolato na dose de 0,7 a 1 mg/kg.

○ Consolidação: itraconazol 200 mg VO 3 × dia por 3 dias seguido de 2 × dia por 12 meses. Manutenção: itraconazol 200 mg/dia por tempo indeterminado.[7,8]

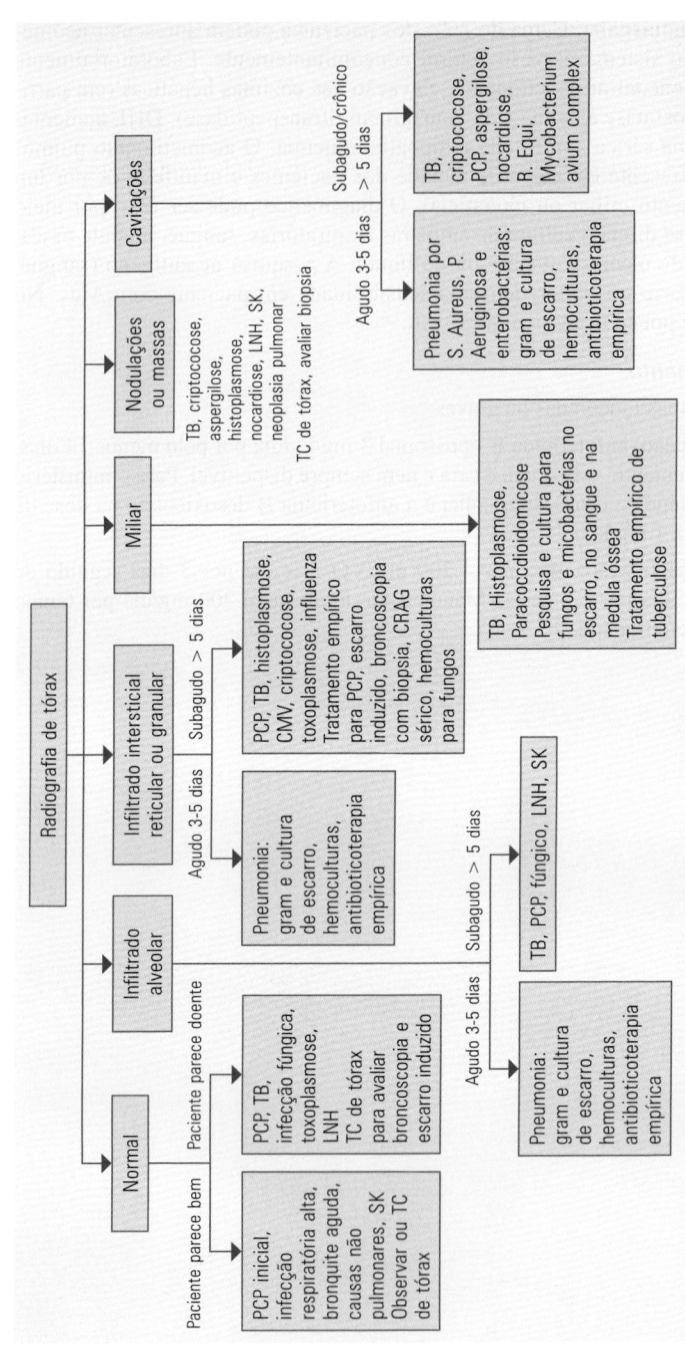

Figura 52.1 – *Adaptado de 16 e 19.*

PCP: pneumocistose; SK: sarcoma de Kaposi; TC: tomografia computadorizada; LNH: linfoma não Hodgkin; TB: tuberculose; CMV: citomegalovirose; CRAG: antígeno de Cryptococcus sp

■❙❱ Síndromes neurológicas no paciente HIV – visão geral

- Acometimento neurológico sintomático acontece em cerca de até 60% dos pacientes vivendo com HIV/Aids em algum momento da doença.
- Segunda causa de internação em UTI com mortalidade em torno de 34%.
- As manifestações neurológicas são divididas em dois grandes grupos: diretamente relacionadas com o HIV ou secundárias a diversas outras causas, e podem acometer o sistema nervoso central ou o sistema nervoso periférico.
- Sempre necessário na abordagem inicial estratificar as manifestações neurológicas relacionadas ao HIV com a contagem de células TCD4. Pacientes com estabilidade clínica e com CD4 acima de 350 células raras vezes terão doença neurológica grave relacionada aos agentes oportunistas.
- Eventos isquêmicos/tromboembólicos devem ser avaliados entre os diagnósticos diferenciais principalmente em pessoas vivendo com HIV e com outras comorbidades cardiovasculares.
- Os principais diagnósticos etiológicos estão descritos na Figura 52.2 de acordo com as manifestações clínicas predominantes.

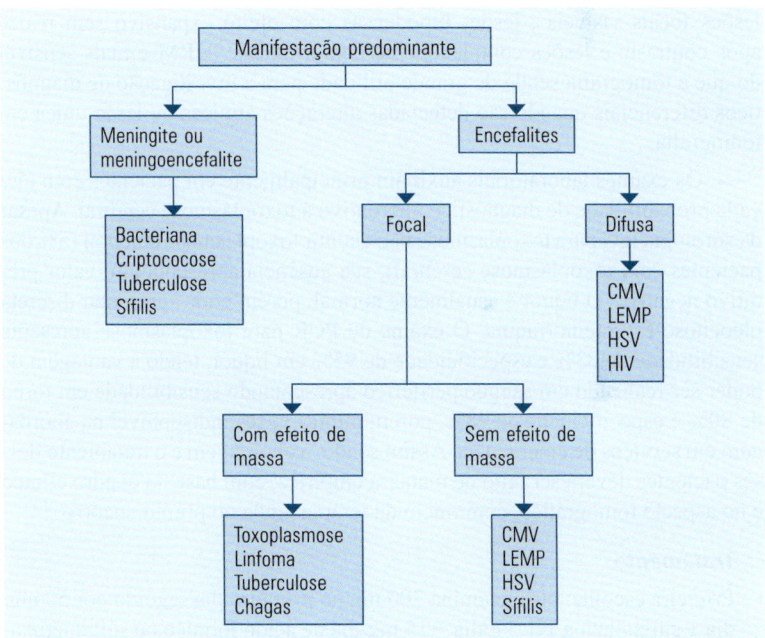

HIV: vírus da imunodeficiência humana; CMV: citomegalovírus; LEMP: leucoencefalopatia multifocal progressiva; HSV: herpes simples; SIDA: síndrome da imunodeficiência adquirida

Figura 52.2 – *Principais diagnósticos etiológicos.*

■■▶ Doenças com Predomínio da Síndrome de Lesão Focal com Efeito de Massa

Neurotoxoplasmose

Principal etiologia a ser considerada como causa de lesão com efeito de massa do sistema nervoso central no paciente com Aids, representando cerca de 80% dos casos, sendo a maioria dos pacientes com contagem de CD4 < 100/ mm³ porém pode ser maior que 200/mm³ em até 10% dos casos.

O quadro clínico geralmente é subagudo com comprometimento focal, podendo ocasionalmente ocorrer quadros de instalação aguda de encefalite difusa. Os sinais e sintomas dependem da topografia das lesões, sendo os mais frequentes: alteração do sensório (em até 50% dos casos), cefaleia, hemiparesia e outros sinais focais, convulsões, ataxia. A presença de febre pode ocorrer em até metade dos casos. Outras alterações menos comuns como alterações visuais, alterações de pares cranianos, irritação meníngea e alteração do comportamento podem estar presentes.

Os achados radiográficos clássicos são lesões hipodensas, com realce anelar de contraste e edema perilesional. Em cerca de 10-20% dos pacientes podem ser observadas alterações atípicas como: edema cerebral difuso sem lesões focais visíveis , lesões hipodensas com efeito expansivo sem realce após contraste e lesões completamente hemorrágicas. A RM é mais sensível do que a tomografia sendo de grande utilidade para a investigação de diagnósticos diferenciais quando são detectadas alterações atípicas ou lesão única em tomografia.

Os exames laboratoriais auxiliam principalmente em pacientes com elevada probabilidade de diagnóstico alternativo à toxoplasmose cerebral. Apesar da sorologia igG para toxoplasmose não excluir toxoplasmose cerebral (5% dos pacientes com toxoplasmose cerebral), sua ausência apresenta alto valor preditivo negativo. O líquor é usualmente normal, porém pode apresentar discreta pleocitose e proteinorraquia. O exame de PCR para toxoplasmose apresenta sensibilidade de 83% e especificidade de 95% em líquor, tendo a vantagem de poder ser realizado em sangue periférico apresentando sensibilidade em torno de 80% e especificidade de 98%, porém muitas vezes indisponível na abordagem em serviços de emergência. Assim sendo, a abordagem e o tratamento desses pacientes deverá ser feito de maneira empírica, com base no quadro clínico e no aspecto tomográfico, com início da terapia ainda no pronto-socorro.[21,22]

Tratamento

- Primeira escolha: pirimetamina 200 mg no primeiro dia seguido por 50 mg/ dia + sulfadiazina 1-1,5 g/dia + 15 mg/dia de ácido folínico ou sulfametoxazol/trimetoprim 5-20 mg/kg (TMP) de 12/12 h por 6 semanas.

- Esquema alternativo: clindamicina 600-900 mg 6/6 h + pirimetamina 200 mg no primeiro dia seguido de 50 mg/dia e ácido folínico 15 mg/dia.

Após a terapia de ataque, com duração de 6 semanas, é necessária a terapia de manutenção até o paciente apresentar CD4 > 200 célula /mm³ por mais de 6 meses e de preferência com carga viral indetectável.

Os corticosteroides não devem ser utilizados rotineiramente pois podem mascarar o diagnóstico de outras causas de lesões expansivas em SNC, seu uso deve ser restrito a casos com importante efeito de massa, rebaixamento de nível de consciência ou edema cerebral difuso. Não há indicação de uso de anticonvulsivantes profiláticos em pacientes que não apresentaram convulsão.

■■) Diagnósticos Diferenciais para Lesões Focais com Efeito de Massa em SNC

Neurotoxoplasmose é a principal causa de lesões expansivas em sistema nervoso central no paciente vivendo com HIV/Aids. Os principais achados onde devemos investigar diagnósticos diferenciais são:

○ Lesão única na RNM com sorologia negativa para *T. gondii*.

○ Lesões únicas na RNM, periventriculares > 4 cm.

○ Não melhora ou piora clínica e radiológica após 10-14 dias de tratamento para toxoplasmose cerebral.

○ Lesão expansiva com forte suspeita de abcesso (piogênico ou micobacteriano).

Linfoma primário do sistema nervoso central

O linfoma primário do sistema nervoso central (LPNSC) é a neoplasia mais frequente no SNC em pacientes vivendo com HIV/Aids. Apresenta associação com o vírus Epstein-Barr (EBV) e corresponde a cerca de 15% das lesões expansivas com efeito de massa em SNC. A maior parte dos pacientes tem contagem de linfócitos CD4 < 50 mm³, sendo incomum se manifestar como a primeira condição definidora de Aids.

O quadro clínico é geralmente subagudo (2 a 8 semanas) e depende do tamanho e da localização topográfica da(s) lesão(ões), podendo apresentar alteração do nível de consciência, hemiparesia, afasia, alterações sensoriais, convulsões e cefaleia, sendo indistinguível clinicamente de outras causas de lesões expansivas cerebrais. A maioria dos pacientes apresenta sintomas B (febre, sudorese e perda de peso).

Os principais achados são lesões hipodensas com realce anelar e edema perilesional (muito semelhante a toxoplasmose cerebral). As localizações características são periventriculares, perimeníngeas e em corpo caloso, porém pode ter qualquer topografia em SNC. Técnicas como SPECT e PETscan podem auxiliar no diagnóstico, porém isoladamente apresentam baixa especificidade.

O líquor geralmente é inespecífico podendo ser normal ou apresentar discreta pleocitose e proteinorraquia. A citologia oncótica é positiva em apenas 10% dos casos. O PCR para EBV no líquor pode auxiliar no diagnóstico, se positivo, e exame de PETscan sugestivo de tumor apresenta alto valor preditivo positivo. Em caso de PCR para EBV no liquor e PETscan negativo, pode-se descartar o diagnóstico de LPSNC devido ao elevado valor preditivo negativo. Se resultados discordantes. a biopsia, padrão-ouro, é mandatória.

O tratamento baseia-se em TARV, corticosteroide e radioterapia, o linfoma primário de SNC apresenta prognóstico reservado: 1 a 2 meses sem tratamento e 4 a 6 meses com radioterapia. Opções alternativas de tratamento são metotrexate e rituximab, porém ainda com poucas evidências acerca do real benefício.

Formas focais de neurotuberculose (tuberculomas/abscessos)

As manifestações clínicas mais comuns são cefaleia, hemiparesia, afasia e alteração do nível de consciência. Geralmente está associada a meningite tuberculosa (principal manifestação neurológica da tuberculose em pacientes vivendo com HIV) e em até 50% dos casos manifesta-se como doença concomitante em outro sítio (mais comumente pulmonar). Até um terço dos pacientes apresenta CD4 > 200 células por mm^3 na ocasião do diagnóstico.

Os abcessos tuberculosos geralmente são únicos, maiores que 3 centímetros e multilobulados enquanto os tuberculomas são lesões múltiplas hipodensas, com realce anelar e edema perilesional (por vezes indistinguível da toxoplasmose cerebral). O diagnóstico é complexo, o PPD é anérgico em até 75% dos pacientes e a pesquisa direta de BAAR é positiva na minoria dos casos. A cultura para micobactérias define o diagnóstico mas sua ausência não o exclui.

É imprescindível na suspeita de tuberculose do sistema nervoso central avaliar outros possíveis sítios acometidos, por exemplo, possibilidade de acometimento pulmonar concomitante. Na maior parte dos casos se faz necessário o estudo histopatológico para a definição diagnóstica. O tratamento dos tuberculomas é geralmente clínico enquanto os abcessos necessitam de abordagem cirúrgica concomitante. O esquema-padrão consiste em rifampicina, isoniazida, pirazinamida e etambutol. Recomenda-se o uso de corticoesteroides nos casos de lesões com desvio de linha média ou meningite associada. Devido ao risco de reconstituição imune associado ao aumento de mortalidade, recomenda-se introdução de TARV (se paciente não estiver em uso) somente após 2 a 8 semanas de tratamento.

■■▶ Doenças com Predomínio da Síndrome de Lesão Focal Sem Efeito Massa

Leucoencefalopatia multifocal progressiva (LEMP)

Doença que afeta predominantemente oligodendrócitos, desmielinizante, multifocal, progressiva e geralmente fatal, causada por poliomavírus (geralmente JC vírus, porém até 10% dos casos podem ser causados pelo BK vírus).

Geralmente de caráter subagudo ou crônico evoluindo com lesões multifocais de caráter aditivo e progressivo. As principais alterações são: anormalidade da marcha, alterações cognitivas, alterações visuais, afasia, hemianopsia, fraqueza muscular, síndrome cerebelar e, mais raramente, convulsões já que afeta predominantemente a substância branca, embora também possa afetar a substância cinzenta.

O diagnóstico precoce é essencial devido ao caráter multifocal e progressivo da doença. A tomografia de crânio pode demonstrar múltiplas lesões hipodensas assimétricas em substância branca subcortical sem realce pós-contraste e sem efeito expansivo. A RNM é mais sensível e específica demonstrando áreas hiperintensas em T2 e FLAIR predominando em região branca subcortical e pedúnculo cerebelar.

Embora o diagnóstico definitivo dependa da histopatologia, pode-se fazer o diagnóstico presuntivo baseado na clínica, no exame radiológico e no PCR liquórico para poliomavírus (vírus JC ou BK vírus) que apresenta sensibilidade de 74%, especificidade de 95,8% e valor preditivo positivo e negativo em torno de 90%.

O tratamento é baseado em TARV, uma vez que antivirais que tenham ação contra o vírus JC não demonstraram benefício clínico. Há estudos de melhores desfechos quando utilizados cinco antirretrovirais como terapia inicial, preferencialmente com a inclusão de um inibidor de proteases.

A mirtazapina bloqueia receptores que o vírus JC utiliza para penetrar nos oligodendrócitos e seu uso pode ser considerado, embora careça de estudos demonstrando real benefício de seu uso. Apesar do tratamento adequado, apenas 50% dos casos conseguem remissão ou estabilização dos sintomas, mantendo curso progressivo e fatal apesar da terapia instituída nos outros 50%.[23]

Doença vascular

Deve sempre ser levada em consideração devido a maior incidência de doença de AVC isquêmico em relação a população geral. Além de fatores relacionados à aterosclerose, outros fatores como sífilis, micobactérias, fungos, anticorpo antifosfolipídeo podem estar associados e devem ser investigados a fim de prevenir novos eventos isquêmicos.

■■) Doenças com Predomínio Meningoencefálico

As meningoencefalites (processo inflamatório que acomete as meninges e o encéfalo) possuem diversos agentes etiológicos possíveis, desde o próprio vírus HIV até uma grande variabilidade de agentes oportunistas como os subtipos dos vírus herpes, *Toxoplasma gondii,* vírus JC, micobactérias, fungos como *Criptococcus* sp e outras bactérias como, por exemplo, *Treponema pallidum* (sífilis). Apresentando-se de maneira aguda, subaguda ou crônica.

Piogênico

Dentre os quadros de evolução aguda, as meningites bacterianas permanecem como principal causa de manifestação meníngea em pacientes infectados pelo HIV, sendo o quadro clínico semelhante à população geral e os principais agentes etiológicos *S. pneumoniae* e *N. meningitidis*. Dentre as etiologias bacterianas, a meningoencefalite por *Lysteria monocytogenes* deve ser lembrada. Sua incidência é 65 a 145 vezes maior que na população em geral e cursa com quadro geralmente subagudo de meningite, meningoencefalite ou romboencefalite.

O exame de LCR apresenta celularidade bastante elevada, geralmente com predomínio de polimorfonucleares, hiperproteinorraquia e glicorraquia bastante diminuída. O diagnóstico definitivo é feito baseado em Gram, cultura, aglutinação em látex e PCR do líquor.

O tratamento deve ser iniciado o mais precoce possível e a impossibilidade de realização de exames de imagem ou punção lombar não deve retardar o início do tratamento se houver suspeita clínica. O uso de corticoesteroides, apesar de benefício controverso nas meningites por *N. meningitidis*, parece reduzir sequelas neurológicas e otológicas em meningites por *S. pneumoniae* e deve ser iniciado antes ou concomitante com a primeira dose de antibiótico.

Herpes simples vírus tipo 1 e 2

A encefalite herpética apresenta instalação aguda cursando com febre, fotofobia, alteração de comportamento, sinais focais e comprometimento do nível de consciência. Em pacientes imunocomprometidos, essas manifestações apresentam maior gravidade.

A tomografia, a ressonância e o eletroencefalograma auxiliam no diagnóstico quando presentes alterações em lobo temporal. O exame de LCR cursa com aumento da celularidade geralmente com predomínio linfomonocitário, hiperproteinorraquia com glicorraquia normal ou pouco diminuída. O exame de PCR em LCR apresenta alta sensibilidade e especificidade para o diagnóstico

Tratamento

- Aciclovir endovenoso na dose de 10 mg/kg de 8/8 h por 14 a 21 dias, este deve ser iniciado de forma empírica e precoce na suspeita de meningoencefalite herpética.

Tuberculose

Evolução geralmente subaguda (pode ser aguda ou mais raramente crônica), com alta morbimortalidade. Apresenta cefaleia de início insidioso e piora progressiva associada a febre e confusão mental em 75% dos casos; alteração de pares cranianos, hemiparesia e rigidez de nuca podem estar presentes. A tríade clássica: febre, rigidez de nunca e cefaleia mostra-se presente em apenas 15% dos casos confirmados. Até 50% dos pacientes podem ter evidência de tuberculose extracerebral.

Os exames de imagem (TC e RNM) podem ser normais ou demonstrar hidrocefalia, áreas de hipertensão intracraniana e realce meníngeo em base do crânio ou periventricular. O LCR usualmente apresenta pleocitose com predomínio linfomonocitário associado a hiperproteinorraquia e hipoglicorraquia.

O diagnóstico definitivo pode ser feito com identificação direta de BAAR (sensibilidade em torno de 10%), cultura positiva para *M. tuberculosis* (sensibilidade em torno de 60%) ou quadro compatível associado a PCR no líquor (sensibilidade de 50 a 82%). Devido à baixa sensibilidade dos exames, muitas vezes o diagnóstico é baseado na clínica e na exclusão de outras causas e com padrão liquórico já descrito.[24,25]

Tratamento

• Rifampicina, pirazinamida, isioniazida e etambutol por 2 meses + rifampicina e isoniazida por mais 7 meses associadas a prednisona 1 a 2 mg/kg.

Criptococose

Mais comum em pacientes com imunossupressão severa (contagem de linfócitos T CD4+ < 100 células/mm³). Geralmente de evolução subaguda cursando com cefaleia progressiva, febre, náuseas e vômitos, rebaixamento de nível de consciência secundário à hipertensão intracraniana, podendo ou não haver rigidez de nuca.

O exame de LCR apresenta celularidade pouco aumentada, hiperproteinorraquia, glicorraquia normal ou pouco diminuída. O diagnóstico requer tinta da China positiva no líquor (sensibilidade 75%), cultura positiva (sensibilidade em torno de 90%) ou pesquisa positiva do antígeno para criptococo em LCR (sensibilidade > 95%). Exame de tinta de China e antígeno para criptococo em LCR associados apresentam valor preditivo negativo em torno de 99%.[25,26]

Tratamento

• Indução: anfotericina lipossomal ou desoxicolato + 5-fluocitosina por pelo menos 2 semanas. Devido à dificuldade em obter 5-fluocitosina no nosso meio, o esquema alternativo é composto de anfotericina lipossomal ou desoxicolato associado a fluconazol (800 a 1.200 mg/dia).

• Consolidação: fluconazol por 8 semanas (400 mg a 800 mg/dia a depender se esquema de indução foi feito com 5-fluocitosina).

• Manutenção: fluconazol 200 mg 12/12 h pelo menos por 1 ano e até contagem de linfócitos T CD4+ < 100 células/mm³.

Manejo da hipertensão intracraniana

Punção liquórica de alívio diariamente com retirada de cerca 20-30 mL ou 50% da pressão de abertura inicial sempre que a punção de abertura for mais que 20 mmHg. Pode ser necessária mais de uma punção de alívio por dia em alguns casos.

Sífilis

Doença de diversas apresentações: neurosífilis assintomática, meningite, meningovascular (meningite associada a AVC isquêmico) e manifestações tardias como *tabes dorsalis* e demência rapidamente paralítica. Também atentar para quadros de uveíte relacionado a sífilis e encaminhar pacientes com manifestações oculares sempre para avaliação com fundoscopia.

A identificação de VDRL reagente no líquor, independente da titulação, estabelece o diagnóstico, porém sua ausência não o exclui, tendo em vista que este possui sensibilidade em torno de 50%.

Recomenda punção lombar para pesquisa de sífilis em SNC nos pacientes vivendo com HIV que apresentem sintomas neurológicos e/ou oftalmológicos ou em pacientes assintomáticos com diagnóstico de sífilis que apresentem VDRL maior ou igual a 1:16 ou que tenham CD4 < 350.

Tratamento

- Primeira opção: penicilina cristalina por 10 a 14 dias.
- Alternativa: ceftriaxona por 14 dias.

Citomegalovírus (CMV)

É uma das infecções mais sérias em pacientes infectados pelo vírus do HIV. Geralmente, ocorre em indivíduos que possuem CD4 abaixo de 50 células/μL. Seu comprometimento do sistema nervoso central pode manifestar-se nas seguintes formas: encefalite, mielite, radiculite e lesões multifocais. A retinite também é uma manifestação possível podendo evoluir para amaurose caso o diagnóstico seja tardio.

Tratamento

- Ganciclovir associado ou não a foscarnet.

■ LEITURA SUGERIDA

1. Dourado I, Veras M, Barreira D. AIDS epidemic trends after the introduction of antiretroviral therapy in Brazil. Rev Saúde. 2006.
2. Ministério da Saúde – Secretaria de Vigilância em Saúde – Departamento de DST A e HV. Boletim Epidemiológico – Hiv Aids. 2016 [cited 2017 Jul 27];1:64. Available from: http://www.aids.gov.br/sites/default/files/anexos/publicacao/2016/59291/boletim_2016_1_pdf_16375.pdf
3. Miedzinski L. Early Clinical Signs and Symptoms of HIV Infection: Delaying progression to AIDS. Can Fam Physician. 1992.
4. World Health Organization (WHO). Consolidated Guidelines on HIV Prevention, Diagnosis, Treatment and Care for Key Populations. 2014 [cited 2017 Jul 27];(July). Available from: http://www.who.int/hiv/pub/guidelines/keypopulations/en/
5. Wersom ESS, Motta LR, Bazzo ML, Franchini M, Ferreira JODC. Manual técnico para o diagnóstico da infecção pelo HIV. Ministério da Saúde; Secr Vigilância em Saúde; Dep DST, Aids e Hepatites Virais. 2013;5-55.

6. Taylor J, Fahey J, Detels R. CD4 percentage, CD4 number, and CD4: CD8 ratio in HIV infection: which to choose and how to use. JAIDS J. 1989.

7. Ministério da Saúde Brasil. Protocolo clínico e diretrizes terapêuticas para manejo da infecção pelo HIV em adultos. In: Martinazzo AG, editor. 2013 [cited 2017 Jul 27]. Available from: http://conitec.gov.br/images/ Protocolos/PCDT_Manejo-HIV-Adultos_2013.pdf

8. Panel on Opportunistic Infections in HIV-Infected Adults and Adolescents. Guidelines for the prevention and treatment of opportunistic infections in HIV-infected adults and adolescents: recommendations from the Centers for Disease Control and Prevention, the National Institutes of Health, and the HIV Medicine Association of the Infectious Diseases Society of America. [Internet]. [cited 2017 Jul 27]. Available from: http://aidsinfo.nih.gov/contentfiles/lvguidelines/adult_oi.pdf

9. Mocroft A, Youle M, Phillips A, Halai R. The incidence of AIDS-defining illnesses in 4883 patients with human immunodeficiency virus infection. Arch Intern. 1998.

10. Podlekareva D, Mocroft A, Dragsted U. Factors associated with the development of opportunistic infections in HIV-1 – infected adults with high CD4+ cell counts: a EuroSIDA study. J. 2006.

11. Osborne GEN, Taylor C, Fuller LC. The management of HIV-related skin disease. Part I: infections. Int J STD AIDS. 2003;14(2):78-86-8.

12. Assefa S, Erko B, Medhin G, Assefa Z, Shimelis T. Intestinal parasitic infections in relation to HIV/AIDS status, diarrhea and CD4 T-cell count. BMC Infect Dis. 2009;9:155.

13. Haines C, Sulkowski MS. Gastrointestinal, Hepatobiliary, and Pancreatic Manifestations of Human Immunodeficiency Virus Infection. In: Principles and Practice of Infectious Diseases. Eighth; 2015. p. 1571-2.

14. Coelho L, Cardoso S, Amancio R, Moreira R. Trends in AIDS-defining opportunistic illnesses incidence over 25 years in Rio de Janeiro, Brazil. PLoS One. 2014.

15. Wallace J, Hansen N, Lavange L. Respiratory disease trends in the Pulmonary Complications of HIV Infection Study cohort. Pulmonary Complications of HIV Infection Study Group. Am J. 1997.

16. Sax PE, Ard KL. Pulmonary Manifestations of Human Immunodeficiency Virus Infection. In: Principles and Practice of infectious diseases. Eighth; 2015. p. 1558-66.

17. Fine M, Auble T, Yealy D, Hanusa B. A prediction rule to identify low-risk patients with community-acquired pneumonia. New Engl J. 1997.

18. Curran A, Falco V, Crespo M, Martinez X. Bacterial pneumonia in HIV-infected patients: use of the pneumonia severity index and impact of current management on incidence, aetiology and outcome. HIV. 2008.

19. Huang L, Crothers K. HIV-associated opportunistic pneumonias. Respirology. 2009.

20. Picon PD, Caramori MLA, Bassanesi SL, et al. Differences in the clinical and radiological presentation of intrathoracic tuberculosis in the presence or absence of HIV infection. 2014;40(September 2013):134-41.

21. Vidal JE, Hernandez AV, de Oliveira ACP, Dauar RF, Barbosa SP, Focaccia R. Cerebral toxoplasmosis in HIV-positive patients in Brazil: clinical features and predictors of treatment response in the HAART era. AIDS Patient Care STDS. 2005;19(10):626-34.

22. Pereira-Chioccola VL, Vidal JE, Su C. Toxoplasma gondii infection and cerebral toxoplasmosis in HIV-infected patients. Futur Microbiol. 2009;4(10):1363-79.

23. Piza F, Fink MC, Nogueira GS, Pannuti CS, Penalva de Oliveira AC, Vidal JE. JC virus-associated central nervous system diseases in HIV-infected patients in Brazil: Clinical presentations, associated factors with mortality and outcome. Brazilian J Infect Dis. 2012;16(2):153-6.

24. Croda MG, Vidal JE, Hernandez A V., Molin TD, Gualberto FA, Oliveira ACP. Tuberculous meningitis in HIV-infected patients in Brazil: clinical and laboratory characteristics and factors associated with mortality. Int J Infect Dis. 2010;14(7):586-91.

25. Ferreira JO, Greco DB, Oliveira GC, Pereira Christo P, Drew M, Guimarães C, et al. Neurological disease in HIV-infected patients in the era of highly active antiretroviral treatment: a Brazilian experience. Rev Soc Bras Med Trop. 2006;39(251):146-51.

26. Vidal JE, Penalva de Oliveira AC, Dauar RF, Boulware DR. Strategies to reduce mortality and morbidity due to AIDS-related cryptococcal meningitis in Latin America. Braz J Infect Dis. 2013;17(3):353-62.

Capítulo 53

Tétano

Laína Bubach Carvalho
Paula Massaroni Peçanha
Ho Yeh Li

■ INTRODUÇÃO E EPIDEMIOLOGIA

Tétano é uma doença infecciosa não contagiosa que pode se apresentar na forma neonatal ou acidental (Figura 53.1). Apesar da possibilidade de prevenção efetiva pela vacinação, o tétano acidental ainda constitui grave problema de saúde pública nos países subdesenvolvidos e em desenvolvimento. No Brasil, a incidência da doença vem se reduzindo significativamente devido ao Programa Nacional de Imunização e, em 2015, foram notificados 285 casos, a maioria no sexo masculino (85%), na faixa etária entre 35 e 79 anos de idade (72%). Espera-se uma letalidade de 17% relacionada a doença, contudo, no Brasil, devido ao retardo no diagnóstico e à precariedade de cuidado, esse índice ainda gira em torno de 30% (32,6% em 2015).

■▶ Fisiopatogenia

O *C. tetanii*, agente etiológico da doença, é uma bactéria bacilo Gram-positivo anaeróbio, amplamente presente no meio ambiente, em forma de esporos, sendo encontrado principalmente em terra contaminada com fezes de animais, em espinhos e galhos e em metais enferrujados.

Após a inoculação do bacilo, este assume a forma vegetativa e produz duas toxinas principais: tetanolisina e tetanospasmina. A tetanolisina tem ação local na porta de entrada, promove lesão do tecido perilesional promovendo ambiente anaeróbio, facilitando a proliferação bacteriana.

A toxina tetanolisina migra para o sistema nervoso por transporte axonal retrógrado alcançando a medula espinal onde se liga irreversivelmente a receptores de neurônios intermediários que modulam impulsos excitatórios. A inibição dos neurônios GABAérgicos resulta no aumento do tônus muscular e espasmos dolorosos.

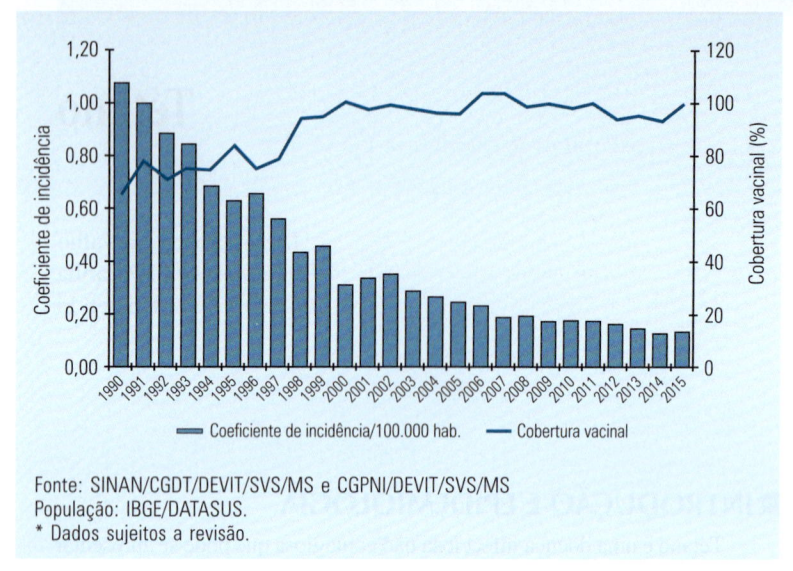

Fonte: SINAN/CGDT/DEVIT/SVS/MS e CGPNI/DEVIT/SVS/MS
População: IBGE/DATASUS.
* Dados sujeitos a revisão.

Figura 53.1 – *Coeficiente de incidência por tétano acidental e cobertura vacinal em menor de um ano com DTP, DTP+Hib e Pentavalente. Brasil, 1990-2015*.

■) Quadro Clínico

Na presença de um foco de inoculação do esporo, que pode ser por qualquer ferimento ou instrumento, com ou sem sinais inflamatórios, poderá haver progressão do quadro com as manifestações características do tétano. É importante ressaltar que nem sempre a porta de entrada é facilmente identificada, pois na maioria das vezes já estão cicatrizadas.

Com relação à evolução da doença, são divididos dois períodos principais:

○ Período de incubação: tempo entre a inoculação do agente, após o ferimento, e o início do primeiro espasmo ou rigidez.

○ Período de progressão: tempo entre o primeiro sintoma e o primeiro espasmo generalizado.

Com relação à forma da apresentação clínica, o tétano pode ser classificado em:

○ Localizado: rigidez e espasmo no membro do ferimento.

○ Generalizado: forma mais grave. Pode ser de evolução descendente (craniocaudal) ou ascendente (caudocranial). Esta classificação segue a sequência da evolução dos sintomas, independentemente da localização do ferimento.

○ Cefálico: localizado cuja porta de entrada foi na cabeça. Pode levar à paralisia dos pares cranianos, principalmente, VII, VI, III, IV e XII. Esta forma sempre é classificada como grave ou gravíssima, uma vez que pode acometer precocemente a via aérea.

É importante lembrar que o tétano não altera o nível de consciência e geralmente não causa febre, exceto quando há infecção secundária. As principais manifestações clínicas estão descritas na Tabela 53.1.

No tétano generalizado, a manifestação mais grave é a disautonomia que pode iniciar-se a partir do 14º dia da evolução da doença. Esta é caracterizada pela labilidade hemodinâmica com alternância das manifestações simpáticas (hipertensão, taquicardia, sudorese e hipertermia) e parassimpáticas (bradicardia e hipotensão). Cada uma dessas fases possui duração curtíssima, de segundos a minutos. A presença de disautonomia representa altíssimo risco de complicações cardiovasculares, com risco de óbito, principalmente na fase parassimpática.

Tabela 53.1
Principais Manifestações Clínicas de Tétano, de acordo com Segmento Cefálico

Segmento anatômico	Manifestações clínicas
Cabeça-pescoço	• Trismo • Rigidez de nuca • Disfagia • Engasgo
Tronco	• Restrição da caixa torácica • Contração diafragmática • Rigidez abdominal • Hipertonia muscular paravertebral • Opistótono
Membros	• Hiperextensão de MMII • Variável em MMSS
Cardiovascular	• Disautonomia (labilidade hemodinâmica)

Diversos autores criaram parâmetros para auxiliar na classificação da gravidade da doença. A classificação de Veronesi é a mais utilizada no Brasil (Tabela 53.2).

■❙ Diagnóstico

O diagnóstico se baseia no conjunto de características epidemiológicas e clínicas compatíveis com a doença. Não existem achados laboratoriais confirmatórios ou patognomônicos, contudo, exames complementares auxiliam na avaliação do estado geral e das complicações. A Tabela 53.3 traz o conjunto de achados que sugerem fortemente o diagnóstico de tétano. Os principais diagnósticos diferenciais estão descritos na Tabela 53.4.

Tabela 53.2
Classificação e Prognóstico de Tétano Proposto por Veronesi e cols.

Classificação	PI (dias)	PP (horas)	FE	HM	D	CA	IR	RSM	T	L
Leve	> 8-10	> 48 h	--/+	+	--	--	--	ótima	--	baixa
Grave	< 8-10	< 48 h	++	+++	++	+	+	Regular	+	25~30
Gravíssimo	< 8	< 48 h	++++	++++	++++	++++	++++	má	++	30 a 90

PI: período de incubação/ PP: período de progressão/ FE: frequência de espasmos/ HM: hipertonia muscular/ D: disfagia/ CA: crise de apneia/ IR: insuficiência respiratória/ RSM: resposta aos sedativos e miorrelaxantes/T: temperatura/ L (%): Letalidade

Graduação: - (ausente) a +++++

Tabela 53.3
Achados Importante no Diagnóstico do Tétano Acidental

Avaliação inicial	
Epidemiologia	• Ausência de imunização prévia ou esquema vacinal incompleto • História de ferimento prévio
Clínica	• Ferimento penetrante; presença de corpo estranho; tecido desvitalizado • Contratura muscular global • Preservação do nível de consciência
Exames complementares	• Radiografia com evidência de corpo estranho • Leucocitose • Elevação de creatinofosfoquinase (CPK)

Tabela 53.4
Principais Diagnósticos Diferenciais do Tétano Acidental

Sinais e sintomas	Diagnóstico diferencial	Características divergentes
Trismo	• Inflamação da articulação têmporo-mandibular • Abscesso dentário	Antecedente de procedimento dentário, febre alta
Rigidez de nuca	• Meningite	Febre alta, alteração do estado de consciência, presença de sinais meníngeos, alterações liquóricas
Trismo, opistótono, contrações espasmódicas da musculatura	• Intoxicação por estricnina (presente em raticidas)	História de ingestão de tóxico, início brusco, evolução rápida, espasmos localizados nas extremidades
Espasmos musculares	• Hipocalcemia sintomática (tetania)	Acometimento de extremidades, sinal de Trousseau, possível achado de hipocalcemia
Rigidez muscular, desordens autonômicas	• Síndrome neuroléptica maligna	Febre, alteração do estado mental, administração de medicamento propensor (p. ex.: haloperidol, clorpromazina, metoclopramida,)
Espasmos musculares	• Histeria (conversão)	Ausência de ferimento anterior suspeito, exibicionismo dos sintomas, desaparecimento dos sintomas ao se distrair o paciente

■❭ Tratamento

O tratamento de tétano consiste de duas frentes: etiológico e suporte. A Tabela 53.5 descreve as principais condutas no manejo de tétano. A principal causa de óbito na fase inicial do tétano é a parada respiratória secundária a espasmo de via aérea ou caixa torácica. Portanto a monitoração da oxigenação deve ser realizada assim que se suspeitar do diagnóstico.

- Vacinação: deve ser realizada para a prevenção de eventos futuros em grupamento muscular diferente do utilizado para a administração de antitoxina ou após a recuperação do quadro

- Fisioterapia: medida para reduzir sequelas osteoarticulares e deve iniciar precocemente. Doses de benzodiazepínicos e bloqueadores neuromusculares podem ser necessários para permitir a manipulação do doente.

Todo caso suspeito de tétano acidental deve ser notificado e os dados registrados na Ficha de Investigação Epidemiológica no Sistema de Informação de Agravos de Notificação (SINAN).

■❭ Profilaxia

A principal arma no combate ao tétano é a imunização passiva. O Programa Nacional de Imunizações preconiza três doses da vacina antitetânica aos 2, 4 e 6 meses, na vacina pentavalente, e dois reforços da DTP aos 15 meses e aos 4 anos. Em seguida, deve-se receber uma dose de reforço a cada 10 anos, habitualmente, ou após 5 anos em caso de gestação ou ferimento suspeito. .

Em caso de ferida suspeita e da possibilidade da presença de toxinas, é necessária a neutralização destas através de antitoxina tetânica. Podem ser administrados SAT 5.000 UI ou IGHAT 250 UI IM, sendo preferencialmente o último devido ao maior risco de anafilaxia com o soro heterólogo. Na Tabela 53.6, estão especificadas medidas de profilaxia pós-exposição de acordo com o tipo de ferimento.

Tabela 53.5
Medidas Terapêuticas de Tétano

Etiológico	Antibiótico	• Metronidazol 500 mg, 8/8 h por 7-10 dias, OU • Penicilina Cristalina 500.000 UI a 2.000.000 UI de 4/4h
	Antitoxina específica	• SAT (soro antitetânico heterólogo): 500 a 1.000 UI/kg. Dose máxima: 60.000 UI • IGHAT (imunoglobulina humana antitetânica): 500 a 20.000 UI • Aplicação perilesional antes da abordagem do foco (ação contra toxina livre tetanopasmina)
	Limpeza do foco	• Exploração profunda da lesão à procura de tecidos desvitalizados e/ou corpo estranho. Deve ser realizada o mais precoce possível
Suporte	Relaxamento muscular (principal meta)	• Benzodiazepínicos – Diazepam 1-10 mg/kg/dia ou Midazolam • Baclofeno – associado ou em fase de convalescência • Bloqueadores neuromusculares – se espasmos refratários a elevadas doses de benzodiazepínicos
	Assegurar via aérea pérvia	• Intubação orotraqueal (IOT) sempre que o laringoespasmo levar à dessaturação arterial e baixas doses de relaxante muscular não controlarem Traqueostomia precoce uma vez que o tubo orotraqueal pode ser um estímulo constante a novos espasmos musculares Recomenda-se o uso de bloqueador neuromuscular (BNM) além de analgesia e sedação a fim de evitar laringoespasmo durante os procedimentos
	Ventilação mecânica	• Não há modo preferencial, entretanto, necessita de estratégia de ventilação protetora
	Sedação e analgesia	• Opioide • Propofol • Alfa-agonista • Fenobarbital: coma barbitúrico quando houver espasmos refratários associados à analgésicos
	Disautonomia	• Drogas de meia-vida curta pela ampla labilidade pressórica • Noradrenalina: controle ação parassimpática • Nitroprussiato: controle ação simpática • Morfina: efetiva no distúrbio disautonômico

Histórico da vacina	Tabela 53.6 Recomendação da Profilaxia do Tétano Tipo de ferimento	Vacina	SAT ou IGHAT
Incerta ou menos de 3 doses	Ferimento superficial, limpo, sem corpo estranho, sem tecido desvitalizado	Sim	Não
	Ferimento sujo, independentemente da profundidade, presença de corpo estranho ou tecido desvitalizado Queimaduras Ferimentos puntiformes ou por armas brancas e de fogo; Mordeduras; Politraumas; Fraturas expostas	Sim	Sim
Três doses ou mais, sendo a última dose há 10 ou mais anos	Ferimento superficial, limpo, sem corpo estranho, sem tecido desvitalizado	Sim	Não
	Ferimento sujo, independentemente da profundidade, presença de corpo estranho ou tecido desvitalizado Queimaduras Ferimentos puntiformes ou por armas brancas e de fogo Mordeduras Politraumas Fraturas expostas	Sim	Não*
Três doses ou mais, sendo a última dose há mais de 5 e menos de 10 anos	Ferimento superficial, limpo, sem corpo estranho, sem tecido desvitalizado	Não	Não
	Ferimento sujo, independentemente da profundidade, presença de corpo estranho ou tecido desvitalizado Queimaduras Ferimentos puntiformes ou por armas brancas e de fogo Mordeduras Politraumas Fraturas expostas	Sim	Não
Três doses ou mais, sendo a última dose há menos de 5 anos	Independentemente das características da lesão	Não	Não

Fonte: Ministério da Saúde.

* Para paciente imunodeprimido, desnutrido grave ou idoso, alem do reforço da vacina está indicada SAT ou ICHAT. Além disso, em ferimentos nos quais o profissional que presta o atendimento suspeita que os cuidados posteriores com o ferimento não serão adequados, pode-se considerar a imunização passiva com SAT ou IGHAT.

** IGHAT 250 UI ou SAT 5.000 UI, ambos intramusucular.

■ LEITURA SUGERIDA

1. Brasil. Ministério da Saúde. Secretaria de Vigilância em Saúde. Guia de vigilância epidemiológica/Ministério da Saúde, Secretaria de Vigilância em Saúde. 6ª edição, Brasília: Ministério da Saúde; 2005. p. 696-707.

2. Lisboa T, Ho YL, Henriques Filho GT, Brauner JS, Valiatti JLS, Verdeal JC, et al. Diretrizes para o manejo do tétano acidental em pacientes adultos. Revista Brasileira Terapia Intensiva. 2011;23(4):394-409.

3. Martins MA, Carrilho FJ, Alves V, Castilho E, Cerri G, Wen C. HCFMUSP. Coleção Clínica Médica - 7 volumes – FMUSP. Tétano, 2ª edição; Volume 7. São Paulo: Editora Manole; 2016.

4. Ministério da Saúde. Portal da Saúde, SVS. Tétano acidental, 2017. Disponível na Internet: http://portalsaude.saude.gov.br/index.php/oministerio/principal/secretarias/svs/tetano-acidental. (30 abril. 2017).

5. Veronesi R, Focaccia R. Tratado de Infectologia – 2 volumes. Tétano. 5ª edição; Volume 1. São Paulo: Editora Atheneu; 2015. p.1373-1398.

Capítulo 54

Arboviroses: Dengue, Febre Amarela, Zika e Chikungunya

Daniela Romero Godofredo
Antonio Camargo Martins
Rodrigo Nogueira Angerami

■ INTRODUÇÃO

Dentre dezenas de arbovírus – *arthopod borne virus* – e respectivas arboviroses atualmente conhecidas, algumas vêm recebendo maior atenção no âmbito da saúde pública nos últimos anos. Se, por um lado, epidemias de dengue continuam a figurar, desde a década de 1990, como desafio a ser enfrentado, observaram-se a introdução e a ampla disseminação do vírus chikungunya (a partir de 2013) e do vírus Zika (a partir de 2015) no Brasil e nas Américas, deixando ambos de serem, notadamente o último, meras curiosidades médicas e tornando-se novos paradigmas de doenças emergentes de relevância global. Por último, após anos de ocorrência epizoótica e com casos isolados ou surtos recorrentes, em 2017 observou-se o maior surto de febre amarela já reportado no Brasil, seja pelo número de casos e de óbitos, seja pela extensão das áreas de transmissão – as quais, ainda que relacionadas a ciclos silvestres, incluem regiões periurbanas e significativamente próximas de áreas urbanizadas e metropolitanas densamente povoadas.

Diante do exposto, em virtude 1) do desafio recorrente imposto pelas epidemias de dengue com elevadas taxas de incidência; 2) das elevadas taxas de ataque e significativa morbidade que vêm sendo descritas nos surtos de chikungunya; 3) das recém-identificadas e descritas complicações decorrentes da infecção pelo vírus Zika – incluindo-se sua síndrome congênita e síndromes neurológicas; 4) das significativas taxas de complicações e letalidade e risco de reurbanização da febre amarela ; e, finalmente; 5) de outras arboviroses com potencial de emergência e disseminação – como mayaro, oropouche e febre do Nilo Ocidental – fazem-se necessárias tanto a estruturação de serviços saúde quanto a capacitação de profissionais para o enfrentamento e o manejo adequado das arboviroses de maior relevância e impacto sobre o sistema de saúde e a importância na prática médica. Muito embora considere-se que a maioria dos casos de dengue, Zika e chikungunya sejam passíveis de atendimento em unidades de atenção básica, profissionais de todos os níveis de atenção devem estar devidamente habilitados a realizar atendimento, estadiamento, abordagem terapêutica inicial e, quando necessário, referenciamento de pacientes, de modo a minimizar os riscos de formas graves e óbitos, bem como reduzir a chance de colapso do sistema de saúde frente ao potencial excessivo número de casos agudos durante períodos epidêmicos e, no caso da febre do chikungunya, de casos com manifestações subagudas e crônicas.

O presente capítulo não pretende ter o papel de revisar todos os aspectos – etiológicos, fisiopatogênicos, epidemiológicos, clínicos e laboratoriais – das arboviroses mas, sim, servir como fonte auxiliar de informações que possam contribuir, de algum modo, no contínuo processo de aprimoramento do manejo clínico das arboviroses.

■❱ Abordagem Geral das Arboviroses

No âmbito das arboviroses (assim como em grande número de outras doenças), independente da etiologia, alguns princípios básicos devem nortear o profissional envolvido com o atendimento de pacientes potencialmente acometidos: suspeitar precocemente de possíveis casos de arboviroses; identificar os possíveis diagnósticos diferenciais; realizar o estadiamento clínico e reconhecer possíveis sinais de alerta ou gravidade em casos suspeitos; empregar medidas terapêuticas gerais e específicas para cada agravo; utilizar adequadamente métodos diagnósticos disponíveis.

Considerando-se o cenário atual (de cocirculação dos vírus da dengue, Zika e chikungunya, que são transmitidos pelo mesmo vetor – mosquitos *Aedes* – nos espaços urbanos e tendem a ocorrer em um mesmo espaço e com períodos de maior incidência), deve-se ter em mente que, diante da impossibilidade de diagnóstico precoce da infecção por um ou, eventualmente, da coinfecção por dois ou mais arbovírus, o manejo clínico inicial deverá abranger um conjunto de medidas clínicas, muitas vezes gerais, inespecíficas, que permitam minimizar os riscos de complicações, necessidade de internação e, sobretudo, risco de óbito. Se por um lado, casos suspeitos de febre amarela exigem uma abordagem inicial mais específica – incluindo-se monitoramento clínico-laboratorial rigoroso e, em alguns casos, procedimentos hemoterápicos, terapia renal substitutiva e outros cuidados (semi)intensivos –, os casos suspeitos de dengue, Zika ou chikungunya, em geral, demandam medidas terapêuticas sintomáticas, mas sempre precedidas de uma cuidadosa classificação de risco. Além da avaliação do cenário epidemiológico – qual(ais) a(s) arbovirose(s) predominante(s) em dado momento – deve-se considerar, sempre, que à luz do conhecimento atual se atribui à dengue o maior risco de complicações na fase aguda – dentre as quais alterações hemodinâmicas, hemorragias e outras lesões orgânicas graves – e óbito, sendo portanto priorizadas, nos protocolos para manejo de pacientes com suspeita de arboviroses, as recomendações já bem fundamentadas para manejo clínico de casos suspeitos de dengue. A Tabela 54.1, demonstra as principais diferenças entre dengue, Zika e chikungunya.

Tabela 54.1
Principais Diferenças entre Dengue, Zika e Chikungunya

Sinais/sintomas	Dengue	Zika	Chikungunya
Febre Duração	Febre alta (> 38°) 4-7 dias	Ausência de febre ou subfebril (≤ 38°) 1-2 dias subfebril	Febre alta (> 38°C) 2-3 dias (eventualmente 7 dias)
Rash cutâneo Frequência	Início a partir do 4° dia 30-50% dos casos	Início a partir do 1° ou 2° dia 90-100% dos casos	Início entre 2 e 5 dias 50% dos casos
Mialgia (frequência)	+ + +	+ +	+
Artralgia (frequência)	+	+ +	+ + +
Intensidade da dor articular	Leve	Leve/moderada	Moderada/ intensa
Edema de articulação	Raro	Frequente e de leve intensidade	Frequente e de moderado a intenso
Conjuntivite	Raro	50-90% dos casos	30%
Cefaleia	+ + +	+ +	+ +
Hipertrofia ganglionar	+	+ + +	+ +
Discrasia hemorrágica	+ +	Ausente	+
Risco de morte	+ + +	+	+ +
Acometimento neurológico	+	+ + +	+ +
Leucopenia	+ + +	+ + +	+ + +
Linfopenia	Incomum	Incomum	Frequente
Trombocitopenia	+ + +	Ausente (raro)	++

Fonte: Brito e Cordeiro, 2016. Extraído de Guia de Vigilância MS, 2017.

Todo caso suspeito de dengue, febre amarela, Zika ou chikungunya deve ser compulsoriamente notificado por qualquer profissional da saúde. Nas situações em que haja suspeita de óbito potencialmente associado a esses agravos, ou qualquer caso suspeito de febre amarela, ou ainda caso suspeito de chikungunya em áreas, até então, sem transmissão autóctone, a notificação é imediata, ou seja, em um prazo de até 24 horas.

■■▶ Abordagem Específica das Principais Arboviroses

Dengue

A dengue é a doença viral transmitida por mosquito mais comum das Américas e, em áreas endêmicas, trata-se de importante suspeita em pacientes febris durante os períodos epidêmicos. É causada por um arbovírus do gênero *Flavivírus,* pertencente à família *Flaviviridae*, e tem como principal vetor, no Brasil e países da América Latina, o mosquito *Aedes aegypti*.

Quadro clínico e história natural

A infecção pelo vírus da dengue pode ser tanto assintomática quanto responsável por doença grave. Para fins de vigilância epidemiológica, a definição de casos suspeitos no Brasil é estabelecida como "indivíduo que reside em área onde se registram casos de dengue, ou que tenha viajado nos últimos 14 dias para área com ocorrência de transmissão de dengue (ou presença de *Aedes aegypti*). Deve apresentar febre, usualmente com duração entre 2 e 7 dias, e duas ou mais das seguintes manifestações: náusea e/ou vômitos; exantema; mialgia e/ou artralgia; cefaleia com dor retro-orbital; petéquias; prova do laço positiva e leucopenia".

Classicamente, a doença surge após um período de incubação de em média 5 a 6 dias, (podendo variar entre 4 e 10 dias) e pode ocorrer como três fases clínicas: *febril, crítica* e *recuperação;* entretanto, comumente elas se sobrepõem, gerando uma doença dinâmica. A fase *febril* é caracterizada por febre elevada, que pode durar de 2 a 7 dias, de início abrupto e frequentemente associada à cefaleia, astenia, mialgia, artralgia, dor retro-orbitária, inapetência, alteração do paladar e sintomas gastrointestinais. Cerca de 50% dos casos apresentam exantema geralmente maculopapular, não raramente pruriginoso, aditivo – acometendo face, tronco, membros, regiões palmoplantares – e frequentemente precedendo ou concomitante com o desaparecimento da febre. Segundo a Organização Panamericana de Saúde, a presença de prova do laço positiva nessa fase da doença é preditiva da hipótese de dengue. Parcela significativa dos pacientes recupera-se progressivamente da fase febril, sem apresentar complicações clínicas.

A fase *crítica* classicamente tem associação com o período de defervescência, que ocorre entre o terceiro e o sétimo dia de doença. A forma grave ocorre pelo aumento da permeabilidade vascular, levando ao extravasamento de plasma para fora dos vasos sanguíneos com consequente hemoconcentração, derrames cavitários, alterações hemodinâmicas, incluindo-se choque hipovolêmico, o qual, em geral, é precedido por sinais de alarme e ocorre mais frequentemente entre o quarto e o quinto dia de sintomas. Os sintomas e sinais de alarme desta fase são apresentados no Quadro 54.1.

Dentre os sinais de choque, incluem-se pulso rápido e fino, declínio de níveis pressóricos arteriais (diferencial entre pressão arterial sistólica e diastólica menor ou igual a 20 mmHg), tempo de enchimento capilar prolongado, extremidades frias, pele úmida, alterações neurológicas (agitação, sonolência, confusão, irritabilidade).

O choque frequentemente apresenta resposta favorável às medidas terapêuticas apropriadas; no entanto, quando não revertido precoce e adequadamente, pode levar a óbito em curto período de tempo – 12 a 24 horas – ou prolongar-se, associando-se a hipoperfusão tecidual, acidose metabólica, coagulação vascular disseminada e disfunção de múltiplos orgãos.

Quadro 54.1
Sinais de Alarme na Dengue

- Dor abdominal intensa e contínua: associada a extravasamento líquido para o peritônio e retroperitônio, podendo levar à irritação do plexo nervoso retroperitoneal, e causar dor importante. Sinal de progressão para choque
- Vômitos persistentes: caracterizam-se por mais de três episódios em 1 hora, ou quatro episódios em 6 horas. Eles geram importante dificuldade de reidratação e agravamento da hipovolemia
- Acúmulo de líquidos (ascite, derrame pleural, derrame pericárdico): associados a comprometimento hemodinâmico e dificuldade respiratória
- Sangramento ativo de mucosa (sangramento gengival, epistaxe, hematúria macroscópica, sangramento de mucosa de trato gastrointestinal e transvaginal): quando o sangramento de mucosas vem acompanhado de alteração hemodinâmica, considera-se como sinal de alarme para dengue grave
- Alteração do estado da consciência: tanto agitação psicomotora quanto letargia podem apresentar-se como resposta à hipoxemia cerebral provocada pela hipotensão, a qual é determinada pelo extravasamento plasmático
- Hepatomegalia: definida quando palpável há > 2 cm do rebordo costal. O aumento do fígado é multifatorial, podendo ser uma combinação de congestão, hemorragia intraparenquimatosa, alteração gordurosa e acúmulo de líquido na cavidade. É fator significativo de choque em crianças
- Aumento progressivo do hematócrito: ao menos em duas medidas consecutivas durante o seguimento do paciente, caracterizando-se como um sinal de alarme
- Hipotensão postural/lipotímia*

---

*Não considerada pela OPAS como sinal de alarme

São considerados casos graves aqueles que apresentam sangramento grave, disfunções orgânicas severas e/ou extravasamento plasmático signficativo.

Somem-se às acimas mencionadas complicações como miosite, hepatite, pancreatite, encefalite e miocardite, mesmo na ausência de evidências de alteração da permeabilidade vascular e alterações hemodinâmicas.

A fase de *recuperação* ocorre após a fase crítica, e nela observa-se reabsorção gradual, nas 48-72 horas subsequentes, do conteúdo extravasado para o extravascular com progressiva melhora clínica, incluindo-se estabilização e normalização dos parâmetros hemodinâmicos e diurese. Nessa fase, é importante avaliar possíveis complicações relacionadas à hiper-hidratação, como monitoramento do balanço hídrico quando necessário (Figura 54.1).

Outras complicações associadas às formas graves da dengue:

○ Manifestações neurológicas: neuropatias, síndrome de Guillain-Barré, meningoencefalie, encefalopatia, convulsões.

○ Manifestações cardíacas: miocardite, pericardite, arritmias, insuficiência cardíaca.

○ Manifestações renais: glomerulonefrite, insuficiência renal aguda, síndrome hemoliticourêmica.

○ Manifestações abdominais: hepatite, pancreatite, colecistite alitiásica.

○ Outras complicações: neurite óptica, púrpuras, miosite, pneumonite, insuficiência respiratória, SARA.

Manejo clínico e tratamento

Em todo caso suspeito de degue deve ser avaliado e estratificado o risco de progressão para doença grave.

Para a classificação de risco, todo paciente com suspeita de dengue deve ser, inicialmente, avaliado cuidadosa e minuciosamente acerca da presença de sinais e sintomas preditivos de gravidade e, quando indicado, avaliado laboratorialmente. Além da anamnese e do exame clínico completos, alguns pontos merecem destaque e dever ser realizados sistematicamente em toda consulta (inicial e retornos para reavaliação):

○ interrogar sobre presença de todos os sinais de alerta;

○ avaliação e documentação de todos os sinais vitais, incluindo nível de consciência, hidratação, frequência cardíaca, características do pulso, tempo de enchimento capilar;

○ aferição da pressão arterial em duas posições;

○ realização de prova do laço.

Importante mencionar duas abordagens diferentes para estratificação do risco e abordagem terapêutica dos pacientes com suspeita de dengue: uma da Organização Panamericana de Saúde (OPAS) e outra do Ministério da Saúde do Brasil.

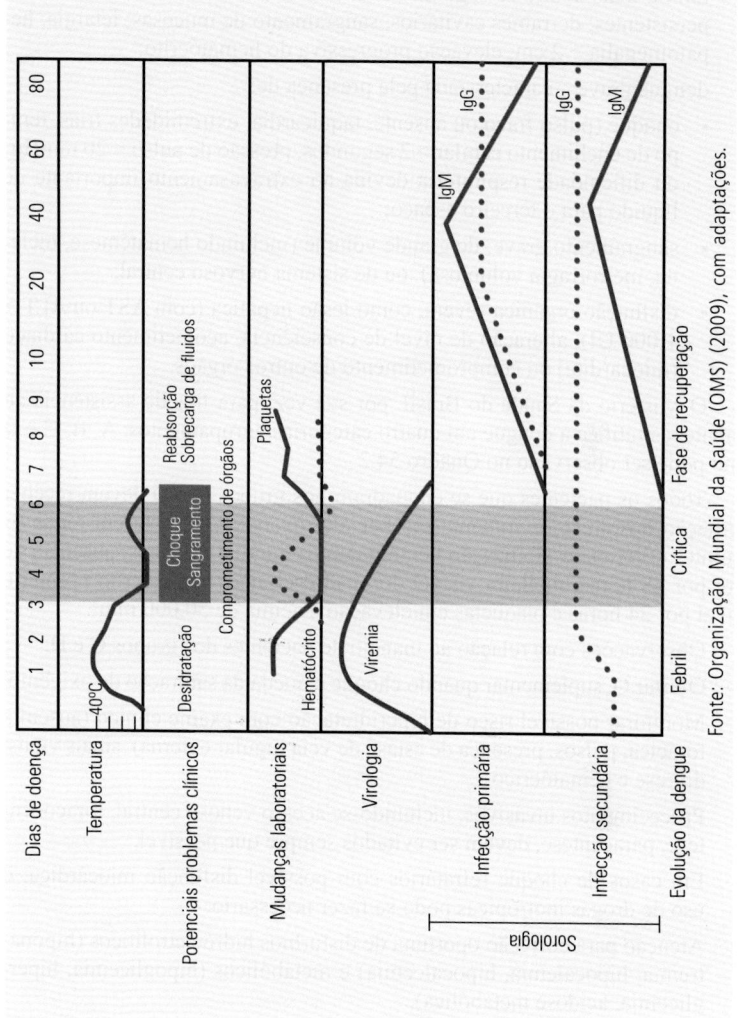

Figura 54.1 – *Evolução clínica e laboratorial da dengue.*

Fonte: Organização Mundial da Saúde (OMS) (2009), com adaptações.

De acordo com a classificação proposta pela OPAS, casos de dengue (suspeitos ou confirmados) devem ser classificados em três categorias:

○ dengue sem sinais de de alarme;

○ dengue com sinais de alarme – qualquer caso de dengue que apresente um ou mais dentre os seguintes sinais clínicos: dor abdominal; vômitos persistentes; derrames cavitários, sangramento de mucosas; letargia; hepatomegalia > 2 cm; elevação progressiva do hematócrito;

○ dengue grave – caracterizada pela presença de:

- choque (pulso fraco ou ausente, taquicardia, extremidades frias, tempo de enchimento capilar > 2 segundos, pressão de pulso < 20 mmHg) ou dificuldade respiratória devida ao extravasamento importante de líquido para o terceiro espaço;

- sangramento grave: de grande volume (incluindo hematêmese, melena, metrorragia volumosa) ou de sistema nervoso central;

- disfunção orgânica severa, como lesão hepática (com AST ou ALT > 1 000 UI), alteração de nível de consciência, acometimento cardíaco (miocardite) ou comprometimento de outros órgãos.

O Mistério da Saúde do Brasil, por sua vez, para fins de assistência ao paciente, estratifica a dengue em quatro categorias/agrupamentos: A, B, C e D como pode ser observado no Quadro 54.2.

Todos os pacientes que se enquadram nos grupos C e D devem receber internação hospitalar, e somente receber alta quando apresentarem todos os seguintes critérios: estabilização hemodinâmica durante 48 horas; ausência de febre por 48 horas; melhora visível do quadro clínico; hematócrito normal e estável por 24 horas e plaquetas em elevação e acima de 50.000/mm³.

Observações com relação ao manejo de pacientes dos grupos C e D:

○ Ofertar O_2 suplementar quando choque e queda da saturação de oxigênio.

○ Monitorar possível risco de hiperidratação com exame clínico (ausculta torácica, pulsos, presença de estase de veia jugular externa), sinais vitais, diurese e hematócrico.

○ Procedimentos invasivos, incluindo-se acesso venoso central, toracocentese, paracentese, devem ser evitados sempre que possível.

○ Em casos de choque refratários com possível disfunção miocárdica, o uso de drogas inotrópicas pode-se fazer necessário.

○ Atenção para correção oportuna de distúrbios hidroeletrolíticos (hiponatremia, hipocalemia, hipocalcemia) e metabólicos (hipoglicemia, hiperglicemia, acidose metabólica).

Situações especiais:

○ Uso de antiplaquetários e anticoagulantes:

- Com relação ao uso de antiplaquetários e anticoagulantes, deve-se avaliar a situação de base que levou ao uso, concomitantemente à contagem de plaquetas do paciente (Tabela 54.2).

Quadro 54.2
Manejo de Casos Suspeitos de Dengue

GRUPO A: Prova do laço negativa e ausência de manifestações hemorrágicas ou sinais de alarme; sem comorbidades ou condições clínicas especiais:

- Hemograma recomendável sempre que possível
- Iniciar a hidratação idealmente na sala de espera e antes do atendimento médico
- Alta pós-atendimento e triagem, com orientações acerca de sinais de alerta e de retornar para a reavaliação se necessário
- Prescrição médica de sintomáticos especificando antitérmico, analgesia, antiemético, antipruriginoso e o volume de líquidos a ser ingerido por dia:
  - ○ Adultos: 60 mL/kg/dia. Crianças até 10 kg: 130 mL/kg/dia. Crianças de 10 a 20 kg: 100 mL/kg/dia
  - ○ Crianças acima de 20 kg (até 13 anos): 80 mL/kg/dia. Para crianças: oferecer 1/3 na forma de soro de reidratação oral (SRO) e o restante através da oferta de água, sucos e chás. O aleitamento materno dever ser mantido e estimulado.
- Retorno no primeiro dia de defervescência ou no quinto dia após o início dos sintomas se houver persistência da febre (períodos de maior risco de complicações)
- Orientação de procurar serviço imediatamente se sangramentos ou sinais de alarme

GRUPO B: Pacientes com sangramento de pele espontâneo (petéquias) ou induzido (prova do laço +) sem sinais de alarme E/OU grupo especial (comorbidades; < de 2 anos, gestantes ou > 65 anos):

- Hemograma obrigatório (liberar o resultado em até no máximo 4 horas)
- Manter o paciente sob observação em serviço de saúde até o resultado do hemograma
- Prescrever hidratação oral e sintomáticos* conforme recomendado para o grupo A
- Se hemograma:
  Com ausência de hemoconcentração e plaquetas > 100.000/mm³: manter orientação de hidratação oral; orientar retorno em 24 horas e reavaliação clínica/laboratorial diária até 48 horas após primeiro dia sem febre; orientação para procurar serviço de saúde imediatamente se sangramentos ou sinais de alarme; prescrição médica de sintomáticos especificando antitérmico, analgesia, antiemético, antipruriginoso e o volume de líquidos a ser ingerido por dia.
  Com evidência de hemoconcetração ou plaquetas ≤ 100.000/mm³: hidratação parenteral com cristalóide 40 mL/kg em 4 horas; reavaliação de risco; repetir hemograma após hidratação. Se após hidratação: hematócrito normal – seguir conduta de regime ambulatorial diário; se hemoconcentração e/ou sinais de alarme – seguir conduta grupo C; se plaquetas < 20.000 mm³ internação para monitoramento clínico e laboratorialmente de 12/12 h.

Continua...

Quadro 54.2 *(continuação)*
Manejo de Casos Suspeitos de Dengue

GRUPO C: Presença de sinal de alarme (dor abdominal intensa e contínua; vômitos persistentes; ascite, derrame pleural, derrame pericárdico; hipotensão e/ou lipotímia, hepatomegalia > 2 cm abaixo do rebordo costal direito, letargia e/ou irritabilidade e aumento progressivo do hematócrito) com ou sem manifestações hemorrágicas:

- Iniciar hidratação venosa para expansão volêmica imediatamente utilizando acesso venoso adequado (calibroso) e monitoramento rigoroso. Iniciar fase de expansão com cristaloide 10 ml/kg na primeira hora
- Ofertar O_2 suplementar, se necessário
- Realizar obrigatoriamente hemograma, dosagem de albumina e transaminases séricas
- Provas de função renal (ureia, creatinina), dosagem de eletrólitos séricos e glicemia, coagulograma e outros exames laboratoriais devem ser realizados conforme a necessidade específica e a critério médico
- Rx tórax e ultrassonografia abdominal, sempre que possível, para pesquisa de derrames cavitários. Ecocardiograma, realizar conforme a necessidade
- Hidratação venosa com 10 ml/kg de soro fisiológico na segunda hora. Se houver resposta inadequada após três fases de expansão (PA e diurese), conduzir como grupo D e transferir para unidade de terapia intensiva
- Se houver melhora clínica e laboratorial após a(s) fase(s) de expansão, iniciar a fase de manutenção: primeira fase: 25 ml/kg em 6 h, segunda fase: 25 mL/kg em 8 h, sendo 1/3 com soro fisiológico e 2/3 com soro glicosado. Se não houver melhora, conduzir como grupo D.

GRUPO D: Sinais de choque, sangramento grave, desconforto respiratório e disfunção grave de órgãos:

- Transferência, idealmente, para unidade de terapia intensiva para hidratação endovenosa e utilização de demais medidas de suporte clínico-hemodinâmico, incluindo-se o uso de drogas vasoativas, quando necessário
- Iniciar imediatamente a fase de expansão rápida parenteral, com solução salina isotônica: 20 mL/kg em até 20 minutos, em qualquer nível de complexidade, inclusive durante eventual transferência para uma unidade de referência, mesmo na ausência de exames complementares
- Realizar obrigatoriamente hemograma, dosagem de albumina e transaminases séricas
- Realizar idealmente provas de função renal (ureia, creatinina), dosagem de eletrólitos séricos e glicemia, coagulograma e outros exames laboratoriais
- RX torax e ultrassonografia abdominal, sempre que possível, para pesquisa de derrames cavitários. Ecocardiograma, realizar conforme necessidade

Continua...

Quadro 54.2 *(continuação)*
Manejo de Casos Suspeitos de Dengue

• Repetir fase de expansão até três vezes. Revaliação clínica a cada 15 a 30 minutos e repetir hematócrito a cada 2 horas. Se houver melhora clínica e laboratorial, passar a fazer o manejo clínico conforme a fase de expansão do grupo C. No caso de resposta inadequada, caracterizada pela persistência do choque, deve-se avaliar se:

1. hematócrito em ascensão após a reposição volêmica adequada
   – utilizar expansores plasmáticos → albumina 0,5-1 g/kg; na falta desta, usar coloides sintéticos, 10 ml/kg/hora

2. hematócrito em queda – investigar hemorragias e avaliar a coagulação: na presença de hemorragia, transfundir concentrado de hemácias (10 a 15 mL/kg/dia); na presença de coagulopatias, avaliar necessidade de uso de plasma fresco (10 mL/kg), vitamina K endovenosa e crioprecipitado (1 U para cada 5-10 kg) e considerar a transfusão de plaquetas nas seguintes condições: sangramento persistente não controlado, depois de corrigidos os fatores de coagulação e de choque, e trombocitopenia e INR maior que 1,5 vez o valor normal

• Se houver melhora clínica e laboratorial após as fases de expansão, retornar para a fase de expansão do grupo C e seguir a conduta recomendada para o grupo.

*Paracetamol ou dipirona para o controle da febre e manejo da dor.
*No caso de erupções pruriginosas, os anti-histamínicos podem ser considerados.
*Não se recomenda o uso de ácido acetilsalicílico e outros anti-inflamatórios

○ Indicação de procedimentos transfusionais:

▪ Nos pacientes do grupo D, em situação de choque refratário com suspeita de sangramento, devem-se seguir orientações presentes no Quadro 54.2, (na presença de hemorragia, transfundir concentrado de hemácias (10 a 15 mL/kg/dia); na presença de coagulopatias, avaliar necessidade de uso de plasma fresco (10 mL/kg), vitamina K endovenosa e crioprecipitado (1 U para cada 5-10 kg) e considerar a transfusão de plaquetas nas seguintes condições: sangramento persistente não controlado, em associação a plaqueta abaixo e 50.000 e suspeita de sangramento em sistema nervoso central ou plaqueta abaixo de 20.000 e sangramento de grande monta.

○ Manejo clínico em pacientes cardiopatas:

▪ Nos casos de pacientes com insuficiência cardíaca, o manejo da hidratação deve ser individualizado para cada paciente (conforme pressão arterial, débito urinário, perfusão periférica e presença de congestão pulmonar), além da utilização da classe funcional da seguinte forma: classe I, seguir protocolo de tratamento de dengue sem diferença; classes II e III, em ambas a hidratação deve ser realizada com uma primeira fase de ressuscitação, com duração de 30-60 min, reposição volêmica de solução cristaloide 10 mL/kg de peso ideal em 30 minutos, repetindo-se esta etapa até três vezes, sob rigorosa observação clínica, seguida da fase de manutenção – na qual a hidratração situa-se entre 15 e 25 mL/kg de solução fisiológica a 0,9% ou Ringer simples, a cada 12 horas, atentando-se para sinais de congestão pulmonar; classe IV, pacientes devem ser internados em unidades de terapia intensiva.

Na impossibilidade de hidratação endovenosa, os pacientes podem ser tratados com drogas vasoativas. O melhor benefício da expansão volêmica é observado em pacientes oligúricos, sem congestão pulmonar e com hipoperfusão periférica. Nas situações em que haja hipotensão, congestão pulmonar, presença de hipoperfusão periférica (especialmente com pressão sistólica inferior a 100 mmHg) há indicação de uso de drogas vasoativas. Em pacientes que apresentem hipotensão com congestão pulmonar, disfunção cardíaca ventricular esquerda, além do possível benefício com o uso de dobutamina pode haver resposta favorável com a utilização de dopamina ou noradrenalina.

Quando perfusão periférica diminuída associada à hipotensão arterial, realizar ressuscitação volêmica associada a dopamina ou noradrenalina.

Diagnóstico laboratorial

Na avaliação laboratorial de um paciente com dengue, nas formas leves e não complicadas, observa-se frequentemente leucopenia – com neutropenia e em alguns casos presença de linfócitos atípicos – e trombocitopenia. Na fase de defervescência, pode haver maior queda da contagem de plaquetas e aumento – progressivo ou não – do hematócrito. Elevação variável dos níveis de transaminases séricas.

Nas formas graves de dengue, além das frequentes elevações do hematócrito e quedas acentuadas na contagem de plaquetas, podem ser observados distúrbios de eletrolíticos, acidose metabólica, maior elevação dos níveis séricos de enzimas hepáticas, lactato desidrogenase, enzimas musculares, ureia e creatinina e alterações em provas de hemostasia.

O hematócrito é o exame de grande relevância para avaliação da gravidade e evolução da doença, pois demonstra a perda de líquido para o espaço extravascular e a eficácia na reidratação e na expansão volêmica do paciente. A dosagem de albumina, quando passível de ser realizada, contribui na predição do extravasamento plasmático. A hipoalbuminemia frequentemente está associada aos quadros de pacientes no Grupos C e D.

O diagnóstico etiológico de dengue, por sua vez, está relacionado à presença do vírus ou presença de anticorpos específicos. É fundamental estimar a data de início de sintomas para o correto uso de testes diagnósticos.

Métodos diretos

Pesquisa de antígeno NS1: em geral realizado a partir do soro, idealmente deve ser pesquisado até o terceiro dia de doença, entretanto pode manter-se

Tabela 54.2
Recomendações de Manejo de Antiplaquetários e Anticoagulantes

Situação	Contagem de plaquetas	Conduta
Em uso de AAS e clopidogrel e *Stent* coronariano: • Farmacológico colocado há menos de 6 meses • Convencional colocado há menos de 1 mês	> 50.000/mm³	Manter: AAS e clopidogrel Realizar contagem de plaquetas diariamente conforme recomendado para grupo B
	30.000 – 50.000/mm³	Manter: AAS e Clopidrogrel Considerar internar paciente em leito de observação e realizar contagem diária de plaquetas
	< 30.000/mm³	Suspender: AAS e clopidogrel Internar paciente em leito de observação e realizar contagem diária de plaquetas
Em uso de AAS e *Stent* coronariano: • Farmacológico mais de 6 meses • Convencional colocado a mais de 1 mês ou • Profilaxia secundária de doença coronariana ou cerebrovascular	> 50.000/mm³	Manter: AAS Realizar contagem de plaquetas diariamente
	30.000 – 50.000/mm³	Manter: AAS Internar paciente em leito de observação e realizar contagem diária de plaquetas
	< 30.000/mm³	Suspender: AAS Internar paciente em leito de observação e realizar contagem diária de plaquetas
Em uso de warfarina	> 50.000/mm³	Manter warfarina Controle ambulatorial diário de TAP e contagem diária de plaquetas
	30.000-50.000/mm³	Internar paciente para controle de anticoagulação. Trocar warfarina por heparina não fracionada
	< 30.000/mm³	Suspender warfarina, internar paciente e avaliar diariamente TPAP/TTAP e plaquetas

detectável até o quinto dia de sintomas. Sua sensibilidade é mais baixa em infecções secundárias, quando o teste negativo não exclui a possibilidade de doença.

RT – PCR: pode ser realizado em soro, líquor e fragmentos de vísceras. Amostra de soro deve ser coletada até o quinto dia de sintomas. No caso de investigação de óbitos, os fragmentos de vísceras devem ser coletados durante a necropsia ou por viscerotomia. Detecta a presença do vírus e pode permitir a identificação de sorotipo.

Isolamento viral: pode ser realizado em soro, líquor e fragmentos de vísceras. Amostra de soro deve ser coletada até o quinto dia de sintomas. No caso de investigação de óbitos, os fragmentos de vísceras devem ser coletados durante a necropsia ou por viscerotomia. Considerado padrão-ouro, mas em geral realizado apenas em laboratórios de referência ou pesquisa.

Métodos indiretos

Detecção de anticorpos dengue IgM: realizado em soro e líquor. Amostra de soro deve ser colhida entre o sexto e o trigésimo dia após o inicío dos sintomas. Na primoinfecção, os títulos começam a elevar-se a partir do quinto ou sexto dia da doença, podendo permanecer positivos por mais de 1 mês. Nas infecções subsequentes, IgM torna-se positivo já no terceiro dia de sintomas e pode permanecer circulante em menores títulos e por menor período de tempo (Figura 54.1).

Diagnósticos diferenciais

Os possíveis diagnósticos diferenciais da dengue variam em função do perfil clínico, do momento de apresentação da doença e, em algum grau, conforme a época do ano e exposições e fatores de risco para outros agravos.

• Síndromes febris agudas: enteroviroses, influenza e outras viroses respiratórias, hepatites virais agudas, malária não grave, chikungunya e outras arboviroses (oropouche, Zika).

• Síndrome febril exantemática aguda: rubéola, sarampo, escarlatina, eritema infeccioso, exantema súbito, enteroviroses, mononucleose infecciosa, parvovirose, sífilis secundária, citomegalovirose, riquetsioses, farmacodermias, doença de Kawasaki, doença de Henoch-Schonlein, chikungunya, Zika e outras arboviroses.

• Síndrome hemorrágica febril: hantavirose, febre amarela, leptospirose, arenaviroses, malária grave, riquetsioses, doença meningocócica e outras sepses bacterianas e púrpuras.

• Síndromes neurológicas: meningites e encefalites causadas por arbovírus e outras infecções virais, síndrome de Guillain-Barré.

Ressaltamos ainda o diagnóstico diferencial com quadros clínicos caracterizados por choque, tanto de origem cardiogênica quanto infecciosa, como: meningococcemia, septicemia, febre purpúrica brasileira, riquetsioses e síndrome do choque tóxico. Comumente o choque da dengue cursa com extremidades frias e mal perfundidas, achado comum em pacientes em choque cardiogênico.

Febre amarela

A febre amarela é uma doença infecciosa febril e aguda, transmitida por mosquitos e causada pelo *Flavivirus*, da família *Flaviviridae*. Existem dois ciclos de transmissão da doença: ciclo silvestre, no qual a transmissão ocorre por meio dos vetores *Haemagogus* e *Sabethes*, e um ciclo urbano, sem ocorrência no Brasil desde 1942, no qual o responsável é o *Aedes aegypti*. É importante lembrar que não existem diferenças entre as apresentações clínicas da doença transmitida no ciclo urbano ou silvestre.

Clinicamente a doença manifesta-se desde infecções assintomáticas e casos leves até formas graves associadas a elevadas taxas de letalidade.

O período de incubação, isto é, aquele que vai desde a picada do mosquito e a transmissão do vírus até o início da doença dura entre 3 e 6 dias (podendo chegar até 10 a 15 dias). Estima-se que o período de viremia estenda-se de 24 a 48 horas antes do início de sintomas até 3 a 5 dias após.

O vírus da febre amarela apresenta acometimento sistêmico, entranto há maior tropismo por alguns órgãos específicos, tais como fígado, rim e coração. A lesão primária decorre da replicação viral e concomitante participação de mecanismos imunomediados, levando a lesões predominantemente nos orgãos-alvo, tais como hepatite (com presença de intensa apoptose de hepatócitos, exuberante elevação de transaminases, icterícia, alterações de coagulograma), miocardite, lesão renal (tubular e glomerular, com ocorrência de proteinúria, oligúria, insuficiência renal dialítica), além de fenômenos hemorrágicos e coagulação intravascular disseminada.

Quadro clínico e história natural

Após o período de incubação, a grande maioria dos casos será assintomática ou oligossintomática (50-85%).

Casos sintomáticos, em geral, apresentam febre – de início súbito, elevada e contínua – acompanhada de náuseas, vômitos, mialgia e cefaleia intensa. Nas formas leves e moderadas (20% a 30% dos casos), os sinais e sintomas têm duração de 2 a 4 dias.

Formas graves (em alguns casos com ocorrência da chamada forma maligna) podem ocorrer com frequência variável (15% a 60%) e associam-se a elevadas taxas de letalidade (20% a 50%). Além de cefaleia e mialgia mais intensas e náuseas e vômitos mais frequentes, casos graves apresentam icterícia, colúria, oligúria e manifestações hemorrágicas variadas.

Para fins didáticos, são descritas três fases evolutivas da doença que podem ser observadas sobretudo em uma proporção dos pacientes que progridem para formas graves: período de *infecção*, período de *remissão* e período *toxêmico*. Ressalta-se, entretanto, que se trata de uma doença dinâmica e que muitas vezes a identificação bem definida de cada fase em um paciente pode não ser bem caracterizada.

- Infecção: o primeiro período da doença, que dura entre 3 e 4 dias, é caracterizado pela presença de viremia. Estão presentes febre alta, cefaleia, calafrios, mialgia, mal-estar, náuseas e vômito. No exame físico, o paciente pode apresentar sinal de Faget (bradicardia na vigência de febre), exantema ou icterícia. Laboratorialmente, podem-se observar leucopenia, linfócitos atípicos, plaquetopenia, discreta alteração nas enzimas hepáticas, proteinúria.

- Remissão: declínio da temperatura e desaparecimento da febre e melhora dos sintomas, durante um período de até 48 horas; coincide com a queda nos títulos de vírus circulantes.

- Toxêmico: ocorre em uma menor proporção dos casos, mas se associa à elevada letalidade. Verifica-se diminuição acentuada e desaparecimento do vírus circulante e presença de anticorpos. O paciente volta a apresentar sintomas sistêmicos como febre, prostração intensa, acompanhados de icterícia, fenômenos hemorrágicos (mucosas, trato gastrointestinal, trato urinário), insuficiência renal (com oligúria, anúria), alterações do nível de consciência (confusão mental, torpor), crises convulsivas, coma, alterações hemodinâmicas (hipotensão, choque). Nessa fase, o sinal de Faget é mais frequentemente observado. Podem ser observados leucocitose, plaquetopenia intensa, aumento dos níveis de creatinina, elevação significativa dos níveis de transaminases séricas (com predomínio de AST em relação a ALT) e bilirrubinas (com predomínio de bilirrubina direta).

Os pacientes cursam também com distúrbios de coagulação e, como o vírus tem predileção pelo miocárdio, observa-se ainda miocardite com bradicardia sinusal ou alterações no seguimento ST (Figura 54.2).

Segundo o Ministério da Saúde, considera-se como caso suspeito de febre amarela o indivíduo com exposição em área afetada recentemente (em surto) ou em ambientes rurais e/ou silvestres, com até 7 dias de quadro febril agudo (febre aferida ou relatada) acompanhado de dois ou mais dos seguintes sinais e sintomas: cefaleia (principalmente de localização supraorbitária), mialgia, lombalgia, mal-estar, calafrios, náuseas, icterícia e/ou manifestações hemorrágicas (sendo residente ou procedente de área de risco para febre amarela, nos 15 dias anteriores, que não tenha comprovante de vacinação de febre amarela ou que tenha recebido a primeira dose há menos de 30 dias).

Manejo clínico e tratamento

Não existe, até o momento, tratamento específico para febre amarela, sendo o seu manejo limitado ao tratamento dos sintomas e intercorrências. Propõe-se que a abordagem terapêutica ocorra com relação à presença de sinais e sintomas clínicos, bem como alterações laboratoriais sugestivas de gravidade.

O seguimento ambulatorial pode ser conduzido para pacientes que não apresentem sinais de gravidade, sobretudo nas seguintes condições:

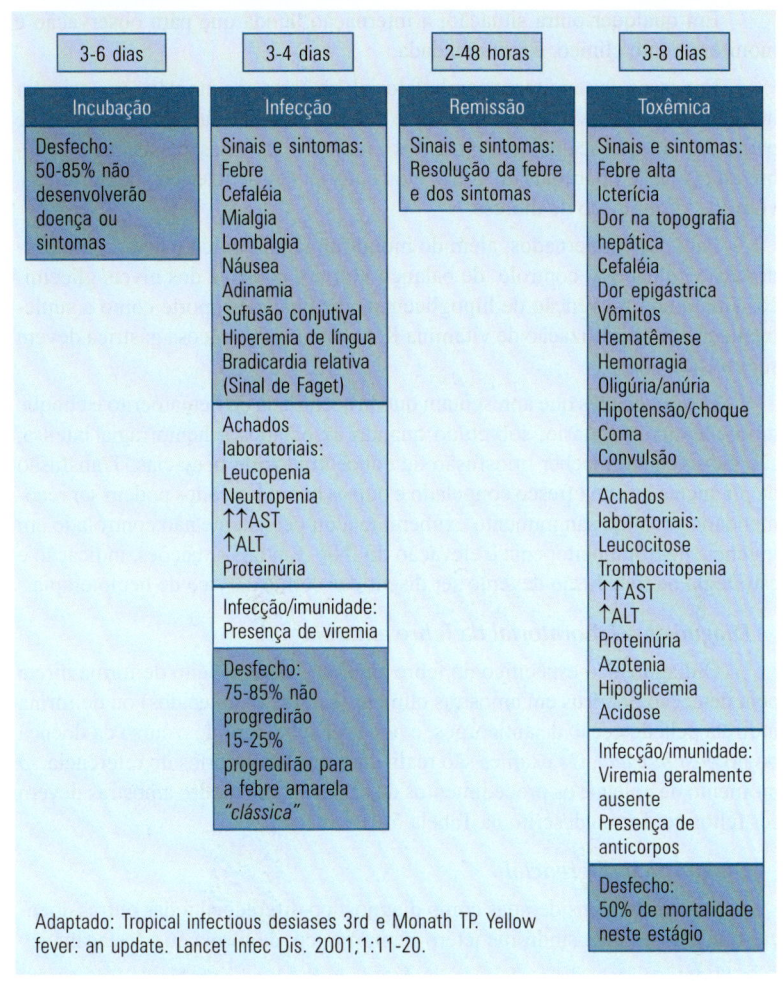

3-6 dias	3-4 dias	2-48 horas	3-8 dias
Incubação	**Infecção**	**Remissão**	**Toxêmica**
Desfecho: 50-85% não desenvolverão doença ou sintomas	Sinais e sintomas: Febre Cefaléia Mialgia Lombalgia Náusea Adinamia Sufusão conjutival Hiperemia de língua Bradicardia relativa (Sinal de Faget) Achados laboratoriais: Leucopenia Neutropenia ↑↑AST ↑ALT Proteinúria Infecção/imunidade: Presença de viremia Desfecho: 75-85% não progredirão 15-25% progredirão para a febre amarela "clássica"	Sinais e sintomas: Resolução da febre e dos sintomas	Sinais e sintomas: Febre alta Icterícia Dor na topografia hepática Cefaléia Dor epigástrica Vômitos Hematêmese Hemorragia Oligúria/anúria Hipotensão/choque Coma Convulsão Achados laboratoriais: Leucocitose Trombocitopenia ↑↑AST ↑ALT Proteinúria Azotenia Hipoglicemia Acidose Infecção/imunidade: Viremia geralmente ausente Presença de anticorpos Desfecho: 50% de mortalidade neste estágio

Adaptado: Tropical infectious desiases 3rd e Monath TP. Yellow fever: an update. Lancet Infec Dis. 2001;1:11-20.

Figura 54.2 – *História natural da febre amarela.*

- Formas clínicas leves ou moderadas (quando na ausência de comorbidades), pacientes em bom ou regular estado geral, sem sinais de desidratação leve, sem vômitos, sem história ou sinais de hemorragias.

- Exames laboratoriais normais ou com alterações discretas no hemograma (contagem de plaquetas acima de 100.000, hemoconcentração < 10% do valor de referência), transaminases menores que duas vezes o limite superior da normalidade e bilirrubina menor que 1,5 vez o limite superior da normalidade, sem proteinúria, provas de coagulação normais (possibilidade de retornar ao serviço para reavaliação programada ou imediatamente se piora do quadro).

Em qualquer outra situação, a internação, ainda que para observação e monitoramento clínico, é recomendada.

Em casos de seguimento ambulatorial, prescrever sintomáticos e orientar hidratação oral. Deve-se recomendar o retorno imediato ao serviço de saúde para a reavaliação se qualquer piora dos sintomas existentes, persistência de febre alta (> 39°C) por mais de 4 dias e/ou surgimento de icterícia, hemorragias, vômitos, diminuição de diurese.

Para casos internados, além do monitoramento clínico e laboratorial, hidratação cuidadosa, controle de balanço hídrico, controle dos níveis glicêmicos (incluindo prevenção de hipoglicemia) medidas de suporte como a suplementação de O_2, utilização de vitamina K e proteção de mucosa gástrica devem ser considerados.

Já os pacientes que apresentam queda acentuada do hematócrito e choque hipovolêmico refratário, sobretudo quando associados à hemorragia intensa, são passíveis de receber transfusão de concentrados de hemácias. Transfusão de plaquetas, plasma fresco congelado e outros hemoderivados podem ser recomendados quando sangramento exuberante e/ou persistente não controlado em vigência de trombocitopenia e elevação do INR. Em tais situações, indicação e estratégia de transfusão deverão ser discutidas com o serviço de hemoterapia.

Diagnóstico laboratorial da febre amarela

O diagnóstico específico de febre amarela pode ser feito de forma direta pela detecção do vírus em amostras clínicas (sangue e/ou tecidos) ou de forma indireta pela detecção de anticorpos, e pode ser feito durante o curso da doença ou no *post mortem*. Os exames são realizados em laboratórios de referência. O momento de coleta e os procedimentos de armazenamento das amostras devem ser feitos conforme descrito na Tabela 54.3.

Diagnóstico diferencial

Devem ser consideradas como diagnóstico diferencial todas outras doenças que cursam com síndrome íctero-hemorrágico, de forma que destacamos:

○ Leptospirose: deve ser suspeitada nos indivíduos com história de contato com lixo ou recursos hídricos. Diferentemente da febre amarela, não costuma cursar com níveis de transaminases acima de 500 U/L; comumente nos casos graves apresenta-se com insuficiência renal aguda e hipocalemia.

○ Hepatites virais: o diagnóstico se faz nos quadros agudos ou de hepatite fulminante. Assim como na febre amarela, as hepatites virais também cursam com elevação significativa de transaminases.

○ Febre maculosa: deve ser lembrada em quadros sistêmicos graves nos quais o paciente tem epidemiologia positiva para carrapatos ou áreas endêmicas de febre maculosa.

Tabela 54.3
Diagnóstico Laboratorial da Febre Amarela

Exame	Amostra	Quantidade	Nº de amostras	Período de coleta	Coleta	Armazenamento e conservação	Transporte
Sorologia	Sangue total: obtenção da amostra por punção venosa ou intracardíaca (óbitos)	Criança: 2-5 mL Adulto: 10 m	1 ou 2	1ª amostra: Após o 5º dia de início dos sintomas 2ª amostra: 14-21 dias após a coleta da 1ª amostra Ou Amostra única: Após o 5º dia de início dos sintomas	Frasco estéril de plástico ou vidro com tampa de rosca	-20°C ou freezer	Gelox ou seco
Biologia molecular (RT-PCR)	Sangue total: obtenção da amostra por punção venosa ou intracardíaca (óbitos)	Criança: 2-5 mL Adulto: 10 mL	1	Até o 5º dia após início dos sintomas	Frasco estéril de plástico ou vidro com tampa de rosca	-70°C	Nitrogênio líquido
	Tecido: fígado, rins, coração, baço, linfonodos. Obtenção da amostra por necropsia ou viscerotomia ou agulha de biópsia	Fragmento de 1 cm³	1 fragmento de cada víscera	Logo após óbito, no máximo até 24 horas	Frasco estéril de plástico ou vidro com tampa de rosca, a fresco (sem adição de conservantes)	-70°C N	Nitrogênio líquido

Continua...

Tabela 54.3 *(continuação)*
Diagnóstico Laboratorial da Febre Amarela

Exame	Amostra	Quantidade	Nº de amostras	Período de coleta	Coleta	Armazenamento e conservação	Transporte
Isolamento viral	Sangue total: obtenção da amostra por punção venosa ou intracardíaca (óbitos)	Criança: 2-5 mL Adulto: 10 mL	1	Até o 5º dia após início dos sintomas	Tubo estéril de plástico com tampa de rosca à vácuo	-70°C	Nitrogênio líquido
	Tecido: fígado, rins, coração, baço, linfonodos. Obtenção da amostra por necropsia ou viscerotomia ou agulha de biópsia	Fragmento de 1 cm³	1 fragmento de cada víscera	Logo após óbito, no máximo até 24 horas	Frasco estéril de plástico ou vidro com tampa de rosca, à fresco (sem adição de conservantes)	-70°C	Nitrogênio líquido
Histopatologia Imuno-histoquímica	Tecido: fígado, rins, coração, baço, linfonodos. Obtenção da amostra por necropsia ou viscerotomia ou agulha de biópsia	Fragmento de 1 cm³	1 fragmento de cada víscera	Logo após óbito, no máximo até 12 horas	Frasco estéril de plástico ou vidro com tampa de rosca, com solução de formalina a 10% tamponada	Temperatura ambiente	Temperatura ambiente

Adaptado de: Febre Amarela: Guia para o profissional de saúde

○ Dengue: as formas graves da dengue podem evoluir com lesão renal e hepática; entretanto, a história natural da doença diverge em sua evolução.

○ Hepatite medicamentosa/intoxicação exógena: é fundamental ressaltar o diagnóstico diferencial de quadros graves de lesão hepática com intoxicação por medicações (p. ex.: paracetamol) ou uso de fitoterápicos (p. ex.: chás medicinais) associados à lesão hepática.

Resaltamos ainda que há outros quadros infecciosos que em sua evolução podem cursar com disfunção orgânica importante, assemelhando-se aos quadros graves de febre amarela – portanto, é fundamental a caracterização epidemiológica do indivíduo.

Febre do chikungunya

O vírus chikungunya, pertencente ao gênero *Alphavirus* da família *Togaviridae* e previamente descrito, na década de 1950, na Tanzânia. Após décadas circulando na África e na Ásia, em 2013 foi introduzido no Caribe e, mais especificamente, no Brasil, em 2014. Transmitido por mosquitos do gênero *Aedes*, o vírus vem circulando e ainda expandindo suas áreas de transmissão levando a inúmeros surtos regionais.

Diferentemente do que se descreve em relação às infecções pelo vírus da dengue e do Zika, a maioria dos indivíduos infectados pelo virus chikungunya são sintomáticos. Classicamente relacionada com elevada morbidade, a febre do chikungunya pode levar a casos graves, os quais ocorrem com maior frequência em pacientes com comorbidades prévias e em extremos de idade – crianças e, sobretudo, idosos.

Quadro clínico e história natural

Após o período de incubação, que pode variar de 2 a 10 dias (raramente até 12 dias), inicia-se a fase aguda ou febril, que pode durar até 14 dias. Os principais sintomas são febre (contínua ou intermitente) acima de 39°C de início repentino, e poliartralgia intensa – frequentemente incapacitante – de pequenas e grandes articulações. Podem ocorrer cefaleia, mialgia, exantema, lombalgia, calafrios, dor retro-orbitária, conjuntivite, linfadenopatia, dor abdominal, manifestações gastrointestinais.

Ainda que elevada a febre, ela é de curta duração. O exantema, que ocorre em cerca de 50% dos pacientes, pode ser macular ou maculopapular, e surge mais frequentemente entre o segundo e o quinto dia após o início da febre e atinge principalmente tronco e extremidades, incluindo palmas e planta dos pés. Prurido, quando presente, pode ser localizado ou generalizado. Menos frequentemente, outras maifestações dermatológicas (descamativas, vesicobolhosas, pigmetadas, eritematonodulares, aftoides) podem ocorrer.

A poliartralgia é a principal característica da febre do chikungunya e vem sendo reportada na maioria dos pacientes (90%) desde o início da fase aguda da doença. Via de regra, o acometimento é poliarticular, de grandes e pequenas articulações, bilateral e simétrica. Quando presente, o edema articular pode estar associado à tenossinovite.

Alguns pacientes evoluem com persistência das manifestações articulares, com artralgia, edema articular, poliartrite e tenossinovite hipertrófica (mais frequentemente distal, em mãos, falanges, punhos e tornozelos), de intensidades variáveis e com períodos de exacerbação intermitente após a fase aguda, caracterizando o início da fase subaguda, que pode se estender por até 3 meses. Nessa fase são frequentes a presença de astenia, prurido, exantema (macular, vesicular, bolhoso, purpúrico), quadros depressivos e outras complicações como, por exemplo, síndrome do túnel do carpo associado à tenossinovite.

A persistência do quadro clínico por período superior a 6 meses carateriza a evolução para a fase crônica da febre do chikungunya. Nesse estágio, as manifestações incluem distintos padrões de dor, incluindo articular, musculoesquelética e neuropática. O acometimento mono ou poliarticular, simétrico ou assimétrico, pode apresentar períodos de exacerbação, algumas vezes mesmo sem presença de edema ou hiperemia. Deformidades e limitações funcionais não são raras. Bursites e acometimento lombossacral, temporomandibular, esternoclavicular podem estar presentes.

Na fase crônica, além das manifestações articulares são descritos prurido, cefaleia, fadiga, astenia, distúrbios do sono e humor, alterações de sensibilidade (disestesias, parestesias), algias neuropáticas, fenômeno de Raynaud. Quadros prolongados, que podem durar de meses a anos, e, em alguns casos, resultando em distintos padrões e graus de destruição articular.

O prolongamento da duração e da intensidade das manifestações articulares vem sendo mais reportado em pacientes de maior faixa etária. Frequência, intensidade e duração da fase crônica são bastante variáveis entre as diferentes séries de casos, podendo atingir mais da metade dos pacientes em algumas coortes. Em média, a fase crônica prolonga-se por 6 meses; entretanto, em alguns casos, pode ultrapassar um ou mais anos. Dentre os principais fatores de risco que vêm sendo associados à cronificação, são incriminados: idade acima de 45 anos, sexo feminino, doença articular preexistente e maior intensidade de comprometimento articular na fase aguda.

Além das manifestações acima descritas que caracterizam as três fases clássicas da febre do chikungunya, manifestações consideradas até então atípicas e, via de regra, graves, vêm sendo descritas e se associando a maior portencial de morbimortalidade. Estas incluem:

- ○ Manifestações neurológicas: neuropatias, síndrome de Guillain-Barré, síndromes cerebelares, meningoencefalie, encefalopatia, convulsões.

- ○ Manifestações oftalmológicas: neurite óptica, iridociclite, episclerite, retinite, uveíte.

- ○ Manifestações cardíacas: miocardite, pericardite, arritmias, insuficiência cardíaca.

- Manifestações dermatológicas: lesões vesiculares, bolhosas, aftoides, descamativas, hiperpigmentadas.
- Manifestações renais: nefrite, glomerulonefrite, insuficiência renal aguda.
- Outras complicações: púrpuras, pneumonite, insuficiência respiratória, hepatite, pancreatite, discrasias sanguíneas, distúrbios hormonais (secreção inapropriada de ADH, insuficiência adrenal).

As formas graves da infecção acometem principalmente gestantes e crianças (especialmente no período neonatal), idosos (com idade superior a 65 anos), pacientes com comorbidades – incluindo antecedente de convulsão febril, diabetes, hipertensão arterial, insuficiência cardíaca, asma, etilismo, doenças reumatológicas, anemia falciforme, talassemia, uso de alguns fármacos (aspirina, anti-inflamatórios e paracetamol em altas doses). Em gestantes, a infecção não está relacionada a efeitos teratogênicos e há raros relatos de abortamento espontâneo. No entanto, mães que adquirem chikungunya no período intraparto podem transmitir o vírus aos recém-nascidos por transmissão perinatal, com taxa de transmissão de aproximadamente 50% em tais situações, e cerca de 90% desses recém-nascidos podem evoluir para formas graves. Vale ressaltar que não há evidências de que o parto cesariana influa nos riscos de trasmissão. O vírus não é transmitido pelo aleitamento materno.

O Ministério da Saúde recomenda o acompanhamento diário das gestantes com suspeita de febre do chikungunya e, se risco de sofrimento fetal ou viremia próxima ao período do parto, acompanhar em leito de internação.

Recentemente, alguns autores vêm reportando uma potencial maior associação da febre do chikungunya com casos graves e óbitos, em frequência maior do que se era previamente descrito. Essa maior, ocorrência de óbitos vem sendo relacionada tanto com as apresentações graves da doença quanto à descompensação de comorbidades pela infecção.

Diagnóstico laboratorial

As alterações laboratoriais durante a fase aguda da febre do vírus chikungunya, assim como observada na dengue e, sobretudo, na febre do Zika, são inespecíficas. Frequentemente são observadas leucopenia (com linfopenia inferior a 1.000 cels./mm³), elevação de marcadores de atividade inflamatórias (velocidade de hemossedimentação e dosagem da proténa C-reativa), elevação de transaminases hepáticas) e enzimas musculares (CPK). Trombocitopenia, quando presente, raramente é inferior a 100.000 cels./mm³.

Três testes podem detectar chikungunya: sorologia, PCR e isolamento viral. Todas essas técnicas já são utilizadas no Brasil e estão disponíveis em laboratórios de referência da rede pública. Um número crescente de laboratórios vem realizando testes sorológicos comerciais para a detecção de anticorpos (IgM e IgG) para o diagnóstico da febre pelo vírus chikungunya.

O PCR deve ser realizado até o oitavo dia após o aparecimento dos sintomas, idealmente no período de maior viremia, entre o primeiro e quinto dia de sintomas.

O isolamento viral embora seja considerado o padrão-ouro, é um procedimento dispendioso, demorado, realizado por um número limitado de laboratórios e, portanto, de difícil acesso na prática clínica. Assim como a PCR, deve ser realizado a partir de amostras coletadas entre 1 e 8 dias de doença (preferencialmente até o quinto dia).

Os testes sorológicos permitem a detecção de anticorpos específicos IgM a partir do segundo dia e IgG a partir do sexto dia após o aparecimento dos sintomas.

A realização de sorologia com amostras pareadas é uma estratégia que vem sendo recomenda. Neste caso, duas amostras devem ser coletadas, a primeira na fase aguda da doença (até o oitavo dia de doença) e a segunda entre 15 e 45 dias após o início dos sintomas. O aumento de quatro vezes no título dos anticorpos específicos sugere infecção aguda pelo vírus chikungunya.

A depender das técnicas laboratoriais a serem realizadas, diferentes amostras biológicas podem ser utilizadas para o diagnóstico: sangue, plasma, soro, líquido cefalorraquidiano, saliva e urina.

Manejo clínico e tratamento

Não existe tratamento antiviral específico das infecções pelo chikungunya. Em geral, a abordagem terapêutica frente a casos suspeitos baseia-se no manejo de sintomas, incluindo-se repouso, hidratação, controle da febre e manejo da dor (mialgia e, sobretudo, artralgia).

Ainda que as bases terapêuticas, em geral, sejam as mesmas preconizadas para os casos com suspeita de dengue ou Zika, nas infecções pelo chikungunya, a analgesia figura como importante elemento na assistência ao paciente.

Nas situações em que tanto dengue quanto chikungunya forem consideradas hipóteses diagnósticas possíveis, vem sendo preconizado adotar as orientações que constam no protocolo de atendimento de casos suspeitos de dengue.

Na fase aguda da febre do chikungunya, em geral, a maioria dos casos demanda atendimento ambulatorial, ainda que quadros álgicos mais intensos possam levar à busca recorrente por assistência médica. Pacientes sem fatores de risco e sem presença de sinais de gravidade e/ou descompensação de comorbidades prévias, após a avaliação médica, podem ser liberados com prescrição de analgésicos e antitérmicos (paracetamol e/ou dipirona) e orientados a retornar ao serviço de saúde em caso de persistência da febre por mais de 5 dias, aparecimento de sinais de gravidade ou manutenção das manifestações articulares.

Anti-inflamatórios não esteroides não devem ser utilizados em pacientes com suspeita de febre do chikungunya em sua fase aguda pelo risco aumentado de complicações renais e hemorragias, além das possíveis complicações decorrentes da possibilidade de se tratar de caso de dengue. O uso de ácido acetilsalicílico é contraindicado pelo risco de síndrome de Reye e predisposição a sangramentos. Corticosteroides também não devem ser utilizados na fase aguda.

Quadros álgicos intensos, duradouros e persistesnte são passíveis de tratamento com analgésicos de maior potência, incluindo opioides (tramadol ou codeína).

Adicionalmente, além da hidratação e do repouso, recomenda-se a utilização de compressas frias nas articulações acometidas. Os pacientes devem ser aconselhados a retirar objetos como anéis e alianças dos dedos em decorrência do edema.

Cerca de 30% dos pacientes podem apresentar componente de dor neuropática associada à artralgia, sobretudo nas fases subagudas e crônicas. Nesses casos, pode ser necessário o uso de medicamentos como amitriptilina ou gabapentina. O tramadol pode vir a ser uma alternativa, mesmo diante da suspeita de componente neuropático.

Pacientes de grupo de risco (gestantes, pacientes com comorbidades, idosos e menores de 2 anos de idade) também podem ser acompanhados ambulatorialmente; no entanto, obrigatoriamente, devem ser avaliados com hemograma e acompanhados diariamente até o desaparecimento da febre e a ausência de sinais de gravidade nas fases aguda e subaguda.

São considerados sinais de gravidade na febre do chikungunya:

- Acometimento neurológico como irritabilidade, sonolência, cefaleia intensa e persistente, crises convulsivas e déficit motor.
- Dor torácica, palpitações e arritmias.
- Dispneia, que pode significar acometimento cardíaco, pulmonar por pneumonite, congestão ou mesmo embolia secundária a trombose venosa profunda em pacientes com artralgia, edema e imobilidade significativa.
- Dimunição do débito urinário e/ou elevação de ureia e creatinina.
- Sinais de instabilidade hemodinâmica.
- Vômitos persistentes.
- Sangramento de mucosas.
- Descompensação de doença de base.

Os pacientes que apresentam sinais de gravidade ou neonatos devem ser acompanhados internados, monitorados clinicamente e avaliados laboratorialmente (hemograma, transaminases hepáticas, ureia, creatinina e eletrólitos).

Pacientes em seguimento nas fases subaguda e crônica devem ser avaliados laboratorialmente (hemograma, glicemia, ureia, creatinina, AST, ALT) pelo risco de efeitos adversos das medicações em uso.

O uso de corticoide está indicado na sua fase subaguda ou crônica quando nas situações em que a dor seja moderada ou intensa. A medicação-padrão para uso oral é a prednisona 0,5 mg/kg de peso/dia, em dose única pela manhã.

Em caso de remissão completa da dor, manter a dose por mais 3 a 5 dias. Iniciar desmame, com retirada escalonada de 5 mg a cada 7 dias. Durante as fases de desmame, em caso de recidiva da dor, retornar à dose anterior e, então, tentar novo desmame somente após 5 dias da resolução dos sintomas, até a retirada completa da medicação. O desmame deve ser realizado mais lentamente com a retirada de 2,5 mg/dia a cada 7 dias.

O uso de corticosteroides deve ser evitado sempre que possível quando em pacientes portadores de diabetes, hipertensão de difícil controle, antecedente de osteoporose, insuficiência renal crônica em diálise, coronariopatias e outros distúrbios metabólicos.

O corticoide pode ser prescrito para pacientes na fase crônica que ainda não o tenham utilizado. Nos casos em que não se obtém sucesso do controle dos sintomas articulares com o uso de analgésicos e corticoesteroides, a prescrição de hidroxicloroquina e metotrexato pode estar indicada.

Febre do Zika

O vírus Zika, identificado pela primeira vez na floresta Zika, Uganda, em 1947, vinha sendo considerado restrito a áreas silvestres de zonas equatoriais na África e na Ásia. No entanto, após os primeiros surtos da doença notificados na região do Pacífico, em 2007, nas ilhas Yap, e em 2013, na Polinésia Francesa, passou-se a observar uma tendência de rápida disseminação e expansão das áreas de transmissão para outros continentes, culminando com a introdução no Brasil a partir de 2015.

Além da transmissão vetorial por mosquitos do gênero *Aedes*, há relatos de transmissão, transfusional, perinatal e sexual. O período de incubação nos seres humanos é desconhecido, mas estimado entre 2 e 14 dias. O período de viremia é curto, sendo mais frequente a identificação do vírus até o quinto dia do início dos sintomas.

Quadro clínico e história natural

A infecção pelo vírus Zika é frequentemente assintomática. Estima-se que manifestações clínicas ocorram em cerca de 20% dos indivíduos infectados e, frequentemente, resultem em uma doença febril aguda e autolimitada, cujos sintomas, em geral, desapareçam entre 3 e 7 dias após seu início.

Em comparação com outras arboviroses, a febre do vírus Zika apresenta como principais características a presença de exantema maculopapular pruriginoso e hiperemia conjuntival.

Além do quadro exantemático e conjuntivite não purulenta, as manifestações clínicas mais comumente reportadas são febre baixa (37,8 a 38,5°C), artralgia (principalmente em articulações dos pés e mãos), prurido, mialgia, cefaleia, dor retro-orbitária e astenia. Pode haver também edema periarticular, linfonodomegalia, úlceras orais, dor abdominal, náuseas, vômitos e diarreia.

Outras manifestações menos comuns como hepatite (incluindo icterícia), púrpura, discrasias sanguíneas, neuropatias, alterações oftalmológicas, miocardite vêm sendo descritas.

No entanto, em especial, duas complicações relacionadas à infecção pelo vírus Zika merecem especial atenção: a síndrome congênita associada ao vírus Zika e síndromes neurológicas, incluindo encefalites e mielites, mas sobretudo a síndrome de Guillain-Barré.

Para fins de vigilância epidemiológica, são definidos como casos suspeitos, pacientes que apresentem exantema maculopapular pruriginoso acompanhado de dois ou mais dos seguintes sinais e sintomas: febre, hiperemia conjuntival sem secreção e prurido, poliartralgia, edema periarticular.

Diagnóstico laboratorial

Alterações laboratoriais não são frequentes e, quando presentes, são consideradas pouco específicas: leucopenia (leve a moderada), trombocitopenia, discreta elevação de enzimas hepáticas, lactato desidrogenase e alteração de marcadores de atividade inflamatória.

Para fins de diagnóstico específico podem ser utilizados métodos diretos (incluindo-se isolamento viral e PCR) e indiretos (sorologias).

Como método direto, preconiza-se a pesquisa do vírus pela técnica de RT-PCR, que pode ser feita a partir de sangue/soro (coletado de 3 a 5 dias após o início dos sintomas), urina (colhida, idealmente, até 8 dias após o início dos sintomas; coleta após esse período pode vir a ser realizada) e líquor.

Testes sorológicos estão disponíveis em serviços de referência e laboratórios de análises clínicas. No entanto, os resultados obtidos devem ser avaliados criteriosamente, não apenas em decorrência de resultados falso-positivos (resultantes sobretudo da potencial reação cruzada com outros flavivírus, incluindo o vírus da dengue) mas também de falso-negativos. Para a realização de testes sorológicos para diagnóstico de infecção aguda pelo vírus Zika, recomenda-se a coleta de duas amostras: a primeira (fase aguda, 3 a 5 dias após o início dos sintomas) e a segunda (fase de convalescência, entre 3 e 4 semanas após a coleta da primeira amostra).

Nos casos com manifestações neurológicas deve ser realizada sempre que possível a punção liquórica, tanto para análise quimiocitológica quanto para testes específicos (incluindo RT-PCR, isolamento viral e detecção de anticorpos).

Tratamento e manejo clínico

Muito embora, à luz do conhecimento atual, não existam drogas antivirais específicas contra o vírus Zika, um crescente número de estudos clínicos vem sendo conduzido visando identificar potenciais opções terapêuticas futuras.

Diferentemente do que se observa em relação aos casos de dengue e chikungunya, a procura por atendimento médico é, provavelemnte, menos frequente entre pacientes com infecção pelo vírus Zika, por serem os quadros clínicos, em geral, mais brandos.

Além de repouso e hidratação, em geral, preconiza-se tratamento sintomático com paracetamol ou dipirona para controle da febre e da dor e com anti-histamínicos em caso de prurido associado ao exantema.

O uso de corticoesteroides não é recomendado. O ácido acetilsalicílico não deve ser utilizado, sobretudo se considerada a possibilidade de dengue como potencial diagnóstico diferencial.

Ainda que a maioria dos pacientes apresente quadros leves a moderados e, via de regra, autolimitados e sem necessidade de hospitalização, deve ser feita orientação acerca de sinais de alerta, notadamente manifestações potencialmente associadas a complicações neurológicas – parestesias, hipoestesias, alterações da força muscular, alterações visuais – e, diante de tais situações, a necessidade de reavaliação clínica imediata.

Sinais de alerta, quando presentes, devem nortear a avaliação clínico-laboratorial e manejo clínico conforme o preconizado para casos suspeitos de dengue.

Complicações neurológicas, devem seguir os protocolos de investigação e recomendações terapêutcas específicas. Especificamente com relação à síndrome de Guillain-Barré, a abordagem diagnóstica e terapêutica deve ser feita de maneira convencional, idealmente em serviços hospitalares que disponham de unidades de cuidados intensivos e que sejam passíveis de realizar plasmaferese e/ou infusão de imunoglobulina hiperimune intravenosa.

No caso de gestantes com suspeita de Zika, além da necessidade de investigação laboratorial específica, recomenda-se o encaminhamento para avaliação e seguimento obstétrico segundo protocolos estabelecidos.

Apesar da presença do vírus no leite materno de mulheres com infecção aguda, a orientação é que a amamentação não deva ser suspensa em casos de puérperas potencialmente infectadas pelo Zika vírus. Até o momento também não há contraindicação ao parto vaginal, mesmo que a parturiente esteja na fase aguda da infecção.

Pacientes com suspeita de infecção pelo vírus Zika a fim de minimizar os riscos de transmissão parenteral e sexual, deverão ser orientados, respectivamente, quanto à restrição enquanto doadores de sangue e órgãos e sobre a necessidade de uso de preservativos. Mulheres em idade fértil com suspeita de infecção pelo vírus Zika deverão ser informadas quanto aos riscos de malformações fetais em casos de gravidez.

Idealmente, pacientes com infecções agudas, notadamente no período de viremia, devem ser aconselhados a utilizar repelentes e, no caso de necessidade de internação, especialmente em unidades de obstetrícia, que sejam utilizadas todas as estratégias que visem minimizar a exposição das pacientes a vetores, incluindo-se a utilização de telas em janelas de unidades de internação.

● LEITURA SUGERIDA

1. Fauci AS, Morens DM. Zika Virus in the Americas – Yet Another Arbovirus Threat. N Engl J Med. 2016;374:601-604.
2. Paules CI, Fauci AS. Yellow Fever – Once Again on the Radar Screen in the Americas. N Eng. J Med. 2017;376:1397-1399.
3. Centro de Vigilância Epidemiológica, Coordenadoria de Controle de Doença, G. do E. de SP. Orientação de Atendimento para Casos Suspeitos de Dengue, Chikungunya e Zika. 2017.
4. Ministério da Saúde. Dengue, Chikungunya e Zika. Guia de Vigilância em Saúde 2. 2017.
5. Ministério da Saúde. Chikungunya: manejo clínico. 2017.
6. PAHO - Pan American Health Organization. Tool for the diagnosis and care of patients with suspected arboviral diseases. 2017.
7. PAHO – Pan American Health Organization. Dengue: guidelines for patient care in the Region of the Americas. 2016.
8. Magill AJ, Edward TR, Solomon T, Hill DR. Hunter's Tropical Medicine and Emerging Infectious Disease. Elsevier; 2012.
9. Ministério da Saúde. Dengue diagnóstico e manejo clínico: adulto e criança. 2016.
10. Ministério da Saúde. Governo do Estado de Minas Gerais. Manejo Clínico Febre Amarela. 2017.
11. Staples JE TPM. Yellow fever. In: Tropical Infectious Diseases – Principles, Pathogens an Practice 3rd edition; 2011.
12. Ministério da Saúde. Secretaria de Atenção a Saúde. Febre Amarela : guia para profissionais de saúde. 2017.
13. Brito CA. Alert: Severe cases and deaths associated with Chikungunya in Brazil. Rev. Soc Bras Med Trop. 2017;50:585-589 .
14. Pinto Junior VL, Luz K, Parreira R, P. F. Zika Virus: A Review to Clinicians. Acta Med Port. 2016;28.
15. Falcão MB, et al. Management of infection by the Zika virus. Ann Clin Microbiol Antimicrob. 2016;15:57.
16. Ministério da Saúde. Secretaria de Vigilâncoa em Saúde. Departamento de Vigilância das Doenças Transmissíveis. Protocolo de vigilância e resposta à ocorrência de microcefalia e/ou alterações do sistema nervoso central (SNC). 2016.

Capítulo 55

Leptospirose

Daniel Fernandes Duailibi
Antonio Camargo Martins
Ho Yeh Li

▬ INTRODUÇÃO

A leptospirose é uma zoonose de ocorrência global, causada por bactérias patogênicas do gênero *Leptospira*. É transmitida pelo contato com urina ou vísceras de mamíferos infectados e pode gerar infecções desde assintomáticas, em sua maioria, até casos fatais. Nos últimos anos, com a utilização de diálise precoce, houve redução da letalidade. A principal causa de morte atualmente é decorrente de hemorragia pulmonar.

A leptospirose faz parte das síndromes íctero-hemorrágicas febris, sendo de fundamental importância que, na abordagem inicial do paciente, o médico seja capaz de identificar os fatores de risco associados ao desenvolvimento da doença e as características clínicas que a diferem de outras patologias, como dengue, febre amarela, febre maculosa, hepatites virais agudas, dentre outras de curso febril agudo.

▬▶ Epidemiologia e Fatores de Risco

A leptospirose tem uma importância crescente relacionada ao processo de urbanização desenfreado, que acarreta em aumento do acúmulo de lixo urbano, sistemas de esgoto ineficazes, falta de saneamento básico dentre outros fatores associados à transmissão da doença.

No primeiro atendimento, deve-se atentar ao risco de exposição à água com potencial contaminação à urina de ratos. Dentre profissões de risco, incluem-se: lixeiro, trabalhadores de reciclagem, veterinários, limpadores de galpões, trabalhos em áreas subterrâneas.

A doença é endêmica no Brasil. Dados do Ministério da Saúde entre 2000-2014 demonstraram que 57% dos casos ocorreram em área urbana – e o principal fator de risco observado foi a presença de roedores no ambiente

(58%), seguido por contato com água e/ou lama de enchente (41%) e presença de lixo/entulhos no ambiente (32%). O Gráfico 55.1 demonstra o número de casos confirmados e óbitos nos últimos 16 anos.

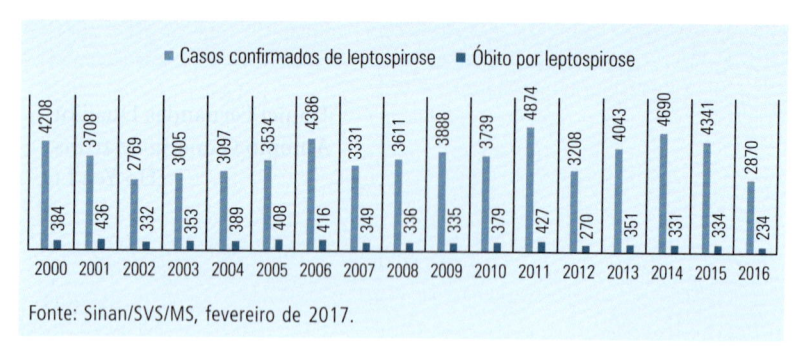

Gráfico 55.1 – *Número de casos de leptospirose e óbitos (Brasil).*

■▮ Fisiopatogenia

A maneira mais simples e clara de compreender a doença é enxergá-la como uma vasculite de origem infecciosa. A Figura 55.1 resume os principais danos em cada órgão.

A infecção, na forma clássica, inicia-se pela penetração da *Leptospira* em pele não íntegra e mucosa. Após adentrarem na corrente sanguínea, ocorre migração das bactérias para diversos órgãos e tecidos. Na migração transendotelial, ocorre à lesão do endotélio, permanecendo ainda incerto o mecanismo pelo qual isso ocorre. Secundariamente à migração, ocorre resposta imune do organismo, que por vezes acaba exacerbando os sintomas e piorando o curso da doença.

O acometimento hepático, em sua gênese, ocorre com alteração estrutural do tecido (destrabeculação de hepatócitos), e não necessariamente por meio de lesão celular, como ocorre nas hepatites virais. Dessa maneira, tal alteração de arquitetural provoca modificações na drenagem biliar, podendo causar síndrome coletástica (evidenciada por bilirrubinas direta em valores bem elevados); como não há predomínio de destruição de hepatócitos, e sim alterações estruturais, as transaminases dificilmente chegam a valores acima de 200 U/L, divergindo do esperado nas hepatites agudas e na febre amarela.

Na pele, a alteração vascular é representada pelo exantema, que combinado com os níveis altos de bilirrubina gera a conhecida *icterícia rubínica*: nome dado ao tom alaranjado da pele pela combinação do vermelho do exantema com o amarelo da icterícia secundária à hiperbilirrubinemia.

A insuficiência renal classicamente caracteriza-se por lesão tubular no túbulo contorcido proximal, de forma que a lesão deste é evidenciada por insuficiência renal com normo ou hipocalemia – um importante achado na suspeita da doença, uma vez que a maioria dos quadros de insuficiência renal de outras etiologias cursa com hipercalemia. Outros mecanismos, como ação direta do patógeno, rabdomiólise e hipoperfusão, também estão envolvidos na disfunção renal da leptospirose, principalmente nas formas graves da doença.

Com relação a outro órgão nobre para a leptospirose, o envolvimento pulmonar atualmente pode ser considerado como principal causa de óbito, e isto se deve à lesão dos vasos alveolares, progredindo com hemorragia alveolar e consequentemente com importante perda da difusão dos gases. O processo de vasculite ainda pode acometer o trato gastrointestinal e, também, sufusões conjuntivais.

A grande capacidade de motilidade da leptospira permite que as bactérias cheguem ao coração, ao sistema nervoso central e ao músculo esquelético, de forma que se pode notar a ocorrência de miocardite (evidenciada por arritmia), meningite asséptica (líquor com predomínio linfocitário) e mialgia intensa, observadas pela anatomia patológica como necrose da musculatura. Classicamente, verificam-se sintomas importantes como dor em panturrilhas e níveis elevados de creatinofosfoquinase (CPK).

■) Quadro Clínico

O período de incubação varia de 3 a 21 dias, raramente até 30 dias. Grande parte dos casos apresenta curso benigno, oligossintomático, podendo ser confundido com outras infecções virais (*flu like*) e são de resolução espontânea. Nesses casos, muitas vezes o indivíduo só reconhece que teve doença prévia através de estudos soroepidemiológicos.

A segunda forma mais prevalente é a forma ictérica benigna, onde apresenta a evolução bifásica clássica caracterizada por quadro inicial de febre, mialgias, tosse seca, *rash,* duração de 4-7 dias com posterior defervecência por 1 a 2 dias e recrudescência dos sintomas.

A forma mais grave da doença é a síndrome de Weil, que ocorre em apenas 5-10% dos casos e cursa com a tríade clássica de icterícia, fenômenos hemorrágicos (principalmente hemorragia alveolar) e insuficiência renal aguda. A Tabela 55.1 resume as principais manifestações clínicas em cada forma da doença.

■) Diagnóstico

Exames complementares inespecíficos

Todos os pacientes devem ter solicitados, logo na admissão, hemograma completo, plaquetas, coagulograma, enzimas hepáticas, enzimas canaliculares, eletrólitos incluindo sódio, potássio e magnésio, bilirrubinas totais e frações, gasometria venosa, urina 1, radiografia simples de tórax e eletrocardiograma. Em casos de sintomas respiratórios evidentes como dispneia, taquipneia, dessaturação recomenda-se também a coleta de gasometria arterial e, se houver

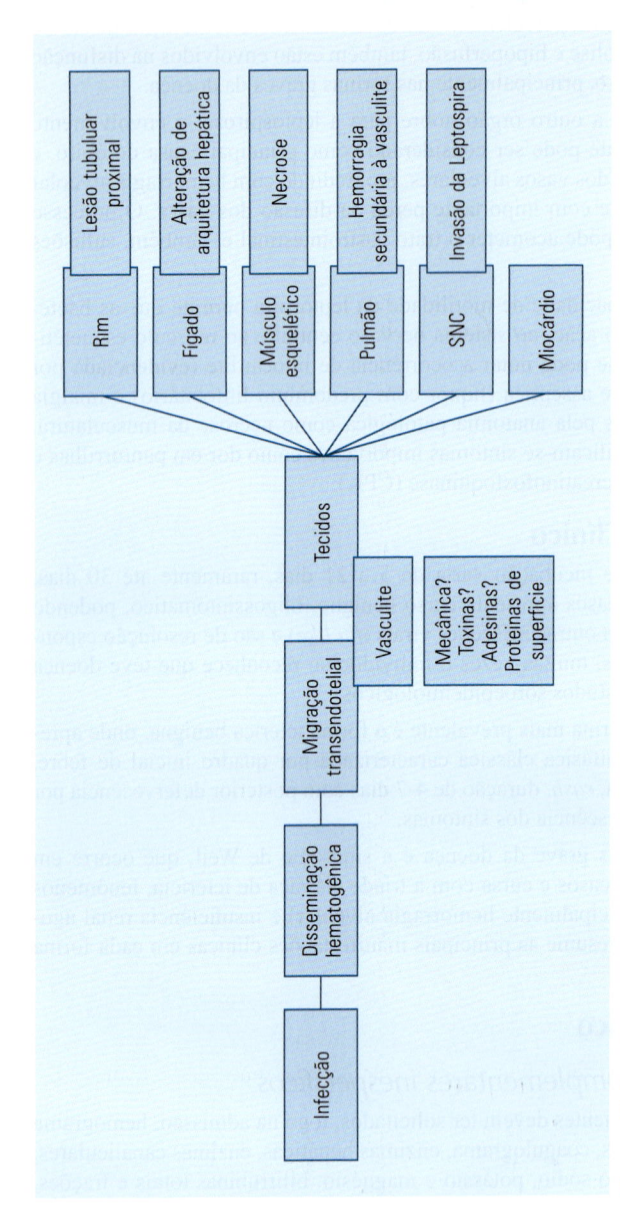

Figura 55.1 – *Resumo da patogenia de Leptospira nos órgãos-alvos.*

Tabela 55.1
Principais Manifestações Clínicas da Leptospirose

Forma clínica		Características clínicas
Ictérica-benigna (evolução bifásica)	• Leptospiremia	• Duração: 4 a 7 dias • Febre de início súbito • Mialgia/artralgia • *Rash* cutâneo • Dor ocular • Fotofobia • Tosse seca • Náusea/vômitos
	• Defervescência	• Duração: 1 a 2 dias • Totalmente assintomático
	• Estado (imune)	• Duração variável, até semanas • Recrudescência da febre • SNC: meningite linfomonocítica, encefalites, paralisia de pares cranianos, síndrome de Guillain-Barré • Ocular: uveíte • Miocardite • Leve disfunção renal • Pneumonite • *Rash*
Síndrome de Weil	• As fases evolutivas se misturam	
	• Sintomas sistêmicos	• Febre início súbito • Mialgia/artralgia • *Rash* cutâneo/icterícia rubínica (Figura 55.2) • Dor ocular/fotofobia/hemorragia conjuntival
	• Pulmonar	• Hemoptise • Hemorragia alveolar
	• Cardíaco	• Miocardite • Arritmias
	• Hepático	• Elevação de bilirrubina direta
	• Renal	• Insuficiência renal aguda com hipocalemia
	• Trato gastrointestinal	• Pancreatite • Hemorragia digestiva alta ou baixa • Hepatoesplenomegalia leve

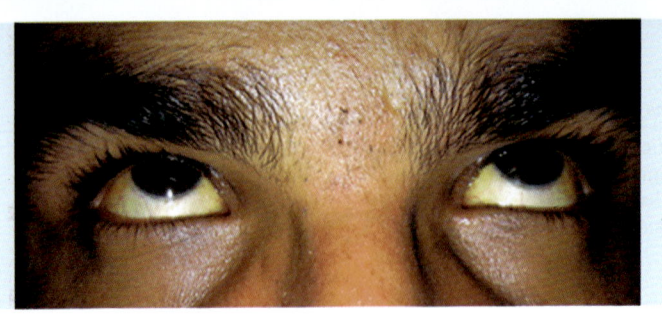

Figura 55.2 – *Icterícia rubínica.*

disponibilidade, a realização de tomografia de tórax sem contraste devido à maior sensibilidade desta modalidade de imagem para a caracterização do comprometimento pulmonar.

Na Tabela 55.2, estão listadas as principais alterações laboratoriais encontradas na leptospirose.

A radiografia simples de tórax pode revelar alterações compatíveis com hemorragia alveolar, mesmo na ausência de ausculta alterada e antes mesmo da manifestação de sintomas, por isso deve ser realizada rotineiramente. Em casos selecionados, nos quais há dúvidas quanto o comprometimento pulmonar e a radiografia simples não seja tão característica, então a tomografia computadorizada de tórax deve ser o exame de eleição por apresentar maior sensibilidade (Figura 55.3).

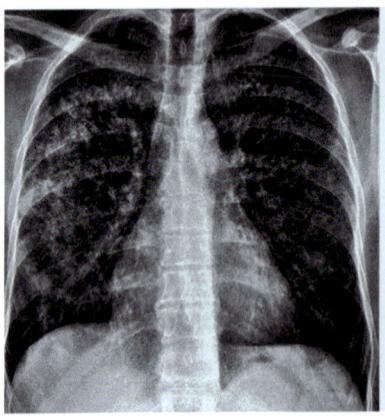 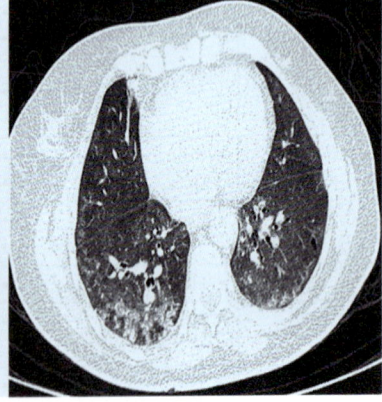

Figura 55.3 – *Aspectos radiológicos dahemorragia alveolar a esquerda na radiografia de tórax intenso infiltrado intersticial e a direita na tomografia opacidades em vidro fosco difusas e confluentes com preenchimento alveolar.*

Tabela 55.2
Alterações Clínicas e Laboratoriais Esperadas na Leptospirose de acordo com Acometimento dos Diversos Sistemas Orgânicos

Alterações clínicas	Alterações laboratoriais
Digestório: Hepatoesplenomegalia, náuseas, vômitos, pancreatite, acolia fecal, dor abdominal.	Elevação de enzimas canaliculares importantes, enzimas hepáticas tocadas raramente ultrapassam 150 UI/ml, elevação de amilase e lipase.
Hematológico: Hemorragias, petéquias, sufusões hemorrágicas conjuntivas, hemoptise, digestivas.	Anemia acompanhada de trombocitopenia, alargamento de TP* e menos importante de TTPA**, fibrinogênio e fator V habitualmente normais, CIVD*** é incomum.
Renal-metabólico: Colúria, mioglobinúria, diurese habitualmente preservada.	Acidose metabólica com ânion gap aumentado, elevação de escórias nitrogenadas, hipocalemia, elevada fração de excreção de sódio, necrose tubular aguda, cilindros granulosos.
Sistema nervoso: Confusão mental, letargia, encefalopatia urêmica, encefalopatia hepática, hemorragia intracraniana, meningite.	Líquor com pleocitose discreta e predomínio linfomononuclear, pressão de abertura normal, proteinorraquia elevada sem consumo de glicose.
Músculo-esquelético: Mialgias, artralgias, rabdomiólise, miopatia.	Elevados níveis de creatinofosfoquinase, aldolase, mioglobina.
Cardíaco e pulmonar: Abafamento de bulhas cardíacas, atrito pericárdico, arritmias, miocardite pericardite, tosse, dispneias, estertores crepitantes, hemorragia alveolar.	ECG com alterações hipocalemia (onda U), pericardite (supra difuso com infra de PR), gasometria pode revelar hipoxemia, radiografia de tórax com infiltrado intersticial.

*TP: tempo de protrombina; **TTPA: tempo de tromboplastina parcial ativada; ***CIVD: coagulação intravascular disseminada.

Específicos

Existem vários exames capazes de auxiliar no diagnóstico. Nas primeiras 2 semanas de infecção é possível cultivar as *Leptospiras* em sangue e no líquor em meios de cultura específicos (Stuart e Fletcher). A cultura do agente na urina também pode ser executada, mas preferencialmente após a segunda semana de evolução da doença. Outra possibilidade, apesar de ser método de baixa sensibilidade e difícil realização, é a microscopia de campo escuro para visualização direta da espiroqueta

Na Tabela 55.3, encontram-se os exames empregados para o diagnóstico definitivo listando algumas vantagens e desvantagens de cada uma das técnicas empregadas.

■■▶ Diagnóstico Diferencial

Devem ser consideradas como diagnóstico diferencial todas as outras doenças que cursam com síndrome íctero-hemorrágica, As principais são:

○ Febre amarela: deve ser suspeitada nos indivíduos sem história vacinal, provenientes de áreas de transmissão; diferente da leptospirose, há grande predomínio de lesão hepática.

○ Hepatites virais: o diagnóstico se faz nos quadros agudos ou de hepatite fulminante. Assim como na febre amarela, as hepatites virais também cursam com elevação significativa de transaminases.

○ Dengue: as formas graves da dengue podem evoluir com lesão renal e hepática. Entretanto, a história natural da doença diverge em sua evolução.

○ Hantavirose: este diagnóstico deve ser considerado quando há predomínio de hemorragia alveolar, com pouca elevação de bilirrubinas pois, na América Latina, a forma predominante da hantavirose é a cardiopulmonar.

É importante lembrar também que na sepse, principalmente decorrente de foco abdominal, as estafilococcias e as estreptococcias, também podem cursar com icterícia secundária ao chamado icterícia transinfecciosa.

■■▶ Tratamento

A espiroqueta é virtualmente sensível a inúmeras classes de antibióticos, como penicilinas, cefalosporinas, tetraciclinas, contudo o uso de antibióticos no contexto de doença autolimitada contínua controverso, principalmente se indicado após o quarto dia de início dos sintomas.

O tratamento específico consiste na administração de penicilina G cristalina 4 milhões de unidades por dia divididas em quatro doses ou ainda doxiciclina 200 mg/dia por 7 dias. Alguns estudos apontam que o tratamento com antibióticos poderia abreviar o tempo de doença e reduzir o risco de algumas complicações se administrados precocemente.

As formas graves da leptospirose devem ser encaradas como sepse e por isso no pronto-socorro é fundamental a realização de expansão volêmica adequada com cristaloides corrigindo os fatores pré-renais que contribuem para o desenvolvimento de insuficiência renal (Figura 55.4). Nesses casos sugerimos a administração empírica de ceftriaxona 1 g endovenoso na primeira hora após a admissão pela inerente dificuldade em diferenciar a leptospirose grave dos quadros sépticos de outras etiologias.

Nos casos com sintomas pulmonares, como tosse e dispneia, quer na presença ou na ausência de hemorragia alveolar, a ventilação não invasiva com

Tabela 55.3
Principais Características dos Exames Atualmente Disponíveis e Usualmente Empregados para o Diagnóstico de Leptospirose

Tipo de teste	Microscopia em campo escuro	Culturas	Microaglutinação	ELISA IgM	Teste rápido IgM	Biologia molecular PCR
Espécimes	Sangue, urina, líquor	Sangue, urina, líquor, tecidos	Sangue	Sangue	Sangue	Sangue, urina, líquor, tecidos
Momento de coleta a partir do início dos sintomas	1ª semana: sangue e líquor 2ª semana: urina	1ª semana: sangue e líquor 2ª semana: urina	10-12 dias	6-8 dias	6-8 dias	05-10 dias
Tempo de processamento	Uma hora	02-08 semanas	algumas semanas	um dia	15-30 minutos	um dia
Diagnóstico precoce?	não	não	não	não	não	sim
Diagnóstico definitivo?	Não	sim (se microaglutinação disponível)	sim*	sim*	sim*	sim
Características individuais	baixa sensibilidade e especificidade não recomendado	baixa sensibilidade, método demorado, difícil execução	padrão ouro para diagnóstico, dificuldade técnica	necessária confirmação com microaglutinação	necessária confirmação com microaglutinação	único teste com sensibilidade na fase precoce da doença

*testes confirmam o diagnóstico diante de evidência de soroconversão, ou seja, indivíduo sabidamente negativo que se tornou positivo.

pressão positiva deve ser indicada. Nos casos mais graves, que necessitam de intubação orotraqueal, a oferta de ventilação com valores de PEEP mais elevados é sugerida no contexto de hemorragia alveolar. O conceito de ventilação mecânica protetora utilizada nos moldes da síndrome de desconforto respiratório aguda deve ser respeitado. Existem relatos de que a utilização de ECMO (membrana de oxigenação extracorpórea) foi bem-sucedida como terapia de resgate para os pacientes com relação PaO_2/FiO_2 muito baixas, contudo a necessidade de equipe especializada, a baixa disponibilidade do método e o alto custo reservam esta modalidade terapêutica aos grandes centros.

Nos pacientes que evoluem com insuficiência renal aguda é importante a quantificação de diurese e balanço hídrico, e a diálise precoce parece trazer benefícios. São indicações clássicas de diálise na urgência os sintomas de uremia, hipercalemia, acidose metabólica, hipervolemia, mas nos casos de leptospirose todos os pacientes que se apresentarem com diurese < 0,5 mL/kg hora por 12 horas após medidas ou com evidências de hemorragia alveolar devem ser candidatos à terapia de substituição renal.

Pacientes que se apresentam com evidências de coagulopatia com INR > 1,5, presença de manifestações hemorrágicas, distúrbios eletrolíticos, sintomas respiratórios independentemente de hemorragia alveolar e os pacientes ictéricos devem ser considerados candidatos à vaga em unidade de terapia intensiva.

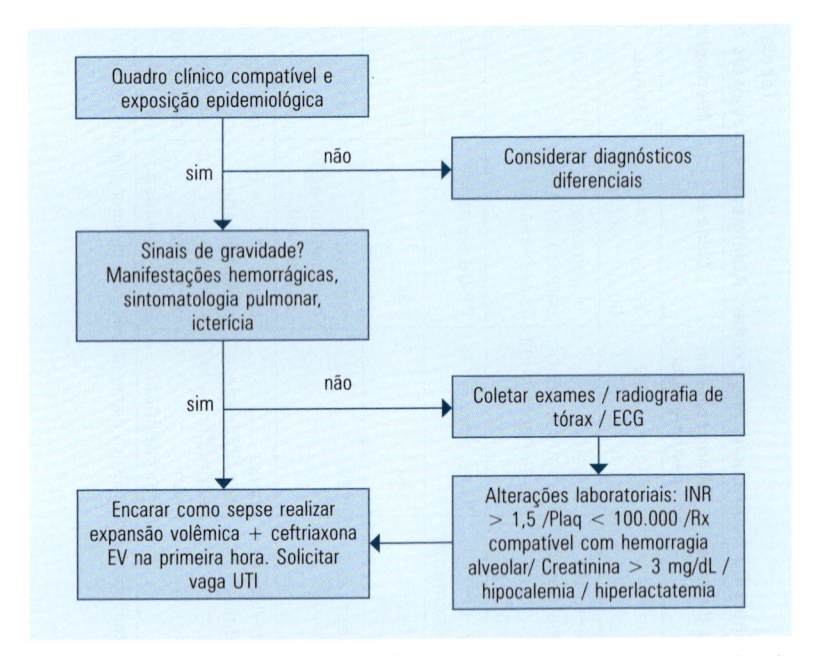

Figura 55.4 – *Fluxograma – Atendimento ao paciente com suspeita de leptospirose no pronto-socorro considerando a gravidade de cada caso.*

■ LEITURA SUGERIDA

1. Cerqueira TB, Athanazio DA, Spichler AS, Seguro AC. Renal involvement in leptospirosis – new insights into pathophysiology and treatment. Braz J Infect Dis. 2008;12:248-52.
2. Informe epidemiológico. Ministério da Saúde, Brasília, Brasil. Acesso em fevereiro de 2017.
3. Mandell, Douglas, and Bennett's Principles and Practice of Infectious Diseases. 8ª edição; 2014.
4. Ministério da saúde. Leptospirose: diagnóstico e manejo clinico. Brasília, Brasil, 1ª edição. 2014.
5. Roberto Focaccia. Tratado de infectologia - 5ª edição; 2015.
6. Sameer Gulati and Anu Gulati. Pulmonary manifestations of leptospirosis. Lung India. 2012 Oct-Dec;29(4):347-353.
7. World Health Organization (WHO). Human leptospirosis guidance for diagnosis, surveillance and control. 2003.

Capítulo 56

Infecção pelo Vírus Influenza H1N1

Anna Claudia Turdo
Daniel Gustavo Guimarães Machado
Ho Yeh Li

■ INTRODUÇÃO

A influenza é uma doença respiratória viral aguda de ocorrência sazonal, predominante nos meses de inverno que se destaca pelo potencial pandêmico e pela mortalidade resultante de complicações pulmonares.

O vírus *Influenza* é facilmente transmitido e causa epidemias a cada 1 a 3 anos, sendo a gravidade dependente do vírus circulante e do indivíduo infectado, com maior mortalidade nos grupos de risco como gestantes, imunossuprimidos, idosos, obesos, doenças sistêmicas, doenças pulmonares, entre outros fatores.

Os vírus *Influenza* são da família Orthomyxoviridae, divididos em tipos A, B e C, sendo os dois primeiros de maior importância clínica pela capacidade de causar epidemias ou pandemias. O *Influenza* A ainda é subclassificado de acordo com as estruturas de superfície, a neuraminidase (NA) e a hemaglutinina (HA), recebendo um número para cada uma das moléculas encontradas (H1N1, H7N9, H3N1, entre outros).

Em decorrência às inúmeras variações antigênicas virais e troca genética em diferentes hospedeiros, vemos na história surgimento de novas cepas em que a população tinha pequena ou nenhuma memória de resposta imunológica, como o vírus *Influenza* A H1N1 pdm09 (A/Califórnia/04/2009),causando pandemias como a da gripe suína em 2009.

■▶ Epidemiologia

Pandemias de *Influenza* são descritas desde o século XVI com reconhecimento do seu comportamento cíclico. Ao longo do século XX, as grandes pandemias foram descritas, sendo a gripe espanhola a pandemia de maior impacto na humanidade. Na década de 1940, a OMS criou a rede chamada de *FluNet*, visando à vigilância das cepas circulantes para possibilitar medidas de prevenção.

Em abril de 2009, houve a primeira notificação de surto por *Influenza* H1N1 no México. Em 11 de junho de 2009, foi declarado como pandemia e alerta máximo pela OMS, e até setembro de 2009 foram reportados aproximadamente 350 mil casos com confirmação laboratorial e no total 12.800 óbitos, sendo provável que esses números sejam subestimados pelos casos não confirmados.

Diante da alta incidência da doença e com elevadas taxas de gravidade e letalidade, o Ministério da Saúde do Brasil criou a definição de síndrome gripal (pacientes maiores de 6 meses com febre aguda, com tosse e/ou odinofagia associadas a pelo menos um dos sintomas: mialgia, cefaleia, artralgia, dispneia, conjuntivite, astenia e inapetência) e síndrome respiratória aguda grave (SRAG), paciente com síndrome gripal mostrando dispneia e saturação de O_2 periférica menor de 95% em ar ambiente, visando facilitar identificação, monitoramento e tratamento destes casos.

Medidas de prevenção, como a vacinação contra *Influenza* A (H1N1) pdm09, foram implantadas em 2010, reduzindo drasticamente a ocorrência dos casos nos anos seguintes.

Em 2016, *Influenza* foi confirmada em 27,5% (12.174/44.252) do total de casos notificados de SRAG, com predomínio do vírus *Influenza* A (H1N1) pdm09, assim como nas notificações dos óbitos por SRAG, 31,0% (2.220/7.171) foram confirmados para influenza, com predomínio do vírus *Influenza* A (H1N1) pdm09. Porém, é interessante notar um aumento da circulação de outros vírus respiratórios, especialmente *Influenza* B (Figura 56.1).

■❚❱ Quadro Clínico

O vírus é de fácil transmissão pelo contato com secreção respiratória contaminada de pessoa a pessoa ou fômites contaminados. Uma vez que o vírus atingiu o trato respiratório, há invasão celular, formação de cópias virais, morte celular e infecção das células adjacentes rapidamente.

A transmissão começa a partir de 24 h antes do início dos sintomas, sendo o tempo de incubação em média de 18 a 72 horas, chegando até 7 dias para o aparecimento dos sintomas iniciais, que são:

- ○ Cefaleia
- ○ Mialgia
- ○ Coriza nasal
- ○ Odinofagia
- ○ Febre
- ○ Tosse seca

Os sintomas sistêmicos normalmente podem persistir por 3 dias, enquanto os respiratórios diminuem com 6 a 7 dias de doença. O clareamento viral da

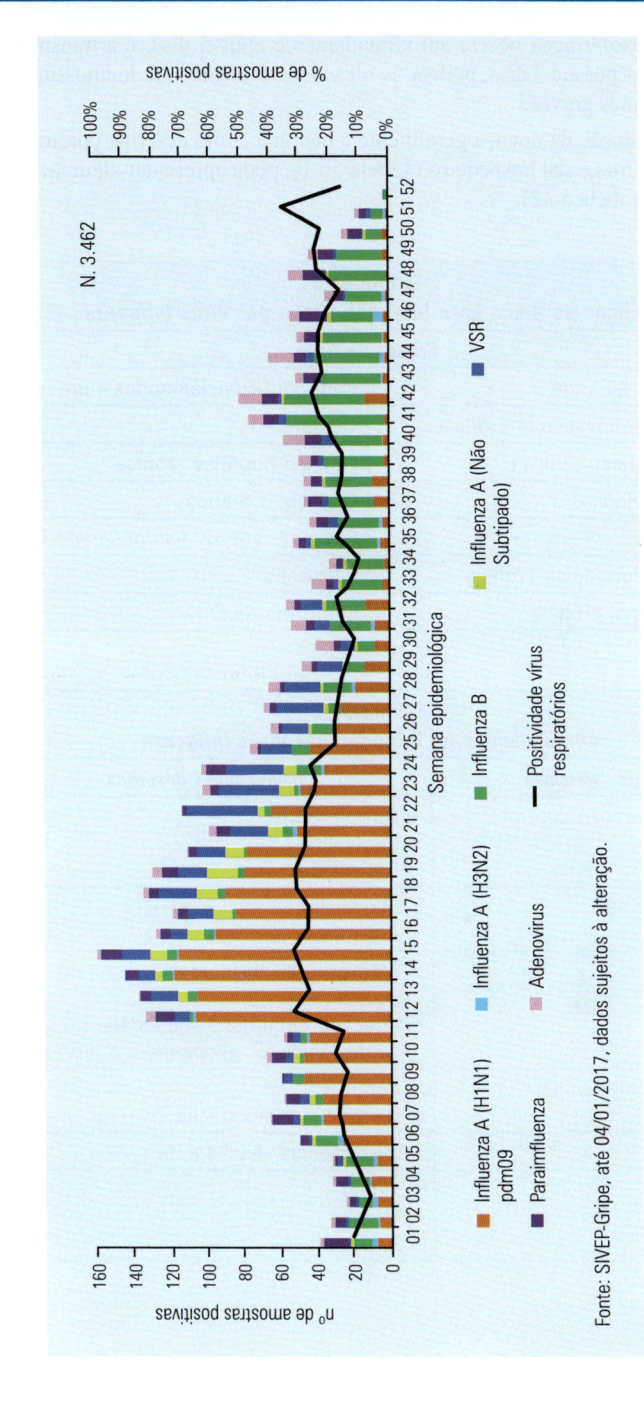

Figura 56.1 – *Gráfico de casos.*

secreção nasofaríngea ocorre aproximadamente após 5 dias, e a transmissão pode ocorrer por até 7 dias, podendos ser mais prolongado em imunossuprimidos e pacientes graves.

A evolução da doença geralmente é benigna como descrita, porém a depender do vírus e seu hospedeiro (Tabela 56.1), pode apresentar algumas complicações (Tabela 56.2).

Tabela 56.1
Grupos de Risco para Infecção Grave por Vírus *Influenza*

Grupos de risco	
Adultos > 60 anos	Imunodeficiência/imunossupressão
Doença cardiovascular crônica	Gestante
Pneumopatias crônicas	Doença hepática crônica
Diabetes *mellitus*	Criança < 5 anos
Obesidade	Puérpera até 42 dias pós-parto
Doença neurológica crônica	Indígenas
Doença renal crônica	Síndrome de Down

Tabela 56.2
Complicações da Infecção por Vírus *Influenza*

Órgão/sistemas	Complicações descritas
Sistema nervoso central	• Guillain-Barré • Encefalites • Convulsões
Cardiovascular	• Miocardite • Arritmia
Pulmonar	• Síndrome de desconforto respiratório aguda • Infecção bacteriana secundária (*S. pneumoniae, S. pyogenes* e *S. aureus*)
Trato gastrointestinal	• Vômitos • Diarreia e desidratação
Renal	• Insuficiência renal aguda
Outros	• Sepse • Miosite • Rabdomiólise

■❱ Diagnóstico

O diagnóstico de influenza é na maioria dos casos, determinado clinicamente. Nos casos leves, em população de baixo risco para complicações, em que o tratamento é sintomático e ambulatorial, dispensa-se a realização de exames confirmatórios para a presença do vírus.

O diagnóstico clínico nos casos característicos, com sintomas compatíveis, principalmente naqueles em que há tosse e febre, em adultos sadios, durante período de surto ou epidemia, em regiões na qual o vírus sabidamente está em circulação, apresenta acurácia diagnóstica, sem exames comprobatórios, na faixa de 80 a 90%.

Estudos sugerem que alguns marcadores laboratoriais possam indicar possibilidade da infecção grave por do vírus *Influenza* (Tabela 56.3). Com relação às alterações radiológicas, o principal achado é de infiltrados intersticiais bilaterais, mas também podem ocorrer padrão alveolar, consolidação ou mesmo derrame pleural (Figuras 56.2 e 56.3),com rápida progressão da piora radiológica nos casos graves.

Tabela 56.3
Exames Complementares Auxiliares no Diagnóstico de Infecção Grave por Vírus *Influenza*
Alterações laboratoriais sugestivas de infecção grave por Influenza
Elevação de desidrogenase láctica (DHL)
Elevação de creatinofosfoquinase (CPK)
Linfopenia

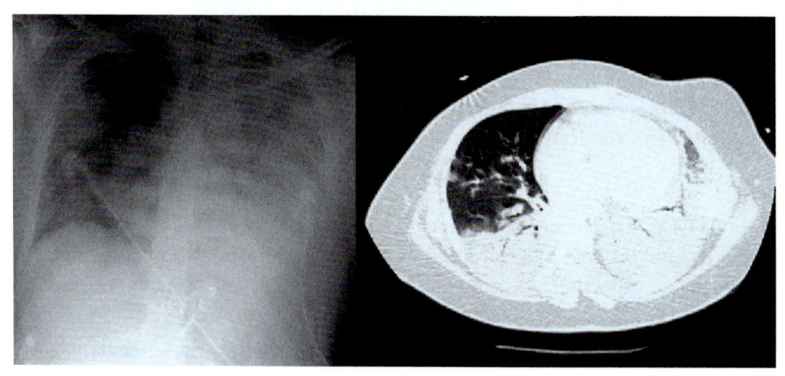

Figura 56.2 – *Alterações radiológicas da SRAG por vírus Influenza.*

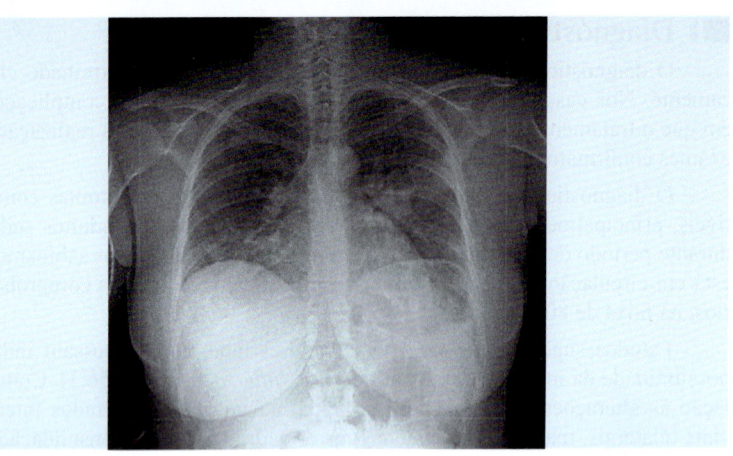

Figura 56.3A – *Evolução radiológica da infecção grave por vírus de influenza. (Rx de tórax à admissão.)*

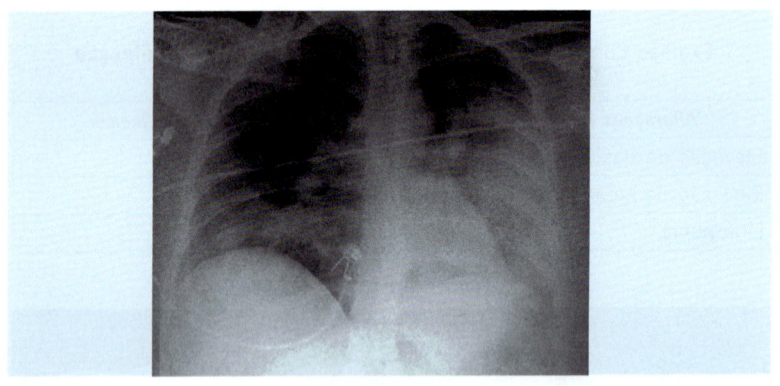

Figura 56.3B – *Evolução radiológica da infecção grave por vírus de influenza. (Rx de tórax 12 horas após).*

O CDC – *Centers for Disease Control and Prevention*, orienta sobre os testes disponíveis para a detecção do vírus *Influenza* e alerta sobre as principais diferenças de especificidade e sensibilidade entre eles, assim como na possível capacidade de diferenciação entre sorotipos e detecção do A H1N1 (Tabela 56.4).

A positividade de um dos testes, quando associada à presença de quadro clínico compatível na vigência de circulação viral, apresenta alto valor preditivo positivo; entretanto, testes negativos não excluem a possibilidade diagnóstica.

Tabela 56.4
Comparação dos Testes Diagnósticos Disponíveis para *Influenza*

Teste	Método	Tempo para resultado	Sensibilidade	Distinção H1N1 e outros Influenza
RIDT	Detecção de antígeno	30 minutos	10-70%	Não
DFA	Detecção de antígeno	2 a 4 horas	47-93%	Não
rRT-PCR	Detecção do RNA	48 a 96 horas	86-100%	Sim
Cultura	Isolamento viral	2 a 10 dias	-	Sim

■■▶ Tratamento

O tratamento específico da influenza é realizado com duas classes de antivirais, inibidores de neuroaminidase (zanamvir, oseltamivir e peramivir, este último não disponível no Brasil) e inibidores de M2 (amantadine e rimantadine), sendo esses últimos abandonados por aparecimento de cepas resistentes.

O tratamento ambulatorial é realizado em pacientes que pertencem aos grupos de risco. A duração é de 5 dias, preferencialmente administrado até 48 h do início dos sintomas, sem benefício demonstrado após esse período.

A posologia-padrão é oseltamivir via oral 75 mg duas vezes ao dia ou zanamivir, uso inalatório, 10 mg duas vezes ao dia.

Para pacientes críticos há poucos estudos com validade que tenham foco nessa população. O tratamento ainda continua sem indicação clara para seu início, sua posologia e seu término.

Institui-se, na maioria dos casos, o início precoce do tratamento, preferencialmente até 48 h de sintomas, porém não é excluída a tentativa de tratamento se ultrapassado o prazo.

A posologia escolhida é com dose dobrada dos antivirais em relação ao tratamento ambulatorial devendo ser corrigido para função renal, se *clearence* menor de 30 mL/min, usamos a dose habitual.

O seguimento com PCR (reação em cadeia da polimerase) das secreções oronasofaríngeas está indicado a cada 5 dias para observar o clareamento viral, que tende a ser postergado nos casos graves, diferentemente do que se observa na evolução benigna da doença.

O suporte ventilatório é essencial ao tratamento. A ventilação não invasiva (VNI) tem por objetivo evitar a ventilação mecânica invasiva (VM) e tem bons efeitos em pacientes com doença pulmonar crônica com retenção de

CO_2. Porém apresenta menor eficácia no quadro de síndrome do desconforto respiratório agudo, assim, não devemos postergar conseguir uma via aérea definitiva e manejar a VM para otimização do suporte respiratório quando necessário. Particularmente, na pneumonia por H1N1 há muitas vezes dificuldade na ventilação pulmonar e em casos graves de reposta reduzida a manobras de recrutamento e pronação há a possibilidade do uso de suporte de membrana de oxigenação extracorpórea (ECMO) como terapia de resgate.

■❯ Isolamento, Medidas de Controle de Transmissibilidade Intra-hospitalar e Profilaxia

Durante o período de cuidados de saúde e principalmente de internação hospitalar, devem ser respeitadas as normas de precaução-padrão em qualquer situação de contato com quaisquer pacientes, inclusive aqueles com infecção pelo vírus *Influenza*. Assim é recomendada lavagem de mãos antes e após o contato com o paciente, uso de luvas de procedimento e quando houver possibilidade de contato com fluídos, inclusive gotículas respiratórias, está indicado o uso de óculos, máscara de procedimento e avental.

Com relação aos pacientes com suspeita ou infecção confirmada por *Influenza*, devem-se instituir medidas de isolamento com internação de somente um paciente por quarto, com precaução de gotículas respiratórias, e que os profissionais utilizem os dispositivos de precaução-padrão. A manutenção do isolamento por gotículas deve permanecer por pelo menos 7 dias após a suspeita inicial da doença e pelo menos até 24 horas após a resolução da febre, sem necessidade de controle com medicação antitérmica, e resolução dos sintomas respiratórios.

O uso da máscara respiratória do tipo N95, ou equivalente, com proteção para aerossóis, é recomendado para pacientes quando há manipulação da via aérea em pacientes sob ventilação mecânica, como na aspiração orotraqueal.

Quando disponível, é preferencial o uso de quartos com sistema de pressão negativa e uso de filtros de ar do tipo HEPA, com o mínimo de seis, e mais recomendado 12, trocas de ar por hora.

Nos casos em que o paciente necessite ser transportado, por exemplo, à sala de radiologia, deve-se orientar o paciente quanto a medidas de etiqueta e higiene respiratória e fornecer máscara facial para uso durante o transporte.

Quanto aos visitantes, deve-se restringir àquelas pessoas imprescindíveis ao bem-estar do paciente e orientá-las quanto a medidas de etiqueta respiratória e, ainda, monitorá-las quanto à presença de sintomas febris e respiratórios.

A profilaxia pós-exposição ainda é questionada, sendo atualmente restrita para contactante pertencentes aos grupos de risco.

■ LEITURA SUGERIDA

1. Harper SA, et al. Seasonal influenza in adults and children – diagnosis, treatment, chemoprophylaxis, and institutional outbreak management: clinical practice guidelines of the Infectious Diseases Society of America. Clin Infect Dis. 2009;48(8):1003-32.

2. Ministério da Saúde. Situação Epidemiológica/Dados. 2009-2017. Disponível em: <http://portalsaude.saude.gov.br/index.php/situacao-epidemiologica-dados-influenza>

3. Perez-Padilla R, et al. Pneumonia and Respiratory Failure from Swine-Origin Influenza A (H1N1) in Mexico. N Engl J Med. 2009;361:680-9.

4. Rello J, et al. Intensive care adult patients with severe respiratory failure caused by Influenza A (H1N1) in Spain. Critical Care. 2009;13(5):R148-57.

5. Treanor JJ, et al. Efficacy and Safety of the Oral Neuraminidase Inhibitor Oseltamivir in Treating Acute Influenza: A Randomized Controlled Trial. JAMA, 2000, 283(8):1016-1024.

6. United States Centers for Disease Control and Prevention Influenza A (H1N1) virus infection. Disponível em http://www.cdc.gov/swineflu/identifyingpatients.htm; https://www.cdc.gov/h1n1flu/diagnosis; https://www.cdc.gov/flu/professionals/infectioncontrol/healthcaresettings.htm.

7. WHO | Global Influenza Programme. WHO, 2017- 02-03 05:34:00 2017. Disponível em: http://www.who.int/influenza/en/

Capítulo 57

Animais Peçonhentos

Guilherme Avanço
João de Mendonça Alho Teixeira
Valéria Takeuchi Okino

■ INTRODUÇÃO

- Os acidentes por animais peçonhentos têm importância devido a sua elevada frequência e potencial gravidade.
- Em geral, o diagnóstico é presuntivo por meio dos sinais e sintomas, devido à dificuldade de identificação do animal causador.
- Os acidentes moderados a graves frequentemente necessitam de tratamento específico com soroterapia, sendo que o tempo decorrente do acidente e o início do tratamento têm valor prognóstico, devido ao maior risco de complicações.

■▶ Etiologia (Tabela 57.1)

Tabela 57.1 Principais Etiologias de Acidentes por Animais Peçonhentos no Brasil	
Serpentes	*Bothrops* (jararaca)
	Crotalus (cascavel)
	Lachesis
	Micrurus
Escorpiões	*Tityus serrulatus* (escorpião amarelo – maioria dos casos) *Tityus bahiensis* (escorpião marrom) *Tityus stigmurus*
Aranhas	*Phoneutria* ("armadeiras") *Loxoceles* (aranha marrom) *Latrodectus* (viúva-negra)

■❚ Acidente Escorpiônico

Diagnóstico

A toxina escorpiônica é uma toxina complexa, que leva a manifestações sistêmicas secundárias à liberação de acetilcolina (lacrimejamento, rinorreia, sudorese, vômitos, tremores, miose, bradicardia, hipotensão, priapismo, hipotermia), e de catecolaminas (midríase, arritmias, hipertensão arterial, disfunção cardiorrespiratória).

A maioria dos casos tem evolução benigna, sendo que os óbitos ocorrem principalmente nos extremos de idade. A Tabela 57.2 ilustra a classificação de acordo com a gravidade e seus respectivos tratamentos específicos.

Sequência do diagnóstico (Figura 57.1)

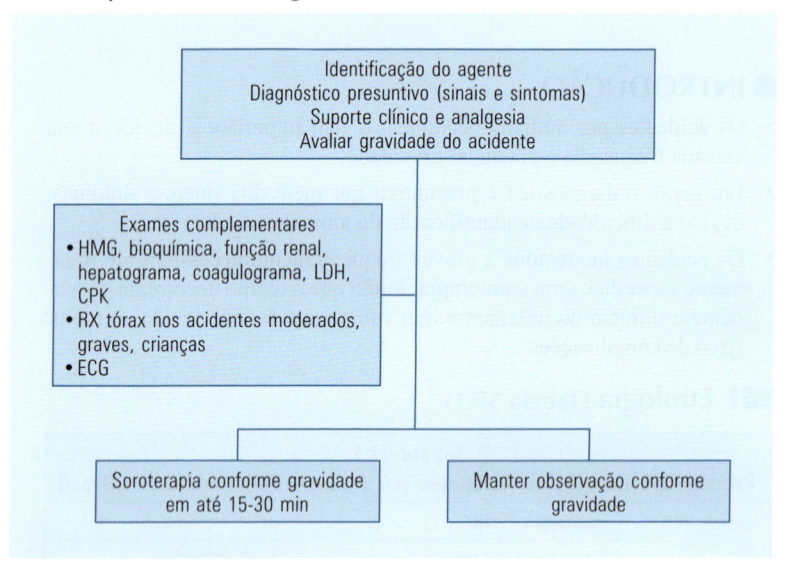

Identificação do agente
Diagnóstico presuntivo (sinais e sintomas)
Suporte clínico e analgesia
Avaliar gravidade do acidente

Exames complementares
• HMG, bioquímica, função renal, hepatograma, coagulograma, LDH, CPK
• RX tórax nos acidentes moderados, graves, crianças
• ECG

Soroterapia conforme gravidade em até 15-30 min

Manter observação conforme gravidade

Figura 57.1 – *Fluxograma – Acidente escorpiônico.*

Tratamento (Tabela 57.3)

Como medida de se evitar ou atenuar reações de hipersensibilidade, é recomendada em alguns serviços a realização de pré-medicação 15 minutos antes da instalação do soro:

○ antagonista receptor H1: maleato de dexclorfeniramina 0,08 mg/kg em crianças, 5 mg em adultos;

○ antagonista receptor H2: ranitidina 2 mg/kg em crianças e 100 mg em adultos;

Tabela 57.2
Acidentes Escorpiônicos

	Sintomas locais	Manifestações sistêmicas	Exames	Soro antiescorpiônico (nº ampolas IV)
Leve	Dor (intensidade variável), em queimação, agulhada ou latejante; Parestesias; Halo eritematoso, edema discreto, sudorese local (ponto de inoculação pode não ser visível)	Vômitos ocasionais, taquicardia e agitação discretos (decorrentes de ansiedade e dor)	-	-
Moderado		Sudorese, náuseas, vômitos, hipertensão arterial, taquicardia, taquipneia, agitação	↑Leuco (↑neutro), ↑glicemia, glicosúria, ↓K, ↑amilase, ↑CPK, ↑CKMB, ↑troponina	3 ampolas
Grave		Vômitos profusos e frequentes*, diaforese, piloereção, palidez, agitação psicomotora acentuada, podendo estar alternada com sonolência, hipotermia, arritmias, hipertensão arterial (encefalopatia hipertensiva), taqui e hiperpneia, tremores e espasmos musculares Choque cardiogênico, Edema agudo de pulmão	ECG: taqui ou bradicardia sinusal; extrassístoles ventriculares; inversão de T; onda U proeminente; onda Q; supra ou infra de ST ECO: em casos graves, alterações de contratilidade segmentar ou difusa, regurgitação mitral, redução da FEVE Rx de tórax: aumento de área cardíaca, sinais de EAP, habitualmente assimétrico, muitas vezes unilateral	6 ampolas

* A intensidade e a frequência dos vômitos são um sinal premonitório e sensível da gravidade do envenenamento.

Tabela 57.3
Tratamento do Acidente Escorpiônico
Tratamento geral
Observação: • 4-6 h (casos leves) • 24-48 h (casos moderados) • Internação com monitoração contínua de sinais vitais (casos graves) Analgesia sistêmica (via oral ou parenteral): dipirona, paracetamol Dor intensa: considerar anestésicos sem vasoconstritores (lidocaína 2% ou bupivacaína 0,5%) • Injetar no local da picada ou sob forma de bloqueio – 3 a 4 mL, no adulto e 1-2 mL em crianças • Podem ser repetidas por 3 vezes, em intervalos de 40 a 60 minutos Vômitos: antieméticos (andasetrona 4 mg ou bromoprida 10 mg IV) Hidratação cautelosa Lesão cutânea: assepsia, imobilização, elevação do membro atingido, compressas frias, analgésicos e anti-inflamatórios locais
Avaliar indicação de soroterapia (Tabela 57.2)
Casos graves
Monitoração contínua de sinais vitais e ritmo cardíaco (ou ECG seriado) Bradicardia sinusal grave ou BAVT: atropina 0,5 mg IV Edema agudo de pulmão, choque cardiogênico: tratamento de suporte Hipertensão: geralmente transitória (6 h). Pode-se considerar o uso de alfabloqueadores, vasodilatadores, bloqueadores de canal de cálcio

    ◦   corticosteroide: hidrocortisona 10 mg/kg em crianças, 500 mg em adultos.

▪▶ Araneísmo – Acidente por *Phoneutria*

Diagnóstico e tratamento

Aranhas do gênero *Phoneutria* são conhecidas popularmente como aranhas armadeiras, correspondendo ao maior número de casos, mas raramente ocasionam acidentes graves (Tabela 57.4). O veneno causa despolarização de fibras musculares e terminações nervosas, sensitivas e motoras do sistema nervoso autônomo, causando liberação de catecolaminas e acetilcolina. Predominam as manifestações locais, com dor de intensidade variável e sinais inflamatórios locais.

As picadas ocorrem com mais frequência nas extremidades dos membros, não evoluindo a lesão para necrose.

Tabela 57.4
Acidentes por *Phoneutria*

	Sintomas locais	Manifestações sistêmicas	Tratamento geral	Soro antiaracnídeo
Leve		—	Observação clínica Anestésico local e/ou Analgesia sistêmica	—
Moderado	Dor local	Sudorese e/ou Vômitos ocasionais e/ou Agitação e/ou Hipertensão arterial (todas de pequena intensidade)	Internação hospitalar Anestésico local e/ou Analgesia sistêmica	3 ampolas
Grave		Diaforese Vômitos intensos Priapismo Convulsões Coma Insuficiência cardíaca Bradicardia Choque e/ou Edema pulmonar agudo	Unidade de cuidados intensivos	6 ampolas

Sequência do diagnóstico e tratamento (Figura 57.2)

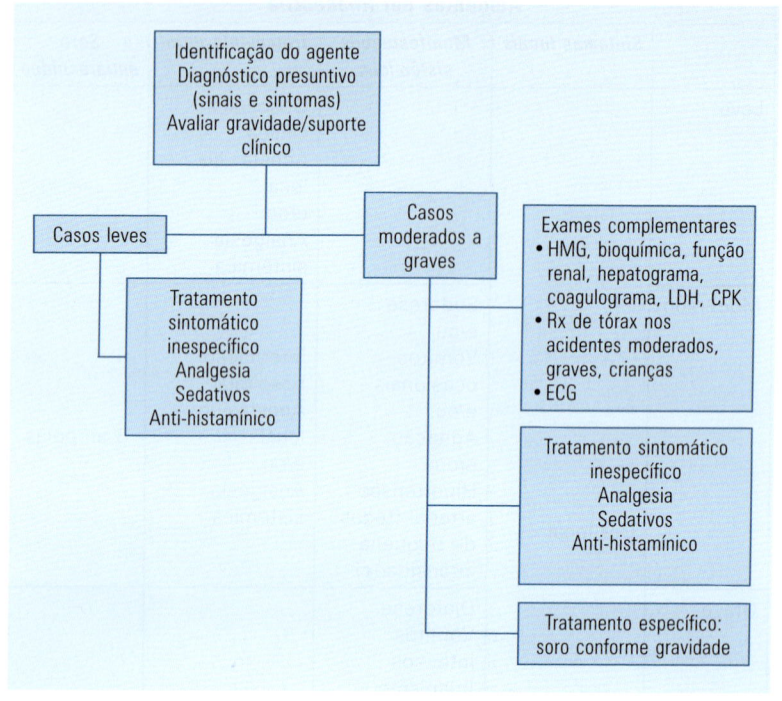

Figura 57.2 – *Fluxograma – Acidentes por* Phoneutria *e* Loxoceles.

Tratamento

- Tratamento geral: semelhante ao acidente escorpiônico (Tabela 57.3).
- Avaliar indicações de soroterapia, conforme a Tabela 57.4.

■■▶ Aracneísmo – Acidente por *Loxoceles*

Diagnóstico e tratamento

A picada é praticamente imperceptível e raramente se evidencia lesão imediata. Sintomas locais evoluem lentamente e, nas primeiras horas, lembram picada de inseto.

Apenas 30% dos casos suspeitos são confirmados (Tabela 57.5).

Devem-se considerar no diagnóstico diferencial:

- ○ Infecções de pele (celulite, erisipela, herpes).
- ○ Dermatite de contato.

Tabela 57.5
Acidente por *Loxoceles*

	Manifestações clínicas	Tratamento
Leve	• Lesão incaracterística + *Teloceles* identificada como causador do acidente • Lesão local sugestiva • Sem comprometimento do estado geral • Sem alterações laboratoriais	• Sintomáticos (analgesia, anti-inflamatório local) • Acompanhamento até 72 h após a picada
Moderado	• Com ou sem identificação da Loxoceles no momento da picada • Lesão sugestiva com *rash* cutâneo ou lesão característica < 3 cm de diâmetro • Com ou sem alterações sistêmicas (febre, mal estar, *rash*, cefaleia, mialgia, etc.) • Sem alterações laboratoriais, sugestivas de hemólise	• Prednisona 5 dias • (adultos 40 mg/d, crianças 1 mg/kg/d) • Soro antiaracnídeo 5 ampolas • Sintomáticos
Grave	• Lesão característica de instalação rápida (primeiras 36 h), com > 3 cm de diâmetro e/ou • Evidência de *hemólise intravascular* (anemia, hiperbilirrubinemia, diminuição de haptoglobina, hemoglobinúria, plaquetopenia, diminuição do tempo de protrombina, aumento dos produtos de degradação de fibrina)	• Soro antiaracnídeo 5 ampolas (forma cutânea) a 10 ampolas (forma cutaneovisceral) • Prednisona 7-10 dias • (adultos 40 mg/d, crianças 1 mg/kg/d) • Formas cutâneas graves: Dapsona 14 dias 50-100 mg/d • Hemólise intravascular: hidratação adequada e alcalinização da urina • CIVD: suporte transfusional • Sintomáticos

○ Picadas de inseto ou outras aranhas.

A picada pode evoluir para duas formas clínicas: forma cutânea e forma cutaneovisceral (Tabela 57.6).

Tabela 57.6 Formas Clínicas	
Forma cutânea (87-98%)	**Forma cutaneovisceral**
Sinais e sintomas restritos ao local acometido	Menos frequente – ocorre nas primeiras 24-48 h após a picada
Dor local com piora progressiva	Pode não haver relação com manifestações locais e sistêmicas
Lesão incaracterística: bolhas de conteúdo seroso, edema, rubor e prurido, com ou sem dor em queimação	Febre, calafrios, mal-estar, fraqueza, vômitos, mialgia, artralgia, exantema
Lesão sugestiva: equimose, enduração e dor em queimação	Hemólise intravascular: anemia aguda, icterícia, hemoglobinúria e, eventualmente, sangramentos
Lesão característica: ponto de necrose, necrose, bolha hemorrágica, isquemia (nas primeiras horas), placa marmórea (eritema com áreas esbranquiçadas – isquêmicas – e áreas vinhosas – hemorrágicas)	Casos graves: insuficiência renal aguda, CIVD

Tratamento

- Tratamento geral: ver Tabela 57.3.
- Avaliar indicações de soroterapia, conforme a Tabela 57.5.

■▶ Acidentes Ofídicos

Os acidentes ofídicos são distribuídos de maneira heterogênea no território nacional. Ainda que sejam agravos à saúde com enorme relevância médica, o ofidismo carece de um atendimento padronizado no nosso país, de modo que mesmo o ensino médico do tema é insuficiente na grande maioria das universidades pelo Brasil. O manual de condutas para ofidismo do Ministério da Saúde (MS) diz em seu parágrafo inicial que *"A padronização atualizada de condutas de diagnóstico e tratamento dos acidentados é imprescindível"*, porém, o documento mais atualizado é do ano de 2001, que ratifica a deficiência nacional no estudo e o manejo do tema.

Epidemiologia

Em 2007, o SINAN foi aprimorado para uma melhor tabulação e análise dos acidentes com animais peçonhentos. Do período de 2007 a 2015, foram notificados 1.177.648 acidentes por animais peçonhentos, média anual de 130.000 casos. Destes, 247.086 foram por serpentes, com taxa anual de 27.454 casos, sensivelmente maior que os 20.000 casos anuais segundo os dados do manual do MS.

São quatro os tipos de serpentes relevantes nos acidentes no nosso país, com a seguinte distribuição de casos notificados (Tabela 57.7).

Quanto à distribuição geográfica, a região Norte concentra 31,71% das notificações, seguida do Nordeste (25,39%), do Sudeste (23,44%), do Centro-Oeste (10,21%) e do Sul (9,25%). A atual distribuição difere dos dados do manual do MS (2001), com redução no Sul e no Sudeste e crescimento no Norte e no Nordeste. Tais dados possivelmente retratam apenas a deficiência dos serviços de saúde que havia nas regiões Norte e Nordeste e o crescimento econômico e social que estas experimentaram nos últimos 15 anos.

A ocorrência do ofidismo está relacionada diretamente com o fator climático. Na região Norte, não se observa diferença na incidência ao longo do ano, enquanto no Nordeste são mais frequentes de janeiro a maio e nas demais regiões de setembro a março.

O local de picada em 70,8% das vezes é o pé ou a perna e em 13,4% a mão ou o antebraço. O uso adequado de equipamentos de proteção (botas, luvas, etc.) ajudaria a reduzir a incidência dos eventos. A faixa etária mais acometida é de 20-39 anos, seguida de 40-59 anos e de 15-19 anos.

Dos 247.086 casos do período, 1.064 evoluíram a óbito direto, com mais 95 óbitos por causas secundárias, totalizando uma taxa de letalidade de 0,46%, que é muito semelhante aos dados da década de 90 (0,45%). A serpente que acarreta a maior chance de óbito é a do gênero *Crotalus*, com taxa de letalidade de 1,87%.

Tabela 57.7
Tipos de Serpentes Relevantes

Tipo de serpente	Quantidade de acidentes na série histórica (2007-2015)
Botrhops	179.330 (82%)
Crotalus	18.424 (8%)
Micrurus	1.836 (1%)
Lachesis	7.736 (4%)
Não peçonhenta	10.658 (5%)

Obs.: excluído o preenchimento em branco ou ignorado (29.102 casos).

Identificação de serpentes

Identificar a serpente causadora de um acidente é importante, pois pode primeiramente dispensar de cuidados mais específicos caso o paciente tenha sido atacado por uma cobra não peçonhenta, além nos guiar a indicar mais precisamente o antiveneno a ser administrado.

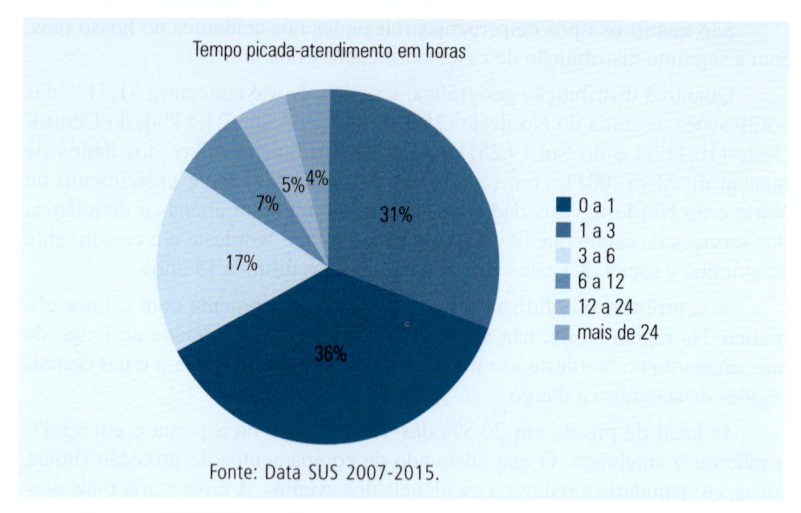

Figura 57.3 – *Tempo do atendimento após a picada.*

Fosseta loreal

É um órgão termossensorial e se situa entre os olhos e as narinas. A sua presença indica que seguramente a serpente é peçonhenta, mas o gênero *Micrurus* não o possui.

Cauda

Ajuda a identificar entre *lachesis*, *crotalus e bothrops*. É clássico da sabedoria popular que o gênero *crotalus* (cascavel) tem um chocalho na ponta, mas este não está presente nos filhotes. As serpentes botrópicas possuem a cauda lisa, enquanto as laquéticas, escamas eriçadas na cauda, com a ponta podendo ser nua de escamas.

Coloração

O gênero *Micrurus* – coral verdadeira – é facilmente identificado pelos anéis coloridos vermelhos, brancos e pretos. As falsas corais podem apresentar o mesmo padrão de cores, mas não possuem os dentes inoculadores. Na Amazônia, as corais verdadeiras podem não ter os anéis vermelhos. Por mais que com treino seja fácil a distinção entre a verdadeira e a falsa coral, caso o animal não seja trazido ao serviço de saúde ou examinado *in loco* por um profissional, sempre será encarado como acidente micrúrico.

Características e distribuição das serpentes

1. Família *Viperidae*

    I) Gênero *Bothrops* (incluindo *Bothriopsis* e *Porthidium*)
    São por volta de 30 espécies presentes em todo o território nacional. Seus nomes populares são jararaca, ouricana, jararacuçu, urutu-cruzeira, jararaca-do-rabo-branco, malha-de-sapo, surucucurana, comboia ou caiçara. Habitam zonas rurais e periferias de grandes cidades. Suas principais presas são os roedores. Portanto, proliferam-se em locais como matas, áreas de cultivo, depósitos de madeira, celeiros e afins. Têm predileção por locais úmidos. São animais noturnos ou crepusculares, não costumam fazer ruídos e são agressivas quando ameaçadas.

    II) Gênero *Crotalus*
    A principal espécie é a *Crotalus durissus*, sendo conhecidas como cascavel, cascavel-quatro-ventas, boicininga, maracamboia, maracá. Raramente são vistas em áreas do litoral, tendo predileção por campos abertos, áreas secas, arenosas e pedregosas. Não ocorrem em florestas nem no pantanal. Não costumam ser agressivas e quando ameaçadas ou excitadas fazem o ruído característico do seu chocalho.

    III) Gênero *Lachesis*
    A principal espécie é a *Lachesis muta* com suas duas subespécies. São conhecidas como surucucu, surucutinga, malha-de-fogo. Em geral são serpentes de grande porte, sendo a maior serpente peçonhenta das Américas, atingindo até 3,5 metros. Seu *habitat* são florestas fechadas como a amazônica e mata atlântica.

2. Família *Elapidae*

    I) Gênero *Micrurus*
    São 18 espécies espalhadas por todo o Brasil. Tem porte pequeno, medindo em torno de 1 metro de comprimento. Apresentam anéis pretos, vermelhos e brancos, sem qualquer regra de ordem ou combinação. É conhecida como coral, coral verdadeira ou boicorá. Algumas espécies mais raras de coloração marrom-escura com manchas avermelhadas na região ventral são encontradas na Amazônia.

    Também em todo nosso território ocorre a falsa-coral. São não peçonhentas, não possuem dentes inoculadores e seus anéis nem sempre envolvem toda a circunferência do seus corpos.

■❱ Acidente Botrópico

Sem dúvidas é o mais importante dos acidentes ofídicos, pois podem corresponder até 90% das ocorrências em algumas regiões. O seu veneno tem três ações: proteolítica, coagulante e hemorrágica. A ação proteolítica é causada por frações bioquimicamente heterogêneas, constitui-se em uma atividade inflamatória aguda, responsável pelas alterações locais que ocorrem no local da picada (bolhas, edema, eritema e necrose). A ação coagulante é derivada da fração do veneno tipo trombina, que ativa os fatores de coagulação de forma rápida e exacerbada, consumindo fibrinogênio e instalando um estado de incoagulabilidade, semelhante à coagulação intravascular disseminada (CIVD). A função plaquetária também pode ser afetada, além da ativação da protrombina e do fator X. Além do exposto acima, pode haver ação direta de hemorragias no veneno, causando lesão na membrana basal dos capilares, podendo causar hemorragias locais e sistêmicas intensas (ação hemorrágica).

Quadro clínico

Há dor e edema endurado no local do ataque, com instalação rápida e de caráter progressivo. No local de inoculação é comum perceber equimoses, petéquias e sangramentos. Bolhas, necrose e infartos ganglionares podem estar presentes. Manifestações hemorrágicas são frequentes, como epistaxe, hematêmese, melena, gengivorragia e hematúria. Atenção para gestantes, pois pode haver hemorragia uterina. Náuseas, vômitos, hipotensão arterial, sudorese e choque (raro) podem estar presentes.

Os acidentes botrópicos são classificados de acordo com o quadro clínico, que irá nortear a conduta subsequente:

a. Leve: é o mais comum. Dor e edema ausente ou discretos, assim como as manifestações hemorrágicas. Acidentes por filhotes podem ser assintomáticos e mostrar apenas alteração no tempo de coagulação.

b. Moderado: edema e dor evidentes que extrapolam o segmento corpóreo da picada. Pode ou não apresentar manifestações hemorrágicas locais ou sistêmicas.

c. Grave: edema local endurado intenso e extenso. Pode atingir todo o membro picado e apresentar bolhas. O edema pode comprimir fascículos de vasos e nervos e causar isquemia local. Manifestações sistêmicas (hipotensão, choque, oligúria, hemorragias graves já definem o caso como grave, independente das manifestações locais).

Complicações

Podem ser locais ou sistêmicas. Localmente, destacam-se a formação de abscessos, necrose e a síndrome compartimental. Os abscessos podem se formar das bactérias presentes na boca do réptil, da flora hospitalar ou do uso de substâncias contaminantes sobre o local da picada. Ocorrem de 10 a 20% dos casos. São geralmente bactérias Gram-negativas, anaeróbias e menos comumente por Gram-positivas. A síndrome compartimental ocorre por compressão de fascículos vasculares ou nervosos pelo edema endurado e intenso no local. Manifesta-se com dor intensa, parestesias, diminuição de temperatura distal e déficit motor. A necrose é o produto das complicações anteriores, além da própria ação proteolítica do veneno, uso de torniquetes ou até tromboses arteriais secundárias.

As complicações sistêmicas podem ser o choque – raro e grave – e a lesão renal aguda (LRA). O choque pode ser hemorrágico, por sequestro de fluidos pelo edema ou síndromes compartimentais de grande porte, além da ação de substâncias vasoativas. A LRA é também multifatorial, podendo ser por rabdomiólise, ação direta do veneno, microtrombose capilar ou de etiologia pré-renal.

Exames complementares

Hemograma pode mostrar neutrofilia com desvio à esquerda, plaquetopenia e queda de hemoglobina. Também é importante se atentar à elevação de potássio e creatinina séricos. Alterações do coagulograma podem ocorrer ou não, independente do acidente ser leve ou grave. O veneno pode ser detectado pelo método ELISA em diversos fluidos corporais.

Tratamento

Devemos administrar o mais breve possível o soro antibotrópico (SAB) IV. Na sua falta, devemos infundir como alternativa associações como a antibotrópica-crotálica (SABC) ou antibotropicolaquética (SABL). Caso o tempo de coagulação (TC) continuar alterado 24 h após a administração, pode indicar que a primeira dose foi insuficiente e que é necessária dose adicional. A dose é guiada pela classificação do acidente (Tabela 57.8).

Tabela 57.8
Acidente Botrópico

Quadro clínico e tratamento	Classificação do acidente		
	Leve	Moderado	Grave
Locais: • dor • equimose • edema	Ausentes ou discretas	Evidentes	intensas
Sistêmicas: • anúria • choque • hemorragia grave	Ausentes	Ausentes	presentes
Tempo de coagulação (TC)	Normal ou alterado	Normal ou alterado	Normal ou alterado
Soroterapia (em ampolas)	3	6	12
Via de aplicação	Intravenosa		

Obs.:TC normal: até 10 min. Prolongado: até 30 min. Incoagulável: maior que 30 minutos.

Como medida de se evitar ou atenuar reações de hipersensibilidade, é recomendada em alguns serviços a realização de pré-medicação 15 minutos antes da instalação do soro:

- ○ antagonista receptor H1: maleato de dexclorfeniramina 0,08 mg/kg em crianças, 5 mg em adultos;

○ antagonista receptor H2: ranitidina 2 mg/kg em crianças e 100 mg em adultos;

○ corticosteroide: hidrocortisona 10 mg/kg em crianças, 500 mg em adultos.

Medidas gerais devem ser instituídas, como limpeza local com água e sabão ou soro fisiológico, manter o membro elevado, analgesia, hidratação IV (alvo de diurese de 30-40 mL/h no paciente adulto e 1-2 mL/kg/h em crianças). Antibióticos são indicados apenas se houver indícios de infecção, não devendo ser empregados de maneira profilática. As principais bactérias isoladas são a *Morganella morganii*, *Escherichia coli*, *Providentia* sp e *Streptococcus* do grupo D. O ministério da saúde oferece o cloranfenicol como opção de cobertura. Devido ao grave efeito colateral medular da droga, a combinação de aminoglicosídeo associado a clindamicina é uma opção. O tratamento das complicações locais apresentadas (fasciotomia, desbridamento e até amputação) deve ser feito rapidamente quando indicado.

Prognóstico

Em geral, é bom. A letalidade é de 0,3%, mas com possibilidade de ocorrerem sequelas locais anatômicas ou funcionais.

■■▶ Acidente Crotálico

É o acidente mais letal, justificado pela frequência que evolui para lesão renal aguda (LRA). A toxina crotálica é *neurotóxica*, *miotóxica* e *coagulante*. A fração crotoxina é a responsável pela ação neurotóxica, uma neurotoxina pré-sináptica que inibe a liberação de acetilcolina, sendo o bloqueio neuromuscular a principal consequência disso, resultando em paralisias motoras. A crotamina ou a própria crotoxina são responsáveis pela ação miotóxica, a qual promove rabdomiólise, que pode causar LRA e distúrbios hidroeletrolíticos. A ação coagulante ocorre pelo mesmo mecanismo fisiopatológico do acidente botrópico, mas aqui as manifestações são muito mais discretas e raras.

Quadro clínico

Manifestações locais são pouco importantes, o que contrasta com os acidentes laquéticos e botrópicos. A dor é pequena ou ausente. Pode ocorrer parestesia local ou regional, com edema e eritema no ponto de picada discretos. Podem aparecer sintomas sistêmicos como náuseas, sudorese, boca seca.

A neurotoxicidade se apresenta já nas primeiras horas, com fáscies miastênicas (ptose palpebral uni ou bilateral, flacidez da musculatura da face), além de alteração do diâmetro pupilar, oftalmoplegia, turvação visual ou diplopia. Paralisia velopalatina, dificuldade de deglutição, diminuição do reflexo de vômito, alterações de olfato e paladar podem estar presentes, embora sejam raras.

A ação miotóxica provoca mialgia precoce. A mioglobinúria torna a urina escura, manifestação da rabdomiólise. Os distúrbios de coagulação são discretos, apresentando-se com equimoses e gengivorragia autolimitadas.

Outras manifestações como insuficiência respiratória aguda, fasciculações e paralisia de grupos musculares são raras.

Os acidentes crotálicos são classificados em leves, moderados e graves (Tabela 57.9).

Tabela 57.9
Acidente Crotálico

Quadro clínico e tratamento	Classificação do acidente		
	Leve	Moderado	Grave
Fácies miastênicas/ turvação visual	Ausentes ou tardia	Discreta ou evidente	Evidente
Urina marrom/ vermelha	Ausente	Ausente ou pouco evidente	Presente
Oligúria	Ausente	Ausente	Presente
Mialgia	Ausente ou discreta	Discreta	Intensa
Tempo de coagulação (TC)	Normal ou alterado	Normal ou alterado	Normal ou alterado
Soroterapia (em ampolas)	5	10	20
Via de aplicação	Intravenosa		

As complicações locais são raras e resumem-se em parestesias locais duradouras, mas reversíveis em semanas. A complicação sistêmica mais comum é a LRA, podendo levar à necessidade de terapia renal substitutiva.

Os exames laboratoriais são focados à pesquisa de rabdomiólise e LRA. O aumento de CK (creatinoquinase) é precoce e com pico máximo em 24 h do acidente. O DHL (desidrogenase lática) eleva-se de maneira mais lenta e gradual. Mioglobinúria sem hematúria deve ser pesquisada no exame de urina tipo I. O tempo de coagulação está frequentemente alargado. O hemograma pode mostrar neutrofilia com desvio à esquerda.

Tratamento

Devemos administrar o quanto antes o soro anticrotálico (SAC), com dose também variando de acordo com a gravidade (Tabela 57.9). A dose não muda entre adultos e crianças. O SABC (soro antibotrópico-crotálico) pode ser uma alternativa ao SAC. As medidas gerais são as mesmas do acidente botrópico, com maior atenção à manutenção da diurese em 30-40 mL/h em adultos e 1-2 mL/kg/h em crianças.

Nos acidentes leves e moderados atendidos em até 6 horas o prognóstico é bom. Os casos que evoluem com LRA são marcadamente aqueles com pior prognóstico, especialmente naqueles com indicação de terapia renal substitutiva.

■) Acidente Laquético

Assim como o veneno botrópico e pelas mesmas propriedades, o veneno laquético tem ação proteolítica. Também possui ações coagulantes e hemorrágicas. Possui também ação neurotóxica, mas esta ainda não foi fisiopatologicamente bem diferenciada, de modo que não sabemos que substâncias são as responsáveis por tal. Tem ação de neurotoxicidade do tipo vagal.

Quadro clínico

Os sinais locais são muito semelhantes aos do acidente botrópico. Edema e dor predominam, podendo atingir todo o membro e também apresentar bolhas sero-hemorrágicas. Manifestações hemorrágicas, no entanto, são mais discretas e se limitam ao local do inóculo. Turvação visual, hipotensão arterial, bradicardia, diarreia, tonturas, cólicas e sudorese são os principais sintomas sistêmicos, caracterizando uma síndrome vagal.

Diferente dos outros acidentes, o laquético é dividido em moderado ou grave. Como a surucucu é uma serpente de grande porte, espera-se que sempre haja grande inoculação de veneno nas vítimas. O que diferencia a classificação é a gravidade das manifestações. As complicações são as mesmas dos acidentes botrópicos, com exceção do quadro sistêmico de síndrome vagal.

Os exames complementares são para seguimento, sem grande valor em tomada de condutas imediatas, visto que não há grandes alterações de coagulação ou chance de LRA por rabdomiólise num primeiro momento. São mais úteis quando há dificuldade de identificação do agente. Devido à semelhança clínica com o acidente botrópico, tem sido investido em métodos enzimáticos (ELISA) para o diagnóstico diferencial entre os acidentes.

Tratamento

O SAL (soro antilaquético) ou o SABL (soro antibotrópico-laquético) deve ser administrado prontamente. Na falta de soros apropriados é autorizado – segundo alguns autores e o próprio Ministério da Saúde – infundir o soro antibotrópico, mas este não neutraliza a ação coagulante do veneno laquético.

Não existem parâmetros objetivos para diferenciar entre moderado e grave. A gravidade das manifestações locais e sistêmicas determinam a classificação. Os acidentes moderados devem receber 10 ampolas de SAL/SABL e os graves, 20.

■) Acidente Elapídico

A grande causa de óbito é a insuficiência respiratória aguda. Totaliza apenas 1% ou menos dos acidentes com serpentes peçonhentas no Brasil. O veneno dispõe de neurotoxinas que podem ser pós ou pré-sinápticas.

Pós-sináptica

O baixo peso molecular destas toxinas – presentes em todas as peçonhas de *Micrurus* já estudadas – confere-lhe rápida absorção para a circulação sistêmica, o que explica a precoce apresentação dos sintomas. Competem com a acetilcolina na junção neuromuscular, atuando de modo semelhante ao curare.

Medicações usadas em quadros miastênicos (neostigmina) podem retardar o consumo da acetilcolina, o que confere melhora sintomática na intoxicação.

Pré-sináptica

Apenas algumas espécies do gênero possuem estas neurotoxinas (*M. coralliunus*) e também alguns poucos do gênero *Vipiridae* (como a cascavel sul-americana). Bloqueiam a liberação da acetilcolina, impedindo a deflagração do potencial de ação na junção neuromuscular. Aqui não há antagonismo por substâncias anticolinesterásicas.

Quadro clínico

Surgem em menos de 1 hora da picada os primeiros sintomas. Todavia, é recomendada a vigilância da vítima por pelo menos 24 h, pois há relatos na literatura de início tardio de sintomas. Sintomas locais são discretos, mas se destaca a parestesia com progressão proximal, que é autolimitada.

Náuseas e vômitos são os sintomas sistêmicos mais frequentes. Porém, um quadro de fraqueza muscular pode surgir de maneira progressiva, com fácies miastênicas (ptose palpebral, oftalmoplegia). A insuficiência respiratória advém da paralisia flácida da musculatura respiratória, cursando com dificuldade ventilatória e apneia.

Não há exames complementares direcionados ou que alterem as condutas no primeiro atendimento. Devem ser solicitados guiados pela clínica e evolução do doente.

Tratamento

Todo acidente com manifestações clínicas era considerado grave. No entanto, em 2014 um novo protocolo clínico, Central Nacional de Armazenamento e Distribuição de Imunobiológicos, sugeriu uma utilização racional para a prescrição da soroterapia (Tabela 57.10).

Medidas gerais para insuficiência respiratória devem ser realizadas com rapidez quando identificadas (intubação orotraqueal se necessária). A neostigmina (1 mL= 0,5 mg) dose adulto endovenosa de 1-2 mg (crianças 0,01-0,04 mg/kg) tem início de ação entre 1-20 minutos. Deve ser usada em casos graves, visando a reversão dos efeitos miastênicos. Se recorrência dos sintomas paralíticos, repetir a dose a cada 2-4 horas ou EV contínuo 12 µg/kg/h.

A infusão de neostigmina sempre deve ser precedida pela infusão de atropina na dose de 0,25 mg (crianças 0,01-0,02 mg/kg) para cada 0, 5mg de neostigmina, antagonizando os efeitos muscarínicos da acetilcolina como a bradicardia e a hipersecreção.

Desde que haja a pronta administração do SAE e acesso à assistência ventilatória, o prognóstico do acidente elapídico é favorável.

Tabela 57.10
Acidente Elapídico

Leve	Presença de manifestações locais como parestesia e dor de intensidade variável com ou sem irradiação.	Analgesia dependendo da intensidade da dor. Observação clínica por pelo menos 24 horas. Considerar a soroterapia caso o paciente evolua com sinais de miastenia (vide abaixo).
Moderado	Além das manifestações locais, que podem estar ausentes, manifestações indicativas de uma miastenia aguda como ptose palpebral; diminuição objetiva da força muscular, porém sem sinais de paralisia.	SAEla IV: 5 ampolas Analgesia dependendo da intensidade da dor.
Grave	Sinais de fraqueza muscular intensa e paralisia evidentes, como dificuldade para se levantar da cama para deambular; disfagia e salivação; respiração superficial até paralisia respiratória.	SAEla IV: 10 ampolas Medidas de suporte vital; Assistência ventilatória nos casos de insuficiência respiratória; considerar teste terapêutico com neostigmina IV, precedido de atropina IV.

Infusão em 20-40 min, pode ser diluído em NaCl 0,9% ou SG% na proporção 1:2 a 1:5.

⬤ LEITURA SUGERIDA

1. (s.d.) Acesso em 05 de novembro de 2017, disponível em Data Sus: http://datasus.saude.gov.br/
2. Brasil. Ministério da Saúde, Fundação Nacional da Saúde. Manual de diagnóstico e tratamento de acidentes por animais peçonhentos. Brasília. 1998.
3. Centro de Informações Toxicológicas do Estado de SP, 2014.
4. Cupo P, Azevedo-Marques MM, Hering SE. Envenomation caused by poisonous animals: scorpions and spiders. Medicina, Ribeirão Preto. 2003 apr/dec;36:490-497.
5. Saúde, M. d. (s.d.). Manual de Diagnóstico e Tratamento de Acidentes por Animais Peçonhentos. Acesso em 05 de novembro de 2017, disponível em http://bvsms.saude.gov.br/bvs/publicacoes/funasa/manu_peconhentos.pdf

Capítulo 58

Exposição Ocupacional a Material Biológico

Renata Pieratti Bueno
Vanessa Souza Santana
Giselle Burlamaqui Klautau
Thales José Bueno Polis

■ INTRODUÇÃO

Residentes e demais profissionais de saúde trabalham sob o risco constante de acidentes ocupacionais relacionados à exposição a materiais biológicos. Estima-se que, anualmente, três milhões de profissionais da área da saúde sofram acidentes ocupacionais com perfurocortantes culminando em potencial fonte de adoecimento para esse grupo. Conhecemos a possibilidade de transmissão de cerca de 60 patógenos através do contato acidental com sangue e outros líquidos corporais, em sua maioria, com pouca importância na prática clínica. No atual contexto, enfatizaremos três importantes agentes envolvidos nos acidentes perfurocortantes: vírus da hepatite B (HBV), vírus da hepatite C (HCV) e o vírus da imunodeficiência humana (HIV).

Os acidentes ocupacionais com material biológico são considerados emergências médicas, afinal o início imediato das medidas adequadas relaciona-se à maior eficácia na redução da possibilidade de adoecimento. O acidente em questão não deve ser encarado como uma situação de fatalidade e sim como uma situação potencialmente prevenível, sendo de responsabilidade de todos os profissionais da área da saúde o emprego de práticas visando à obtenção do menor risco possível.

Dados do Centers for Disease Control (CDC) de Atlanta apontam que os profissionais com maior transmissão ocupacional relacionada ao HIV são os enfermeiros, seguidos dos técnicos de laboratório e, por último, os médicos. Entretanto, um estudo espanhol realizado em 2004, evidenciou que o grupo com menor adesão ao seguimento pós-exposição foi o de médicos residentes (68,1% não o realizaram de forma adequada). Apesar de os médicos não ocuparem os primeiros lugares nas taxas de transmissão, o grupo especial de médicos residentes deve ser educado para seguimento correto frente a um acidente ocupacional, com implementação de políticas de prevenção e manejo do acidente.

■■) Definições

Os acidentes biológicos são caracterizados de acordo com a forma de exposição e o tipo de material biológico. A forma de exposição que possibilita maior risco de transmissão é dada através da lesão por materiais perfurocortantes contaminados (agulhas, bisturis, etc.). A extensão da lesão, profundidade da mesma no tecido acometido, no caso da pele, e a quantidade de material biológico presente condicionam maior risco de transmissão de doenças. Por exemplo, agulhas com lúmen de grosso calibre, sangue visível no instrumento e lesão profunda na pele conferem maior risco de transmissão quando comparados com agulhas de fino calibre, sem material biológico visível com escoriação superficial da derme. O contato direto de líquidos potencialmente contaminados com mucosas ou pele não íntegra representa outra possibilidade de risco de transmissão. Por outro lado, é importante salientar que o contato desses fluidos com a pele íntegra não confere risco.

O tipo de material biológico é outro fator que deve ser considerado. Quando discutimos acidentes biológicos, o sangue é o líquido corporal com maior potencial de transmissão de doenças infecciosas. O risco de aquisição de doenças com acidentes envolvendo outros fluidos corporais varia também de acordo com o patógeno. O sêmen e as secreções vaginais são considerados de alto risco, enquanto líquidos cavitários (pleural, pericárdico, ascítico), líquido cefalorraquidiano e líquido amniótico são classificados como risco intermediário. Demais fluidos (suor, urina, lágrimas, fezes, vômitos, saliva, secreções respiratórias) são considerados de baixo risco. Entretanto, a presença de sangue em qualquer um desses fluidos citados anteriormente eleva o acidente à categoria de alto risco (Tabela 58.1).

Diversos fatores conferem maior risco para acidentes, por exemplo: cansaço do profissional, ambiente estressante, material inadequado ou manuseado incorretamente, insegurança na realização do procedimento, paciente não colaborativo, hábito de reencapar agulhas e pouca experiência do profissional. Porém, vale ressaltar que a conscientização do risco e das medidas de prevenção do acidente podem e devem reduzir a possibilidade de sua ocorrência, apesar de qualquer situação adversa como as descritas acima.

■■) Medidas de Prevenção

Medidas gerais

- Uso adequado de EPI sempre que houver risco de contato com fluidos e secreções corporais: máscara, luvas, capotes e óculos.
- Evitar a realização de procedimentos quando o profissional não se sentir plenamente apto, inclusive em situações de fadiga física e mental. Caso o

mesmo tenha que realizar algum procedimento nessas circunstâncias, empregar o máximo de atenção possível.

- Solicitar supervisão de outro profissional responsável antes de realizar o procedimento para o qual não se sinta seguro.

- Descartar agulhas e materiais perfurocortantes em recipientes apropriados e imediatamente após o término do procedimento, mantendo o emprego do EPI nessa fase.

- Não deixar materiais no leito após seu uso, nem transferir a responsabilidade do descarte dos mesmos para outra pessoa ou equipe (internos, enfermagem, auxiliares de enfermagem e outros médicos).

- Nunca reencapar e manipular agulhas, caso o faça nunca use diretamente as mãos.

- Nunca ultrapassar a capacidade descrita dos recipientes de descarte de material perfurocortante.

- Nunca tentar ampliar a capacidade dos recipientes de descarte empurrando o material para compactá-lo.

Vacinação de hepatite B

Para todos os profissionais de saúde, a vacina está disponível nas unidades básicas de saúde. A vacina contra hepatite B garante altas taxas de imunização e é segura. A resposta vacinal adequada é observada em 90 a 95% dos adultos imunocompetentes que realizaram vacinação completa com o esquema proposto pelo Ministério da Saúde. O esquema vacinal completo se dá com o emprego de três doses realizadas nos tempos 0, 1 e 6 meses. Dois meses após a última dose, deve-se verificar a confirmação da imunização através da dosagem do anti-HBs, que deverá ser superior a 10 mUI/mL. Caso não ocorra a soroconversão dos títulos (anti-HBs), deve-se empregar novo esquema vacinal com doses diferenciadas. Para isso, deve-se procurar um CRIE (Centro de Referência em Imunobiológicos Especiais). Até 60% dos profissionais que não responderam à primeira série de vacinação, apresentarão resposta adequada a essa série adicional. É importante ressaltar que os profissionais com esquema incompleto ou que não se recordem podem realizar a dosagem do anti-HBs antes de se indicar a revacinação ou realização das doses adicionais.

Na ausência de resposta adequada ao emprego de dois ou mais esquemas de imunização, o profissional é considerado como "não respondedor à vacina" e suscetível à infecção em caso de acidente. No caso de acidentes com fonte sabidamente portadora de hepatite B ou da qual não se conhece o *status* sorológico, o profissional deve fazer uso da imunoglobulina hiperimune para hepatite B.

Demais medidas

Ainda não dispomos de imunização para HCV e HIV, pacientes que estiverem em PrEP (profilaxia pré-exposição para o HIV) devem informar à equipe responsável pelo controle dos acidentes perfurocortantes para que sejam tomadas as medidas necessárias e o *switch* para a PEP (profilaxia pós-exposição).

■❱ Sofri um Acidente, o Que Fazer?

Cuidados com a área exposta

Antes de mais nada deve-se manter a calma e solicitar o auxílio de um supervisor ou colega. O primeiro passo é a lavagem da área exposta. No caso de exposição cutânea, lave abundantemente com água e sabão, lembrar de não realizar torniquetes, sucção ou movimentos agressivos que possam lesionar mais o tecido. Para contato com mucosas, a irrigação deve ser exaustiva, com água ou solução salina. Não há evidências de que materiais antissépticos diminuam o risco de transmissão, tampouco há contraindicação ao seu uso. Produtos irritativos, entretanto, devem ser evitados. Em casos de lesão por materiais perfurantes, não realize a expressão e evite manipulações que possam aumentar a área exposta.

Reportar o acidente e notificar

A seguir, comunique o acidente à chefia do setor, que deverá tomar as providências necessárias e dirija-se imediatamente para a coleta de exames e avaliação para início das profilaxias.

Infelizmente, esses acidentes são pouco reportados. Muitos fatores estão associados aos altos índices de subnotificação: desconhecimento do fluxo de notificação, avaliação do profissional de que o acidente não impõe riscos significativos e desconhecimento das profilaxias indicadas.

A exposição a material biológico configura acidente de trabalho, sendo necessário informar à Previdência Social através do CAT (Comunicação de Acidente de Trabalho). A empresa é obrigada a emitir o CAT. Entretanto, se não for feito, o próprio residente, seus familiares ou colegas podem fazê-lo. O registro pode ser feito nas agências do INSS ou pela internet, através de aplicativo da previdência social. (http://www.previdencia.gov.br/servicos-ao-cidadao/todos-os-servicos/comunicacao-de-acidente-de-trabalho/).

Os acidentes com exposição biológica também são considerados agravos de notificação compulsória pelo Ministério da Saúde. É mandatório, portanto, preencher ficha de notificação do SINAM (Sistema de Informação de Agravo de Notificação), disponível em qualquer unidade de saúde.

Coleta de sorologias

Não se deve retardar a avaliação da indicação de profilaxia pós-exposição. Para isso, é preciso coletar prontamente as sorologias do paciente-fonte e do profissional que sofreu o acidente. Os exames que devem ser solicitados para o paciente (fonte do acidente) são: HBsAg, Anti-HBc, Anti-HCV e o teste rápido para o HIV. Para o profissional, além desses, deve-se coletar o anti-HBs para avaliar o *status* vacinal. É importante sempre solicitar o consentimento da fonte para a coleta das sorologias e informá-la do resultado.

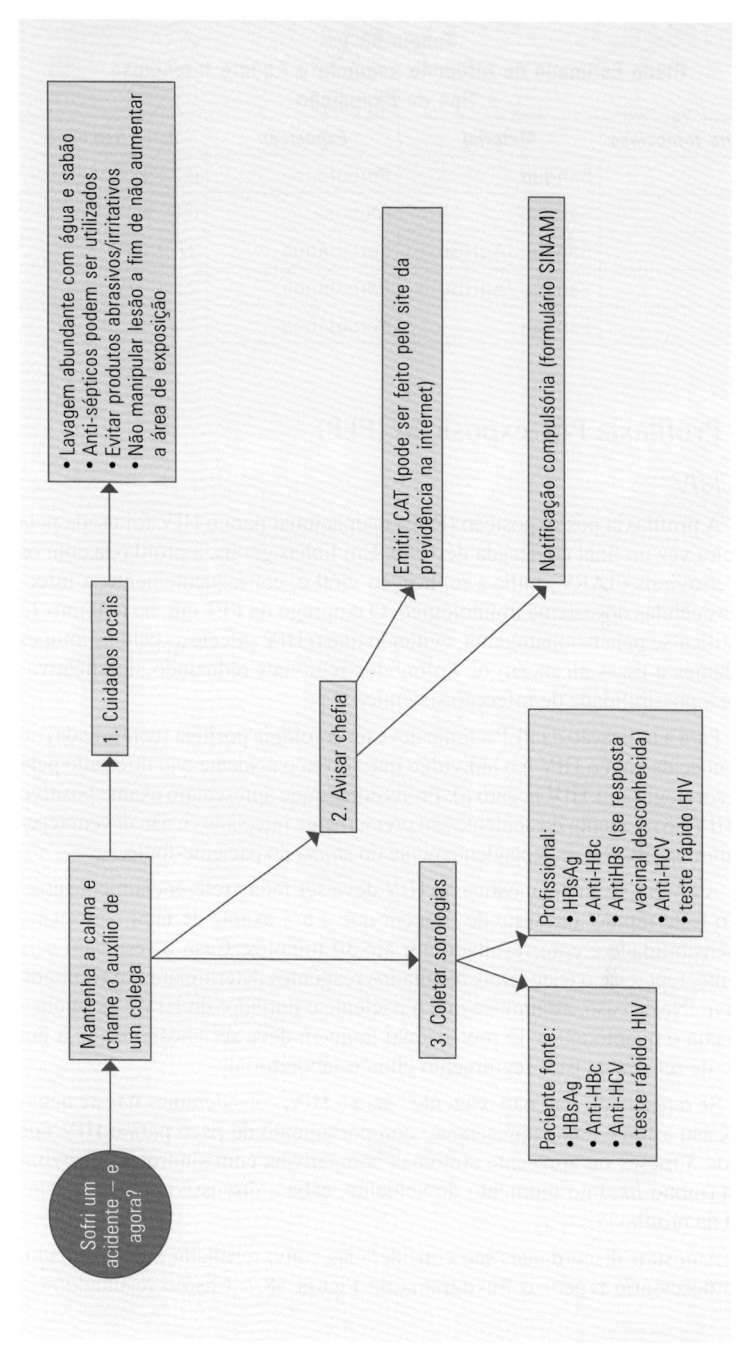

Figura 58.1 – *Fluxograma – o que fazer em caso de acidentes.*

Tabela 58.1 Risco Estimado de Infecção segundo o Agente Infeccioso e Tipo de Exposição			
Agente Infeccioso	*Material*	*Exposição*	*Risco estimado*
HIV	Sangue	Percutânea	0,23%
HIV	Sangue	Mucosa	0,09%
HBV	Sangue (AgHBe +)	Percutânea	37 a 62%
HBV	Sangue (AgHBe -)	Percutânea	23 a 37%
HVC	Sangue	Percutânea	1 a 7%

■■▶ Profilaxia Pós-exposição (PEP)

HIV

A profilaxia pós-exposição (PEP) ocupacional para o HIV foi usada pela primeira vez no final da década de 1980. Em linhas gerais, a profilaxia com os antirretrovirais (TARV) inibe a replicação viral e, consequentemente, a infecção das células do sistema imunológico. O emprego da PEP em, no máximo 72 h, justifica-se pela fisiopatogenia, evitando que o HIV infecte as células imunes circulantes e essas alcancem os linfonodos regionais reduzindo significativamente a possibilidade de infecção sistêmica.

Para a indicação da PEP a fonte deve ter sorologia positiva (confirmada) ou desconhecida para o HIV e o indivíduo que sofreu o acidente não infectado pelo HIV (sorologia anti-HIV negativa). Profissionais que apresentam exame positivo para HIV no momento do acidente são previamente infectados e não devem receber quimioprofilaxia, independentemente do *status* do paciente-fonte.

A investigação diagnóstica do HIV deve ser feita preferencialmente através do teste rápido, um teste de triagem que é um exame de fácil realização, alta sensibilidade e com resultado em até 30 minutos. Caso o resultado seja reagente, repete-se o teste. Dois resultados reagentes determinam um resultado positivo. Neste caso, assume-se que o paciente é portador do HIV e se inicia a profilaxia o quanto antes. O profissional também deve ser encaminhado a um centro de referência para seguimento clínico-laboratorial.

Se o resultado for "não reagente" para o HIV, consideramos o teste negativo. Caso a fonte tenha apresentado comportamento de risco para o HIV nos últimos 3 meses ou apresente sintomas compatíveis com síndrome retroviral aguda (mono-*like*) no momento do acidente, cabe a discussão quanto ao emprego da profilaxia.

Amostras discordantes são consideradas como resultado indeterminado, sendo necessário repetir o fluxograma da Figura 58.2. Caso o resultado seja novamente discordante, é preciso enviar o material para a realização de outro método diagnóstico.

Há situações na qual o paciente-fonte não é conhecido ou a coleta de sorologia não é possível (paciente transferido para outra instituição, óbito, paciente não consente coleta do exame, etc.). Se o tipo de exposição e o tipo de material biológico indicar alto risco é correto iniciar a PEP imediatamente. Caso a PEP seja iniciada e posteriormente fique determinado que a fonte não é portadora do HIV, as medicações profiláticas devem ser suspensas.

A quimioprofilaxia pós-exposição, se aplicada em tempo hábil e de forma correta, é altamente efetiva, estando associada a uma redução de 81% no risco de soroconversão após exposição ocupacional. Deve ser iniciada prontamente, sendo ideal a tomada da primeira dose em até 2 horas do acidente. Após 72 horas a partir do evento não está mais indicada. O Ministério da Saúde indica como esquema preferencial tenofovir (TDF) + lamivudina (3TC) + atazanavir/ritonavir (ATV/r), independentemente do tipo de exposição e do material biológico envolvido. A PEP deve ser mantida por 28 dias.

Indivíduos portadores de nefropatia ou hepatopatia são candidatos a esquema alternativo e deverão ser avaliados individualmente. Na impossibilidade de troca do esquema, devem iniciar o esquema usual até a substituição do mesmo. Acidentes envolvendo paciente-fonte com suspeita ou confirmação de infecção por cepas virais resistentes também podem requerer medicações diferentes do esquema habitual. Nestas situações, deve-se iniciar o esquema preferencial no momento do acidente e encaminhar prontamente o profissional para o centro de referência, onde será avaliada a adequação das medicações.

Efeitos adversos são frequentes. Apesar de incômodos, em geral são autolimitados e não condicionam repercussão clínica importante. Os sintomas mais comuns são: náuseas, fadiga, cefaleia, diarreia e dor abdominal. Cerca de 4% dos indivíduos apresentam icterícia decorrente de bilirrubina indireta relacionada ao uso do ATV/r, sendo essa de curso benigno. A PEP não deve ser interrompida por causa deste sintoma.

Hemograma, glicemia, creatinina, ureia, TGO e TGP devem ser colhidos logo após o acidente e 2 semanas mais tarde, a fim de monitorar as possíveis toxicidades ao tratamento. É importante não interromper as medicações por conta própria. Em caso de intolerância importante e efeitos adversos mais graves, deve-se avisar o centro de referência responsável pelo acompanhamento da PEP. A adesão às medicações até completar 28 dias é fundamental para o sucesso da profilaxia.

Hepatite B

A imunização para o vírus B, confirmada através de títulos protetores de anti-HBs, garante que os profissionais não necessitem de nenhuma medida pós-exposição, mesmo frente a acidente biológico com paciente portador de hepatite B.

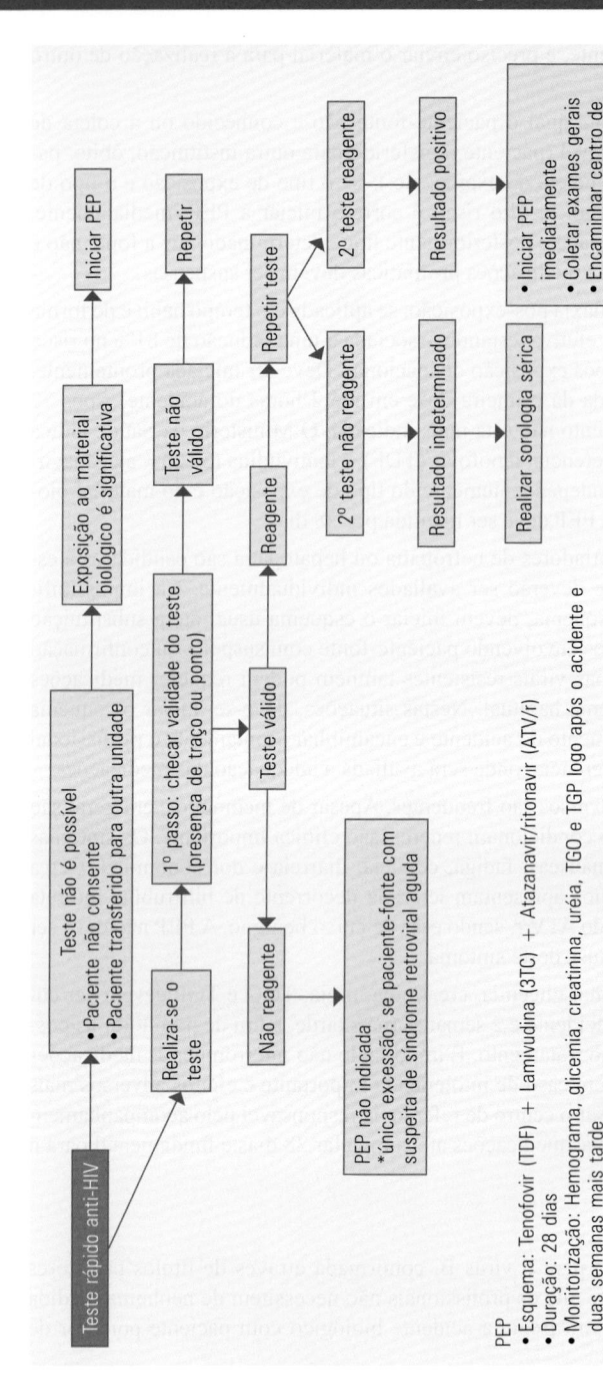

Figura 58.2 – *Fluxograma – Teste rápido anti-HIV.*

PEP
- Esquema: Tenofovir (TDF) + Lamivudina (3TC) + Atazanavir/ritonavir (ATV/r)
- Duração: 28 dias
- Monitorização: Hemograma, glicemia, creatinina, uréia, TGO e TGP logo após o acidente e duas semanas mais tarde
- Profissionais com comorbidades: iniciar esquema usual no momento do acidente e avaliar ambulatorialmente a mudança para outro esquema
- Paciente-fonte sabiamente HIV+: Iniciar esquema habitual no momento do acidente. Coletar informações sobre genotipagem, carga viral, uso atual e prévio de anti-retrovirais e avaliar ambulatorialmente a mudança para outro esquema caso evidência de resistência às drogas do esquema usual

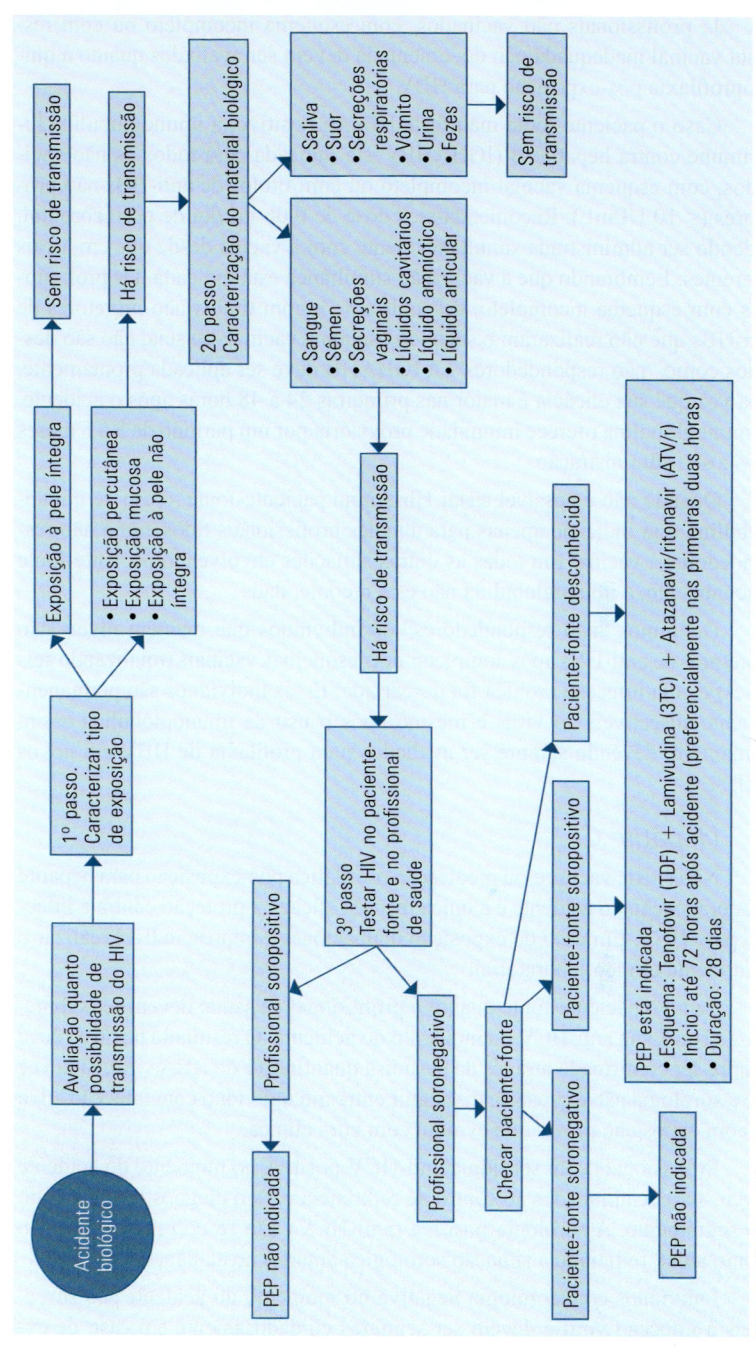

Figura 58.3 – *Fluxograma.*

Já profissionais não vacinados, com esquema incompleto ou com resposta vacinal inadequada/não documentada devem ser avaliados quanto à quimioprofilaxia pós-exposição para HBV.

Caso o paciente-fonte manifeste HBsAg positivo, a imunoglobulina hiperimune contra hepatite B (IGHAHB) está indicada para todos os não vacinados, com esquema vacinal incompleto ou com títulos de anti-HBs não protetores (< 10 UI/mL). Recomenda-se a dose de 0,06 mL/kg de peso corporal, podendo ser administrada simultaneamente com a vacina desde que em locais diferentes. Lembrando que a vacinação simultânea está indicada nos profissionais com esquema incompleto, desconhecido e com títulos não protetores de anti-HBs que não realizaram o segundo esquema vacinal, ou seja, não são descritos como "não respondedores". A IGHAHB deve ser aplicada prontamente, uma vez que sua eficácia é maior nas primeiras 24 a 48 horas após o acidente. A imunoglobulina oferece imunidade provisória por um período de 3 a 6 meses após a sua administração.

Quando não é possível testar HbsAg no paciente-fonte, o uso de imunoglobulina está indicado apenas para aqueles profissionais tidos como não respondedores à vacina. Em todas as outras situações envolvendo paciente-fonte desconhecido, a imunoglobulina não está recomendada.

Definimos "não respondedores" os indivíduos que mantêm níveis não protetores de anti-HBs após completar dois esquemas vacinais (totalizando seis doses) e cuja infecção crônica foi descartada. Esses indivíduos são permanentemente suscetíveis ao vírus e mesmo após o uso de imunoglobulina assim se mantêm, devendo sempre ser avaliados para profilaxia de HBV em novos acidentes.

Hepatite C

Não existe vacina e/ou medicação profilática pós-exposição para hepatite C. A prevenção do acidente é a única medida eficaz na proteção contra a infecção pelo HCV. Em caso de exposição ocupacional é imprescindível realizar o seguimento clínico-laboratorial.

Tanto o paciente-fonte quanto o profissional de saúde devem ser submetidos à sorologia anti-HCV no momento do acidente. O resultado positivo deve sempre ser confirmado através da pesquisa quantitativa de RNA viral, uma vez que a sorologia não é capaz de distinguir entre um indivíduo com infecção ativa ou com exposição prévia que evoluiu com cura clínica.

Profissionais com sorologia anti-HCV positiva no momento do acidente devem ser encaminhados ao centro de referência para o diagnóstico adequado e o seguimento. A sorologia positiva (anti-HCV) não se correlaciona com o evento atual, refletindo a situação sorológica anterior ao acidente.

Indivíduos com sorologia negativa no momento do acidente são suscetíveis à infecção viral e devem ser seguidos cuidadosamente em caso de exposição ocupacional ao HCV. O período médio de incubação do agente é de 7 semanas, podendo variar entre 2 e 24 semanas.

Na infecção pelo HCV, a pesquisa de RNA viral pode ser detectada após a terceira semana da exposição. O exame deve ser solicitado entre a terceira e a quarta semana após o acidente e repetido a cada 8 semanas até completar 6 meses de seguimento. Caso o profissional apresente manifestações clínicas compatíveis com infecção aguda pelo HCV, com sintomas desde síndrome mono-like até icterícia, a pesquisa de RNA viral pode ser antecipada.

A hepatite C raramente evolui para quadros de hepatite fulminante, tratando-se de uma doença crônica e assintomática inicialmente. Sua progressão é lenta e as complicações clínicas ocorrem a longo prazo (em geral, 7 a 10 anos). O SUS disponibiliza o tratamento em circunstâncias específicas e não de maneira universal até a data atual, lembrando que a infecção aguda pelo vírus C é considerada indicação de tratamento. O seguimento é fundamental para a avaliação e a indicação do tratamento. Felizmente, os índices de resposta viral sustentada (cura clínica) ao tratamento, atualmente, são superiores a 95%.

■■▶ Acompanhamento Pós-exposição

Todo profissional de saúde envolvido em acidente com material biológico exposto a pacientes-fonte desconhecidos ou pacientes-fonte portadores do vírus HIV, HBV ou HCV deve ser acompanhado em centro de referência especializado.

Sorologias e exames gerais devem ser colhidos no momento do acidente e repetidos de acordo com protocolo específico para cada agente infeccioso. Independente da doença, caso ocorra soroconversão, o profissional será encaminhado para tratamento específico e seguimento.

Mulheres devem ser submetidas a teste de gravidez no momento do evento e evitar a gestação até o final do seguimento. Caso estejam amamentando, deve-se avaliar cuidadosamente a necessidade de interrupção da prática. Para todos os profissionais, independente do gênero, indica-se o uso de preservativos em todas relações sexuais, bem como o não compartilhamento de materiais perfurocortantes de uso próprio (seringas, lâminas de barbear, alicate de unha). É também importante reforçar a contraindicação à doação de sangue e qualquer tecido biológico até a confirmação da não infecção.

Dentre os pilares para redução de danos frente à exposição ocupacional a material biológico, estão o emprego de medidas educacionais e de protocolos claros e bem estruturados, a avaliação inicial adequada, a atenção global ao acidentado e as medidas para estimular a adesão e o seguimento. Cabe a todo profissional e às instituições o papel de multiplicar o conhecimento técnico e incentivar as boas práticas para a realização de procedimentos seguros com acolhimento pronto e completo ao profissional no momento do acidente.

Tabela 58.2
Acompanhamento Pós-exposição

	Momento do acidente	Após 2 semanas	4 semanas	3 meses	6 meses	12 meses
HIV	Teste rápido/ anti-HIV (EIA/ELISA) Hemograma, enzimas hepáticas, uréia, creatinina	Hemograma, enzimas hepáticas, ureia, creatinina	anti-HIV (EIA/ ELISA)	anti-HIV (EIA/ ELISA)		anti-HIV (EIA/ ELISA)***
Hepatite B (profissionais com resposta vacinal inadequada ou não comprovada)	AntiHBs, antiHBc, HbsAg	--	--	--	AntiHBs, antiHBc, HbsAg	--
Hepatite C	AntiHCV RNA viral Enzimas hepáticas	--	Enzimas hepáticas RNA viral	RNA viral	RNA viral	RNA viral***

***Apenas em acidentes envolvendo pacientes-fonte com co-infecção pelo HIV e pela hepatite C

● LEITURA SUGERIDA

1. Beekmann SE, Henderson DK. Prevention of Human Immunodeficiency Virus and AIDS: Postexposure Prophylaxis (Including Health Care Workers) Infect Dis Clin North Am. 28(4):601-613.

2. Cardo DM, Culver DH, Ciesielski CA, et al. A case-control study of HIV seroconversion in health care workers after percutaneous exposure. Centers for Disease Control and Prevention Needlestick Surveillance Group. N Engl J Med. 1997;337:1485-90. [PubMed: 9366579].

3. CDC. *Information for Healthcare Personnel Potentially* Exposed to Hepatitis C Virus (HCV): Recommended Testing and Follow-up. February; 2017.

4. CDC. Surveillance of Healthcare Personnel with HIV/SIDA, as December 2001. Disponível em: https://aidsinfo.nih.gov/news/662/surveillance-of--health-care-personnel-with-hiv-aids--- as-of-december-2001.

5. Centers for Disease Control and Prevention. Occupational HIV Transmission and Prevention among Health Care Workers. MMWR Recomm Rep. 2013.

6. Centers for Disease Control and Prevention. Public Health Service statement on management of occupational exposure to human immunodeficiency virus, including considerations regarding zidovudine postexposure use. MMWR Recomm Rep. 1990;39:1-14.

7. Centers for Disease Control and Prevention. Updated U.S. Public Health Service guidelines for the management of occupational exposures to HBV, HCV, and HIV and recommendations for postexposure prophylaxis. MMWR Recomm Rep. 2001;50(RR-11):1-52. MMWR Recomm Rep. 1998;47(RR-7):1-33.

8. García CIA, Juanes PJR, Arrazola MMP, et al. Accidentes con exposición a material biológico contaminado por VIH em trabajadores de un hospital de tercer nivel de Madrid (1986-2001). Rev. Esp. Salud Publica [Internet]. 2004 Ene [citado 2017 Ago 16];78(1):41-51. Disponível em: http://scielo.isciii.es/scielo.php?script=sci_arttext&pid=S1135- 57272004000100005&lng=es.

9. Kuhar DT, Henderson DK, Struble KA, , et al. Updated US Public Health Service Guidelines for the Management of Occupational Exposures to Human Immunodeficiency Virus and Recommendations for Postexposure Prophylaxis. Infection Control and Hospital Epidemiology. 2013;34(9):875- 892.

10. Ministério da Saúde – Secretaria de Vigilância em Saúde – Departamento Nacional de AIDS e Hepatites Virais. Protocolo Clínico e Diretrizes Terapêuticas para Profilaxia Antirretroviral Pós-exposição de Risco à Infecção pelo HIV; 2015.

11. Ministério da Saúde (BR). Recomendações para atendimento e acompanhamento de exposição ocupacional a material Biológico: HIV e Hepatites B e C. Brasília: Ministério da Saúde; 2004.

12. Schillie S, Murphy TV, Sawyer M, et al. CDC Guidance for Evaluating Health-Care Personnel for Hepatitis B Virus Protection and for Administering Postexposure Management MMWR. 2013;62(RR10):1-19

EMERGÊNCIAS ONCOLÓGICAS

Capítulo 59

Neutropenia Febril

Maurício Fernandes
Vanessa Souza Santana
Daniel Fernandes Saragiotto
Katia Regina Marchetti

■ EPIDEMIOLOGIA

Em pacientes em tratamento quimioterápico, tendo recebido pelo menos mais de um ciclo de quimioterapia, febre associada a neutropenia é evidenciada em 10 a 50% dos pacientes com tumores sólidos, sendo que esse número chega a mais de 80% em pacientes com neoplasias hematológicas. Dentre esses:

- A maioria não tem sítio documentado e apresenta culturas negativas.
- 20-30% têm sítio definido, sendo os sítios mais comuns: trato gastrointestinal, pulmão e pele.
- 10-25% apresentam bacteremia (vale ressaltar que o quadro clínico de bacteremia, está mais frequentemente associado a neutropenias prolongadas e profundas, ou seja, menos de 100 neutrófilos).

Quando se observa a relação da neutropenia com o risco de infecção, evidencia-se que o risco de infecção aumenta conforme a duração e a intensidade da neutropenia (Figura 59.1). Desta forma, classificam-se os esquemas de tratamento quimioterápicos em baixo, intermediário e alto risco de desenvolvimento de neutropenia febril, levando em consideração principalmente a previsão de duração da neutropenia (Tabela 59.1).

■ Etiologia

A maioria dos quadros de infecção em neutropenia febril são de etiologia bacteriana, sendo principalmente causadas por bacilos Gram-negativos, seguido por cocos Gram-positivos, os quais têm sua infecção principalmente relacionada ao uso de cateteres (Tabela 59.2).

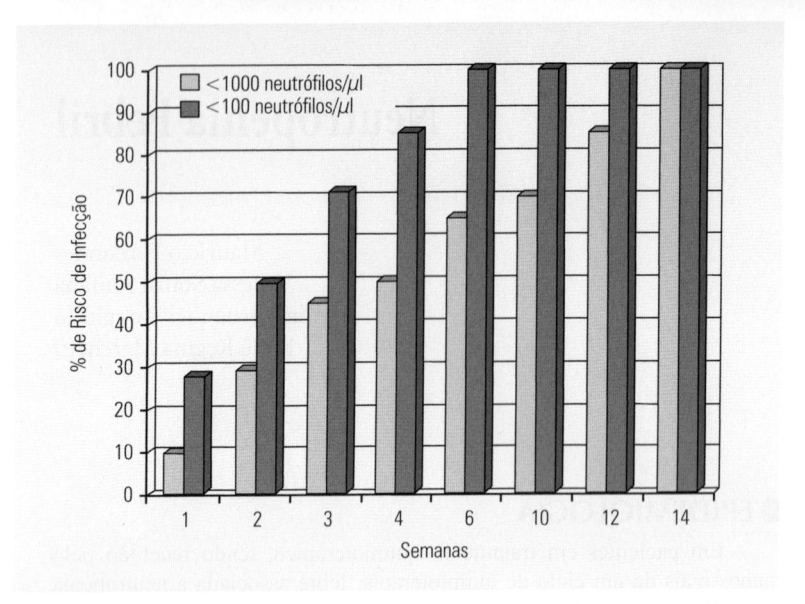

Figura 59.1 – *Relação do risco de infecção com a duração e a intensidade de neutropenia, evidenciando-se que o risco de infecção aumenta conforme a duração e a intensidade da neutropenia.*

Tabela 59.1
Classificação do Risco de Desenvolvimento de Neutropenia Febril

Risco	Doença/terapia
Baixo *(Previsão de neutropenia < 7 dias)*	Tumores sólidos
Intermediário *(Previsão de neutropenia 7-10 dias)*	Linfoma
	Mieloma múltiplo
	Leucemia linfocítica crônica
	Uso de análogos purina (fludarabina, clofarabina, nelarabina, cladribina)
Alto *(Previsão de neutropenia >10 dias)*	Leucemia aguda (tratamento de indução e consolidação)
	Uso de alemtuzumab

Tabela 59.2
Principais Bactérias Patogênicas em Neutropenia Febril

Bactérias cocos Gram-positivas	*Staphylococcus* coagulase-negativo
	Staphylococcus aureus
	Enterococcus sp
	Streptococcus grupo *Viridans*
	Streptococcus pneumoniae
	Streptococcus pyogenes
Bactérias Gram-negativas	*Escherichia coli*
	Klebsiella sp
	Enterobacter sp
	Pseudomonas aeruginosa
	Citrobacter sp
	Acinetobacter sp
	Stenotrophomonas maltophilia

Infecções fúngicas são raras como etiologia inicial de neutropenia febril, sendo mais frequentemente encontradas em pacientes com uso prévio de antibioticoterapia empírica ou com neutropenias prolongadas, ou seja, com duração maior que 1 semana. Neste cenário, importante considerar infecção por *Candida* sp em pacientes que apresentam mucosite induzida por quimioterapia, e por *Aspergillus* sp em sinusites ou infecções pulmonares após 2 semanas de duração de neutropenia.

■▶ Quadro Clínico

O quadro clínico caracteriza-se principalmente por febre, sem sítio de infecção detectada. Desta forma é importante o conhecimento da definição de febre como sendo uma medida oral maior ou igual a 38,3°C ou temperatura maior ou igual a 38,0°C por mais de 1 hora. Importante ressaltar que, no Brasil, em geral utiliza-se a definição de febre como temperatura axilar maior ou igual 37,8°C.

■▶ Diagnósticos Diferenciais

Como diagnósticos diferenciais temos:

- ○ Infecção clínica documentada: paciente apresenta foco de infecção evidente (celulite, infecção associada a cateter, pneumonia, dentre outras) ou sinais de sepse.
- ○ Infecção microbiológica documentada: paciente já apresenta cultura positiva para determinado microrganismo.

■❙ Classificação

Visando avaliar a gravidade da neutropenia febril, bem como selecionar o melhor tipo de tratamento para cada paciente, pode-se classificá-los clinicamente em baixo risco e alto risco de complicação com infecção grave.

Baixo risco

- Neutropenia com previsão de duração de até 1 semana, estável clinicamente, sem outras comorbidades importantes e sem alterações nas funções renal e hepática.

Alto risco (a presença de pelo menos uma das seguintes características já classifica como alto risco)

- Neutropenia profunda (≤ 100 neutrófilos/mm^3) sustentada com previsão de duração de mais de 1 semana.
- Presença de comorbidades e:
  - Instabilidade hemodinâmica.
  - Alteração do nível de consciência.
  - Mucosite com comprometimento de deglutição ou diarreia grave.
  - Sintomas gastrointestinais (náuseas, vômitos, diarreia, dor abdominal).
  - Infecção associada a cateter.
  - Infiltrado pulmonar novo ou hipoxemia ou doença pulmonar crônica (DPOC).
  - Insuficiência hepática (enzimas hepáticas – TGO ou TGP – aumentadas mais do que cinco vezes) ou insuficiência renal (*clearance* de creatinina menor que 30 mL/min).

Outro método para avaliação de risco bastante utilizado é o escore de MASCC (*Multinational Association for Supportive Care*) em que se atribuem pontuações para algumas características clínicas do paciente, sendo que quanto maior a pontuação menor o risco de complicações do paciente (Tabela 59.3).

■❙ Diagnóstico

O diagnóstico deve ser feito mediante anamnese, que deve ainda incluir data da última quimioterapia, uso de profilaxias, exposições a infecções, infecções prévias bem como uso de antibioticoterapia, uso de profilaxias, episódios de neutropenias prévias, data da última internação hospitalar e transfusões prévias.

Nos pacientes neutropênicos, o exame físico tem um papel de extrema importância na investigação de possível sítio de infecção. Desta forma, deve-se ter atenção especial na avaliação da pele, da orofaringe e do períneo. Importante ressaltar que por causa da neutropenia, é contraindicada a realização de toque retal, pelo risco de translocação bacteriana. Ainda é essencial a avaliação de dispositivos invasivos, como cateteres e sondas.

Tabela 59.3 Escore de MASCC para neutropenia febril	
Características	**Pontuação**
Início da neutropenia com — Sintomas leves ou ausentes	5
Sintomas moderados	3
Sem hipotensão	5
Sem DPOC	4
Tumor sólido ou hematológico sem infecção fúngica prévia	4
Sem desidratação	3
Paciente ambulatorial (não internado no início da neutropenia febril)	3
Idade < 60 anos	2

MASCC Score: baixo risco ≥ 21 pontos; alto risco < 21 pontos (prediz risco maior que 5% de complicações graves).

A avaliação laboratorial inicial deve conter hemograma completo, função renal e eletrólitos, função hepática e hemoculturas. Provas de atividade inflamatória não são recomendadas, uma vez que pacientes com neoplasia usualmente apresentam valores alterados mesmo sem a presença de quadro infeccioso.

No hemograma, deve ser diagnosticado quadro de neutropenia, que é definida como sendo a presença de menos de 500 neutrófilos/mm³ ou menos de 1.000 neutrófilos/mm³ com tendência a queda nas próximas 48 horas, sendo neutropenia profunda menos de 100 neutrófilos/mm³ e neutropenia funcional o defeito qualitativo dos neutrófilos, normalmente encontrada em neoplasias hematológicas.

A hemocultura é essencial nestes pacientes para orientar a escolha da antibioticoterapia. Desta forma, a coleta correta das hemoculturas é essencial, uma vez que colhendo pelo menos dois pares com 10 mL por frasco (sendo um central e um periférico ou ambos periféricos de sítios diferentes), eleva-se a sensibilidade do exame para 80-90%. Vale ressaltar que caso haja a possibilidade de coleta de três pares, essa sensibilidade chega a mais de 96%.

Demais exames devem ser solicitados conforme suspeita clínica, sendo recomendados:

○ Urocultura: se sintomas, se sonda vesical ou Urina tipo I alterada.

○ Radiografia de tórax: se sintomas ou sinais respiratórios.

○ Lavado broncoalveolar: se infiltrado de etiologia incerta.

○ Pesquisa de vírus respiratórios (*Adenovirus*, *Influenza* A e B, vírus sincicial respiratório, *Parainfluenza*): se sintomas de infecções virais durante inverno ou surtos.

- Líquor: se suspeita de meningite.
- Pesquisa de Toxina para *Clostridium difficile*: se diarreia.
- Demais pesquisas nas fezes e coprocultura: se viagem recente ou residência em áreas endêmicas.

■) Tratamento

Na ausência de tratamento adequado, o paciente com neutropenia febril pode evoluir rapidamente para quadros de sepse grave e, inclusive, para óbito. A maioria dos *guidelines* recomenda um intervalo de 30 minutos entre a internação do paciente e o início da antibioticoterapia empírica. Em caso de dúvidas quanto ao diagnóstico, o tratamento deve ser iniciado imediatamente a partir da menor suspeita, mantendo a antibioticoterapia empírica até que a adequada observação clínica ou resultado de exames laboratoriais permitam elucidar o diagnóstico.

A terapia antibiótica inicial deve incluir uma ou mais medicações com boa atividade contra pseudomonas. No entanto, não há diferenças entre monoterapia ou associação de antibióticos em relação a desfechos de sobrevida e resistência bacteriana e a associação de dois ou mais antibióticos está mais relacionada com os efeitos adversos graves do tratamento.

Estudos prospectivos indicam que o tempo para defervescência da febre dos pacientes com neutropenia em tratamento varia de 2 a 7 dias. Recomenda-se, portanto, aguardar no mínimo 72 horas antes de alterar o esquema antibiótico, a menos que o paciente apresente franca e evidente deterioração clínica ou identificação em exames de cultura de agentes não sensíveis ao esquema antimicrobiano utilizado.

A determinação do risco de o paciente evoluir para desfechos graves constitui importante ferramenta para manejo clínico e modifica a conduta, na medida que permite apontar a necessidade do uso ou não de antibioticoterapia endovenosa, bem como a indicação de internação hospitalar ou manejo ambulatorial com constante monitoração.

Baixo risco

Pacientes com neutropenia febril considerados de baixo risco podem receber tratamento antibiótico inicial por via oral ou terapia sequencial endovenosa-oral. Diversos trabalhos mostraram ausência de diferença em relação à mortalidade ou falha de tratamento na comparação entre via oral e via exclusivamente parenteral neste contexto.

O esquema antibiótico via oral amplamente utilizado é a combinação de amoxicilina-clavulanato e ciprofloxacino, ambos na posologia de 500 mg de 8/8 horas. Uma alternativa comumente utilizada é o uso de levofloxacino (sendo a dose de 750 mg/dia com melhor atividade antipseudomonas), porém tal estratégia carece de evidência científica robusta. No entanto, em caso de profilaxia prévia com quinolonas, não se deve utilizar essa classe de agentes como opção de terapia empírica inicial. Neste cenário, os pacientes devem receber um dos regimes endovenosos recomendados para pacientes de alto risco, a fim de proporcionar atividade adequada contra *P. aeruginosa*.

Pacientes de baixo risco devem receber dose inicial de antibióticos por via oral ou endovenosa em ambiente hospitalar e, posteriormente, avalia-se a possibilidade de transição para tratamento ambulatorial com terapia oral. Condições essenciais para tratamento ambulatorial são ausência de contraindicações para esse tipo de tratamento (náuseas, vômitos e mucosite), acesso rápido ao serviço médico em caso de intercorrência ou complicação, orientações que permitam garantia de aderência ao tratamento ou bom suporte social.

Apesar das óbvias vantagens do tratamento ambulatorial em relação ao tratamento hospitalar, deve-se ter a ressalva que existem poucos estudos na literatura avaliando o cenário exclusivamente ambulatorial, faltando dados para a validação dessa conduta.

Alto risco
Pacientes classificados com neutropenia febril de alto risco devem receber tratamento em regime intra-hospitalar e com indicação de terapia antibiótica empírica inicial com medicações com ação antipseudomonas, o que inclui cefepime, carbapenêmicos (meropenem ou imipenem), piperacilina-tazobactam ou ceftazidima.

A associação de vancomicina ao esquema antibiótico inicial para cobertura de possível infecção por cocos Gram-positivos não é recomendada de rotina, sendo indicada na presença de alguns fatores de risco citados na Tabela 59.4. Eventualmente os critérios para introdução de vancomicina podem não aparecer no início, mas sim no decorrer da evolução do quadro clínico do paciente.

O paciente é seguido no decorrer do tratamento com avalições frequentes, em que novamente são repetidos a anamnese, o exame físico e os exames complementares pertinentes ao quadro. Na identificação de algum foco infeccioso, o esquema antibiótico deve ser ajustado e direcionado para esta situação. Na presença de novos achados, ou empiricamente a cada 24 horas a partir do terceiro dia de tratamento, deve-se sempre reavaliar o esquema antibiótico em uso.

Tabela 59.4 **Fatores para Introdução de Vancomicina no Esquema Inicial** **de Antibioticoterapia**
Instabilidade hemodinâmica
Mucosite grave
Infecção relacionada a cateter
Profilaxia prévia com quinolona
Colonização prévia por germe sensível somente a vancomicina
Cultura positiva para cocos Gram-positivos antes do resultado final

Avaliação da antibioticoterapia pode seguir o seguinte fluxo:

- Afebril (72 horas):

  - Sem foco: manter antibioticoterapia até paciente se manter afebril por 5 dias , com culturas negativas e contagem de neutrófilos > 500 mm^3 por 2 dias consecutivos.

  - Com foco: ajustar antibiótico seguindo antibiograma e manter tempo de tratamento sugerido para o foco.

- Febril (72 horas):

  - Sem foco: associar vancomicina.

  - Com foco: ampliar visando a cobertura do foco infeccioso.

  - Em todos os casos: rever culturas, solicitar exame de imagem do tórax, considerar infecção fúngica se neutropenia prolongada (maior que 5 dias).

- Afebril (96 horas):

  - Sem foco: manter antibioticoterapia até completar 5 dias afebril a partir do segundo dia consecutivo com neutrófilos > 500 mm^3.

  - Como foco: ajustar antibiótico conforme antibiograma e manter tempo de tratamento sugerido para o foco infeccioso.

- Febril (96 horas):

  - Sem foco: manter antibioticoterapia até completar 5 dias afebril a partir do segundo dia consecutivo com neutrófilos > 500 mm^3.

  - Como foco: ajustar antibiótico conforme antibiograma e manter tempo de tratamento sugerido para o foco infeccioso.

  - Em todos os casos: avaliar causa da falha terapêutica, solicitar exame de imagem do tórax, considerar pesquisa de foco fechado (tomografia computadorizada de seios da face e pulmão) e considerar infecção fúngica.

- Afebril (120 horas):

  - Sem foco: manter antibioticoterapia até completar 5 dias afebril a partir do segundo dia consecutivo com neutrófilos > 500 mm^3.

  - Como foco: ajustar antibiótico conforme antibiograma e manter tempo de tratamento sugerido para o foco infeccioso.

- Febril (120 horas):

  - Sem foco: associar antifúngicos. Uma opção é a anfotericina B na dose de 3 a 5 mg/kg.

  - Como foco: ajustar antibiótico conforme antibiograma e manter tempo de tratamento sugerido para o foco infeccioso.

  - Em todos os casos: avaliar causa da falha terapêutica, considerar pesquisa de foco fechado (tomografia computadorizada de seios da face e pulmão), considerar infecção fúngica e avaliar contatar infectologista.

Indicação de fatores de crescimento hematopoiético

Com relação aos fatores de crescimento hematopoiético, no caso o fator estimulador de colônias de granulócitos (filgrastim), não se recomenda o uso deste no tratamento da neutropenia febril estabelecida. Estudos não evidenciaram impacto em desfechos graves como mortalidade e somente houve redução do tempo de internação.

■) Complicações

O paciente está sujeito as complicações decorrentes da síndrome infecciosa, podendo evoluir para quadros de sepse grave e com risco, inclusive, de óbito. A redução do desenvolvimento dessas complicações depende da identificação precoce desses pacientes e a instituição rápida do regime antibiótico apropriado, o qual deve ser constantemente reavaliado conforme a evolução clínica do paciente ou na presença de novos achados.

■) Profilaxias

Normalmente, as profilaxias com antivirais, antibioticoterapia, antifúngicos, e até mesmo fatores estimulantes de colônias de granulócitos, só devem ser consideradas em pacientes de alto risco de desenvolvimento de neutropenia febril. A única profilaxia que é recomendada a todos os pacientes é a vacinação anual para *Influenza*.

Profilaxia para Influenza

- Vacinação anual (vírus inativado) para todos, sendo que deve ser administrada pelo menos 7 dias após o último tratamento ou 2 semanas antes do começo da quimioterapia ou 6 meses do TMO.

Profilaxia para herpes vírus soropositivo

Recomenda-se em pacientes de alto risco com:

- o TMO ou quimioterapia indutora em leucemias, sendo indicado aciclovir.

Profilaxia para bactérias Gram-negativas

Associação de profilaxia para bactérias Gram-positivas não é recomendável. Recomenda-se em pacientes de alto risco com:

- o Expectativa de neutropenia profunda e prolongada (menos de 100 neutrófilos/mm³ e previsão de duração maior que 7 dias), sendo indicados fluoroquinolonas como levofloxacino (principalmente se risco por *Streptococcus viridans* através de invasão por mucosite) ou ciprofloxacino. É recomendável a monitoração de resistência por bacilos Gram-negativos.

Profilaxia para Candida sp

Recomenda-se em pacientes de alto risco:

- o Receptores de TMO alogênico ou quimioterapia intensa indutora de remissão ou curativa para leucemia com severa mucosite oral ou gastrointestinal, sendo indicado fluconazol, voriconazol, posaconazol, micafungina ou caspofungina.

Profilaxia para Aspergillus sp

Recomenda-se em pacientes de alto risco com:

○ Mais de 13 anos submetidos a intensa quimioterapia para leucemia mieloide aguda ou síndrome mielodisplásica, sendo indicada posaconazol até a reconstituição mieloide,

○ Infecção prévia por aspegilose invasiva com expectativa de neutropenia por mais de 2 semanas ou período de neutropenia prolongado imediatamente antes de transplante de medula óssea (TMO), sendo indicado voriconazol até interromper a imunossupressão (pelo menos 75 dias).

Profilaxia com fatores de crescimento hematopoiético

○ Deve ser considerado em pacientes com risco previsto de neutropenia febril maior ou igual a 20%, principalmente em pacientes idosos, com antecedente de neutropenia febril, com desnutrição ou baixo KPS, sem uso de antibioticoterapia profilática, com comorbidades importantes, sendo indicado filgrastim 5 μg/kg/dia (em geral administram-se 300 μg/dia) via SC do primeiro dia pós-quimioterapia até o quinto dia.

○ Em tratamento quimioterápico sintomático ou paliativo, considerar reduzir dose dos tratamentos oncológicos sabidamente mielotóxicos.

■❱ Isolamento e Medidas Gerais

O isolamento reverso não é mais recomendável, entretanto, cuidados gerais com higiene, mostram-se ainda mais importantes no tratamento dos pacientes neutropênicos. Desta forma, recomenda-se higiene de mãos antes e depois do contato com paciente, uso de máscara e luva por visitantes com sintomas respiratórios (se possível postergar a visita para após a resolução dos sintomas). Durante o período do tratamento, recomenda-se evitar o contato com plantas ou flores, bem como, animais de estimação.

A higiene oral deve ser realizada de quatro a seis vezes por dia com água estéril e bicarbonato, bem como a realização de duas ou mais escovações por dia. Fio dental deve ser utilizado com cuidado e aparelhos ortodônticos não são recomendados. Cuidados gerais com a pele também são essenciais no tratamento e devem incluir banho diário e inspeção da pele, tanto em local de acessos venosos quanto em períneo.

Quanto à alimentação, a dieta deve incluir alimentos bem cozidos e frescos. Deve-se dar especial atenção à limpeza dos mesmos, como a lavagem de frutas, verduras e legumes. Não se recomenda o uso de absorvente íntimo, realização de toque retal, enemas e supositórios.

■❱ Fluxograma

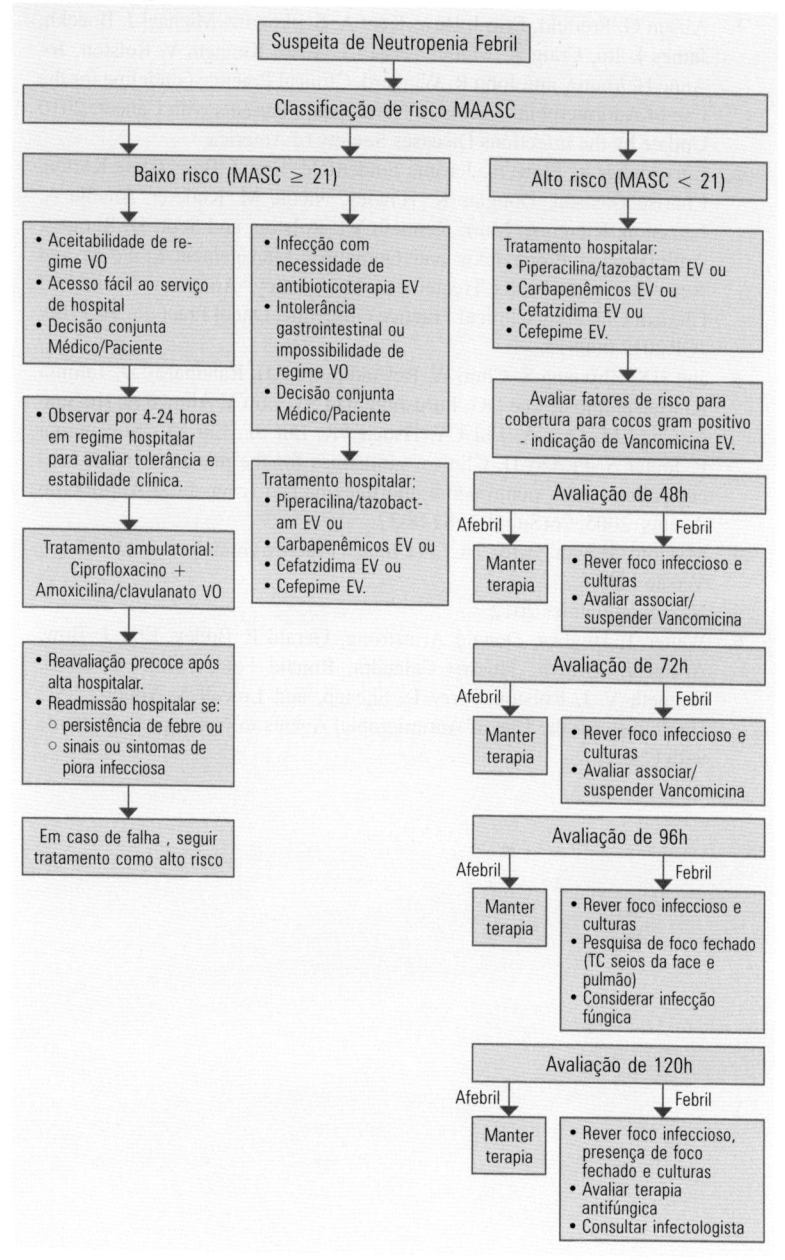

Figra 59.2 – *Fluxograma.*

● LEITURA SUGERIDA

1. Alison G. Freifeld, Eric J. Bow, Kent A. Sepkowitz, Michael J. Boeckh, James I. Ito, Craig A. Mullen, Issam I. Raad, Kenneth V. Rolston, Jo-Anne H. Young, and John R. Wingard, Clinical Practice Guideline for the Use of Antimicrobial Agents in Neutropenic Patients with Cancer: 2010 Update by the Infectious Diseases Society of America.

2. Christopher R. Flowers, Jerome Seidenfeld, Eric J. Bow, Clare Karten, Charise Gleason, Douglas K. Hawley, Nicole M. Kuderer, Amelia A. Langston, Kieren A. Marr, Kenneth V.I. Rolston, and Scott D. Ramsey, Antimicrobial Prophylaxis and Outpatient Management of Fever and Neutropenia in Adults Treated for Malignancy: American Society of Clinical Oncology Clinical Practice Guideline, Oncol Pract doi:10.1200/JOP.2012.000815.

3. Jun HX, Zhixiang S, Chun W, Reksodiputro AH, Ranuhardy D, Tamura K, Matsumoto T, Lee DG, Purushotaman SV, Lim V, Ahmed A, Hussain Y, Chua M, Ong A, Liu CY, Hsueh PR, Lin SF, Liu YC, Suwangool P, Jootar S, Picazo JJ. Clinical guidelines for the management of cancer patients with neutropenia and unexplained fever. Int J Antimicrob Agents. 2005; 26(Suppl 2):S128-32.

4. Myeloid Growth Factor, NCCN Clinical Practice Guidelines in Oncology, Versão I.2016.

5. NCCN guidelines 2012

6. Walter T. Hughes, Donald Armstrong, Gerald P. Bodey, Eric J. Bow, Arthur E. Brown, Thierry Calandra, Ronald Feld, Philip A. Pizzo, Kenneth V. I. Rolston, Jerry L. Shenep, and Lowell S. Young, 2002 Guidelines for the Use of Antimicrobial Agents in Neutropenic Patients with Cancer.

Capítulo 60

Síndrome da Compressão Medular Aguda

Gabriel Passos Souza
Rodolfo Leal
Jamile Almeida Silva

■ INTRODUÇÃO

* A síndrome de compressão medular (SCM) é uma complicação comum do câncer, responsável por dor significativa e por danos neurológicos, por vezes irreversíveis. Estima-se que acomete 5% dos pacientes com câncer, em algum momento da evolução da doença, sendo considerada uma emergência oncológica.

* Em aproximadamente 20% dos pacientes com SCM, esta é a apresentação inicial do câncer (Tabela 60.1).

* Em 60% dos casos, acomete a coluna torácica, por ter maior massa vertebral, seguida da coluna lombossacra (30%) e por último a coluna cervical (10%).

* Em termos práticos, a compressão da cauda equina é equivalente à compressão medular propriamente dita. Clinicamente, o espectro de apresentação é amplo, variando de compressões assintomáticas do saco dural até a completa estrangulação medular, levando à paraplegia.

Tabela 60.1 SCM – Tumores mais Comuns
Câncer de próstata
Câncer de mama
Câncer de pulmão
Mieloma múltiplo

■❚ Quadro Clínico (Tabela 60.2)

Tabela 60.2 Sintomas
Dor
Déficit motor
Déficit sensitivo
Disfunção de esfíncteres

- Dor é o principal sintoma e, na imensa maioria dos casos, é o primeiro a surgir, precedendo manifestações motoras até em semanas. Normalmente é progressiva, costuma piorar com decúbito e à noite. Dor súbita pode traduzir fratura vertebral, e piora à movimentação sugere instabilidade da coluna, indicando gravidade e provável necessidade de abordagem cirúrgica (ver Avaliação da estabilidade da coluna).

- Déficit motor, apesar de não ser o primeiro sintoma, já está presente na maior parte dos pacientes ao diagnóstico. Quando a lesão acomete a medula, a paresia tem padrão de lesão piramidal. Já em lesões de cauda equina, a manifestação é de síndrome de segundo neurônio motor. Também é um sintoma progressivo, evoluindo para dificuldade de marcha até plegia. A perda aguda de força pode indicar isquemia medular e, portanto, irreversibilidade.

- O déficit sensitivo é menos comum que o motor, normalmente manifestando-se com parestesias e caráter ascendente.

- Disfunção vesical ou intestinal são achados tardios, sendo a mais comum retenção urinária. Ocorrem por neuropatia autonômica.

- Como diagnósticos diferenciais, devem ser lembradas as causas benignas de dor lombar (musculares, estenose de canal medular, discopatias intervertebrais), possíveis processos infecciosos (abscessos epidurais, espondilodiscites, mal de Pott) e outras causas malignas não diretamente relacionadas à SCM (metástases intramedulares e carcinomatose meningea).

■❚ Diagnóstico

- Sabidamente, o diagnóstico precoce garante desfechos melhores. A meta é diagnosticar antes de a lesão medular se instalar.

- Ao exame físico, devem ser avaliados o grau da força motora, a existência de nível sensitivo e a resposividade dos reflexos tendíneos.

- Para o diagnóstico, é necessária a confirmação radiológica – achado de massa com compressão extrínseca do saco dural.

- Um terço dos pacientes apresenta compressões múltiplas, por este motivo o exame de imagem deve contemplar toda a extensão do saco dural ("coluna total").

- A ressonância magnética é o exame de escolha, pela alta acurácia e melhor definição de lesões ósseas e de partes moles.

- A mielografia é uma alternativa, com sensibilidade e especificidade equivalentes à ressonância magnética, sendo útil em pacientes com dor refratária que não toleram decúbito prolongado. Permite, ainda, análise do líquido cefalorraquidiano (fundamental no diagnóstico da disseminação tumoral leptomeníngea). No entanto, é um exame invasivo e pouco difundido.

- A tomografia computadorizada, embora mais disponível que a ressonância magnética, não apresenta clara definição da medula e do espaço peridural, o que pode comprometer a precisão do diagnóstico.

- A radiografia de coluna é capaz de evidenciar colapsos vertebrais e erosão dos pedículos. Entretanto, pelas altas taxas de falso-negativos, que chegam a 20%, não deve ser usada como rastreamento de SCM.

- A cintilografia óssea detecta metástases ósseas, mas é incapaz de evidenciar compressão do saco dural, além de poder ser negativa em alguns tumores, como mieloma múltiplo. Desta forma, não tem papel na abordagem diagnóstica da SCM.

■I Tratamento

- O objetivo do tratamento baseia-se em três pilares: controlar a dor, evitar sequelas e prevenir/melhorar o dano neurológico.

- Os glicocorticoides promovem melhora da dor. No entanto, a maioria dos pacientes necessitará de opioides fortes para o controle álgico adequado.

- Repouso absoluto não é necessário, a não ser que haja instabilidade da coluna. Não esquecer da profilaxia de eventos tromboembólicos naqueles pacientes restritos.

- Atenção para prevenção de constipação, que nos casos de SCM é multifatorial (disfunção autonômica/mobilidade reduzida/uso de opioides).

Glicocorticoides

- A compressão do plexo venoso epidural gera edema vasogênico, e seu controle melhora a dor e o déficit neurológico. A dose ótima de corticoide não está bem estabelecida. Historicamente, doses altas, de até 100 mg de dexametasona por dia, são usadas. Estudos mais recentes evidenciam que doses menores são igualmente efetivas. Atualmente, recomenda-se ataque de 10 mg de dexametasona seguido de 4 mg de 6 em 6 horas (16 mg/dia), com redução progressiva. Deve-se atentar para os efeitos colaterais e não esquecer de profilaxia de úlcera péptica e controle glicêmico.

- Nos pacientes com lesões pequenas, sem compressão da medula (apenas do saco dural) e com exame neurológico normal, o corticoide pode ser dispensado.

Avaliação da estabilidade da coluna

- Pacientes com coluna instável devem ser submetidos à fixação cirúrgica.
- Na literatura, não existe definição clara e precisa de "instabilidade". Um escore clínico e radiológico (SINS) foi desenvolvido, levando em consideração fatores como subluxação, deformidade progressiva, grau de colapso vertebral e dor ao movimento, porém sua utilidade prática é questionável. De maneira prática, todo paciente com dor relacionada à movimentação deve ser considerado portador de instabilidade de coluna e avaliado prontamente por um especialista.

Cirurgia

- Descompressão cirúrgica com estabilização da coluna, seguida de radioterapia, é o padrão-ouro no tratamento da SCM. No entanto, trata-se um procedimento invasivo, extenso e de alta morbidade, nem todos os pacientes serão candidatos. Nos casos em que há instabilidade, mas o paciente é inoperável, pode-se optar por técnica minimamente invasiva para a fixação e o controle sintomático, como a vertebroplastia.

Radioterapia

- É o tratamento de escolha nos pacientes que não são candidatos à descompressão cirúrgica da medula. É efetiva em paliar dor e garantir controle local da doença. A melhora da disfunção neurológica, no entanto, é variável, e depende de fatores como *status* funcional pré-tratamento e radiossensibilidade do tumor.
- Está sempre indicada após descompressão cirúrgica, como tratamento complementar.

Radioterapia estereotáxica corporal (SBRT)

- Também conhecida como radiocirurgia, a SBRT é indicada para tumores pequenos, com pouca compressão do saco dural. Apresenta as mesmas vantagens da radioterapia externa convencional – excelente controle álgico e local da doença, além de ter um tempo de tratamento mais curto e ser indicada mesmo em histologias mais radiorresistentes. No entanto, é válido lembrar que existe um risco de fratura vertebral estimado em até 20%, como consequência do tratamento.

◼ LEITURA SUGERIDA

1. Cole JS, Patchell RA. Metastatic spinal cord compression. Lancet Neurol. 2008; 7:459-66.
2. Holt T, Hoskin P, Maranzano E, et al. Malignant epidural spinal cord compression: the role of external beam radiotherapy. Curr Opin Support Palliat Care. 2012,6;103-108.

3. Patchell RA, Tibbs PA, Regine WF, et al. Direct discompressive surgical resection in the treatment of spinal cord compression caused by metastatic cancer: a randomised trial. Lancet. 2005;366:643-48.

4. Prasad D, Schiff D. Malignant spinal cord compression. Lancet Oncol 2005; 6:15-24.

5. Rades D, Hueppe M, Schild SE. A score to identify patients with metastatic spinal cord compression who may be candidates for best supportive care. Cancer, February 15, 2013.

6. Ropper AE, Ropper AH. Acute spinal cord compression. N Engl J Med. 2017;376:1358-69.

7. Sun H, Nemecek AN. Optimal management of malignal epidural spinal cord compression. Emerg Med Clin N Am. 2009;27:195-208.

Capítulo 61

Síndrome da Veia Cava Superior

Gustavo Duarte Ramos Matos
Paulo Henrique do Amor Divino
Cheng Tzu Yen

◼▶ INTRODUÇÃO

A síndrome da veia cava superior (SVCS) é uma condição clínica cada vez mais comum conforme o aumento do número de pacientes com câncer. Pode ter surgimento agudo ou crônico, causada por variadas entidades que possam gerar restrição ao fluxo sanguíneo pela veia cava superior (por diversos mecanismos).[1] A SVCS se associa a significativa morbidade e mortalidade e, embora tradicionalmente seja considerada uma emergência oncológica, pode ter causas não relacionadas a neoplasias (Tabela 61.1).

◼▶ Anatomia e Fisiopatologia

A veia cava superior (VCS) surge a partir da junção das veias braquiocefálicas, de modo que representa o maior sistema de drenagem venosa das regiões da cabeça, do pescoço, dos membros superiores e tórax. Como se localiza circundada por várias estruturas (esterno, traqueia, brônquio fonte direito, linfonodos), a VCS se torna suscetível a obstruções, inclusive por trombos. O sistema ázigos é uma via colateral importante (formada pela junção das veias subcostal direita e lombar ascendente direita), entre outras rotas de fluxo colateral, como os vasos mamários, vertebrais, torácicos laterais, paraespinhais e esofágicos, com a formação de diversos colaterais entre esses sistemas. Como a veia ázigos desemboca na VCS, obstruções acima do ponto de junção possuem maior tolerabilidade que obstruções entre o átrio direito e a desembocadura da ázigos, pois requerem menos colaterais com o sistema da veia cava inferior. O sangue proveniente da cabeça e do pescoço pode voltar ao coração pelo plexo vertebral.[2,3]

A obstrução da VCS leva a elevação da pressão venosa cervical para 20-40 mmHg (em geral varia de 2-8 mmHg). A velocidade dessa elevação, em conjunto com o grau de obstrução, determina a intensidade dos sintomas: a clínica se torna mais exuberante conforme a velocidade de surgimento seja maior. Assim, nos quadros crônicos há tendência à redução da pressão venosa com a formação de colaterais.[2,3]

Tabela 61.1 Etiologias: Causas Benignas e Malignas[2]	
Causas benignas	*Causas malignas*
Trombose por cateter venoso central	Carcinomas pulmonares (apesar do carcinoma de pequenas células causar a SVCS mais facilmente, este é menos frequente que os não pequenas células, que por sua vez causam mais frequentemente SVCS)
Doenças granulomatosas (p. ex.: tuberculose, mediastinite fibrosante pós-histoplasmose, outras micoses profundas)	Linfomas não Hodgkin (especialmente no linfoma B de grandes células esclerosante no mediastino, os difusos de grandes células B e os linfoblásticos)
Bócios retroesternais	Outros tumores torácicos (frequência bem menor): mesotelioma, teratoma, timoma, tumores germinativos primários de mediastino, metástases linfonodais
Fibrose vascular pós-irradiação	
Aneurisma aórtico por sífilis	

■▶ Quadro Clínico

O quadro clínico pode ser dividido em três componentes principais: hemodinâmico, o respiratório e o neurológico[3,4] (Fig. 61.1):

○ Hemodinâmico: edema facial e de membros superiores, distensão de veias do tórax e do pescoço, pletora facial (e cianose labial), hipotensão (pode evoluir para choque);

○ Respiratório: dispneia, tosse, rouquidão e estridor (obstrução por edema laríngeo);

○ Neurológico: síncope, cefaleia, tontura, confusão, rebaixamento de nível de consciência (por edema cerebral).

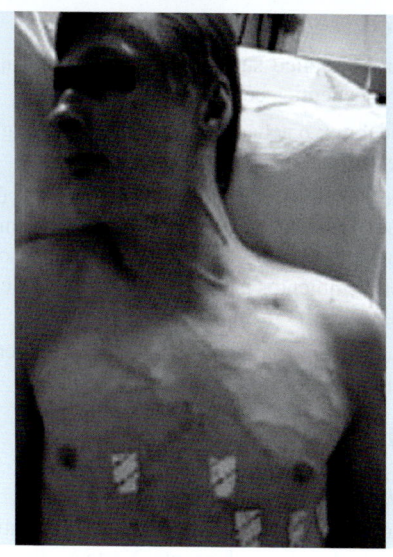

Figura 61.1 – *Exemplo de circulação colateral na síndrome da veia cava superior.*

■❱ Classificação

Há uma proposta de gradação da SVCS (Tabela 61.2) que auxilia no manejo dos pacientes.[5]

Tabela 61.2
Classificação da Síndrome da Veia Cava Superior

Grau	Categoria	Definição
0	Assintomático	Obstrução vista em exame de imagem, sem sintomas
1	Leve	Cianose e pletora facial
2	Moderado	Tosse, edema laríngeo leve, distúrbios visuais (edema ocular)
3	Grave	Cefaleia, tontura, edema laríngeo moderado, síncope ao abaixar a cabeça
4	Ameaça à vida	Confusão mental ou obnubilação, síncope, estridor laríngeo, comprometimento hemodinâmico
5	Fatal	Morte

■) Diagnóstico

Diante de quadro clínico sugestivo e a principal hipótese de SVCS, é possível dispor de propedêutica complementar:[3,4]

- ○ Radiografia de tórax: o achado mais comum é o alargamento do mediastino (se estiver normal, não afasta o diagnóstico).

- ○ Tomografia computadorizada de tórax contrastada: é o exame complementar mais útil; permite visualizar o tumor com componente compressivo, ou trombo dentro da veia, assim como a circulação colateral. Permite, ainda, guiar procedimentos para diagnóstico etiológico (biópsia da causa da obstrução).

- ○ Angiografia: é útil especialmente quando se considera o tratamento endovascular ou cirúrgico.

■) Tratamento

Avaliação inicial

Dois princípios gerais regem o tratamento desta entidade: o alívio dos sintomas e o tratamento da causa subjacente. Neste capítulo, trataremos apenas do manejo da SVCS de etiologia maligna (Fig. 61.1).

Em muitos casos o primeiro atendimento ocorre no pronto-socorro e, diante da suspeita clínica de SVCS, a conduta do médico deverá ser checar a estabilidade clínica ou sinais e sintomas que sugiram intervenções imediatas: sinais de insuficiência respiratória (fala entrecortada, taquipneia com uso de musculatura acessória, cianose, estridor laríngeo), rebaixamento do nível de consciência ou agitação psicomotora e hipotensão. A avaliação inicial definirá para qual setor o paciente deverá ser encaminhado (observação, sala de emergência, unidade de terapia intensiva) e o quão urgente deverá ser o tratamento da SVCS.

Se o paciente apresentar os sinais acima reportados e estes forem secundários à SVCS, o paciente deverá ser avaliado por um radiologista intervencionista ou cirurgião vascular na urgência para colocação de um *stent* intravascular e alívio dos sintomas. Se os sintomas não estiverem presentes, o paciente poderá ser manejado com calma, tanto do ponto de vista de alívio dos sintomas quanto da indicação de um tratamento dirigido para a etiologia.[1,4]

Tratamento dos sintomas e das complicações

É recomendado que os pacientes estejam com a cabeceira elevada para facilitar o retorno venoso e que não utilizem os membros superiores e nem a região cervical ou supraclavicular para a obtenção de acessos venosos (risco de irritação e trombose local).

A dispneia deverá ser tratada com oxigênio suplementar apenas se acompanhada de hipoxemia. A utilização desta terapêutica aumenta o custo da hospitalização e não há evidência de que traga benefício para pacientes que não apresentem dessaturação arterial. O uso de opioides é outra medida útil na paliação deste sintoma. A morfina poderá ser utilizada na dose de 5 mg, via oral, a cada 4 horas, e ajustada de acordo com a evolução do paciente. Se houver necessidade de ansiolítico, pode-se associar um benzodiazepínico, como, por exemplo, clonazepam 0,25 a 2,0 mg, via oral, a cada 12 horas.

Os glicocorticoides (dexametasona 4 mg, endovenosa, a cada 6 horas) podem ser usados, de forma temporária, para aliviar os sintomas de edema de via aérea quando a causa da SVCS são tumores que respondem a esteroides, como linfomas. Quando a causa são outros tipos de câncer esta medida torna-se fútil. Diuréticos de alça têm sido usados com o racional de que poderia reduzir a pressão atrial e também a pressão a montante da obstrução da VCS, melhorando o edema e a distensão vascular. No entanto, não há estudos prospectivos com evidências para a sua utilização.

Os pacientes com SVCS apresentam alto risco trombogênico, tanto por terem uma neoplasia em atividade, quanto pela estase venosa secundária à doença. Na presença de trombo e sintomas decorrentes deste, sugere-se anticoagular os pacientes. Porém, não há dados suficientes para recomendar anticoagulação na SVCS maligna na ausência de trombose.

Outra importante opção de paliação dos sintomas seria a colocação de um *stent* intravascular com o intuito de melhorar o retorno venoso. Esta terapia é efetiva e permite alívio rápido dos sintomas (dentro de 24-72 horas) além de permitir o tratamento oncológico (quimioterapia e/ou radioterapia) definitivo *a posteriori*, de acordo com o resultado histológico. Deve ser indicada em pacientes virgens de tratamento oncológico que se encontram muito sintomáticos ou naqueles pacientes já tratados com quimioterapia e/ou radioterapia com recidiva da doença. Mas esse procedimento não desprovido de complicações como infecção, embolia pulmonar, migração do *stent*, hematoma no sítio de inserção, sangramento e perfuração vascular.

A utilização de *bypass* cirúrgico é possível, mas pouco utilizada no nosso meio. Sua utilização é reservada para os casos refratários às medidas convencionais.[1,4]

Tratamento da causa

É recomendada a avaliação por uma equipe multidisciplinar (oncologista, radioterapeuta, cirurgião vascular, cirurgião torácico) para definir a melhor abordagem terapêutica. A depender da histologia da neoplasia, o tratamento poderá ser feito com esquemas de quimioterapia isolada, radioterapia isolada ou associação destas duas modalidades, com taxas de controle sintomático e de tempo de controle variáveis.

A radioterapia pode ser empregada como estratégia inicial em pacientes que se encontram muito sintomáticos. O alívio dos sintomas de obstrução normalmente ocorre após 72 horas do início do tratamento.

O tratamento cirúrgico pode ser adotado em circunstâncias específicas, por exemplo, quando a causa é um timoma ou um carcinoma tímico. No entanto, na maioria das vezes, o tumor apresenta critérios de irressecabilidade ou se encontra em estágio avançado e o benefício da cirurgia não supera os riscos de sua adoção.[1,4,6]

■■❭ Conclusões

A suspeita diagnóstica precoce e o manejo imediato e adequado da SVCS são fundamentais para alívio de sintomas. Embora os estudos não demonstrem correlação clara entre a duração dos sintomas da SVCS e a sobrevida, continua sendo considerada de grave ameaça à saúde dos pacientes e presente nos serviços de emergência.

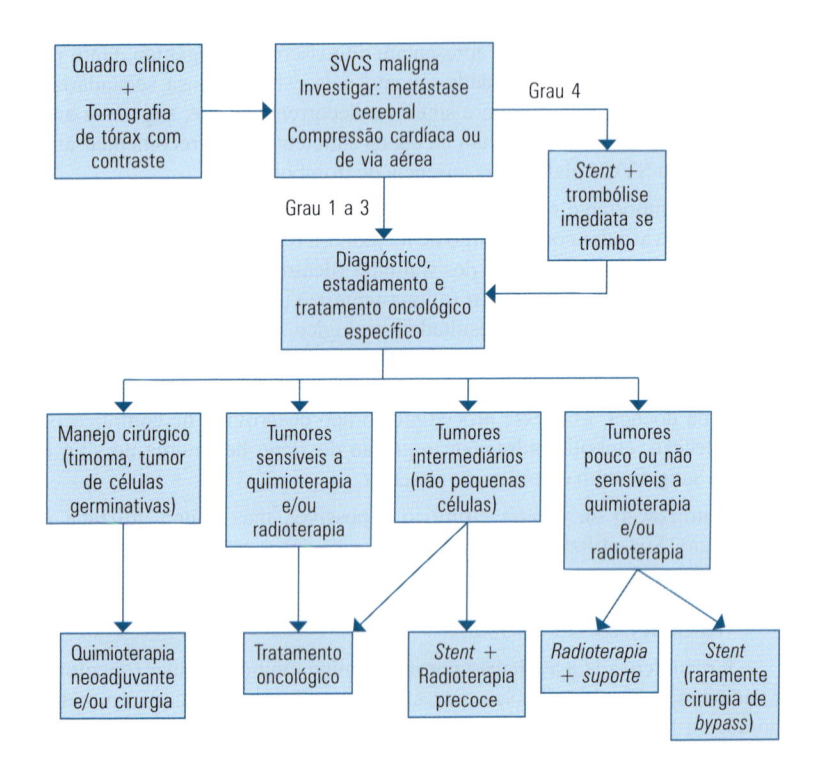

Figura 61.2 – *Manejo da síndrome da veia cava superior (modificado de Yu JB, et al[5]).*

■ LEITURA SUGERIDA

1. Wilson LD, Detterbeck FC, Yahalom J. Superior Vena Cava Syndrome with Malignant Causes. N Engl J Med. 2007;356;18:1862-1869.
2. Laskin J, et al. Superior Vena Cava Syndrome. In Abeloff's Clinical Oncology 5th ed. Elsevier Saunders; 2014. p. 705-714.
3. Lepper PM, Ott SR, Hoppe H, Schumann C, Stammberger U, Bugalho A, et al. Superior vena cava syndrome in thoracic malignancies. Respir. Care. 2011;56(5):653-666.
4. Straka C, Ying J, Kong FM, Willey CD, Kaminski J, Kim DW. Review of evolving etiologies, implications and treatment strategies for the superior vena cava syndrome. Springer Plus. 2016;5:229.
5. Yu JB, Wilson LD, Detterbeck FC. Superior vena cava syndrome – a proposed classification system and algorithm for management. J Thorac Oncol. 2008;3(8):811-814.
6. Kvale PA, Selecky PA, Prakash UB. American College of Chest Physicians. Palliative care in lung cancer: ACCP evidence-based clinical practice guidelines (2nd edition). Chest. 2007;132(3 Suppl):368S-403S.

Capítulo 62

Síndrome de Lise Tumoral

Guilherme Nader Marta
Guilherme Harada
Lucila Soares da Silva Rocha

■ INTRODUÇÃO

A síndrome de lise tumoral (SLT) é uma emergência frequente em pacientes com neoplasias hematológicas malignas. Tradicionalmente associada a linfomas não Hodgkin e a leucemias agudas, sua frequência vem aumentando em neoplasias sólidas e hematológicas nas quais raramente ocorria, provavelmente por conta da melhoria dos tratamentos oncológicos.

A SLT ocorre em decorrência da liberação rápida e maciça do conteúdo intracelular de células tumorais na corrente sanguínea, seja espontaneamente ou em resposta à terapia oncológica, levando aos achados característicos de hiperuricemia, hipercalemia, hiperfosfatemia e hipocalcemia. Esses distúrbios metabólicos e eletrolíticos podem evoluir para complicações clínicas relacionadas a insuficiência renal, arritmias cardíacas, crises convulsivas e, eventualmente, ao óbito.

Neste capítulo, serão discutidas as bases fisiopatológicas, manifestações clínicas, diagnóstico, fatores de risco, profilaxia e tratamento da SLT.

■▶ Fisiopatologia

Em neoplasias com alta taxa proliferativa, alto volume tumoral e alta sensibilidade à terapia oncológica, o início de terapia citotóxica, terapia-alvo e/ou radioterapia pode levar à rápida lise de células tumorais e, consequentemente, à liberação de seu conteúdo intracelular na circulação sanguínea, incluindo potássio, fósforo e ácidos nucleicos, os quais serão eventualmente convertidos a ácido úrico. O aumento do nível sérico desses eletrólitos e metabólitos desencadeará uma série de mecanismos que culminarão com o aumento de sua excreção renal, de modo que o desenvolvimento da SLT está condicionado ao esgotamento desses mecanismos homeostáticos compensatórios, causando desbalanço entre a liberação desses solutos e sua excreção.

A hipercalemia se desenvolve em decorrência da liberação direta de potássio pelas células tumorais e pode ser agravada pelo desenvolvimento de lesão renal aguda (LRA). Suas complicações mais graves e potencialmente fatais, são as arritmias cardíacas.

A hiperfosfatemia pode levar à hipocalcemia secundária e, em decorrência disso, desencadear irritabilidade neuromuscular (tetania), arritmias e crises convulsivas. Além disso, pode ocorrer precipitação de cristais de fosfato de cálcio em virtualmente qualquer órgão do corpo, como, por exemplo, os rins, contribuindo para o desenvolvimento de LRA.

Os ácidos nucleicos intracelulares liberados na circulação serão metabolizados por um sistema enzimático, levando à sua conversão em hipoxantina, xantina e, finalmente, em ácido úrico. A hiperuricemia pode induzir à LRA por meio da deposição intrarrenal de cristais de urato e também por mecanismos independentes de cristais, incluindo vasoconstrição renal, distúrbios de autorregulação renal, redução de perfusão renal, oxidação e inflamação.

Na SLT, a LRA induzida por cristais ocorre em decorrência da precipitação de fosfato de cálcio, ácido úrico e xantina nos túbulos renais, o que leva à inflamação e obstrução. Desse modo, há a redução da excreção renal desses metabólitos. A formação de cristais é favorecida pelo alto nível sérico dos solutos (especialmente fosfato e ácido úrico), baixa solubilidade e baixo fluxo renal. Pode ocorrer deposição de fosfato de cálcio em qualquer tecido do corpo, sendo que o risco de calcificação ectópica é particularmente alto em pacientes que recebem reposição intravenosa de cálcio.

■▶ Manifestações Clínicas

As manifestações clínicas da SLT incluem náuseas, vômitos, diarreia, anorexia, letargia, edema, hematúria, insuficiência cardíaca congestiva, arritmias cardíacas, crises convulsivas, câimbras, tetania e, eventualmente, morte súbita.

Embora os sintomas possam ocorrer espontaneamente, antes do início do tratamento oncológico, a SLT mais comumente se manifesta 12 a 72 horas após a introdução da terapia antineoplásica.

■▶ Diagnóstico

A classificação mais utilizada atualmente é a de Cairo-Bishop, que define a SLT em laboratorial e clínica. A SLT laboratorial é definida se presente duas ou mais das seguintes alterações ocorrendo 3 dias antes ou até 7 dias após o início da terapia: hiperuricemia ($\geq$ 8 mg/dL ou aumento de 25% em relação ao basal), hipercalemia ($\geq$ 6 mEq/L ou aumento de 25% em relação ao basal), hiperfosfatemia ($\geq$ 4,5 mg/dL ou aumento de 25% em relação ao basal) e hipocalcemia ($\leq$ 7 mg/dL ou decréscimo de 25% em relação ao basal).

A SLT clínica está presente quando se tem o quadro laboratorial acompanhado de pelo menos uma das seguintes alterações clínicas: aumento da creatinina sérica ($\geq$ 1,5 vez o limite superior da normalidade), arritmia cardíaca/ morte súbita, ou convulsão (Tabela 62.1).

Tabela 62.1
Definição de Síndrome de Lise Tumoral (Cairo-Bishop)

Definição	Características
SLT laboratorial	Dois ou mais achados a seguir (3 dias antes ou 7 dias após início do tratamento): • ácido úrico sérico $\geq$ 8 mg/dL ou aumento de mais de 25% do valor basal • potássio sérico $\geq$ 6 mEq/L ou aumento de mais de 25% do valor basal • fósforo sérico $\geq$ 4, 5 mg/dL ou aumento de mais de 25% do valor basal • cálcio total sérico $\leq$ 7 mg/dL ou redução de mais de 25% do valor basal
SLT clínica	SLT laboratorial associada a 1 ou mais critérios a seguir: • creatinina sérica $\geq$ 1,5 vez o limite superior da normalidade • arritmias cardíacas ou morte súbita • convulsão

■▶ Fatores de Risco

A incidência e a gravidade da SLT variam de acordo com o volume tumoral, o potencial de lise das células tumorais, as características do paciente, além do suporte profilático e terapêutico oferecido.

Com relação às características do paciente que conferem maior risco de SLT, destacam-se: nefropatia preexistente, oligúria, desidratação, hipotensão e acidose urinária.

Quanto maior o volume da massa tumoral, maior será a quantidade de conteúdo intracelular liberado na corrente sanguínea após a administração do tratamento oncológico. Dessa forma, estão sob risco aumentado pacientes com grandes massas tumorais, extenso acometimento metastático (hepatomegalia, esplenomegalia, nefromegalia podem indicar infiltração de órgãos), infiltração de medula óssea, infiltração renal e obstrução do trato urinário pela massa tumoral.

Com relação ao potencial de lise celular, neoplasias com alta taxa proliferativa em geral se associam ao maior risco de lise. Os níveis séricos de desidrogenase láctica (DHL) se correlacionam à taxa proliferativa tumoral. Além disso, deve-se levar em consideração a sensibilidade da neoplasia à terapia neoplásica e a intensidade do tratamento oncológico proposto.

Neoplasias hematológicas são as mais comumente associadas à SLT em todas as faixas etárias. Em adultos, as mais implicadas no desenvolvimento de SLT são linfomas não Hodgkin, leucemia mieloide aguda, leucemia linfode aguda e leucemia mieloide crônica. O desenvolvimento de SLT em pacientes com neoplasias sólidas é raro, correspondendo a cerca de 1% dos casos de SLT e ocorrendo mais comumente em histologias com alta sensibilidade à terapia oncológica, como neoplasia de pequenas células do pulmão e tumores germinativos. Contudo, nos próximos anos, é possível que essa incidência aumente em neoplasias sólidas como consequência do aumento da eficácia das terapias antineoplásicas, havendo relatos de SLT em pacientes com neoplasias mamárias, hepatocarcinoma, carcinoma endometrial, neoplasia de cólon, entre outros.

■■▶ Profilaxia e Tratamento

Para pacientes sem SLT estabelecida, medidas profiláticas são realizadas para evitar o seu aparecimento, sendo as principais estratégias a hidratação intravenosa e o uso de agentes hipouricemiantes, como alopurinol e rasburicase. Para a profilaxia adequada, é importante identificar os pacientes de maior risco para SLT e assim evitar o surgimento de suas complicações, devendo-se levar em conta o potencial de lise celular, o volume tumoral e as condições clínicas dos pacientes.

Hidratação endovenosa agressiva (2 a 3 $L/m^2/dia$), visando um débito urinário de 80 a 100 mL/h, é uma das principais medidas para SLT, uma vez que melhora a perfusão renal e a filtração glomerular, diminuindo a precipitação de ácido úrico ou fosfato de cálcio nos túbulos renais. No entanto, deve-se atentar para pacientes com injúria renal ou disfunção cadíaca pelo risco de sobrecarga volêmica. Neste cenário, monitorar diurese, peso e sinais vitais é mandatório, e o uso de diuréticos pode ser necessário. A alcalinização urinária com uso de bicarbonato de sódio ou acetazolamida é controversa e deve ser evitada, pois, apesar de aumentar a solubilidade do ácido úrico, pode aumentar o depósito de fosfato de cálcio nos rins, coração e outros órgãos, em pacientes com hiperfosfatemia.

O alopurinol é um inibidor competitivo da xantina oxidase, que bloqueia a conversão de metabólitos da purina (xantina e hipoxantina) em ácido úrico (Figura 62.1). Dessa forma, o uso de alopurinol diminui a formação de ácido úrico e reduz a incidência de nefropatia obstrutiva. É utilizado na dose de 100 mg/m^2 a cada 8 horas ou 10 mg/kg/dia (máximo de 800 mg/dia), iniciado 2 a 3 dias antes do começo da terapia citotóxica e continuado por 3 a 7 dias, até a normalização da uricemia. Deve-se reduzir a dose de alopurinol em 50% em casos de insuficiência renal aguda.

Em casos de risco intermediário-alto, ou que já se apresente com hiperuricemia, está indicado o uso de rasburicase, um análogo recombinante da enzima urato oxidase, que cataboliza o ácido úrico em alantoína, um composto solúvel na urina. A dose recomendada é de 0,15 a 0,2 mg/kg uma vez ao dia por até 5 a 7 dias. Possíveis toxicidades com esta medicação são anafilaxia, meta-hemoglobinemia e anemia hemolítica em pacientes com deficiência da enzima glicose-6-fosfato-desidrogenase (G6PD). Esta estratégia, apesar de grande eficiência na redução rápida dos níveis de ácido úrico, apresenta custo bastante elevado quando comparado com as medidas mencionadas anteriormente.

Apesar das medidas preventivas apropriadas, cerca de 3 a 5% dos pacientes desenvolvem SLT laboratorial e/ou clínica. Neste caso, devem receber suporte intensivo, com monitoração cardíaca contínua, dosagens de eletrólitos, creatinina e ácido úrico a cada 4-6 horas. O manejo efetivo envolve o tratamento dos distúrbios hidroeletrolíticos específicos, uso de rasburicase (0,2 mg/kg) e hidratação endovenosa a fim de evitar obstrução tubular por cristais de ácido úrico, podendo-se utilizar diurético de alça se necessário. Deve-se atentar quanto à correção de hipocalcemia, devendo ser feita apenas quando sintomática, uma vez que a reposição de cálcio pode aumentar a precipitação de fosfato de cálcio no túbulos renais e tecidos orgânicos. Terapia de substituição renal por hemodiálise pode ser considerada em casos de distúrbios hidroeletrolíticos ou oligúria-anúria refratários. Quando indicada, a terapia renal substitutiva deve ser realizada precocemente, devido ao bom prognóstico de recuperação renal com a redução das concentrações de ácido úrico e fosfato séricos. Neste contexto, as modalidades contínuas são as preferenciais pela maior eficiência na depuração destes solutos.

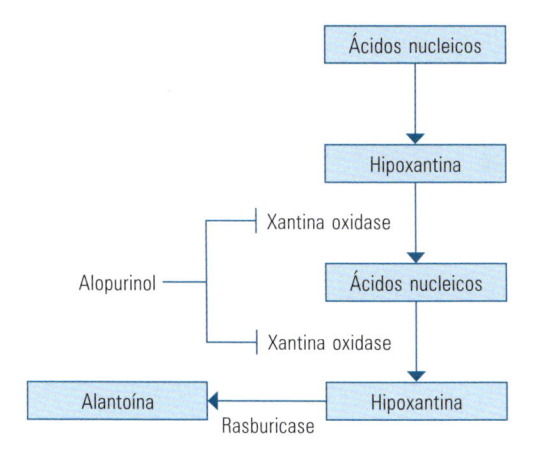

Figura 62.1 – *Mecanismo de ação: rasburicase e alopurinol.*

● LEITURA SUGERIDA

1. Baeksgaard L, Sorensen JB. Acute tumor lysis syndrome in solid tumors: A case report and review of the literature. Cancer Chemother Pharmacol. 51:187-192.

2. Cairo MS, Bishop M. Br J Haematol. 2004 Oct;127(1):3-11.

3. Coiffier B, Altman A, Pui CH, Younes A, Cairo MS. Guidelines for the management of pediatric and adult tumor lysis syndrome: an evidence – based review. J Clin Oncol. 2008;26:2767-78. [Erratum, J Clin Oncol 2010;28:708.]

4. Gemici C. Tumor lysis syndrome in solid tumors. J Clin Oncol. 2009;27:2738-9.

5. Howard SC, Jones DP, Pui CH. The Tumor Lysis Syndrome. N Engl J Med. 2011;364:1844-54.

6. Jeha S, Kantarjian H, Irwin D, et al: Efficacy and safety of rasburicase, a recombinant urate oxidase (Elitek), in the management of malignancy - associated hyperuricemia in pediatric and adult patients: Final results of a multicenter compassionate use trial. Leukemia. 2005;19:34-38.

7. Kidney Disease: Improving Global Outcomes (KDIGO) Acute Kidney Injury Work Group. KDIGO Clinical Practice Guideline for Acute Kidney Injury. Kidney inter., Suppl. 2012; 2:1-138.

8. Soares M, Feres GA, Salluh JI. Systemic inflammatory response syndrome and multiple organ dysfunction in patients with acute tumor lysis syndrome. Clinics (São Paulo). 2009;64:479-81.

Capítulo 63

Cuidados na Fase Final de Vida

Isabela Ambrósio Gava
Luciana Daniela L. de A. Alves
Sergio Seiki Anagusko

■ INTRODUÇÃO

A fase final de vida corresponde aos momentos finais de pacientes com doenças ameaçadoras à vida. O período final de uma doença se caracteriza pelo declínio funcional progressivo e irreversível e pela maior prevalência e intensidade de sintomas, que muitas vezes representam um desafio aos profissionais de saúde, pacientes e familiares. Abordar e compreender as necessidades do indivíduo, através de habilidades clínicas e de comunicação, são competências necessárias para a manutenção da dignidade e pela busca de melhor qualidade de vida possível[1].

Os cuidados relacionados a fase final de vida estão inseridos dentro das habilidades técnicas dos cuidados paliativos, definido pela Organização Mundial da Saúde como uma "abordagem que promove a qualidade de vida de pacientes e seus familiares, que enfrentam doenças que ameacem a continuidade da vida, através de prevenção e alívio do sofrimento. Requer a identificação precoce, avaliação impecável e tratamento da dor, além de outros problemas de natureza física, psicossocial e espiritual."[1a]

O objetivo nessa fase, dentro da proposta dos cuidados paliativos, é reduzir o sofrimento de pacientes e familiares através do controle de sintomas físicos, abordagem de questões sociais e psicológicas, do cuidado ao paciente e da instituição de medidas farmacológicas e não farmacológicas que proporcionem conforto e bem-estar. Nesse contexto, a utilização de recursos diagnósticos ou terapêuticos considerados fúteis, que não contribuem para que esses objetivos sejam alcançados, deverá ser evitada, na medida em que podem conferir maior estresse e sofrimento ao quadro sem um possível benefício associado[2,3].

A proporcionalidade de alocação de recursos hospitalares invasivos deverá, portanto, ser ponderada pela equipe responsável pelo cuidado, de acordo com a fase da doença em que o indivíduo se encontra, e essas questões deverão ser abordadas, preferencialmente de forma precoce, com o paciente e seus familiares. Tais objetivos vão de encontro com os princípios de bioética principialista: autonomia (respeito às decisões expressas pelo próprio paciente), beneficência (busca pelo conforto e melhora da qualidade de vida), não maleficência (suspensão de medidas que possam causar sofrimento) e justiça (alocação adequada de recursos, uma vez que não devem ser realizados procedimentos sem claro benefício ao paciente).

■) Reconhecimento da Fase Final de Vida

Os momentos finais da vida de um indivíduo podem durar horas, dias ou semanas, e o surgimento ou piora de determinados sinais e sintomas pode ser indicativo de maior proximidade do óbito. Perda de peso, fadiga, apatia, perda de funcionalidade e hiporexia são sinais e sintomas comuns que podem surgir nas últimas semanas de vida[4]. À medida que o quadro progride, podem surgir disfagia e dificuldade de deglutir medicações, palidez cutânea, *delirium*, alterações no padrão ventilatório, presença de secreções em vias aéreas, dispneia, redução do débito urinário, sonolência e menor interação com o meio, que em última análise representam disfunções orgânicas progressivas.

Em estudo recente, realizado com pacientes oncológicos em fase final de vida, a presença de pupilas não reativas, redução da resposta a estímulos verbais ou visuais, incapacidade de fechar as pálpebras, hiperextensão cervical e grunhido das cordas vocais foram sinais relacionados a uma alta especificidade para ocorrência de óbito dentro de 3 dias[5]. Foram evidenciados períodos de apneia, padrão respiratório de Cheyne-Stokes, diminuição do débito urinário, respirações com movimentos mandibulares e ausência de pulso radial como sinais também de maior especificidade de proximidade do óbito. Dessa maneira, quando presentes, seja individualmente ou em combinação, esses sinais seriam preditores de morte iminente e poderiam ajudar os profissionais de saúde na identificação do processo para melhor planejamento dos cuidados de fim de vida.

■) Planejamento de Cuidados

O planejamento de cuidados de um paciente com doença avançada, sem perspectivas de tratamento modificador e que ameace a vida deve ser realizado o quanto antes. É através de uma comunicação empática, cuidadosa e honesta que podemos trabalhar para que o paciente tenha clareza a respeito dos caminhos que irá trilhar no decorrer da evolução de sua doença. Desta forma, será ele capaz de decidir a respeito do que considera como o melhor cuidado para si, através da realização de diretivas antecipadas de vida, como define a Resolução 1995/2012 do Conselho Federal de Medicina[17], assim como poderá delegar tais decisões para outras pessoas de confiança. Quando o diálogo é aberto ao paciente, ele é capaz de definir a quais procedimentos gostaria ou não de ser submetido no momento em que não for mais capaz de se manifestar. Tão importante quanto, ele será capaz de decidir como quer viver durante o tempo em que a doença incurável puder ter seus sintomas controlados, tendo assim conservado o respeito à sua autonomia e dignidade[6,7]. A família deve ser envolvida nesta comunicação, uma vez que, na maioria dos casos, é a responsável pelo suporte ao paciente, havendo necessidade de um olhar especial da equipe de saúde, sendo os cuidados estendidos à família, para instituição do melhor tratamento.

O respeito às decisões do paciente deve sempre estar presente, e para que o mesmo tenha condições de exercer sua autonomia, é preciso ser esclarecido em relação a seu estado de saúde e sua doença de base. É desta maneira que a tomada de decisão compartilhada deve ser realizada, com o saber técnico de uma equipe experiente aliada aos valores e biografia do paciente em questão.

Quando relacionados ao fim de vida, estudos demonstram que não apenas o manejo adequado de sintomas, mas também o planejamento de cuidados reduziram o número de intervenções agressivas no período próximo ao óbito e tiveram impacto positivo na qualidade de vida dos pacientes, na satisfação e no controle de estresse, ansiedade e depressão de familiares após o óbito[8].

Manejo das Diversas Esferas do Sofrimento

Esfera física

Um dos objetivos do tratamento oferecido a pacientes em fase final de vida é o manejo de sintomas visando o conforto do paciente. Nesse contexto, a avaliação ativa e o manejo preventivo desses problemas são cruciais, especialmente quando o paciente se torna menos capaz de se comunicar. A seguir estão listados alguns dos principais sinais e sintomas presentes no fim de vida.

Dor

O controle da dor é fundamental, sendo indispensável a manutenção de medicamentos analgésicos durante o processo de morte. Os analgésicos em uso podem ser mantidos, desde que assegurem bom controle da dor. Eventualmente, pode ser necessária a associação de outros medicamentos nos casos de controle inadequado do sintoma.

A intensidade do sintoma pode ser avaliada através de escalas subjetivas, como a escala visual analógica (EVA) ou mesmo a escala numérica (Fig. 63.1), que varia de zero a dez pontos, sendo zero equivalente à ausência de dor. A dor é considerada leve entre um e três pontos, moderada entre quatro e sete pontos e severa entre oito e dez pontos. Em caso de rebaixamento do nível de consciência, ferramentas comportamentais, como expressões faciais, gemência, posições antálgicas e a rigidez muscular podem auxiliar na avaliação da intensidade, assim como do controle de dor após implementação da analgesia.

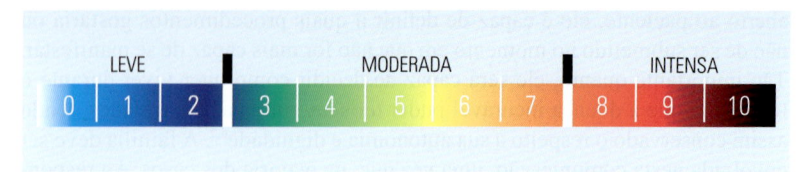

Figura 63.1 – *Escala visual analógica e escala numérica.*

A escada analgésica da Organização Mundial da Saúde (OMS) (Fig. 63.2), ferramenta elaborada em 1986 para combate a dor oncológica, sugere a organização e padronização do tratamento analgésico de acordo com a intensidade da dor que o paciente apresenta. O primeiro degrau recomenda o uso de analgésicos simples e anti-inflamatórios para dores classificadas como leves. O segundo degrau recomenda o uso de opioides fracos para dores moderadas, e o terceiro degrau o uso de opioides fortes para dores intensas, usualmente associados aos analgésicos simples ou anti-inflamatórios do primeiro degrau. Medicamentos adjuvantes, como antidepressivos e anticonvulsivantes, podem ser utilizados nos três degraus da escala, respeitando suas indicações específicas.

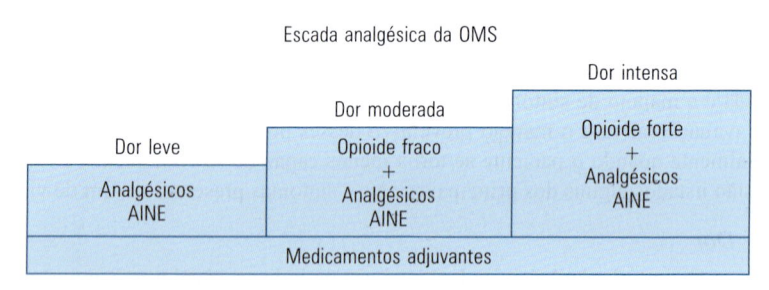

Figura 63.2 – *Escada analgésica da OMS.*

Os opioides estão entre os medicamentos mais utilizados em pacientes com dor moderada a grave, sendo pertinentes eventuais ajustes para a via de administração escolhida conforme as tabelas de conversão (Tabela 63.1). A suspensão abrupta desses medicamentos nessa fase pode levar à abstinência ou provocar desconforto ao paciente. A ação dos medicamentos é mais bem assegurada com a administração parenteral, seja ela endovenosa ou, preferencialmente, subcutânea. A perda da via oral pode justificar a suspensão de medicamentos adjuvantes, como antidepressivos e anticonvulsivantes. É importante salientar que os opioides como codeína, morfina e oxicodona dependem de metabolização hepática e alguns dos metabólitos apresentam excreção renal (principalmente a morfina). Caso haja indícios de falência renal, a dose de morfina pode necessitar de ajuste, ou opioides alternativos podem ser utilizados, como o fentanil, seguro em caso de insuficiência renal.

Dispneia

A dispneia é um dos sintomas mais comuns em pacientes com doença avançada em fase final de vida, podendo estar presente em até 70% dos pacientes nas últimas 6 semanas de vida[9]. Sua intensidade pode piorar à medida que a morte se aproxima. A etiologia usualmente é multifatorial, podendo ser secundária à doença de base, como neoplasia e doença pulmonar estrutural, ou a outras condições clínicas associadas, como insuficiência cardíaca, infecção pulmonar, derrame pleural, broncoespasmo, entre outras.

Embora seja apropriado o manejo de causas clínicas reversíveis, nos últimos dias de vida a dispneia pode ser de difícil controle e se tornar refratária às intervenções, à medida em que as causas principais se tornam menos suscetíveis à modificação[10], tais como crescimento tumoral, linfangite carcinomatosa, doença neuromuscular progressiva, doença pulmonar extensa, entre outras. Nesse contexto, o uso de opioides por via oral ou parenteral demonstrou ser benéfico para o controle do sintoma. De maneira geral, doses iniciais de morfina entre 15 e 30 mg diários via oral (equivalente a 5 a 10 mg por via parenteral) divididos a cada 4 horas são suficientes para o controle de dispneia. Entretanto, em alguns casos, sobretudo em pacientes usuários crônicos de opioides, doses maiores podem ser necessárias. O uso de doses adicionais em caso de piora do sintoma ou antes de atividades que sabidamente ocasionam piora dele também é apropriado.

O uso de benzodiazepínicos também pode ser usado para controle deste sintoma, atuando no controle do componente de ansiedade frequentemente associado à dispneia[11]. A administração de oxigênio suplementar pode ser capaz de melhorar a dispneia em pacientes cardiopatas e pneumopatas, sendo que nunca será o tratamento definitivo, uma vez que a terapia com oxigênio em cuidados paliativos se mostra muito mais complexa do que a correção da hipoxemia em si[12].

Medidas não farmacológicas possuem tanto valor quanto o tratamento medicamentoso, uma vez que possuem menor risco de efeitos colaterais com resultados satisfatórios. Exemplos de medidas que também estão relacionadas ao controle da dispneia são o uso de ventilador portátil, posicionamento do paciente no leito, técnicas de relaxamento e técnicas de conservação de energia.

Delirium

O *delirium* na fase final de vida, também denominado "*delirium* terminal", pode ser hiperativo ou hipoativo, está presente em mais de 80% dos pacientes e representa fator de pior prognóstico. Entretanto, antes de atribuir o *delirium* à fase final de vida, cabe considerar e excluir, se apropriado, outras etiologias, como causas físicas, clínicas ou medicamentosas[13].

Tabela 63.1
Conversão de Opioides

Tabela de equipotência analgésica entre opioides e passos para sua utilização

	Medicamento	Tempo de ação	Doses unitárias													
Fraco	Codeína oral	4 h	30 mg	45 mg	60 mg											
	Tramadol parenteral SC ou IV intermitente	6 h	50 mg	75 mg	100 mg											
	Tramadol parenteral	24 h	200 mg	300 mg	400 mg											
	Tramadol oral	6 h	25 mg	37,5 mg	50 mg	75 mg	100 mg									
	Morfina oral de ação rápida	4 h		2,5 mg	5 mg	10 mg	15 mg	20 mg	30 mg	40 mg	60 mg	75 mg	90 mg	120 mg	150 mg	180 mg
	Morfina oral de longa duração	12 h				30 mg		60 mg	90 mg	120 mg	180 mg	240 mg	270 mg	360 mg	460 mg	540 mg
	Morfina parenteral/SC intermitente	4 h		1 mg	2 mg	3 mg	5 mg	7 mg	10 mg	15 mg	20 mg	25 mg	30 mg	40 mg	50 mg	60 mg
Forte	Morfina parenteral/ IV ou SC contínuo	24 h		10 mg	15 mg	20 mg	30 mg	40 mg	60 mg	90 mg	120 mg	150 mg	180 mg	240 mg	300 mg	360 mg
	Oxicodona oral	12 h		10 mg	10 mg	20 mg	30 mg	40 mg	60 mg	90 mg	120 mg	140 mg	180 mg	240 mg	280 mg
	Fentanil transdérmico/ adesivo uso adulto	72 h	25 mg/h	25 mg/h	25 mg/h	50 mg/h	75 mg/h	100 mg/h	125 mg/h	150 mg/h	200 mg/h	250 mg/h	300 mg/h
	Fentanil transdérmico/ adesivo uso pediátrico (Acima de 2 anos)	72 h		12-25 mg/h	12-25 mg/h	12-25 mg/h	12-25 mg/h	50 mg/h	75 mg/h	100 mg/h	125 mg/h	150 mg/h	200 mg/h	250 mg/h	300 mg/h

Linha horizontal: Passos seguidos para o ajuste de doses.   Colunas: Equipotência entre analgésicos.

Em pacientes em fase final de vida que desenvolvem *delirium*, o objetivo deverá ser o controle de agitação, inquietação e demais sinais e sintomas que poderão estar associados à síndrome. Nesse contexto, a comunicação adequada com familiares e cuidadores constitui etapa importante, uma vez que permite o acolhimento e resolução de dúvidas relacionadas ao quadro, que frequentemente causam angústia e desconforto ao paciente e familiares.

Medidas não farmacológicas, como manter boa iluminação durante o dia e limitá-la à noite, permitir o uso de lentes corretivas, aparelho de audição ou prótese dentária e permitir a presença de familiares ou cuidadores, dentre outras, podem ajudar no controle dos sintomas, sendo sempre as primeiras escolhas para manejo do quadro.

O tratamento farmacológico em caso de *delirium* hiperativo envolve o uso de antipsicóticos, como haloperidol, levomepromazina, risperidona ou clorpromazina. As doses recomendadas são as mais baixas para um adequado controle dos sintomas. Doses iniciais de haloperidol de 1 mg via oral ou subcutânea a cada 8 horas, e doses de clorpromazina entre 12,5 mg e 25 mg a cada 12 horas usualmente são adequadas, com possibilidade de aumento se necessário. Os benzodiazepínicos geralmente não são utilizados no contexto de *delirium*, pois podem levar à piora do *delirium* se usados de forma isolada. Contudo, pode ser utilizado em casos em que a agitação possa causar riscos ao próprio paciente.

Secreções terminais

Nos últimos dias a horas de vida, a presença de secreções em vias aéreas superiores pode tornar-se evidente e se manifesta através de uma respiração ruidosa, também denominada "ronco da morte" ou "sororoca", que está presente em cerca de 44% dos pacientes em fase final de vida. Constitui forte preditor de proximidade da morte e frequentemente é motivo de ansiedade e angústia entre familiares e equipe de saúde[14]. Em estudo prévio, 76% dos pacientes com "sororoca" faleceram nas primeiras 48 h após o início do quadro.

Apesar dos mecanismos permanecerem pouco compreendidos, acredita-se que sejam secundários ao acúmulo de saliva e secreções nas vias aéreas superiores pela perda dos reflexos de deglutição, piora da disfagia e incapacidade de expectoração à medida em que a morte se aproxima.

Em muitos casos, medidas não farmacológicas, como o posicionamento lateral do paciente no leito com decúbito elevado, podem ser suficientes para a melhora do quadro. Medicamentos com ação anticolinérgica podem ser utilizados para reduzir secreções salivares e, assim, contribuir para menor incidência do quadro. Nesse contexto, a atropina sublingual e a escopolamina administrada por via parenteral constituem boas opções farmacológicas. A escopolamina pode ser iniciada com doses de 20 mg a cada 8 h, com aumento progressivo conforme necessidade, com dose máxima de 240 mg em 24 h. Hidratação excessiva deve ser evitada nesse contexto, uma vez que pode causar piora do quadro respiratório. Tais medidas visam evitar aspirações repetidas de vias aéreas, pelo desconforto que causam ao paciente. Familiares e equipe de saúde devem estar cientes do quadro e das medidas farmacológicas e não farmacológicas instituídas.

Cuidados com a pele, cavidade oral e olhos

A diminuição de perfusão da pele, assim como a diminuição do tecido adiposo, expõe a pele a maior risco de surgimento de lesões, havendo necessidade de hidratação e vigilância. Em alguns casos, a lesão de pele pode ser importante e súbita, com surgimento ou piora de lesão existente em poucos dias, corroborando o quadro de fase final de vida, a chamada "úlcera terminal de Kennedy".

A cavidade oral merece cuidados referentes principalmente a xerostomia, pelo padrão usual de respiração bucal, necessidade de higiene e hidratação local adequada, por meio do uso de produtos de higiene bucal e saliva artificial, evitando-se assim lesões e infecções locais e preservando conforto e aspecto.

Os olhos podem necessitar de cuidados em caso de incapacidade de fechamento das pálpebras, sendo importante o uso de colírios lubrificantes para se evitar lesões decorrentes do ressecamento ocular.

Cuidados adicionais

A progressão da doença de base e a proximidade da morte vêm acompanhadas de piora da funcionalidade, perda da autonomia e maior dependência para a realização das atividades básicas da vida diária. Adaptações no ambiente domiciliar ou hospitalar podem fazer-se necessárias para melhorar o acesso, a segurança e o conforto do paciente.

A busca ativa e a detecção precoce de sintomas é fundamental, bem como os cuidados gerais, a mudança de decúbito para evitar as úlceras de pressão e a higienização oral adequada. A constipação e a retenção urinária podem estar presentes, sendo eventualmente necessária a instituição de medidas laxativas por via retal para a manutenção de ritmo intestinal adequado ou a cateterização vesical em caso de desconforto do paciente.

Nos últimos dias a semanas de vida, a anorexia, a perda ponderal e a dificuldade de deglutição são comuns. A fraqueza e o declínio cognitivo, comumente associados, também comprometem a ingesta oral e aumentam o risco de broncoaspiração. A decisão de iniciar ou manter dieta enteral, parenteral ou hidratação venosa deve levar em consideração as expectativas da equipe de saúde e de familiares. Porém, a discussão deve estar centrada na ineficácia dessas medidas para a melhora do estado nutricional nessa fase de vida do paciente e nos possíveis riscos associados.

Em pacientes em processo ativo de morte, a aferição de sinais vitais, glicemia capilar e outras medidas que não estejam diretamente relacionadas ao conforto do paciente devem ser descontinuadas.

Esfera psicológica

O sofrimento psicológico não pode ser desvinculado dos outros sofrimentos, uma vez que surgirá como consequência ou poderá agir como causa de piora de sofrimento físico, por exemplo. Dentre os pontos importantes, podemos citar o sofrimento existencial, causado pela incapacidade do indivíduo de lidar com a ideia de terminalidade e finitude, e a possibilidade de luto complicado do familiar após a morte do paciente.

A terapia da dignidade é uma intervenção de psicoterapia desenvolvida para pacientes que se aproximam do final da vida. Um momento no qual são trabalhados aspectos biográficos, lições de vida, legados, sonhos e esperanças relacionadas a seus familiares e que se encontra relacionada a melhora da qualidade de vida, sentimento de ser útil a seus entes queridos e diminuição de sintomas depressivos.

O risco aumentado para desenvolvimento de luto complicado por parte do familiar pode ser identificado muito tempo antes de o paciente apresentar sinais de final de vida. Por esse motivo, o acompanhamento precoce do paciente com uma equipe de cuidados paliativos pode também favorecer seus familiares, uma vez que o seguimento longitudinal pode tanto diminuir os riscos, quanto auxiliar no acompanhamento do enlutado no pós-óbito. É importante salientar que o processo de luto é considerado normal e necessário para que o familiar possa retomar suas atividades de vida, porém quando o processo se estende temporalmente e incapacita a pessoa de dar continuidade a sua vida, haverá necessidade de um acompanhamento psicológico.

Esfera espiritual

Todos os componentes da equipe de saúde deveriam ter uma formação mínima para a identificação de demandas espirituais. A religião de cada paciente e familiar deve ser respeitada, sendo um instrumento importante no enfrentamento do processo de adoecimento e finitude.

O capelão, membro responsável pelo acolhimento espiritual, é capaz de utilizar seu conhecimento técnico para auxiliar o paciente em questões tanto relacionadas às verdades religiosas quanto à realização de rituais específicos de cada religião, ativando núcleos religiosos da comunidade quando se faz necessário.

Esfera social

Os cuidados relacionados à família interagem com a esfera social em diversos momentos. O esclarecimento em relação a benefícios financeiros decorrentes da situação de saúde, assim como a realização de procuração no caso de incapacidade do paciente de se locomover ou pela própria internação são pontos importantes para que a família possa continuar cuidando de seu familiar. Quando o paciente passa a não ser capaz de realizar os atos da vida civil, pode ser necessária a realização de uma curatela. O serviço social tem sua ação tanto relacionada a trâmites burocráticos, quando relacionada ao estudo das relações familiares, para que possamos entender a realidade em que o paciente está inserido, e assim propor alternativas para o melhor cuidado.

Quando os familiares se encontram bem esclarecidos em relação ao processo de finitude, tópicos como pendências funerárias, desejo de cremação, documentos necessários para as cerimônias podem ser esclarecidos, com o intuito de se evitar maiores dificuldades após o óbito, num momento em que os familiares podem se desorganizar temporariamente.

■❯ Descontinuação de Medicamentos Não Essenciais

Apenas os medicamentos essenciais devem ser mantidos na prescrição e administrados, preferencialmente, pela via menos invasiva a fim de garantir alívio adequado dos sintomas. É adequado também identificar e interromper o uso de medicamentos que não contribuem para o conforto do paciente. Tanto o paciente quanto seus familiares devem ser orientados quanto à necessidade de manutenção ou suspensão a depender do estágio de evolução da doença, uma vez que, em algum momento, pode ser necessária a mudança da via de administração de oral para parenteral (subcutânea de preferência), pela perda da capacidade de deglutição.

Embora não existam protocolos relacionados à suspensão de medicamentos no final de vida, há recomendações de boas práticas. Um exemplo recomendado pela literatura se faz através de cinco tópicos: pesar o risco e o benefício de acordo com o planejamento de cuidados, o nível atual de funcionalidade, a expectativa de vida, os valores e as preferências individuais do paciente[15].

■❯ Papel da Sedação Paliativa

A sedação paliativa é definida como um procedimento que tem por objetivo a diminuição do nível de consciência do paciente, com o intuito de diminuir o sofrimento em decorrência de algum sintoma que não foi capaz de ser controlado de outras formas. Sendo assim, será utilizada na maior parte dos casos, como última alternativa a um sintoma cujas todas as tentativas farmacológicas e não farmacológicas disponíveis fracassarem no intuito de preservar o conforto do paciente. Poderá também ser utilizada em casos de intercorrência aguda, cujo tempo necessário para o controle do sintoma seja maior que o disponível no estágio em que o paciente se encontra, como por exemplo, sangramento importante de vias aéreas ou de trato gastrointestinal.

Todos os passos relacionados à realização da sedação, desde o planejamento até o início, devem ser compartilhados com o paciente, quando possível, assim como com seus familiares, de maneira que os mesmos possam participar e entender o motivo de cada decisão.

Os medicamentos de escolha para sedação são os benzodiazepínicos, principalmente o midazolam, podendo este ser associado a neurolépticos, como a clorpromazina. Também podem ser usados barbitúricos ou sedativos como o propofol[16]. É importante ressaltar que a morfina não deve ser utilizada com o objetivo de sedação, mas sim para o controle de dor e dispneia, normalmente necessário durante a fase final de vida.

ADENDO

Cuidados Paliativos Pediátricos: O que são e qual sua importância? Cuidando da criança em todos os momentos*

Introdução

O termo paliativo advém do verbo paliar, do latim palliare (cobrir com um manto) e de *palliatus* (aliviar sem chegar a curar) cujo significado seria aliviar, atenuar. Daí a expressão cuidados paliativos (CP).

Ao longo do tempo, o conceito de cuidados paliativos foi se modificando. A Organização Mundial de Saúde (OMS), que antes considerava os cuidados paliativos como "os cuidados totais e ativos dirigidos a pacientes fora de possibilidade de cura"(1990) foi atualizado para "a abordagem que promove qualidade devida de pacientes e seus familiares diante de doenças que ameaçam a continuidade da vida, pela prevenção e alívio do sofrimento. Requer a identificação precoce, avaliação e tratamento impecável da dor e outros problemas de natureza física, psicossocial e espiritual" (2002)[1].

Este novo conceito nasceu da hipótese de que muitos problemas de final de vida têm sua origem bem mais cedo na trajetória da doença[2]. A detecção precoce do diagnóstico de uma doença crônico-evolutiva já é o momento de se instalar esse acompanhamento, tanto do paciente, como do familiar e/ou cuidador[3].

Aplicar cuidados paliativos, então, passa a ser uma forma holística de cuidar, onde se transcende a objetividade do cuidado médico, passando-se a realizar um cuidado centrado na pessoa. Este consiste em se aplicar medidas objetivas, a fim de realizar diagnóstico e tratamento, mas também subjetivas, onde se leva em consideração a experiência da doença, incluindo pensamentos, sentimentos e comportamentos da pessoa que está doente. Essa experiência também tem repercussão em sua família, tendo este papel importante em modificar, ou não, a experiência do que sofre[4].

De acordo com a Academia Americana de Pediatria, um modelo integral de cuidado paliativo para crianças (CPP) deve incluir[1]:

1. Respeito à dignidade dos pacientes e de seus familiares.

2. Acesso a um serviço competente ecompassivo.

3. Serviço com suporte aos profissionais desaúde.

4. Melhora do suporte social e profissional para os Cuidados Paliativos em pediatria.

5. Melhora contínua dos Cuidados Paliativos em pediatria, através da pesquisa e educação.

Princípios do cuidado paliativo pediátrico

A abordagem através de cuidados paliativos traz uma proposta de oferecer a melhor qualidade de vida possível ao longo do processo da doença, desde o seu diagnóstico, caso haja indicação, para que se melhore a vida após a definição de que se trata de doença crônica e evolutiva, com possível desfecho desfavorável ou letal.

Os princípios norteadores do cuidado paliativo estão muito bem definidos e foram adaptados para a população pediátrica, uma vez que está claro que não se pode extrapo-

*Documento Científico. Departamento Científico de Medicina da Dor e Cuidados Paliativos – Nº 1, Fevereiro de 2017

lar para o paciente pediátrico todos os conceitos e estratégias utilizado sem adultos.eles estão apresentados na Tabela 1[5].

Tabela 1
Princípios dos Cuidados Paliativos em Pediatria

1. Os cuidadosdevem ser dirigidos à criança ou adolescente, orientados para a família e baseados naparceria

2. Devem ser dirigidos para o alívio dos sinto- mas e para a melhora da qualidade de vida

3. São elegíveis todas as crianças ou adolescentes que sofram de doenças crônicas, terminais ou que ameacem a sobrevida

4. Devem ser adequados à criança e/ou à sua família de forma integrada

5. Teruma proposta terapêutica curativa não se contrapõe à introdução de cuidados paliativos

6. Os cuidados paliativos não se destinam a abreviar a etapa final de vida

7. Podem ser coordenados em qualquer local (hospital, hospice, domicílio, etc.)

8. Devem ser consistentes com crenças e valores da criança ou adolescente e de seus familiares

9. A abordagem por grupo multidisciplinar é encorajada

10. A participação dos pacientes e dos familiares nas tomadas de decisão é obrigatória

11. A assistência ao paciente e à sua família deve estar disponível durante todo o tempo necessário

12. Determinações expressas de "não ressuscitar" não são necessárias

13. Não se faz necessário que a expectativa de sobrevida seja breve

Definição da oferta de cuidado paliativo pediátrico

E quem seriam os pacientes elegíveis para receber esse tipo de abordagem? Em que casos o pediatra ou o intensivista pediátrico ou o neonatologista poderiam pensar em modificar o tratamento curativo para um plano de cuidados com medidas de conforto e controle de sintomas?

Diferentemente da população adulta, onde a grande maioria dos pacientes em cuidado paliativo tem câncer e que seu seguimento é geralmente realizado em hospices ou no domicílio, em pediatria as doenças congênitas e genéticas são as maiores responsáveis pela indicação deste tipo de cuidado, seguidas das condições neurológicas crônicas, depois pelas onco-hematológicas. Mais da metade apresentavam mais de um diagnóstico (55%) e foi evidenciado que o final de vida ainda ocorre, em sua maior parte, no ambiente hospitalar[6].

A Tabela 2 relaciona condições elegíveis para cuidados paliativos em crianças[7].

Tabela 2
Condições Elegíveis para Cuidados Paliativos em Crianças

1. Condições para as quais a cura é possível, mas pode falhar	Câncer avançado, progressivo ou de mau prognóstico
	Cardiopatias congênitas ou adquiridas complexas
	Anormalidades complexas e graves das vias aéreas
	Falência de órgãos com potencial indicação para transplante
2. Condições que requerem tratamento complexo e prolongado	HIV/AIDS
	Fibrose cística
	Anemia falciforme
	Malformações graves do trato digestivo (ex: gastrosquise)
	Epidermólise bolhosa grave
	Imunodeficiências congênitas graves
	Insuficiência renal crônica
	Insuficiência respiratória crônica ou grave
	Doenças neuromusculares
	Transplante de órgãos sólidos ou de medula óssea
3. Condições em que o tratamento é apenas paliativo desde o diagnóstico	Doenças metabólicas progressivas
	Algumas anormalidades cromossômicas como trissomias do 13 e do 18
	Formas graves de osteogênese imperfeita
4. Condições incapacitantes graves e não progressivas	Paralisia cerebral grave
	Prematuridade extrema
	Sequelas neurológicas graves de infecções
	Anóxia grave
	Trauma grave de sistema nervoso central
	Malformações cerebro-espinhais graves

Sabe-se que, até pouco tempo, entendia-se que o emprego de medidas paliativas somente era considerado nos momentos iminentes que antecediam a morte. Dessa forma, o tratamento curativo e os cuidados paliativos situavam-se em polos opostos e excludentes. À medida que ganhamos conhecimento e familiaridade com o atendimento de crianças com dependência tecnológica, portadoras de doenças debilitantes e progressivas, assim como nos casos agudos, mas refratários à terapêutica, aprendemos que esses tratamentos são complementares e integrados.

Os cuidados paliativos em pediatria são implementados progressivamente e ajustados às necessidades impostas pela doença e seu tratamento (evolução, complicações, limitações), devendo ser individualizada àquela criança (ajustada pelos valores e anseios daquele binômio família/criança).

Planejamento do cuidado paliativo pediátrico

A abordagem de uma Equipe de CPP deve incluir aspectos físicos (controle de sintomas), emocionais, sociais e espirituais da assistência, considerando as questões éticas, processos de decisão compartilhada, planejamento avançado do cuidado, assistência no final de vida e suporte ao luto familiar. No planejamento e na instituição do CPP, algumas etapas fundamentais devemser adequadamente ultrapassadas para que se obtenha o pleno sucesso, dentre as quais ressaltamos:

a) **O entendimento da doença, o tratamento disponível e as possíveis limitações:** nessa fase, é importante que se tenha pleno conhecimento do diagnóstico, do tratamento e do prognóstico. O consenso da equipe favorecerá uma associação da abordagem paliativa ao tratamento prévio em curso. Pacientes com doenças crônicas limitantes e ameaçadoras da vida podem sebeneficiar de uma abordagem paliativa, estando ou não em fase de terminalidade.Em situações de irreversibilidade da doença, o consenso nasce do conjunto de dados objetivos sobre a condição da criança e subjetivos que a equipe traz de sua experiência. A conversa que definirá essa etapa deverá envolver toda a equipe e, posteriormente, a família. É um processo e não precisa acontecer em apenas um momento, poderá ser retomada quantas vezes se fizer necessário;

b) **Definição dos objetivos e intervenções médicas:** nesse momento, deve-se buscar o melhor interesse do paciente juntamente com a família. Que aspectos podem ser considerados como benéficos nesse plano de cuidados que possam ir de encontro aos objetivos da criança ou adolescente e de seus familiares.É de grande importância que a família participe, mas não se deve transferir para ela a responsabilidade sobre a definição do que será ou não feito pelo paciente.A equipe deve propor um plano e permitir que a família participe na sua definição, nas decisões tomadas. Dessa forma, ela sentirá que "tem voz" no que diz respeito às tomadas de decisão do seu filho e que está sendo respeitada e apoiada pela equipe. Isso cabe desde a adoção dos cuidados paliativos como opção para o paciente, até a definição de limitação de suporte de vida nos casos de morte iminente;

c) **Prover as necessidades individualizadas e antecipar eventos:** compreender que cada indivíduo é único, é o primeiro passo. Entender suas necessidades de acordo com o estágio em que a doença se encontra, os valores e as crenças da criança/família se tornam muito importantes. Antecipar-se aos eventos pode promover mais conforto e permitir que os estágios sejam ultrapassados pelo paciente e seus familiares de modo que equipe e familiares possam integrar-se nesse plano de cuidados. Nesta etapa, fica patente a atenção ao controle dos sintomas associados ao quadro do paciente, bem como a definição de quais são as prioridades terapêuticas e de cuidados que serão propostas, evitando-se medidas fúteis e intervenções desnecessárias. Ficar atento para o fato de que mudanças no ambiente podem ser necessárias para promover maior conforto. O trabalho da equipe multidisciplinar é condição imprescindível para que se alcance a melhor abordagem possível durante todo o processo de doença, especialmente quando se aproxima a fase terminal e mesmo após amorte, no apoio à família em luto8.

No momento da definição de plano de cuidados, ter um instrumento objetivo que possa auxiliar na avaliação do paciente e na tomada de decisão para antecipação de eventos pode ser muito útil. Para tanto, pode-se lançar mão de uma avaliação por escalas ou escores, como a representa da na Tabela 3, por exemplo[1].

| **Tabela 3** | |
| **Escala de Avaliação de Funcionalidade: Escore de Lansky** | |
Escore	*Avaliação do desempenho*
100	Totalmente ativo, normal
90	Pequena restrição em atividade física extenuante
80	Ativo, mas cansa mais rapidamente
70	Maior restrição nas atividades recreativas e menor tempo gasto nestas atividades
60	Levanta-se e anda, mas brinca ativamente o mínimo; brinca em repouso
50	Veste-se, mas permanece deitada a maior parte do tempo, sem brincar ativamente, mas é capaz de participar em todas as atividades e de jogos em repouso
40	Maior parte do tempo na cama; brinca em repouso
30	Na cama, necessita de auxílio, mesmo para brincar em repouso
20	Frequentemente dormindo; o brincar está totalmente restrito a jogos muito passivos
10	Não brinca; não sai da cama
0	Arresponsivo

Particularidades do cuidado paliativo neonatal

Existem condições que podem levar um recém-nascido (RN) a ter sua vida abreviada. Estas condições podem ser diagnosticadas ainda intraútero ou advirem de um trauma ou fenômeno que ocorra durante ou logo após o parto. Dados americanos apontam que cerca de 15.000 RNs estão nesta condição a cada ano. Em sua maioria, estes pacientes são levados para a Unidade de Terapia Intensiva Neonatal (UTIN), onde a equipe muitas vezes tem dificuldades em determinar o limite para o investimento com condutas terapêuticas e início de cuidados paliativos[9].

Estudo australiano mostrou que, em 20 anos, situações de Limitação de Suporte de Vida em neonatos, que oscilava entre 14% e 30%, aumentou para cerca de 75% em uma unidade neonatal de referência para pacientes sindrômicos, cirúrgicos e com encefalopatia hipóxico-isquêmica, embora a taxa de mortalidade da UTIN tenha caído.O prognóstico parece ser o ponto mais considerado para definir a limitação do tratamento curativo. A proporção de pacientes recebendo analgesia e sedação ao longo do tempo aumentou o que parece se dever a uma mudança de atitude em relação ao manejo da dor do RN[10].

Contudo, definir cuidado paliativo em pa- cientes RN pode ser difícil. Algumas condições devem ser consideradas para abordagem do paciente com cuidados paliativos proposta em publicação de Catlin e Carter[9].

1) RN no limite da viabilidade, com extremo baixo peso e idade gestacional muito prematura, como os menores de 24 semanas ou 500 g se não houver retardo de crescimento. E aqueles com peso < 750 g ou IG < 27semanas, que tenham desenvolvido complicações sérias, que limitem a vida com o passar do tempo;

2) Malformações congênitas múltiplas, que impliquem em limitação davida;

3) Problemas genéticos, como as trissomiasdo 13, 15 e 18 ou a *osteogenesis imperfecta* e ainda erros inatos do metabolismo, cuja evolução seja desfavorável, mesmo quando há terapia disponível;

4) Problemas renais como síndrome de Potter, agenesia ou hipoplasia renal bilateral importante, insuficiência renal grave, alguns casos de rins policísticos, com necessidade de diálise;

5) Alterações do sistema nervoso central como anencefalia, acrania, holoprosencefalia, encefalocele gigante, hidroanencefalia, doença neurodegenerativa que exija ventilação mecânica;

6) Problemas cardíacos, como a acardia ou cardiopatias complexas inoperáveis;

7) RN que não respondam ao tratamento apesar de todos os esforços para ajudá-lo a se recuperar: sobreviventes de paradas cardiorrespiratória (PCR) de repetição; injúrias cerebrais severas, como a hemorragia intracraniana grave com leucomalácia; asfixia perinatal severa com encefalopatia hipóxico-isquêmica; disfunção de múltiplos órgãos; enterocolite necrotizante ou vólvulo com perda de grandes extensões do intestino.

Barreiras ao cuidado paliativo pediátrico

Apesar da maior divulgação e conhecimento sobre Cuidado Paliativo Pediátrico, sua implementação nos serviços de saúde enfrenta algumas barreiras, como: a mudança de perspectivas no curar/cuidar, a implementação de práticas paliativas e de final de vida, a educação dos profissionais de saúde, a presença de barreiras pessoais (tabus, dificuldades emocionais, resistência à mudança) e no sistema de saúde (acesso aos serviços, fragmentação da assistência àsaúde).

Além destas barreiras, alguns mitos assistenciais contribuem para a limitação na aceitação do Cuidado Paliativo Pediátrico, são eles[11]:

MITO 1: Para consultar o especialista e/ou a Equipe de Cuidados Paliativos Pediátricos a criança deve ter uma doença terminal, ou seja, estar no final davida.

O CPP é apropriado para qualquer criança com uma enfermidade ameaçadora da vida que apresente ou tenha risco de sofrimento, desde o diagnóstico, e devem ser fornecidos independentemente do prognóstico. Inclui, mas não se limita ao fim da vida.

MITO 2: CPP são para crianças com câncer.

Os Cuidados Paliativos foram iniciados em pacientes adultos com câncer.Na Pediatria, porém, crianças com câncer não são a única população de interesse para o CPP; crianças com doenças neurológicas, neurodegenerativas ou congênitas/genéticas também podem ser incluídas nestes cuidados.

MITO 3: Tratamentos curativos e cuidados paliativos são excludentes.

O CPP pode ser iniciado concomitantemente com tratamentos que visam o tratamento/controle da doença de base.

MITO 4: A criança que recebe CPP deve deixar o acompanhamento com sua equipe primária de cuidados (Especialistas).

Equipes de CPP têm função de consultores e trabalham em conjunto com os especialistasque acompanham a criança, contribuindo com recomendações para o controle dos sintomas, redução do sofrimento e cuidados de fim de vida. Estabelecem uma relação de longo prazo com o paciente e a família.

MITO 5: A criança que recebe CPP deve ser transferida para uma unidade ou local diferente.

CPP é uma especialidade de interconsulta que dá suporte onde o paciente está. A Equipe primária de cuidados exerce a liderança no cuidado. A transferência de pacientes para a Equipe de CPP ocorrerá apenas se todos os envolvidos concordarem e se for o melhor para esta família.

MITO 6: Se é realizada interconsulta com Equipe de CPP, a criança vai perder as esperanças de cura e morrer mais rápido.

Evidências na literatura sugerem que pacientes que receberam CPP vivem mais e com melhor qualidade.

Portanto, a indicação de CPP não deve ser encarada como um sinal de que a equipe primária de cuidados "perdeu a esperança" ou que "não há nada mais a fazer".Assim, a consulta com a Equipe de CPP não deve ser realizada tardiamente, no final da vida[12].

MITO 7: Se é feita interconsulta com a Equipe de CPP, se administram opioides e se acelera amorte.

É um engano comum a crença de que os opioides causam depressão respiratória e antecipam amorte e, portanto, devem ser administrados somente como último recurso. Drogas opioides e/ou benzodiazepínicos, administrados oportuna e adequadamente, juntamente como utras intervenções não farmacológicas para aliviar dor e dispneia, não só prolongam a vida, mas também melhoram a qualidade de vida da criança[13].

MITO 8: Adequação do esforço terapêutico equivale a abandono ou má qualidade de atenção.

A adequação do esforço terapêutico, pela ordem de não reanimação cardiopulmonar, de limitação de procedimentos desproporcionados ou outras decisões, tem como objetivo evitar distanásia e prolongamento do sofrimento, melhorando a qualidade da atenção. Pensa-se que ajustar o esforço terapêutico equivale a "não fazer nada". Entretanto, estas decisões são tomadas se elas são a melhor estratégia terapêutica para o doente. Cuidar de um paciente e sua família nesta fase exige um apoio de alta qualidade, e requer monitorização clínica e apoio psicossocial e espiritual próximos.

MITO 9: Cuidados Paliativos sempre incluem ordens de não reanimação cardiopulmonar.

Equívoco comum é considerar que todas as crianças cuidadas por uma equipe de CPP devem ter uma ordem de "não reanimação". A discussão destas questões é importante no CPP, porém muitas crianças não têm qualquer adequação gravada nas suas intervenções de registros médicos.

MITO 10: Todas as famílias querem estar em casa na fase final de vida de seus filhos.

Embora esta possa ser uma opção, várias famílias poderão preferir receber suporte em ambiente hospitalar, com garantia de recursos adequados e menor sofrimento de seu ente querido.

Aspectos legais do cuidado paliativo pediátrico

Os seguintes documentos respaldam a equipe médica para a execução dessas ações e para atuação de Equipes de CPP[14-16]. A equipe deve ter, portanto, a segurança para desenvolver suas práticas sem o receio de estar infringindo algum princípio ético ou cometendo algum desvio legal.

DIRETRIZES DA OMS[14]:

(...) *Muitos aspectos dos cuidados paliativosde- vem ser aplicados mais cedo, no curso da doença, em conjunto com o tratamento ativo;*

CÓDIGO DE ÉTICA MÉDICA[15]:

Capítulo I – Princípios Fundamentais - Artigos XXII: *Nas situações clínicas irreversíveis e terminais, o médico evitará a realização de procedimentos diagnósticos e terapêuticos desnecessários e propiciará aos pacientes sob sua atenção todos os cuidados paliativos apropriados.*

Capítulo V - Relação com paciente e familiares. É vedado ao médico:

Art. 41. Abreviar a vida do paciente, ainda que a pedido deste ou de seu representante legal.

Parágrafo único. Nos casos de doença incurável e terminal, deve o médico oferecer todos os cuidados paliativos disponíveis sem empreender ações diagnósticas ou terapêuticas inúteis ou obstinadas, levando sempre em consideração a vontade expressa do paciente ou, na sua impossibilidade, a de seu representante legal.

RESOLUÇÃO CFM Nº 1.805/200616:

Art. 1º É permitido ao médico limitar ou suspender procedimentos e tratamentos que prolonguem a vida do doente em fase terminal, de enfermidade grave e incurável, respeitada a vontade da pessoa ou de seu representante legal.

§ 1º O médico tem a obrigação de esclarecer ao doente ou a seu representante legal as modalidades terapêuticas adequadas para cada situação.

§2º A decisão referida no *caput* deve ser fundamentada e registrada no prontuário.

§3º É assegurado ao doente ou a seu representante legal o direito de solicitar uma segunda opinião médica.

Art. 2º O doente continuará a receber todos os cuidados necessários para aliviar os sintomas que levam ao sofrimento, assegurada a assistência integral, o conforto físico, psíquico, social e espiritual, inclusive assegurando-lhe o direito da alta hospitalar.

Conclusão

Poder ofertar um melhor cuidado e ampliar a perspectiva de uma melhor qualidade devida de crianças portadoras de enfermidades crônicas ou em curso de doenças que levam à morte, especialmente em fase final de vida, é, sem dúvida nenhuma, uma oportunidade de ultrapassar os limites de uma assistência tecnicista e presa a uma medicina preocupada apenas com a cura.

Sugestão

Saber que podemos fazer mais e melhor, podemos tornar nossas unidades locais de compaixão, humanismo, respeito, abertura e dignidade humana[17].

Referências Bibliográficas

1. Cuidado Paliativo/Coordenação Institucional de Reinaldo Ayer de Oliveira. São Paulo: Conselho Regional de Medicina do Estado de São Paulo, 2008.
2. Sepúlveda C, Marlin A, Yoshida T, Ullrich A. Palliative care: the World Health Organization's global perspective. J Pain Sympt Manag. 2002;24(2):91-6.

3. Melo AGC, Caponero R. Cuidados Paliativos – Abordagem contínua e integral. In: Santos FS. Cuidados paliativos, discutindo a vida, a morte e o morrer. 1.ed. São Paulo: Atheneu, 2009. p.: 257-267.

4. Brown JB, Weston WW, Moira S. In Moira S et al. Medicina Centrada na Pessoa: transformando o método clínico. Porto Alegre: Artmed, 2010; Parte 2, p.: 53-88.

5. Kane J, Himelstein B. Palliative care in pediatrics. In: Berger A, Portenoy RK, Weissman DE. Principles and practice of palliative care and supportive oncology. Philadelphia: Lippincot Williams & Wilkins; 2002. P.:1044-1061.

6. Feudtner C, Kang TI, Hexem KR, Friedrichdorf SJ, Osenga K, Siden H et al. Pediatric Palliative Care Patients: A Prospective Multicenter Cohort Study. Pediatrics 2011;127;1094-1101.

7. Cipolotti R. Cuidados Paliativos: histórico, definição e contextualização. In: Campos Junior D, Burns DAR, Lopez FA. Tratado de Pediatria. 2014.3. ed, p.: 3503-3506.

8. Piva JP, Garcia PCR, Lago PM. Dilemas e dificuldades envolvendo decisões de final de vida e oferta de cuidados paliativos em pediatria, Rev Bras Ter Intensiva. 2011;23(1):78-86.

9. Catlin A, Carter B. Creation of a neonatal end-of-life palliative care protocol. J Perinatol. 2002;22:184-195.

10. Wilkinson DJ, Fitzsimons JJ, Dargaville PA, Campbell NT, Loughnan PM, McDougall PN, et al. Death in the neonatal intensive care unit: changing patterns of endo-of-life care over two decades. Arch Dis Child Fetal Neonatal Ed. 2006;91:268-271.

11. Dussel V, Bernadá M, Bustamante M, Blanco MC, García WG, Grunauer M, et al. Educación en Cuidados Paliativos y Final de la Vida en Pediatría. Cuidados Paliativos Pediátricos: Por qué importan? EPEC – Pediatrics Latino América. Modulo 1, 2016.

12. Kane JR, Joselow M, Duncan J. Understanding the illness experience and providing anticipatory guidance. In: Wolf J, Hinds PS, Sourkes BM. Textbook of Interdisciplinary Pediatric Palliative Care. Philadelphia: Elsevier – Saunders. 2011. p.: 30-40.

13. Hain RDW, Friedrichsdorf SJ. Pharmacologycal approaches to pain.2: Simple analgesics and opioids. In: Goldman A.; Hain R.; Liben S. Oxford Textbook of Palliative Care for Children. Second edition. New York:2012.p.:218-33.

14. World Health Organization. WHO definition of palliative care. Available at:http://www.who.int/cancer/palliative/definition/en/. Acessado em 05 de Dezembro de 2016.

15. Conselho Federal de Medicina. Novo Código de Ética Medica (2010). http://www.portalmedico.org.br/novocodigo/index.asp. Acessado em 05 de Dezembro de 2016.

16. Conselho Federal de Medicina. Resolução CFM Nº 1.805/2006. http://www.portalmedico. org.br/resolucoes/cfm/2006/1805_2006.htm. Acessado em 05 de Dezembro de 2016.

17. Garros D. Uma boa morte em UTI pediátrica: é isso possível? J Pediatr (Rio J) 2003; 79(Supl.2): S243-S254.

■ LEITURA SUGERIDA

1. Cherny NI, Christakis NA. Oxford textbook of palliative medicine. Oxford university press; 2011.

1a. Cuidado Paliativo/Coordenação Institucional de Reinaldo Ayer de Oliveira. São Paulo: Conselho Regional de Medicina do Estado de São Paulo, 2008.

2. Thompson GN, Chochinov HM. Reducing the potential for suffering in older adults with advanced cancer. Palliative & supportive care. 2010;8(1):83-93.

3. Carvalho RTD, Parsons HA. Manual de cuidados paliativos ANCP. In Manual de cuidados paliativos ANCP. Sulina; 2012

4. Ferris FD. Last hours of living. Clinics in geriatric medicine. 2004;20(4): 641-667.

5. Hui D, Dos Santos R, Chisholm G, , et al. Bedside clinical signs associated with impending death in patients with advanced cancer: preliminary findings of a prospective, longitudinal cohort study. Cancer. 2015;121(6):960-967.

6. Hofmann JC, Wenger NS, Davis RB, et al. Patient preferences for communication with physicians about end-of-life decisions. Study to Understand Prognoses and Preference for Outcomes and Risks of Treatment. Ann Intern Med. 1997;127(1):1-12.

7. Steinhauser K, Christakis N, Clipp E, McNeilly M, McIntyr, L, Tulsky J. Factors considered important at the end of life by patients, family, physicians, and other care providers. Journal of the American Medical Association. 2000;284:2476–2482.

8. Detering KM, Hancock AD, Reade MC, Silvester W. . The impact of advance care planning on end of life care in elderly patients: randomised controlled trial. BMJ. 2010;340:c1345.

9. Bausewein C, Simon ST. Shortness of breath and cough in patients in palliative care. Dtsch Arztebl Int. 2013; 110(33-34):563-72.

10. Kamal AH, Maguire JM, Wheeler JL, Currow DC, Abernethy AP Dyspnea review for the palliative care professional: treatment goals and therapeutic options. Journal of Palliative Medicine. 2012;15: 106-114.

11. Ben-Aharon I, Gafter-Gvili A, Paul,M, Leibovici L, Stemmer SM. . Interventions for alleviating cancer-related dyspnea: a systematic review. Journal of Clinical Oncology. 2008;26:2396-2404.

12. Booth S, Wade R, Johnson M, et al. The use of oxygen in the palliative of breathlessness. A report of the Expert Working Group of the Scientific Committee of the Association of Palliative Medicine. Respiratory Medicine. 2004;98:66-77.

13. Lawlor P, Fainsinger R, Bruera E. Delirium at the end of life: critical issues in clinical practice and research. Journal of the American Medical

Association. 2000;284:2427-2429 / Maltoni M, Scarpi E, Pittureri C, et al. Prospective comparison of prognostic scores in palliative care cancer populations. Oncologist. 2012;17:446-454.

14. Morita T, Hyodo IYT, Ikenaga M, et al. Incidence and underlying etiologies of bronchial secretion in terminally ill câncer patients: a multicenter, prospective, observational study. Journal of Pain and Symptom Management. 2004;27:533-539.

15. Todd A, Husband A, Andrew I, Pearson SA, Lindsey L, Holmes H. Inappropriate prescribing of preventative medication in patients with life-limiting illness: a systematic review. BMJ supportive & palliative care, bmjspcare-2015. 2016.

16. Cherny NI, Radbruch,L. Board of the European Association for Palliative Care. European Association for Palliative Care (EAPC) recommended framework for the use of sedation in palliative care. Palliative medicine. 2009;23(7):581-593.

17. Conselho Federal de Medicina. Resolução nº 1.995, de 9 de agosto de 2012. Dispõe sobre as diretivas antecipadas de vontade dos pacientes. [internet]. 31 ago. 2012 [acesso 08 set. 2018]. Disponível: http://www.portalmedico.org.br/resolucoes/CFM/2012/1995_2012.pdf

EMERGÊNCIAS HEMATOLÓGICAS

Capítulo 64

Terapia Transfusional

Felipe Melo Nogueira
Fernanda Passos Rosas Gomiero
Alfredo Mendrone Junior

■ INTRODUÇÃO

Desde as primeiras transfusões bem-sucedidas feitas por Lainchestein no começo do século XX até os dias atuais, a medicina transfusional incorporou inúmeras tecnologias, tornando-se uma ferramenta fundamental no arsenal terapêutico moderno. Apesar de tais avanços, a segurança na transfusão de hemocomponentes ainda é um importante desafio que se sustenta em dois grandes pilares: um centrado nas agências transfusionais e baseado na qualidade da captação, processamento e armazenamento dos hemocomponentes; e outro, centrado na beira-leito, com fundamento na indicação precisa e no manejo eficiente das potenciais complicações das transfusões[1].

Os serviços de emergência são os setores hospitalares onde mais crescem a demanda por hemocomponentes, assim, é necessário ao emergencista o conhecimento para a indicação precisa de transfusões, evitando os riscos de um procedimento desnecessário, bem como a consciência de seu papel central no uso racional de hemocomponentes.

■▶ Uso Clínico dos Hemocomponentes

Concentrado de hemácias (CH)

Uma bolsa de CH é obtida com a remoção do plasma rico em plaquetas de uma unidade de sangue total. Cada unidade tem um volume aproximado de 280 mL e concentração mínima de hemoglobina de 45 g/unidade. A transfusão de uma unidade de CH eleva o hematócrito de um adulto em aproximadamente 3% e o nível de hemoglobina em 1 g/dL. O tempo de infusão de cada unidade de CH deve ser de 60 a 120 minutos. Após o processamento, a bolsa deve ser estocada à temperatura de 4°C ± 2°C por um período que varia entre 35 e 42 dias a depender da solução de anticoagulante/criopreservante utilizada.

A transfusão de CH deve ser indicada quando houver necessidade de aumentar a capacidade de transporte de oxigênio ou em pacientes falciformes com a intenção de reduzir a concentração de hemoglobina "S" na circulação, diminuindo, assim, a viscosidade sanguínea e prevenindo as consequências dos episódios oclusivos da doença falciforme.

Em pacientes com hemorragias agudas, a transfusão de CH está indicada para a perda de volume sanguíneo estimada superior a 30% ou com sinais de instabilidade hemodinâmica. Vale ressaltar que nesse cenário os parâmetros hematimétricos não são confiáveis como indicadores de conduta, tendo em vista que a queda do hematócrito ocorrerá aproximadamente duas horas após o início da hemorragia.

Nas anemias normovolêmicas, o grande objetivo da transfusão é restaurar a oferta de oxigênio aos tecidos, sendo o coração especialmente sensível a quedas nos níveis hematimétricos, fato observado em modelos com estenose coronariana que demonstraram surgimento de metabolismo anaeróbico com $Hb < 7$ g/dL em coração normal e menor que 9 g/dL em coração com estenose coronariana. Assim, mesmo em casos assintomáticos, é prudente a transfusão de CH ser realizada em casos de $Hb < 7$ g/dL em pacientes sem doenças cardíacas e em casos de $Hb < 9$ g/dL em pacientes coronariopatas. Para anemias com $Hb > 7$ g/dL a transfusão deve ser indicada quando o paciente apresentar sintomas de hipóxia tecidual secundária à anemia (hipotensão, taquicardia, rebaixamento do nível de consciência, dispneia ou dor torácica[2].

Componentes eritrocitários especiais

Concentrado de hemácias lavado é aquele que foi submetido à lavagem com solução isotônica para a remoção de plasma e leucócitos residuais. Após esse processo, o concentrado mantém mais do que 80% da sua massa eritrocitária original e apresenta um nível de proteína residual inferior a 0,5 g/unidade, sendo indicado para pacientes portadores de anticorpos dirigidos contra proteínas plasmáticas, especialmente anti-IgA, e em pacientes com repetidas reações alérgicas prévias decorrentes da transfusão de componentes sanguíneos.

Concentrado de hemácias leucorreduzido é definido por um conteúdo final de leucócitos na unidade inferior a 5×10^6, resultado obtido por filtração da bolsa original. Seu uso está indicado para pacientes com anticorpos dirigidos contra antígenos leucocitários, para prevenir aloimunização contra antígenos leucocitários e na profilaxia da reação febril não hemolítica.

A irradiação gama do hemocomponente tem como objetivo prevenir a doença do enxerto contra o hospedeiro pós-transfusional (DECH) que ocorre em indivíduos suscetíveis devido à proliferação de linfócitos T presentes no hemocomponente. Seu uso está indicado em pacientes com imunodeficiência congênita, em quimioterapia para doenças onco-hematológicas, submetidos ao transplante de medula óssea, transfusão intrauterina, e em receptores de hemocomponentes provenientes de doação familiar.

Concentrado de plaquetas (CP)

Concentrados de plaquetas podem ser obtidos por centrifugação de uma unidade de sangue total (denominadas plaquetas randômicas ou de *buffy-coat*) ou por aférese. Um *pool* de 5 a 6 unidades de CP randômicas e um CP obtido por aférese têm aproximadamente a mesma concentração de plaquetas e devem ter equivalência terapêutica em termos de efeito hemostático e de incremento plaquetário pós-transfusional. Entretanto, a transfusão de um *pool* de CP randômicas resulta em maior exposição do receptor e maior risco de contaminação bacteriana do que plaquetas preparadas por aférese. Os CP devem ser estocados à temperatura de 22°C ± 2°C, sob agitação constante, por até 5 dias. Assim como o CH, o CP também pode ser filtrado ou irradiado, seguindo as mesmas indicações do CH[3].

A transfusão de CP pode ser dividida em terapêutica ou profilática. Definimos transfusão de plaquetas como terapêutica quando ela visa resolver um sangramento já estabelecido e ela deve ser indicada sempre que houver sangramento ativo em pacientes com Pt < 50.000/µL ou portadores de disfunção plaquetária.

Em pacientes clínicos, a transfusão profilática de CP está indicada em todos os pacientes com Pt < 10.000 µL. Além disso, a transfusão profilática está indicada em pacientes com Pt < 20.000/µL e fator de risco para sangramento (febre, doença do enxerto *versus* hospedeiro, petéquias, tumores sólidos ou leucemia promielocítica aguda). Em pacientes cirúrgicos, a transfusão de plaquetas deve ser indicada sempre que o paciente for submetido a cirurgias de médio e grande porte (incluindo biopsias por endoscopia ou broncoscopia) com plaquetometria menor que 50.000/µL ou na presença de disfunções plaquetárias independente da plaquetometria. Essa regra vale para a maioria dos procedimentos, exceto cirurgias neurológicas e oftalmológicas que exigem transfusão para Pt < 100.000/µL, procedimentos broncoscópicos e endoscópicos sem biopsia que podem ser realizados com Pt > 20.000/µL e punção líquória deve ser transfundida com Pt < 30.000/µL[4].

Em pacientes com peso superior a 20 kg a dose é de 4-8 unidades de plaquetas randômicas em forma de *pool* ou 1 U de CP coletado por aférese. Geralmente, a transfusão desta dose em um adulto de 70 quilos é capaz de elevar a contagem plaquetária em 30.000-50.000/µL. Em pacientes pediátricos (< 20 kg) a dose deve ser 10-15 mL/kg. O CP deve ser inspecionado antes da administração, com especial atenção para avaliar a integridade da bolsa, a presença de coloração anormal e de ar no produto, os quais podem ser indicativos de contaminação bacteriana do hemocomponente. O volume deve ser infundido em um período que varia de 30-60 minutos. Em pacientes pediátricos, a velocidade deve ser: 20-30 mL/kg/h.

Plasma fresco congelado (PFC)

Obtido por centrifugação de uma bolsa de sangue total. Para ser considerado como PFC, o plasma deve estar totalmente congelado em até 8 horas depois da coleta do sangue. Desta maneira, os fatores lábeis da coagulação estarão mantidos em seu estado funcional. O PFC contém níveis normais dos fatores estáveis da coagulação, albumina e imunoglobulina e pelo menos 70% dos fatores lábeis e inibidores naturais da coagulação. Tem validade de 12 meses se armazenado em temperatura igual ou inferior a 20°C negativos. A dose de PFC de 10 a 20 mL/kg é suficiente para incremento dos níveis de fatores de coagulação em até 30%, tornando-os suficientes para uma hemostasia efetiva.

A principal indicação clínica do PFC é a deficiência de múltiplos fatores de coagulação, especialmente a coagulação intravascular disseminada (CIVD), púrpura trombocitopênica trombótica (nesse caso sendo idealmente utilizado como fluido de reposição de plasmaférese), sangramentos causados por intoxicações cumarínicas e após transfusões maciças. A transfusão de PFC é para tratamento de sangramento no hepatopata é um tema especialmente controverso, afinal a hemostasia nesses pacientes é baseada em um equilíbrio dinâmico que não é adequadamente avaliável por variáveis de coagulograma. Assim, a decisão de transfundir plasma em um paciente hepatopata deve ser tomada de forma individualizada[5].

Crioprecipitado

É a porção insolúvel ao frio que se precipita quando o PFC é aquecido à temperatura entre 1-6°C. Uma vez separado, deve ser congelado novamente em até 1 hora da sua preparação e estocado à temperatura de 20°C negativos por até 1 ano da data da coleta do sangue. Cada unidade tem um volume de 10-40 mL. É essencialmente um concentrado de glicoproteínas de alto peso molecular. Contém concentração ≥ 80 UI de fator VIII, > 150 mg de fibrinogênio, 20-30% da concentração de fator XIII presente na unidade original de PFC, 40-70% do fator de von Willebrand original e 50-60 mg de fibronectina.

■▶ Reações Transfusionais Imediatas

Reação transfusional é definida por qualquer intercorrência que ocorra como consequência direta da transfusão de um hemocomponente. Elas podem ser classificadas como imediatas, quando ocorrem em até 24 horas da infusão do hemocomponente, ou tardias, quando ocorrem após esse período. Tendo em vista que as reações tardias raramente serão abordadas no ambiente de emergência, focaremos nossa discussão nas reações imediatas.

Clinicamente as reações transfusionais devem ser suspeitadas sempre que o paciente apresentar sintomas de instabilidade clínica:

- febre (nesse contexto definida como elevação de 1°C na temperatura corpórea) ou calafrios;
- dor no local da infusão, torácica ou abdominal;

○ hipo ou hipertensão;

○ dispneia, sibilos ou hipoxemia;

○ alteração do nível de consciência;

○ urticária, prurido ou edema;

○ náusea ou vômitos.

Frente a um ou mais desses sintomas, a infusão do hemocomponente deve ser imediatamente suspensa, providenciado um acesso venoso com solução salina. Deve-se verificar sinais vitais do paciente, reavaliar registros do paciente e do hemocomponente infundido, manter bolsa e equipo intactos, colher amostra pós-transfusional do paciente e envia-los à agência transfusional. Após a conduta inicial é importante classificar de forma correta a reação ocorrida para tomada de uma conduta específica[6]

Reação hemolítica aguda (RHA)

Reação causada pelo contato de anticorpos IgM ou IgG do receptor contra antígenos da parede do eritrócito do doador. O protótipo dessa reação é a incompatibilidade ABO que desencadeia ativação do complemento levando a hemólise intravascular grave mesmo com infusão de pequenos volumes de hemácias incompatíveis. Clinicamente essa reação se caracteriza por febre (com ou sem calafrios), dispneia, hipotensão e dor no sítio de infusão, lombar, em flancos, torácica ou abdominal. Sua gravidade está relacionada principalmente à falência renal e CIVD, sendo diretamente proporcional a quantidade de hemácias infundidas, porém sendo relatados casos de morte com infusão de 30 mL de CH.

Outros anticorpos não ABO também causam RHA, porém com ativação incompleta do complemento e hemólise, em geral, extravascular, exibindo quadros menos dramáticos e mais tardios.

Reação febril não hemolítica (RFNH)

A RFNH é caracterizada pela elevação de 1°C na temperatura do paciente, sendo causada pela presença de citocinas no hemocomponente infundido ou pela formação de anticorpos antileucócitos ou plaquetas do doador. Classicamente, essa reação não traz risco à vida do paciente, porém seu quadro clínico (febre associada ou não a calafrio) pode ser causado também por reações mais graves como hemolítica aguda ou contaminação bacteriana, sendo assim necessária a interrupção imediata da transfusão e o encaminhamento de material para a agência transfusional mesmo quando a suspeita de RFNH seja muito forte.

Reação alérgica

Reações alérgicas direcionadas contra proteínas plasmáticas do doador são as reações transfusionais mais comuns e são caracterizadas pelo surgimento de urticária, prurido, eritema e rubor cutâneo. Quando observados tais sintomas a transfusão deve ser imediatamente interrompida e em caso de manutenção dos sintomas o tratamento deve ser baseado na prescrição de anti-histamínico. A reação alérgica é a única reação transfusional em que caso os sintomas sejam leves e exclusivamente cutâneos, a transfusão pode ser reiniciada após o tratamento.

Quando a reação alérgica inclui sintomas como choque, rebaixamento do nível de consciência e insuficiência respiratória ela é chamada reação anafilática.

Seu tratamento inclui a instituição de medidas de suporte intensivo e epinefrina subcutânea na dose de 0,3 a 0,5 mg repetidas a cada 20 ou 30 minutos.

Insuficiência respiratória aguda relacionada a transfusão – TRALI

A TRALI é uma reação caracterizada por dispneia de piora progressiva associada a taquicardia e febre, com infiltrado intersticial bilateral na radiografia de tórax e relação $PaO_2/FiO_2 < 300$ na gasometria arterial. Em geral, esses pacientes evoluem com quadros graves e mortalidade chegando a 20%. Sua etiologia ainda não é totalmente esclarecida, mas postula-se que envolva a reação de anticorpos leucocitários do doador (anti-HLA e anti-HNA) contra antígenos leucocitários do receptor.

O tratamento da TRALI não inclui medidas específicas, ficando restrito ao suporte respiratório e hemodinâmico necessários até a resolução do quadro.

■ LEITURA SUGERIDA

1. Díaz MQ, Borobia AM, García-Erce JA, Maroun-Eid C, Fabra S, Carcas A, et al. Appropriate use of red blood cell transfusion in emergency departments: a study in five emergency departments. Blood Transfus. 2016;p. 1-8.
2. Wu W-C, Rathore SS, Wang Y, Radford MJ, Krumholz HM. Blood Transfusion in Elderly Patients with Acute Myocardial Infarction. N Engl J Med. 2001;345(17):1230-6.
3. Wandt H, Schäfer-Eckart K, Greinacher A. Platelet Transfusion in Hematology, Oncology and Surgery. Dtsch Arztebl Int. 2014;111(48):809-15.
4. Estcourt LJ, Birchall J, Allard S, Bassey SJ, Hersey P, Kerr JP, et al. Guidelines for the use of platelet transfusions. Br J Haematol. 2017;176(3):365-94.
5. Tinmouth A. Assessing the Rationale and Effectiveness of Frozen Plasma Transfusions: An Evidence-based Review. Hematol Oncol Clin North Am. 2016;30(3):561–72.
6. Savage WJ. Transfusion Reactions. Hematol Oncol Clin North Am. 2016;30(3):619-34.

Capítulo 65

Intoxicação Cumarínica

Guilherme Souza Villar Cassimiro Fonseca
Thais Mazará de Borba
Elbio Antonio D'Amico

■ INTRODUÇÃO

Os cumarínicos, também conhecidos como antagonistas da vitamina K (AVKs), são representados pela varfarina e pela femprocumona. Permanecem como os anticoagulantes mais comumente prescritos no mundo, apesar do surgimento de novas drogas geradas com o mesmo intuito.

Os AVKs têm como mecanismo de ação inibir a vitamina K, responsável pela γ- carboxilação dos fatores II, VII, IX e X e das proteínas C e S, envolvidas no processo de coagulação. Sendo assim, são aplicadas na prática médica para a prevenção e o tratamento de uma ampla variedade de desordens trombóticas[1].

A janela terapêutica entre a anticoagulação ideal e o risco de sangramento é muito estreita e manter-se dentro dessa faixa pode vir a ser um grande desafio, devido à interferência de fatores externos (como mudanças alimentares, uso de outros medicamentos ou uso inadequado pelo paciente) e individuais (fatores genéticos que afetam o metabolismo).[1] Sendo assim, faz-se necessária a realização de monitoração frequente, objetivando um índice normalizado internacional (INR) entre 2-3 nos casos de tromboembolismo venoso e de 2,5-3,5 para próteses cardíacas[4].

Quando a janela terapêutica é sobreposta, ocorre a intoxicação cumarínica, que varia desde casos assintomáticos (acusados somente em alterações laboratoriais) até sangramentos de intensidades variáveis. Os sangramentos podem ser classificados em menor, maior e fatal[2] (Tabela 65.1).

Acredita-se que até 7,4% dos pacientes em uso de AVKs podem desenvolver sangramentos maiores e, desses, 1% evoluirá ao óbito[5]. Com isso, o pronto reconhecimento e o manejo adequado da intoxicação cumarínica é fundamental.

Tabela 65.1
Classificação de Sangramentos

Sangramento	Definição
Fatal	Morte causada pelo sangramento
Maior	Intracraniano; retroperitoneal; intraocular; muscular + síndrome compartimental; necessidade de realização de procedimento invasivo para interromper hemorragia; sangramento ativo por qualquer orifício com repercussão hemodinâmica e/ou hematimétrica (PAS < 90 mmHg e/ou oligúria e/ou queda de Hb > 2 g/dL)
Menor	Qualquer outro sangramento

Adaptado de Makris M, Watson HG. The management of coumarin-induced over-anticoagulation. Br J Haematol. 2001;114:271-80.

■■▶ Fatores de Risco

Fatores de risco relacionados com intoxicação cumarínica incluem: co-morbidades (com destaque para insuficiência cardíaca, acidente vascular encefálico prévio, malignidades, anemia, diabetes, hipertensão e disfunções hepática e renal), doenças agudas (infecções, quadro do trato gastrointestinal), interações medicamentosas (principalmente com anti-inflamatórios e antiplaquetários), variações diárias de ingesta de vitamina K (ingesta de alimentos ricos em vitamina K), idosos, primeiros 90 dias da introdução dos AVKs e má adesão terapêutica.

Nos últimos anos, vários escores foram desenvolvidos visando acessar o risco de sangramento, principalmente em pacientes com fibrilação atrial em uso de AVKs. Embora seu desempenho não substitua o julgamento clínico, eles ajudam a identificar os fatores de risco potencialmente modificáveis para a redução do risco de sangramento. Dentre esses sistemas de pontuação, o HAS-BLED[3] (recomendado pelas diretrizes europeia e canadense) é o mais utilizado na prática clínica (Tabela 65.2). Meta-análises e revisões sistemáticas e metanálises recentes comparando os três escores mais comuns (HAS-BLED, HEMORR2HAGES e ATRIA) recomendam o uso do HAS-BLED para acessar o risco de sangramento maior nos pacientes com fibrilação atrial em uso de AVKs no período de 1 ano.

■■▶ Diagnóstico

Em geral, observa-se sangramento quando o INR está supraterapêutico, mas mesmo os pacientes com INR terapêutico podem ter um risco aumentado de sangramento, especialmente aqueles com mais de 70 anos de idade. Estudos

Tabela 65.2
Sistema de Pontuação HAS-BLEED

H	• Hipertensão não controlada (PAS ≥ 160 mmHg) – 1 ponto
A	• Anormalidades renais (dialíticos, transplantados renais ou Cr > 200 µmol/L) • Disfunção hepática (doença hepática crônica ou evidências bioquímicas de perturbação hepática significativa: bilirrubina > 2x o limite superior normal, em associação com aspartato aminotransferase/alanina aminotransferase/fosfatase alcalina > 3x o limite superior normal) – 1 ou 2 pontos (1 ponto para cada)
S	• *Stroke* (acidente vascular encefálico) – 1 ponto
B	• *Bleeding tendency or predisposition* (predisposição ao sangramento, que inclui sangramento prévio com necessidade de hospitalização ou transfusão e causas crônicas de sangramento) – 1 ponto
L	• Lábil INR (INR instável, supraterapêutico ou > 60% do tempo fora da faixa terapêutica) – 1 ponto
E	• *Elderly* (idosos, caracterizados por idade > 65 anos) – 1 ponto
D	• Drogas (uso concomitante de ácido acetilsalicílico ou anti-inflamatórios não esteroidais) ou uso excessivo de álcool – 1 ou 2 pontos (1 ponto para cada)

Pontuação *score* HAS-BLED (0-9 pontos): 0-1 pt – baixo risco (1,1%), 2 pts – risco intermediário (1,9%), ≥ 3 pts – alto risco (> 4,9%). O valor em % representa a % de sangramentos para cada 100 doentes/ano.

em pacientes com fibrilação atrial indicam que o risco de sangramento aumenta substancialmente com valores de INR ≥ 4,5-5, embora outros estudos, incluindo aqueles com outras populações de pacientes, tenham mostrado um risco aumentado de sangramento quando o INR é > 3 ou 3,5[4].

Para a maioria dos pacientes que recebem AVK e que apresentam-se com sangramento grave e evidente, não é necessário aguardar o resultado de exames laboratoriais e o manejo (com administração de vitamina K IV, conforme orientado abaixo) deve ser iniciado.

■❱ Tratamento

A abordagem do paciente com intoxicação cumarínica depende do grau de elevação do INR, da presença de sangramento clinicamente significativo e do risco trombótico subjacente/indicação de anticoagulação. Como regra geral, os doentes com hemorragias graves ou com risco de vida necessitam de reversão rápida e total de qualquer efeito de AVKs, enquanto aqueles sem hemorragia ou hemorragia menor podem ser mais bem manejados com a simples suspensão da medicação, especialmente se o risco trombótico que motivou o início da terapêutica anticoagulante for elevado.

Manejo nos pacientes sem sangramento (Tabela 65.3)

Pacientes sem sangramento não devem receber plasma fresco congelado (PFC) ou concentrado de complexo protrombínico (CCP) apenas para corrigir um INR supraterapêutico, uma vez que estes produtos apresentam riscos associados (p. ex.: trombose, reações transfusionais) e não incrementam em benefício

Também não existe um benefício claro para utilizar doses maiores de vitamina K ou administrá-la por via intravenosa (IV) (exceto se indisponibilidade de via oral – VO). O uso IV associa-se a maior evento de reações anafiláticas (principalmente se administrado rapidamente) e o uso de doses elevadas podem prejudicar o ajuste do INR na faixa terapêutica quando puder retornar à medicação em doses menores.[4,5]

Tabela 65.3 Manejo nos Pacientes Sem Sangramento	
INR > faixa terapêutica recomendada para o paciente até 4,5	Diminuir dose do AVK OU omitir uma dose e retomar a varfarina com uma dose mais baixa quando o INR estiver no intervalo terapêutico. Se INR <10% acima do intervalo terapêutico, a redução da dose pode não ser necessária. Acompanhamento do INR 1-2×/semana
INR > 4,5 e < 10	Omitir as próximas duas doses de AVK, monitorar INR com mais frequência* e retomar o tratamento com uma dose mais baixa quando INR estiver no intervalo terapêutico OU omitir uma dose e administrar 1 a 2,5 mg de vitamina K1 oral**
INR > 10	Omitir o AVK e administrar 2,5 a 5 mg de vitamina K1 oral. Monitorar INR mais frequentemente*** e administrar mais vitamina K1 conforme necessário. Retomar a varfarina com uma dose mais baixa quando o INR estiver na faixa terapêutica

Adaptado dos Guidelines da ACCP 2012 e do UptoDate.

*A cada 24-72 horas.

**Essa opção não é mais recomendada pela edição da ACCP de 2012, após um estudo clínico randomizado não demonstrar benefício no uso de vitamina K em baixas doses. Entretanto, o UptoDate considera seu uso quando o risco de sangramento é maior (presença de fatores de risco já citados) e naqueles pacientes com condições que sabidamente promovem redução de INR mais lentamente (malignidades e insuficiência cardíaca), principalmente nos pacientes com risco tromboembólico menor

***Diariamente ou a cada 2 dias.

Manejo dos pacientes com sangramento menor

Há poucas evidências na literatura de qual a melhor forma de manejar tais pacientes. As opções incluem desde abordagens semelhantes aos de pacientes sem sangramento até aos de pacientes com sangramento maior, exigindo rápida reversão do antagonismo da vitamina K. A escolha, portanto, deve basear-se no julgamento clínico, considerando o risco de progressão para sangramento mais grave e o risco tromboembólico prévio.

Manejo dos pacientes com sangramento maior

> Suspender AVK e administrar 10 mg de vitamina K via IV lentamente (em 20-60 minutos); pode-se repetir a vitamina K a cada 12 h, se INR permanecer elevado. Avaliar uso de CCP (preferencialmente de quatro fatores) ou PFC, dependendo da urgência clínica. Monitorar e repetir conforme necessário (a depender da gravidade do sangramento).

Existem disponíveis CCP com quatro fatores (II, VII, IX, X) ou com três fatores (II, IX e X). Deve-se preferir o CCP com quatro fatores. Pode ser inativado (pró-enzimas) ou ativado (FEIBA). Deve-se guiar a dose de CCP conforme o nível de INR inicial e o alvo desejado[6] (Tabela 65.4).

Os agentes antifibrinolíticos, tais como o ácido tranexâmico ou o ácido épsilon-aminocaproico, podem ser utilizados em alguns casos (e.g.: hemorragia oral/mucosa). A desmopressina (DDAVP) pode ser utilizada para disfunção plaquetária. Além disso, é importante avaliar a necessidade de transfusão de concentrado de hemácias (CH) e de plaquetas (se trombocitopenia 50.000-100.000 plaquetas/mm^3 ou uso associado de agentes antiplaquetários como AAS ou clopidogrel). Deve-se preferir CCP ao PFC pelos menores riscos transfusionais e de sobrecarga volêmica. Entretanto, considerar PFC se CCP indisponível (dose inicial de 15 a 30 mL/kg) ou se o doente estiver recebendo múltiplas transfusões.

As preparações comercialmente disponíveis de vitamina K incluem a vitamina K1 (fitomenadiona), K2 (menaquinona) e outras formas sintéticas. A maioria dos ensaios clínicos que estudaram a administração de vitamina K para o tratamento da coagulopatia têm utilizado a vitamina K1 e esta é a formulação mais comumente disponível no mercado. Entretanto, uma vez que ambas as vitaminas K1 e K2 são eficazes na reversão da coagulopatia, pode-se utilizar qualquer formulação que esteja mais prontamente disponível.

Tabela 65.4
Dose de CCP Conforme INR

	INR Inicial			
INR-alvo	1,5-2,5	2,6-3,5	3,6-10	> 10
0,9-1,3	30 UI/kg	35 UI/kg	50 UI/kg	50 UI/kg
1,4-2	15 UI/kg	25 UI/kg	30 UI/kg	40 UI/kg

Situações especiais

- Traumatismo craniano: para qualquer indivíduo que esteja em uso de AVK e apresente-se ao serviço de emergência com traumatismo craniano, a neuroimagem deve ser realizada prontamente, independentemente da presença de sintomas neurológicos ou da gravidade do trauma.

- Hemorragia de trato gastrointestinal: a endoscopia pode ser tanto diagnóstica quanto terapêutica. A hemorragia não deve ser atribuída unicamente à anticoagulação e a fonte de hemorragia deve ser investigada tal como seria para um paciente que não estivesse em anticoagulação.

- Hematúria: deve-se investigar outra causa subjacente, que não a anticoagulação inicialmente (lesão anatômica, infecção). Em raros casos, a hematúria pode vir acompanhada de piora da função renal, na qual se deve interrogar a nefropatia induzida por varfarina.

- Sangramento de fonte desconhecida: evidenciada pela queda aguda de hemoglobina, sem exteriorização de sangramentos. Considerar investigação de sangramento retroperitoneal e muscular profundo.

- Envenenamento por raticidas contendo doses altas de cumarínicos ("super-warfarin"): são agentes considerados 100 vezes mais potentes que a varfarina e possuem meia-vida que dura de semanas a meses. Os indivíduos podem desenvolver coagulopatia grave e duradoura e, geralmente, necessitam de doses maciças de vitamina K (por exemplo, 50 a 800 mg por dia) administradas oralmente durante longos períodos de tempo (meses a anos).

Manejo de anticoagulação oral de acordo com procedimento invasivo e risco tromboembólico (Tabela 65.5)

Tabela 65.5

Manejo de Anticoagulação Oral de Acordo com Procedimento Invasivo e Risco Trombótico

Risco tromboembólico	Procedimentos terapêuticos antes e depois do procedimento invasivo				
	4-5 dias antes	2-3 dias antes	1 dia antes	Dia do procedimento	Após procedimento
Baixo	Suspender AVK	Considerar tromboprofilaxia pré-operatória com heparina de baixo peso molecular (HBPM) se paciente imobilizado	Se INR 2-3 ministrar vitamina K 3 mg (IV)	Se INR ≤ 1,5, prosseguir / Se INR > 1,5, adiar / Se cirurgia urgente, transfundir CCP ou PFC	• Recomenda-se varfarina na dose de manutenção anterior • Utilizar tromboprofilaxia de acordo com a prática local
	• Para procedimentos com baixo risco de sangramento (isto é, cirurgias de catarata, cirurgias dermatológicas ou dentárias), continuar uso do AVK				
Alto	Opção 1				
	Suspender AVK	Quando INR < 2 iniciar HBPM (1,5 mg/kg/d ou 1 mg/kg 12/12 h) ou heparina não fracionada (HNF)	HBPM – última dose 24 horas antes da cirurgia / HNF – cessar a infusão 4-6 horas antes da cirurgia		• Iniciar AVK na noite da cirurgia, na dose prévia
	Opção 2 – se INR entre 2-3 estável nas últimas 4-6 semanas				
			Vitamina K1 3 mg (IV)	Se INR ≤ 1,5, prosseguir / Se INR > 1,5, adiar / Se cirurgia urgente, transfundir CCP ou PFC	

* Iniciar HBPM (dose profilática) ou Heparina Não Fracionada (HNF) 12-24 horas no pós-operatório; retomar dose terapêutica de Heparina de Baixo Peso Molecular (HBPM) 48-72 horas após a cirurgia na ausência de sangramento. Continue HBPM ou HNF por um mínimo de 5 dias, e interromper apenas 48 h após INR-alvo ser atingido. Em cirurgia com alto risco de sangramento, considere usar a dose profilática HBPM ou HNF e cessar após o INR-alvo ser atingido.

■❱ Seguimento

Não existem recomendações claras disponíveis para orientar a tomada de decisão sobre quando retomar o uso de AVK após um episódio de intoxicação cumarínica com sangramento ou, até mesmo, suspender definitivamente. A decisão é afetada pelo risco tromboembólico sem a anticoagulação, o local de sangramento e a existência ou não de fatores de risco modificáveis.

Em geral, os anticoagulantes de ação direta não foram avaliados em um ensaio clínico para estabelecer a eficácia e a segurança desses agentes após hemorragias importantes. Em tese, o risco hemorrágico é menor do que com os AVKs.

● LEITURA SUGERIDA

1. FT Molina, GZ Júnior. Anticoagulantes cumarínicos: ações, riscos e monitoramento da terapêutica. SaBios-Revista de Saúde e Biologia. 2014;9 (2).
2. Gage BF, Yan Y, Milligan PE, et al. Clinical classification schemes for predicting hemorrhage: results from the National Registry of Atrial Fibrillation (NRAF). Am Heart Journal. 2006; 151:713-719.
3. Pisters R, Lane DA, Nieuwlaat R, de Vos CB, Crijns HJ, Lip GY. A novel user-friendly score (HAS-BLED) to assers 1-year risk of major bleeding in patients with atrial fibrillation: the Euro Heart Survey. Chest. 2010;138:1093-1100.
4. Russel D Hull MBBS, David A Garcia, MD. Management of warfarin-associated bleeding or supratherapeutic INR. 2017. Disponível na internet: https://www.uptodate.com/contents/management-of-warfarin-associated-bleeding-or-supratherapeutic-inr (02 abr 2017).
5. Markis M, Veen JJ, Maclean R. Warfarin anticoagulation reversal: management of the asymptomatic and bleeding patient. Published online: Springer Science + Business Media, LLC 2009.
6. British Society of Haematology. Guidelines: Oral anticoagulation with warfarin: 4th Edition. 2011.

Emergências em Pacientes com Anemia Falciforme

Larissa Lane Cardoso Teixeira
Kelly Serrano Serafim
Guilherme Henrique Hencklain Fonseca

◼ CONSIDERAÇÕES GERAIS

A doença falciforme compreende um grupo de desordens genéticas e hereditárias, cuja mutação leva à substituição de um ácido glutâmico pela valina na posição 6 da cadeia beta, originando uma hemoglobina anormal, denominada de hemoglobina S (HbS).

A denominação anemia falciforme cabe somente à forma da doença dos homozigotos SS. No entanto, o gene da HbS pode combinar-se com outras alterações hereditárias da hemoglobina, originando doenças com gravidade variável (Tabela 66.1).

Apesar da expectativa de vida dos pacientes com doença falciforme ter aumentado ao longo dos últimos anos, ela ainda está muito abaixo da encontrada para a população geral. Dentre as principais causas de óbito desses pacientes, estão a infecção de trato respiratório e o acidente vascular cerebral, seguidos por causas tromboembólicas associadas à terapêutica, a causas cardiovasculares, entre outras.

Estudos prévios mostraram que a maioria dos óbitos ocorre de forma súbita, inesperada ou em até 24 horas do início dos sintomas e geralmente se associa a um evento agudo. Sendo assim, a abordagem adequada destes pacientes no setor de emergência, contribui de forma significativa para que o desfecho clínico seja favorável. Dessa forma, serão abordados neste capítulo temas pertinentes ao atendimento de urgência e emergência dos pacientes com doença falciforme.

◼▶ Crises Vaso-oclusivas

A crise álgica ou crise vaso-oclusiva (CVO) é a manifestação mais comum em pacientes com anemia falciforme, responsável por cerca de

Tabela 66.1
Espectro da Doença Falciforme

	Gravidade	Hb média (d/dL)	
HbSS	Moderada a grave	7,5 (5,5-9,5)	HbS; HbA2 < 3,5%; HbF variável
HbSβ0 talassemia	Moderada a grave	8 (7-10)	HbS; HbA2 > 3,5%; HbF variável
SC	Leve a moderada	11 (9-14)	HbS; HbC (HbA2); HbF
HbSβ+	Leve a moderada	11 (8-13)	HbS > HbA1; HbA2 > 3,5%; HbF variável

90% das internações hospitalares destes pacientes. O quadro álgico está relacionado diretamente com isquemia tecidual secundária à falcização das hemácias, à ativação de células endoteliais, à adesão de eritrócitos e leucócitos, à vasoconstrição, à ativação da coagulação, à desidratação celular, à resposta inflamatória, à lesão de reperfusão e ao prejuízo do fluxo sanguíneo pela diminuição da biodisponibilidade do óxido nítrico.

A CVO pode apresentar-se após desidratação, exposição ao frio, estresse emocional, exercício físico, uso de álcool ou diuréticos, acidose ou hipóxia, entre outras causas exemplificadas na Tabela 66.2. Os sítios mais acometidos por CVO são região lombar, fêmur e joelhos (Tabela 66.3).

Tabela 66.2
Caracterização dos Tipos de Dor

Tipo	Característica	Mecanismo	Exemplo
Somática	Constante e bem localizada	Ativação de nociceptores	Dor óssea por vasoclusão
Visceral	Constante, mal localizada, referida a sítios cutâneos	Ativação de nociceptores e/ou componente autonômico	Dor no gradil costal em pacientes com síndrome torácica aguda
Neuropática	Em salvas ou paroxismos, tipo choque, queimação ou disestesia	Descargas paroxísticas do sistema nervoso central, sistema nervoso periférico e do componente autonômico	—

Tabela 66.3 Tipos e Características das Crises Álgicas		
Intercorrência	*Quadro clínico*	*Características especiais*
Crise álgica	• Início abrupto	• Recorrente
	• Em qualquer área do corpo	• Imprevisível
	• Imprevisível	• Todas as idades
Dactilite	• Edema doloroso no dorso das mãos e dos pés	• Frequente na infância
	• Infarto	• Frequente como primeira manifestação da doença
Inflamação aguda de articulações	• Edema	• Frequente como primeira manifestação de doença
	• Dor articular	
	• Inflamação	
	• Infecção	
Síndrome torácica aguda	• Dor torácica	• Morbidade na infância
	• Febre, hipóxia	• Mortalidade no adulto
	• Taquipneia infiltração pulmonar	
	• Infarto ou infecção	
Sequestro esplênico	• Dor no quadrante superior esquerdo	• Choque hipovolêmico na criança
	• Palidez	• Raro e insidioso no adulto
	• Anemia aguda	
	• Baço aumentado	
Sequestro hepático	• Dor no quadrante superior direito	• Mais frequente no adulto
	• Anemia aguda	
	• Fígado aumentado	
Dor abdominal	• Icterícia	• Pode ser a manifestação inicial da síndrome torácica aguda
	• Colelitíase	
	• Infarto mesentérico	
Priapismo	• Ereção dolorosa do pênis	• Agudo, intermitente (*stuttering*)
		• Crônico e intermitente
Necrose avascular do fêmur ou úmero	• Dor constante e prolongada	• Fisioterapia reduz a dor
	• Infarto ósseo	
Dor crônica neuropática	• Sem causa aparente	• Raramente lembrada em doença falciforme
	• Espontânea, lancinante	• Estado crônico de dor

■▶ Tratamento

O tratamento da CVO inclui a hidratação e a analgesia, podendo ser necessária também a oxigenoterapia e a terapia transfusional. Recomenda-se usualmente a hidratação do paciente com soluções hipotônicas até o estado de euvolemia e, a partir de então, não ultrapassar 1 a 1,5 vez o volume de manutenção.

A analgesia pode ser feita com analgésicos comuns como dipirona e paracetamol nos casos em que a dor se apresente com leve intensidade. O uso de anti-inflamatórios não esteroidais (AINE) é de extrema valia para controle da dor; entretanto, seu uso deve ser cauteloso, devido ao possível comprometimento renal secundário à doença de base.

Os opioides devem ser utilizados em quadros dolorosos moderados a intensos. A morfina é a droga de escolha para se alcançar analgesia rápida nos doentes falciformes. Outros agonistas como a hidromorfona, a oxicodona, o fentanil (endovenoso ou transdérmico) são também eficazes no controle da dor. Entretanto, os opioides mais prescritos são os opioides fracos como a codeína, associada ao paracetamol e o tramadol.

O oxigênio suplementar só deve ser utilizado se houver hipoxemia. Não existem evidências sólidas do benefício do corticoide em CVO e sua suspensão parece estar relacionada com o efeito rebote. A transfusão de concentrado de hemácias (CH) deve ser indicada apenas em crises refratárias, com o cuidado de não elevar o hematócrito acima de 30%. Deve-se também transfundir CH leucodepletados, provenientes de doadores sem traço falciforme e, se possível, fenotipados.

■▶ Tratamento de Dor na Internação

Ver Figura 66.1.

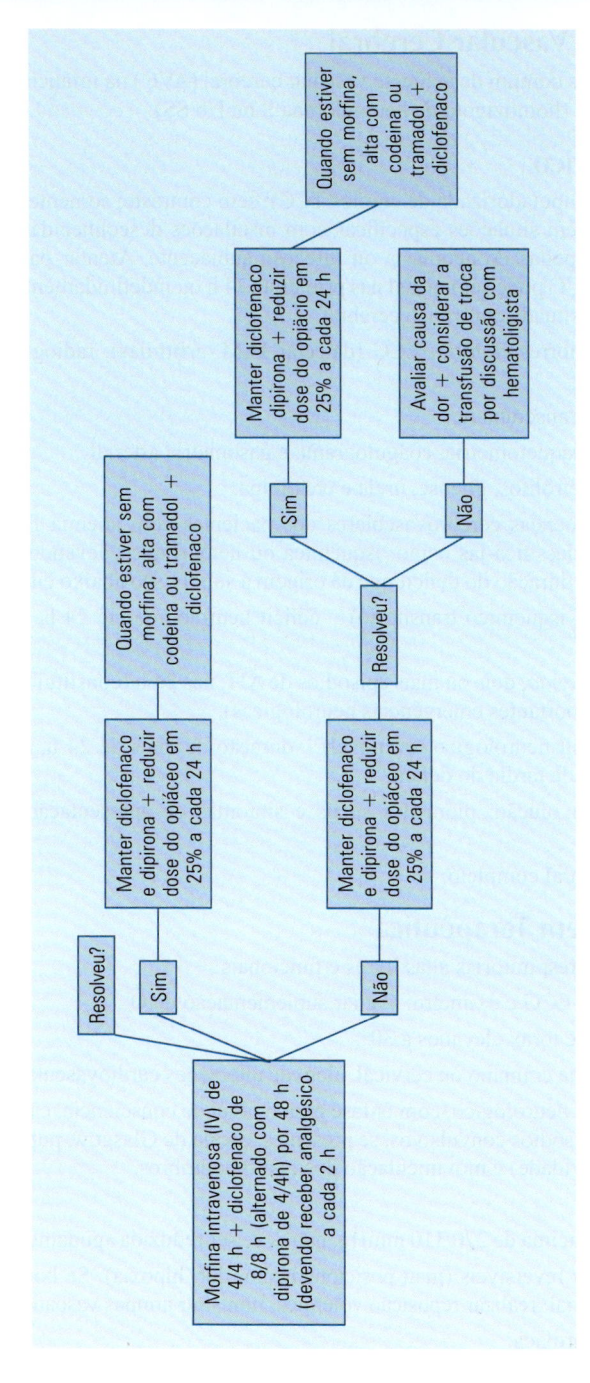

Figura 66.1 – *Fluxograma.*

■❱ Acidente Vascular Cerebral

A causa mais comum de acidente vascular cerebral (AVC) na infância é a anemia falciforme (homozigoto da hemoglobina S ou Hb SS).

■❱ Diagnóstico

- Tomografia computadorizada de crânio (TCC): sem contraste; somente utilizar contraste em situações específicas com instalações desconhecidas ou subagudas, suspeitas de neoplasia ou infecção subjacente. Atentar para o fato de que a TCC pode ser normal nas primeiras 24 h ou indefinidamente se a lesão estiver situada em tronco cerebral.
- Avaliação cardiorrespiratória: ECG (detectar IAM, arritmias); radiografia de tórax.
- USG Doppler transcraniano.
- Hemograma, plaquetometria, coagulograma e gasometria arterial.
- Bioquímica: eletrólitos, glicose, ureia e creatinina.

Dentre as doenças cerebrovasculares dos pacientes com anemia falciforme, podemos classificá-las como: isquêmica ou hemorrágica, levando em conta a origem e a duração do déficit que dá origem à subdivisão abaixo citada:

- ○ AIT (ataque isquêmico transitório) – déficit neurológico até 24 h, sem sequelas.
- ○ AIT *in crescendo*, dois ou mais episódios de AIT, nas 24 h (constitui uma das mais importantes emergências neurológicas).
- ○ RIND (déficit neurológico reversível) – duração de mais de 24 h, com reversibilidade tardia do déficit.
- ○ *Stroke* em evolução: piora dos sinais e sintomas de apresentação do paciente
- ○ Infarto cerebral completo.

■❱ Abordagem Terapêutica

- Manter as vias respiratórias altas livres e funcionais.
- Monitorar com ECG e oxímetro: avaliar suplementação de O_2.
- Manter cabeça e tórax elevados a 30°.
- Pesquisar trauma craniano ou cervical, além de alterações cardiovasculares.
- Realizar exame neurológico, com ênfase para o nível de consciência, caracterização de episódios convulsivos, se presentes, escala de Glasgow, pupilas (simetria, reatividade) e movimentação dos quatro membros.
- Hidratação.
- Se a PA estiver acima de 220/110 mmHg, não deve ser reduzida agudamente.
- Procurar causas reversíveis (mau posicionamento, dor, hipóxia). Se houver hipotensão arterial: realizar reposição volêmica, ministrar aminas vasoativas.
- Monitoração cardíaca.

■❱ Disfunção de Múltiplos Órgãos e Sistemas

Definição

A disfunção de múltiplos órgãos e sistemas (DMOS) é uma condição grave, potencialmente fatal, caracterizada pela rápida instalação de insuficiência combinada de *pelo menos dois órgãos*, iniciando com a queda em 30% nos valores de hemoglobina e contagem plaquetária.

Os critérios utilizados para definição de acometimento de cada órgão supracitado estão descritos na Tabela 66.4.

Tabela 66.4
Órgãos Potencialmente Acometidos na DMOS
Acometimento dos diferentes órgãos na DMOS*
Pulmões: hipóxia grave, novas imagens à radiografia de tórax
Baço: esplenomegalia
Coração: isquemia detectada por alterações eletrocardiográficas ou elevação da troponina
Fígado: elevação da ALT**, DHL, bilirrubina total e direta, fosfatase alcalina
Rins: elevação da creatinina
Sistema nervoso central (SNC): estado mental alterado
Achado comumente associado – Coagulação intravascular disseminada (CIVD)

*É necessário o acometimento de pelo menos dois órgãos para a definição de DMOS.
** ALT: alanina aminotransferase/DHL: desidrogensane lática.

■❱ Etiologia

Esta entidade associa-se frequentemente à crise vaso-oclusiva, ocorrendo comumente após alguns dias de hospitalização, quando a crise álgica aguda está em vias de resolução.

A fisiopatologia da DMOS ainda não é completamente esclarecida, mas a oclusão microvascular difusa e a isquemia tecidual que ocorrem durante a crise vaso-oclusiva desempenham papel crucial no início da cascata de eventos que culmina com disfunções orgânicas graves.

■❱ Quadro Clínico

Geralmente o quadro está associado a febre, queda abrupta dos níveis de hemoglobina, plaquetopenia, podendo ocorrer ainda sintomas associados à encefalopatia, como alteração do sensório, evoluindo posteriormente com disfunção específica de cada órgão acometido.

A falência dos órgãos acometidos pode ser identificada com o mesmo critério utilizado em outras patologias. Lesão renal aguda associada à elevação da creatinina, oligúria e distúrbios hidroeletrolíticos; insuficiência respiratória aguda com necessidade de intubação orotraqueal denotando disfunção pulmonar grave e alteração nos testes de função hepática.

■❚ Abordagem Terapêutica

A DMOS costuma ter um curso agressivo e acometer pacientes com doença falciforme com pouca evidência de dano orgânico crônico e valores basais de hemoglobina relativamente elevados (Tabela 66.5).

Todo paciente que apresente piora durante o tratamento de uma crise vaso-oclusiva, deve ser avaliado clínica e laboratorialmente para DMOS.

Tendo em vista o potencial de gravidade desta complicação, faz-se necessário certo grau de suspeição para o rápido reconhecimento e instituição de cuidados direcionados para a disfunção apresentada (e.g.: suporte ventilatório, terapia de substituição renal), além de início imediato de tranfusão sanguínea simples agressiva ou eritrocitaférese e seguimento com equipe de hematologia em conjunto.

Tabela 66.5 Recomendações na Abordagem de DMOS
Suspeitar quando houver rápida deterioração clínica durante episódio de crise vaso-oclusiva
Avaliar clínica e laboratorialmente disfunção renal, hepática e pulmonar
Não retardar suporte ventilatório e terapia de substituição renal, quando necessários
Solicitar avaliação do especialista para seguimento conjunto
Iniciar transfusão simples ou eritrocitaférese

■❚ Manejo Pré-operatório na Doença Falciforme

Introdução

Pacientes portadores de doença falciforme necessitam, com maior frequência do que a população geral, de procedimentos cirúrgicos, devido a complicações inerentes à doença de base, como necrose óssea avascular ou colelitíase. As cirurgias mais realizadas nestes pacientes são colecistectomia, esplenectomia, seguidas por artroplastia de quadril e procedimentos ginecológicos e obstétricos.

Tendo em vista que procedimentos cirúrgicos são muitas vezes complicados com hipóxia, acidose e hipotermia – todos fatores de risco para vaso-

-oclusão –, a abordagem cirúrgica representa um momento crítico para estes pacientes. Estima-se que as complicações perioperatórias ocorrem em 9-50% dos pacientes com HbSS e de 8-17% nos pacientes com HbSC.

As complicações mais frequentes, que estão diretamente associadas à doença de base, são crise álgica e síndrome torácica aguda, enquanto a complicação não relacionada à doença falciforme mais desenvolvida é a infecção, podendo também ocorrer sangramento, trombose, embolia, etc.

Sendo assim, todo esforço deve ser feito na tentativa de melhorar o manejo desses pacientes, cercando de cuidados todas as etapas do procedimento (pré-operatório, intraoperatório e pós-operatório).

■▶ Pré-operatório

Avaliação pré-operatória

A adequada avaliação pré-operatória objetiva elencar disfunções de órgão pré-existente somadas à determinação do porte cirúrgico, com a intenção de prevenir ou antecipar complicações.

Os casos devem, se possível, ser discutidos com a equipe de hematologia que acompanha o paciente, que terá acesso ao histórico completo, permitindo avaliar o acometimento crônico de órgãos-alvo e complicações prévias, que são essenciais para que se possam traçar planos e metas perioperatórias.

Os principais testes laboratoriais que devem fazer parte da avaliação inicial estão listados abaixo:

- ○ *Hemograma* deve ser solicitado a fim de comparar os níveis de hemoglobina atual com o basal.
- ○ *Eletroforese de hemoglobina* para determinar o nível de HbS.
- ○ *Fenotipagem eritrocitária* para auxílio na escolha da melhor bolsa de sangue para evitar aloimunização.
- ○ *Pesquisa de anticorpos eritrocitários* a fim de determinar a presença de aloanticorpos para minimizar reações transfusionais.
- ○ *Função renal*.
- ○ Caso o *ecocardiograma transtorácico* tenha sido feito há mais de 2 anos, ponderar nova solicitação.

Suporte transfusional

Pacientes portadores de anemia falciforme (HbSS) e HbSB0 talassemia devem ser transfundidos 2 a 10 dias antes da cirurgia. Para cirurgias de baixo a moderado risco, transfusão (simples ou de troca) deverá ser feita visando manter Hb entre 9-10g/dL. Para cirurgias de alto risco (neurocirurgia, cirurgia cardíaca) preconiza-se transfusão de troca objetivando níveis de hemoglobina em torno de 10 g/dL e HbS < 60%. A maioria dos autores defende ainda que procedimentos de muito baixo risco não necessitam de transfusão prévia.

Para pacientes portadores de HbSC e outros genótipos ainda não está claro o papel da transfusão sanguínea perioperatória e cada caso deverá ser individualizado de acordo com o tipo de cirurgia, espectro e severidade da doença. Muitos desses pacientes têm doença leve e a maioria terá Hb > 9 g/dL, por vezes não necessitando de transfusão. Porém, em casos selecionados, deve ser efetuada transfusão de troca ou eritrocitoaférese para reduzir os valores de HbS.

Paciente portadores de anemia falciforme comumente recebem múltiplas transfusões ao longo da vida e, portanto, podem ter vários anticorpos eritrocitários. Sendo assim, é importante comunicar à agência transfusional com pelo menos 24 h de antecedência para que haja tempo hábil para conseguir uma bolsa compatível. Além disso, alguns pacientes apresentam grande dificuldade transfusional e, por isso, podem necessitar de tratamento prolongado com eritropoetina no pré-operatório para conseguir adequado incremento dos níveis de hemoglobina

Intraoperatório

Pacientes com doença falciforme possuem dificuldade em concentrar urina e, por isso, desidratam com facilidade. Sendo assim, atentar para sinais de desidratação e iniciar hidratação endovenosa sempre que paciente estiver com ingesta oral prejudicada é fundamental.

Evitar a hipotermia, mantendo o paciente aquecido durante todo o procedimento, além de evitar acidose e hipóxia, que são fatores sabidamente associados à vaso-oclusão eritrocitária, contribuem para diminuir a morbidade pós operatória.

Nenhuma técnica anestésica específica é recomendada devido à doença falciforme, ficando a cargo da avaliação anestésica somada ao tipo de cirurgia a sua escolha.

Pós-operatório

Deve-se manter boa saturação e suplementar oxigênio, se necessário, a fim de evitar hipoxemia. Acompanhamento com a fisioterapia deve ser instituído e atentar para a indicação de realização de ventilação não invasiva com pressão positiva.

É mandatório manter hidratação venosa até que a ingesta oral esteja totalmente recuperada, além de prover analgesia adequada. Especial cuidado deve ser dado aos procedimentos abdominais, que estão associados a dor pós--operatória que limita o movimento respiratório, podendo levar à hipóxia e predispondo ao início das crises vaso-oclusivas. Ressalta-se ainda que alguns pacientes com alta necessidade de opioides previamente à cirurgia podem desenvolver quadros de abstinência.

A deambulação precoce tem que ser estimulada e a tromboprofilaxia iniciada assim que possível.

As medicações de uso contínuo devem ser mantidas, a menos que haja contraindicação para seu uso durante o período perioperatório.

Conclusão

Os avanços nas técnicas operatórias somados a melhora dos cuidados intensivos e indicação adequada de transfusão sanguínea (simples ou de troca), permitiram que as taxas de morbimortalidade após procedimento cirúrgico nos pacientes com doença falciforme decrescessem.

No entanto, apesar de melhora na assistência global desses indivíduos, ainda persiste um risco substancial que só pode ser minimizado com o atendimento multidisciplinar e comprometido das equipes de enfermagem, fisioterapia, cirurgia, anestesia e hematologia.

■ LEITURA SUGERIDA

1. Koshy M, Weiner SJ, Miller ST, et al. Surgery and anesthesia in sickle cell disease. Cooperative Study of Sickle Cell Diseases. Blood. 1995;86(10):3676-3684.

2. Neumayr L, Koshy M, Haberkern C, et al. Surgery in patients with hemoglobin SC disease. Preoperative Transfusion in Sickle Cell Disease Study Group. Am J Hematol. 1998;57(2):101-108. papers2://publication/uuid/80B9BE49-EC27-4DD6-A2A1-3A6EDA552A6C.

3. Bboud MIA, Rempong KWOH, Yer RAVI. Perioperative Management of Sickle Cell Disease. 1995:206-213.

4. Schenarts PJ. Perioperative Management. Surg Clin North Am. 2015;95(2):xv-xvi. doi:10.1016/j.suc.2015.02.001.

5. Firth PG, Head CA, November I. Sickle cell disease and anesthesia. Anesthesiology. 2004;101(3):766-785. http://www.ncbi.nlm.nih.gov/entrez/query.fcgi?cmd=Retrieve&db=PubMed&dopt=Citation&list_uids=15329603.

6. Adams RJ, Ataga KI, Ballard H, et al. The management of sickle cell disease. Natl Institutes Heal. 2002:1-206.

7. Hassell KL, Eckman JR, Lane PA. Acute multiorgan failure syndrome: A potentially catastrophic complication of severe sickle cell pain episodes. Am J Med. 1994;96(2):155-162. doi:10.1016/0002-9343(94)90136-8.

8. Chehal A, Taher A, Shamseddine A. Sicklemia with multi-organ failure syndrome and thrombotic thrombocytopenic purpura. Hemoglobin. 2002;26(4):345-351.

9. Hiran S. Multiorgan dysfunction syndrome in sickle cell disease. J Assoc Physicians India. 2005;53:19-22.

10. Zago MA, Pinto ACS. Fisiopatologia das doenças falciformes: da mutação genética à insuficiência de múltiplos órgãos. 2007.

11. Machado RFP. Hipertensão arterial pulmonar associada à anemia falciforme. 2007.

12. Lobo C, Marra VN, Silva RMG. Crises dolorosas na doença falciforme. 2007.
13. Gualandro SFM, Fonseca GHH, Gualandro DM. Complicações cardiopulmonares das doenças falciformes. 2007.
14. Brasil. Ministério da Saúde, Manual de condutas básicas na doença falciforme, 2006.
15. Ministério da Saúde: Manual de Diagnóstico e Tratamento de Doenças Falciformes. Brasília: ANVISA, 2001.
16. Silva CM, Murao M, Alvim RC,Viana MB. Complicações agudas da doença falciforme In: Manual de urgências em pediatria.

Capítulo 67

Emergências em Pacientes com Hemofilia

Abel da Costa Neto
Kelly Serrano Serafim
Paula Ribeiro Villaça

■ INTRODUÇÃO

Pacientes com desordens hemorrágicas congênitas, independente da gravidade, diagnosticada previamente ou não, provavelmente vão chegar ao pronto socorro com sintomas de sangramento em algum momento de suas vidas.

As Hemofilias A e B são doenças hemorrágicas hereditárias recessivas ligadas ao cromossomo X decorrentes de deficiência ou anormalidades da atividade dos fatores de coagulação VIII e IX, respectivamente.

A Hemofilia A corresponde a 80% dos casos, apresentando prevalência estimada de um caso a cada 5.000 a 10.000 nascimentos do sexo masculino, enquanto a Hemofilia B ocorre em um a cada 30.000 a 40.000.

No Brasil, existe um Programa de Atenção às Pessoas com Hemofilia e outras Doenças Hemorrágicas Hereditárias do Ministério da Saúde, que direciona esforços para aprimoramento da assistência aos pacientes com coagulopatias. De acordo com dados deste programa, em 2014, no Brasil havia registrados 9616 pacientes com Hemofilia A e 1881 com Hemofilia B, representando 45% e 9% do total de pacientes portadores de coagulopatias hereditárias, respectivamente.

■▶ Apresentação Clínica

Clinicamente, um paciente com hemofilia apresenta-se com sangramentos espontâneos ou após trauma, geralmente em topografia articular ou muscular. A frequência e a importância dos episódios hemorrágicos variam de acordo com a classificação de gravidade da hemofilia, a qual é definida pela atividade residual dos fatores de coagulação deficientes (Tabela 67.1).

Tabela 67.1
Classificação da Hemofilia

Gravidade	Fator VIII ou IX
Grave	< 1 UI/dL (< 0,01 UI/mL) ou < 1% do normal
Moderado	1-5 UI/dL (0,01-0,05 UI/mL) ou 1-5% do normal
Leve	5-40 UI/dL (0,05-0,40 UI/mL) ou 5-40% do normal

Questionar sobre antecedente pessoal e familiar materno de sangramentos é importante e pode auxiliar no diagnóstico, embora cerca de um terço dos casos de hemofilia apresentem mutação *de novo*, não apresentando história familiar de manifestações hemorrágicas.

Diante do cenário de pronto socorro, deve-se ter em mente que pacientes com sangramentos secundários a desordens hemorrágicas necessitam de uma abordagem específica além das medidas de suporte habituais; e uma parte destes chega ao departamento de emergência sem diagnóstico prévio, sendo fundamental um alto grau de suspeição. Portanto, saber as manifestações clínicas típicas que podem ocorrer nestes pacientes e seu manejo é essencial no contexto da sala de emergência (Tabela 67.2).

Tabela 67.2
Apresentações Clínicas de Paciente Hemofílico no Pronto-socorro

Apresentação clínica	
Hemartrose	Nota: • Complicação mais comum (70-80%) • Apresenta-se inicialmente com dor e limitação de movimento, seguido de edema, calor e alteração de sensibilidade • Articulações mais comumente acometidas: joelhos, cotovelos e tornozelos • Avaliar a necessidade de exame de imagem em casos de suspeita de fratura/luxação associada a trauma • Atenção para diagnóstico diferencial com artrite séptica
Hematoma/ sangramentos de partes moles	Nota: • Hematoma muscular é a segunda manifestação clínica mais frequente (10-20%) • Apresenta-se com aumento da circunferência do membro afetado associado a dor e mobilização. Pode ser difícil a identificação de massa palpável em alguns casos • Progressão dos hematomas podem ocorrer levando à compressão de estruturas vitais (síndrome compartimental). Deve-se suspeitar quando ocorrer surgimento de parestesia/paresia, perda de pulso e extremidades frias

Continua...

Tabela 67.2 *(continuação)*
Apresentações Clínicas de Paciente Hemofílico no Pronto-socorro

Apresentação clínica	
Hematoma de ileopsoas	Nota: • Sangramento muscular grave, mesmo em pequeno volume • Apresenta-se com dor de intensidade variável em quadrante inferior de abdome, região inguinal e com flexão da coxa, podendo simular quadro de apendicite • Pode ocorrer compressão do nervo femoral levando à dor na face anterior da coxa, parestesia, hiperestesia e diminuição de força muscular
Sangramento de sistema nervoso central	Nota: • Complicação mais grave, com alta taxa de mortalidade • Geralmente associado a trauma, podendo o sangramento ocorrer dias a semanas mesmo após pequenos traumas. Contudo, pode ocorrer de forma espontânea • Apresenta-se com cefaleia, vômitos e letargia. Toda cefaleia não habitual em paciente hemofílico tem que ser investigada com exame de imagem • Fatores de risco: hemofilia grave, presença de inibidor, trauma
Sangramento abdominal	Nota: • Sangramentos podem ser decorrentes de trauma associado à ruptura de órgãos ou representar uma causa relacionada a alguma comorbidade do trato gastrointestinal
Hematúria	Nota: • Sintoma comum, benigno e indolor, exceto se acompanhada de coágulo em ureter • Fundamental descartar etiologias associadas: trauma, litíase, infecções
Sangramento de mucosas	Nota: • Sangramentos do trato gastrointestinal, epistaxe, sangramentos após procedimentos dentários ou outros procedimentos. Nas portadoras, pode ocorrer menorragia
Outros	Nota: • Sangramento de via área e/ou via ocular

■▶ Diagnóstico

O diagnóstico de hemofilia é baseado na história clínica, exame físico e exames laboratoriais. Deve-se suspeitar do diagnóstico de hemofilia nos pacientes do sexo masculino que apresenta história de sangramento excessivo pós-trauma ou espontâneo nas articulações ou músculos. Entretanto, a maioria dos pacientes hemofílicos que chegarão ao pronto socorro já possuem diagnóstico estabelecido e fazem acompanhamento em algum centro de hemofilia. Sendo assim, é fundamental, diante destes pacientes, solicitar documento de identificação fornecido pelo centro de hemofilia que contêm dados relacionados ao diagnóstico, presença de inibidor e tipo de fator que utiliza, bem como tentar contato com este centro.

Pacientes com diagnóstico de hemofilia apresentam visitas frequentes ao pronto-socorro, sendo a maioria destas por sangramentos agudos, onde uma intervenção apropriada e rápida pela equipe médica da emergência é fundamental para diminuição de morbidade e mortalidade[5]. Contudo, a grande maioria dos médicos emergencistas não possui experiência no manejo desta doença[5]. Uma abordagem interessante sugerida para os pacientes com hemofilia que chegam ao pronto socorro é apresentada na Tabela 67.3.

Tabela 67.3
Abordagem do Paciente com Hemofilia no Pronto-socorro
Abordagem do paciente com hemofilia (Adaptado de United Kingdom Haemophilia Centre Doctor's Organisation Evaluation Guidelines)
1. O paciente deve ser avaliado dentro de 15 minutos da chegada. Tratamento, se indicado, deve ser iniciado dentro de 30 minutos da chegada
2. Os médicos da emergência devem saber ou ter acesso imediato aos dados do diagnóstico do paciente e à gravidade do distúrbio hemorrágico. O médico também deve checar se o paciente tem inibidor
3. É imporante saber qual fator o paciente geralmente responde e/ou usa em casa. A maioria dos centros de hemofilia fornecem uma carta ao paciente que contém o tipo de medicação utilizada bem como recomendações de dosagem
4. Para pacientes com doença de Von Willebrand ou hemofilia A leve, obter história de resposta ou não a desmopressina
5. O médico da emergência deve determinar se o paciente teve algum evento adverso devido à desordem hemorrágica ou ao uso de concentrado de fator. Investigar se o paciente adquiriu alguma doença através do uso de hemocomponentes ou concentrado de fator (como hepatite C ou HIV)
6. O médico deve entrar em contato com o hematologista (centro de hemofilia a qual pertence) que acompanha o paciente em qualquer episódio de sangramento. Este será capaz de orientar decisões no manejo e programar o seguimento. Contudo, o tratamento não deve ser postergado até este contato, podendo ser iniciado antes de acordo com a correta indicação
7. Se suspeita de sangramento grave, o paciente deve ser estabilizado, e, se possível, transferido para um centro de tratamento de hemofilia, já que o tratamento nestes centros está associado a melhores resultados. O tratamento para o sangramento deve ser iniciado o mais rápido possível

Para triagem laboratorial inicial de um paciente com desordem hemorrágica é necessário um hemograma com plaquetas, tempo de protrombina (TP) e o tempo de tromboplastina parcial ativada (TTPa). Na hemofilia geralmente encontramos um hemograma sem alterações, alargamento do TTPa e TP normal. Contudo, várias situações podem alterar os tempos da coagulação e devem ser levadas em consideração como diagnóstico diferencial (Tabela 67.4). A história clínica e outros exames laboratoriais serão úteis na determinação do diagnóstico definitivo. Saber a dosagem basal dos fatores de coagulação VIII e IX, bem como dos seus inibidores, além de diagnóstico, pode ajudar a determinar os alvos terapêuticos, contudo, esses testes geralmente não são disponíveis na sala de emergência.

Tabela 67.4
Diagnósticos Diferenciais de Alteração no Coagulograma

TP	TTPA	Causa
↑	Normal	Hereditária: deficiência de fator VII Adquirida: deficiência de vitamina K; hepatopatia; anticoagulante; inibidor VII
Normal	↑	Hereditária: deficiência de fator VIII, IX, XII*, PK*, CAPM*; DVW Adquirida: heparina; inibidor de fator de coagulação; anticoagulante lúpico*
↑	↑	Hereditária: deficiência de fator II, V, X, fibrinogênio ou combinada de fatores Adquirida: inibidor de fator de coagulação; hepatopatia; CIVD; heparina em excesso; anticoagulante

* Sem manifestação hemorrágica. Pacientes com deficiência de fator XIII, podem apresentar evento hemorrágico sem alteração no coagulograma (TP e TTPA normais). TP (tempo de protrombina); TTPA (tempo de tromboplastina parcial ativada); PK (precalicreína); CAPM (cininogênio de alto peso molecular); DVW (doença de Von Willebrand); CIVD (coagulação intravascular disseminada).

Após realização de reposição do concentrado de fator de coagulação, deve ser realizado exame de imagem (tomografia computadorizada) em todos os pacientes com trauma craniano, alteração de estado mental ou sintomas/sinais neurológicos sugestivos de sangramento de sistema nervoso central. No contexto de sangramento articular, deve ser realizado exame de imagem nos casos suspeitos de fratura/luxação. Quando ocorrer sangramentos de partes moles, com exceção de hematomas muito superficiais, exames de imagens devem ser realizados para o diagnóstico definitivo, mensuração da dimensão do sangramento e acompanhamento de resposta ao tratamento.

■❱ Tratamento

O acompanhamento de pacientes hemofílicos implica em uma série de cuidados, além de simples terapêutica de substituição, feita com derivados do sangue. A opção terapêutica recomendada atualmente no Brasil para reposição do fator VIII ou IX é o concentrado de fator (recombinante ou derivado de plasma humano). Essa escolha leva em consideração aspectos econômicos e de segurança na preparação do produto.

É fundamental ter em mente uma abordagem sistemática do paciente que se apresenta com desordem hemorrágica no pronto-socorro, sendo muito importante a solicitação do suporte do hematologista para ajudar a guiar o tratamento imediato bem como programar o seguimento do paciente. Existem diversos protocolos para tratamento de pacientes com hemofilia; no Brasil, seguimos o protocolo determinado no Manual de Hemofilia do Ministério da Saúde de 2015.

■❱ Tratamento Profilático

Consiste no uso regular de fator de coagulação a fim de prevenir os episódios de sangramento. A prevenção é classificada como primária, secundária, terciária e periódica de curta duração. No Brasil, a profilaxia primária foi implantada em novembro de 2011 e aprovada em 2014. A profilaxia primaria, utilizada normalmente na primeira infância, previne o sangramento articular, diminui o total de sangramentos e melhora a qualidade de vida do paciente. A profilaxia secundaria diminui a hemartrose e os sangramentos globais, além de reduzir a progressão da lesão articular. Já a profilaxia terciária diminui os sangramentos, mantém a mobilidade da articulação, melhorando a qualidade de vida e o controle álgico.

■❱ Tratamento de Reposição nas Hemofilias A e B

A dose de reposição nas hemofilias depende do quadro clínico e baseia-se nas seguintes fórmulas:

Hemofilia A
Unidades Internacionais (UI) de fator VII = peso (kg) × ▲/2
Hemofilia B
Unidades Internacionais (UI) de fator IX = peso (kg) × ▲

▲ = % do fator a ser elevado – % de fator residual endógeno

A terapia de reposição depende diretamente da situação clínica apresentada na hemofilia A e B (Tabela 67.5).

Tabela 67.5
Tratamento da Hemofilia

Tipo de hemorragia	Nível desejado de reposição		Orientações
	Fator VIII em UI/kg (%)	Fator IX em UI/kg (%)	
Hemartrose	15-25 (30-50)	30–50 (30–50)	Repouso e crioterapia
Hematoma muscular de pequena monta	15–25 (30–50)	30–50 (30–50)	Repouso e crioterapia
Hematoma de músculo ileopsoas sem compressão	Inicial: 25-40 (50-80) Manutenção: 15-30 (30-60)	Inicial: 50-80 (50-80) Manutenção: 30-60 (30-60)	Elevar o fator VIII ou IX para 50% a 80%, a cada 24 horas por 1 a 2 dias de acordo com a evolução do caso, com manutenção por mais 2 a 5 dias na dose de 30% a 60%
Hematoma de músculo ileopsoas com compressão ou volumoso ou retroperitônio	Inicial: 40-50 (80-100) Manutenção: 15-30 (30-60)	Inicial: 60-80 (60-80) Manutenção: 30-60 (30-60)	Elevar o fator VIII ou IX para 80% a 100% por 1 a 2 dias ou até controle dos sintomas e desaparecimento do quadro neurológico, com manutenção por mais 3 a 7 dias na dose de 30% a 60%.
Cutaneomucoso	0-15 (0-0)	0-30 (0-30)	Repouso e crioterapia
Epistaxe	Inicial: observar	Inicial: observar	Inicialmente, fazer compressão externa Administrar antifibrinolíticos: ácido tranexâmico (15-20 mg/kg/dose) ou ácido épsilon-aminocaproico (25-50 mg/kg/dose) de 8 em 8 horas, via oral durante 3-7 dias Caso o sangramento não cesse deve-se elevar o fator VIII ou IX a 30% a cada 24 horas até a cessação do sangramento (em geral, dose única é suficiente)

Continua...

Tabela 67.5 *(continuação)*
Tratamento da Hemofilia

Tipo de hemorragia	Nível desejado de reposição		Orientações
	Fator VIII em UI/kg (%)	Fator IX em UI/kg (%)	
Hemorragia de sistema nervoso central (SNC)	Inicial: 40-50 (80-100) Manutenção: 25 (50)	Inicial: 60-80 (60-80) Manutenção: 30-40 (30-40)	Sem sinais neurológicos: Repor fator VIII ou IX para elevar o fator deficiente a 100% na primeira infusão e manter 50% a cada 12 horas durante 2 a 3 dias e, a seguir, manter 50% a cada 24 horas durante 7 dias, e 30 a 50% até 14 dias Com sinais neurológicos: Repor fator VIII ou IX para elevar o fator deficiente a 100% na primeira infusão e manter 50%, a cada 12 horas durante 7 dias. Se o quadro clínico do paciente e a imagem da tomografia computadorizada de crânio melhorar, manter reposição de 50%, a cada 24 horas, até o 21° dia
Região cervical	Inicial: 40-50 (80-100) Manutenção: 15-25 (30-50)	Inicial: 60-80 (60-80) Manutenção: 30-40 (30-40)	Repor fator VIII ou IX para elevar para 80 a 100% na primeira infusão e, caso não haja progressão do hematoma, elevar para 40 a 50% a cada 12 horas, de 1 a 7 dias, dependendo da evolução. Manter níveis de 30 a 50% até o 14º dia
Gastrointestinal	Inicial: 40-50 (80-100) Manutenção: 25 (50)	Inicial: 60-80 (60-80) Manutenção: 30-40 (30-40)	Realizar reposição de fator VIII ou IX para elevar o fator deficiente para 80% a 100% a cada 12 ou 24 horas, dependendo da gravidade do sangramento Administrar antifibrinolíticos: ácido tranexâmico (15-20 mg/kg/dose) ou ácido épsilon-aminocaproico (25-50 mg/kg/dose) de 8 em 8 horas, via oral durante 7 dias
Ferimento cortocontuso	0-25 (0-50)	0-40 (0-40)	Cuidados locais
Ferimento profundo	15-25 (30-50	30-50 (30-50)	Cuidados locais

Fonte: Ministério da Saúde (2015).

É importante lembrar que não devem ser utilizadas medicações por via intramuscular ou que possam interferir na função plaquetária, como o ácido acetilsalicílico. Para analgesia, é preferível o uso de analgésicos simples (paracetamol ou dipirona), acompanhada ou não de uso de opioide em caso de dor forte. Ademais, deve ser realizado preparo com reposição de fator de coagulação antes de procedimentos invasivos como endoscopia, biópsias, punções arteriais e liquóricas.

Nos pacientes com hemofilia A leve ou nas portadoras de hemofilia que se apresentam com queixa de sangramento é fundamental avaliar resposta prévia ao teste com desmopressina. Nos respondedores pode-se utilizar esta medicação com boa resposta de forma intravenosa ou subcutânea (dose = 0,2-0,4 µg/kg de peso) a cada 12-24 horas, por duas a três doses. Existe a apresentação intranasal de alta concentração (< 50 kg de peso = 150 µg e ≥ 50 kg de peso = 300 µg), porém não disponível comercialmente no Brasil.

Em situações de recursos escassos, sem disponibilidade de concentrado de fator VIII ou IX, crioprecipitado (dose inicial de 1 bolsa a cada 10 kg de peso) pode ser utilizado no tratamento de hemofilia A e plasma fresco congelado (dose inicial de 15 mL/kg de peso) no tratamento de hemofilia B. Entretanto, a Resolução da Diretoria Colegiada (RDC) nº 23 do Ministério da Saúde, publicada em 24 de janeiro de 2002, proíbe a utilização de crioprecipitado parar tratamento de reposição em pacientes com hemofilia, exceto em situações de inexistência de concentrados, sendo nestes casos necessária justificativa em formulário específico.

■❙ Tratamento dos Pacientes com Inibidor

Cerca de 10 a 30% dos pacientes com hemofilia A podem desenvolver inibidor, isto é, anticorpo da classe IgG contra o fator VIII infundido (aloanticorpo) inibindo a atividade coagulante do fator VIII. Nos hemofílicos B, a incidência de inibidor contra o fator IX é bem mais baixa, cerca de 1% a 5%. O desenvolvimento de inibidor representa a complicação mais importante do tratamento de pacientes com hemofilia.

Os pacientes mais afetados pelos inibidores são, geralmente, aqueles acometidos por hemofilia grave. A presença de inibidores manifesta-se pela falta de resposta ao tratamento habitual ou pelo aumento da frequência e/ou gravidade dos episódios hemorrágicos.

O surgimento de inibidor deve ser suspeitado quando um paciente apresentar sangramento que não responde adequadamente ao tratamento habitual ou quando há um aumento da frequência e/ou gravidade dos sangramentos. Os inibidores são classificados segundo o título de anticorpos circulantes e a resposta antigênica inibitória. Pacientes com atividade do inibidor ≤ 5 BU/mL são considerados de baixos títulos e com > 5 BU/ mL de altos títulos. Ademais, podem ser divididos em inibidores de baixa resposta (≤ 5 BU/mL após exposição ao fator) e alta resposta (> 5 BU/mL após exposição ao fator).

Pacientes com inibidor de baixos títulos e baixa resposta devem continuar sendo tratados com reposição de concentrado de fator VIII ou IX, porém em doses maiores (2-3 vezes maior). Para os casos de inibidores em altos títulos a reposição de concentrado de fator VIII ou IX não é suficiente, sendo necessário o uso de agentes de *bypass*. Existem dois agentes de *bypass* disponíveis, fator VII ativado recombinante (FVIIar) e FEIBA (*Factor Eight Inhibitor Bypassing Activity*). O primeiro contém o fator VII ativado, sendo a dose padrão 90 µg/kg a cada 2 a 3 horas, mas alguns estudos sugerem 270 µg/kg dose única, e neste caso a dose subsequente deve ser separada por 9 horas. O segundo contém fatores II, VII, IX e X parcialmente ativados e a dose do FEIBA é de 75-100 U/kg. Doses podem ser repetidas com intervalo de 8-24 h, não ultrapassando 200 u/kg/dia devido a risco trombótico (Tabela 67.6). É importante ressaltar que alguns pacientes com hemofilia B com inibidor contra o fator IX desenvolvem anafilaxia e/ou síndrome nefrótica quando são expostos ao fator IX, devendo estes serem tratados exclusivamente com FVIIar, uma vez que o complexo protrombínico contem fator IX.

■❙ Considerações Finais

- O diagnóstico de hemofilia é baseado na história clínica, exame físico e exames laboratoriais.

- Deve-se suspeitar do diagnóstico de hemofilia nos pacientes do sexo masculino que apresentam história de sangramento excessivo pós-trauma ou espontâneo nas articulações ou músculos.

- As manifestações hemorrágicas nem sempre se correlacionam com a gravidade do trauma.

- Checar sempre dados do diagnóstico, produto de reposição de uso habitual e presença ou não de inibidor (carteira de identificação do paciente emitida pelo centro de hemofilia).

- Sempre que possível entrar em contato com o centro de hemofilia que o paciente acompanha para discutir o tratamento.

- Na dúvida diagnóstica de presença de sangramento ou não, inicie reposição de concentrado de fator primeiro e depois solicite exame de imagem para investigação.

- Paciente com hemofilia com quadro sugestivo de apendicite deve realizar ultrassonografia para descartar hematoma de músculo ileopsoas.

- O surgimento de inibidor deve ser suspeitado quando um paciente apresentar sangramento que não responde adequadamente ao tratamento habitual ou quando há um aumento da frequência e/ou gravidade dos sangramentos.

Tabela 67.6
Tratamento de Episódios Hemorrágicos na Presença de Inibidor

Inibidor	Sangramento	Fator VIII	Fator IX¹	CCPA (U/kg/dose)	Fator VIIar (µg/kg/dose)
Alta resposta (> 5 UB/mL)	Leve			75-100 A cada 12 h	90-120 a cada 2-3 h (1 a 2 doses)
	Moderado			75-100 A cada 12–24 h	90-120 a cada 2-3 h (1 a 4 doses) ou Uma dose de até 270
	Grave	Dobrar dose de fator a cada 8-12 h se título do inibidor < 2,5 UB	Dobrar dose de fator a cada 8-12 h se título do inibidor < 2,5 UB	75-100 12/12 h	90-120 A cada 2 h-3 h
Baixa resposta (≤ 5 UB/mL)	Leve	Dobrar dose usual a cada 12-24 h	Dobrar dose usual a cada 12-24 h		
	Moderado	Dobrar dose usual a cada 12-24 h	Dobrar dose usual a cada 12-24 h		
	Grave	Dobrar dose usual a cada 8-12 h	Dobrar dose usual a cada 8-12 h	75 a 100 12/12 h	90-120 a cada 2-3 h

Fonte: Ministério da Saúde (2015).

¹ Sem reação alérgica.

Fator VIIar: Fator VII ativado recombinante.

⬛ LEITURA SUGERIDA

1. Ministério da Saúde. Secretaria de Atenção à Saúde. Coordenação-Geral de Sangue e Hemoderivados. Perfil das coagulopatias hereditárias no Brasil: 2014 / Ministério da Saúde, Secretaria de Atenção à Saúde, Coordenação-Geral de Sangue e Hemoderivados. – Brasília: Ministério da Saúde, 2015. 62 p. il. ISBN 978-85-334-2314-5.

2. Berntorp E & Shapiro AD. Modern haemophilia care. Lancet [Internet]. Elsevier Ltd; 2012;379(9824):1447–56.

3. Brasil. Ministério da Saúde. Secretaria de Atenção à Saúde. Coordenação-Geral de Sangue e Hemoderivados. Manual de Hemofilia / Ministério da Saúde, Departamento de Atenção Especializada e Temática. Brasília: Ministério da Saúde; 2 ed; 2015. 80 p. il. ISBN 978-85-334-2282-7.

4. Craig M, Kessler CM, Mariani G. Clinical manifestations and therapy of the hemophilias. In: Hemostasis and Thrombosis. Basic principles and clinical practice. Colman RW, Hirsh J, Marder VJ, Clowes AW, Geroge JN, eds. 4 th Lippincott. Philadelphia, 2001. p.880-904.

5. Fowler H, Lacey R, Keaney J, Kay-Jones C, Martlew V, Thachil J. Emergency and out of hours care of patients with inherited bleeding disorders. Haemophilia. 2012;18(3):1–6.

6. Kempton CL1 & White GC 2nd. How we treat a hemophilia A patient with a factor VIII inhibitor. Blood. 2009 Jan 1;113(1):11-7.

7. Mannucci PM & Tuddenham EGD. The hemofilias – from royal genes to gene therapy. N Engl J MEd. 2001; 344 (23):1773-9.

8. Schwartz KR & Rubinstein M. Hemophilia and Von Willebrand disease in children: emergency department evaluation and management. Pediatr Emerg Med Pract. 2015; 12 (9):1-20.

9. Sivrastava A, Brewer AK, Mauser-Bunschoten EP et al. Guidelines for the management of hemofilia. Haemophilia. 2013; 19 (1):e1-47.

10. Villaça PR, Carneiro JDA, D´Amico EA, Okazaki E. Hemofilias. In: Zago MA, Falcão RP, Pasquini R, eds. Tratado de hematologia. Atheneu. São Paulo, 2013. p.627- 35.

11. Wight J1, Paisley S. The epidemiology of inhibitors in haemophilia A: a systematic review. Haemophilia. 2003 Jul;9(4):418-35.

Capítulo 68

Trombocitopenia Imune

Isabela Assis de Siqueira
Elizete Aparecida da Silva Negreiros
Audrey Kruse Zeinad Valim

■ INTRODUÇÃO

A trombocitopenia imune (PTI) é uma síndrome clínica caracteriza-da por contagem plaquetária inferior a 100×10^9/L secundária à ação do sistema imune contra proteínas de membrana plaquetária levando à destruição das mesmas e, conforme estudos mais atuais, secundária à ação do sistema imune contra os megacariócitos com consequente déficit de produção[1,2]. A PTI pode ocorrer de forma isolada (primária) em 80% dos casos ou associada a outras doenças (secundária) em 20% dos casos (Tabela 68.1).

Tabela 68.1 Causas de PTI Secundária
Causas de PTI secundária
Induzido por drogas (diuréticos tiazídicos, heparina, rifampicina, sulfas, ß-lactâmicos, ácido valproico, clozapina, ranitidina, álcool, cocaína etc.)
Associada a doenças autoimunes (hipotireoidismo, lúpus eritematoso sistêmico, síndrome antifosfolípide)
Infecção (HIV, HCV, HBV, *H. pylori*)
Associada a neoplasias (leucemia linfocítica crônica)
Pós-tranfusional (desenvolvimento de aloanticorpos contra antígeno plaquetário comum – HPA-1 – ou pós-transfusão maciça)
Pós-vacinal (tríplice viral – sarampo, rubéola e caxumba – e contra hepatite B)

■❯ Classificação

- Recentemente diagnosticada (até 3 meses após diagnóstico).
- Persistente (3-12 meses do diagnóstico).
- Crônica (mais que 12 meses após o diagnóstico).

■❯ Epidemiologia

A PTI atinge principalmente crianças de 18 meses a 6 anos na sua forma aguda e autolimitada, geralmente relacionada a quadro infecioso prévio. Em adultos tem uma distribuição bimodal e tende a ser um quadro mais insidioso e crônico.[1,2]

■❯ Fisiopatologia

Aumento da destruição plaquetária:

- ○ Anticorpos contra glicoproteínas de membrana (GpIb/IX e GPIIb/IIIa).
- ○ Ativação de macrófagos do sistema reticuloendotelial pela porção Fcγ da imunoglobulina ligada à membrana plaquetária.
- ○ Ativação do sistema imune via complemento.
- ○ Ativação de células T pela apresentação antigênica (macrófagos e células dendríticas do sistema retículo endotelial) via MHCII.
- ○ Desbalanço CD4: CD8 – aumento do número de células T citotóxicas (CD8+) e T *helpers* (CD4+) e queda no número de células T reguladoras (CD4+CD25+), resultando numa maior destruição plaquetária.
- ○ Aumento na secreção de interleucinas pró-inflamatórias (IL-17, IL-22, IL-2, IFNy).
- ○ Ativação do sistema imune pelas próprias plaquetas através de proteínas de membrana (CXCL5, CCL5, CD40L).

Diminuição da produção plaquetária:

- ○ Ligação de anticorpos aos megacariócitos levando ao retardo de maturação e déficit de produção plaquetária.

A resultante da ativação da imunidade humoral e celular é uma maior destruição plaquetária e, apesar de estímulo medular para produção, na fase crônica os megacariócitos também são alvos da ação de anticorpos, resultando numa produção deficitária de plaquetas[3].

■❯ Quadro Clínico

O quadro clínico da PTI instala-se na maioria das vezes de acordo com a idade do paciente. Em crianças geralmente surge após infecções virais ou vacinas de maneira abrupta e apresenta remissão espontânea em 70% dos casos[2]. Nos adultos, inicia-se de forma insidiosa e tende à cronicidade na maior parte das vezes, mesmo após tratamento.

Os sintomas são decorrentes da plaquetopenia e caracterizam-se por sangramento cutâneo como petéquias e equimoses que surgem geralmente nos membros inferiores. Sangramentos em mucosas também são comuns como gengivorragia e epistaxe. Menos comumente, pode ocorrer hematúria e sangramento do trato gastrointestinal sendo o sangramento intracraniano raro, com taxas de incidência inferior a 1% dos casos.

O exame físico deve ser normal exceto pela presença de petéquias e equimoses. A presença de esplenomegalia e ou linfonodomegalia sugere outro diagnóstico, como, por exemplo, as doenças linfoproliferativas. A distensão de sangue periférico pode ser normal ou conter macroplaquetas e o mielograma pode ser importante para o diagnóstico diferencial com outras patologias, como a síndrome mielodisplásica nos idosos e a leucemia linfoide aguda em crianças.

■■❱ Diagnóstico

O diagnóstico de PTI é de exclusão, conforme história clínica, exame físico, hemograma completo e distensão de sangue periférico. Deve ser realizado diagnóstico diferencial com doenças que podem cursar com plaquetopenia ou que frequentemente acompanham a PTI, especialmente infecções virais como HIV ou hepatite C, doenças autoimunes como o lúpus eritematoso sistêmico (LES), doenças da tireoide e síndrome do anticorpo antifosfolipídeo (SAF),e excluir condições clínicas que manifestam plaquetopenia por consumo periférico como hiperesplenismo, ou coagulação intravascular disseminada (CIVD) (Figura 68.1).

A pesquisa de autoanticorpos ligados à plaqueta não é obrigatória e nem indicada rotineiramente. Os anticorpos ocorrem em cerca de 70 a 80% dos casos geralmente dirigidos contra as glicoproteínas GPIIb-IIIa e GPIb-IX, que são os antígenos (Ag) mais comuns[4].

■■❱ Tratamento

O tratamento da PTI deve ser feito para cada paciente de forma individual conforme a história clínica e o número de plaquetas. O objetivo do tratamento deve ser a resolução do quadro hemorrágico e a elevação da contagem plaquetária não obrigatoriamente para níveis normais.

A PTI possui indicação de tratamento na presença de manifestações de sangramento ou em indivíduos com contagem de plaquetas abaixo de 20×10^9 30×10^9 mesmo assintomáticos[5]. A terapia de primeira linha consiste na corticoterapia, e, frente à necessidade de uma elevação rápida na plaquetometria, a imunoglobulina venosa em altas doses ou Ig anti-D[6,7].

O tratamento da PTI pode ser conceitualmente dividido em terapia de resgate e de manutenção. O objetivo da terapia de resgate é um rápido aumento na contagem de plaquetas em um paciente com hemorragia ativa ou alto risco para sangramento ou necessitando de procedimento urgente. Terapia de manutenção em contraste é dada com a função de adquirir uma resposta plaquetária sustentada com a mínima toxicidade relacionada ao tratamento a longo prazo[8].

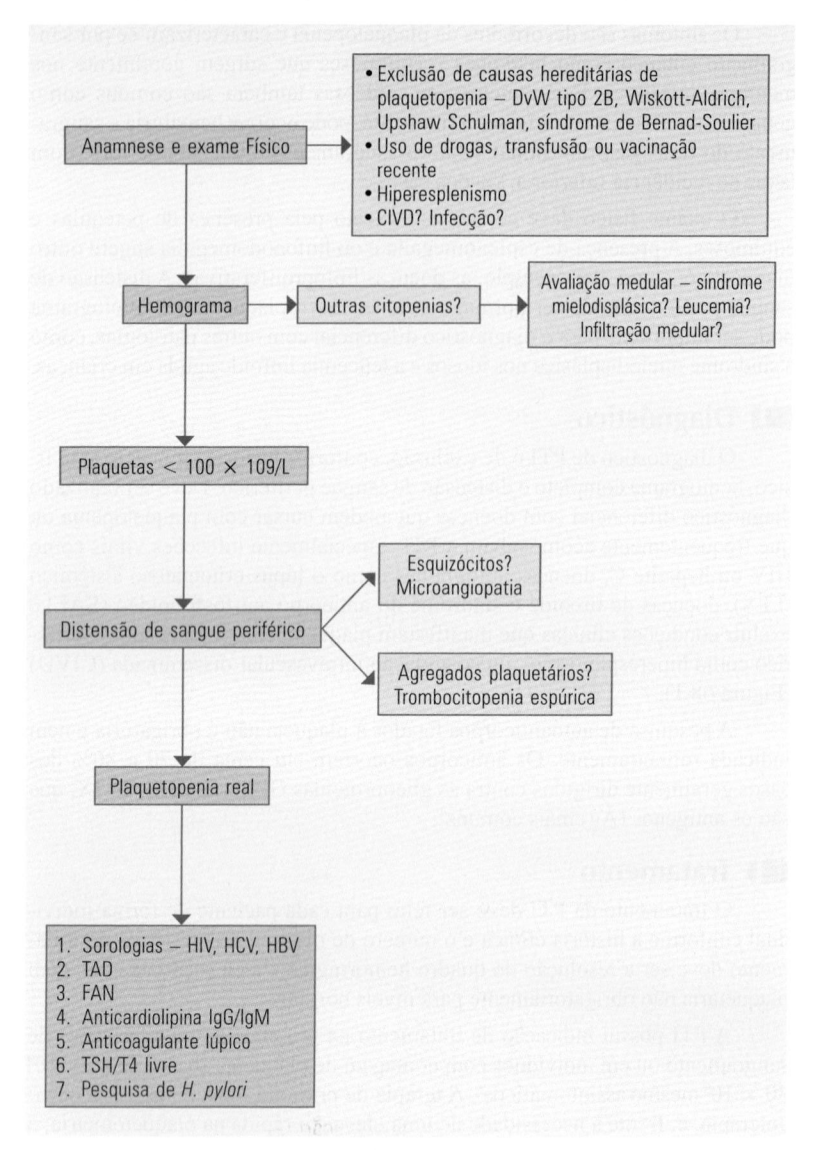

Figura 68.1 – *Fluxograma de diagnóstico.*

Para PTI, os glicocorticoides são escolha como método primário de tratamento. Os corticoides inibem a produção de anticorpos contra as plaquetas, reduzem a destruição plaquetárias pelas células mononucleares e os macrófagos podem reduzir a permeabilidade capilar. O uso da corticoterapia oral como a prednisona 1 mg/kg/dia por 3 a 4 semanas com desmame nas próximas 2 a 3 semanas é indicado inicialmente[5]. A resposta ocorre entre 4 e 6 semanas e na maioria dos casos existe resposta nas primeiras semanas do tratamento. Apesar de efetiva na maioria dos casos, a corticoterapia, pode levar complicações relacionadas a sua dose e duração. Deve-se, portanto, ficar atento aos efeitos colaterais decorrentes de seu uso como *diabetes mellitus*, hipertensão arterial sistêmica, hipercortisolismo, osteoporose, miopatia, psicose, entre outros.

Embora tenha sido abondonado no tratamento da PTI crônica refratária, estudos recentes com dexametasona sugerem elevadas taxas de resposta inicial e de resposta sustentada. A administração de dexametasona 40 mg/dia por 4 dias pode levar resposta sustentada em 50% dos diagnósticos de PTI em adultos[9].

Os pacientes com sangramento importante e maior repercussão clínica que possuem plaquetas inferiores a 50×10^9/L devem receber imunoglobulina intravenosa (Ig, IV). A dose total da imunoglobulina é 2 g/kg por ciclo, podendo ser dividida em 2 a 5 dias consecutivos. Possui resposta imediata em 70 a 90% dos casos, porém, na maior parte das vezes, é transitória. Os pacientes que necessitam de preparo cirúrgico para esplenectomia, por exemplo, também podem beneficiar-se do uso de imunoglobulina devido a sua resposta rápida. A metilprednisolona também pode ser utilizada nos casos graves/refratários na dose de 1 g/dia por 3 dias.

A imunoglobulina anti-D intravenosa (anti-D IV) é apropriada para pacientes com PTI Rh positivo não esplenectomizados e deve ser evitada naqueles com anemia hemolítica autoimune para evitar exacerbação de hemólise. Anti-D IV é uma alternativa ao (Ig IV) e pode ser infundida em um curto período de tempo, produzida por um pequeno *pool* de doadores, com uma potencial resposta.

A esplenectomia é reservada para os pacientes que ainda requerem tratamento após 1 ano ou mais do tratamento inicial[5]. É considerada opção terapêutica de escolha de segunda com taxas de resposta plaquetária completa a longo prazo de 60 a 70%[10,11]. Quando a esplenectomia é indicada, a vacinação contra germes encapsulados pneumococos, meningococo e hemófilos deve ser realizada 2 semanas antes da cirurgia.

Quando é necessária uma dose elevada de corticoides para o controle da doença, o tratamento é inefetivo após período prolongado, terapia combinada ou outra estratégia de tratamento deverá ser considerada. A escolha de cada medicação deve ser realizada de maneira individual baseada na história clínica, comorbidades, terapias concomitantes e nos possíveis efeitos colaterais. Não existe consenso a respeito da melhor terapia medicamentosa de segunda/terceira linha para o tratamento da PTI, lembrando que a esplenectomia pode levar à resposta sustentada de até 66% após 5 anos.

Terapias de segunda linha incluem esplenectomia e/ou terapia medicamentosa, dispostas em ordem alfabética a seguir:

○ Azatioprina 150 mg/dia via oral em média por 18 meses.

○ Ciclosporina A imunossupressor. Dose de 2,5-3 mg/kg/dia sozinha ou em associação com prednisona, efeitos colaterais usualmente moderado: fadiga, insuficiência renal e neuropatia.

○ Ciclofosfamida agente imunossupressor, taxa de resposta varia de 24 a 85% com toxicidade moderada. Dose de 150 mg/dia via oral ou 1 g IV a cada 4 semanas.

○ Danazol é um androgênio atenuado administrado oralmente na dose 200 mg dividido em 2 a 4 tomadas por dia (10-15 mg/kg/dia). Taxa de resposta de 60 a 67%, com melhores respostas em mulheres após a menopausa e pacientes esplenectomizados.

○ Dapsona é um agente poupador moderado de corticosteroides, dose de 75 a 100 mg/dia oral. O tratamento deve ser monitorado para hemólise e methemoglobinemia, na suspeita concomitante de G6PD.

○ Micofenolato um imunossupressor antiproliferativo, necessário em doses progressivas (250 mg até dose ótima 1.000 mg/dia 2 a 3 vezes por semana.

○ Vincristina 1 mg IV por semana por 3 a 4 semanas.

○ Rituximabe um anticorpo monoclonal contra antígeno CD 20 que se encontra no linfócito B. Essa imunoterapia apresenta taxa de resposta ao redor de 60%, que se mantém por 5 anos em até 20% desses pacientes. A resposta geralmente ocorre 1-2 semanas a 6 a 8 semanas. A dose ótima ainda não está bem estabelecida variando de 375 mg/m^2 ou 100 mg semanal por 4 semanas.

PTI refratária é definida com base em dois critérios[11]. Primeiro, eles devem ter apresentado falha ou recaída após a esplenectomia. Em segundo lugar, eles deveriam exibir PTI grave com sangramento clínico relevante ou com risco de hemorragia. O alvo de tratamento nesses doentes deve ser manter as plaquetas com contagem suficiente para prevenir hemorragia clinicamente significativa. Existem recomendações para os agentes agonistas do receptor de trombopoietina nesses pacientes devido à sua elevada eficácia quanto a elevação da plaquetometria e redução dos sintomas hemorrágicos[12].

Os agentes agonistas do receptor da trombopoietina (eltrombopague e romiplostin) são drogas utilizadas em pacientes refratários ao tratamento de primeira e segunda linha, e estão aprovados para tratamento da PTI crônica. Esses agonistas possuem o objetivo principal de aumentar a produção de plaquetas e sua utilização deve ser contínua, uma vez que as plaquetas retornam aos níveis iniciais após a sua suspensão. O romiplostin é administrado na dose de 1 a 10 g/kg pela via subcutânea uma vez por semana pela via subcutânea e eltrombopague 25 a 75 mg por dia via oral.

■ LEITURA SUGERIDA

1. Kistanguri G, MD, McCrae KR, MD Immune Thrombocytopenia. Hematol Oncol Clin North Am. 2013 June; 27(3):495-520.
2. Provan D, Stasi R, Newland AC, Blanchette VS, Bolton-Maggs P, Bussel JB, et al. International consensus report on the investigation and management of primary immune thrombocytopenia. Blood. 2010;115:168-86.
3. Kashiwagi H, Tomiyama Y. Pathophysiology and management of primary immune thrombocytopenia. Int J Hematol. 2013;98:24.
4. Zago MA, Falcão RP, Pasquini R. Tratado de   hematologia. São Paulo: Atheneu; 2013.
5. Rodeghiero F, Ruggeri M. ITP and international guidelines: What do we know, what do we need? La Presse Médicale. 2014;43:84.
6. Snyder CF, Mathias SD, Cella D, Isitt JJ, Wu AW, Young J. Health-related quality of life of immune thrombocytopenic purpura patients: results from a web-based survey. Curr Med Res Opin. 2008;24(10):2767-2776.
7. Provan D, Stasi R, Newland AC, Blanchette VS, Bolton-Maggs P, Bussel JB et al. International consensus report on the investigation and management of primary immune thrombocytopenia. Blood. 2010;115:168-86.
8. Adam Cuker, Cindy E. Neunert. How I treat refractory immune thrombocytopenia. Blood. 2016; 128:12.
9. Andersen JC. Response of resistant idiopathic thrombocytopenic purpura to pulsed high-dose dexamethasone therapy. N Engl J Med. 1994;330(22):1560-1564.
10. McMillan R, Bussel JB, George JN, Lalla D, Nichol JL. Self-reported health-related quality of life in adults with chronic immune thrombocytopenic purpura. Am J Hematol. 2008;83(2):150-154.
11. Rodeghiero F, Stasi R, Gernsheimer T, Michel M, Provan D, Arnold DM, et al. Standardization of terminology, definitions and outcome criteria in immune thrombocytopenic purpura of adults and children: report from an international working group. Blood. 2009;113:2386-93.
12. George JN, Woolf SH, Raskob GE, Wasser JS, Aledort LM, Ballem PJ, et al. Idiopathic thrombocytopenic purpura: a practice guideline developed by explicit methods for the American Society of Hematology. Blood. 1996;88:3-40.
13. Jill Johnsen. Pathogenesis in immune thrombocytopenia: new insights. The American Society of Hematology; 2012.
14. Roberto Stasi. Pathophysiology and therapeutic options in primary immune thrombocytopenia. Blood Transfusion. 2011;9:262-73.

Capítulo 69

Púrpura Trombocitopênica Trombótica

Afonso Celso Almeida Cardoso
Gilnara Fontinelle Silva
Erica Okazaki

■ INTRODUÇÃO

A púrpura trombocitopênica trombótica (PTT) é uma microangiopatia trombótica causada pela intensa redução da atividade de uma metaloprotease chamada ADAMTS13 (*a disintegrin and metalloproteinase with a thrombospondin type 1 motif, member 13*), responsável pela clivagem do fator de von Willebrand. A maior parte dos casos é causada por inibição autoimune da atividade desta metaloprotease. Apesar de incomum, esta grave doença apresenta uma mortalidade alta quando não identificada e tratada precocemente[1].

■❙ Fisiopatologia

O fator de von Willebrand (FvW) é uma glicoproteína sintetizada e secretada pelas células endoteliais em forma de um grande polímero[1]. Tem a função de promover a adesão plaquetária, agregação plaquetária e de se ligar ao FVIII da coagulação, protejendo-o de proteólise na corrente sanguínea.

Esse grande polímero de FvW é clivado pela ADAMTS13 em multímeros menores, prevenindo seu acúmulo, especialmente em áreas de maior tensão de cisalhamento, como capilares e arteríolas. Ao clivar o fator de von Willebrand antes de sua ativação, a ADAMTS13 previne a agregação plaquetária induzida pelo FvW[1]. Quando a atividade da metaloprotease está reduzida, há um acúmulo de grandes polímeros de FvW na superfície do endotélio, causando adesão e agregação plaquetária[2].

A ADAMTS13 é sintetizada principalmente no fígado[2]. E é necessária uma importante redução da sua atividade (menor que 10%) para causar a PTT[1,3].

■❚ Classificação da PTT

A PTT pode ser classificada em congênita ou adquirida[3]. Vide Tabela 69.1.

Quando a deficiência de ADAMTS13 decorre de mutações genéticas, é denominada *PTT congênita* ou *Síndrome de Upshaw–Schulman*, uma condição extremamente rara[3,4] (< 5% dos casos de PTT), e com um espectro clínico variável, podendo ser diagnosticada na infância, nos casos mais graves, ou apenas na vida adulta, associada a algum fator precipitante, como por exemplo gestação, quadros infecciosos e abuso de álcool.

A PTT adquirida é a forma mais comum, sendo responsável por > 95% dos casos. O mecanismo etiológico relacionado é a presença de autoanticorpos contra a ADAMTS13, que inibem a atividade dessa metaloprotease[3,5]. Nesse grupo de pacientes a atividade da ADAMTS13 está intensamente reduzida (geralmente abaixo de 10%)[1].

A PTT adquirida, assim como algumas outras condições clínicas associadas em pacientes que apresentam anemia hemolítica microangiopática e trombocitopenia, compõe um grande grupo de doenças, denominado *microangiopatia trombótica* (TMA)[6], ver Tabela 69.2.

Em geral nesses casos de TMA, há uma redução moderada da atividade de ADAMTS13 (geralmente acima de 10%)[1].

Tabela 69.1
Classificação da PTT e Seus Diagnósticos Diferenciais

	PTT congênita	Microangiopatia trombótica (TMA)		
		PTT adquirida	Outras TMA	
Causas	Mutações genéticas	Mecanismos imunes	Associada a: • gestação, colagenoses, sepse, HIV, drogas	Associada a: • neoplasias metastáticas, transplante de medula óssea • síndrome hemolítico uremica • TMA mediada por complemento
Atividade da ADATMS13	Geralmente < 10%	Geralmente < 10%	Geralmente < 10%	Geralmente > 10%
Presença de inibidores	Não	Sim		

Tabela 69.2	
Drogas Associadas à Redução da Atividade da ADAMTS13[3]	
Ticlopidina	Quinino
Gencitabina	Quetiapina
Ciclosporina	Sirolimus
Tacrolimus	Bevacizumabe
Oxaliplatina	Cocaína

■▶ Incidência

A PTT é rara. Sua incidência é estimada entre 2 e 7 pessoas/milhão/ano, com um pico entre os 30 e 50 anos[7,8]. Parece ser mais comum em mulheres jovens, com uma razão estimada entre 2 e 3:1[1,7]. A frequência é maior em negros e pacientes com outras condições autoimunes ou infecção pelo HIV[7]. Esta última, responsável por 50% dos casos relatados em um estudo[9]. O uso da ticlopidina aumenta o risco de PTT em 50 a 200 vezes[10,11].

■▶ Apresentação Clínica

A PTT normalmente se apresenta em pacientes previamente hígidos, inicialmente com queixas vagas como fraqueza, vertigem e cefaleia antes de outras manifestações neurológicas como síncope, convulsões e coma. Podem se encontrar também púrpura, sem sangramento importante, dor abdominal e outros sintomas gastrointestinais, possivelmente relacionados a isquemias viscerais. Sem tratamento, a PTT é quase sempre fatal levando a óbito cerca de 90% dos casos, em poucos dias.[12]

■▶ Diagnóstico

A PTT foi originalmente caracterizada por uma pêntade de trombocitopenia, anemia hemolítica microangiopática, sintomas neurológicos, injúria renal e febre, frequentemente de evolução insidiosa[1]. No entanto, com o avanço no entendimento desta condição, têm sido identificados casos com espectro clínico que envolve desde trombocitopenia isolada até a pêntade clássica completa, além de outras manifestações consequentes ao comprometimento trombótico multissistêmico (Tabela 69.3); até 35% dos pacientes não tem sintomas neurológicos à apresentação e, com frequência, a insuficiência renal e a febre não são achados proeminentes[3].

Atualmente, é recomendado que o diagnóstico de PTT seja considerado com base na história clínica e na presença de trombocitopenia e anemia hemolítica microangiopática na avaliação do sangue periférico, embora esses achados possam estar presentes em outras causas de microangiopatia trombótica que fazem diagnóstico diferencial com PTT (Tabelas 69.1, 69.2 e 69.4).[3]

Tabela 69.3
Sinais e Sintomas à Apresentação da PTT[3]

Trombocitopenia	Epistaxe, equimoses, petéquias, gengivorragia, hematúria, menorragia, sangramento gastrointestinal, hemorragia retininana, hemoptise
Anemia	Palidez, fadiga
Sistema nervoso central	Confusão, desorientação temporoespacial, cefaleia, paresia, afasia, disartria, alteracões visuais, encefalopatia, rebaixamento do nível de consciência leve até coma
Febre	
Injúria renal	Proteinúria, hematúria microscópica, raramente creatinina acima de 2 mg/dL
Cardiovascular	Dor torácica, insuficiência cardíaca, hipotensão
Gastrointestinal	Dor abdominal
Inespecíficos	Icterícia, altralgia ou mialgia

Tabela 69.4
Diagnósticos Diferenciais de Trombocitopenia e Anemia Hemolítica Microangiopática[1,3]

Síndrome hemoliticourêmica típica ou atípica
Anemia hemolítica autoimune/síndrome de Evans
Coagulação intravascular disseminada (CIVD)
Síndrome HELLP, eclâmpsia, esteatose hepática aguda da gestação
Hipertensão acelerada/maligna
Tireotoxicose
Fármacos (p. ex.: quinino, sinvastatina, interferon, inibidores de calcineurina)
Infecções, tipicamente virais (*Citomegalovirus*, *Adenovirus*, *Herpesvirus*), bacterianas graves (*Meningococcus*, *Pneumococcus*) ou fúngicas
Doenças autoimunes (lúpus eritematoso sistêmico, esclerose sistêmica)
Vasculites
Neoplasias
Síndrome antifosfolípide catastrófica

A plaquetopenia é explicada por consumo, junto aos multímeros de FVW de alto peso molecular que promovem maior adesão plaquetária, e a anemia, pela fragmentação decorrente do choque dos eritrócitos com os microtrombos na região da microvasculatura, levando à formação dos esquizócitos.

Os ensaios para pesquisa de ADAMTS13 ajudam a confirmar o diagnóstico e monitorar o curso da doença, mas são poucos disponíveis na prática clínica em grande maioria dos serviços. Eles não são imprescindíveis e sua falta não deve atrasar o início do tratamento adequado[13].

A Tabela 69.5 sintetiza a avaliação complementar sugerida.

Tabela 69.5
Exames e Resultados Esperados para Pacientes com Suspeita de PTT

Imprescindíveis para o diagnóstico	
Hemograma e lâmina de sangue periférico	Anemia, trombocitopenia, esquizócitos
Contagem de reticulócitos	Aumentada
Desidrogenase láctica	Elevada por hemólise
Haptoglobina	Reduzida
Bilirrubina indireta	Em geral, aumentada
Creatinina	Normal a leve disfunção renal (quadros iniciais)
Teste da antiglobulina direta	Negativo
Coagulograma e fibrinogênio	Normal
Transaminases hepáticas	Normais a elevadas
Sorologias para HIV e hepatites	Para excluir causa viral precipitante
Teste de gravidez	Para mulheres em idade fértil
Análise do sedimento urinário	Pesquisa de proteinúria e hematúria
Outros exames	
Tipagem sanguínea e pesquisa de anticorpos irregulares	Para suporte transfusional
FAN e autoanticorpos	Para o diferencial com vasculites, colher antes do início de infusão de plasma e troca plasmática
ADAMTS13 (atividade, antígeno e inibidor)	Não aguardar resultado para iniciar tratamento diante da suspeita clínica
Eletrocardiograma/ecocardiograma	Para avaliação de dano cardíaco
Cálcio	Pode reduzir com troca plasmática, devido ao anticoagulante usado – citrato

■❙❱ Tratamento

O tratamento da PTT é baseado em medidas de suporte e terapia de troca plasmática por aférese (TPEx – *Therapeutic Plasma Exchange*), conhecida por plasmaférese, que é a pedra angular do tratamento desta condição e tem reduzido taxas de mortalidade de acima de 90% para 10 – 20%. A TPEx deve ser iniciada imediatamente na suspeita de PTT[1,3,12,]. Não existe um único protocolo de tratamento de PTT que se mostre superior. A Tabela 69.6 e o Fluxograma 69.1 apresentam os principais elementos a serem considerados em seu tratamento, de acordo com o protocolo de tratamento de PTT do Serviço de Hematologia e Hemoterapia do HC-FMUSP:

Tabela 69.6
Tratamento da PTT Segundo Protocolo do Serviço de Hematologia e Hemoterapia do HC-FMUSP

Medidas gerais	Monitoração multiparamétrica em UTI Manutenção de euvolemia Controle de temperatura Controle glicêmico Correção de distúrbios hidroeletrolíticos Iniciar antibioticoterapia empírica precocemente se houver suspeita de infecção Coletar exames diagnósticos (Tabela 69.5) antes do início da TEPx, porém, não postergar seu início Suplementar ácido fólico 5 mg/dia
Terapia de troca plasmática por aférese (TPEx)	Iniciar TPEx tão logo possível (1-1,5 volemia plasmática) uma vez ao dia até a estabilização do quadro
Suporte transfusional	Caso indisponibilidade de TPEx imediata, iniciar transfusão de plasma fresco congelado (10 mL/kg a cada 8 horas) Transfusão de concentrado de hemácias a critério clínico Transfusão de concentrado de plaquetas é somente indicada nos casos de sangramentos ameaçadores à vida Atentar à sobrecarga de volume e reação alérgica
Corticoterapia	Iniciar prednisolona ou prednisona oral (1 mg/kg/dia)
Profilaxia antitrombótica	Iniciar dose profilática de heparina de baixo peso molecular ou heparina não fracionada ou AAS (ácido acetilsalicílico) em dose baixa, quando a contagem de plaquetas atingir valores > 50 × 10^9/L

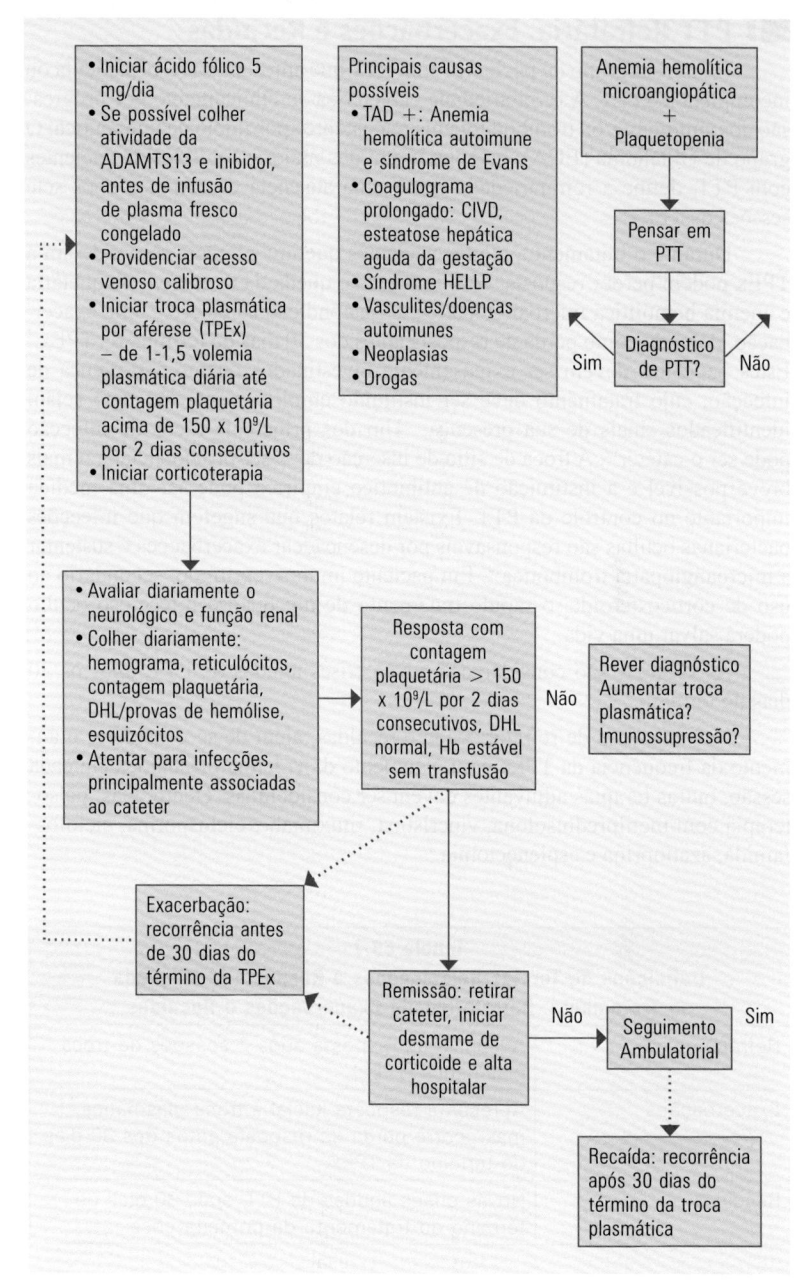

Fluxograma 69.1 – *Manejo inicial da PTT no pronto-atendimento hospitalar.*

■❙ PTT Refratária, Exacerbações e Recaídas

Há um subgrupo de pacientes com PTT que apresentam resposta lenta ou incompleta à TPEx. A refratariedade caracteriza-se clinicamente por progressão dos sintomas e/ou trombocitopenia persistente após início da terapêutica. O grupo de Oklahoma (EUA), que possui um dos maiores registros de pacientes com PTT, define a refratariedade como uma ausência de resposta após sete sessões de TPEx[12].

Durante o tratamento, alguns pacientes que inicialmente responderam a TPEx podem perder resposta, com importante queda da contagem plaquetária e anemia hemolítica microangiopática. Essa condição caracteriza uma exacerbação, definida como perda de resposta antes dos 30 dias do término da TPEx.[3] Estes pacientes devem ser extensamente investigados quanto à presença de infecção, cujo tratamento deve ser instituído empiricamente tão logo sejam identificados sinais de sua presença. Um dos principais focos de infecção pode ser o cateter[12]. A troca de sítio de inserção deve ser providenciada o mais breve possível e a instituição de antibiótico empírico pode ser uma medida importante no controle da PTT. Existem relatos que sugerem que infecções bacterianas ocultas são responsáveis por desencadear exacerbações e sustentar a microangiopatia trombótica[14]. Em paciente imunossuprimido, secundário ao uso de corticosteroide, o rápido tratamento de um quadro infeccioso oculto poderá salvar uma vida.

As recaídas são consideradas novas crises agudas de PTT, após os 30 dias do término.[3]

Nas situações de refratariedade e recaídas, além de se considerar o aumento da frequência da TPEx e/ou o aumento da volemia plasmática em cada sessão, outras terapias adjuvantes devem ser consideradas. Dentre elas: pulsoterapia com metilprednisolona, vincristina, rituximabe, ciclosporina, ciclofosfamida, azatioprina e esplenectomia.[1]

Tabela 69.7 Definições de Termos Relacionados à Resposta Inadequada ao Tratamento: Refratariedade Exacerbações e Recaídas	
Refratariedade	Ausência de resposta após 7 sessões de troca plasmática (TPEx)
Exacerbações	Apresenta resposta inicial à troca plasmática, mas ocorre perda da resposta antes dos 30 dias do término da TPEx
Recaídas	Novas crises agudas de PTT, após 30 dias do término do tratamento da primeira crise

Algumas Recomendações Gerais

- Terapia de troca plasmática por aférese em regime diário deve ser mantida por no mínimo 2 dias após a normalização da contagem plaquetária. Alguns grupos realizam um protocolo de desmame de TPEx, apesar de não haver consenso do melhor esquema terapêutico.

- Fármacos associados com a precipitação de PTT devem ser descontinuados e evitados para prevenir recaídas.

- A profilaxia antitrombótica deve ser individualizada, e considerada quando contagens plaquetárias estiverem acima de $50 \times 10^9/L$.

- O tratamento e seguimento da PTT deve ser realizado, sempre que possível em um centro especializado, com profissionais experientes no manejo desta condição.

■ LEITURA SUGERIDA

1. Tsai HM. Thrombotic thrombocytopenia purpura, hemolytic uremic syndrome and relates disorders. In Wintrobe's Clinical Hematology, 13th ed. Philadelphia: Lipponcott Williams & Wilkins; 2014.
2. Moake JL. Thrombotic microangiopathy. N Engl J Med. 2002;347(8):589-600.
3. Scully M, Hunt BJ, Benjamin S, et al. Guidelines on the diagnosis and management of thrombotic thrombocytopenic purpura. Br J Haematol 2012;158(3):323-335.
4. Levy GG, Nichols WC, Lian EC, et al. Mutations in a member of the ADAMTS gene family cause thrombotic thrombocytopenic purpura. Nature 2001;413:488-494.
5. Blombery P, Scully M. Management of thrombotic thrombocytopenic purpura: current perspectives. J Blood Med. 2014;5:15
6. George JN, Nester CM. Syndromes of thrombotic microangiopathy. N Engl J Med. 2014;371:654.
7. Terrell DR, Williams LA, Vesely SK, et al. The incidence of thrombotic thrombocytopenic purpura-hemolytic uremic syndrome: all patients, idiopathic patients, and patients with severe ADAMTS-13 deficiency. J Thromb Haemost. 2005;3:1432-1436.
8. Miller DP, Kaye JA, Shea K, et al. Incidence of thrombotic thrombocytopenic purpura/hemolytic uremic syndrome. Epidemiology 2004;15:208-215.
9. Hymes KB, Karpatkin S. Human immunodeficiency virus infection and thrombotic microangiopathy. Semin Hematol. 1997;34:117-125.
10. Bennett CL, Weinberg PD, Rozenberg-Ben-Dror K, et al. Thrombotic thrombocytopenic purpura associated with ticlopidine. A review of 60 cases. Ann Intern Med. 1998;128:541-544.

11. Tsai HM, Rice L, Sarode R, et al. Antibody inhibitors to von Willebrand factor metalloproteinase and increased binding of von Willebrand factor to platelets in ticlopidine-associated thrombotic thrombocytopenic purpura. Ann Intern Med 2000;132:794-799.

12. George JN. How I treat thrombocytopenic thrombotic purpura: 2010. Blood 2010;116:4060-4069.

13. George JN. Measuring ADAMTS13 Activity in Patients with Suspected Thrombotic Thrombocytopenic Purpura: When, How, and Why? Transfusion. 2015;55:11-13.

14. Creager AJ, Brecher ME, BandarenkoN. Thrombotic thromboctopenic purpura that is refractory to therapeutic plasma exchange in two patients with ocult infection. Tranfusion. 1998;38:419.

Capítulo 70

Leucemia Promielocítica Aguda

Gabriel Lacerda Marquez
Mariana Pinheiro Xerfan
Elvira Deolinda Rodrigues Pereira Velloso

■ INTRODUÇÃO

A leucemia mieloide aguda (LMA) caracteriza-se por uma proliferação clonal dos precursores mieloides, gerando células incapazes de se diferenciarem em elementos maduros. O resultado é acúmulo de blastos leucêmicos na medula óssea e sangue periférico, que inibem a produção fisiológica de hemácias, plaquetas e granulócitos saudáveis.

A leucemia promielocítica aguda (LPA), que contabiliza cerca de 5-13% dos casos de LMA, podendo chegar a 20% no Brasil, representa uma emergência médica, com alta taxa de mortalidade, que é frequentemente resultado de uma coagulopatia intrínseca complexa. Sem o tratamento instituído, o prognóstico é muito pobre, com sobrevida média inferior a 1 mês. O início precoce da terapêutica com agentes como o ácido transretinoico (ATRA) é crítico para a sobrevivência do paciente, e deve ser feito assim que a possibilidade do diagnóstico é aventada pela presença de promielócitos anômalos em sangue periférico ou medula óssea. Este diagnóstico deve ser confirmado posteriormente por testes genéticos.

A LPA era anteriormente designada como LMA-M3 e LMA-M3v (forma variante) pela classificação morfológica FAB (franco-americana-britânica). A classificação da Organização Mundial de Saúde (OMS) define a LPA pela presença do rearranjo citogenético t(15;17)(q22;q12) – fusão gênica *PML/RARA*.

■ Fisiopatologia

A t(15;17)(q22;q12) presente na LPA, consiste na translocação entre os braços longos dos cromossomos 15 e 17, resultando no gene de fusão *PML/RARA (Promyelocytic leucemia – Retinoic Acid Receptor α)*.

A proteína codificada pelo gene RARA é um receptor nuclear que se liga a elementos responsivos ao ácido retinoide, modulando a expressão de vários genes associados à hematopoiese. O PML é expresso em várias isoformas com funções importantes no ciclo celular, suas proteínas encontram-se agrupadas em corpúsculos intranucleares. A fusão gênica PML-RARA codifica uma proteína de fusão (receptor do ácido retinoico da leucemia promielocítica), que age de forma dominante negativa nas vias dos genes PML e RARA nativos, com supressão da transcrição gênica fisiológica, bloqueio da diferenciação de células e baixa sensibilidade aos retinoides. O uso de doses farmacológicas do ATRA alivia este bloqueio e promove a diferenciação de células hematopoiéticas. Outras drogas como o trióxido de arsênico (ATO) também agem nessa proteína, levando a sua degradação e apoptose. Em até 5% dos casos de LPA podem ser identificados outros rearranjos gênicos, sempre envolvendo o gene RARA, com resposta variável à ação farmacológica do ATRA e do ATO. A LPA também é associada a radioterapia e terapias citotóxicas prévias, como por exemplo as quimioterapias utilizadas para o tratamento de câncer de mama, linfomas e outros tumores sólidos, especialmente com doxorrubicina associada a agentes inibidores da topoisomerase II, como o etoposídeo. Pacientes tratados com mitoxantrone, também têm risco aumentado de desenvolvimento de LPA.

O quadro hemorrágico da LPA tem fisiopatologia complexa, envolvendo ativação da cascata da coagulação, aumento da fibrinólise e da proteólise. Ocorre ativação da coagulação pelos blastos que expressam fator tecidual, secretam interleucina 1β e fator de necrose tumoral (TNF) e também produzem um procoagulante alternativo (Cancer Procoagulant) que ativa diretamente o fator X. A maior expressão da anexina II nas células da LPA leva à ligação desta proteína com o ativador tecidual do plasminogênio, com aumento da plasmina e da fibrinólise. Proteases intracitoplasmáticas presentes nos blastos também podem levar à degradação da fibrina e do fibrinogênio. O ATRA tem um papel importante na coagulopatia levando à rápida melhora dos parâmetros da hemostasia.

■❱ Quadro Clínico

A LPA tem igual incidência nos dois sexos, acometendo predominantemente adultos na faixa dos 20 aos 59 anos, sendo incomum em crianças e idosos. Os sintomas e sinais são dependentes da falência medular (anemia, plaquetopenia e neutropenia) associado a um quadro exacerbado de sangramento. Este decorre da associação da plaquetopenia com a coagulopatia, podendo levar a sangramentos cutaneomucosos e graves, como hemorragias alveolares, intracranianas e do trato gastrintestinal. Particularmente, as hemorragias pulmonar e cerebrovascular são muito graves e podem em 40% dos acometidos ser fatais. As complicações trombóticas, por sua vez, são menos comuns. Também infrequentes são quadros associados a leucostase, visceromegalias e infiltração de sistema nervoso central.

■❱ Diagnóstico

A LPA deve ser suspeitada em todo pacientes com quadro agudo de pancitopenia e manifestações hemorrágicas, com presença de promielócitos anômalos em sangue ou medula óssea.

O hemograma geralmente mostra a presença de citopenias ou discreta leucocitose, esquizócitos e por vezes a presença de alguns promielócitos atípicos: células de grande tamanho e com alta densidade de grânulos de coloração violácea no citoplasma, às vezes com inúmeros bastonetes de Auer (Figura 70.1A), caracterizando a variante hipergranular ou clássica da LPA. Em 15% dos casos pode haver leucocitose e presença de células com núcleos bilobados, sem grânulos citoplasmáticos aparentes, que podem lembrar monócitos mas que apresentam forte reação a mieloperoxidase (Figura 70.1B). Esta é denominada variante hipo ou microgranular da LPA.

O coagulograma (tempo de protrombina, tempo de tromboplastina parcial ativada, tempo de trombina), dosagem de fibrinogênio e dímero-D devem ser coletados na suspeita diagnóstica. Eles demonstram prolongamento dos tempos da coagulação, hipofibrinogenemia, aumento dos produtos de degradação da fibrina e dos D-dímeros da fibrina.

Pacientes portadores de febre devem ter coleta de hemocultura e *screening* para foco infeccioso (urina, radiografia de tórax, etc). Outros exames que devem ser solicitados na suspeita de LPA são: bioquímicos (eletrólitos, creatinina, ureia, cálcio, fósforo, ácido úrico, enzimas hepáticas, bilirrubina, desidrogenase láctica – DHL), tipagem sanguínea e sorologias (HIV, hepatites B e C)

O mielograma revela a presença de grande quantidade de células anômalas, com forte reação a peroxidase (Figuras 70.1C e 70.1D). O aspirado medular deve ser encaminhado ainda para exames como imunofenotipagem (que classicamente mostra negatividade para marcadores de células precursoras CD34 e CD117) e exames para confirmação da LPA por técnicas genéticas (cariótipo, FISH ou PCR para detecção da fusão PML-RARA), em alguns serviços é realizado ainda um teste rápido de imunofluorescência com Ac anti-PML. *Os resultados destes exames não devem ser utilizados para indicar o início da terapêutica de emergência na suspeita da LPA.*

■❱ Tratamento da LPA na Urgência (Tabela 70.1)

Na suspeita de LPA, o hematologista deve ser acionado, mas o tratamento inicial não deve ser postergado!

As complicações trombo-hemorrágicas são as principais causas de óbito, durante a terapia de indução, nos pacientes diagnosticados com LPA. Cerca de 60-80% dos pacientes apresentam algum distúrbio de coagulação no momento do diagnóstico. Atualmente, as taxas de mortalidade secundária aos eventos trombo-hemorrágicos durante a indução ocorrem em 5-7% dos pacientes.[3] Por tais ra-

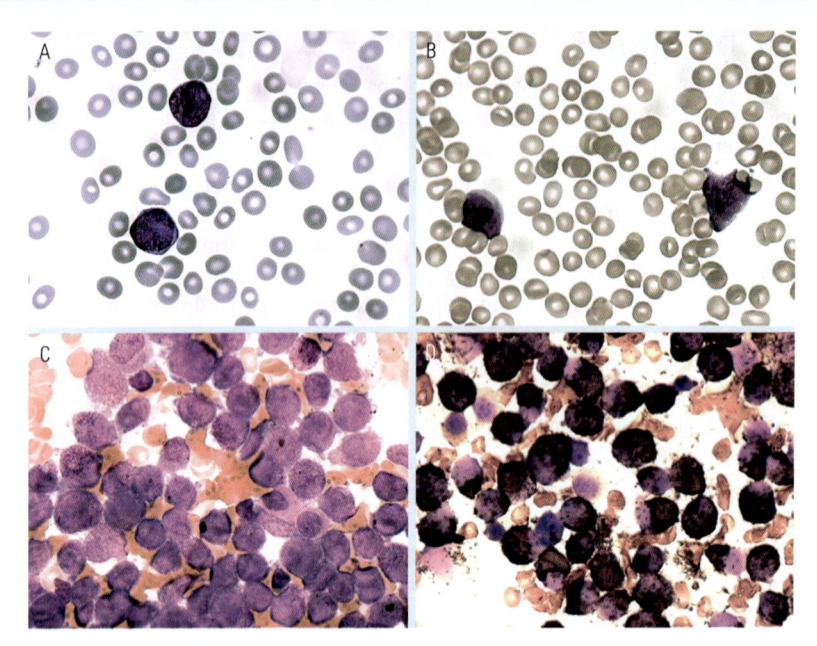

Figura 70.1 – *A: Sangue periférico (Leishman × 1.000): blasto hipergranular com bastonete de Auer da LPA; B: Sangue periférico (Leishman × 1.000): blastos da LPA variante hipogranular; C: Medula óssea (Leishman × 1.000): hipercelularidade com inúmeros promielócitos anômalos; D: Medula óssea (peroxidase × 1.000): promielócitos anômalos fortemente positivos na reação de peroxidase*

zões, são essenciais para o tratamento correto da LPA: *o reconhecimento precoce, a instituição de terapia direcionada (ATRA) e o manejo transfusional correto.*

O tratamento recomendado para pacientes com suspeita de LPA consiste na introdução imediata de 45 mg/m^2/dia (ou 25 mg/m^2/d para menores de 20 anos) de tretinoína (ATRA) por via oral divididos em duas doses e suporte transfusional com o intuito de manter uma contagem plaquetária maior que 30.000-50.000/mm^3, fibrinogênio maior que 100-150 mg/dL e tempo de protrombina (TP) e tempo de tromboplastina parcial ativada (TTPA) próximos ao normal. Deve-se colher tempo de trombina (TT), TP, TTPA fibrinogênio e hemograma cerca de 2-3 vezes ao dia até que a coagulopatia se resolva. Deve-se dar preferência para hemocomponentes leucodepletados e irradiados. Não há evidências de benefícios do uso de heparina no tratamento de LPA. Deve-se evitar a passagem de cateter venoso central em razão do risco de sangramento, e a punção lombar, quando indicada, deverá ser postergada até a resolução da coagulopatia.

O tratamento com ATRA é uma urgência hematológica (a medicação deve estar disponível em farmácia de emergências hospitalares) e deve ser ini-

Tabela 70.1
Tratamento da LPA (Suspeita ou Diagnóstico Confirmado) em Esquema de Emergência

1	Introduzir ATRA sem atraso. Não há necessidade de confirmação molecular da LPA	ATRA (tretinoína, ácido transretinoico, Vesanoid® cp = 10 mg) > 20 anos: 45 mg/m²/dia via oral (VO) divididos em 2 doses < 20 anos: 25 mg/m²/dia VO divididos em 2 doses
2	Checar contagem de plaquetas, TP e fibrinogênio 2×/dia, repor plaquetas e fibrinogênio	Transfusão de concentrado de plaquetas irradiadas e com filtro leucocitário (1 U/10 kg de peso plaquetas randômicas ou 1 U concentrado de plaquetas por aferese), manter plaquetas > 30 ou 50.000/mm³. Se necessário transfundir 2× por dia. Crioprecipitado ou plasma fresco congelado, manter fibrinogênio > 100 mg/dL
3	Monitorar leucócitos	Leucócitos > 5.000/mm³: dexametasona 5 mg/m² intravenosa (IV) ou VO divididos em 2 doses (uso profilático para evitar síndrome de diferenciação) Se leucocitose progressiva: discutir introdução de quimioterapia por VO (hidroxiureia) ou IV (antracíclicos)
4	Febre	Colher culturas, tratar como neutropenia febril
5	Evitar procedimentos invasivos	Evitar leucaferese, cateter venoso central, punção arterial, punção liquórica
6	Evitar uso G-CSF	
7	Monitorar sinais e sintomas de síndrome de diferenciação (ver texto)	Introduzir dexametasona ou aumentar a dose para 20 mg/d IV dividido em duas doses Discutir suspensão provisória do ATRA

ciado assim que exista suspeita de LPA e antes que o diagnóstico seja confirmado por alguma técnica genética. Em pacientes com risco baixo e intermediário (leucócitos < 10.000/mm³) e coagulopatia deve-se manter o ATRA por 1-3 dias antes do início da quimioterapia, com o intuito de promover uma melhora do distúrbio hemorrágico. Por outro lado, a administração isolada de ATRA em pacientes com alto risco (leucócitos > 10.000/mm³) pode promover uma piora da leucocitose, com exacerbação da coagulopatia e maior risco de síndrome de diferenciação, que será analisada em tópico posterior. Por tais motivos, pacientes de alto risco devem ser tratados com ATRA e quimioterapia antes da confirmação do diagnóstico de LPA. Na emergência, o uso de drogas citorredutoras por via oral como a hidroxiureia (dose de 500 a 2.000 mg/dia sob orientação do hematologista) e o uso concomitante da dexametasona podem ser necessários.

Neutropenia febril deve ser prontamente identificada e tratada, deve-se colher culturas de todos os pacientes que apresentem febre e submetê-los a amplo *screening* infeccioso. É essencial o início imediato de terapia antimicrobiana empírica, idealmente até 60 minutos após a apresentação, devendo obrigatoriamente efetuar a cobertura de Gram-negativos (piperacilina-tazobactam 4,5 g EV, a cada 6 horas ou cefepima 2 g EV, a cada 8 horas). A cobertura de Gram-positivos com vancomicina deve ser realizada nos seguintes casos: suspeita de infecção de cateter central, presença de lesões de pele e de subcutâneo, pneumonia, instabilidade hemodinâmica, colonização conhecida por *Staphylococcus aureus* resistente à meticilina (MRSA) e presença de mucosite graus III e IV. Caso a febre persista por mais de 72 horas, a cobertura de Gram-negativos deve ser ampliada com carbapenêmicos (meropenem 1-2 g EV, a cada 8 horas). Após 5 dias de persistência de febre, deve-se realizar rastreamento de foco infeccioso profundo com tomografias de seios da face, tórax e abdome, bem como iniciar terapia empírica para cobertura fúngica (anfotericina B liposteomal 3-5 mg/kg/dia). O uso de fator estimulador de colônia (G-CSF) mostra-se controverso pela possibilidade de piora da coagulopatia e de aumento do risco de evolução para síndrome de diferenciação.

■I Principais Protocolos de Indução de LPA

Há vários protocolos para tratamento de LPA, a maioria deles baseia-se em esquema de indução com ATRA e quimioterapia, principalmente com esquemas que se baseiam em antracíclicos. Todavia, recentemente, o uso de terapia direcionada com ATRA e ATO tem apresentado melhores resultados. Infelizmente, ATO não está disponível em muitos centros para terapia de indução de remissão em primeira linha, sendo usado apenas no caso de recaída hematológica ou molecular.

Grande parte dos protocolos de indução de grupos europeus ou norte-americanos (PETHEMA, GAMLCG, GIMEMA, MDACC) utilizam esquema com antracíclicos (daunorubicina ou idarubicina) e ATRA, podendo ou não conter citarabina. Esses esquemas levam à cura da grande maioria dos pacientes. A combinação de ATRA e ATO emergiu como uma interessante estratégia de terapia direcionada e vem, aos poucos, substituindo esquemas de quimioterapia com base em antracíclicos. Após a indução, os pacientes devem ser submetidos à terapia de consolidação e manutenção com duração de aproximadamente 2 anos, cujos comentários fogem do escopo deste livro.

■I Complicações com Uso do ATRA

Abordaremos a seguir duas complicações que podem ocorrer com o uso do ATRA: síndrome de diferenciação e o pseudotumor cerebral.

A *síndrome de diferenciação* é complicação que pode ocorrer em até 27% dos pacientes em uso de agentes diferenciadores como ATRA e ATO durante a terapia de indução de LPA. Se não reconhecida e tratada corretamente, possui alta taxa de mortalidade (37,9%). Os sintomas ocorrem, em média, 9 dias após o início do tratamento (0-23 dias), sendo os principais fatores de riscos a leucocitose maior que $20.000/mm^3$, IMC maior que $30\ kg/m^2$ e creatinina elevada.[3] Sua caracterização é feita por meio dos critérios de Frankel, sendo necessária a presença de três dos seguintes sinais, sem outra causa evidente: febre, ganho de peso, infiltrado pulmonar, derrame pleural, derrame pericárdico, hipotensão, insuficiência renal ou falência hepática. Havendo suspeita da síndrome de diferenciação deve-se introduzir dexametasona 10 mg IV, a cada 12 horas, até a resolução completa dos sintomas, associado a uso de diuréticos. ATRA deve ser suspenso somente em caso de insuficiência respiratória grave, hipotensão ou insuficiência renal. A reintrodução deverá ocorrer após 48-72 horas, com 50% da dose anteriormente aplicada, com aumentos progressivos, até se atingir a dose habitual. Alguns autores sugerem profilaxia da síndrome de diferenciação em portadores de LPA com contagem de leucócitos maior que $5.000/mm^3$ com dexametasona 2,5 mg/m^2 duas vezes ao dia.

O *pseudotumor cerebral* pode ocorrer de 2 dias a 6 meses após o início do ATRA e se caracteriza pelo aumento da pressão intracraniana e pela presença de papiledema com líquido cefalorraquidiano e ventrículos normais. Ocorre mais comumente na população pediátrica, sendo recomendada a dose de ATRA em dose mais baixa – 25 $mg/m^2/dia$ para pacientes com menos de 20 anos de idade. O tratamento do pseudotumor cerebral consiste na suspensão do ATRA, havendo relatos de melhora dos sintomas após o uso de acetazolamida e manitol. O ATRA deve ser reintroduzido após a resolução dos sintomas.

■❙ Prognóstico

Com a introdução do ATRA combinado à quimioterapia e subsequente uso de ATO, a LPA deixou de ser a mais fatal das leucemias agudas, tornando-se a leucemia com maiores taxas de cura, com índices de sobrevida a longo prazo que podem superar 90%. Essa mudança de prognóstico decorreu dos avanços no campo de biologia molecular e o desenvolvimento de novas terapias-alvo.

Protocolos baseados em ATRA associados à quimioterapia com antracíclicos levam a uma taxa de cura de mais de 80%. Para protocolos com base em ATRA e ATO, as taxas de sobrevida livre de doença e sobrevida global em 5 anos são de 89,2% e 91,7%, respectivamente.

Agradecimentos: Dr. Wellington Fernandes Junior pela revisão do texto.

■■ LEITURA SUGERIDA

1. Arber DA, Orazi A, Hasserjian R, et al. The 2016 revision to the World Health Organization classification of myeloid neoplasms and acute leukemia. Blood. 2016;127:2391-405.
2. Cicconi L, Lo-Coco F. Current management of newly diagnosed acute promyelocytic leukemia Ann Oncol. 2016;27:1474-81.

3. NCCN Clinical Practice Guidelines in Oncology. Acute Myeloid Leukemia Version 2.2016. Disponível em: http://www.clinical_trials/physician.html.

4. Pagano KBB, Rego EM, Rohr S, Chauffaille ML, Jacomo RH, Bittencourt R, et al. Guidelines on the diagnosis and treatment for acute promyelocytic leukemia: Associação Brasileira de Hematologia, Hemoterapia e Terapia Celular Guidelines Project: associação Médica Brasileira- 2013. Ver Bras Hematol Hemoter. 2014;36:71-92.

5. Rego EM, Jácomo RH. Leucemia promielocítica aguda. In: Tratado de Oncologia/editor Paulo Marcelo Gehm Hoff. Editores associados, Arthur Katz [et al.]. São Paulo: Editora Atheneu; 2013. p. 2563-78.

6. Tallman MS, Altman JK. How I treat acute promyelocytic leukemia. Blood. 2009;114:5126-35.

7. Villafuerte-Gutierrez P, Villalon L, Losa JE, Henriquez-Camacho C. Treatment of Febrile Neutropenia and Prophylaxis in Hematologic Malignancies: A Critical Review and Update. Adv Hematol. 2014;2014:986938.

EMERGÊNCIAS PSIQUIÁTRICAS

Capítulo 71

Síndrome da Agitação Psicomotora

Edoardo Filippo de Queiroz Vattimo
Rafael Quintes Ducasble Gomes
Tania Correa de Toledo Ferraz Alves

● DEFINIÇÃO E QUADRO CLÍNICO

A agitação psicomotora é um evento muito comum nos serviços de emergência médica. Alguns aspectos do próprio ambiente podem favorecer ou agravar a agitação, tais como as características potencialmente aversivas, longa espera por atendimento, espaço restrito para acomodação, e presença de pacientes graves. Pacientes agitados causam um desconforto adicional ao ambiente, além de demandarem mais cuidados à equipe. Cerca de 50% dos profissionais de saúde que atuam nesse setor já sofreram algum tipo de violência em serviço.[1] Assim, é importante que estejam capacitados para manejar esses casos, buscando um melhor desfecho para o paciente e para a equipe.

Agressões físicas idealmente fazem parte de um *continuum* de alteração de comportamento que se inicia com agitação psicomotora e culmina em violência. Porém, comportamentos violentos podem surgir subitamente, especialmente quando há uma causa clínica ou nos quadros demenciais. A agitação psicomotora, por sua vez, é caracterizada por aceleração de processos psíquicos e motores, aumento da excitabilidade, irritabilidade e impulsividade, podendo cursar com agressividade, logorreia e hostilidade, geralmente com crítica ausente. O curso pode flutuar e se modificar rapidamente ao longo do tempo.[2]

■) Avaliação do Paciente

A cena

A avaliação de um paciente agitado começa antes mesmo da consulta, com a preparação de um ambiente adequado que minimize os riscos de agressão. A sala deve ser um ambiente calmo, mas não isolado, sem objetos que possam ser usados como arma, como bandejas, cinzeiros, tesoura e agulhas. O médico deve ter a possibilidade de pedir ajuda a outros profissionais e possuir uma rota de fuga. Em hipótese alguma o paciente deve ficar entre o médico e a saída. Além disso, é importante remover objetos e acessórios pessoais que podem ser usados, como correntes no pescoço.[3]

Abordagem inicial

Logo no primeiro contato com o paciente deve-se avaliar o risco de comportamento violento, mesmo sem saber a causa da agitação. Pacientes que, embora agitados, são cooperativos, podem ser manejados inicialmente de forma verbal. No entanto, pacientes que apresentam sinais de violência iminente e não cooperação necessitam de contenção imediata, de forma a preservar a própria integridade e a de outros ao seu redor.[4] Histórico de atos violentos também aumenta a chance de novo episódio de violência. A Tabela 71.1 mostra alguns comportamentos preditores de violência.

Tabela 71.1
Indícios de Comportamento Violento[3]

Postura	Psicomotricidade	Humor
Não senta/anda de um lado para o outro	Aproxima-se demais do examinador	Irritação
Faz pouco contato visual	Morde os lábios/ excesso de gesticulação/atos agressivos	Raiva/ódio
Fala alto, faz ameaças verbais	Punhos e dentes cerrados	Falta de empatia com examinador

Determinação da causa da agitação

As causas de agitação psicomotora podem ser agrupadas em: doenças psiquiátricas, orgânicas/metabólicas e por componentes exógenos. No entanto, geralmente, o médico emergencista desconhece o histórico do paciente que dá entrada agitado no serviço.

Quando a causa for desconhecida, assim que o quadro de agitação estiver estabilizado e sob controle, deve-se realizar a investigação da causa-base, diferenciando a princípio os casos clínicos de psiquiátricos. Desta forma, é necessária uma avaliação clínica geral, com exame clínico e neurológico, além do exame psíquico. Sugere-se também realizar glicemia capilar e oximetria de pulso em todos os pacientes combativos.[5] Exames complementares devem ser solicitados segundo a hipótese diagnóstica.[3] Pacientes com histórico psiquiátrico conhecido e com exame clínico normal podem não demandar mais exames diagnósticos, provavelmente apresentando causa psiquiátrica primária.[5] Já pacientes com sintomas psiquiátricos de início agudo ou que se originaram após os 45 anos, sinais de traumatismo cranioencefálico, alterações de sinais vitais, alterações do nível de consciência ou de atenção e sinais de intoxicação ou abstinência devem levantar suspeita de causa clínica.[5] A Tabela 71.2 mostra as principais causas de agitação na emergência.

São válidas algumas observações sobre as causas psiquiátricas, a seguir:

○ Episódio psicótico: quadros psicóticos, incluindo os afetivos e os secundários ao uso de drogas, são uma causa psiquiátrica frequente dos casos de comportamento violento. É comum observar desorganização do pensamento, alucinações de comando e delírios paranoides.

○ Transtornos afetivos: a combinação de aceleração psíquica, humor expansivo e irritável, agitação psicomotora, desinibição e ausência de crítica, comuns aos quadros maniformes, pode levar a um comportamento violento. Pacientes com quadros depressivos, mesmo com lentificação psicomotora e desesperança, também podem ter comportamentos agressivos inesperados, especialmente nos quadros com características mistas.

○ Crise aguda de ansiedade: são comuns os quadros de ansiedade na emergência que apresentam sintomas autonômicos (palpitação, tremor, sudorese, náusea, parestesia, sensação de desmaio, morte iminente e dispneia). O paciente apresenta intenso desconforto, podendo causar agitação, mas que normalmente não progride para violência ou agressividade.

Tabela 71.2
Principais Causas de Agitação Psicomotora[3,5]

Psiquiátrica	Orgânica	Exógena
• Deficiência intelectual • Transtorno do espectro autista	• *Delirium* • Epilepsia • Pós-ictal	• Intoxicação alcoólica aguda
• Transtornos afetivos • Episódio psicótico	• Infecção • Lesões em sistema nervoso central	• Intoxicação aguda por cocaína/ psicoestimulantes
• Transtornos ansiosos/ fóbicos • Transtorno do déficit de atenção com hiperatividade (TDAH)	• Hipo/hipernatremia • Hipo/hiperglicemia • Hipóxia	• Abstinência aguda
• Transtornos de personalidade • Transtorno de conduta	• Uremia • Insuficiência hepática	• Efeitos colaterais de medicação (p. ex.: acatisia)
• Episódio conversivo/ dissociativo • Demência	• Dor intensa	• Intoxicação medicamentosa

○ Episódio conversivo/dissociativo: os sintomas conversivos emulam sintomas neurológicos, incluindo desde déficits de força até e crises não epilépticas psicogênicas (estas podem ser confundidas com agitação). Quadros dissociativos, por sua vez, apresentam alteração do nível de consciência, memória e/ou identidade e também podem cursar com agitação. Nessas situações é importante descartar quadros neurológicos e o diagnóstico é de exclusão.

○ Transtorno de personalidade: pacientes com transtornos de personalidade, especialmente do *cluster* B (*borderline*, histriônico, antissocial), podem dar entrada na emergência com quadros de agitação. Esses pacientes apresentam comportamento impulsivo, instabilidade emocional e um modo de funcionamento que pode ser disfuncional e trazer sofrimento. Podem tentar manipular a equipe e o tratamento, características que podem dificultar o manejo. O diagnóstico, no entanto, não é feito na emergência e necessita de seguimento longitudinal. Deve-se validar o sofrimento do paciente, corresponsabilizando-o por seu tratamento.

■■❱ Manejo e Tratamento do Paciente Agitado e Violento

Técnicas para manejo verbal

O manejo verbal deve ser tentado sempre que possível, de forma a poupar casos desnecessários de contenção física.[6] Também permite avaliar melhor o quadro do paciente e sua evolução, mediante um exame psíquico mais apurado e estabelecer diagnósticos diferenciais para uma tomada de decisões mais adequada. No entanto, caso o manejo verbal não seja suficiente ou se a agressividade escalar, o profissional deve solicitar imediatamente ajuda da equipe, que deve proceder à contenção.[5] O manejo verbal é contraindicado nos casos com risco iminente de violência ou em que o paciente não é capaz de estabelecer contato com o ambiente. Na Tabela 71.3, são citadas algumas técnicas de manejo verbal e situações a serem evitadas.

Técnicas recomendadas para contenção física

A contenção física pode ser necessária para permitir um diagnóstico adequado, tirar o paciente do risco causado por seu comportamento e permitir que seja tratado adequada e dignamente, além de colocar a equipe em segurança. A técnica não deve ser aplicada como punição ou por conveniência da equipe e deve ser removida assim que possível.[3] São casos em que a contenção física deve ser considerada: perigo iminente de machucar a si ou a outros, risco de interromper um tratamento em andamento devido à agitação; quando conter o paciente for necessário para uma melhor avaliação diagnóstica e um exame físico mais apurado; em pacientes psicóticos em que a administração de antipsicóticos, ao promover uma melhora do quadro, facilite o manejo verbal.[5]

Tabela 71.3
Técnicas para Manejo Verbal do Paciente Agitado, mas Cooperativo[3,6]

Técnicas a serem adotadas	Situações a serem evitadas
Contato verbal: líder deve iniciar, utilizando linguagem concisa e simples	Solicitar apoio da segurança como ameaça e não como necessidade
Formar um vínculo com o paciente: estratégias para atenuar a hostilidade que o paciente vê no ambiente favorecem a formação do vínculo e incluem fornecer comida e descanso e propiciar um ambiente seguro	Confrontar diretamente o paciente ou demonstrar vulnerabilidade ou insegurança
Demonstrar empatia: adotar um tom de voz calmo e tentar identificar os sentimentos e desejos do paciente e o que ele espera da situação. Validar sentimentos que são do senso comum ("todos merecem ser tratados bem"), mas, ao mesmo tempo, tentar oferecer alternativas para a situação ("há melhores formas de se lidar com isso")	Adotar uma postura intimidadora: as mãos devem estar visíveis e a postura, relaxada
Manter distância adequada: respeitar o espaço pessoal do paciente de no mínimo dois braços de distância. O paciente não deve se sentir acuado	Realizar movimentos bruscos ou uma abordagem pelas costas
Colocar limites para negociação: pode ser feito empaticamente afirmando que os problemas do paciente são compreendidos e ajuda pode ser fornecida, porém salientando-se que, em nenhum momento, o paciente agrida a si ou a outros ou apresente qualquer outro comportamento de risco	Criticar o paciente, interromper, responder na defensiva, levar para o pessoal e não saber ao certo o que o paciente quer antes de responder
Oferecer alternativas otimistas: o paciente deve vislumbrar alternativas de saída e perspectiva de melhora do quadro de agitação, que é aversivo	Mentir, fazer observações óbvias (p. ex.: "você parece nervoso") e entrar em argumentações
Oferecer medicação ou contenção física como forma de ajuda: fazer o paciente perceber os riscos que corre devido à sua agitação e aceitar tais medidas de forma voluntária, caso sejam necessárias	Subestimar potenciais ameaças, o que aumenta o risco de sofrer agressões

Recomenda-se que haja um protocolo institucional que oriente o procedimento de contenção.[4] De forma a também uniformizar as condutas, alguns hospitais têm uma equipe especial com membros treinados no manejo de agitação.[7] A Tabela 71.4 elenca algumas recomendações para a contenção física de pacientes violentos.

Tabela 71.4 **Recomendações para Contenção Física do Paciente Violento[3,4]**
Equipe
• Ao menos cinco pessoas, sendo uma delas o líder (deve ter a melhor experiência em fazer amarras e ser o único a dar ordens)
• Todos devem estar cientes do cenário, do protocolo, dos riscos e de objetos na cena que possam ferir (todos devem remover peças de vestuário com essa característica)
• Deve contar com ao menos uma mulher se a paciente for do sexo feminino, para diminuir possíveis alegações de assédio sexual
• Se o médico continuar atendendo o paciente, evitar participação direta na contenção física para não comprometer a relação médico-paciente
Comunicação e postura
• Solicitar que o paciente coopere e que se deite para ser contido (muitos pacientes cooperam nesse momento, devido ao número de pessoas e/ou porque podem ver na contenção uma continência externa diante da situação de perda de controle)
• Comunicação deve ser calma e educada com o paciente. Os motivos da contenção e como ela ocorrerá devem ser explicados
• Postura profissional e não ameaçadora da equipe
• Não negociar mais neste ponto: uma vez que a decisão foi tomada, ela deve ser implementada, mesmo que o paciente passe a cooperar
Imobilização do paciente
• De forma pré-determinada, cada profissional controla um dos membros do paciente (o líder controla a cabeça), segurando em uma articulação grande, como o joelho, e travando-a em extensão
• Se o paciente portar um objeto que pode ferir, usar colchões para isolá-lo, abordando-o por cada um dos lados
• Prender as amarradas firmemente, em cada uma das extremidades, a uma estrutura fixa da cama, assim que o paciente estiver relativamente imobilizado
• O couro é o melhor material por ser forte e não tão garroteador. Compressas devem ser evitadas, especialmente em pacientes que continuam a lutar

Seguimento e avaliação do paciente após a contenção

Uma vez contido, cabe ao líder da equipe anunciar o fim do procedimento. As orientações da Tabela 71.5 devem ser observadas no seguimento. A contenção física deve ser removida assim que possível. Deve-se discutir o procedimento com a equipe e sua metodologia, que deve ser reavaliada continuamente pelos profissionais e pela instituição.

Tabela 71.5
Recomendações para Seguimento do Paciente Contido Fisicamente[4]
Ambiente
• O ambiente deve ser calmo para diminuir os estímulos ambientais
• Evitar manter pacientes com ideação suicida, rebaixados, intoxicados, com risco de automutilação ou clinicamente instáveis em locais isolados
Pacientes que se mantêm combativos
• Cruzar as pernas do paciente na altura do tornozelo para evitar que os membros inferiores continuem se debatendo de forma independente
• O colar de Filadélfia pode ser útil se o paciente se mantiver batendo a cabeça e/ou tentar morder os profissionais
• Evitar o decúbito ventral, pelo risco de desfechos potencialmente graves, devido a provável risco de asfixia
• Caso o tórax seja imobilizado, deve-se garantir que seja mantida a sua expansibilidade
Situações de risco
• Sempre considerar a presença de comorbidades e situações especiais, que podem representar um risco ao paciente contido
• Pacientes com aumento do tônus simpático ou aumento do limiar de dor (e.g.: intoxicados por estimulantes) podem superar seus limites de esforço físico e prejudicar a sua hemodinâmica
• Pacientes com maior demanda ventilatória (e.g.: acidóticos em taquipneia compensatória) podem ter a ventilação prejudicada pela posição da contenção
Seguimento e monitoramento constante do paciente
• Trocar a posição do paciente com frequência para prevenir sequelas neurovasculares (e.g.: isquemia por garroteamento, úlceras de pressão, lesão nervosa)
• Registrar os sinais vitais e medicações administradas em formulário padronizado
• Atentar para o risco de rebaixamento do nível de consciência em pacientes sedados (medicados ou intoxicados) e evitar aspiração
• Prover ao paciente suas necessidades básicas, como hidratação e *toilete*

■▶ Sedação Farmacológica

Fármacos podem ser utilizados, caso o paciente aceite, antes que a situação se agrave, evitando a necessidade em potencial de contenção física. As técnicas de manejo verbal, atenuação e observação devem ser continuadas durante todo o processo. Deve-se sempre que possível administrar o fármaco por via oral, igualmente efetiva à via parenteral,[3] que pode ser vista como uma violência pelo paciente e prejudicar o vínculo.[8] Porém, nos casos de pacientes violentos ou que não respondem às técnicas verbais, pode ser necessária a administração de fármacos parenterais em conjunto com a contenção física, com o objetivo de acalmar o paciente, minimizar os riscos para si mesmo e para outras pessoas, permitir uma avaliação clínica mais detalhada e tratar quadros de psicose. Nestes casos, dá-se preferência à via intramuscular, que é mais segura em um contexto de agitação, por não necessitar de punção venosa, além de algumas medicações poderem apresentar maiores riscos ao serem administradas por via endovenosa.

A sedação farmacológica não é isenta de riscos, no entanto. Estes incluem: 1) sedação excessiva provocando rebaixamento da consciência e prejuízo na atenção; 2) obstrução de vias aéreas devido ao rebaixamento; 3) parada cardiorrespiratória (devido à depressão do sistema nervoso central ou por arritmias causadas pelo fármaco); 4) interação medicamentosa ou com substâncias ilícitas; 5) interação com condição clínica subjacente (como, por exemplo, *delirium* e epilepsia). Ademais, os profissionais que administram as medicações devem estar familiarizados com os riscos e efeitos adversos, bem como estabelecer a frequência das reavaliações clínicas e do estado mental com base no pico de ação da medicação.

O medicamento ideal deve ser bem tolerado, ter rápida ação, ser facilmente administrável e eficaz por qualquer via e ter um bom perfil de efeitos colaterais e de interações medicamentosas com condições clínicas associadas. Três classes de psicofármacos são mais utilizadas: benzodiazepínicos, antipsicóticos típicos e antipsicóticos atípicos.[9] A escolha do fármaco utilizado dependerá da causa identificada para a agitação.[8,9] Quando não for possível identificá-la e for necessária sedação imediata, dá-se preferência a benzodiazepínicos ou haloperidol, isoladamente ou em combinação.[8,9] No entanto, há poucas evidências sobre o melhor fármaco e a maioria das recomendações é baseada em experiência clínica.

Uma prática comum em pronto-socorros do Brasil e da Índia é a associação de prometazina, um fármaco com propriedades anti-histamínicas, ao haloperidol. O início da ação sedativa da prometazina ocorre entre 1 e 2 horas após a administração intramuscular e as doses variam de 25 a 50 mg, podendo chegar a 100 mg por via intramuscular. Embora haja alguma evidência de que a prometazina possua algum efeito sedativo e previna reações distônicas que podem ocorrer com o uso intramuscular de haloperidol, não há ensaios clínicos controlados que comprovem seu benefício.[10] Os efeitos adversos incluem alterações gastrointestinais, boca seca e visão turva, decorrentes de ação antimuscarínica.

É importante ressaltar que os pacientes com quadro psiquiátrico definido devem receber tratamento conforme a causa (p. ex.: agudização de psicose ou mania).[9] O mesmo é válido para causas clínicas específicas conhecidas, para os quais, além do tratamento específico, prefere-se o uso de haloperidol.[8] A Tabela 71.6 elenca os principais medicamentos utilizados.

O haloperidol é um fármaco com amplo uso e segurança bem estabelecida, enquanto benzodiazepínicos, como o midazolam, apresentam eficácia semelhante e um efeito mais rápido, embora menos durador. A combinação de ambos produz efeitos mais rápidos e potencialmente reduz efeitos colaterais, uma vez que os benzodiazepínicos aliviam quadros de acatisia decorrentes do uso de haloperidol.[11] Embora disponíveis apenas em formulação oral no Brasil, a olanzapina, a risperidona e a ziprasidona têm evidências limitadas para a agitação sem causa definida, mas são boas opções nos casos com causa psiquiátrica conhecida, como mania e esquizofrenia.[8,12] Recomenda-se trocar de classe quando a primeira escolha é ineficaz ou se doses excessivas são necessárias. Caso seja observado efeito paradoxal (piora da agitação), não se deve mais administrar mais drogas dessa classe. A Tabela 71.7 elenca algumas práticas não recomendadas na sedação farmacológica do paciente agitado na emergência.

Após a sedação farmacológica, recomenda-se monitorar e registrar os sinais vitais (pressão arterial, frequência cardíaca, temperatura e frequência respiratória) inicialmente a cada 15 minutos e, após, conforme o grau de sedação, até que o paciente esteja novamente ativo. É necessária monitoração mais intensiva quando o paciente se apresentar excessivamente sedado ou rebaixado, quando for utilizada administração endovenosa, quando a dose administrada exceder o limite superior da dose terapêutica, em situações clínicas de maior risco e gravidade e ingestão concomitante de álcool, drogas ilícitas ou outras medicações clínicas.

Condições especiais

- Intoxicação exógena ou abstinência: utilizar benzodiazepínicos, especialmente na intoxicação por estimulantes, em que há um aumento do tônus simpático, e na abstinência de cocaína e álcool, mesmo sem agitação. Evitar benzodiazepínicos em pacientes com intoxicação aguda por depressores do sistema nervoso central, incluindo álcool, casos em que o haloperidol é mais indicado.[9]

- Pacientes agitados com um transtorno psiquiátrico conhecido: utilizar antipsicóticos típicos ou atípicos, que já são um tratamento da psicose aguda ou mania, em que benzodiazepínicos são menos eficazes e apenas apresentaram eficácia similar no manejo de agitação em paciente psicótico, em estudo aberto.[12] Nos casos de mania, há evidência para associação de divalproato de sódio ao antipsicótico.[8]

- *Delirium*: pacientes em *delirium*/demência, podem apresentar agitação com frequência. Idosos, em particular, apresentam maior risco para efeitos adversos a medicações. Evitar benzodiazepínicos nesses casos e optar por antipsicóticos.[9]

		Tabela 71.6		
		Principais Psicofármacos Utilizados na Agitação Disponíveis no Brasil[9]		
Fármaco	*Apresentação*	*Posologia*	*Efeitos colaterais principais*	*Observações*
Midazolam	Ampolas de 15 mg para administração intramuscular (IM) ou comprimidos de 7,5 e 15 mg para administração VO	2,5 a 5 mg, a cada 5 minutos em paciente muito agitado. Dose máxima: 30 mg/24 horas	Depressão respiratória (importante monitorar), sonolência excessiva e agitação paradoxal	Benzodiazepínico com efeito rápido, mas de curta duração, de 1 a 2 horas
Haloperidol	Ampolas de 5 mg para administração IM ou comprimidos de 5 mg para administração via oral (VO)	Doses habituais de 2,5 mg-5 mg, a cada 15 minutos. Dose máxima: 20 mg/24 horas	Aumento do intervalo QT, com risco de arritmias graves (maior se uso concomitante de drogas de mesmo efeito e em distúrbios hidroeletrolíticos e se administrado IV) Efeitos extrapiramidais e reações distônicas	Antipsicótico típico de amplo uso, com início de ação entre 30 e 60 minutos Diminuir dose pela metade em idosos

Tabela 71.7 **Práticas Não Recomendadas na Sedação Farmacológica** **do Paciente Agitado na Emergência**
Usar antipsicóticos típicos sedativos, como a clorpromazina, que apresentam menor eficácia diante de efeitos extrapiramidais e antimuscarínicos maiores
Medicar quadros psiquiátricos conhecidos agudos (e.g.: mania) apenas com drogas sedativas recomendadas na emergência, especialmente benzodiazepínicos isoladamente, que não tratam o transtorno
Utilizar fármacos por seus efeitos sedativos secundários apenas, como quetiapina em baixas doses

- Risco de crises epilépticas (incluindo abstinência alcoólica, a benzodiazepínicos e outras drogas): preferência por benzodiazepínicos, uma vez que os antipsicóticos típicos podem diminuir o limiar convulsivo.
- Histórico de baixa tolerância a antipsicóticos: optar por benzodiazepínicos se histórico de acatisia ou outros sintomas extrapiramidais graves por antipsicóticos ou se houver risco de efeitos colaterais anticolinérgicos (e.g.: retenção urinária). Evitar antipsicóticos em gestantes e lactentes e reduzir dose pela metade em idosos.

■▶ Aspectos Legais

Usar força física para a contenção do paciente e administrar medicações à revelia podem trazer questões legais à tona. Para evitar problemas dessa ordem recomenda-se avaliar cuidadosamente o paciente para determinar sua capacidade de tomar decisões a respeito de sua saúde e o risco que representa à sua integridade e à de outros, registrando todo o processo no prontuário médico em detalhes.[4] Pode ser útil que a conduta seja corroborada por outro médico presente no local, embora isso nem sempre seja possível. É de responsabilidade do médico que prescreveu a contenção garantir que o paciente tenha conforto e que suas necessidades básicas e sua proteção sejam supridas e o término do procedimento deve ser documentado em prontuário. A contenção pode ser caracterizada como ilegal caso se demonstre que o paciente é capaz de tomar decisões ou que não representa risco para si ou para membros da equipe ou a outros pacientes.

■ LEITURA SUGERIDA

1. Al-Sahlawi K, Zahid M, Shahid A, Hatim M, Al-Bader M. Violence against doctors: A study of violence against doctors in accident and emergency departments. European Journal of Emergency Medicine. 1999;6(4):301-304.
2. Dalgalarrondo P. Síndromes de Agitação e de Estupor e Lentificação Psicomotoras. Psicopatologia e Semiologia dos Transtornos Mentais. Porto Alegre: Artmed; 2008. p. 334.

3. Petit JR. Management of the acutely violent patient. Psychiatric Clinics of North America. 2005;28(3):701-711.

4. Rossi J, Swan MC, Isaacs ED. The violent or agitated patient. Emergency medicine clinics of North America. 2010;28(1):235-256.

5. Nordstrom K, Zun LS, Wilson MP, Stiebel V, Ng AT, Bregman B, et al. Medical evaluation and triage of the agitated patient: consensus statement of the American Association for Emergency Psychiatry Project BETA Medical Evaluation Workgroup. Western Journal of Emergency Medicine. 2012;13(1):3-10.

6. Richmond JS, Berlin JS, Fishkind AB, Holloman GH, Zeller SL, Wilson MP, et al. Verbal de-escalation of the agitated patient: consensus statement of the American Association for Emergency Psychiatry Project BETA De-escalation Workgroup. Western Journal of Emergency Medicine. 2012;13(1):17-25.

7. Brayley J, Lange R, Baggoley C, Bond M, Harvey P. The violence management team. An approach to aggressive behaviour in a general hospital. The Medical Journal of Australia. 1994;161(4):254-258.

8. Allen M, Currier G, Carpenter D, Ross R, Docherty J. The expert consensus guideline series. Treatment of behavioral emergencies 2005. Journal of Psychiatric Practice. 2005;11(Suppl 1:5-108):quiz 110-112.

9. Wilson MP, Pepper D, Currier GW, Holloman GH, Feifel D. The psychopharmacology of agitation: consensus statement of the American Association for Emergency Psychiatry Project BETA Psychopharmacology Workgroup. Western Journal of Emergency Medicine. 2012;13(1):27-34.

10. Huf G, Coutinho EdSF, Fagundes HM, Oliveira ES, Lopez JRR, Gewandszajder M, et al. Current practices in managing acutely disturbed patients at three hospitals in Rio de Janeiro-Brazil: a prevalence study. BMC Psychiatry. 2002;2(1):4.

11. Bieniek SA, Ownby RL, Penalver A, Dominguez RA. A double-blind study of lorazepam versus the combination of haloperidol and lorazepam in managing agitation. Pharmacotherapy: The Journal of Human Pharmacology and Drug Therapy. 1998;18(1):57-62.

12. Hsu W-Y, Huang S-S, Lee B-S, Chiu N-Y. Comparison of intramuscular olanzapine, orally disintegrating olanzapine tablets, oral risperidone solution, and intramuscular haloperidol in the management of acute agitation in an acute care psychiatric ward in Taiwan. Journal of clinical psychopharmacology. 2010;30(3):230-234.

Capítulo 72

Síndrome de Abstinência

Stephanie Toscano Kasabkojian
Joyce dos Santos Neves
Luciana Lima de Siqueira

■ INTRODUÇÃO

- A síndrome de abstinência consiste em presença de sinais e de sintomas que surgem após cessação abrupta ou redução súbita considerável do uso crônico de uma substância.
- Diversas substâncias, lícitas e ilícitas, podem provocar síndrome de abstinência: álcool, tabaco, *cannabis*, opioides, benzodiazepínicos e estimulantes (como cocaína).
- Por sua alta prevalência, destaca-se a síndrome de abstinência de álcool (Figura 72.1).

■▶ Etiologia e Fisiopatologia

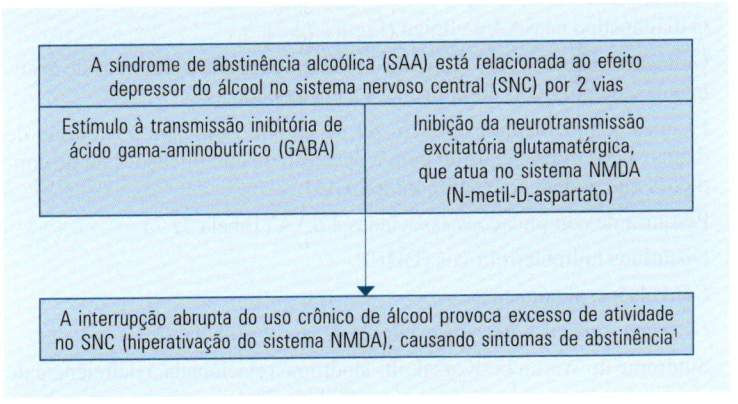

Figura 72.1 – *Síndrome de abstinência alcoólica.*

■ Quadro Clínico

O quadro clínico varia de acordo com o tempo de abstinência alcoólica (Tabela 72.1)[2].

Tabela 72.1
Sinais e Sintomas mais Comuns

Tempo de abstinência	Quadro clínico	Evolução
5 a 36 horas	SAA leve: tremor, sudorese, palpitações, cefaleia, hiporexia, náuseas, vômitos, ansiedade, insônia	Se não progredir, há resolução, em geral, em 24 a 48 horas
6 a 48 horas	Convulsões: geralmente convulsões tonicoclônicas generalizadas, seguidas de pós-ictal de curta duração. *Status epilepticus* é raro	Sem tratamento, pode progredir para *delirium tremens* em 1/3 dos pacientes
24 a 48 horas	Alucinações: visuais (mais frequentes), táteis ou auditivas; sinais vitais normais	Geralmente se resolve em 24 a 48 horas
48 a 96 horas	*Delirium tremens* (DT): desorientação, alucinações, agitação, hipertensão, taquicardia, sudorese profusa, febre. Risco elevado de mortalidade	Ocorre em cerca de 5-10% dos pacientes com SAA. Duração, em geral, de 1 a 5 dias

■ Diagnóstico

O diagnóstico de SAA é clínico (Figura 72.2).

○ O diagnóstico de SAA é clínico, com base nos sinais e sintomas de abstinência e de possíveis complicações a ela associadas.

○ Exames complementares podem ser de grande valia para a exclusão de diagnósticos diferenciais ou para a detecção de complicações ou de condições que podem coexistir com a SAA[3].

Pesquisa de complicações associadas à SAA (Tabela 72.2):

○ Distúrbios hidroeletrolíticos (DHE)[4].

○ Convulsões, alucinações.

○ *Delirium tremens* – pesquisar fatores de risco[5] (Tabela 72.3):

○ Síndrome de Wernicke-Korsakoff: síndrome relacionada à deficiência de vitamina B (especialmente tiamina) (Tabela 72.4).

○ Outras complicações, como arritmias (considerar eletrocardiograma se maior de 50 anos) e sinais de comprometimento hepático.

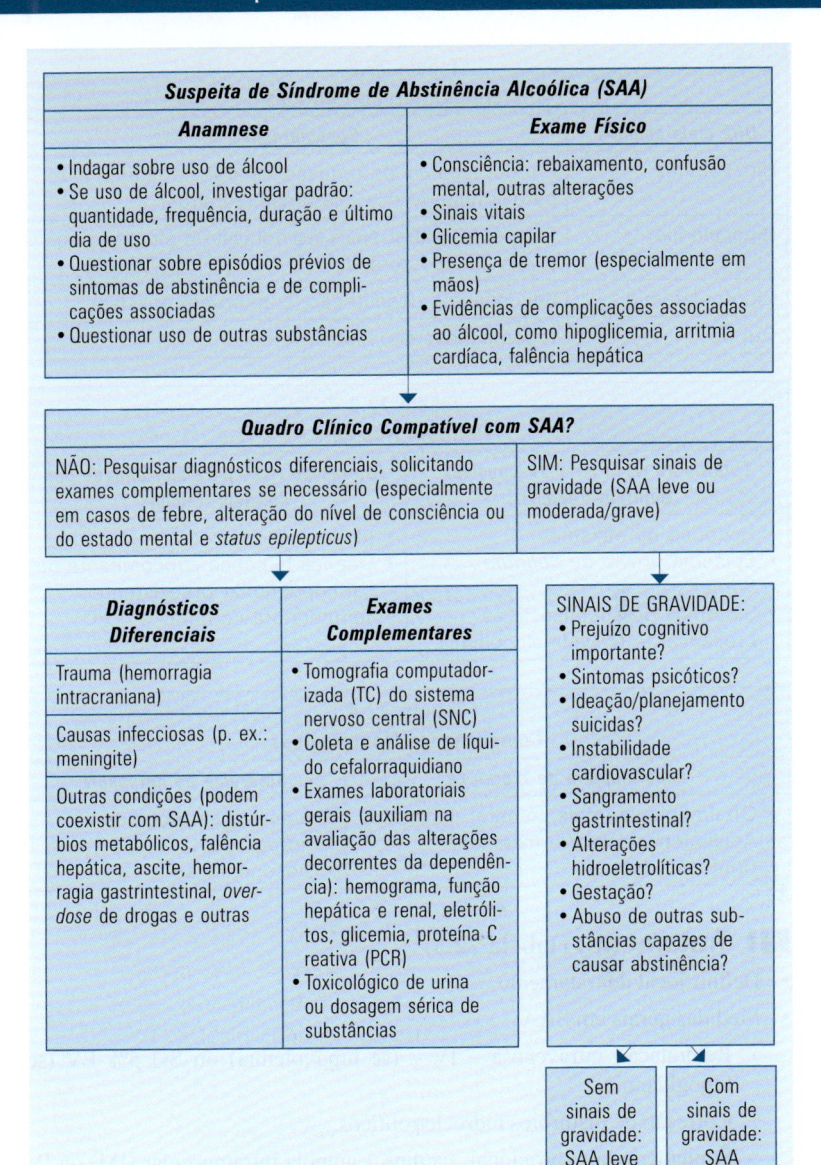

Suspeita de Síndrome de Abstinência Alcoólica (SAA)

Anamnese	Exame Físico
• Indagar sobre uso de álcool • Se uso de álcool, investigar padrão: quantidade, frequência, duração e último dia de uso • Questionar sobre episódios prévios de sintomas de abstinência e de complicações associadas • Questionar uso de outras substâncias	• Consciência: rebaixamento, confusão mental, outras alterações • Sinais vitais • Glicemia capilar • Presença de tremor (especialmente em mãos) • Evidências de complicações associadas ao álcool, como hipoglicemia, arritmia cardíaca, falência hepática

Quadro Clínico Compatível com SAA?

NÃO: Pesquisar diagnósticos diferenciais, solicitando exames complementares se necessário (especialmente em casos de febre, alteração do nível de consciência ou do estado mental e *status epilepticus*)

SIM: Pesquisar sinais de gravidade (SAA leve ou moderada/grave)

Diagnósticos Diferenciais	Exames Complementares
Trauma (hemorragia intracraniana)	• Tomografia computadorizada (TC) do sistema nervoso central (SNC) • Coleta e análise de líquido cefalorraquidiano • Exames laboratoriais gerais (auxiliam na avaliação das alterações decorrentes da dependência): hemograma, função hepática e renal, eletrólitos, glicemia, proteína C reativa (PCR) • Toxicológico de urina ou dosagem sérica de substâncias
Causas infecciosas (p. ex.: meningite)	
Outras condições (podem coexistir com SAA): distúrbios metabólicos, falência hepática, ascite, hemorragia gastrintestinal, *overdose* de drogas e outras	

SINAIS DE GRAVIDADE:
• Prejuízo cognitivo importante?
• Sintomas psicóticos?
• Ideação/planejamento suicidas?
• Instabilidade cardiovascular?
• Sangramento gastrintestinal?
• Alterações hidroeletrolíticas?
• Gestação?
• Abuso de outras substâncias capazes de causar abstinência?

Sem sinais de gravidade: SAA leve

Com sinais de gravidade: SAA moderada a grave

Em ambos os casos, realizar exame físico completo, monitorar sinais vitais e excluir complicações associadas

Figura 72.2 – *Complicações associadas à SAA.*

Tabela 72.2 Distúrbios Hidroeletrolíticos	
DHE mais comuns	**Considerações**
Hipovolemia	Em decorrência de redução da ingesta hídrica e de perdas (hipertermia, diaforese, vômitos)
Hipocalemia	Por perdas extrarrenais de potássio e alteração nos níveis de aldosterona
Hipofosfatemia	Secundária a desnutrição (comum em etilistas)
Outros	Hipomagnesemia, hiponatremia

Tabela 72.3 Delirium tremens	
Fatores de risco para desenvolver delirium tremens	**Fatores de risco para mortalidade por delirium tremens**
• Histórico de etilismo • Episódio prévio de *delirium tremens* • Sintomas de abstinência na presença de elevada alcoolemia	• Idade avançada • Doença hepática concomitante ou cardiopulmonar preexistente • Temperatura corporal > 40°C

Tabela 72.4 Complicações Neurológicas	
Encefalopatia de Wernicke	**Síndrome de Korsakoff**
• Oftalmoplegia (mais comum: nistagmo) • Ataxia (em postura e marcha) • Confusão mental	• Amnésia anterógrada e retrógrada • Desorientação

■❱ Tratamento (Tabela 72.5)

- Definir local de tratamento.
- Medidas gerais em SAA:
  ○ Reidratação intravenosa – IV – (se hipovolemia) ou SG 5% EV (se hipoglicemia).
  ○ Correção de distúrbios hidroeletrolíticos.
  ○ Suplementação nutricional: tiamina 1 ampola intramuscular (IM) ou IV sempre deve ser ministrada antes de SG EV; ambulatorialmente, ministrar tiamina via oral (VO); suplementos contendo folato.
  ○ Reavaliação clínica periódica (incluindo sinais vitais).
  ○ Tratamento de complicações associadas à SAA: traumatismo cranio-encefálico (TCE), meningite, pneumonia, infecção do trato urinário, pancreatite, hepatite alcoólica.

Tabela 72.5
Local de Tratamento

Tratamento ambulatorial	Tratamento hospitalar	Considerar UTI
• SAA leve, sem sinais de complicações associadas • Ausência de condições clínicas ou psiquiátricas graves/descompensadas • Ausência de uso de outras substâncias capazes de provocar abstinência • Ausência de antecedente pessoal de *delirium tremens* ou de convulsões por SAA • Capaz de ingerir medicações VO (sem risco de broncoaspiração) e de realizar consultas ambulatoriais frequentes • Bom suporte social (pelo menos nos primeiros cinco dias, para a detecção de progressão da SAA) • Não gestante	• SAA com sinais de gravidade ou de complicações associadas • Incapaz de ingerir medicações VO • Confusão mental, prejuízo cognitivo importante • Convulsões, alucinações • *Delirium tremens* (DT), fatores de risco para DT • Distúrbios psiquiátricos concomitantes, como ideação/planejamento suicidas, sintomas psicóticos e uso de outras substâncias capazes de causar abstinência • Condições clínicas concomitantes ou complicações do etilismo, como distúrbios hidroeletrolíticos, instabilidade cardiovascular, sangramento gastrointestinal, sinais de infecção (como febre, sintomas respiratórios) • Gestação	• Instabilidade hemodinâmica • Insuficiência renal, respiratória ou cardíaca • Afecção gastrintestinal grave (p. ex.: sangramento gastrointestinal (GI), peritonite, pancreatite) • Hipertermia (> 39ºC) persistente • Distúrbio ácido-base ou hidroeletrolítico grave • Necessidade de alta dose de benzodiazepínicos EV para controle dos sintomas, DT refratário a benzodiazepínico IV

• SAA leve (Tabela 72.6).

Tabela 72.6
Manejo Medicamentoso – SAA Leve

Primeira escolha	Alternativa	Sem evidência
Benzodiazepínico VO • Diazepam • Clordiazepóxido • Lorazepam • Oxazepam	Anticonvulsivante VO: • Carbamazepina • Antiglutamatérgicos: • Topiramato • Lamotrigina	• Fenitoína • Barbitúricos

- SAA moderada a grave (Tabela 72.7):

| **Tabela 72.7** | | |
| **Manejo Medicamentoso – SAA Moderada a Grave** | | |
Primeira escolha	Alternativa	Não indicados em SAA moderada/grave
Benzodiazepínicos: • Diazepam • Clordiazepóxido • Lorazepam • Oxazepam	• Fenobarbital • Propofol	• Etanol • Haloperidol • Anticonvulsivantes • Clonidina • Betabloqueadores • Baclofeno

- Benzodiazepínicos: são a primeira escolha em SAA leve a grave: promovem controle da agitação psicomotora e prevenção da progressão da SAA[6].
  - Dose: pode-se optar por dose fixa ou por titulação da dose com base nos sintomas (paciente toma a medicação somente quando apresenta sintomas de abstinência).
  - Via de administração: se SAA leve sem sinais de gravidade, optar por via oral (VO); se SAA moderada com risco de evolução para SAA grave ou SAA grave, convulsões ou *delirium tremens*, ministrar intravenoso (IV).
- Carbamazepina VO pode ser usada em tratamento ambulatorial de SAA leve, em pacientes com baixo risco de complicação da SAA.
- Fenobarbital e propofol IV são usados em *delirium tremens* refratário a benzodiazepínicos IV (refratariedade pode ser definida como uso de mais de 50 mg de diazepam na primeira hora de tratamento ou mais de 200 mg nas primeiras 4 horas)[7].
- Etanol, haloperidol, propranolol, clonidina, baclofeno: podem minimizar os sintomas de abstinência, mascarando as alterações hemodinâmicas de abstinência que precedem convulsões.

■▶ Seguimento

Sempre encaminhar para seguimento ambulatorial com especialista (psiquiatra) para tratamento do transtorno relacionado ao álcool (Tabela 72.8).

Tabela 72.8
Medicamentos Usados em Síndrome de Abstinência Alcoólica

Medicamento	Indicação	Dosagem
Diazepam • Diazepam 10 mg cp (VO) • Diazepam ampola de 10 mg/2 mL (IV)	• Em todos os casos de SAA (de leve a grave) • Convulsões • *Delirium tremens*	• SAA leve/poucos sintomas:10 mg VO 8/8 h e 10 mg se necessário (SN) • Se risco de SAA grave, convulsões ou *delirium tremens*: 5 a 10 mg IV (repetir a cada 5 a 10 min se necessário) – correr lento (sem diluição) Nota: Não ministrar diazepam IM (absorção errática)
Clordiazepóxido • Clordiazepóxido 25 mg cp (VO)	Alternativa ao diazepam em tratamento ambulatorial da SAA	1º dia: 50 mg VO 6/6 h 2º dia: 25 mg VO 6/6 h 3º dia: 25 mg VO 12/12 h 4º dia: 25 mg VO 1×/dia (à noite)
Lorazepam • Lorazepam 1 mg ou 2 mg cp (VO) • Lorazepam (IV) – indisponível no Brasil	Pacientes com cirrose ou hepatite alcoólica (lorazepam não possui metabolização hepática) – alternativa ao diazepam	• Tratamento ambulatorial: 2 mg 8/8 h + 2 mg se necessário • Convulsões ou DT: lorazepam 2 a 4 mg IV (repetir a cada 15-20 min até controle dos sintomas)
Oxazepam • Oxazepam 15 mg cp (VO)	Idem lorazepam Indicado em tratamento ambulatorial da SAA	1º dia: 30 mg VO 6/6 h 2º dia: 30 mg VO 8/8 h 3º dia: 30 mg VO 12/12 h 4º dia: 30 mg VO 1×/dia (à noite)
Fenobarbital 200 mg/mL (IV)	DT refratário a benzodiazepínico IV	130 a 260 mg IV – repetir a cada 20 min até controle dos sintomas
Tiamina • Tiamina 100 mg cp (VO) • Tiamina 100 mg/mL (IV)	Profilaxia e tratamento de síndrome de Wernicke-Korsakoff (SWK); ministrar sempre antes de soro glicosado IV	• Tratamento de SWK: 500 mg EV (correr em 30 min) 3×/dia por 2 dias; 250 mg IM 1×/dia por 5 dias • Profilaxia de SWK: 1 ampola IM 1×/dia por 3 dias; após, 100 mg/dia VO

■❙ Manejo da SAA

> **Avaliação e Manejo da SAA**

- História clínica (com paciente e, se possível, com familiares)
- Exame físico completo, especialmente: nível de consciência e estado mental, sinais vitais, presença de tremor e sinais de complicações associadas ao uso de álcool
- Exames complementares se suspeita de complicações ou de condições associadas à SAA

> **Definir gravidade da SAA e local de tratamento**

Tratamento Ambulatorial:	Tratamento Hospitalar:
• SAA leve (cefaleia, ansiedade, palpitação, náusea, vômito, diaforese, tremor, insônia), sem sinais de complicações associadas • Sinais vitais sem alterações • Capaz de tomar medicações VO e de comparecer a consultas médicas ambulatoriais • Com suporte social • Sem condições médicas instáveis ou transtornos psiquiátricos descompensados • Sem uso atual de outras substâncias capazes de provocar síndrome de abstinência • Sem antecedente pessoal de convulsões secundárias a abstinência nem de delirium tremens • Não gestante	• SAA com sinais de gravidade ou de complicações associadas • Incapaz de ingerir medicações VO • Confusão mental, prejuízo cognitivo importante • Convulsões, alucinações • Delirium tremens, fatores de risco para desenvolver delirium tremens • Distúrbios psiquiátricos concomitantes, como ideação/planejamento suicidas, sintomas psicóticos e uso de outras substâncias capazes de causar abstinência • Condições clínicas concomitantes ou complicações do etilismo, como distúrbios hidroeletrolíticos, instabilidade cardiovascular, sangramento gastrointestinal, sinais de infecção (como febre, sintomas respiratórios) • Gestação
• Consultas diárias nos primeiros 7 dias: avaliar sinais vitais e sinais/sintomas de abstinência/piora da SAA • Benzodiazepínico VO, com redução progressiva da dose • Suplemento nutricional, especialmente tiamina VO • Correção de distúrbios hidroeletrolíticos, especialmente K, Mg, P	• Deixar paciente em local calmo e silencioso • Monitorização de sinais vitais, glicemia capilar e suporte clínico, com solicitação de exames complementares (para exclusão de condições associadas/complicações) • Correção de: distúrbios hidroeletrolíticos e de hipoglicemia (soro glicosado IV, precedido sempre de Tiamina 1 ampola IM) se necessário • Benzodiazepínico IV → Quando estável, ministrar medicações VO • Tratamento de condições clínicas associadas/complicações do etilismo

> Sempre encaminhar para especialista (psiquiatra) para tratamento do transtorno relacionado ao uso de álcool

■ LEITURA SUGERIDA

1. Amato L, Minozzi S, Davoli M. Efficacy and safety of pharmacological interventions for the treatment of the Alcohol Withdrawal Syndrome. Cochrane Database Syst Rev. 2011;(6):CD008537.

2. Kattimani S, Bharadwaj B. Clinical management of alcohol withdrawal: a systematic review. *Ind Psychiatry J.* 2013;22(2):100-108.

3. Laranjeira R, Nicastri S, Jerônimo C, Marques AC. Consenso sobre a síndrome de abstinência do álcool (SAA) e o seu tratamento. Rev Bras Psiquiatr. 2000;22(2):62-71.

4. Adewale A, Ifudu O. Kidney injury, fluid, electrolyte and acid-base abnormalities in alcoholics. *Niger Med J.* 2014;55(2):93-98.

5. Schuckit, MA. Recognition and management of withdrawal delirium (delirium tremens). N Engl J Med. 2014;371(22):2109-2113.

6. Long D, Long B, Koyfman A. The emergency medicine management of severe alcohol withdrawal. Am J Emerg Med. Feb 4 2017;pii:S0735-6757(17)30090-6.

7. Brotherton AL, Hamilton EP, Kloss HG, Hammond DA. Propofol for Treatment of Refractory Alcohol Withdrawal Syndrome: A Review of the Literature. Pharmacotherapy. 2016;36(4):433-42.

EMERGÊNCIAS DERMATOLÓGICAS

Capítulo 73

Dermatoses Potencialmente Graves

Abes Mahmed Amed Filho
Izaias Leal de Carvalho Bento
Luciana de Paula Samorano Lima

ECTIMA GANGRENOSO

Definição e Achados Clínicos

Trata-se de vasculite necrosante, caracterizada por lesão única ou múltipla, acometendo frequentemente a região perineal e as extremidades. A lesão se inicia como vesícula hemorrágica ou nódulo eritematoso e evolui para úlcera necrótica com escara enegrecida e halo eritematoso (Fig. 73.1). Quando esta doença foi inicialmente descrita, acreditava-se que ocorresse apenas em indivíduos imunocomprometidos, com malignidade subjacente e quadro de sepse por *Pseudomonas aeruginosa*. Atualmente, reconhece-se que este quadro pode ocorrer também em indivíduos imunocompetentes, saudáveis ou mesmo ser causado por outros agentes etiológicos, como bactérias Gram-positivas, Gram-negativas e fungos.[1]

Pode tratar-se de dermatose potencialmente grave, devido à associação frequente com quadros de sepse por *Pseudomonas* (até 58,5% dos casos).[1] Há forte associação com doenças de base, como malignidades, HIV, diabetes melito, entre outros estados de imunossupressão.

Exames Complementares

- Hemocultura aeróbia, anaeróbia e para fungos, hemograma completo, glicemia, sorologia para HIV, investigação de neoplasias malignas, se pertinente.
- Biópsia cutânea para exame anatomopatológico e culturas da pele para bactérias, fungos e micobactérias.

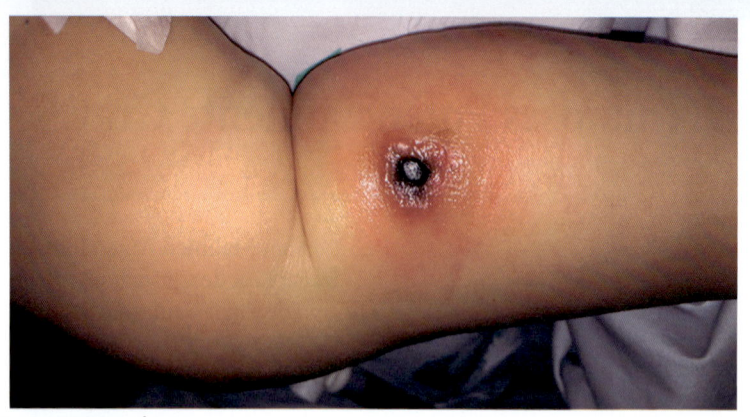

Figura 73.1 – *Úlcera necrótica com halo eritematoso, característica de ectima gangrenoso..*

■❭ Diagnóstico Diferencial

Embolia séptica, calcifilaxia, acidente por aranha do gênero Loxosceles, coagulação intravascular disseminada, necrose cutânea induzida por varfarina, necrose cutânea induzida por cocaína, uso de drogas vasopressoras, vasculite cutânea necrosante, pioderma gangrenoso.

■❭ Conduta

Antibioticoterapia é a base do tratamento do ectima gangrenoso, devendo ser empírica inicialmente e, quando disponíveis os resultados microbiológicos, o tratamento deve ser guiado de acordo com o perfil de resistência do agente isolado. Frequentemente, abordagens cirúrgicas com desbridamento cirúrgico podem ser necessárias.[1]

■ PSORÍASE PUSTULOSA GENERALIZADA AGUDA

■❭ Definição e Achados Clínicos

Consiste em quadro de pustulose disseminada, de início abrupto, sem predileção por sexo, que acomete pacientes que, tipicamente, têm antecedente pessoal de psoríase vulgar, embora possa ocorrer em pacientes sem histórico de psoríase.[2] Apresenta-se com pústulas estéreis sobre área de eritema e descamação (Fig. 73.2), com acentuação nas flexuras corporais, que se associam a sintomas de febre, mal-estar e artralgia. Podem ser observadas alterações laboratoriais, como velocidade de hemossedimentação elevada, leucocitose, aumento de transaminases e alteração da função renal.

Diversos possíveis desencadeantes da forma pustulosa generalizada são descritos, dentre eles a suspensão ou a diminuição abrupta de corticosteroide sistêmico, uso de inibidores de TNF-alfa, hipocalcemia, exposição solar aguda, infecções do trato respiratório superior e gestação.[2]

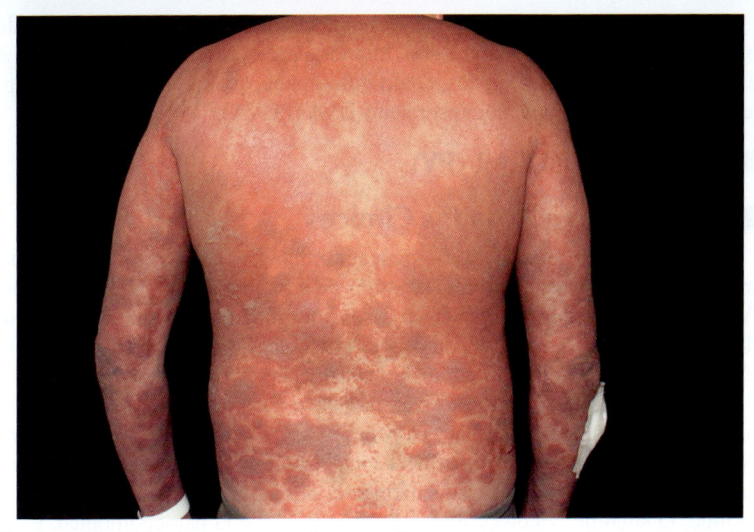

Figura 73.2 – *Paciente com placas eritematodescamativas, encimadas por pústulas coalescentes, difusas pelo tronco.*

Pode tratar-se de doença grave, devido ao risco de superinfecção bacteriana, em geral por agentes Gram-positivos, por vezes evoluindo com sepse grave e óbito. Acometimento hepático, com alteração da função deste órgão, e alterações pulmonares, como pneumonite estéril e síndrome do desconforto respiratório agudo, são possíveis complicações.[2]

■■▶ Exames Complementares

- Hemograma completo, transaminases, fosfatase alcalina, gama-GT, bilirrubinas totais e frações, ureia, creatinina, velocidade de hemossedimentação (VHS), proteína C reativa (PCR), cálcio sérico.
- Hemocultura, se febre.
- Biópsia cutânea para exame anatomopatológico.

■■▶ Diagnóstico Diferencial

Pustulose exantemática generalizada aguda, síndrome DRESS (*Drug Reaction with Eosinophilia and Systemic Symptoms*), síndrome da pele escaldada estafilocócica, síndrome de Stevens-Johnson e necrólise epidérmica tóxica.

■■▶ Conduta

Internação hospitalar em unidade de terapia intensiva, reposição hidroeletrolítica e medidas de suporte.

O tratamento específico pode ser realizado de diversas formas, incluindo o uso de retinoides orais (acitretina), imunossupressores, como ciclosporina A e metotrexato, imunobiológicos, como infliximabe, adalimumabe e etanercepte, bem como fototerapia com psoraleno-UVA (PUVA).[2]

PÊNFIGO VULGAR (PV)

Definição e Achados Clínicos

É dermatose bolhosa de etiologia autoimune, a qual ocorre devido à formação de autoanticorpos contra estruturas de adesão intercelular da epiderme. Apresenta prevalência de um a cinco casos por milhão, acomete homens e mulheres e é mais prevalente em populações específicas, como judeus Ashkenazi.[3] Clinicamente, manifesta-se como bolhas flácidas e erosões dolorosas (Fig. 73.3), com tendência a não cicatrizar, na pele e nas mucosas. Os locais preferenciais de surgimento das lesões na pele são couro cabeludo e áreas intertriginosas, porém pode acometer qualquer local e se tornar generalizada. Costuma acometer a mucosa oral e, frequentemente, outras mucosas, como esôfago e laringe. O sinal de Nikolsky positivo, embora não seja patognomônico, é característico dos pênfigos. Consiste no descolamento da pele adjacente às lesões cutâneas quando é realizada pressão ou fricção.

Se não tratado, apresenta alta mortalidade (até 90%) devido a complicações infecciosas, perda de fluídos e alterações nutricionais.

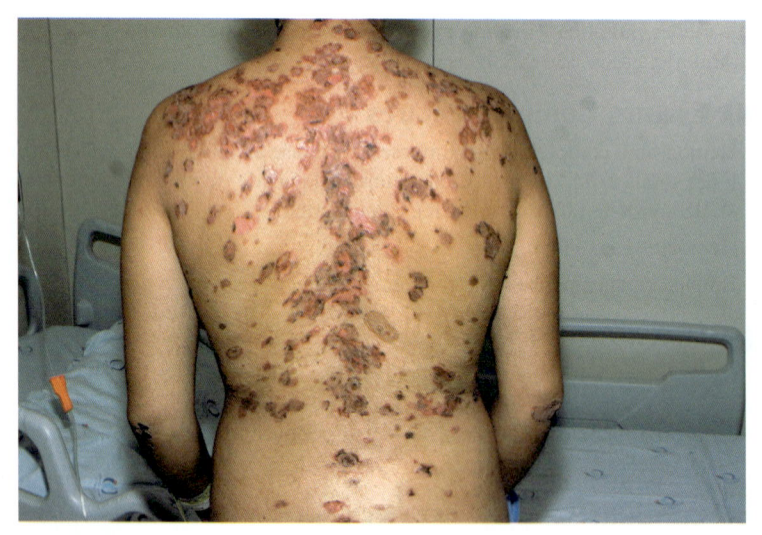

Figura 73.3 – *Múltiplas erosões e bolhas flácidas em paciente com pênfigo vulgar.*

■▶ Exames Complementares

- *Avaliação pré-tratamento*: hemograma completo, glicemia, transaminases, fosfatase alcalina, gama-GT, ureia, creatinina, sorologia para HIV/hepatites, densitometria óssea, hemocultura, se febre. Outros exames podem ser necessários, a depender da gravidade do caso e do tratamento a ser indicado.

- *Confirmação diagnóstica*: exame citológico das lesões, biópsia cutânea com exame anatomopatológico e imunofluorescência direta, imunofluorescência indireta, Elisa (*Enzyme-Linked Immunosorbent Assay*) para detectar anticorpos circulantes no PV contra Dsg1 e Dsg3 (Dsg3 no PV mucoso; Dsg1 e Dsg3 no PV mucocutâneo).

■▶ Diagnóstico Diferencial

Pênfigo foliáceo, pênfigo paraneoplásico, penfigoide bolhoso, síndrome de Stevens-Johnson e necrólise epidérmica tóxica.

■▶ Conduta

Em casos de acometimento cutâneo extenso, é necessária internação hospitalar e medidas de suporte para tratar as principais complicações da doença, como sepse grave, infecções oportunistas e alterações nutricionais.

Devem ser realizados cuidados específicos, como controle da dor, minimização de traumas e cuidados locais para evitar surgimento de novas lesões.

O tratamento específico do PV é a introdução de corticoterapia sistêmica, com dose equivalente a 1 mg/kg/dia de prednisona e posterior desmame lento. Outros medicamentos, como azatioprina, micofenolato mofetila, metotrexato, dapsona, imunoglobulina endovenosa e rituximabe, podem ser usados em associação aos corticosteroides ou para poupar o uso destes quando há controle da doença.[4]

■ PENFIGOIDE BOLHOSO (PB)

■▶ Definição e Achados Clínicos

Penfigoide bolhoso é uma dermatose bolhosa subepidérmica autoimune, que acomete mais frequentemente indivíduos acima dos 75 anos, porém pode acometer indivíduos mais jovens. Além da idade avançada, pode haver associação com doenças neurológicas, como doença de Parkinson e de Alzheimer, bem como com o uso de algumas drogas (p. ex. furosemida, espironolactona, amoxicilina, D-penicilamina, dentre outras).[5] Clinicamente, cursa com placas eritematosas ou urticadas, intensamente pruriginosas, e presença de bolhas tensas de 1 a 4 cm de diâmetro, simétricas, predominantemente nas flexuras, tronco (Fig. 73.4) e membros inferiores, por vezes com acometimento oral (acometimento de outras mucosas é raro). A mortalidade varia de 10 a 40% e provavelmente está associada à idade avançada de apresentação da doença na maioria dos casos e a complicações decorrentes da imunossupressão utilizada para o tratamento.[5]

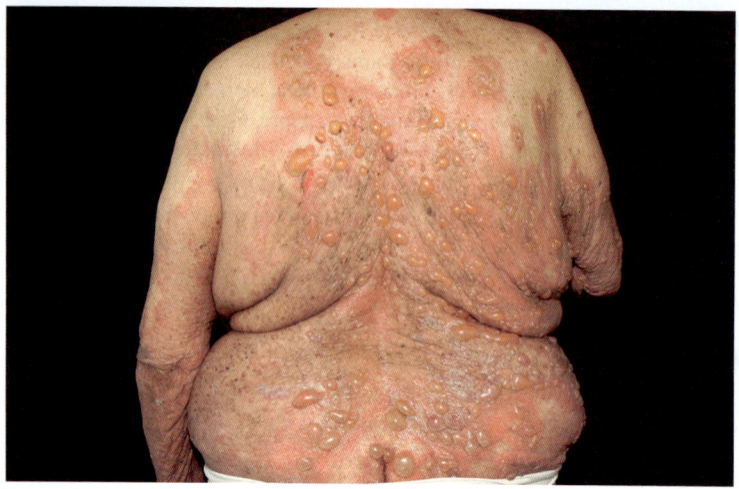

Figura 73.4 – *Bolhas tensas e placas urticadas em paciente com penfigoide bolhoso.*

Exames Complementares

- *Avaliação pré-tratamento*: hemograma completo, glicemia, transaminases, fosfatase alcalina, gama-GT, ureia, creatinina, sorologias para HIV/hepatites, densitometria óssea, hemocultura, se febre. Outros exames podem ser necessários, a depender da gravidade do caso e do tratamento a ser indicado.

- *Confirmação diagnóstica:* biópsia cutânea com exame anatomopatológico e imunofluorescência direta, imunofluorescência indireta (podendo ser realizada a técnica de separação dermoepidérmica *in vitro* com NaCl-*Salt Split Skin*), ELISA para detectar os anticorpos circulantes do PB, contra os antígenos BP180 e BP230.

Diagnóstico Diferencial

Pênfigo vulgar, dermatose bolhosa por IgA linear, dermatite herpetiforme, epidermólise bolhosa adquirida, farmacodermias.

Conduta

A terapêutica do PB varia de acordo com a extensão do acometimento cutâneo e das comorbidades do paciente. O tratamento das formas localizadas pode ser realizado com clobetasol tópico oclusivo, porém as formas graves de PB geralmente requerem tratamento sistêmico, podendo-se utilizar prednisona na dose de 0,5 a 1 mg/kg/dia e, a depender da resposta e da condição clínica do paciente, outros agentes imunossupressores, como azatioprina, micofenolato mofetila, metotrexato, ciclofosfamida, rituximabe e imunoglobulina endovenosa podem ser opções terapêuticas.[5]

ERITRODERMIA

Definição e Achados Clínicos

É caracterizada por eritema e descamação generalizados, com acometimento de, pelo menos, 90% da superfície corpórea (Fig. 73.5) e de caráter crônico. Acomete cerca de 1 caso a cada 100.000 indivíduos, predominando em adultos com idade entre 40 e 60 anos.[6]

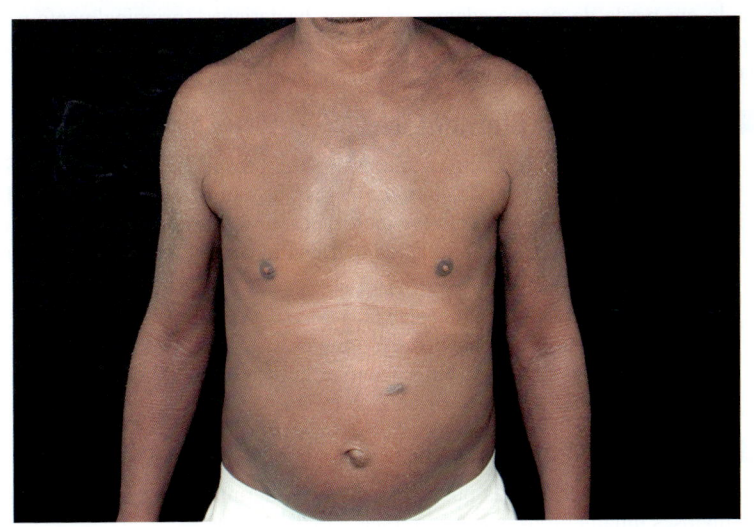

Figura 73.5 – *Paciente com eritema e descamação generalizados e de caráter crônico (eritrodermia).*

Na população adulta, as principais etiologias são: dermatoses inflamatórias (psoríase, dermatite atópica, dermatite seborreica, dermatite de contato, dermatite de estase, pitiríase rubra pilar, pênfigo foliáceo), reação a drogas (sobretudo por alopurinol, anticonvulsivantes, bloqueadores de canal de cálcio, antibióticos betalactâmicos, sulfassalazina, piroxicam, sulfonamida e sais de ouro), malignidades (sobretudo micose fungoide e síndrome de Sezary) e idiopática (cerca de 25% dos casos).

O quadro clínico é caracterizado por eritema generalizado, que pode se desenvolver de forma progressiva ou súbita, com descamação ocorrendo cerca de 2 a 5 dias após o início do quadro, podendo haver lesões crostosas e liquenificação. Outros achados podem ser observados, os quais podem, por vezes, sugerir a etiologia das alterações cutâneas: queratodermia palmoplantar (pitiríase rubra pilar, psoríase, micose fungoide), alterações ungueais, como *pittings*, onicólise, pontos hemorrágicos (psoríase), alopecia cicatricial e não cicatricial, alterações oculares (blefarite, epífora, conjuntivite, ectrópio), acometimento genitourinário (geralmente, observado em erupção a drogas) e oral, sensação de prurido e/ou ardor na pele, linfonodomegalia, hepatomegalia e esplenomegalia. Sintomas sistêmicos podem ocorrer, como febre, calafrios e fadiga.

O diagnóstico é feito por meio da anamnese (história familiar e pessoal de doenças de pele, história de uso de medicações, comorbidades prévias ou neoplasias), exame clínico completo, exames laboratoriais e exame anatomopatológico.

As complicações devem ser diagnosticadas e tratadas de forma precoce. São elas: distúrbios hidroeletrolíticos, hipotermia/hipertermia, hipercatabolismo, insuficiência cardíaca de alto débito, perda proteica intensa resultando em perda de peso e edema, infecções bacterianas (principalmente por *Staphylococcus aureus*) e virais (sobretudo por herpes simples vírus – erupção variceliforme de Kaposi) e insuficiência respiratória.

■❯ Exames Complementares

- *Avaliação laboratorial*: hemograma completo, provas inflamatórias (VHS, PCR), eletrólitos, glicemia, transaminases, fosfatase alcalina, gama-GT, ureia, creatinina, hemocultura (se febre), pesquisa de células de Sezary no sangue, exames de imagem (quando pertinente para a investigação de malignidades e estadiamento).
- *Confirmação diagnóstica*: biópsia cutânea com exame anatomopatológico, o qual pode auxiliar no diagnóstico em até 50% dos casos, sendo muitas vezes necessárias múltiplas biópsias. O exame de imunofluorescência direta pode auxiliar no diagnóstico de pênfigo foliáceo.

■❯ Diagnósticos Diferenciais

Há diversas etiologias possíveis para eritrodermia, sendo as principais: dermatoses inflamatórias, reação a drogas e malignidades.

■❯ Conduta

O tratamento, usualmente, requer internação do paciente, devendo-se iniciar com correção de distúrbios hidroeletrolíticos e estabilização hemodinâmica, suporte nutricional adequado, prevenção de hipotermia/hipertermia e tratamento de possíveis infecções secundárias. É recomendada avaliação de oftalmologista e urologista, caso haja alterações oculares e genitourinárias, respectivamente.

Podem ser utilizados emolientes e anti-histamínicos, sendo preferíveis os de primeira geração, pelo efeito sedativo.

É fundamental tentar identificar a etiologia da eritrodermia e realizar o respectivo e específico tratamento, além do acompanhamento com a equipe da dermatologia.[6]

● REAÇÕES HANSÊNICAS

■❯ Definição e Achados Clínicos

As reações hansênicas são eventos imunoinflamatórios agudos, afetando predominantemente pele e nervos, podendo ser considerados situações de urgência com necessidade de tratamento imediato. Ambas podem aparecer antes do diagnóstico, durante o tratamento ou após o seu término e são divididas em dois tipos: *reação tipo 1* (também chamada de reação reversa), que acomete principalmente as formas dimorfas da doença, e *reação tipo 2*, que acomete indivíduos multibacilares.

Podem ter fatores predisponentes que devem ser investigados durante a consulta, sendo os principais: gravidez, parto, puberdade, quadros febris, estresse físico ou psicológico, infecções, alcoolismo, parasitoses, cirurgias, vacinação e fármacos.

Reação tipo 1

É caracterizada pela reativação de lesões preexistentes ou aparecimento de lesões novas, com aspecto edematoso e coloração eritematosa. Podem-se observar descamação e até mesmo ulceração. O paciente normalmente refere hiperestesia local e dor.

O acometimento neural se dá de forma aguda e são fundamentais o diagnóstico e o tratamento precoces, já que pode levar a incapacidade física e sequelas permanentes.

Reação tipo 2

Apresenta-se, tipicamente, como o eritema nodoso hansênico,[7] que é caracterizado por nódulos eritematosos ou violáceos e dolorosos (Fig. 73.6), podendo ulcerar (eritema nodoso necrosante). Existem formas atípicas, como eritema multiforme hansênico e síndrome de Sweet símile.[8]

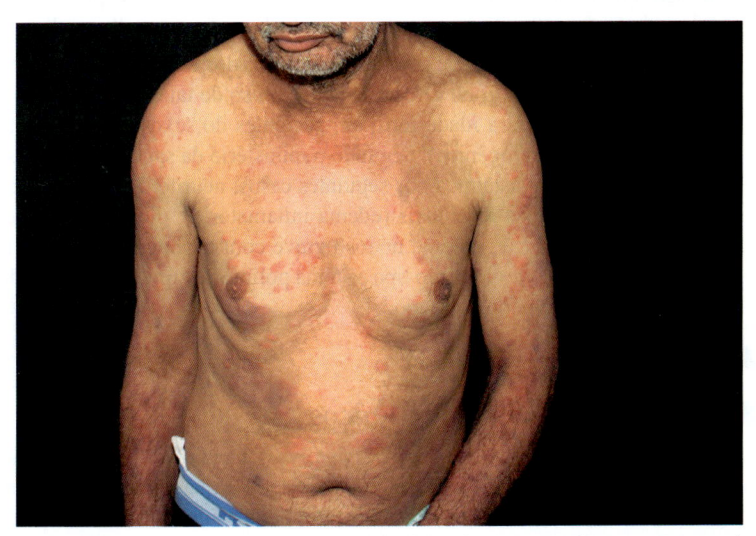

Figura 73.6 – *Paciente com diagnóstico de hanseníase, em quadro reacional, apresentando eritema nodoso hansênico.*

Podem ocorrer manifestações sistêmicas, como febre, astenia, mal-estar generalizado, mialgia, edema de extremidades e face, artralgia, hepatite, lesão renal, uveíte, neurite, orquiepididimite e até coagulação intravascular disseminada.

■❙ Exames Complementares

- Hemograma completo, provas inflamatórias (VHS, PCR), eletrólitos, glicemia, transaminases, fosfatase alcalina/gama GT, bilirrubinas totais e frações, ureia, creatinina, hemocultura (se febre), urina tipo I.

O diagnóstico é feito por meio da história clínica, na qual o paciente pode referir tratamento atual ou pregresso de hanseníase, exame físico completo, incluindo palpação de nervos e, em casos duvidosos, biópsia de lesão cutânea com exame anatomopatológico.

■❙ Diagnósticos Diferenciais

Eritema polimorfo, síndrome de Sweet, urticária, celulite, erisipela, furunculose, paniculites e eczemas.

■❙ Conduta

O tratamento é distinto entre os dois tipos de reação, porém é importante orientar o paciente sobre o quadro, avaliar fatores predisponentes, medicações possivelmente implicadas e orientar o doente a não suspender a poliquimioterapia.

- Reação tipo 1: para quadros leves, são utilizados AINEs e analgésicos. Já em casos graves ou com neurite associada, preconiza-se o uso de prednisona na dose de 1 a 2 mg/kg/dia, com redução gradual, conforme melhora clínica.
- Reação tipo 2: em casos leves, podem ser utilizados AINEs, como AAS. Em casos moderados a graves, recomenda-se o uso de talidomida de 100 a 400 mg/dia (atentar para idade fértil em pacientes do sexo feminino, uma vez que a droga é teratogênica). Segundo o ministério da saúde, deve-se associar corticoterapia sistêmica nos seguintes casos: neurite, lesões oculares reacionais, mãos e pés reacionais (edema inflamatório), glomerulonefrite, orquiepididimite, artrite, eritema nodoso grave com ulceração ou acometimento de órgãos internos, reação tipo eritema polimorfo símile, síndrome de Sweet símile e fenômeno de Lúcio.[8]

● PÚRPURA FULMINANTE

■❙ Definição e Achados Clínicos

A púrpura fulminante (ou *púrpura fulminas*) é uma condição extremamente grave, com alta morbimortalidade, associada a quadro sistêmico com coagulação intravascular disseminada e infarto hemorrágico cutâneo. A patogênese é decorrente da cascata inflamatória, com consumo de proteínas C, S e antitrombina III.[9]

Quanto à etiologia, pode-se dividir a púrpura fulminante em três grupos: 1) deficiência de proteína C ou S adquirida ou congênita, 2) sepse, sendo os principais microrganismos apontados a *Neisseria meningitidis* e *Streptococcus* spp, *Haemophilus influenzae,* e 3) idiopática.

O paciente ou acompanhante pode referir sintomas prodrômicos gripais e, ao exame físico, são observados eritema e petéquias com progressão para púrpura, além de bolha hemorrágica e necrose (Fig. 73.7). Alterações em sinais vitais, como hipotensão e taquicardia, associados ou não à rigidez de nuca, podem ocorrer.

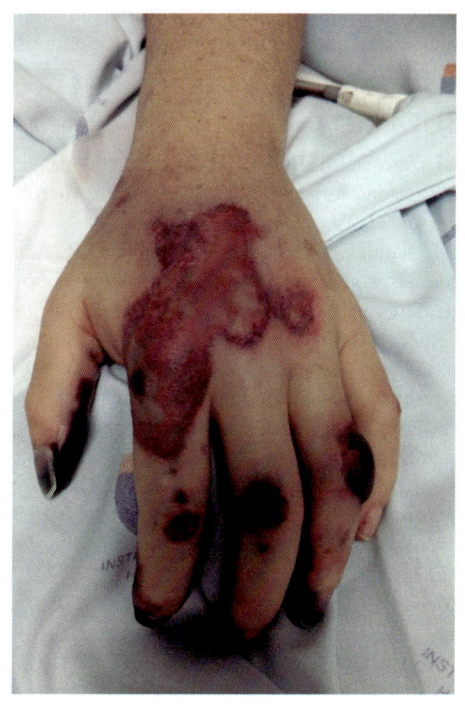

Figura 73.7 – *Paciente internada em unidade de terapia intensiva (UTI) por choque séptico, com quadro cutâneo de lesões purpúricas, bolhas hemorrágicas e necrose digital.*

■■❱ Exames Complementares

- Hemograma completo, provas inflamatórias (VHS, PCR), eletrólitos, glicemia, transaminases, fosfatase alcalina, gama-GT, bilirrubinas totais e frações, ureia, creatinina, gasometria arterial, lactatemia, hemoculturas e urocultura, punção e análise liquórica e exames de imagem, conforme necessidade.

Outros exames a serem solicitados são os relacionados à coagulação, como Tempo de Ativação Parcial da Tromboplastina (TTPA), Tempo de Ativação da Protrombina (TAP), e tempo de coagulação, além dos produtos da degradação da fibrina, fibrinogênio e D-dímero.

■❙ Diagnósticos Diferenciais

Púrpura de Henoch-Schönlein, púrpura trombocitopênica trombótica ou imune e infecções necrosantes dos tecidos.

■❙ Conduta

O tratamento é baseado na causa desencadeante, com suporte clínico adequado, devendo-se usar antibioticoterapia precoce para os casos relacionados à infecção bacteriana.[9]

■ LEITURA SUGERIDA

1. Vaiman M, Lazarovitch T, Heller L, Lotan G. Ecthyma gangrenosum and
2. ecthyma-like lesions: review article. Eur J Clin Microbiol Infect Dis. 2015 Apr;34(4):633-9.
3. Varman KM, Namias N, Schulman CI, Pizano LR. Acute generalized pustular psoriasis, von Zumbusch type, treated in the burn unit. A review of clinical features and new therapeutics. Burns. 2014 Jun;40(4):e35-9.
4. Ruocco V, Ruocco E, Lo Schiavo A, Brunetti G, Guerrera LP, Wolf R. Pemphigus: etiology, pathogenesis, and inducing or triggering factors: facts and controversies. Clin Dermatol. 2013 Jul-Aug;31(4):374-81.
5. Gregoriou S, Efthymiou O, Stefanaki C, Rigopoulos D. Management of pemphigus vulgaris: challenges and solutions. Clinical, Cosmetic and Investigational Dermatology. 2015;8:521-527.
6. Bernard P, Antonicelli F. Bullous Pemphigoid: A Review of its Diagnosis,Associations and Treatment. Am J Clin Dermatol. 2017 Aug;18(4):513-528.
1. 7. Li J, Zheng HY. Erythroderma: a clinical and prognostic study. Dermatology 2012;225:154.
8. Guerra JG, Penna GO, Castro, LCM, Martelli CMT. Eritema Nodoso Hansênico: Atualização Clínica e Terapêutica. Anais Brasileiros de Dermatologia. 2002;77:389-407.
2. 9. Chiaratti FC, Daxbcher ELR, Neumann ABF, Jeunon T. Reação hansênica tipo 2 com apresentação síndrome de Sweet-símile. An Bras Dermatol. 2016;91(3):346-50.
10. Jones E, Stair-Buchmann M, Kotliar S, Haith L. Purpura Fulminans in Toxic Epidermal Necrolysis: Case Report and Review. J Burn Care Res. 2015;36:e274-82.

Capítulo 74

Reações Cutâneas Medicamentosas

Caroline de Freitas Barbosa
Monique Coelho Dalapicola
João Avancini

■ INTRODUÇÃO

Reação adversa à droga trata-se de reação nociva e indesejada que se apresenta após a administração de um medicamento, e inclui toda consequência não terapêutica de seu uso.

A pele é um dos alvos mais comuns de reações adversas medicamentosas e cerca de 2% de todas as reações cutâneas são consideradas graves de acordo com a Organização Mundial da Saúde.

Dentre as reações de maior gravidade, estão a síndrome de Stevens-Johnson (SSJ), necrólise epidérmica tóxica (NET), síndrome de hipersensibilidade a drogas (DRESS – *drug reaction with eosinophilia and systemic symptoms*) e pustulose exantemática generalizada aguda (PEGA). As reações cutaneomucosas mais comuns incluem os exantemas, urticária, angioedema e erupção fixa medicamentosa.

Calcula-se que o risco de reação adversa à droga seja de 1 a 3% na população geral e de 6 a 30% em pacientes hospitalizados. Na suspeita de farmacodermia, devem-se investigar a introdução de novas medicações, a data de início, a dose e a interação com outras drogas para tentar encontrar o agente causador.

■ Exantemas

É a reação adversa à medicação mais comum, geralmente se inicia de 7 a 14 dias após o início de uma medicação, podendo ocorrer mesmo após a suspensão, e ser mais precoce no caso de reexposição.

Inicia-se como manchas eritematosas de distribuição simétrica no tronco e membros superiores que progridem para exantema morbiliforme (entremeado por áreas de pele sã) ou escarlatiniforme. Raramente as membranas mucosas são acometidas e sintomas sistêmicos como febre baixa e linfadenopatia podem estar presentes.

As principais drogas causadoras são antibióticos betalactâmicos, sulfonamidas, alopurinol e anticonvulsivantes. Diagnóstico diferencial deve ser feito com infecções virais, como vírus Epstein-Barr, HIV agudo, parvovírus B19 e enterovírus, e com quadro inicial de NET.

A suspensão da droga é essencial para resolução do quadro, associado a medidas de suporte, como uso de anti-histamínicos orais e corticoide tópico ou oral, se houver certeza de não se tratar de quadro viral.

■) Urticária/Angioedema

A urticária é caracterizada por edema na derme superficial, com surgimento de lesões eritematoedematosas com palidez central e halos eritematosos generalizadas. Elas são fugazes e cada lesão dura menos de 24 horas, sendo que o quadro pode persistir por mais tempo. O angioedema ocorre por edema na derme profunda e tecido subcutâneo, com edema nos lábios, pálpebras, orelhas e nariz, menos frequentemente em região genital, mãos e pés, acometimento de laringe e epiglote, levando a disfagia e estridor, e da parede intestinal, com náuseas, vômitos, dor abdominal e diarreia. Em até 50% dos casos há associação de angioedema e urticária.

Iniciam-se de minutos a dias após uso da medicação desencadeante, também podendo ocorrer com drogas de uso crônico, principalmente no primeiro ano de uso. A urticária pode ser subdividida em aguda, duração menor que 6 semanas, mais associada a reação a drogas, ou crônica, maior que 6 semanas.

As principais drogas causadoras são: penicilina, aminopenicilina, cefalosporinas, insulina, ácido acetilsalicílico, inibidores da enzima conversora de angiotensina, anti-inflamatórios não hormonais (AINH), meios de contraste radiográficos e, mais recentemente, anticorpos monoclonais. Em caso de urticária crônica, o uso de anti-inflamatório não esteroidal (AINE) pode agudizar o quadro.

Menos de 10% das urticárias são de causa medicamentosa, e o diagnóstico diferencial deve ser feito com vasculite ou doença do soro. Deficiência adquirida do inibidor de C1 por doença linfoproliferativa ou autoimune é o principal diagnóstico diferencial de angioedema.

O tratamento é feito com suspensão da droga, uso de anti-histamínicos por pelo menos 14 dias e, em caso de angioedema, observação hospitalar e uso de corticoide oral. Atentar-se para o risco de anafilaxia.

■) Erupção Fixa Medicamentosa

É uma reação cutânea à droga distinta que tipicamente recorre nos mesmos locais com a reexposição ao agente causador. As lesões agudas apresentam-se como máculas ou placas eritematovioláceas, podendo haver formação de bolha central. A involução das lesões agudas leva ao desenvolvimento de hipercromia, geralmente de conformação ovalada no local das lesões iniciais.

Caso haja nova exposição à medicação envolvida, as lesões tornam-se novamente eritematosas e podem surgir novas lesões. Os locais mais comuns de acometimento são a boca (lábios e língua), região genital e face.

As medicações comumente envolvidas são AINEs (AAS, ibuprofeno, naproxeno, ácido mefenâmico), antibióticos (sulfametoxazol-trimetoprim, tetraciclinas, penicilinas, quinolonas, dapsona), barbitúricos, paracetamol e antimaláricos.

Pacientes com lesões difusas podem ser erroneamente diagnosticados com SSJ/NET, mas a erupção fixa apresenta evolução clínica favorável, com rápida resolução em 7 a 14 dias após a suspensão da droga, deixando a hiperpigmentação no local.

■❚ Pustulose Exantemática Generalizada Aguda (PEGA)

Caracteriza-se pelo surgimento de pústulas não foliculares estéreis, que podem confluir, sobre lesões eritematoedematosas predominando nas regiões intertriginosas, que rapidamente progridem para o resto do corpo e face, associada a neutrofilia sanguínea. Febre, prurido e/ou ardor podem ser encontrados, assim como edema da face e das mãos, púrpura, bolhas e raramente há o envolvimento de membranas mucosas.

Mais de 90% das lesões são causadas por medicações, principalmente betalactâmicos, macrolídeos, cefalosporinas, sulfas, bloqueadores de canal de cálcio e carbamazepina. O surgimento ocorre de 2 dias a 3 semanas após a administração, com resolução do quadro em até 2 semanas. Outras causas são infecções virais e exposição ao mercúrio.

Diagnóstico diferencial deve ser feito com DRESS, psoríase pustulosa aguda tipo Von Zumbusch, NET. No caso de suspeita de farmacodermia deve-se suspender imediatamente a medicação suspeita. O tratamento consiste no suporte, com anti-histamínicos, para alívio do prurido. Em casos mais extensos, a corticoterapia tópica ou sistêmica pode ser utilizada. As lesões resolvem em 1 a 2 semanas sem deixar sequelas.

■❚ DRESS (*Drug Reaction with Eosinophilia and Systemic Symptoms*)

É uma reação de hipersensibilidade rara, induzida por drogas e potencialmente grave, caracterizada por erupção cutânea, anormalidades hematológicas (eosinofilia, linfocitose atípica), linfadenopatia, e envolvimento de órgãos internos (rim, fígado e pulmão).

Apresenta um longo período de latência (2 a 8 semanas) entre a exposição à droga e o início do quadro. Tem um curso prolongado com recidivas frequentes, apesar da descontinuação do agente causador, e associação frequente com a reativação de infecções latentes do herpes vírus.

Os agentes mais frequentes relatados como causadores de DRESS incluem as drogas antiepilépticas (carbamazepina, lamotrigina, fenitoína, fenobarbital), alopurinol e derivados da sulfa.

As lesões cutâneas são polimorfas, predominando o quadro de exantema morbiliforme, que progride para um eritema difuso, confluente e infiltrado, com acentuação folicular (Figura 74.1). É comum haver edema facial persistente, inflamação e dor nas membranas mucosas. Sintomas sistêmicos incluem febre de 38 a 40°C, mal-estar, linfadenopatia, e sintomas relacionados ao acometimento visceral.

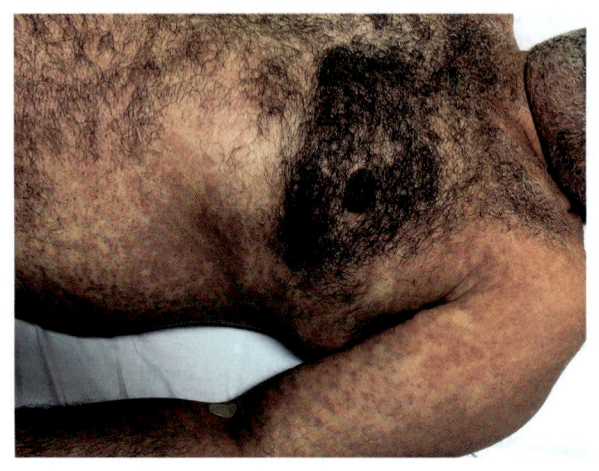

Figura 74.1 – *Exantema maculopapular em paciente com DRESS.*

As alterações laboratoriais que são mais frequentemente evidenciadas são: leucocitose com eosinofilia (> 700/μL), linfocitose atípica, aumento das enzimas hepáticas ou canaliculares e infecção por HHV-6 (*herpesvirus* humano-6).

O envolvimento de pelo menos um órgão interno ocorre em cerca de 90% dos pacientes. O fígado é o órgão mais acometido (60 a 80% dos casos), com uma hepatite geralmente assintomática. Rins (nefrite tubulointersticial), pulmões (pneumonite intersticial) e outros órgãos também podem ser afetados.

Tratamento: a identificação e a suspensão imediata da droga suspeita, suporte clínico e tratamento sintomático são medidas indicadas para todos os pacientes. Nos casos mais leves, corticoides tópicos e anti-histamínicos podem ser usados para o controle do prurido.

Para os pacientes com acometimento visceral, corticoide sistêmico na dose de 1 mg/kg/dia é administrado e mantido até melhora clínica e normalização dos parâmetros laboratoriais, sendo lentamente reduzido após, por 8 a 12 semanas.

A erupção cutânea e o envolvimento visceral resolvem gradualmente em 3 a 9 semanas após a suspensão da droga. Em até 20% dos casos, a doença pode persistir por vários meses após a suspensão da droga causadora com períodos de remissões e recidivas.

■❭ Síndrome de Stevens-Johnson e Necrólise Epidérmica Tóxica

A síndrome de Stevens-Johnson (SSJ) e a necrólise epidérmica tóxica (NET) são reações mucocutâneas graves, mais comumente desencadeadas por medicações, caracterizadas por extensa necrose e descolamento da epiderme. São variantes de uma mesma doença, e diferenciam-se pelo grau de acometimento da superfície cutânea:

○ SSJ: descolamento < 10% da superfície corporal.

○ NET: descolamento de > 30% da superfície corporal.

○ Sobreposição SSJ/NET: descolamento epidérmico entre 10 e 30%.

Membranas mucosas são afetadas em 90% dos pacientes, geralmente em dois ou mais sítios distintos, como ocular, oral e genital (Figura 74.2).

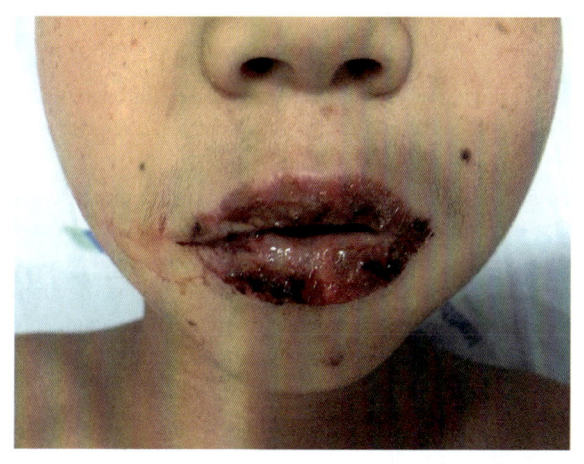

Figura 74.2 – *Acometimento dos lábios e da mucosa oral em paciente com SSJ.*

Febre acima de 39°C e sintomas *influenza-like* precedem em 1 a 3 dias o quadro mucocutâneo. As lesões cutâneas começam com máculas eritematosas mal definidas e coalescentes com centros purpúricos, denominadas alvos atípicos, ou com eritema difuso. Iniciam-se na face e no tórax, sendo o couro cabeludo, palmas e plantas geralmente poupados. A pele é sensível ao toque, e a dor cutânea pode ser muito intensa. Com a progressão do quadro, formam-se vesículas e bolhas, que se rompem em alguns dias e há presença do sinal de Nikolsky. A aparência da pele no estágio final é semelhante ao de um grande queimado (Figura 74.3). Mal-estar, mialgia e artralgia estão presentes na maioria dos pacientes. Fotofobia, prurido ou queimação conjuntival, e dor à deglutição podem ser os primeiros sintomas de acometimento mucoso.

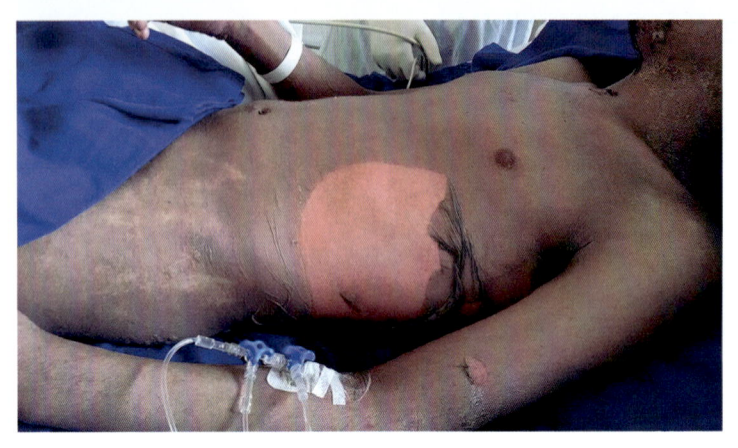

Figura 74.3 – *NET: extensas áreas de descolamento da epiderme.*

Alterações hematológicas como anemia e linfopenia são comuns. Neutropenia está presente em um terço dos pacientes, e relaciona-se a um pior prognóstico.

O risco de SSJ/NET parece ser limitado às primeiras 8 semanas do uso da medicação, e em cerca de 25% dos casos não é possível correlacionar a nenhum medicamento. As drogas mais comumente associadas são alopurinol, anticonvulsivantes aromáticos, sulfonamidas, lamotrigina, nevirapina e anti-inflamatórios não esteroidais, como meloxicam e piroxicam. Infecção pelo *Mycoplasma pneumoniae* é a segunda causa mais comum de SSJ/NET.

Tratamento: o reconhecimento precoce, com internação hospitalar em unidade de terapia intensiva (UTI), e a suspensão imediata do potencial agente causador são os primeiros passos no manejo da SSJ/NET. O suporte clínico é o pilar do tratamento, e inclui curativos, controle hidroeletrolítico, suporte nutricional, cuidados oftalmológicos, ginecológicos e urológicos, controle da temperatura e da dor, monitoramento e tratamento de possíveis infecções. Antibióticos sistêmicos profiláticos não são indicados, mas devem ser administrados ao primeiro sinal de infecção.

Até o momento não há evidência científica suficiente que comprove o benefício das terapias adjuvantes, como o uso de corticoides sistêmicos, imunoglobulina intravenosa (IVIG), ciclosporina, plasmaferese e anti-TNF. Entretanto, o uso de corticoides sistêmicos nas fases iniciais, em que há presença de lesões violáceas e poucas áreas descoladas pode ser considerado.

A taxa de mortalidade entre os pacientes com SSJ/NET é de 25%, variando de 10% para SSJ e mais de 30% para NET. Sepse, insuficiência respiratória aguda, e falência de múltiplos órgãos são as causas mais comuns de morte.

● LEITURA SUGERIDA

1. Belda Junior W, Chiacchio N, Criado PR. Tratado de Dermatologia. São Paulo: Ed. Atheneu; 2010. pp. 583-666.
2. Bolognia JL, Jorizzo JL, Schaffer JV. Dermatologia. Tradução da 3ª ed. Rio de Janeiro: Ed. Elsevier; 2015. pp. 493-517, 556-587.
3. Feldmeyer L, Heidemeyer K, Yawalkar N. Acute Generalized Exanthematous Pustulosis: Pathogenesis, Genetic Background, Clinical Variants and Therapy. Jackson C, ed. International Journal of Molecular Sciences. 2016;17(8):1214. doi:10.3390/ijms17081214.
4. Harris V, Jackson C, Cooper A. Review of Toxic Epidermal Necrolysis. International Journal of Molecular Sciences. 2016;17(12):2135.
5. Samel AD, Chu CY. Drug eruptions. UptoDate. [Internet]. 2017 [acesso em 2017 abr 17]; Disponível em https://www.uptodate.com/contents/drug-eruptions.
6. Silva SA, Figueiredo MM, Carneiro L Neto, et al. Drug reaction with eosinophilia and systemic symptoms (DRESS syndrome). Rev Assoc Med Bras (1992). May-Jun 2016;62(3):227-30.

EMERGÊNCIAS GINECOLÓGICAS

Capítulo 75

Pré-eclâmpsia e Eclâmpsia

Victor Ishii
Maria Rita Bortolotto

■ INTRODUÇÃO

Pré-eclâmpsia ou doença hipertensiva específica da gravidez (DHEG) é um distúrbio hipertensivo multissistêmico que pode ocorrer em gestantes acima de 20 semanas e puérperas, com etiologia parcialmente conhecida, caracterizada por hipertensão associada a edema e/ou proteinúria. É responsável por 15% das mortes maternas nos Estados Unidos da América (EUA), 17,7% das mortes maternas em São Paulo e com uma incidência de 7 a 8 % das gestações (multíparas 0,8 a 5% e nulíparas 3 a 7%).

■▶ Definição

- Hipertensão: pressão arterial sistólica (PAS) maior ou igual a 140 mmHg e/ou pressão arterial diastólica (PAD) maior ou igual a 90 mmHg, aferidas após 5 minutos de repouso com a paciente sentada ou em decúbito dorsal horizontal, sendo necessárias duas medidas com intervalo de pelo menos 4 horas.

- Edema: mãos e face, sendo avaliado indiretamente por ganho de peso maior que 1 kg por semana.

- Proteinúria: concentração de proteína na urina, podendo ser medida em alguns exames, sendo eles:
  - Proteinúria de 24 horas: maior que 300 mg.
  - Relação proteína/creatinina em amostra isolada de urina maior ou igual a 0,3.
  - Urina tipo 1: proteinúria maior ou igual a 1 g.
- Proteinúria de fita positiva.

Tabela 75.1
Fatores de Risco

- Nuliparidade/intervalo entre gestações maior que 10 anos
- História familiar ou pessoal de pré-eclâmpsia
- Hipertensão arterial crônica ou doença renal preexistente
- Idade materna maior que 40 anos
- Índice de massa corpórea (IMC) maior que 35 (intolerância à glicose)
- Gestação gemelar (incidência de 30%)
- Diabetes melito (incidência de 20%)
- Moléstia trofoblástica gestacional
- Isoimunização ao fator Rh (incidência de 50% na presença de fetos hidrópicos)
- Troca de parceiro (fatores imunológicos)
- Síndrome antifosfolípide e doenças do colágeno

Observação: O conceito de pré-eclampsia apresenta muita variação entre as sociedades. O Colégio Americano de Obstetrícia e Ginecologia (ACOG) define pré-eclampsia como a associação de hipertensão surgida após à 20ª semana e proteinúria. Na ausência de proteinúria, faz-se o diagnóstico com a presença de sinais de trombocitopenia (< 100.000 plaquetas/mm^3), alteração de enzimas hepáticas (aumentado em mais de 2× o valor normal), alteração de creatinina (creatinina sérica maior que 1,1 mg/dL ou aumentada em duas vezes o valor de base, na ausência de outra doença renal), edema de pulmão ou alterações visuais, sendo estes também os critérios de gravidade.

■▶ Etiologia

- Deficiência na invasão trofoblástica.

- Fatores imunológicos – teoria de associação com desequilíbrio de linfócitos, com predomínio Th2, além de ausência de anticorpos bloqueadores contra imunidade materna, ativação de polimorfonucleares e complemento, liberação de citocinas e interleucinas.

- Lesão endotelial.

- Fatores ligados à angiogênese – o fator de crescimento vascular (VEGF) e o fator de crescimento placentário (PlGF) são potentes angiogênicos. O fms--like tyrosine kinase solúvel (sFlt1) é um fator antiangiogênio, que se liga ao VEGF. Na pré-eclâmpsia, VEGF e PlGF estão reduzidos enquanto o sFlt1 está em alta concentração. A relação sFlt1/PlGF está aumentada.

- Genética – evidências epidemiológicas de envolvimento genético têm visto associação com alguns polimorfismos em estudos com população reduzida.

- Estresse – relação com aumento pressórico devido ao estado emocional.

■▶ Fisiopatologia

A primeira onda de invasão trofoblástica acontece no primeiro trimestre, atingindo os vasos da decídua. A segunda invasão trofoblástica acontece entre

16 a 20/22 semanas. Na pré-eclâmpsia, a segunda invasão não ocorre de forma adequada, mantendo a camada muscular média do endotélio, gerando um território de alta resistência vascular.

A lesão endotelial gerada pela hipertensão associada à produção de citocinas e estresse oxidativo, leva a ativação da cascata de coagulação e aderência de plaquetas. Além disso, ocorre redução da produção de prostaciclina (PGI2) e aumento da produção de substâncias vasoconstritoras (endotelina e pró-coagulantes). Aumenta também a permeabilidade vascular devida ao estresse oxidativo (ânion superóxido) com extravasamento de proteínas para o espaço intersticial, reduzindo a pressão coloidosmótica plasmática, levando a aumento da perda de líquido para o terceiro espaço, causando clinicamente o edema, a proteinúria e, laboratorialmente, a hemoconcentração. Esta, por sua vez, aumenta a chance de eventos tromboembólicos por causa do aumento da viscosidade.

Com relação à função renal, a perfusão glomerular reduz na pré-eclâmpsia, diminuindo o ritmo de filtração glomerular, aumentando os níveis de creatinina, ureia e ácido úrico. Este último está fortemente associado à gravidade do quadro, sendo uma concentração significativa maior que 6 mg/dL. Na pré--eclâmpsia grave, é o vasoespasmo que leva à lesão tubular. A lesão histopatológica patognomônica é endoteliose glomerulocapilar, caracterizada por tumefação das células endoteliais, com vacuolização e acúmulo de lipídios, com

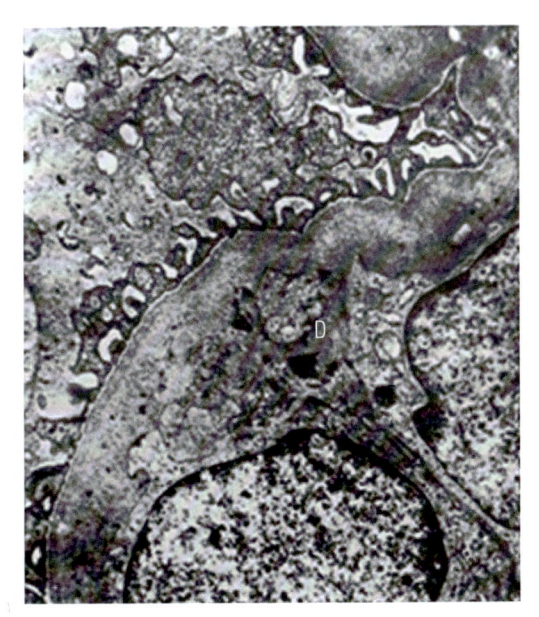

Figura 75.1 – *Rim com endoteliose glomerular. D: depósito elétron-denso em espaço subendotelial. E: células endoteliais tumefeitas justapostas com oclusão do lúmen.*

deposição de material fibrinoide entre a camada basal e às células endoteliais. Há regressão com 5 a 10 semanas no pós-parto.

No fígado, ocorrem hemorragias periportais podendo evoluir com necrose hemorrágica periportal, que elevam os níveis de transaminases. O sangramento pode estender-se até a cápsula de Glisson, formando hematoma subcapsular, chegando até a ruptura e morte por hemorragia.

No pulmão, em razão de vasoespasmo e pressão coloidosmótica reduzida, a infusão de cristaloides pode levar a edema pulmonar. Além disso, as convulsões podem levar a aspiração e broncopneumonia pelo uso indevido de depressores sistema nervoso central (SNC). Tais medidas implicam em 60% dos casos de óbito materno.

■▶ Classificação

Segundo o ACOG, a pré-eclâmpsia é classificada em quatro categorias: pré-eclâmpsia e eclâmpsia, hipertensão crônica, pré-eclâmpsia superajuntada e hipertensão gestacional. Sendo os critérios de gravidade demonstrados na Tabela 75.2.

Tabela 75.2 **Critérios de Gravidade – ACOG**
• Pressão arterial sistólica maior que 160 mmHg ou pressão arterial diastólica maior que 110 mmHg em duas ocasiões diferentes, com pelo menos 4 horas de intervalo entre suas medidas, após repouso
• Trombocitopenia (contagem menor que 100.000 plaquetas/mm³)
• Alteração de enzimas hepáticas (aumentadas mais de duas vezes seu valor normal) e epigastralgia persistente, não responsiva à medicação e na ausência de outros diagnósticos diferenciais
• Insuficiência renal progressiva (creatinina sérica maior que 1,1 mg/dL ou aumentada em duas vezes o valor de base, na ausência de outra doença renal).
• Edema de pulmão
• Alterações visuais

Na Clínica Obstétrica da Faculdade de Medicina da Universidade de São Paulo, é adotada classificação de Zugaib & Kahhale para as síndromes hipertensivas na gravidez, demonstrada na Tabela 75.3.

■▶ Tratamento da Pré-eclâmpsia Leve

- Objetivo: controle pressórico com redução de no máximo 30% dos valores de pressão arterial, com acompanhamento ambulatorial semanal.
- Meta: parto com 40 semanas.

Medidas comportamentais

- Repouso em decúbito lateral 1 hora após refeições.

Tabela 75.3
Classificação das Doenças Hipertensivas da Gravidez
– Obstetrícia FMUSP (Modificada de Hughes por Zugaib e Kahhale)

Doença hipertensiva específica da gravidez (DHEG) *Hipertensão* após a 20ª semana da gravidez, acompanhada de edema generalizado e/ou proteinúria**)* *PA sistólica ≥ 140 mmHg e/ou PA diastólica ≥ 90 mmHg ** proteinúria 300 mg em urina de 24 horas	• Pré-eclâmpsia leve
	• Pré-eclâmpsia grave – na presença de um ou mais dos seguintes:
	  ○ PA sistólica ≥160 mmHg e/ou PA diastólica ≥ 110 mmHg
	  ○ Proteinúria igual ou superior a 5 g em 24 horas
	  ○ Oligúria (débito urinário inferior a 400 mL em 24 horas)
	  ○ Cianose e/ou edema pulmonar
	  ○ Cefaleia, epigastralgia e transtornos visuais (iminência de eclâmpsia)
	• Eclâmpsia (acompanhada de convulsões tonicoclônicas)

Hipertensão arterial crônica (HAC) *Hipertensão diagnosticada previamente à gestação ou antes da 20ª semana)*	• Não complicada
	• Complicada – na presença de um ou mais dos seguintes fatores:
	  ○ Pré-eclâmpsia superajuntada
	  ○ Insuficiência renal
	  ○ Insuficiência cardíaca

- Dieta hipossódica (2 a 3 g por dia).
- Redução de atividades domésticas.

Sedação

- Para casos em que haja fator emocional.
  - Levomepromazina 3 mg via oral uma vez por dia podendo-se utilizar até de 8/8 horas para paciente internadas.

Vitalidade fetal

- Dopplervelocimetria de artérias umbilicais com 20, 26 e 32 semanas.
- Perfil biofísico fetal e dopplervelocimetria de artérias umbilicais semanal após 34 semanas.

Se paciente internada, a periodicidade da vitalidade fetal dependerá do quadro clínico da paciente, sendo em uma frequência mínima de duas vezes por semana (Tabela 75.4).

Anti-hipertensivo

A introdução de medicação deve ser realizada após insucesso de 1 semana de medidas comportamentais instituídas, sendo caracterizado por PAD

Tabela 75.4 Exames Complementares na Pré-eclâmpsia		
	Exames laboratoriais	*Periodicidade*
Leve	Hemograma completo com plaquetas, ácido úrico, urina tipo I, proteinúria de 24 horas	Semanal
Grave	Transaminases (TGO/TGP), bilirrubina total e frações, desidrogenase lática (DHL), plaquetas	A depender do quadro clínico

maior 100 mmHg em mais que 50% dos controles realizados. Acrescentar outra classe de medicação apenas quando em dose máxima do primeiro anti-hipertensivo receitado. As drogas mais comumente utilizadas se encontram na tabela abaixo. Diretrizes internacionais recomendam o uso de labetalol (alfa e betabloqueador) tanto para o tratamento de manutenção quanto de crises hipertensivas, porém esta droga não é disponível em nosso meio.

Contraindicações

- Alfametildopa: alteração de função hepática.
- Pindolol: asma grave ou diabetes de difícil controle.

Drogas	*Dose*
Pindolol	10 a 30 mg/dia
Alfametildopa	750 a 2.000 mg/dia
Anlodipino	2,5 a 10 mg/dia
Nifedipino	20 a 60 mg/dia
Hidralazina	50 a 200 mg/dia

São drogas contraindicadas para uso na gestação: inibidores da enzima conversora de angiotensina (iECA), bloqueador do receptor de angiotensina II (BRA) e antagonista específico da aldosterona (espironolactona).

Critérios de internação

- Evolução para forma grave.
- Necessidade de introdução de duas drogas para controle pressórico.
- Má adesão ao tratamento clínico.
- Alteração de exame de vitalidade fetal.

■■❯ Tratamento da Pré-eclâmpsia Grave

- Internação para controle clínico até o parto.
- Meta: 37 semanas.

Exames

- Vitalidade fetal: duas vezes por semana (alteração do período a depender do quadro clínico da paciente).
- Exames para forma grave: semanal (em casos estáveis).
- Proteinúria de 24 horas: semanal.

Prescrição

- Dieta oral hipossódica.
- Levomepromazina 3 mg/3 gotas via oral 8/8 horas.
- Medicação anti-hipertensiva.
- Controle rigoroso de pressão arterial.

Tabela 75.5		
Indicações Maternas e Fetais de Resolução da Gravidez nas Síndromes Hipertensivas (Conduta da Clínica Obstétrica – FMUSP)		
Mediata* *permite o uso de corticoterapia para aceleração da maturidade pulmonar fetal	• Impossibilidade do controle da doença materna (apesar de três drogas), sem melhora com o tratamento • Emergência hipertensiva • Eclâmpsia, iminência de eclâmpsia ou síndrome HELLP instável • Diástole reversa • Alteração do ducto venoso (IP $\geq$ 1,5) • Perfil biofísico fetal $\leq$ 6 • Desacelerações tardias de repetição • Oligoâmnio severo (ILA < 3)	
Imediata	• Alteração do ducto venoso com IP entre 1 e 1,5 • Oligoâmnio (ILA entre 3 e 5)	

■■❯ Cuidados de Pós-parto

- Pré-eclâmpsia leve: retirar dieta hipossódica e medicações anti-hipertensivas. Avaliar pressão arterial por 72 horas.
- Pré-eclâmpsia grave: manter dieta hipossódica e medicações anti-hipertensivas nas doses habituais durante a gestação.
- Retorno breve em puerpério e encaminhar para seguimento clínico para pacientes com aumento pressórico mantido após 1 mês do parto.
- Aconselhamento de risco materno futuro para hipertensão e doença cardiovascular.

■❯ Prevenção

- Ácido acetilsalicílico (AAS) – 100 mg uma vez por dia via oral.
  - ○ indicado o uso quando: hipertensão arterial crônica com morte perinatal, antecedentes de pré-eclâmpsia superajuntada, síndrome HELLP, eclâmpsia, nefropatias, doenças do colágeno, transplante renal ou síndrome dos anticorpos antifosfolípides.
- Carbonato de cálcio – 1.250 mg duas vezes por dia via oral (em pacientes com baixa ingesta).

■❯ Emergência Hipertensiva

Definição

- Elevação abrupta de pressão arterial acompanhada de sinais de comprometimento agudo de órgãos-alvo.

Conduta

- Monitoração materna e fetal (vitalidade fetal).
- Acesso venoso.
- Redução de pressão arterial.
- Exame para forma grave.

Hidralazina uma ampola (20 mg/mL) + água destilada 19 mL endovenoso – 5 mg a cada 15 minutos (dose máxima: 30 mg) até redução de PA em 20 a 30 %.

Medicações alternativas após insucesso com hidralazina:

- ○ Nitroprussiato de sódio 0,25-10 µg/kg/min endovenoso contínuo – ação imediata (duração de ação 1 a 2 minutos).
- ○ Nitroglicerina 5-100 µg/kg/min endovenoso contínuo – ação após 2-5 minutos (duração de 5 a 10 minutos).

Não prescrever nifedipino em apresentação sublingual durante emergência hipertensiva, devido ao risco de óbito fetal.

■❯ Iminência de Eclâmpsia

Definição

- Presença de escotomas, epigastralgia e/ou cefaleia.
- Tratamento semelhante à eclâmpsia.

Indicação de sulfato de magnésio

- Iminência de eclampsia.
- Eclâmpsia.

- Profilaxia de convulsões em trabalho de parto em todas as formas graves até 24 horas pós-parto.

Eclâmpsia

Definição

- Presença de convulsões (excluindo-se convulsões de causas neurológicas, anestésicas, farmacológicas ou por complicações metabólicas.

Classificação

- Não complicada: sem intercorrências.

- Complicada: presença de coagulopatia, insuficiência respiratória, insuficiência cardíaca, insuficiência renal aguda, icterícia, PAD maior ou igual 120 mmHg ou temperatura maior ou igual 38°C.

- Descompensada: presença de choque, coma, hemorragia cerebral ou necessidade de assistência ventilatória.

Tratamento

- Monitoração materna.
- Oxigênio em máscara.
- Ventilação com posição semissentada.
- Exames de forma grave.
- Sulfato de magnésio – precedendo o uso de anti-hipertensivo (está contraindicado o uso de benzodiazepínicos).
- Vitalidade fetal.
- Reserva de vaga de UTI.

Sulfato de Magnésio

Atualmente, temos três formas de realização de sulfato de magnésio, descritas na Tabela 75.2 . A técnica recomendada na Clínica Obstétrica da FMUSP é a de Pritchard, por apresentar menor risco de toxicidade e maior estabilidade de magnesemia (sendo mais indicada para a realização de transferências para outro serviço). Os métodos endovenosos são indicados quando há presença de coagulopatia ou contagem de plaquetas menor que 50.000/mm3, e, dentre elas, a mais recomendada é a técnica de Sibai. Nelas faz-se ainda necessário monitorar os sinais de intoxicação a cada 1 hora e administração com bomba de infusão contínua. Seguem abaixo, os sinais pesquisados:

- ○ Frequência respiratória menor que 14 incursões por minuto.
- ○ Diurese menor que 25 mL por hora
- ○ Abolição de reflexo patelar.

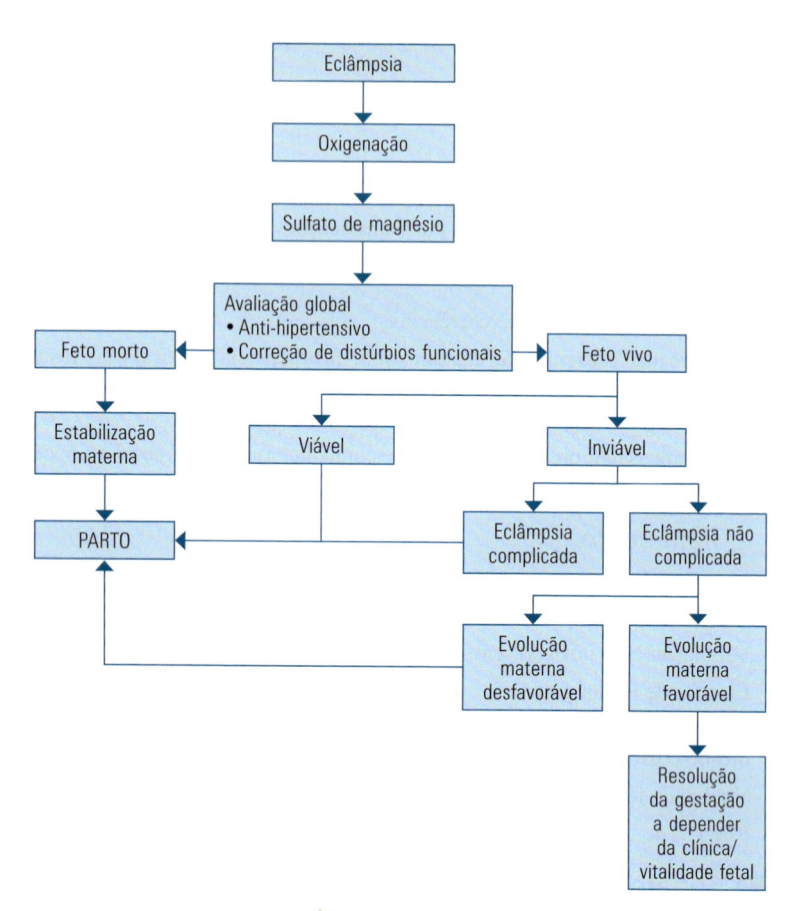

Figura 75.2 – *Fluxograma.*

Persistindo convulsões, deve-se investigar a presença de hemorragia intracraniana e considerar a realização de hidantalização.

Antídoto: gluconato de cálcio 10% – 10 mL endovenoso lento.

■❚） Hidantalização

Considerar seu uso, caso haja falha com a administração de sulfato de magnésio.

Dose de ataque

• Fenitoína 250 mg endovenoso 250 mL SF em 10 minutos (dose máxima 750 mg a cada 30 minutos).

Dose de manutenção

- Fenitoína 100 mg endovenoso – 8/8 horas enquanto mantiver venóclise.

Avaliação da paciente

- Exame físico completo.
- Sonda vesical de demora e sonda nasogástrica, se necessário.

Exames: hemograma, coagulograma, ureia, creatinina, sódio, potássio, enzimas hepáticas, ácido úrico, bilirrubinas total e frações, desidrogenase lática, gasometria arterial, proteinúria, fundo de olho, eletrocardiograma, tomografia computadorizada (se persistência de quadro convulsivo).

Tabela 75.6
Esquemas para Realização de Sulfato de Magnésio

Esquema	Dose de ataque	Manutenção
PRITCHARD	MgSO 20% 20 ml EV (4 g) em 20 minutos + MgSO 50% 10 mL (5 g) IM – uma ampola em cada nádega *Recorrência: MgSO 20% 2 g EV em 20 minutos	MgSO 50% – 10 mL (5 g) IM 4/4 horas até 24 h após o parto, alternando nádegas
SIBAI	MgSO 20% 6 g EV em 20 minutos	MgSO 2 a 3 g/hora por 24 h após o parto
ZUSPAN	$MgSO_4$ 4 g EV lento 5 a 10 minutos ($MgSO_4$ 50% 8 mL + 12 mL de água destilada – correr em 4 minutos)	1 a 2 g/hora EV ($MgSO_4$ 50% 10 mL + SG 5% 500 mL – correr a cada 5 horas até 24 h após o parto)

■ LEITURA SUGERIDA

1. Duckitt K, Harrington D. Risk factors for pre-eclampsia at antenatal booking: systematic review of controlled studies. BMJ. 2005;330:565.
2. Ministério da Saúde, Gestação de Alto Risco – Manual técnico, 2010. Disponível na internet em: http://bvsms.saude.gov.br/bvs/publicacoes/gestacao_alto_risco.pdf
3. Prefeitura de saúde de São Paulo, protocolo de condutas em síndromes hipertensivas na gravidez. Disponível na internet em: http://www.prefeitura.sp.gov.br/cidade/secretarias/upload/saude/arquivos/mulher/Protocolo_SindromesHipertensivas.pdf
4. The American College of Obstetricians and Gynecologists, Emergent Therapy for Acute-Onset, Severe Hypertension During Pregnancy and the Postpartum Period, 2013. Disponível na internet em: http://www.ilp-qc.org/docs/htn/Response/ACOGCommitteeOpinion623.pdf

5. The American College of Obstetricians and Gynecologists. Hypertension in pregnancy, 2013. Disponível na internet em: https://www.acog.org/~/media/Task%20Force%20and%20Work%20Group%20Reports/public/HypertensioninPregnancy.pdf

6. Tranquilli AL, Dekker G, Magee L, et al. The classification, diagnosis and management of the hypertensive disorders of pregnancy: A revised statement from the ISSHP, Pregnancy Hypertension: An International Journal of Women's Cardiovascular Health. 2014;4(2):97-104.

7. Valensise H, Vasapollo B, Gagliardi G, Novelli GP. Early and late pre-eclampsia: two different maternal hemodynamic states in the latent phase of the disease. Hypertension. 2008;52:873-880.

8. Zugaib M, Bittar RE, Francisco RPV, Protocolos Assistenciais Clínica Obstétrica FMUSP, 5º edição. São Paulo: Atheneu; 2015. pp. 533-548.

9. Zugaib M, Francisco RPV, Zugaib Obstetrícia, 3 º edição. São Paulo: Manole; 2016. pp. 632-665.

Capítulo 76

Violência Sexual

Daniele Coelho Duarte
Flávia de Souza Oliveira Penido
Edmund Chada Baracat
Edson Santos Ferreira Filho
Carlos Alberto Diegoli
José Maria Soares Junior

■ INTRODUÇÃO

Estima-se que a violência sexual atinja cerca de 12 milhões de pessoas/ano no mundo, sendo que na maioria dos casos o abuso é intrafamiliar. Entretanto, a subnotificação é a regra no Brasil: cerca de 10% dos casos são notificados. As repercussões de tais eventos incluem tanto o âmbito físico – como o risco de contaminação por doenças sexualmente transmissíveis (DSTs) e de gestação indesejada[1]. Além disso, problemas psíquicos podem surgir, aumentando a frequência de depressão, síndrome do pânico, ansiedade e distúrbios psicossomáticos. Ademais, tem impacto econômico sobre o sistema de saúde[2].

Com relação ao médico, há grande responsabilidade ética na omissão em atender à vítima de violência. O Código Penal também imputa responsabilidade civil e criminal ao médico na falta de atendimento[1].

Este capítulo compreende as mulheres como principais vítimas da violência sexual, porém não se deve deixar de considerar que não raramente homens e crianças também sofrem essa exposição.

■❘ Atendimento Inicial

O primeiro atendimento deverá seguir os protocolos básicos de atendimento a vítimas de trauma: sinais vitais, vias aéreas, ventilação e parâmetros hemodinâmicos. Situações emergenciais devem ter resolução imediata. Eventualmente, pode ser necessária a avaliação sob sedação. Após verificar que a mulher não está em quadro de choque hemodinâmico, verificam-se os locais específicos do trauma[3].

É fundamental que o atendimento seja multiprofissional, abrangendo médicos, enfermeiros, psicólogos e assistentes sociais, utilizando fluxogramas de atendimento que evitem que a vítima tenha que repetir sua história para todos os profissionais. Tais pacientes merecem atendimento preferencial. É de suma importância evitar situações que gerem constrangimento e tentar elevar a autoestima da vítima[1].

No Hospital das Clínicas da Faculdade de Medicina da USP, o protocolo de atendimento foi desenvolvido pelo Núcleo de Atenção a Vítimas de Violência Sexual (NAVIS). O atendimento inicial é realizado pelo médico ginecologista – em caso de vítima do sexo feminino, ou pelo médico cirurgião geral – se vítima do sexo masculino. Anotam-se a identificação do paciente, data de nascimento, escolaridade, etnia, estado civil e profissão. São registradas a data e a hora da ocorrência, bem como os detalhes do local. Campo específico é destinado a identidade do agressor – se conhecido ou não, bem como o grau de parentesco – e o histórico da ocorrência.

São relatados na história os antecedentes menstruais, sexuais e obstétricos da paciente, a data da última menstruação e a data da última relação (se houver) antes do abuso, bem como o método anticoncepcional utilizado. Os dados específicos da forma da agressão são coletados, ou seja, se houve penetração oral e/ou vaginal e/ou anal, uso de intimidação, uso de força física e/ou agressão física.

O exame físico deve abranger sinais vitais e avaliação de cada um dos sistemas, sem esquecer das lesões extragenitais. Além de a realização do exame físico ginecológico-padrão, devem ser descritos hematomas ou traumatismos em genitália externa, características do hímen, ferimentos vaginais, bem como avaliação do ânus[3].

Ferimentos e lacerações genitais devem ser limpos mecanicamente com solução antisséptica. Realiza-se hemostasia rigorosa, remoção de tecidos desvitalizados e suturas respeitando planos anatômicos. Em casos de lesões extensas, mesmo sem sinais de choque hemodinâmico, devem ser submetidas a exames complementares por imagem (radiografia, ultrassonografia ou outros) e reavaliada sob narcose em centro cirúrgico. A antibioticoterapia é preconizada para agentes da pele (cefalosporinas) e anaeróbios (por exemplo, metronidazol ou clindamicina)[3].

■) Exames Complementares

Devem ser coletados exames para pesquisa das principais DSTs: a) bacterioscópico e pesquisa de *Trichomonas vaginalis* em conteúdo vaginal; b) coleta de cultura de *Neisseria gonorrhoeae* e pesquisa de *Chlamydia trachomatis* em amostras endocervicais. Acrescenta-se hemograma completo, transaminases e teste da gonadotrofina coriônica humana sérica ou urinária, bem como coleta de sangue para avaliação inicial de sorologias: sífilis, vírus da imunodeficiência humana (HIV), vírus da hepatite B (HBV), vírus da hepatite C (HCV) e vírus T-linfotrópico humano (HTLV). O médico deve considerar a realização de exames toxicológicos, a depender da história da ocorrência[1].

■▶ Profilaxias de DSTs Não Virais

A profilaxia de DSTs não virais deve ser realizada em todas as pacientes, exceto se houve uso de preservativo durante toda a agressão ou abuso crônico. Tal profilaxia tem benefício de ser realizada em até 2 semanas da violência, mas preferencialmente deve ser prescrita no primeiro atendimento[1].

A via de escolha é a parenteral, por conta do uso concomitante de várias medicações ao longo do fluxo de atendimento, o que poderia levar a menor tolerância gástrica e baixa adesão. A cobertura mínima recomendada para o tratamento deve abranger antimicrobianos contra *Neisseria gonorrhoeae, Chlamydia trachomatis* e *Trichomonas vaginalis*. O esquema preconizado no Hospital das Clínicas está resumido na Tabela 76.1.

Tabela 76.1			
Esquema de Antibioticoterapia Recomendado no Hospital das Clínicas			
Antibioticoterapia	*Neisseria gonorrhoeae*	*Chlamydia trachomatis*	*Trichomonas vaginalis*
Primeira escolha	Ceftriaxona 1 g intramuscular (IM) dose única	Azitromicina 1 g via oral (VO) dose única	Metronidazol 2 g VO dose única*

* Pelos efeitos colaterais gastrointestinais, o médico pode postergar a profilaxia da tricomoníase para um segundo momento, prescrevendo o uso domiciliar da medicação.

O protocolo adotado pelo Ministério da Saúde preconiza a administração de penicilina benzatina para profilaxia contra *Treponema pallidum*, considerando como esquema de primeira escolha: penicilina G benzatina 2,4 milhões UI, intramuscular, dose única associado a ceftriaxona 250 mg, intramuscular, dose única, e azitromicina 1 g, via oral, dose única[1].

Em caso de crianças ou adolescentes menores que 45 kg, a aplicação das medicações deve ser realizada nas seguintes dosagens: penicilina G benzatina 50 mil UI/kg (dose máxima de 2,4 milhões), intramuscular, dose única associado a ceftriaxona 125 mg, intramuscular, dose única e azitromicina 20 mg/kg (dose máxima de 1 g), via oral, dose única. Em caso de associação com metronidazol, a dose recomendada é de 15 mg/kg/dia (dose máxima de 2 g), via oral, em três tomadas por 7 dias[1].

As pacientes também merecem profilaxia para tétano em caso de ferimentos cortantes ou cortocontusos. O soro antitetânico (SAT) é aplicado na dose de 5.000 UI IM dose única. Em caso de hipersensibilidade, indica-se imunoglobulina humana antitetânica (IgHAT) na dose de 250 UI IM[3]. A indicação de profilaxia encontra-se resumida na Tabela 76.2.

■▶ Profilaxia de DSTs Virais

A profilaxia contra o vírus da hepatite B (HBV) deve ser sempre realizada em caso de exposição a sêmen, sangue ou outros fluidos corporais, bem

Tabela 76.2
Profilaxia Antitetânica

História de vacinação contra tétano	Ferimento superficial ou limpo		Outros tipos de ferimento	
	Vacina	SAT ou IgHAT	Vacina	SAT ou IgHAT
Incerta ou menos de 3 doses	Sim	Não	Sim	Sim
3 doses ou mais; última dose há menos de 5 anos	Não	Não	Não	Não
3 doses ou mais; última dose entre 5 e 10 anos	Não	Não	Sim	Não
3 doses ou mais; última dose há mais de 10 anos	Sim	Não	Sim	Não

como em caso de dúvida ou desconhecimento do estado vacinal. Deve-se checar situações que dispensam profilaxia: exposição repetida ao mesmo agressor ou vítima com vacinação completa (pelo menos três doses) ou agressor com vacinação sabidamente completa. A conduta em caso de profilaxia de hepatite B divide-se de acordo com o estado vacinal da vítima (Tabela 76.3)[1].

Todas as medidas devem ser realizadas preferencialmente nas primeiras 48 horas da agressão, mas são eficazes em até 14 dias. Se a dose de imunoglobulina anti-hepatite B for maior que 5 mL, divide-se a aplicação em dois sítios diferentes. A imunoglobulina não é contraindicada em gestantes. Deverá ser considerada a vacinação naqueles que não a receberam, mesmo em mulheres com suspeita de gestação[1].

Não há uma imunoprofilaxia definida contra o vírus da hepatite C (HCV). A infecção deve ser pesquisada em todos os casos em que houver exposição a sêmen, sangue e outros fluidos corporais[1].

Tabela 76.3
Esquema de Profilaxia para o Vírus da Hepatite B

Estado vacinal da vítima	Conduta
A) Vítima com imunização completa:	Sem conduta
B) Vítima com imunização desconhecida ou sem imunização	Imunoglobulina humana anti-hepatite B 0,06 mL/kg IM em glúteo + vacinação em 3 doses (0, 1 e 6 meses)
C) Vítima com imunização incompleta	Imunoglobulina humana anti-hepatite B 0,06 mL/kg IM em glúteo + completar vacinação

A profilaxia contra o vírus da imunodeficiência humana (HIV) consiste na associação de um inibidor da transcriptase reversa análogo de nucleosídeo (ITRN) e um inibidor da protease (IP) (Tabela 76.4). A duração mínima é de 28 dias[4,5].

Deve-se manter o esquema escolhido por 4 semanas. Não deve ser usado efavirenz, pela teratogenicidade (gestante), nem nevirapina, pela hepatotoxicidade e pelo risco de síndrome de Stevens-Johnson. No caso de crianças, a profilaxia recomendada é de: zidovudina (AZT) 180 mg/m² de superfície corpórea de 12/12 h associada a lamivudina 4 mg/kg dose 12/12 horas (dose máxima de 150 mg) e a lopinavir/ritonavir 200 mg 12/12 horas (crianças) ou 400 mg 12/12 horas (adolescentes)[6].

A terapia antirretroviral tem vários efeitos colaterais, sendo os mais comuns os de intolerância do trato gastrointestinal, cefaleia e fadiga. É interação medicamentosa conhecida a do metronidazol com ritonavir, levando ao efeito antabuse. Além disso, o ritonavir leva a uma menor eficácia do estrogênio, além das numerosas interações com medicações psicotrópicas[6].

Tabela 76.4	
Profilaxia para HIV segundo Protocolo Utilizado no Hospital das Clínicas	
Profilaxia recomendada	*Profilaxia não recomendada*
• Todos os casos de violência sexual com penetração vaginal e/ou anal desprotegida com ejaculação sofrida há menos de 72 horas • Penetração oral com ejaculação (individualizar a decisão)	• Penetração oral sem ejaculação • Uso de preservativo durante toda a agressão • Agressor sabidamente HIV negativo • Violência sofrida há mais de 72 horas • Abuso crônico pelo mesmo agressor
Primeira escolha	Tenofovir (TDF) 300 mg associado a lamivudina (3TC) 300 mg VO 1× dia e atazanavir/ritonavir 300/100 mg VO 1× dia
Esquemas alternativos	
Contraindicação a TDF	Zidovudina (AZT) 300 mg associado a lamivudina (3TC) 100 mg VO 2× dia e atazanavir/ritonavir 300/100 mg VO 1× dia
Contraindicação a (ATV/r)	Tenofovir (TDF) 300 mg associado a lamivudina (3TC) 300 mg VO 1× dia e lopinavir/ritonavir 400/100 mg VO 2× dia

Os ITRN estão mais associados a toxicidade mitocondrial, hiperlactatemia e acidose lática. A toxicidade hematológica é um dos principais efeitos adversos do AZT, além da lipoatrofia. A associação de tenofovir e lamivudina apresenta um perfil mais favorável em relação à lipoatrofia e à toxicidade hematológica. A maior desvantagem do tenofovir é a nefrotoxicidade, particularmente em diabéticos, hipertensos, negros, idosos e no uso concomitante de outros medicamentos nefrotóxicos[5].

■■▶ Anticoncepção de Urgência

A anticoncepção de urgência deve ser oferecida a todas as pacientes no menacme, com contato certo ou duvidoso com sêmen. Não deve ser realizada em caso de gravidez, uso regular de contracepção eficaz, paciente com laqueadura tubária ou 5 dias ou mais após a exposição (Tabela 76.5)[1].

A falha do método de Yuzpe varia de 2% (quando realizado até 24 horas do evento) a 4,7% (quando realizada até 72 horas). A falha do levonorgestrel é bem mais baixa: 0,4% (quando realizado até 24 horas do evento) a 2,7% (quando realizada até 72 horas), o que explica porque esse último é o método de primeira escolha, além da menor incidência de eventos gastrointestinais e da interação entre o etinilestradiol e o ritonavir[1].

Náuseas e os vômitos são efeitos colaterais conhecidos, sendo recomendado repetir dose via oral em caso de vômitos em até 2 horas da ingesta. Não há evidências de risco aumentado de gestação ectópica ou de anomalias fetais em caso de uso de anticoncepção de emergência. A paciente deve ser sempre orientada a retornar ao serviço em caso de atraso menstrual[1].

Tabela 76.5 Contracepção de Urgência		
Primeira escolha (levonorgestrel)	Levonorgestrel 1,5 mg VO dose única ou em duas tomadas de 0,75 mg com intervalo de 12 horas	
Esquema alternativo (método de Yuzpe)	Anticonceptivo hormonal combinado oral (ACHO) com 0,05 mg de etinilestradiol e 0,25 mg de levonorgestrel por comprimido	2 comprimidos VO a cada 12 horas (total de 4 comprimidos)
	ACHO com 0,03 mg de etinilestradiol e 0,15 mg de levonorgestrel por comprimido	4 comprimidos VO a cada 12 horas (total de 8 comprimidos)

Notificação

A violência sexual é um agravo de notificação compulsória em todo o território nacional. A mulher deve ser aconselhada a procurar a Delegacia da Mulher para boletim de ocorrência, bem como procurar o Instituto Médico Legal para laudo pericial, porém essas etapas não são obrigatórias para o atendimento ou seguimento da vítima no serviço de saúde. Se o abuso ocorreu em local de trabalho, a paciente deve ser orientada a abrir Comunicado de Acidente de Trabalho (CAT)[1].

Se a vítima é criança ou adolescente, é importante que o Conselho Tutelar da localidade seja comunicado, sem prejuízo de outras providências legais. O sigilo médico é protegido de acordo com o Código de Ética Médica, porém deve ser quebrado em caso de risco de dano ao paciente. A quebra de sigilo, se existir, deve ser sempre registrada em prontuário médico. Em caso de relação de dependência com o abusador, o médico deve considerar internação hospitalar até o posicionamento da Justiça[1].

Acompanhamento

O seguimento sorológico das pacientes no Hospital das Clínicas é sintetizado na Tabela 76.6. Nas pacientes em uso de terapia antirretroviral, são necessários hemograma e transaminases 15 dias após a exposição (Tabela 76.6).

Tabela 76.6 Recomendação para o Seguimento da Mulher Vítima de Violência Sexual para Repetir as Determinações Sorológicas				
Exame complementar	30 dias após exposição	45 dias após exposição	90 dias após exposição	180 dias após exposição
Sorologia para HBV			x	x
Transaminases hepáticas		x	x	x
Sorologia para HCV			x	x
Carga viral HCV			x	
Sorologia para HIV	x		x	x

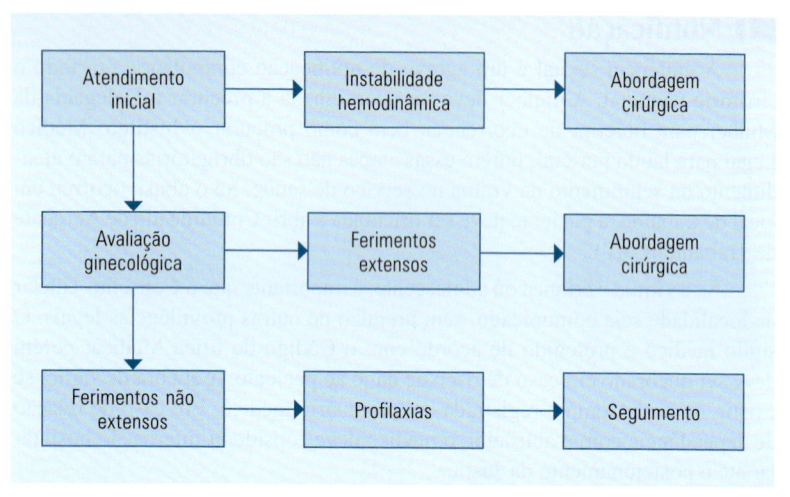

Figura 76.1 – *Resumo do atendimento a vítima de violência sexual.*

LEITURA SUGERIDA

1. Brasil. Ministério da Saúde. Prevenção e tratamento dos agravos resultantes da violência sexual contra mulheres e adolescentes: norma técnica. 3. ed. Brasília; 2012. 123p.
2. Questões Psicossociais e Sexualidade Feminina. In: Hoffman BL, Schorge JO, Schafer JI, Halvorson LM, Bradshaw KD, Cunningham FG. Ginecologia de Williams. Vários autores. Porto Alegre. AMGH; 2014. pp. 370-375.
3. Motta EV, Júnior JMS, Salomão AJ, Baracat EC. Trauma Genital. In: Baracat EC, Júnior JMS. Condutas em ginecologia baseadas em evidências: protocolos assistenciais: clínica ginecológica: Hospital das Clínicas – FMUSP. Vários autores. São Paulo: Editora Atheneu; 2016. pp. 603-607.
4. Brasil. Ministério da Saúde. Manual técnico para o diagnóstico da infecção pelo HIV. 2. ed. Brasília; 2015. 55p.
5. Brasil. Ministério da Saúde. Protocolo clínico e diretrizes terapêuticas para adultos vivendo com HIV/AIDS. Versão preliminar. Brasília, 2013. 75p.
6. Brasil. Ministério da Saúde. Protocolo clínico e diretrizes terapêuticas para profilaxia antirretroviral pós exposição de risco para infecção pelo HIV (PEP). 1. ed. Brasília, 2015. 26p.

EMERGÊNCIAS
REUMATOLÓGICAS

Capítulo 77

Artrites Infecciosas

Fabio Cetinic Habrum
Flávio Fernandes Barboza
Leandro Lara do Prado

■ INTRODUÇÃO

A presença do paciente com queixa articular é frequente no pronto-socorro (PS), sendo de suma importância que o médico saiba reconhecer precocemente uma artrite. Isto porque artrites de etiologias infecciosas rapidamente podem levar à perda da função articular, agregando alta morbidade a longo prazo, com sequelas incapacitantes para o paciente.

O termo artrite engloba a inflamação articular que se manifesta por dor, calor, rubor e edema da articulação envolvida e deve ser diferenciado de artralgia (quando apenas existe a queixa de dor, sem outros sinais inflamatórios). Didaticamente, são definidas como agudas, quando a evolução é inferior a 6 semanas, ou crônicas, a partir de 6 semanas de evolução. Da mesma forma, o comprometimento articular sempre deve ser classificado para facilitar o raciocínio diagnóstico: monoarticular, oligoarticular (duas a três articulações) ou poliarticular, se mais que quatro articulações estão envolvidas no quadro clínico.

Os pacientes que cursam com artrites infecciosas (AI) geralmente apresentam fatores de risco para tal condição (Tabela 77.1). Em grande parte das vezes, as infecções são monomicrobianas, exceto em casos de traumas, nos quais aumenta a proporção de etiologia polimicrobiana.

Dentre as etiologias infecciosas das artrites, podemos destacar principalmente bactérias, vírus, fungos e micobactérias.

É importante lembrar que estes agentes são mais prevalentes nas articulações que já apresentam algum dano estrutural. Além disso, sempre que se suspeite de AI e que exista a possibilidade de etiologia bacteriana, estamos diante de uma emergência médica. Assim, a punção articular deve ser realizada e o tratamento empírico instituído o mais precocemente possível.

Tabela 77.1
Fatores de Risco para Artrite Séptica

Idade maior que 80 anos	Cirurgia articular recente
Uso de imunossupressores	Prótese articular
Diabetes mellitus	Artrite reumatoide
Infecções de pele periarticulares	Procedimentos articulares (infiltrações)
Usuários de álcool crônicos	Usuários de drogas injetáveis

Os mecanismos de infecção podem ocorrer de forma hematogênica (mais comum), por contiguidade a partir de osteomielites ou infecções de pele, assim como pela inoculação direta na articulação (traumatismos, cateteres, mordidas de animais, infiltrações e punções articulares).

De modo geral, as artrites agudas podem ter etiologia bacteriana (gonocócica ou não gonocócica) ou viral. Por outro lado, nas artrites crônicas, mesmo com início agudo, predominam as fúngicas e as micobacterioses, em especial a tuberculose (Tabela 77.2). Neste capítulo, abordaremos as infecções articulares agudas de forma mais aprofundada, já que este é o maior foco do emergencista, além de alguns aspectos relevantes sobre as outras entidades citadas acima.

Tabela 77.2
Agentes Etiológicos Principais de acordo com a Duração dos Sintomas

Artrites agudas	Artrites crônicas
Bacterianas • *Staphylococcus aureus* • *Streptococcus* • Gram-negativos (p. ex.: gonococo, meningococo, *E. coli*, *Salmonella*)	Fungos • Histoplasmose • Criptococose • Paracoccidioidomicose • Aspergilose • Candidíase
Virais • Vírus da imunodeficiência humana (HIV) • Hepatites B e C • *Parvovirus* B19 • Rubéola • Dengue, Zika e Chikungunya	Micobactérias • Tuberculose • Hanseníase • *M. avium, M. chelonae* • *M. kansaii, M. haemophilum*

■▶ Artrites Bacterianas

Artrite séptica gonocócica

Dá-se o nome de artrite gonocócica à infecção articular causada pela *Neisseria gonorrhoeae*, adquirida através de uma infecção, resultado de relação sexual desprotegida. Podem servir de porta de entrada uretra, endocérvice, faringe, reto e mucosa cervicovaginal. Apenas a minoria dos pacientes, especialmente os não tratados ou tratados inadequadamente, acabam desenvolvendo complicações relacionadas à doença gonocócica, como endometriose, salpingite, prostatite, dermatite, artrite ou até mesmo infecção disseminada.

Epidemiologia

A infecção gonocócica já foi uma importante causa de artrite séptica no passado, especialmente em adultos jovens com vida sexual ativa. Entretanto, com o desenvolvimento de programas de controles de doenças sexualmente transmissíveis (DSTs), houve uma queda importante na sua incidência, especialmente em países desenvolvidos. Hoje em dia, mantém sua importância em países em desenvolvimento ou com programas de saúde precários. No Brasil, por exemplo, as maiores taxas de infecção gonocócica estão entre as pessoas mais jovens. Da mesma forma, vários estudos englobando populações brasileiras diversas mostram uma prevalência de infecção por *N. gonorrhoeae* de até 18,4%. Alguns fatores de risco para o desenvolvimento de artrite gonocócica podem ser identificados, entre eles: sexo feminino (atribuído ao atraso no diagnóstico pela infecção gonocócica ser assintomática), deficiência do sistema complemento (resposta à infecção depende de sua mediação) e outros fatores que aumentam o risco para infecção gonocócica em geral, como menstruação, gravidez, puerpério, múltiplos parceiros sexuais, baixo nível socioeconômico, usuários de drogas endovenosas e pessoas vivendo com HIV.

Quadro clínico

Caracteristicamente, podemos dividir a artrite gonocócica em duas formas: bacterêmica (menos comum ao diagnóstico hoje em dia) e supurativa, apesar de que é proposto que as duas formas são fases da mesma doença.

Na forma bacterêmica, a apresentação mais comum se dá através de:

o Poliartralgia assimétrica (migratória ou aditiva).

o Febre baixa ou calafrios.

o Dermatite: em até 75% dos casos, sendo geralmente pápulas eritematosas, que podem progredir para pústulas ou vesículas, em extremidades e tronco, poupando face e couro cabeludo.

o Tenossinovite: pode ocorrer em 68% dos casos, sendo mais comum em áreas extensoras de mãos, punhos, pés e tornozelos.

o Artralgia: as articulações mais acometidas são joelhos, cotovelos e tornozelos.

o A maioria dos pacientes não apresenta sintomas genitais, anais ou orofaríngeos.

Já na forma supurativa, a principal característica é a artrite, sendo que a artrite séptica ocorre em até 50% dos casos de doença gonocócica disseminada e apenas uma articulação é afetada. As mais comuns são: joelhos, punhos, tornozelos e dedos das mãos. Raramente, outras articulações podem ser afetadas, como quadril, esternoclavicular e disco intervertebral.

Apesar de serem atualmente infrequentes, complicações sistêmicas também podem ocorrer, como endocardite, miocardite, piomiosite, hepatite (síndrome de Fitz-Hugh-Curtis), meningite e síndrome do desconforto respiratório agudo (SDRA). O uso mais amplo de antimicrobianos contribuiu para a redução na incidência destas complicações.

Diagnóstico

Além do quadro clínico, podem ser observadas alterações laboratoriais inespecíficas, como leucocitose e elevação de provas de atividade inflamatória (velocidade de hemossedimentação – VHS – e proteína C reativa – PCR). A obtenção de cultura de sangue periférico ou líquido sinovial com isolamento de *N. gonorrhoeae* pode ser útil, mas não deve retardar o início do tratamento, particularmente considerando que a positividade depende do material analisado. Culturas de lesões de pele são quase sempre negativas; em líquido sinovial, são positivas em menos de 50% dos casos; hemoculturas são positivas em aproximadamente um terço dos casos. Culturas de endocérvice uterina e corrimento uretral têm sensibilidade de 50-70% e 90% e especificidade de > 90% e 95%, respectivamente. Por outro lado, culturas de outros sítios como mucosa retal e orofaríngea têm baixa positividade (em torno de 15 a 20%).

Tratamento

Devido à resistência crescente à penicilina e às fluorquinolonas (e.g.: ciprofloxacino), o uso de cefalosporinas de terceira geração é o tratamento de escolha, sendo elas:

- ◦ Ceftriaxone 1 g intravenosa (IV) ou intramuscular (IM) a cada 12 horas.
- ◦ Ceftazidima 1 g IV ou IM a cada 8 h.
- ◦ Cefotaxima 1 g IV ou IM a cada 8 h.

A antibioticoterapia intravenosa deve ser mantida por pelo menos 24 a 48 h após a melhora dos sintomas, com posterior troca para via oral, até se completarem 7 dias (preferencialmente guiado por antibiograma). Após pelo menos 5 dias de tratamento, é recomendado que as culturas dos sítios envolvidos na infecção sejam repetidas, afim de identificar se foi tratada adequadamente. Caso seja identificada infecção por *Chlamydia* sp, deve ser adicionado ao esquema azitromicina 1 g dose única ou doxiciclina 100 mg de 12/12 h por 7 dias. Além disso, devem ser convocados os parceiros sexuais para serem examinados e tratados preventivamente para infecção gonocócica, visando evitar o quadro disseminado.

O tratamento cirúrgico, na maioria das vezes, não é necessário, mas a articulação afetada deve ser aspirada a fim de se remover o material purulento. Irrigação abundante, drenagem por artroscopia ou artrotomia devem ser reservados para casos refratários à terapêutica antibiótica.

Artrite séptica não gonocócica

Quando falamos em artrites não gonocócicas, englobamos uma grande quantidade de agentes patogênicos descobertos através da punção articular, que deve ser realizada, se possível, antes do início da antibioticoterapia. Apesar disto, entre 25 e 50% dos pacientes desenvolvem alterações articulares irreversíveis, sendo o desfecho dependente do microrganismo envolvido, idade do paciente e comorbidades, tempo de início até o diagnóstico e de início de antibioticoterapia. Dentre os germes mais envolvidos, destacam-se o *Staphylococcus aureus*, *Streptococcus pyogenes*, *Streptococcus pneumoniae*, *Staphylococcus* coagulase negativa e a *Escherichia coli*. A Tabela 77.3 apresenta a frequência em porcentagem das etiologias não gonocócicas.

Tabela 77.3 Etiologia da Artrite Séptica Não Gonocócica	
Staphylococcus aureus	40-70%
Streptotoccus sp	25%
Bacilos Gram-negativos	11-32%
Staphylococcus epidermidis	5%
Haemophilus influenzae	2%
Anaeróbios	1%

Epidemiologia

A incidência estimada de artrite séptica aguda nos países industrializados varia entre 2 e 6 casos por 100.000 habitantes/ano, com a maior incidência ocorrendo em menores de 15 anos e em maiores de 55 anos. Entretanto, em populações especiais essa incidência aumenta bastante, chegando a 30 a 60 casos por 100.000 por ano em pacientes com artrite reumatoide ou prótese articular. Situações especiais estão representadas na Tabela 77.4.

Tabela 77.4 Situações Especiais	
Diabetes mellitus	Gram-positivos e Gram-negativos
Alcoolismo/cirrose	Gram-positivos, Gram-negativos e *S. pneumoniae*
Neoplasias	Gram-positivos, Gram negativos e *Pseudomonas*
Artrite reumatoide e/ou próteses articulares	*Staphylococcus aureus*
Anemia falciforme	Gram-positivos, *Salmonella*, *S. pneumoniae*
Usuários de drogas ilícitas	*S. aureus, Pseudomonas, Serratia marcescens*
Mordedura de cão/gato	*Pasteurella multocida*
Recém-nascidos	Gram-negativos
6 meses a 2 anos	*H. influenzae*

Quadro clínico

O quadro clínico é variável, com comprometimento monoarticular em 80% dos pacientes. A articulação costuma apresentar-se dolorosa, edemaciada, associada a calor e rubor local. Geralmente, existe uma restrição de movimento importante da articulação envolvida, caracterizando o bloqueio articular. A maior parte dos pacientes tem febre associada, mas não devemos esquecer que idosos podem cursar com poucos sintomas sistêmicos.

Em aproximadamente 50% dos casos, a articulação envolvida é o joelho, seguidos por punho, tornozelo e quadril, em ordem decrescente. Nos 20% restantes, o quadro pode ser oligo ou até mesmo poliarticular, especificamente portadores de artrite reumatoide, outras doenças sistêmicas do tecido conjuntivo ou mesmo imunossupressão importante. Uma mínima parcela desenvolve acometimento axial, com destaque para articulações esternoclaviculares, manubrioesternal (usuários de drogas injetáveis) e intervertebrais (espondilodiscite), na qual o paciente se apresenta com dor lombar aguda, frequentemente associada a febre e outros sinais sistêmicos.

Diagnóstico

Diante da suspeita de artrite séptica, a artrocentese diagnóstica com análise do líquido sinovial é obrigatória, devendo ser realizada preferencialmente antes do início da antibioticoterapia. Porém, o início do tratamento não pode ser retardado para aguardar o procedimento. Culturas, pesquisa direta pelo Gram e celularidade (total e diferencial) devem ser solicitados, bem como a pesquisa de cristais, já que artrites microcristalinas podem cursar com quadro de monoartrite febril. A Tabela 77.5 mostra os padrões do líquido sinovial em diferentes condições. A sensibilidade é de 30 a 50% para o Gram e as culturas são positivas até em 50% dos casos, podendo ser negativas na vigência da antibioticoterapia.

Deve-se lembrar ainda que elevações de VHS e PCR, assim como leucocitose e plaquetose no hemograma, acontecem com bastante frequência. Apesar de inespecíficos, são parâmetros úteis para aumentar a suspeita diagnóstica e também para avaliar a resposta ao tratamento, em conjunto com a melhora clínica do paciente.

Exames de imagem podem ser realizados. A radiografia da articulação acometida, realizada na chegada do paciente, pode ajudar a identificar um foco de osteomielite associado, bem como pode servir como parâmetro para acompanhamento em eventual falha de tratamento, com subsequente destruição articular. Exames mais complexos como tomografia computadorizada e ressonância nuclear magnética podem ser realizados para avaliação de articulações com acesso direto mais difícil (sacroilíacas, quadril, intervertebrais).

Sempre que se tenha isolamento de agente etiológico de origem estafilocócica, um quadro séptico oligo ou poliarticular ou se doença valvar conhecida associada, deve-se proceder investigação de endocardite infecciosa. Caso as

Tabela 77.5
Características da Análise do Líquido Sinovial em Diferentes Cenários

Líquido sinovial	Normal	Não inflamatório	Inflamatório	Séptico	Hemorrágico
Cultura	Negativa	Negativa	Negativa	Positiva	Negativa
Leucócitos	< 200	< 2.000	> 2.000	> 20.000	Variável
Polimorfonucleares	< 25%	< 25%	> 50%	> 75%	50-75%
Viscosidade	Alta	Alta	Baixa	Variável	Variável
Cor	Claro	Amarelo	Amarelo	Amarelo	Vermelho
Turbidez	Transparente	Transparente	Levemente opaco	Opaco	Sanguinolento

culturas sejam negativas e não houver forte suspeita de endocardite, o ecocardiograma não deve ser solicitado.

Os diagnósticos diferenciais mais comuns das AI agudas serão abordados nos próximos tópicos.

Tratamento

O tratamento proposto para qualquer AI bacteriana é a antibioticoterapia intravenosa, associada à artrocentese diária ou à drenagem articular cirúrgica (se articulações de quadril ou ombros).

Caso sejam identificados germes Gram-positivos, é indicada a vancomicina 30 mg/kg/dia divididos em duas doses (12/12 h), com dose máxima de 2 g/dia ou oxacilina 2 g de 4/4 h de acordo com o perfil de resistência microbiana local. Esquemas alternativos podem ser utilizados: daptomicina 6 mg/kg/dia; linesolida 600 mg de 12/12 h, clindamicina 600 mg de 8/8 h. Com relação aos Gram-negativos, pode-se utilizar uma cefalosporina de terceira geração: ceftazidime 1 a 2 g de 8/8 h; ceftriaxone 2 g/dia; cefotaxima 2 g de 8/8 h.

Situações específicas a serem consideradas: para pacientes com risco de infecção por *Pseudomonas* deve-se associar ceftazidima e gentamicina (3-5 mg/kg/dia divididos em 2 a 3 doses). Alérgicos a cefalosporinas podem utilizar ciprofloxacino 400 mg de 12/12 h. Para os alérgicos a penicilina, aztreonam 2 g de 8/8 h ou gentamicina (dose citada acima) são alternativas de tratamento.

Se a pesquisa de Gram não identificar nenhum patógeno e as culturas também forem negativas, o tratamento empírico para imunocompetentes restringe-se à vancomicina isolada. Em pacientes imunocomprometidos, com história de traumas ou usuários de drogas intravenosas, deve-se associar vancomicina a uma cefalosporina de terceira geração.

É importante lembrar que o tempo de tratamento estabelecido é de no mínimo 15 dias intravenoso, associado a 15 dias por via oral. Se forem isolados *Staphylococcus, Pseudomonas* ou enterobactérias, o tratamento deve ser intravenoso por 4 semanas. A antibioticoterapia intra-articular não deve ser utilizada, por risco de reação local e piora do quadro clínico.

A drenagem articular pode ser realizada através de artrocentese, artroscopia ou cirurgia aberta. Pacientes com articulações de fácil acesso devem ser puncionados diariamente por aproximadamente 7 a 10 dias, acompanhando-se a melhora clínica de temperatura, edema e dor, além de melhora da contagem celular. Pacientes com próteses articulares ou sem melhora com a artrocentese diária devem ser submetidos à cirurgia aberta.

Diagnósticos diferenciais

As artrites por cristais são os principais diagnósticos diferenciais das monoartrites e por isto serão abordadas em outro capítulo. Quanto aos quadros monoarticulares que persistem com culturas negativas e não melhoram com antibioticoterapia empírica, devemos lembrar que a biópsia articular pode ajudar para o diagnóstico de tuberculose ou fungos, importantes causas de monoartrites que persistem e cronificam.

■■) Artrites Virais Agudas

As artrites virais entram no diagnóstico diferencial das artrites agudas, porém diferentemente das etiologias bacterianas, costumam cursar com quadro poliarticular, artrite não erosiva e limitada, além de ocorrerem no pródromo viral, frequentemente associadas a um *rash* característico. Vários agentes etiológicos virais estão associados a manifestações reumatológicas agudas: hepatites virais, HIV, herpes-vírus, *coxsackie*, sarampo, caxumba, rubéola, citomegalovírus, alfavírus (Chikungunya, Ross River vírus, Mayaro, O'nyong-nyong e Sindbis) e flavivírus (dengue e Zika vírus). Destacaremos a seguir alguns aspectos relevantes das artrites virais específicas.

A artrite na hepatite B acontece em aproximadamente 10% dos casos durante a fase prodrômica da doença. costuma iniciar com acometimento poliarticular aditivo ou migratório de mãos e joelhos e pode preceder a fase ictérica da doença em dias a semanas. Um quadro urticariforme costuma aparecer em associação aos sintomas articulares. Pode ocorrer na fase não ictérica, como poliartrite não erosiva de rápida resolução, mas não costuma cronificar. Devemos lembrar da associação com a poliarterite nodosa nos casos de artrite persistente.

Dois padrões articulares são identificados em até 20% dos portadores de hepatite C, durante qualquer período da doença: um poliarticular simétrico não erosivo, simulando artrite reumatoide; e um padrão oligoarticular intermitente, associado a crioglobulinemia mista, que se desenvolve em 3 a 5% dos pacientes.

No adulto, a parvovirose B19 e a rubéola têm padrões muito semelhantes do ponto de vista do acometimento articular. Ocorrem preferencialmente em mulheres de 20 a 40 anos, associados a seus respectivos eritemas. A poliartrite não erosiva acomete principalmente mãos, punhos e joelhos e em geral não cronifica.

Durante a infecção aguda pelo HIV, a maioria dos pacientes apresenta artralgia transitória, mas pode ocorrer poliartrite simétrica de pequenas articulações (mãos e punhos), com neoformação óssea pertiarticular. O líquido sinovial tem padrão não inflamatório, com predomínio de mononucleares. Outras manifestações articulares podem advir da replicação viral, após o início da terapia antirretroviral, recebendo o nome de síndrome da reconstituição imune. Também são descritos quadros semelhantes às espondiloartrites ou ainda sobreposição de AI bacteriana/oportunista pela imunodepressão estabelecida.

Nas síndromes febris agudas, a dengue costuma cursar com quadro importante de artralgia, raramente com artrite e derrame articular, associado a cefaleia e miagias intensas, *rash* cutâneo que costuma aparecer após o período febril, além de plaquetopenia e fenômenos hemorrágicos, com duração de 7 a 10 dias. Por outro lado, a febre chikungunya apresenta quadro poliarticular mais agressivo, com sintomas incapacitantes na fase aguda da doença (até 2 semanas), podendo evoluir com cronicidade (meses a anos), especialmente em mulheres, maiores de 45 anos e em articulações previamente lesadas. Na fase aguda, deve-se evitar glicocorticoide pelo risco de aumento da replicação viral, dando preferência para analgesia e anti-inflamatórios não hormonais em dose adequada.

A infecção pelo Zika vírus apresenta artralgia e mialgia moderadas, porém com *rash* cutâneo pruriginoso mais intenso e precoce, febre mais baixa, conjuntivite e hipertrofia ganglionar, com duração de 5 a 7 dias.

■❙ Considerações Finais

O médico que recebe o paciente na emergência com quadro de monoartrite, associado ou não a sintomas sistêmicos, deve sempre lembrar da punção articular. Caso a suspeita clínica seja de AI, estamos diante de uma emergência reumatológica, com necessidade de início imediato de antibioticoterapia, a fim de preservar a função adequada da articulação acometida. Nos quadros oligo/poliarticulares, a anamnese e o exame físico são fundamentais para direcionar a suspeita diagnóstica e a investigação diagnóstica.

■ LEITURA SUGERIDA

1. Allison DC, Holtom PD, Patzakis MJ, Zalavras CG. Microbiology of bone and joint infections in injecting drug abusers. Clin Orthop Relat Res. 2010;468:2107.
2. García-Arias et al. Septic arthritis. Best Practice & Research Clinical Rheumatology. 2011; p. 407-421.
3. Hochberg MC, et al. Infectious arthritis I and II. In: Rheumatology, 6th ed. Philadelphia: Elsevier; 2014. pp. 885-904.
4. Kelley's. Bacterial Arthritis. In: Textbook of Rheumatology, 8th ed. Philadelphia: Elsevier; 2009. pp.1701-1711.
5. Liu C, Bayer A, Cosgrove SE, et al. Clinical practice guidelines by the infectious diseases society of américa for the treatment of methicillin-resistant Staphylococcus aureus infections in adults and children. Clin Infect Dis. 2011.
6. Pasoto SG. Artrites no departamento de emergência. In: Martins HS, Neto AS, Velasco IT. Emergências clínicas baseadas em evidências, 1ª ed. São Paulo: Editora Atheneu; 2005. pp.661-674.
7. Penna GO, et al. Gonorreia. Revista da Sociedade Brasileira de Medicina Tropical. 2000;33(5):451-464.
8. Protocolo Clínico e Diretrizes Terapêuticas para Atenção Integral às Pessoas com Infecções Sexualmente Transmissíveis/Ministério da Saúde, Secretaria de Vigilância em Saúde, Departamento de DST, Aids e Hepatites Virais. Brasília: Ministério da Saúde; 2015.
9. Sharff KA, et al. Clinical Management of Septic Arthritis. Curr Rheumatol Rep. 2013;15:332.
10. West SG. Viral Arthritides. In: Rheumatology Secrets, 3th ed. Philadelphia: Elsevier; 2015. pp. 313-318.

Capítulo 78

Gota

Diogo Haruo Kogiso
Alisson Pugliesi
Ricardo Fuller Fone

■ INTRODUÇÃO

Gota é uma artropatia inflamatória comum e potencialmente tratável. Tipicamente manifesta-se com crises agudas monoarticulares, mas pode evoluir para formas graves e debilitantes envolvendo múltiplas articulações.

Fatores de risco tradicionais envolvem idade, sexo, genética, fatores dietéticos e morbidades frequentes como hipertensão arterial sistêmica (HAS), diabetes melito (DM) e obesidade. Esses fatores contribuem para a hiperuricemia, elemento-chave na patogênese da doença e definida tradicionalmente por níveis de ácido úrico > 6 mg/dL para mulheres e > 7 mg/dL para homens.

Por sua alta prevalência e apresentação aguda, é fundamental o médico emergencista familiarizar-se com os principais aspectos da doença.

■ Etiologia e Fisiopatologia

A gota desenvolve-se a partir de uma sucessão de processos fisiopatológicos, sendo a hiperuricemia o primeiro e principal deles. Apesar de sua importância, não se constitui como único elemento necessário para o desenvolvimento da doença, de forma que apenas uma minoria dos pacientes com hiperuricemia desenvolve gota.

A dosagem do ácido úrico em urina de 24 horas permite a classificação dos pacientes com gota em hipoexcretores ou normoexcretores. A maioria dos pacientes com gota apresenta níveis normais de produção de ácido úrico, sendo a hiperuricemia decorrente da baixa excreção renal. Determinadas condições clínicas (doença renal crônica, HAS, obesidade), certas classes de medicamentos (diuréticos, betabloqueadores, aspirina e inibidores da calcineurina) e o álcool são conhecidos por seu papel na hipoexcreção do ácido úrico pelos túbulos renais. A maior prevalência em homens deve-se ao efeito do estrogênio como estimulador da excreção de ácido úrico.

Naqueles em que se detecta uma produção aumentada de ácido úrico (normoexcretores), a investigação de doenças associada a alto *turnover* celular (como neoplasias hematológicas, anemia hemolítica e psoríase) pode ser necessária.

Nos indivíduos predispostos, a hiperuricemia causa saturação e depósito do ácido úrico em tecidos extracelulares (especialmente articulação e bursas), formando os cristais de monourato sódico. Em articulações periféricas com pH e temperaturas mais baixas (como tornozelo e metatarsofalângicas – MTF), a precipitação do monourato sódico ocorre com mais facilidade, explicando a predileção dos ataques iniciais de gota por essas articulações.

A partir daí, inicia-se a resposta inflamatória à presença do cristal de monourato sódico. A interação do cristal com o macrófago local ativa o complexo conhecido como "inflamassoma", resultando na liberação da interleucina-1 beta. Essa amplia a resposta inflamatória promovendo a liberação de uma cascata de novas citocinas inflamatórias, prostaglandinas, enzimas lisossomais e espécies reativas de oxigênio. A manifestação clínica dessa resposta inflamatória é a crise aguda de gota.

Na ausência de tratamento hipouricemiante adequado, o quadro da artrite gotosa evolui para sua forma crônica, marcada pela presença de quadro poliarticular e surgimento de tofos gotosos como resposta inflamatória granulomatosa à presença crônica do cristal.

■▶ Quadro Clínico

O quadro clínico da gota é tipicamente marcado por episódios agudos de artrite monoarticular, envolvendo: primeira articulação metatarsofalangeana (mais frequente – 90% – conhecida como podagra), tornozelos, joelhos, médio-pé e bursa olecraneana. A inflamação é exuberante e de rápida instalação (pico de inflamação < 24 h) e a articulação torna-se extremamente sensível e dolorosa. Pode haver sintomas sistêmicos como febre, calafrios, prostração, inapetência. Tem resposta dramática ao tratamento (melhora importante em < 48 h) e, mesmo na ausência deste, resolve-se em 1 a 2 semanas.

Recorrência das crises é regra e novas articulações vão sendo acometidas progressivamente. Naqueles não tratados, os períodos intercrises diminuem e ocorre aparecimento de tofos gotosos, caracterizando a artrite gotosa crônica, associada a dor e limitação, muitas vezes persistentes (Fig. 78.1).

Pode haver acometimento de outros órgãos, sendo o rim o mais frequentemente envolvido, apresentando cálculos de ácido úrico e, em alguns casos, nefropatia intersticial devido a deposição de urato.

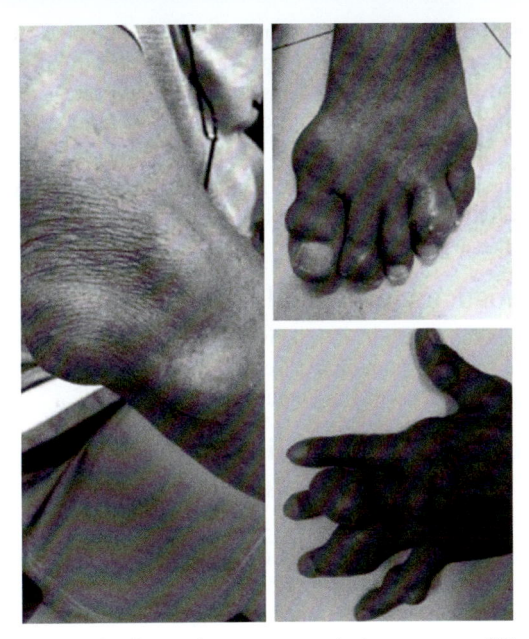

Figura 78.1 – *Exemplo de artrite gotosa crônica, com múltiplos tofos em mãos, cotovelo e pés. Esse último apresentando também evidências de crise aguda em segunda e quarta interfalanges distais.*

■▶ Diagnóstico

Não existem critérios clínicos validados para o diagnóstico de gota. O diagnóstico definitivo apenas pode ser obtido através da *punção articular* com análise do líquido sinovial, que é a conduta mais adequada para qualquer monoartrite aguda.

Deve-se solicitar:

- ○ Celularidade – tipicamente 10.000-100.000 leucócitos/mm³ com predomínio de neutrófilos.
- ○ Pesquisa de cristais com birrefringência negativa – condição necessária para o diagnóstico de gota.
- ○ Pesquisa de Gram e cultura – diferenciar de artrite séptica (que também pode cursar com presença de cristais de monourato).

Exames laboratoriais mostram alterações inespecíficas como leucocitose neutrofílica, e elevação de PCR e VHS. É importante ressaltar que na crise de gota, a dosagem sérica de ácido úrico com alguma frequência (12-43%) é normal ou baixa, não devendo ser valorizada para o diagnóstico.

Exames de imagem podem mostrar alterações, porém estas normalmente aparecem em fases mais tardias da doença, sendo pouco úteis num primeiro episódio de crise aguda. Podem-se visualizar cistos ósseos subcorticais, edema subcutâneo, e nas formas mais tardias, erosões periarticulares com bordas escleróticas.

Na impossibilidade de se fazer a análise do líquido sinovial, um diagnóstico presuntivo pode ser feito com base em dados de história, exame físico, exames laboratoriais e de imagem.

◼▶ Diagnóstico Diferencial

O diagnóstico diferencial mais importante é a *artrite séptica*, que pode eventualmente coexistir com uma crise de gota, por isso a importância da análise do líquido sinovial com Gram e cultura.

◼▶ Outros Diagnósticos Diferenciais

- Trauma – especialmente as fraturas por estresse – não cursam com alterações laboratoriais.
- Doença por depósito de pirofosfato de cálcio – padrão diferente de birrefringência; acomete mais joelho e punho; associado a hipotireoidismo, hiperparatireoidismo, hemocromatose, osteoartrite, hipomagnesemia, idade avançada.
- Infecção de partes moles (celulite/erisipela) – em geral se estendem para áreas além da periarticular; cursa com mais sintomas sistêmicos.
- Artrite reumatoide, artrite reativa, febre reumática – apresentam-se normalmente como poliartrite, não como monoartrite, além de terem quadro clínico e exames laboratoriais mais característicos.

◼▶ Tratamento da Crise Aguda

As principais medicações usadas na crise aguda de gota são os Antiinflamatórios não hormonais (AINHs) e a Colchicina. Como segunda linha, podem-se usar *corticoesteroides* por via oral, intravenosa ou intra-articular, especialmente em pacientes com insuficiência renal, história de úlcera péptica ou alérgicos a AINH (Tabela 78.1).

Quanto mais precocemente se inicia o tratamento da crise, mais rapidamente se atinge a resolução completa – a duração do tratamento pode variar de dias (para pacientes que iniciam tratamento algumas horas após início dos sintomas) até semanas (para pacientes que iniciam após 4-5 dias depois do início dos sintomas), sendo em média de 5 a 7 dias. Deve-se iniciar tratamento de forma agressiva, com medicações em dose plena.

Medidas adjuvantes como compressa fria, descanso articular e uso de analgésicos/opioides podem ser utilizadas, desde que não substituam o tratamento efetivo.

Medicações para controle da uricemia (alopurinol, benzbromarona, probenecida) podem ser mantidas em pacientes que já fazem uso crônico, porém

Tabela 78.1
Medicações Usadas na Crise Aguda de Gota

Droga	Dose	Contraindicações/precauções
Naproxeno	500 mg 2× d	Doença renal crônica com ClCr < 60 mL/min
Indometacina	50 mg 3× d	Úlcera gástrica ou duodenal ativa (usar inibidor de bomba de prótons – IBP – se necessário) Cardiopatias (insuficiência cardíaca, coronariopatia, HAS de difícil controle) Alergia a AINH Uso de anticoagulantes
Celecoxib (COX-2 seletivo)	1º dia: 800 mg 1×d Depois: 400 mg 2× d	
Colchicina	1º dia: 1 mg inicial + 0,5 mg após 1 hora Depois: 0,5 mg 2× d	Insuficiência hepática grave Doença renal crônica com ClCr < 30 mL/min Uso de drogas inibidoras do CYP3A4 do citocromo P450 (cetoconazol, fluconazol, eritromicina/claritromicina, diltiazem/verapamil, ciclosporina)
Corticoides – prednisona	30-50 mg 1× d ou equivalente	Insuficiência cardíaca HAS ou DM mal controladas
Corticoide intra-articular triancinolona, metilprednisolona	Varia conforme tamanho da articulação	Suspeita de infecção articular Acometimento de múltiplas articulações

não devem ser introduzidas durante a crise, havendo risco de agravamento do quadro agudo.

Foi desenvolvido e estudado o anticorpo monoclonal anti-interleucina-1β (canakinumab), que em alguns países europeus foi aprovado para o tratamento de pacientes com contraindicação para AINH, colchicina e corticoide, porém o uso para gota não foi aprovado no Brasil até a data desta publicação.

■❱ Seguimento

Após a resolução da crise, devem-se aguardar pelo menos duas semanas para a realização da dosagem de ácido úrico sérico e urinário, sendo necessárias no mínimo duas dosagens para se definir o mecanismo responsável pela hiperuricemia do paciente (hiperprodução, hiperexcreção ou ambos).

Os hiperexcretores puros devem ser tratados com uricosúricos (benzbromarona, probenecida). Os hiperprodutores ou com duplo mecanismo dever sem tratados com inibidores de xantina-oxidase, como alopurinol ou febuxostate.

Pode-se fazer profilaxia com colchicina (0,5-1 mg/dia) ou AINH em baixas doses em pacientes com crises recorrentes.

No seguimento, deve-se avaliar a presença de litíase urinária, estimular mudança na dieta (redução de álcool, carne, frutos do mar, bebidas adoçadas; evitar refeições copiosas), estimular atividade física e manejar comorbidades (doença renal crônica, cardiopatias, doença vascular periférica, obesidade, HAS, DM).

● LEITURA SUGERIDA

1. Abhishek A, Roddy E, Dohert M.Gout. A guide for the general and acute physicians. Clinical Medicine. Feb 2017;17(1):54-59.
2. Becker AM. Clinical Manifestations and Diagnosis of Gout. 2017 (acesso em Abril de 2017). Disponível em: http://www.uptodate.com.
3. Becker AM. Treatment of Acute Gout. 2017 (acesso em Abril de 2017). Disponível em: http://www.uptodate.com.
4. Dalbeth N, Merriman TR, Stamp LK. Gout. Lancet. Oct 22 2016;388(10055):2039-2052.
5. Khanna D, Fitzgerald JD, Khanna PP, Bae S, Singh M, Neogi T, et al. 2012 American College of Rheumatology Guidelines for Management of Gout. Part 1: Systematic Nonpharmacologic and Pharmacologic Therapeutic Approaches to Hyperuricemia.
6. Richette P, Doherty M, Pascual E, Barskova V, Becce F, Castañeda-Sanabria J, et al. 2016 updated EULAR evidence-based recommendations for the management of gout. Ann Rheum Dis. 2017;76:29-42.

EMERGÊNCIAS OFTALMOLÓGICAS

Capítulo 79

Corpo Estranho

Roger Simões Miranda
Vicente Hidalgo Rodrigues Fernandes
Daniela Lima de Jesus

◼ INTRODUÇÃO

A presença de corpo estranho na superfície ocular é causa frequente de procura de atendimento médico, tanto no contexto do pronto-socorro geral quanto do especializado em oftalmologia. Trata-se de casos de trauma e, portanto, devem ser conduzidos como tal, visto que comumente somos surpreendidos com a complexidade que apresentam, por mais inocente que o evento causador possa parecer. Invariavelmente, a maioria dos pacientes é encaminhada para o oftalmologista, após triagem no atendimento clínico, devido à necessidade de exame biomicroscópico, avaliação com fundoscopia e procedimentos adicionais; cabe aqui, então, orientar os primeiros cuidados que devem ser tomados diante de um caso de corpo estranho ocular.

◼▶ Epidemiologia

Pacientes de qualquer idade podem ser afetados. Materiais do ambiente, como sementes, fragmentos de vegetais e areia podem fazer parte da história de uma criança que brincava no parque ou de um adulto que corria na praia, com ventania. Algumas profissões são de maior risco, como marceneiros, soldadores, trabalhadores de metalúrgica (especialmente quando não se usa equipamento de proteção individual – EPI). Motociclistas que pilotam com viseira aberta podem ser surpreendidos por algum resíduo proveniente do asfalto.

◼▶ Manifestações Clínicas

A anamnese é essencial na estratificação do risco de um paciente com história de trauma com corpo estranho. Deve-se pesquisar a cronologia do evento, a duração da queixa, a história de doenças ou cirurgias oftalmológicas prévias ou o uso de lentes de contato. A presença de dor ocular e piora da acuidade visual são sinais de alarme e podem indicar comprometimento intraocular.

Os sintomas mais frequentes são: sensação de corpo estranho, que pode ser mais intensa ao piscar, como nos casos de corpo estranho localizado na pálpebra superior; turvação visual, caso o corpo estranho tenha causado abrasão na córnea ou em casos de edema ou infecção da córnea secundários à presença do mesmo; dor e hiperemia estão mais relacionados aos casos de desepitelização corneal com ou sem infecção secundária, quando o corpo estranho está alojado na córnea ou, nos casos mais graves, quando há trauma penetrante, lacrimejamento, fotofobia.

■■▶ Classificação

Podemos classificar os casos de corpo estranho ocular como: de superfície (córnea ou conjuntiva); corpo estranho intraocular (CEIO); corpo estranho orbitário.

■■▶ Abordagem

Os CEIOs e os casos de corpo estranho na órbita estão associados a traumas de maior energia e magnitude e, nem sempre o paciente estará consciente no momento do atendimento, como é nos casos mais graves envolvendo a órbita. O exame externo é o primeiro passo na avaliação diante de uma suspeita de acometimento oftalmológico. Observar a região periorbitária e avaliar a presença de proptose, sangramento da superfície ocular ou hemorragia conjuntival fornecem importantes informações e podem excluir condições mais graves. Por vezes, é possível ver laceração do globo ocular ou o próprio corpo estranho na superfície, se for suficientemente grande.

Um ponto importante a considerar é a suspeita de trauma por corpo estranho de material metálico; nestes casos, não se deve fazer exames de ressonância nuclear magnética (RNM), devido ao risco de deslocamento do mesmo e piora da lesão tecidual.

Se o ambiente não é uma sala de emergência ou trauma, mas sim um consultório de pronto-socorro, o cenário é distinto. Estaremos diante dos casos envolvendo a conjuntiva e/ou a córnea. Primeiramente, não é necessário realizar lavagem da superfície ocular, como se orienta para os casos de queimadura química; na verdade, a manipulação do globo ocular pode gerar outras consequências indesejadas. Como já dito, conhecer a história do trauma orienta o diagnóstico. É comum o paciente saber que tipo de material entrou em contato com o olho, qual situação em que isso ocorreu, e isso deve ser ativamente questionado pelo médico.

Por mais que o examinador não tenha experiência com oftalmologia, um exame preliminar pode ser feito. Ocluir alternadamente os olhos e pedir para o paciente comparar a visão de um olho com o outro ajuda a excluir comprometimento de acuidade visual; pode se fazer uma observação da superfície ocular com iluminação a partir de uma lanterna ou de um pequeno foco cirúrgico, a fim de constatar a integridade do globo ocular e, eventualmente localizar o corpo estranho. Atenção: se há suspeita de penetração do globo ocular, não se deve tentar mobilizar o material. A avaliação da superfície ocular pode ser facilitada com a instilação de colírio anestésico, de modo a proporcionar menor desconforto por parte do paciente.

Caso haja certeza da integridade do globo e se o examinador estiver familiarizado com a técnica, pode-se realizar a manobra de eversão palpebral quando se suspeitar da presença de corpo estranho na conjuntiva da pálpebra superior. Pede-se para o paciente olhar para baixo e, com o auxilio de uma haste flexível com algodão, everter a pálpebra superior tracionando-a delicadamente através dos cílios (Figura 79.1).

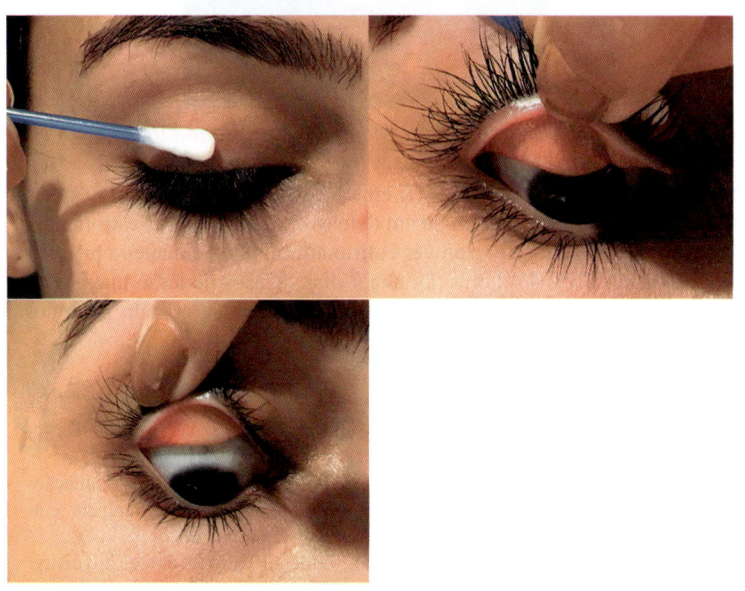

Figura 79.1 – *Manobra de eversão palpebral.*

Corpos estranhos localizados na pálpebra superior são facilmente removidos com a utilização da própria haste de algodão flexível e o alívio do paciente é imediato. Um achado interessante nestes casos é a presença de abrasões lineares verticais na córnea que podem ser observadas após instilação de fluoresceína e exame com luz azul cobalto (Figura 79.2).

Quando o material se localiza na córnea, é necessária a remoção do mesmo na lâmpada de fenda, sob anestesia tópica, com agulha hipodérmica. Corpo estanho metálico costuma causar a deposição de um halo laranja-amarronzado na córnea, que deve ser removido por inteiro, sempre que possível. Perceba que nestes casos, o corpo estranho pode estar alojado em uma posição profunda na córnea, com risco de perfuração ao se tentar retirá-lo; portanto, realizar seu tratamento a olho nu é desaconselhado.

Para os casos de abrasão da córnea secundária à presença de corpo estranho conjuntival, pode-se prescrever colírio lubrificante para alívio do des-

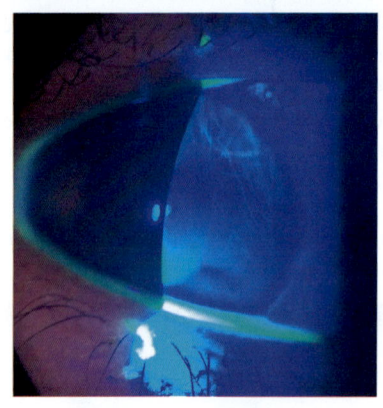

Figura 79.2 – *Fluoresceína e exame com luz azul cobalto.*

conforto enquanto a córnea tem seu epitélio restaurado. Quando se retira o corpo estranho da córnea, obtém-se um defeito epitelial e erosão estromal mais significativos, devendo-se prescrever colírio antibiótico de maneira profilática (e.g.: ofloxacino 0,3% 4/4 horas durante 7 dias). Casos de lesão mais extensa podem requerer oclusão temporária ou uso de lentes de contato gelatinosas servindo como curativo.

● LEITURA SUGERIDA

1. American Academy of Ophthalmology. External Disease and Cornea – Basic and Clinical Science Course 2016-2017.

2. Almeida HG, Fernandes VB, Lucena ACVP, Kara-Junior N. Avaliação das urgências oftalmológicas em um hospital público de referência em Pernambuco, Brasil.Rev Bras Oftalmol. 2016; 75 (1): 18-20.

3. Carvalho Rde S, José NK. Ophthalmology emergency room at the University of São Paulo General Hospital: a tertiary hospital providing primary and secondary level care. Clinics (São Paulo). SEP2007;62(3):301-8.

4. Gerstenblith AT, Rabinowicz MP. Manual de Doenças Oculares do Wills Eye Hospital: Diagnóstico e Tratamento no Consultório e na Emergência – 6. Ed – Artmed.

5. Hussein RP, Rangel FLB, Almeida HG, Gracia M, Rehder JR, Kara-Junior N. Avaliação das características do atendimento de urgências oftalmológicas em um hospital público da Grande São Paulo. Rev Bras Oftalmol. 2015; 74.

6. Jack J. Kanski e Brad Browling (tradução Alcir Costa Fernandes et al.). Oftalmologia Clínica: Uma abordagem sistemática – 7ª edição. ISBN 978-85-352-4555-4

7. Neil J. Friedman, Peter K. Keiser, Roberto Pineda (tradução: Denise Costa Rodrigues et al.). Manual ilustrado de oftalmologia - Massachusetts Eye and Ear Infirmary – 3ª edição. ISBN 978-1-4377-0908-7.

8. Sheldrick JH, Vernon SA, Wilson A, Read SJ. Demand incidence and episode rates of ophthalmic disease in a defined urban population. BJM 1992;305:933-6.

Capítulo 80

Dor Ocular Aguda

Marina Brandão Schimidt
Adriana Moreno Morgan
Niro Kasahara

Dor ocular é o desconforto físico provocado por uma condição patológica específica ou trauma. Vários tecidos oculares apresentam terminações sensitivas, porém, os com maior sensibilidade são a córnea e os corpos ciliares. Um número grande de condições pode provocar dor ocular que, por vezes, vêm acompanhadas de outros sintomas, como embaçamento visual ou vermelhidão, os quais ajudam a nortear o diagnóstico. A dor ocular pode ser classificada em leve, moderada e de forte intensidade, cada uma provocada por doenças específicas.

Dor leve: episclerite, pterígio ou pinguécula inflamados, corpo estranho superficial e ceratite punctata. *Dor moderada*: abrasão corneal, uveíte anterior, esclerite. *Dor intensa*: ceratites infecciosas (especialmente por *Acanthamoeba*), glaucoma agudo primário e queimaduras químicas.

O acometimento de estruturas ao redor do olho também deve ser considerado: hordéolo, celulite peri ou orbitária, dacriocistite, dacrioadenite, pseudotumor orbitário ou sinusite. Nem todas essas condições serão abordadas neste capítulo, apenas aquelas cujo principal sintoma é a dor.

■■▶ Glaucoma Agudo

O glaucoma agudo é a condição que causa a pior dor ocular descrita. Por vezes, o quadro é tão dramático, que leva o paciente a procurar o serviço de emergência de madrugada. É causado pelo fechamento do ângulo camerular, diminuição abrupta da drenagem do humor aquoso e consequente elevação da pressão intraocular (PIO). O quadro pode ser acompanhado de náuseas e vômitos.

O fechamento do ângulo tem etiologia variada: bloqueio pupilar, íris em *plateau* (por anteriorização da inserção da íris no corpo ciliar, o que empurra a íris contra a malha trabecular), bloqueio induzido pelo cristalino (efeito mecânico do cristalino causando anteriorização da íris) e causas posteriores ao cristalino. O principal mecanismo encontrado é o bloqueio pupilar, responsável por 90% dos casos de fechamento angular. Ocorre o impedimento da passagem de humor aquoso da câmara posterior para anterior através da pupila, empurrando a periferia da íris para a frente e estreitando o ângulo. Os casos agudos ocorrem quando o bloqueio pupilar relativo torna-se absoluto, e isto pode ser desencadeado principalmente por fadiga, estresse, uso de midriáticos e ansiedade.

As alterações do exame oftalmológico são hiperemia conjuntival, edema corneal com microbolhas subepiteliais (que resulta em uma córnea esbranquiçada à ectoscopia), câmara anterior (CA) rasa com presença de células e *flare*, midríase média paralítica, abaulamento periférico da íris, pressão intraocular elevada (normalmente acima de 40 mmHg, podendo ser percebida à digitopressão). Pode haver sinais de crises anteriores de fechamento angular, como *Glaukomflecken* (opacidade capsular ou subcapsular anterior associada à necrose focal do epitélio da cápsula anterior do cristalino), atrofia setorial de íris e sinéquias posteriores ou anteriores. A gonioscopia mostra ângulo fechado. O fundo de olho raramente é visível durante a crise de glaucoma agudo devido ao edema de córnea.

A conduta imediata frente a um paciente com glaucoma agudo é baixar a PIO e reduzir a dor. Estão indicados inibidor da anidrase carbônica oral (acetazolamida 500 mg imediatamente e 250 mg 8/8 horas), colírios betabloqueadores, alfa-agonistas e prednisolona 1% (para reduzir a inflamação). Após a redução da PIO para menos de 40 mmHg, deve ser instilada pilocarpina 2% 6/6 horas. Caso a PIO e a acuidade visual não melhorem após 1 hora das condutas iniciais, manitol endovenoso está indicado na dose de 1,5 mg/kg, apenas como uma forma momentânea de baixar a PIO. Deve-se também administrar medicamentos sistêmicos para aliviar os sintomas como dor e vômitos. Se a causa do fechamento angular for o cristalino, este deve ser retirado o quanto antes.

Após a resolução da crise, deve ser realizado o tratamento definitivo, que corresponde à iridectomia (cirúrgica ou a *laser*). Está indicada também a iridectomia profilática no olho contralateral e assintomático.

■▶ Neurite Óptica

As neurites ópticas são na maioria idiopáticas ou desmielinizantes (associadas a esclerose múltipla – EM) e ocorrem mais em mulheres de 18 a 25 anos. Outras causas são infecções virais (caxumba, mononucleose, herpes-zóster), autoimune e inflamações granulomatosas (tuberculose e sarcoidose).

O paciente apresenta inicialmente dor ou desconforto ocular unilateral que piora à movimentação ocular, seguido de baixa acuidade visual (AV) de intensidade variável, com alteração da visão de cores e sensibilidade ao contraste. Esses dois eventos (dor ocular e baixa acuidade visual) podem estar afastados por até 1 semana ou ocorrerem concomitantemente.

O sintoma de Uhthoff, obscurecimento temporário da visão decorrente do aumento da temperatura corporal por exercício físico, banho quente, cansaço, alimentos ou bebidas quentes sugere etiologia desmielinizante, pois o aumento da temperatura pode levar ao bloqueio da condução dos impulsos nervosos em axônios parcialmente desmielinizados.

O exame oftalmológico evidencia defeito pupilar aferente relativo no olho acometido, disco óptico normal na maioria dos casos (devido à localização retrobulbar da inflamação), mas pode haver edema de disco, hemorragias peripapilares e também celularidade vítrea. Algumas semanas após o início, ocorre palidez da papila óptica, com predominância temporal. O campo visual mostra defeitos centrais ou cecocentrais na maioria dos casos, mas podem ocorrer defeitos altitudinais e arqueados.

No atendimento de emergência, deve ser realizada uma tomografia de crânio para descartar lesões compressivas da órbita ou do crânio que causariam os mesmos sintomas. A ressonância magnética é realizada para evidenciar a neurite e também a presença de lesões cerebrais indicativas de EM, tipicamente ovoides, maiores que 3 mm e perpendiculares aos ventrículos laterais.

Caso for identificada pelo menos uma lesão típica de desmielinização, prescrever esteroide da seguinte forma: metilprednisolona 1 g/dia intravenoso por 3 dias, seguido de prednisona 1 mg/kg/dia via oral por 11 dias, e então regredir a dose de prednisona nos próximos 4 dias, associada a medicação para proteção gástrica e anti-helmíntico prévio. Esses pacientes têm 56% de probabilidade de desenvolver EM clinicamente definida em 10 anos.

Se ressonância negativa, o risco de EM é de 22% em 10 anos. Pode-se indicar também o corticoide venoso para acelerar a recuperação visual se descartadas as causas infecciosas, e a ressonância deve ser repetida anualmente.

Casos atípicos devem ser investigados com fator antinuclear (FAN), fator reumatóide (FR), (...), velocidade de hemossedimentação (VHS), proteína C reativa (PCR), (...) teste antigênico não treponêmico (VDRL), teste antigênico treponêmico (FTA-Abs), anti-HIV, herpes e tratados de acordo com sua causa.

■) Queimadura Química Ocular

As queimaduras químicas oculares causam lesão por produção de calor e enzimas tóxicas, desidratação, necrose dos vasos e degeneração da córnea. As causadas por álcalis são normalmente mais graves.

Antes mesmo de fazer anamnese cuidadosa e avaliar a AV, o tratamento inicial deve ser instituído. Em ambiente adequado deve-se instilar colírio anestésico e, com a ajuda de um blefarostato, irrigar copiosamente com soro fisiológico ou Ringer lactato (mínimo de 2 litros por 30 minutos), lembrando de everter a pálpebra superior e limpar bem os fórnices com um cotonete. Monitorar o pH após 5 a 10 minutos da irrigação e repetir o procedimento até pH entre 7,3 e 7,7. Não se deve tentar neutralizar uma substância ácida com outra básica ou o contrário. Na ausência dos materiais descritos, a irrigação pode ser feita com água potável o quanto antes, no pronto-socorro geral ou no local do acidente, a não ser que haja suspeita de perfuração ocular.

Após esta abordagem inicial, o paciente deve ser examinado por oftalmologista, registrando AV e achados biomicroscópicos, entre eles defeitos epiteliais, restos de corpo estranho na córnea, quemose e reação de câmara anterior, que dependem da gravidade da queimadura. A PIO também é um dado importante para a condução do caso.

Os pacientes com queimaduras leves a moderadas apresentam defeitos epiteliais desde mínimos até totais, mas sem isquemia perilímbica ou opacidade corneana. Estes casos são tratados com antibiótico tópico pomada (eritromicina) quatro vezes ao dia, lubrificante sem conservante de hora em hora (se lesão extensa), cicloplégico duas vezes ao dia, analgésicos orais e hipotensores tópicos (preferir betabloqueador) ou orais de acordo com o caso. Corticoides tópicos podem ser usados para reduzir a inflamação na primeira semana.

As queimaduras graves normalmente apresentam quemose e palidez conjuntival, edema e opacidade da córnea. O tratamento de queimaduras leves também se aplica nas graves, mas deve ser acrescentada uma monitoração mais rigorosa da PIO, podendo ser necessários hipotensores. Em casos de lesão extensa, devem ser considerados: lente de contato terapêutica, tarsorrafia temporária, vitamina C 2 g/dia e doxiciclina 100 mg duas vezes ao dia. Todos atuam aumentando a velocidade da cicatrização.

Procedimentos cirúrgicos podem ser necessários na urgência, por exemplo, em casos com tecido necrótico (o qual precisa ser debridado), perfuração ocular (transplante tectônico de córnea), ou eletivamente, como desfazer simbléfaros cicatrizados ou para a correção da insuficiência limbar (transplante autólogo de limbo).

■▶ Ceratite de Fotoexposição

Dano corneal causado pela exposição à radiação ultravioleta, absorvida pela córnea de forma cumulativa, o que acarreta uma resposta inflamatória seguida de perda da camada do epitélio corneal. A história é de dor ocular intensa tardia (6-12 horas) à exposição – bastante comum após o uso de solda elétrica sem equipamento de proteção adequado – associada à sensação de areia nos olhos.

O exame oftalmológico apresenta-se com ceratite punctata superficial, visível após a instilação de fluoresceína com a luz azul de cobalto. Ao exame clínico pode-se observar hiperemia conjuntival discreta, com importante fotofobia, lacrimejamento e blefarospasmo. A história clínica corrobora bastante o diagnóstico.

A abordagem inicial pode ser feita com analgesia oral ou endovenosa. O anestésico tópico deve ser usado apenas durante o exame no pronto atendimento, jamais prescrito para uso pós-hospitalar pelo elevado risco de úlcera de córnea – atente-se ao fato do alívio da dor ser imediato, fazendo com que o paciente queira levá-lo para casa. O uso de curativo oclusivo com pomada lubrificante

(Dexpantenol® 50 mg/g – Epitegel® ou ácido poliacrílico 2 mg/g – Vidisic®/ Refresh®/Adaptis®) ou associado a antibiótico (acetato de retinol 10.000UI + aminoácidos 2,5% + metionina 0,5% + cloranfenicol 0,5% – Epitezan®/ Regencel®) – auxilia na cicatrização, no entanto, torna-se desconfortável por geralmente se tratar de quadro bilateral. Caso realizado, oriente o paciente a dormir com o curativo e retirá-lo no dia seguinte, iniciando o colírio ou a pomada prescrita.

A prescrição de lubrificante colírio (carboximetilcelulose, carmelose, ácido hialurônico – uma gota em ambos os olhos de 4/4 horas), é suficiente para o tratamento do quadro e redução do desconforto ocular associado a analgesia via oral. É bastante comum a prescrição de antibiótico tópico (tobramicina, ciprofloxacino ou ofloxacino), embora não haja comprovação do seu benefício. A melhora deve ocorrer em 24-72 horas. Devem ser orientados sinais de alarme como piora do quadro ou persistência dos sintomas, caso ocorra, encaminhar ao oftalmologista para melhor avaliação.

■▶ Episclerite e Esclerite

Episclerite é uma condição inflamatória da episclera – fino tecido que recobre a esclera abaixo da conjuntiva. Em geral, se apresenta com um quadro leve, autolimitado, recorrente e de causa idiopática, embora cerca de 1/3 possa estar relacionada a uma causa sistêmica. A apresentação é dividida em duas formas: difusa (mais comum) e nodular.

A história é aguda, com dor leve a moderada ou desconforto ocular, podendo estar associada a fotofobia e lacrimejamento. Questione o paciente quanto a doenças sistêmicas ou queixas de artrite, artralgia pela possível associação com quadro autoimune (doenças do colágeno ou vasculites).

Ao exame observa-se injeção dos vasos episclerais, comumente setorial. Pode ser realizado o teste da fenilefrina 2,5% – instila-se uma gota do colírio no olho acometido e espera-se o desaparecimento total da hiperemia em 10 a 15 minutos.

Exames laboratoriais de rotina são dispensáveis exceto em casos graves, recorrentes, persistentes ou nodulares, devendo ser realizada uma investigação mais minuciosa. Pode ser solicitado hemograma completo, FAN, fator reumatoide (FR), VHS, VDRL, FTA-Abs, ácido úrico e radiografia de tórax. É importante excluir quadro de esclerite que tem um curso mais agressivo e maior relação com doenças sistêmicas.

O curso é autolimitado, no entanto, o uso de colírio anti-inflamatório não esteroidal (AINE) ou corticoide de baixa potência podem auxiliar na redução de sintomas – cetorolaco de trometamina (Cetrolac®, Acular LS®, Terolac®), nepafenaco 0,1% (Nevanac®) uma gota de 8/8h por 7 a 10 dias ou acetato de fluormetolona 0,1% (Flutinol®, Florate®, Flumex®), prednisolona 0,1% (Pred Mild©, Ster MD®). Na dúvida do diagnóstico, encaminhar ao oftalmologista para melhor avaliação.

Esclerite, por sua vez, é a inflamação da esclera. Apresenta-se de forma mais arrastada, com potencial de evolução mais grave, tendo como sintoma mais marcante a dor ocular. Sua associação com doenças autoimunes é mais forte, especialmente artrite reumatoide, granulomatose com poliangeíte (antiga granulomatose de Wegener), lúpus eritematoso sistêmico, poliarterite nodosa, policondrites e espondiloartropatias. Causas infecciosas, secundárias a trauma, corpo estranho, injúria química ou uso de medicamentos para osteoporose devem ser levadas em consideração, embora com menor frequência. Ela pode ser a apresentação inicial dessas comorbidades ou umas das manifestações clínicas. É mais comum em mulheres (1,6:1) em sua quinta década de vida. Pelo seu potencial de evoluir com perda da visão, perfuração ocular e até mesmo morte por complicações da doença de base, seu diagnóstico e tratamento são muito importantes.

A classificação é pelo local do acometimento: anterior ou posterior. A forma anterior, visível ao exame físico, pode se apresentar de forma difusa (mais frequente), nodular ou necrosante. A posterior necessita de exames como fundoscopia ou exame de imagem como a ultrassonografia ocular para ser visualizada.

Dor é o sintoma mais marcante da doença, irradiando para cabeça, sobrancelha, mandíbula ou seios da face, podendo despertar à noite, exacerbada pelo toque, com aumento de sensibilidade e alívio temporário pelos analgésicos. Queixas de fotofobia, lacrimejamento e baixa de visão podem estar presentes.

O exame deve ser preferencialmente realizado à luz do dia. Observa-se a área avermelhada ou violácea – podem-se procurar outras áreas mais escuras na esclera, referentes ao afinamento escleral prévio expondo a úvea por transparência. No teste da fenilefrina 2,5% há apenas o clareamento dos vasos superficiais, sem efeito significante nos vasos mais profundos.

Exames laboratoriais devem ser solicitados de acordo com a suspeita sistêmica. De modo geral, pode-se iniciar com hemograma completo, FAN, FR, anticorpos anti-neutrófilos (ANCA), VHS, antígeno de superfície da Hepatite B (HBsAg), VDRL, teste tuberculínico (PPD), FTA-Abs, ácido úrico e radiografia de tórax. Para suspeita de esclerite posterior a tomografia de órbita auxilia excluir processos inflamatórios ou neoplasias na órbita, além de possibilitar a avaliação dos seios, glândula lacrimal, musculatura extrínseca e espessamento da parede posterior da esclera.

O tratamento na maioria dos casos é sistêmico. As formas não infecciosas devem ser tratadas com corticoide tópico – acetato de fluormetolona 0,1% (Flutinol®, Florate®, Flumex®), prednisolona 0,1% (Predmild®, Ster MD®) – 1 gota 4-5 vezes ao dia associado a anti-inflamatório não esteroidal (AINE) – naproxeno 250-500 mg de 12/12 h, ibuprofeno, indometacina. Casos refratários podem ser tratados com corticoide oral ou imunossupressão. Vale ressaltar a importância do diagnóstico o quanto antes.

■ LEITURA SUGERIDA

1. 2º Consenso de glaucoma primário de ângulo fechado. Sociedade Brasileira de Glaucoma; 2012.

2. American Academy of Ophthalmology. San Francisco, CA. 2015-2016. Sections: Glaucoma, Neuro-ophthalmology, External Disease an Cornea, Intraocular Inflammation and Uveitis.

3. CBO. Volumes: Glaucoma, Neuroftalmologia, Córnea. 3ª edição. São Paulo: Guanabara Koogan; 2013-2014.

4. Ehlers JP, Shah CP. Manual de doenças oculares do Wills Eye Hospital. 7ª edição. Artmed. 2009.

5. Koyfman A. Medline. Ultraviolet Keratitis. Updated April 06, 2017. Online. Available from: <http://emedicine.medscape.com/article/799025-overview>. Acessed April, 2017.

6. Manolette RR. Medline. Scleritis. Updated April, 2016. Online. Available from: <http.emedicine.medscape.com/article/1228324-overview>. Acessed April, 2017.

7. Reggi JRA, Dantas MCN, Dantas PEC. Compêndio de Oftalmologia Geral Santa Casa: Guia Prático. São Paulo: Atheneu; 2016.

8. Yuh-Keh EM. Medline. Episcleritis. Updated April 18, 2016. Online. Available from: <http://emedicine.medscape.com/article/1228246-overview>. Acessed April, 2017.

Capítulo 81

Síndrome do Olho Vermelho

Alex Haruo Higashi
João Duvilio de Biazi Andreotti
Pedro Carlos Carricondo

▬ INTRODUÇÃO

O olho vermelho é uma das queixas mais comuns no atendimento oftalmológico e o distúrbio ocular mais frequentemente encontrado em um serviço de pronto atendimento não oftalmológico. Embora suas causas mais comuns sejam relativamente benignas, existem situações graves com elevado risco de perda visual. Nesse contexto, cabe ao médico generalista reconhecer os principais diferenciais do olho vermelho, bem como iniciar o tratamento adequado ou encaminhar o paciente para uma avaliação especializada quando necessário.

▬ Quadro Clínico

A abordagem se inicia com anamnese detalhada, em busca de sinais e sintomas oculares e sistêmicos (Tabela. 81.1). É importante investigar o tempo de início e de duração do quadro, as recidivas e os antecedentes oftalmológicos, como uso de medicações, óculos, lentes de contato e cirurgias prévias. A acuidade visual (AV) e a inspeção com lanterna (principais ferramentas do clínico na abordagem do olho vermelho) das pupilas e do segmento anterior são suficientes para diferenciar as condições que podem ser conduzidas pelo clínico (Tabela 81.1). A fundoscopia pouco auxilia no diagnóstico diferencial do olho vermelho, uma vez que geralmente o fundo de olho é normal ou não pode ser visualizado.

Tabela 81.1
Priorização da Avaliação Oftalmológica Frente aos Sinais e Sintomas Associados à Hiperemia Ocular

Alta prioridade oftalmológica	*Baixa prioridade oftalmológica*
Dor ocular moderada a forte e náusea	Dor ocular leve, ardência ou prurido
Baixa da acuidade visual	Secreção leve a moderada
Histórico de trauma, presença de corpo estranho ou cirurgia ocular	Sensação de olho seco
Presença de hipópio ou hifema	Hemorragia subconjuntival
Alteração de reflexos pupilares	
Anormalidade córnea ou pupila	

■▶ Diagnósticos Diferenciais

Hiposfagma

É o aparecimento súbito de sangue sob a conjuntiva, podendo ser localizado ou difuso, uni ou bilateral, espontâneo ou pós-valsalva (esforço físico, vômito, tosse e hipertensão arterial) ou pós-atrito local (Figs. 81.1.1 e 81.1.2). Apresenta evolução benigna, com resolução espontânea em 2 a 3 semanas, não sendo necessário tratamento específico. O paciente é, geralmente, assintomático ou pouco sintomático podendo referir discreta sensação de corpo estranho. Não há acometimento da visão. Em casos em que as recidivas são frequentes, distúrbios na coagulação e alterações nos níveis pressóricos devem ser investigados. Prioridade oftalmológica: baixa.

Pinguécula

É uma elevação branca amarelada resultante da degeneração do colágeno da conjuntiva bulbar por envelhecimento e exposição solar. Ocorre mais comumente adjacente ao limbo nasal, podendo cursar com olho seco. Na maioria dos casos, não é necessário tratamento, lágrimas artificiais podem ser prescritas e orientações quanto ao uso de óculos de sol. A dor e a hiperemia ocular podem ocorrer quando a pinguécula está inflamada (pingueculite). Nesses casos, o tratamento consiste no uso tópico de anti-inflamatório esteroide de baixa potência. Prioridade oftalmológica: baixa.

Pterígio

Crescimento de tecido fibrovascular triangular que avança sobre a córnea. Ocorre mais comumente do lado nasal e está associada à exposição solar (Fig. 81.1.3). O paciente apresenta quadros de irritação ocular crônica e distribuição irregular do filme lacrimal, além de sensação de corpo estranho.

O tratamento se faz com uso de lágrimas artificiais e uso de óculos para proteção contra o sol. Conforme o pterígio avança sobre a córnea, pode induzir

Tabela 81.2
Sinais e Sintomas na Síndrome do Olho Vermelho

	Hiposfágma	Blefarite	Conjuntivite	Episclerite	Esclerite	Glaucoma	Uveite	Ceratite
Hiperemia	Setorial (hemorragia subconjuntival)	Discreta	Difusa	Localizada	Localizada	Pericerática	Pericerática	Pericerática
Córnea	Normal	Normal	Normal/Infiltrados	Normal	Normal	Opacidade difusa	Precipitados ceráticos	Opacidade localizada
Secreção	Ausente	Ausente/Leve	Leve a Intensa	Ausente	Ausente	Ausente	Ausente	Ausente
Pupila	Normal	Normal	Normal	Normal	Normal	Midríase média fixa	Miose	Normal
Baixa visual	Ausente	Ausente	Ausente	Ausente	Ausente	Intensa	Leve	Leve
Dor	Ausente	Prurido	Prurido	Leve	Leve/moderada	Intensa/náuseas	Moderada	Leve/ardência/sensação de corpo estranho
Fotofobia	Ausente	Ausente	Ausente/Leve (se precipitados ceráticos)	Ausente	Leve	Ausente	Moderada	Moderada

certo grau de astigmatismo e quando há comprometimento do eixo visual, ou quando se deseja corrigir a parte estética, a cirurgia de exérese de pterígio é indicada. Prioridade oftalmológica: baixa.

Blefarite

Inflamação da margem palpebral de origem infecciosa ou não (Fig. 81.1.4). O paciente pode apresentar hiperemia da margem palpebral e conjuntival, crostas nas bases dos cílios, prurido, sensação de corpo estranho, lacrimejamento, filme lacrimal de aspecto espumoso, fotofobia leve e ardência, normalmente bilateral. O tratamento consiste na limpeza palpebral diária com xampu neutro e uso de lágrimas artificiais. Prioridade oftalmológica: baixa.

Conjuntivites

Inflamação da conjuntiva de etiologia viral (principal causa), bacteriana (aguda ou hiperaguda), alérgica ou química (Figs. 81.1.5 a 81.1.7). Os sintomas comuns das conjuntivites são: hiperemia ocular, ardência, quemose (edema conjuntiva), lacrimejamento, sensação de corpo estranho, prurido, desconforto local e secreção, presentes por menos de 4 semanas nas agudas ou mais de 4 semanas nas crônicas. O histórico de contato com outra pessoa com conjuntivite viral, o contato com substância química, o antecedente de imunodeficiência, atopia ou doença sexualmente transmissível (DST, como a gonorreia) e a avaliação oftalmológica cuidadosa auxiliarão no diagnóstico etiológico e no tratamento inicial (Fluxograma 81.1).

Episclerite

Inflamação não granulomatosa da episclera, tecido conjuntivo localizado entre a esclera e a conjuntiva, frequente em mulheres de meia-idade, possuindo evolução benigna, autolimitada e recorrente (Fig. 81.1.8). A maioria das episclerites é idiopática, mas cerca de 30% possuem associação sistêmica (doenças do colágeno, Crohn, atopia ou infeção – tuberculose, sífilis, toxoplasmose, Lyme e hanseníase). Os sinais e sintomas são hiperemia ocular móvel e setorial na região interpalpebral, associada a dor de baixa intensidade, lacrimejamento e fotofobia. Apresenta melhora com instilação diagnóstica de fenilefrina colírio a 10% (vasoconstrição e redução da hiperemia) – teste da fenilefrina positivo (Fig. 81.1.8). O tratamento depende da intensidade do quadro, podendo variar de observação até a associação de anti-inflamatório não esteroidal tópico e sistêmico. Prioridade de avaliação oftalmológica: baixa.

■▶ Esclerite

A esclerite é uma inflamação rara da esclera, classificada, de acordo com a posição, em anterior e posterior e pelo aspecto clínico em difusa, nodular ou necrosante, sendo considerada mais grave que a episclerite pelas complicações locais e sistêmicas (Figs. 81.1.9 e 81.1.10). Ocorre mais frequentemente em mulheres, com bilateralidade de 50% e associação sistêmica em até 70% dos pacientes (artrite reumatoide, Wegener, sífilis, tuberculose e herpes). Os sinais são

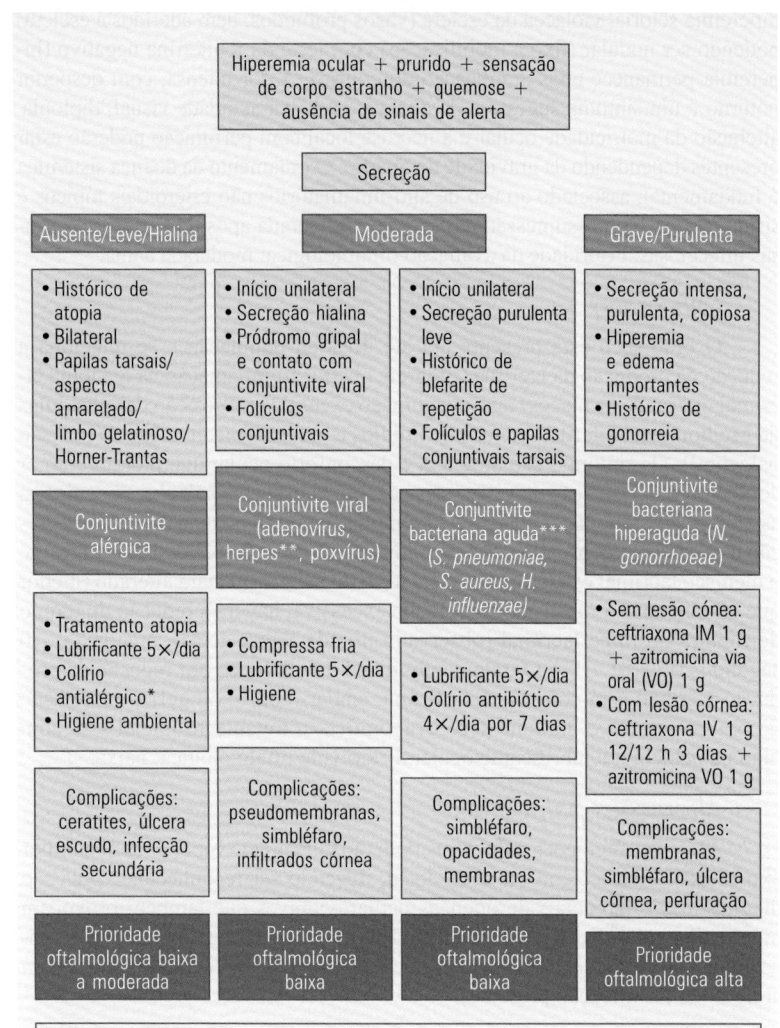

Hiperemia ocular + prurido + sensação de corpo estranho + quemose + ausência de sinais de alerta

Secreção

Ausente/Leve/Hialina	Moderada		Grave/Purulenta
• Histórico de atopia • Bilateral • Papilas tarsais/ aspecto amarelado/ limbo gelatinoso/ Horner-Trantas	• Início unilateral • Secreção hialina • Pródromo gripal e contato com conjuntivite viral • Folículos conjuntivais	• Início unilateral • Secreção purulenta leve • Histórico de blefarite de repetição • Folículos e papilas conjuntivais tarsais	• Secreção intensa, purulenta, copiosa • Hiperemia e edema importantes • Histórico de gonorreia
Conjuntivite alérgica	Conjuntivite viral (adenovírus, herpes**, poxvírus)	Conjuntivite bacteriana aguda*** (*S. pneumoniae, S. aureus, H. influenzae*)	Conjuntivite bacteriana hiperaguda (*N. gonorrhoeae*)
• Tratamento atopia • Lubrificante 5×/dia • Colírio antialérgico* • Higiene ambiental	• Compressa fria • Lubrificante 5×/dia • Higiene	• Lubrificante 5×/dia • Colírio antibiótico 4×/dia por 7 dias	• Sem lesão cónea: ceftriaxona IM 1 g + azitromicina via oral (VO) 1 g • Com lesão córnea: ceftriaxona IV 1 g 12/12 h 3 dias + azitromicina VO 1 g
Complicações: ceratites, úlcera escudo, infecção secundária	Complicações: pseudomembranas, simbléfaro, infiltrados córnea	Complicações: simbléfaro, opacidades, membranas	Complicações: membranas, simbléfaro, úlcera córnea, perfuração
Prioridade oftalmológica baixa a moderada	Prioridade oftalmológica baixa	Prioridade oftalmológica baixa	Prioridade oftalmológica alta

*Colírio antialérgico: alcaftadina, olopatadina, epinastina. O corticoide deverá ser usado com cuidado nos casos complicados identificados pelo oftalmologista.
** Herpes ocular: introdução de aciclovir tópico ou sistêmico (simples: 2 g/dia; zóster: 4 g/dia por 14 dias)
*** Conjuntivite bacteriana crônica (> 4 semanas): considerar etiologia para clamídia (conjuntivite de inclusão) – tratamento azitromicina 1 g VO dose única e pomada oftalmológica de eritromicina 2 a 3×/dia por 3 semanas)

Fluxograma 81.1 – *Diagnóstico e tratamento inicial simplificado da conjuntivite aguda (menos de 4 semanas) no pronto-atendimento da clínica médica.*

hiperemia setorial violácea da esclera (vasos profundos, bem aderidos à esclera) podendo ser nodular (fixo à mobilização) com teste da fenilefrina negativo (hiperemia permanece após a aplicação do colírio). A dor intensa, com despertar noturno é um sintoma sugestivo da doença e a baixa acuidade visual, diplopia, alteração da motricidade ocular e a necrose local com perfuração poderão estar presentes dependendo da gravidade do quadro. O tratamento da doença sistêmica é fundamental, associado ao uso de anti-inflamatórios não esteroidais tópicos e sistêmicos. A imunossupressão deverá ser considerada após descartadas as causas infecciosas. Prioridade da avaliação oftalmológica: moderada a alta.

Olho seco

O olho seco está presente em até 40% da população e se relaciona à redução da produção da lagrima (Sjögren, obstrução/inflamação na glândula lacrimal ou uso de fármacos) ou à evaporação excessiva (obstrução das glândulas de Meibomius, blefarite, redução de lipídios e mucinas ou alteração da posição palpebral). Os sintomas são ardência e desconforto ocular que pioram com ar condicionado, flutuação da visão, sensação de olho seco e pálpebras pegajosas, associado à hiperemia ocular leve a moderada, ceratite puntata inferior e secreção espessa com debris (Fig. 81.1.11). Na deficiência da produção da lágrima, o menisco lacrimal estará reduzido e o teste de Schirmer estará alterado (menor que 10 mm após 5 min). Na evaporação excessiva, haverá a redução do tempo de ruptura do filme lacrimal (observado usando fluoresceína), menor que 10 segundos (Fig. 81.1.11). O tratamento inicial do olho seco por redução de produção lacrimal será com uso lubrificante ocular (colírio ou gel) e/ou oclusão do ponto lacrimal e, no olho seco evaporativo, o tratamento inicial será com higiene palpebral e lubrificante ocular. Prioridade oftalmológica: baixa.

Alterações palpebrais

Algumas alterações palpebrais poderão cursar com hiperemia ocular por exposição corneoescleral ou atrito local, devendo ser reconhecidas, pois são diagnósticos diferenciais de doenças oculares graves que também provocam hiperemia ocular (Figs. 81.1.12 a 81.1.16). O tratamento inicial no pronto-socorro da clínica médica será lubrificante ocular e pomadas oftalmológicas com antibiótico (se infecção presente).

Glaucoma

O termo glaucoma refere-se a um grupo de doenças que levam a uma neuropatia óptica progressiva. A maioria dos glaucomas não provoca sintomas, levando anos para causar a cegueira por redução de campo visual. O glaucoma primário de ângulo fechado é um tipo de glaucoma em que há o fechamento do seio camerular, local de drenagem do humor aquoso, podendo ser crônico (assintomático) e agudo (sintomático). No glaucoma agudo de ângulo fechado há, geralmente, um bloqueio pupilar com uma elevação rápida da pressão intraocular. Nesse caso, o paciente apresentará um quadro de dor ocular unilateral súbita, de forte intensidade, associada a nauseas e vômitos, baixa da acuidade visual por edema de córnea (aspecto opacificado em vidro fosco da córnea), midríase média fixa e tensão ocular aumentada à digitopressão (palpação bidigital) (Fig. 81.1.17). O estado hipertensivo ocular do glaucoma agudo de ângulo fechado deverá ser tratado com urgência para evitar lesão aguda do nervo óptico. O tratamento inicial é composto por colírios hipotensores betabloqueadores e alfa-agonistas, colírios mióticos ou cicloplégicos (dependendo de cada caso), Inibidores da anidrase carbônica e até manitol endovenoso, seguido da realização de iridotomia e, se necessário, cirurgia. O glaucoma tipo neovascular, típico de pacientes diabéticos ou que apresentaram isquemia ocular há poucos meses (oclusão de veia ou artéria central da retina) é causado pela ocorrência de uma membrana fibrovascular na região da margem pupilar (*rubeosis iridis*) e seio camerular que provoca um glaucoma secundário de ângulo fechado com sintomas semelhantes ao glaucoma primário agudo de ângulo fechado. Deverá ser tratado inicialmente de forma semelhante com colírios hipotensores, anti--inflamatórios e cicloplégico (os mióticos são contraindicados pelo efeito na barreira sangue-aquosa) e posteriormente procedimentos cirúrgicos deverão ser considerados. Prioridade oftalmológica: alta.

Uveíte

Uveíte consiste na inflamação do trato uveal, que é composto pela íris, corpo ciliar e coroide. Sua principal classificação é anatômica: anterior (envolvendo íris e/ou corpo ciliar); intermediária (*pars plana* e extrema periferia da retina); posterior (atrás da borda posterior da base vítrea) e panuveíte (comprometimento de todo o trato uveal). A uveíte também é classificada de acordo com a fase de estabelecimento e com o tempo de evolução em aguda ou crônica. Geralmente tem etiologia autoimune ou infecciosa, mas pode ocorrer após trauma ocular. Na uveíte anterior aguda, que entra no conjunto de diagnósticos diferenciais de olho vermelho, o paciente apresenta-se com fotofobia, dor ocular, hiperemia pericerática, lacrimejamento e redução da acuidade visual e dos reflexos pupilares (podendo gerar miose). Ao exame oftalmológico na lâmpada de fenda observa-se a presença de células inflamatórias e proteínas na câmara anterior (reação de câmara anterior e *flare*), além de, eventualmente, precipitados no endotélio corneano, denominados precipitados ceráticos, em alguns casos visíveis na inspeção externa (Fig. 81.1.18). O tratamento da uveíte envolve o uso de esteroides tópicos ou sistêmicos, de acordo com a severidade do quadro. Além disso, é imprescindível a realização de investigação sistêmica para a definição etiológica. Prioridade de avaliação oftalmológica: alta.

Corpo estranho

A presença de corpo estranho corneano ou conjuntival pode apresentar-se como diagnóstico diferencial de olho vermelho. Os pacientes geralmente referem desconforto ocular, dor, fotofobia, lacrimejamento. Pode haver hiperemia conjuntival, corpo estranho com halo de ferrugem, defeitos do epitélio corneano ou edema de córnea (Fig. 81.1.19). Particularmente, arranhões lineares verticais na córnea podem sugerir a presença de corpo estranho na superfície superior do tarso. A presença de alteração no formato pupilar pode sugerir perfuração/laceração ocular (Fig. 81.1.20). O tratamento é feito com a remoção do corpo estranho (anestesia tópica). Se houver desepitelização corneal é importante prescrever antibiótico tópico profilático. Na presença da perfuração/laceração ocular, realizar um curativo com protetor ocular de acrílico (ou copo plástico) para evitar que haja manipulação local. Prioridade de avaliação oftalmológica: alta.

Ceratites superficiais

Uma ampla variedade de condições pode levar à ceratite superficial: olho seco, uso de medicações tópicas, conjuntivites virais, queimaduras químicas e fotoelétricas, exposição à radiação ultravioleta, uso de lentes de contato, blefarite, entrópio, ectrópio, entre outras. É caracterizada pela inflamação do epitélio e do estroma superficial corneanos, cursando com hiperemia conjuntival. O paciente refere desconforto ocular (ardência e sensação de corpo estranho) e pode apresentar baixa acuidade visual, dependendo da gravidade do quadro. Ao exame oftalmológico, observam-se múltiplas lesões ponteadas, que são pequenas erosões do epitélio corneano, mais evidenciadas ao exame à lâmpada de fenda com uso de corante de fluoresceína (Fig. 81.1.21). Diagnóstico e tratamento específico devem ser feitos pelo oftalmologista. Prioridade de avaliação oftalmológica: moderada a alta.

Ceratites infecciosas e úlcera de córnea

Podem ser de etiologia bacteriana, fúngica, viral, ou podem ser causadas por protozoários. Apresentam como sinais e sintomas em comum: dor ocular, hiperemia conjuntival intensa, edema palpebral, lacrimejamento, sensação de corpo estranho, diminuição da visão (Figs. 81.1.22 e 81.1.23). A presença de infiltrado estromal e ulceração da córnea podem ser vistos na inspeção externa como uma opacidade localizada, mas são mais facilmente identificados na lâmpada de fenda.

Figura 81.1 – *1) Hiposfagma bilateral; 2) Hiposfagma unilateral; 3)* ▬ ▬ *Pterígio; 4) Blefarite; 5) Conjuntivite alérgica (papilas gigantes, limbo gelatinoso e pontos de Horner-Trantas); 6) Conjuntivite viral; 7) Conjuntivite bacteriana; 8) Episclerite (hiperemia setorial que melhora com Fenilefrina colírio); 9) Esclerite difusa; 10) Esclerite nodular; 11) Olho seco (ceratite inferior e Break Up Time (BUT) reduzido, observe a descontinuidade inferior do filme lacrimal); 12) Entrópio; 13) Ectrópio; 14) Triquíase; 15) Distiquíase; 16) Hordéolo/calázio; 17) Glaucoma agudo de ângulo fechado (anisocoria, hiperemia difusa e edema de córnea); 18) Uveíte com precipitados ceráticos; 19) Corpo estranho; 20) Penetração ocular (alteração do formato pupilar e hérnia de íris); 21) Ceratite superficial linear; 22) Ceratite herpética (dendrítica); 23) Ceratite bacteriana (úlcera com infiltrado infecioso central); 24) Endoftalmite (hiperemia intensa, edema palpebral, quemose, opacidade córnea, hipópio). Fotos tiradas na Santa Casa de São Paulo.*

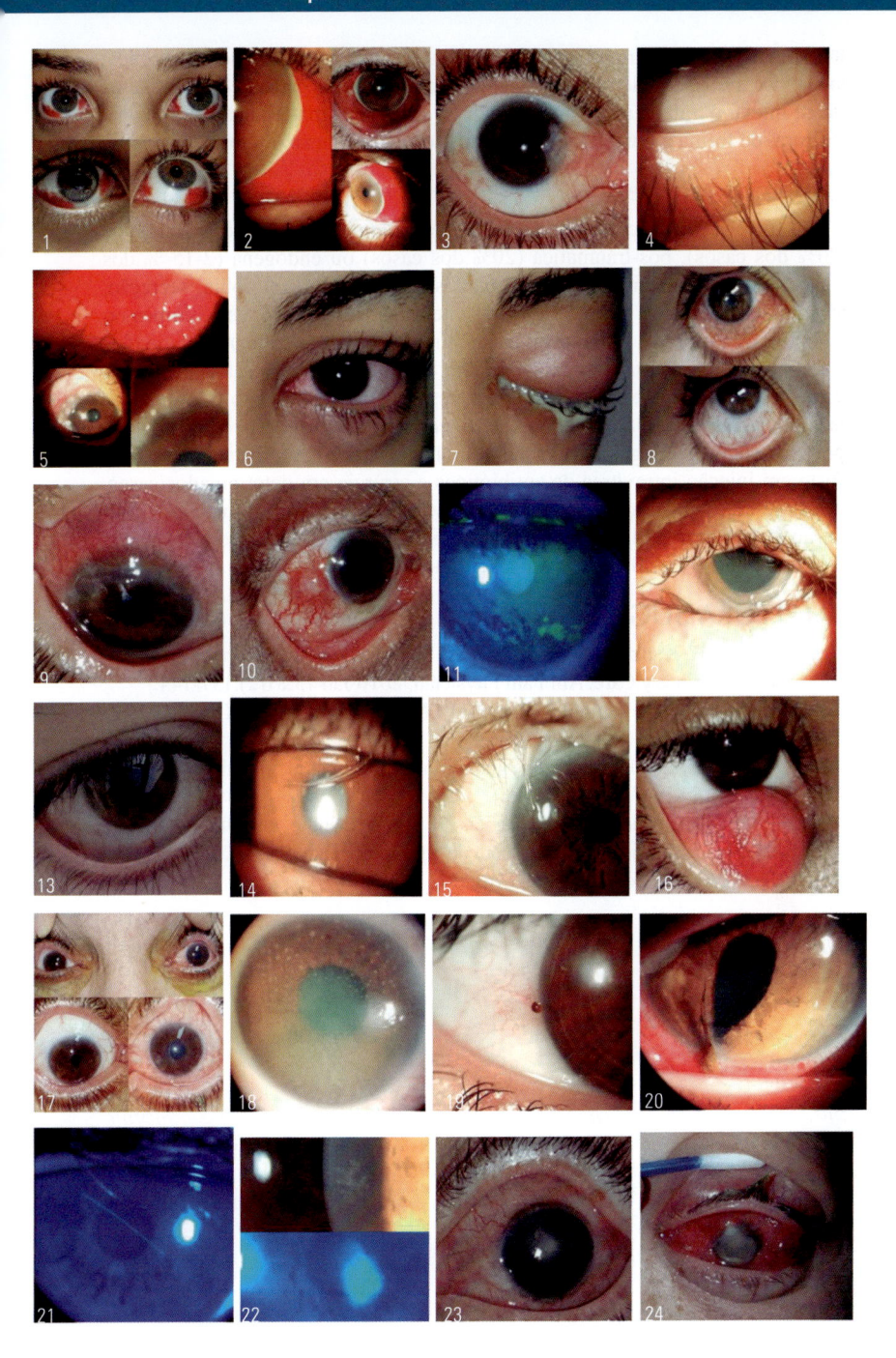

À anamnese é importante avaliar se há história de trauma, doença corneal pré-existente, uso de lentes de contato, ou uso de corticosteroide tópico. Antes de se iniciar o tratamento, é imprescindível a coleta de material para citologia e cultura, de forma a guiar a terapia. Prioridade de avaliação oftalmológica: alta.

Endoftalmite

Infecção intraocular que pode ser de etiologia pós-operatória (cerca de 70% dos casos), pós-traumática (20% dos casos) ou endógena (2-15 % dos casos). Os sinais e sintomas apresentados incluem: dor, fotofobia, secreção, diminuição da visão, hiperemia ocular intensa, edema de pálpebra, córnea ou conjuntiva, proptose, hipópio (nível de pus na câmara anterior), precipitados ceráticos, diminuição do reflexo vermelho, vitreíte, entre outros, a depender do agente causador (Fig. 81.1.24). Os agentes mais frequentes são estafilococos coagulase negativos, *Staphylococcus aureus*, *Streptococcus* sp. Nas endoftalmites endógenas, fungos são agentes comuns (*Candida* spp). O tratamento consiste em injeção intravítrea de antibióticos e cirurgia em determinados casos. Trata-se de uma afecção grave com elevada taxa de evolução para perda da visão, sendo, portanto imperativo o encaminhamento para serviço de urgência oftalmológica. Prioridade de avaliação oftalmológica: alta.

⬤ LEITURA SUGERIDA

1. Cronau H, Kankanala RR, Mauger T. Diagnosis and Management of Red Eye in Primary Care. Am Fam Physician. 2010 Jan 15;81(2):137-144.

2. Leibowitz HM. The red eye. N Engl J Med. 2000 Aug 3;343(5):345-51. Review.

3. Manners T. Managing eye conditions in general practice. BMJ. 1997;315:816-7.

4. Reggi JRA, Dantas MCN, Dantas PEC. Compêndio de Oftalmologia Geral Guia Prático: Departamento de Oftalmologia da Santa Casa de São Paulo. São Paulo: Atheneu; 2016.

EMERGÊNCIAS GERAIS

Capítulo 82

Anafilaxia

Claudia Leiko Yonekura Anagusko
Martinho Gabriel Lima Nunes
Ariana Campos Yang

■ INTRODUÇÃO

A anafilaxia é caracterizada como uma reação sistêmica aguda grave, potencialmente fatal, decorrente da ação de mediadores inflamatórios liberados por mastócitos e basófilos ativados após o contato com uma substância causadora específica. A anafilaxia é um termo que é utilizado para descrever a manifestação clínica, independente do mecanismo – podendo ser imunológico ou não imunológico (nesta última situação também chamada com os termos "anafilactoide", "pseudoanafilática").

■) Epidemiologia

A incidência da anafilaxia é subestimada e há poucos estudos sobre esses dados, no Brasil. Os dados internacionais mostram que anafilaxia é mais frequente do que se achava anteriormente (50-103 casos por 100.000 pessoas-ano). A distribuição varia de acordo com a idade (até 3 vezes maior em pacientes de 0 a 4 anos), causa (anafilaxia induzida por alimentos é mais comum em pacientes jovens e anafilaxia induzida por drogas e por ferroada de himenópteros em pacientes mais velhos) e de acordo com a distribuição geográfica. Não se sabe se esse aumento na incidência se deve a um aumento real ou se está sendo realizado um diagnóstico melhor da anafilaxia. Estima-se que 0,5 a 2% da população geral tenha pelo menos uma anafilaxia durante toda a vida e a recorrência da anafilaxia ocorre em um terço dos casos[1.]

Cofatores como exercício, álcool, uso de anti-inflamatórios não-esteroides (AINEs), infecções e período perimenstrual podem amplificar a anafilaxia por diminuição da "dose" de alérgenos necessário para desencadear anafilaxia e por amplificar o risco de anafilaxia em pacientes com sensibilização baixa ou *borderline*.[2]

A anafilaxia fatal é um evento raro e ocorre em 0,12 a 1, 06 mortes por 100.000 milhão de pessoas ano[1]. A principal causa de óbito é por insuficiência respiratória e/ou choque.

▪▪▶ Etiologia

As causas mais comuns de anafilaxia são alimentos, ferroada de himenópteros e medicamentos (Tabela 82.1). Em um estudo feito nos EUA, os alimentos foram responsáveis por 29,9%, ferroada de insetos 26,4% e medicamentos 13,3%[3.]

Tabela 82.1 Causas de Anafilaxia	
Mecanismo	**Causas**
IgE mediada	Alimentos: leite, ovo, trigo, crustáceos, soja, amendoim e castanhas, peixe, carne de mamíferos não primatas, frutas, legumes Ferroada de himenópteros (formiga, vespa e abelha) Drogas: AINEs, antibióticos, anestésicos Látex Líquido seminal
Não IgE mediada	
Ativação de complemento	Membrana de diálise Hemoderivados: imunoglobulina, plasma, plaquetas
Ativação direta de mastócitos	Relaxantes neuromusculares Contrastes radiológicos Ciprofloxacina Icatibanto Opioides Vancomicina
Aumento de leucotrienos	AINEs
Fatores físicos	Exercício Frio, calor, radiação UV
Idiopática	

▪▪▶ Quadro Clínico

A anafilaxia é caracterizada como uma reação sistêmica, de evolução rápida (segundos a horas após exposição ao alérgeno) e potencialmente fatal.

Manifestações clínicas[3,4,5]

• Envolvimento de pele e mucosas ocorre em até 96% dos episódios: urticária, prurido, *flushing* e angioedema.

- Envolvimento respiratório ocorre em até 77% dos episódios: coriza, congestão nasal, estridor, sensação de fechamento de glote, dispneia, sibilância ou tosse.

- Envolvimento gastrointestinal ocorre em até 19% dos episódios: náusea, vômitos, diarreia e dor abdominal.

- Envolvimento cardiovascular ocorre em até 35% dos casos: hipotonia, síncope, incontinência, tontura, taquicardia e hipotensão.

Evolução da anafilaxia

Os sintomas tipicamente se resolvem em horas porém existem casos que podem durar dias (anafilaxia prolongada).

A evolução da anafilaxia pode ser unifásica (sintomas ocorrem apenas logo após a exposição do alérgeno e não recorrem) ou bifásica (recorrência dos sintomas se desenvolvem após aparente resolução da anafilaxia, sem nova exposição ao alérgeno). Reações bifásicas podem ocorrer em 4,6%[6] e tipicamente ocorrem até 12 horas da resolução dos sintomas iniciais, mas podem recorrer em até 72 horas. Os sintomas das reações bifásicas costumam ser mais leves, porém podem ser mais graves que o inicial. Os fatores de risco para anafilaxia bifásica são: etiologia não identificada e hipotensão como manifestação inicial[6].

A anafilaxia pode ser leve e se resolver espontaneamente pela produção endógena de mediadores compensatórios ou pode ser grave e progredir para insuficiência respiratória, choque e morte. Um estudo sobre anafilaxia fatal observou que a média de tempo entre exposição ao alérgeno e parada respiratória ou cardíaca foi de 30 minutos para alimentos, 15 minutos para venenos e 5 minutos para reações iatrogênicas (como medicamentos)[7] Os fatores de risco envolvidos na anafilaxia fatal são administração tardia ou não administração de adrenalina, idade e comorbidades como asma, doenças cardiopulmonares e mastocitose[1,2].

■❱ Diagnósticos Diferenciais

Deve-se realizar diagnóstico diferencial de acordo com as manifestações clínicas:

- Manifestações cutâneas: urticária e angioedema crônico, angioedema hereditário, uso de inibidores da enzima de conversão da angiotensina (iECA). Causas de *flushing*: mastocitose, síndrome carcinoide, carcinoma medular de tireoide, tumores produtores de peptídeo intestinal vasoativo (VIP), menopausa, medicações.

- Manifestações cardiovasculares: outras causas de choque (cardiogênico, hipovolêmico, obstrutivo), arritmias, síndrome vasovagal.

- Manifestações respiratórias: exacerbação de asma, disfunção de pregas vocais.

- Síndromes pós-prandiais: ingestão de peixe com excesso de histamina, intoxicação alimentar.

○ Síndromes relacionadas ao aumento endógeno de histamina: mastocitose, leucemia basofílica.

▪▶ Diagnóstico

O diagnóstico deve ser feito em duas etapas:

○ Diagnóstico da anafilaxia – para o manejo no pronto-socorro.

○ Diagnóstico etiológico da anafilaxia – para o manejo a longo prazo.

Diagnóstico da anafilaxia

O diagnóstico é eminentemente clínico (Tabela 82.2).

Na maioria dos casos, o diagnóstico da anafilaxia é realizado com facilidade. Porém, existem circunstâncias em que o diagnóstico pode ser mais difícil, como é o caso da anafilaxia perioperatória em que outros fatores podem justificar os sintomas da anafilaxia. Nesses casos, é possível realizar a dosagem de triptase (15 a 180 minutos após o início dos sintomas) e histamina. A dosa-

Tabela 82.2 Critérios Diagnósticos[8]
Critério 1: Início agudo de uma doença (em minutos ou horas) com envolvimento da pele, das mucosas ou ambos (e.g.: urticária generalizada, prurido ou *flushing*, edema de lábios, língua e úvula) e um dos seguintes: • Acometimento respiratório (e.g.: dispneia, sibilos-broncoespasmo, estridor, hipoxemia) • Redução da pressão arterial (PA) ou sintomas de hipofluxo sanguíneo (p. ex.: hipotonia, colapso, síncope e incontinência)
Critério 2: Dois ou mais dos seguintes sintomas que ocorrem rapidamente após exposição ao alérgeno provável para o paciente (minutos a horas) • Envolvimento da pele (e.g.: urticária generalizada, prurido ou *flushing*, edema de lábios, língua e úvula) • Acometimento respiratório (e.g.: dispneia, sibilos-broncoespasmos, estridor, hipoxemia) • Redução da PA ou sintomas de hipofluxo sanguíneo (e.g.: hipotonia, colapso, síncope e incontinência)
Critério 3: Redução da PA após exposição a um alérgeno conhecido ao paciente (minutos a horas) • Para crianças: PA baixa (idade-específica) ou redução maior que 30% na pressão arterial sistólica (PAS)* • Adultos: pressão sistólica menor que 90 mmHg ou redução menor que 30% da pressão de base do paciente.

*1 mês a 1 ano: PAS < 70 mmHg, 1 a 10 anos: PAS < (70 mmHg + [2 × idade]) e 11 a 17 anos: PAS < 90 mmHg

gem de triptase também é importante nos casos em que se suspeita de mastocitose. Neste caso, a triptase estará alta tanto no período da anafilaxia quanto no nível basal do paciente.

Diagnóstico etiológico

Após ser realizado o diagnóstico da anafilaxia, este deve ser encaminhado ao alergista para que seja feito o diagnóstico etiológico.

A investigação do agente etiológico vai ser direcionada de acordo com a história clínica do paciente:

○ Investigar exposição aos alérgenos mais comuns, inclusive todas as medicações usadas pelo paciente precedendo o quadro.

○ Investigar a relação temporal entre a exposição e as manifestações clínicas.

○ Presença de sintomas prévios após a exposição ao alérgenos suspeitos e se houve exposição posterior ao episódio de anafilaxia.

Após a anamnese do paciente, devem ser realizados exames direcionados para a suspeita clínica. Os exames podem incluir dosagem de IgE sérica específica, testes cutâneos e teste de provocação. Vale ressaltar que a dosagem de IgE sérica específica sem história compatível não tem valor diagnóstico e deve-se realizar a coleta após 3 a 4 semanas do episódio de anafilaxia.

■❯ Tratamento[2,9]

O tratamento deve ser instituído o mais precocemente possível.

• Afastar o agente causador, se possível (p. ex.: infusão do medicamento causador).

• Avaliar: circulação, via aérea, respiração, *status* mental e peso.

• Administração de adrenalina: deve ser realizado o mais precoce possível, já que reduz hospitalização e morte. Tem ação vasoconstritora (alfa-1-agonista), prevenindo e aliviando edema de via aérea, hipotensão e choque; tem ação cronotrópica e inotrópica (beta-1-agonista) e ação beta-2-agonista, levando a broncodilatação e redução de mediadores inflamatórios[2]. A posologia e os efeitos adversos estão na Tabela 82.3. A administração da adrenalina deve ser preferencialmente intramuscular (do que subcutânea), pois a absorção é rápida e chega rapidamente na circulação central. O uso da adrenalina intramuscular (IM) é eficaz, seguro e não há contraindicações absolutas. O risco de efeitos cardiovasculares (como isquemia miocárdica, taquicardia ventricular e infarto do miocárdio) está relacionado com a via de administração e com a dose, quando há confusão entre a dose usada na anafilaxia e a dose usada na parada cardiovascular. Uma coorte[10] com 573 pacientes mostrou que os efeitos adversos cardiovasculares ocorreram em 10% nos pacientes que usaram adrenalina intravenosa (IV) e 1,3% nos pacientes que usaram adrenalina IM. Nesse estudo, todos os pacientes que tiveram efeitos adversos com adrenalina IV haviam usado uma dose acima da dose preconizada. Não houve grandes repercussões nos efeitos adversos decorrentes do uso de adrenalina IM. Além disso, deve-se lembrar que o coração é um potencial órgão-alvo na anafilaxia e podem ocorrer síndromes coronarianas agudas em pacientes com anafilaxia não tratada em pacientes com doença coronariana prévia ou em pacientes sem doença coronariana em que os sintomas são decorrentes do vasoespasmo transitório.

- Posicionamento do paciente: deve-se colocar o paciente deitado (ou em posição que se sentir confortável, em caso de dispneia e/ou vômitos) com as extremidades elevadas. Pode ser fatal o paciente sentar ou ficar em pé subitamente, sendo importante manter o posicionamento por pelo menos 30 minutos após a aplicação da adrenalina.

- Suplementação de O_2: deve-se administrar O_2 num fluxo de 6 a 8 L/min em casos de insuficiência respiratória e naqueles pacientes que necessitaram múltiplas doses de adrenalina. Deve ser considerada em qualquer paciente com anafilaxia que tenha asma, outra doença crônica respiratória ou cardiovascular. Deve-se realizar monitoração contínua da oxigenação, se possível.

- Manejo de hipotensão e choque: deve-se realizar infusão rápida de solução salina 0,9% e deve ser realizado o mais precoce, assim que forem observados sinais de choque. A taxa da administração deve ser titulada de acordo com PA, frequência cardíaca e débito urinário.

- Medicações de segunda linha.

A recomendação de medicações de segunda linha (anti-histamínicos, beta-2-agonista adrenérgico e corticoides) no tratamento inicial da anafilaxia é uma extrapolação do uso destas no tratamento de outras doenças como urticária (anti-histamínicos) ou crise de asma (beta-2-agonista adrenérgico e corticoides). As medicações de segunda linha não devem atrasar a administração de adrenalina.

Beta-2-agonista adrenérgico

Pode ser usado como tratamento adicional de sibilância, tosse e dispneia que não aliviaram com adrenalina. Apesar de ser útil para o tratamento de sintomas respiratórios baixos, não previnem ou aliviam a obstrução de via aérea alta, hipotensão e choque.

Anti-histamínicos H1

Na anafilaxia, os anti-histamínicos (anti-H1) aliviam o prurido, a urticária, o *flushing*, o angioedema e os sintomas nasais e oculares, porém não previnem ou aliviam a obstrução alta da via aérea ou o choque e não se deve substituir a administração de adrenalina. No paciente com anafilaxia e estável hemodinamicamente e sem sinais de edema de alça, poderia ser feita administração de anti-H1 via oral, preferencialmente para os não sedativos, em dose habitual. Não há em ensaios clínicos randomizados de alta qualidade, evidências que mostrem benefícios com o uso de anti-histamínicos H1 na anafilaxia.

Anti-histamínicos H2

Anti-histamínicos H2 administrados em associação com anti-H1 potencialmente podem contribuir para redução do *flushing* e cefaleia. Não há em ensaios clínicos randomizados de alta qualidade, evidências que mostrem benefícios com o uso de anti-histamínicos H2 na anafilaxia.

Corticoides

O corticoide atua inibindo a transcrição de diversos genes de proteínas pró-inflamatórias. Utiliza-se para potencialmente prevenir anafilaxia prolongada e anafilaxia bifásica. No paciente com anafilaxia, estável hemodinamicamente e sem sinais de edema de alça, poderia ser feita administração de corticoide via oral, 1 mg/kg. Tem pouco ou nenhum efeito sobre o quadro clínico inicial.

■■▶ Tratamento da Anafilaxia Refratária

A minoria dos pacientes não respondem ao tratamento descrito anteriormente. Para estes pacientes devem-se avaliar as seguintes possibilidades: erro no diagnóstico, paciente levantou ou sentou rapidamente após a administração de adrenalina, anafilaxia de rápida progressão, paciente faz uso de betabloqueador ou medicação que interfira no efeito da adrenalina, uso tardio da adrenalina, dose baixa de adrenalina ou via de aplicação inapropriada (subcutânea).

Intubação orotraqueal

Deve ser realizado pelo médico mais experiente, já que o angioedema pode dificultar a visualização da anatomia.

Vasopressores intravenosos

Os pacientes que evoluem com hipotensão ou choque refratário ao tratamento inicial, incluindo a ressuscitação de fluidos IV, requerem adrenalina IV e às vezes requerem um vasopressor adicional. Não há superioridade em relação a dopamina, dobutamina, norepinefrina ou vasopressina. A dose deve ser titulada de acordo com a resposta clínica.

Paciente que usa betabloqueador adrenérgico

O glucagon pode ser necessário em pacientes que usam betabloqueadores adrenérgicos que têm hipotensão e bradicardia e aqueles que não têm resposta adequada à adrenalina.

Agentes anticolinérgicos podem ser também usados em pacientes betabloqueados, por exemplo, atropina naqueles que têm bradicardia persistente (na dose de 0,3 a 0,5 mg IV a cada 10 minutos até um máximo de 2 mg no adulto) ou ipratrópio nos pacientes com broncoespasmo resistente à adrenalina.

Tabela 82.3
Posologia, Efeitos Farmacológicos, Relevância Clínica, Efeitos Adversos, Contraindicações e Precauções das Principais Medicações

	Relevância clínica	Efeitos farmacológicos	Efeitos adversos
Adrenalina	• É o tratamento mais importante e deve ser realizado o quanto antes após o estabelecimento do diagnóstico, de preferência pela via IM • A adrenalina IV deve ser usada em casos de choque anafilático refratário em paciente monitorado	• Efeitos alfa-1: diminuição de edema de mucosas e de aumento da PA (vasoconstricção) • Efeitos beta-2: broncodilatação e diminuição da liberação de histamina por mastócitos e basófilos Efeitos beta-1: aumento de inotropismo e de cronotropismo	• Agitação, tremores, ansiedade, cefaleia, tontura e palpitação • Potenciais efeitos adversos do uso de adrenalina em dose acima da habitual (infusão rápida de adrenalina, erro da dose ou não diluição de adrenalina IV): arritmias ventriculares, hipertensão, edema pulmonar
Glucagon	• Usado em casos de refratariedade à adrenalina, com manutenção de hipotensão, especialmente se uso prévio de betabloqueador	• Efeito cronotrópico e inotrópico nos receptores beta	• Administração rápida pode induzir vômitos
B2-agonista inalatório	• Melhora sibilância, dispneia, tosse	• Age no receptor B2, broncodilatação	• Tremores, taquicardia, tontura, agitação
Anti-H1	• Trata os sintomas relacionados à urticária	• Bloqueio de receptores H1	• Sonolência e hipotensão, se administrado rapidamente
Anti-H2	• Trata os sintomas relacionados à urticária	• Bloqueio de receptores H2	
Corticoides	• Potencial proteção quanto à reação bifásica da anafilaxia	• Desativar a transcrição de genes ativados que codificam proteínas pró-inflamatórias • Diminui a resposta alérgica em fase tardia	• Pouco provável quando realizado por pouco tempo

Tabela 82.4
Contraindicações e Precauções das Principais Medicações

	Posologia	Contraindicações/precauções
Adrenalina	• Concentração-padrão da ampola: 1:1.000 • Adrenalina IM • Criança: 0,01 mg/kg (0,01 mL/kg), dose máxima de 0,3 mg • Adulto: 0,3 a 0,5 mg (0,3 a 0,5 mL) • Aplicar IM, no vasto lateral. Pode ser repetida 1 ou 2 vezes a cada 5 a 15 minutos • Adrenalina IV • Diluição: 1 mg (1 mL de 1:1.000) de adrenalina em 1.000 mL de SF 0,9% (solução final: 1 μg/mL) • Iniciar infusão em 0,1 μg/kg/min, titular de a dose continuamente de acordo com a PA, frequência e função cardíaca e oxigenação	• Não há contraindicações absolutas nesse contexto • Após a aplicação, manter decúbito dorsal (ou em posição que se sentir confortável, em caso de dispneia e/ou vômitos) com as extremidades elevadas • A infusão da adrenalina IV deve ser lenta e com aumento progressivo e lento
Glucagon	• Criança: 20 a 30 μg/kg IV em 5 minutos, seguido de infusão contínua 5 a 15 μg/min • Adulto: 1 a 5 mg IV em 5 minutos, seguidos de infusão contínua de 5 a 15 μg/min	• Recomenda-se manter a cabeça virada em posição lateral durante a infusão
B2 agonista inalatório	• Fenoterol • Solução gotas: 5 mg/mL, cada gota 0,25 mg • Criança:0,07-0,15 mg/kg a cada 20 min, por 3 doses. Dose máxima: 5 mg (1 mL) • Adultos: 10 a 20 gotas diluídas em 3-5 mL de soro fisiológico (SF), a cada 15-20 minutos na primeira hora • Salbutamol • Crianças: Crianças: 1 jato/2-3 kg, a cada 20 min, por 3 doses. Dose máxima: 10 jatos • Adultos: 4 a 8 jatos, a cada 15-20 minutos na primeira hora	• Não previne obstrução de via aérea superior e choque
Anti-H1	• Difenidramina • Criança: 1 mg/kg/dose, dose máxima: 50 mg • Adulto: 25 a 50 mg, IV, com máximo de 400 mg em 24 horas	• Não possui efeitos nos sintomas de vias aéreas superiores

Continua...

Tabela 82.4 *(continuação)*
Contraindicações e Precauções das Principais Medicações

	Posologia	Contraindicações/precauções
Anti-H2	• Ranitidina • Criança: 1 mg/kg, dose máxima 50 mg • Adulto: 50 mg, IV	• Não possui efeitos nos sintomas de vias aéreas superiores
Corticoides	• Metilprednisolona • 1 a 2 mg/kg/dose • Hidrocortisona • Criança: 2-3 mg/kg/dose • Adulto: 200 mg/dose • Prednisona • Criança: 1 mg/kg • Adulto: 40-60 mg	• Não possui efeito imediato

■■❱ Particularidades do Tratamento da parada cardiorrespiratória (PCR) na Anafilaxia

Segundo o Suporte Avançado de Vida em Cardiologia (ACLS), as medidas do suporte avançado devem ser seguidas, com compressões torácicas e suporte ventilatório, conforme protocolo desenvolvido para os outros casos de PCR. O vasopressor (adrenalina) deve ser usado na dose de 1 mg, via IV, a cada 3-5 minutos, sem interrupção das compressões. Algumas medidas específicas também são utilizadas nesses casos:

○ Reposição de fluidos: dois acessos de grosso calibre com reposição rápida de soro fisiológico de 4 a 8 litros.

○ Anti-histamínico: difenidramina 25 a 50 mg, IV; ranitidina 50 mg, IV.

○ Corticoides: metilprednisolona: 125 mg, IV.

○ Tempo de compressões: embora continue a critério da equipe assistente, com a opção de encerrar os esforços, estes não devem ser interrompidos precocemente, visto que se trata de uma causa reversível e bastante prevalente em pacientes jovens.

É importante observar que não há evidências para o uso de anti-histamínico e corticoides em contexto de PCR. No entanto, essas medidas fazem parte das recomendações do ACLS.

■■❱ Seguimento em Curto Prazo/Monitoração

Paciente deve ser observado em ambiente hospitalar por pelo menos 2 horas após a resolução total dos sintomas, caso haja resolução completa e imediata após as primeiras medidas, sendo o período mais adequado de 4 a 6 horas[11].

Nos demais casos, uma observação prolongada é necessária. Recomendam-se pelo menos 12 horas de observação, que podem ser estendidas, em caso de alguma das situações seguintes:

- ○ tempo de surgimento de sintomas após a exposição maior que 30 minutos;
- ○ tempo de tratamento após o aparecimento de sintomas maior que 60 minutos;
- ○ história de resposta bifásica;
- ○ múltiplas comorbidades.

■■) Seguimento em Longo Prazo

Após o tratamento adequado, o paciente deve ser encaminhado ao alergista para diagnóstico etiológico, prevenção de recorrência e, para certos alérgenos, reavaliação periódica quanto à tolerância.

É importante que após a alta, o paciente seja orientado quanto ao uso de adrenalina autoinjetável e plano de ação. Deve-se orientar o porquê e como deve ser feita a administração de adrenalina e em quais situações o paciente deve usar.

Prevenção de recorrência

Após a alta, o paciente deve ser orientado quanto a evitar exposição ao possível agente causador (se identificável) até o diagnóstico definitivo (Figura 82.1).

No caso de alergia alimentar, em geral, o paciente deve evitar o alimento causador – orientar a ler rótulos e orientar possíveis formas de contaminação (e.g.: uso de utensílio contaminado com o alérgeno). Para certos tipos de alimentos, orientar alimentos que podem ter reação cruzada. Em casos específicos, a imunoterapia oral pode ser indicada.

No caso de alergia a medicamentos, o paciente deve ser orientado a evitar o medicamento causador e deve ser orientado quanto à alternativa segura. Em casos específicos e que não há droga alternativa eficaz, pode ser indicada a dessensibilização.

No caso de anafilaxia por himenópteros, o paciente deve ser orientado quanto a evitar exposição a locais em que possa entrar em contato. Pode ser realizada imunoterapia se o extrato estiver disponível.

Devem-se controlar patologias de base, como asma, doenças pulmonares ou cardiovasculares, além de mastocitose.

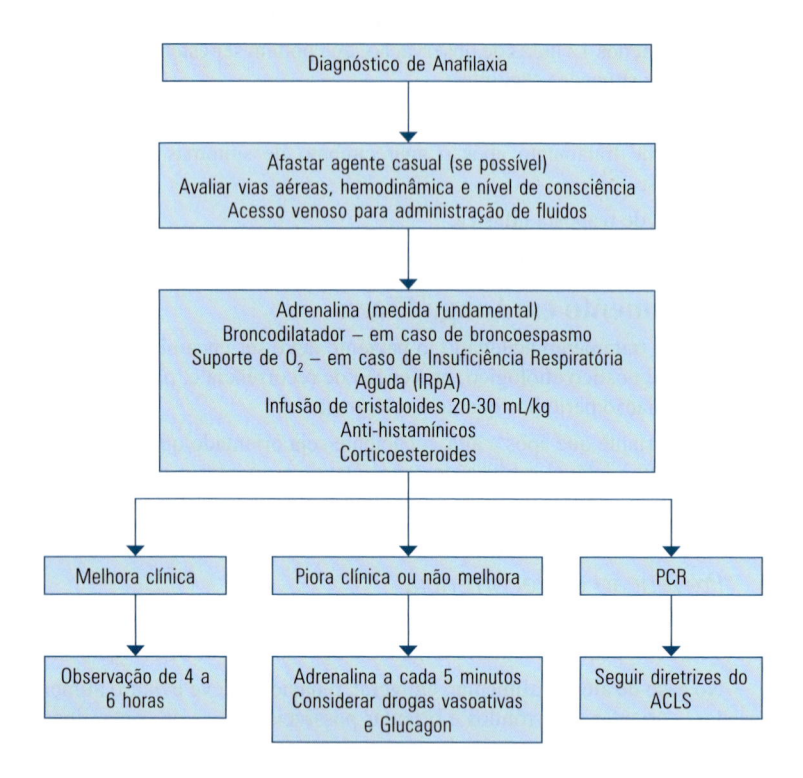

Figura 82.1 – *Fluxograma do manejo da anafilaxia na emergência.*

LEITURA SUGERIDA

1. Tejedor-Alonso MA, Moro-Moro M, Múgica-García MV. Epidemiology of anaphylaxis: contributions from the last 10 years. J Investig Allergy Clin Immunol. 2015;25:163-75.

2. Simons, et al. 2015 update of the evidence base: World Allergy Organization anaphylaxis guidelines. World Allergy Organization Journal. 2015;8:32.

3. Gonzalez-Estrada, et al. Epidemiology of anaphylaxis at a tertiary care center. Annals of Allergy, Asthma & Immunology. 2017;118(1):80-85.

4. Grabenhenrichet, et al. Anaphylaxis in children and adolescents: The European Anaphylaxis Registry. J Allergy Clin Immunol. 2016;137(4):1128-37.e1.

5. Lee S, Hess EP, Lohse C, Gilani W, Chamberlain AM, Campbell RL. Trends, characteristics, and incidence of anaphylaxis in 2001-2010: A population-based study. J Allergy Clin Immunol. 2017;139(1):182-188. e2.
6. Lee S, Bellolio MF, Hess EP, Erwin P, Murad MH, Campbell RL. Time of onset and predictors of biphasic anaphylactic reactions: a systematic review and meta-analysis. J Allergy Clin Immunol Pract. 2015;3:408-16.
7. Pumphrey RS. Lessons for management of anaphylaxis from a study of fatal reactions. Clin Exp Allergy. 2000;30:1144.
8. Sampson HA, Muñoz-Furlong A, Campbell RL, et al. Second symposium on the definition and management of anaphylaxis: Summary report – Second National Institute of Allergy and Infectious Disease/Food Allergy and Anaphylaxis Network symposium. J Allergy Clin Immunol. 2006;117: 391-7.
9. Simons FER, Ardusso L, Bilò MB, et al. World Allergy Organization anaphylaxis guidelines: Summary. J Allergy Clin Immunol. 2011;127:587-593.e22.
10. Campbell RL, Bellolio MF, Knutson BD, et al. Epinephrine in anaphylaxis: higher risk of cardiovascular complications and overdose after administration of intravenous bolus epinephrine compared with intramuscular epinephrine. J Allergy Clin Immunol Pract. 2015;3(1):76-80.
11. Linzer Sr JF, MD, MICP, et al. Pediatric Anaphylaxis. American Academy of pediatric. 2013.

Capítulo 83

Hipotermia Acidental

Paulo Henrique do Amor Divino
Taysa Cristiane Moreira da Silva
Felipe Santa Rosa Roitberg

■ INTRODUÇÃO

Hipotermia acidental é definida como temperatura corpórea central (coração, pulmão, encéfalo e órgãos esplâncnicos) abaixo de 35°C e que ocorre de forma não intencional. Portanto, por definição, deve ser distinguida de hipotermias induzidas ou terapêuticas. Muitas variáveis podem contribuir para o seu desenvolvimento, como exposição ambiental, idade, comorbidades, estado nutricional, uso de medicamentos e substâncias tóxicas que podem tanto diminuir a produção como aumentar a perda de calor, assim como interferir na termorregulação. No Brasil, não dispomos de dados oficiais, no entanto sua baixa ocorrência comparada com países de clima temperado pode levar ao não reconhecimento dessa condição com morbidade e mortalidade altas.

■ Definição e Classificação

A hipotermia é classificada de acordo com a temperatura central, a saber:

- Leve: de 32 a 35°C.
- Moderada: de 28 a 32°C.
- Grave: abaixo de 28°C.

Alguns especialistas acrescentam a classificação de profunda para temperaturas centrais abaixo de 24 ou 20°C.

A fim de ajudar os socorristas responsáveis pelo atendimento pré--hospitalar a estimar a gravidade da hipotermia em condições em que não é possível aferir a temperatura central, a International Commission for Mountain Emergency Medicine criou a escala conhecida como Swiss System (Tabela 83.1).

Tabela 83.1
Escala Swiss System

Estágio da hipotermia (HT)	Clínica	Temperatura central estimada em °C
HT 1	Consciente, com tremores	35-32
HT 2	Rebaixamento de nível de consciência, sem tremores	32-28
HT 3	Inconsciente	28-24
HT 4	Ausência de sinais vitais	< 24-13,7
HT 5	Morte pela hipotermia irreversível	< 13,7-9

■❱ Fisiopatologia e Etiologia

A temperatura dos tecidos tidos como centrais permanece em níveis bastante constantes por volta de 37°C, podendo variar em 0,5°C (exceto quando em estado febril) e reflete o balanço entre a produção e a perda de calor.

A produção de calor basal no organismo ocorre por meio do metabolismo celular, principalmente no coração e no fígado, enquanto a perda ocorre de forma mais proeminente através da pele e dos pulmões pelos seguintes mecanismos:

○ Evaporação: vaporização da água por suor e perdas insensíveis (*acredito que perdas insensíveis englobem pulmão e pele e evitariam a repetição dos termos que estão logo acima*).

○ Irradiação: perda de calor na forma de energia eletromagnética infravermelha. Depende do gradiente entre o ambiente e a superfície corpórea exposta. Corresponde a aproximadamente 60% da perda em uma pessoa desnuda em repouso em um ambiente com temperatura neutra.

○ Convecção: transferência direta do calor para correntes convectivas de ar ou água. Corresponde a aproximadamente 15% da perda em uma pessoa desnuda em repouso em um ambiente com temperatura neutra.

○ Condução: transferência direta do calor da superfície corporal para um objeto sólido adjacente mais frio. Corresponde a aproximadamente 3% da perda, mas esse valor pode aumentar em até 5 vezes em roupas molhadas e em até 25 vezes em imersão na água gelada.

Destes, a perda convectiva para o ar frio e a conductiva para a água são os mecanismos mais comuns da hipotermia acidental. Por exemplo, paciente em situação de rua admitido no pronto-atendimento (PA) vestindo short e camiseta em uma noite fria, com sensação térmica ainda menor devido ao vento e desconhecido encontrado pelo Serviço de Atendimento Móvel de Urgência (SAMU) dentro de um lago, desacordado, com suspeita de intoxicação exógena, respectivamente.

Em resposta à exposição, os termorreceptores para frio na pele evocam respostas imediatas a fim de aumentar a temperatura corporal, a saber:

○ Vasoconstrição reflexa direta na pele desencadeada pela estimulação dos centros simpáticos hipotalâmicos posteriores.

○ Aumento da termogênese pela promoção de tremores, excitação simpática da produção de calor e secreção do hormônio tiroxina.

Na fase inicial da hipotermia, vasoconstrição e termogênese pelos mecanismos descritos acima geram calor. Conforme a temperatura cai, inicia-se uma diminuição progressiva da taxa metabólica basal e, quando abaixo de 24°C, as respostas endocrinológica e do sistema nervoso autônomo desaparecem.

A hipotermia é dita primária quando decorrente da diminuição espontânea da temperatura central. As condições mais comumente associadas são exposição ao frio, umidade excessiva e imersão em ambiente muito frio.

As causas secundárias predispõem à ocorrência da hipotermia por: 1) diminuição da produção de calor, 2) aumento da perda de calor e 3) disfunção da termorregulação.

Primária e secundária sobrepõem-se na maioria das vezes, no entanto há casos em que a hipotermia acontece mesmo sem a exposição ambiental (Tabela 83.2).

Tabela 83.2
Hipotermia sem Exposição Ambiental

Diminuição da produção de calor

• Endocrinológicas: hipopituitarismo, hipocortisolismo, hipotireoidismo, hipoglicemia, cetoacidose diabética

• Estado nutricional: desnutrição

• Exercício extenuante

• Atividade neuromuscular: extremos de idade, inatividade, perda de adaptação

Aumento da perda de calor

• Vasodilação induzida: drogas, álcool, toxinas

• Dermatológicas: queimaduras, psoríase, dermatite esfoliativa

• Iatrogênicas: infusão de líquidos frios, circulação extracorpórea, diálise, parto de emergência

Disfunção da termorregulação

• Periférica: lesão espinal, neuropatia, diabetes melito

• Central: acidente vascular cerebral (AVC), hemorragia subaracnóidea (HSA), tumores de sistema nervoso central (SNC) parkinsonismo, disfunção hipotalâmica, esclerose múltipla, anorexia nervosa, álcool, drogas (benzodiazepínicos, ansiolíticos, antidepressivos, antipsicóticos, opioides, betabloqueadores, hipoglicemiantes orais)

Continua...

Tabela 83.2 *(continuação)* **Hipotermia sem Exposição Ambiental**
Outras
• Sepse, politraumatismo, pancreatite, carcinomatose, uremia, insuficiência vascular, doença cardiopulmonar avançada, doença de Paget, arterite de células gigantes, sarcoidose, síndrome de Shapiro, síndrome de Wernicke-Korsakoff, linfoma de Hodgkin

■**)** Quadro Clínico

Assim que os mecanismos compensatórios descritos acima falham, surgem manifestações clínicas (Tabela 83.3), guardando relação com o grau de hipotermia.

Em ambientes urbanos, a hipotermia é mais comumente associada à ingestão de álcool e outras intoxicações agudas, além de distúrbios psiquiátricos. Inicialmente, pacientes podem apresentar sintomas vagos, como fome, náusea, tontura, prurido e dispneia.

Tabela 83.3 **Manifestações Clínicas de Hipotermia**			
	Leve	*Moderada*	*Grave*
Neurológico	Disartria, fala empastada, ataxia, apatia, confusão, amnésia	Redução do nível de consciência, alucinações, perda dos reflexos pupilares	Coma, arreflexia
Cardiovascular	Taquicardia, normo/ hipertensão	Bradicardia progressiva, hipotensão, arritmias atriais	Fibrilação ventricular, assistolia
Respiratório	Taquipneia, broncorreia, início de hiperventilação	Bradipneia e hipoventilação	Edema pulmonar, apneia
Renal	Urina "fria"	Oligúria	Oligúria
Musculoesquelético	Tremores	Cessação dos tremores	Rigidez (pseudo-*rigor mortis*)
Gastrointestinal	Lentificação da motilidade	Íleo paralítico, disfunções hepática e pancreática, úlcera de estresse	

Particular atenção deve ser dada para alguns idosos que podem apresentar diminuição da capacidade de sentir frio devido a falha dos mecanismos de adaptação comportamental e, eventualmente, apresentar o fenômeno do desnudamento paradoxal (paciente apresenta sensação de calor devido à intensa vasoconstricção e se desnuda).

■■▶ Diagnóstico

O diagnóstico será feito com base nos achados de exame clínico associados à história clínica, com elevada suspeição na população com maior risco de desenvolvê-la, bem como ambiente de risco, a saber: moradores de rua, idosos, pacientes com intoxicação exógena, com patologias psiquiátricas, especialmente se expostos a ambientes frios ou molhados, como previamente exposto.

A suspeita clínica de hipotermia por aferição periférica deverá ser confirmada por meio de alta precisão que afira a temperatura central inferior a 35°C. A maioria dos termômetros comumente disponíveis não são capazes de registrar temperaturas inferiores a 34°C (93°F).

O método mais preciso é a aferição da temperatura esofágica, que deve ser realizada a cerca de 24 cm da laringe, no esôfago distal, onde a temperatura é próxima à do coração. Este é o método de escolha para pacientes com hipotermias graves. Para pacientes com hipotermias leves a moderadas, conscientes, em que este método se torna inviável, é possível aferir a temperatura retal ou da bexiga, que embora menos fidedignas do que a temperatura esofágica, também permitem acompanhar o progresso do reaquecimento do paciente. Termômetros de artéria temporal e timpânicos infravermelhos mostram-se pouco acurados nessas situações e não devem ser utilizados.

Os exames complementares devem ser solicitados com o intuito de identificar fatores precipitantes, comorbidades associadas e complicações da hipotermia acidental. Glicemia capilar,

Hormônio tireoestimulante (TSH), gasometria arterial com lactato, coleta de urina para pesquisa em intoxicações agudas, triagem infecciosa (hemograma completo, proteína C reativa (PCR), hemoculturas e urocultura, radiografia de tórax), função renal, eletrólitos e um eletrocardiograma são alguns dos exames necessários. Demais exames devem ser solicitados de acordo com a suspeita clínica.

Alterações eletrocadiográficas podem variar desde aumento dos intervalos PR, QT, bradicardia sinusal até mesmo um achado característico: a presença de ondas de Osborn (Figura 83.1), que correspondem elevações do ponto J e representam repolarização precoce da membrana cardíaca.

■■▶ Diagnóstico Diferencial

Há situações que levam à queda da temperatura corporal e podem tanto ser a causa de um quadro de hipotermia quanto serem fatores predisponentes à hipotermia acidental.

Hipotireoidismo, insuficiência adrenal, sepse, desnutrição calórico-proteica, abuso de álcool e outras drogas depressoras do sistema nervoso central (antidepressivos, ansiolíticos, barbitúricos e opioides) e intoxicação por beta-bloqueadores podem ser relacionados a esta condição.

■■❙ Tratamento

Avaliação inicial

Os pacientes devem ser encaminhados à sala de emergência, monitorados, ter dois acessos venosos calibrosos puncionados e serem mobilizados minimamente pelo risco de se desencadearem arritmias cardíacas.

A avaliação inicial segue a rotina das manobras de suporte avançado de vida e prioriza o manejo das vias aéreas, da respiração e da hemodinâmica dos pacientes. Muitos pacientes com hipotermia grave chegam às unidades de emergência com rebaixamento do nível de consciência e a intubação orotraqueal deve ser realizada para proteção das vias aéreas sendo que a utilização da sequência rápida é adequada neste cenário (Fluxograma 83.1).

Se houver evidência que o paciente se encontra em parada cardiovascular, imediatamente o socorrista deve iniciar as manobras de ressuscitação conforme preconizado pelo Suporte Avançado de Vida em Cardiologia (ACLS). Vale lembrar que em casos de hipotermia acidental devemos checar o pulso central por um tempo mais prolongado antes de considerar que o paciente está em parada cardiorrespiratória, já que a hipotermia pode induzir a bradicardia e esta ser confundida com ausência de pulso. Tendo em vista que a hipotermia exerce efeito neuroprotetor comprovado, as manobras de ressuscitação cardiopulmonar (RCP) devem ser realizadas por período de tempo mais longo quando a causa é a hipotermia, já que poderá haver viabilidade das funções neurológicas mesmo após longos períodos de RCP. O tempo a partir do qual os esforços se tornam fúteis ainda não está determinado na literatura.

A hipotermia é uma das causas possíveis de atividade elétrica sem pulso (AESP). Vale lembrar que arritmias induzidas pela hipotermia, majoritariamente as taquicardias ventriculares, muitas vezes dependem da elevação da temperatura central para serem revertidas.

Quando a hipotermia é moderada ou grave pode haver hipotensão arterial e nestes casos podem-se utilizar cristaloides isotônicos endovenosos aquecidos entre 40 e 42°C. Se houver dificuldade na obtenção de acessos venosos periféricos (vasoconstrição induzida pelo frio), podem-se obter acessos intraósseos ou acessos venosos profundos. Neste caso, preferir a veia femoral, já que na obtenção dos acessos jugulares ou subclávios podem-se precipitar arritmias por contato inadvertido com a parede do coração. Se houver hipotensão refratária à expansão volêmica, associar um vasopressor para obter uma pressão arterial média adequada.

Técnicas de reaquecimento

As técnicas de reaquecimento devem ser iniciadas o mais precocemente possível e são divididas em reaquecimento externo passivo (REP), reaquecimento externo ativo (REA) e reaquecimento interno ativo (RIA). Hipotermias leves devem ser tratadas com REP, hipotermias moderadas ou leves refratárias com REA e hipotermias graves e moderadas refratárias com RIA.

A REP é caracterizada pela retirada de vestimentas molhadas e colocação de cobertores sobre os pacientes ou outros tipos de isolantes térmicos. Atenção para a temperatura da sala de emergência, a qual deve ser aumentada. O racional é a redução da perda de calor que somada à produção de calor intrínseca do organismo leva ao reaquecimento. O objetivo é uma elevação da temperatura de 0,5 a 2,0°C/hora.

O REA é realizado com cobertores quentes, fontes de calor radiante, banhos quentes ou jatos de ar quente e está indicado em pacientes com hipotermia moderada ou grave, em pacientes instáveis e naqueles com hipotermia leve que não responderam REP. Deve-se iniciar o REA pelo tronco e só depois nas extremidades, nunca ao mesmo tempo, para evitar que o sangue frio com a acidemia que se acumulou nas extremidades retorne à circulação central, levando à queda da temperatura.

O RIA é a forma mais agressiva de tratamento da hipotermia acidental e é realizado com infusão de cristaloides aquecidos (40 a 42°C), irrigação do peritônio ou da pleura com cristaloides isotônicos aquecidos, administração de oxigênio umedecido aquecido e reaquecimento extracorpóreo do sangue. O ideal é começar pela infusão intravenosa e reservar as demais medidas para quadros refratários.

O oxigênio deve ser umedecido com solução aquecida a 45°C, idealmente. Os cristaloides devem ser infundidos no peritônio à temperatura de 40 a 42°C, com volumes de 10 a 20 mL/kg a cada 20 minutos. O acesso é similar aquele realizado para lavado peritoneal nos casos de traumas abdominais. A opção pela via pleural deverá ser reservada para quadros refratários e é necessário colocar dois drenos em um ou ambos hemitórax, um anterior e alto (infusão) e outro posterior e baixo (drenagem). A temperatura será 40 a 42°C e o volume 200 a 300 mL. O médico deve ficar atento aos distúrbios hidroeletrolíticos que podem ocorrer secundariamente a estas medidas terapêuticas.

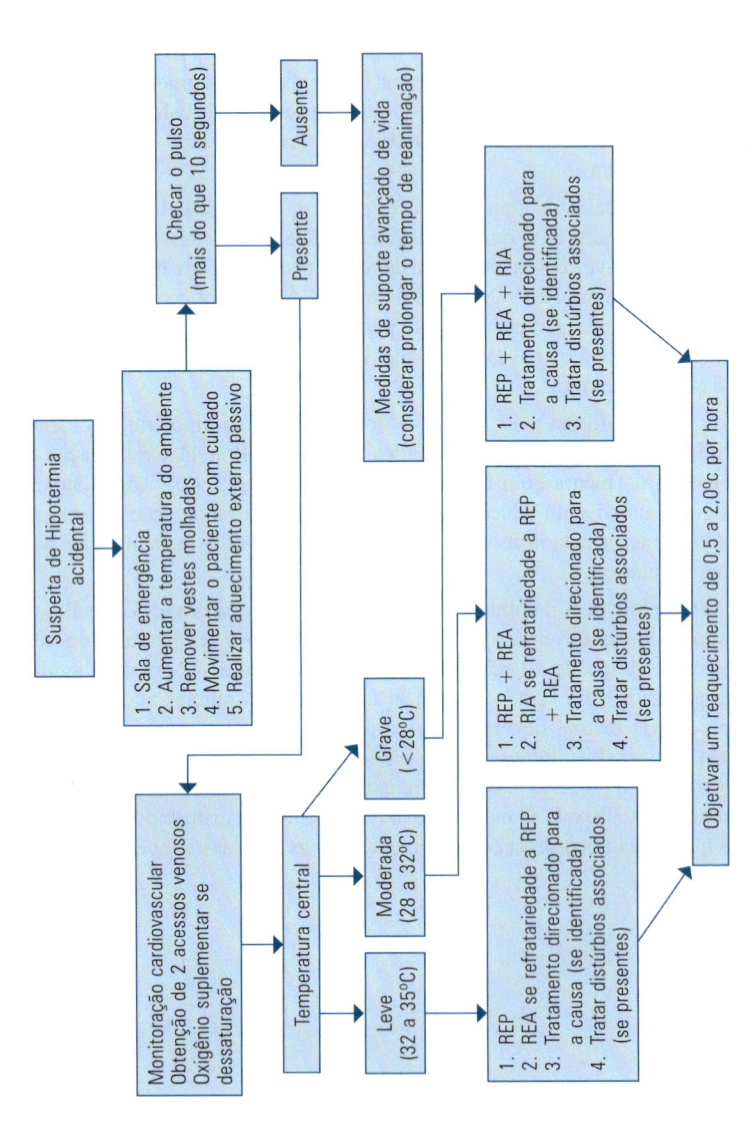

Figura 83.1 – *Avaliação e conduta do paciente com hipotermia acidental no Departamento de Emergência.*

◼ LEITURA SUGERIDA

1. Brown DJ, Brugger H, Boyd J, Paal P. Accidental Hypothermia. N Engl J Med. 2012 Nov 15;367(20):1930-8. doi: 10.1056/NEJMra1114208.

2. Danzl DF. Accidental Hypothermia. In: Rosen's emergency medicine. 7th ed. Philadelphia: Elsevier; 2010. p. 1869-81.

3. Golin V, et al. Alterações do Calor e do Frio. Em: Condutas em Urgência e Emergência para o Clínico. 2ª ed. Atheneu: 2012. p. 801-807.

4. Golin V, et al. Hipotermia acidental em um país tropical. *Rev. Assoc. Med. Bras.* [online]. 2003;49(3):261-265.

5. Hall JE, Guyton & Hall: Tratado de Fisiologia Médica, 12ª ed. Elsevier; 2011.

6. Martins HS, et al. Hipotermia Acidental. In: Emergências clínicas: abordagem prática. 10ª ed. Manole; 2015. p. 269-278.

7. Zafren K, et al. Accidental hypothermia in adults. Disponível em Uptodate, 2017, www.uptodate.com.

Capítulo 84

Epistaxe

Marcelle Sakamoto Kubo
Gilvan Vinícius de Azevedo Maia
Alexandre Akio Nakasato

▬ INTRODUÇÃO

Epistaxe é definida como sangramento com origem na mucosa nasal. Classifica-se como anterior ou posterior e em uni ou bilateral, a depender da topografia do sangramento.

A epistaxe manifesta-se usualmente como um sangramento autolimitado e representa um terço das admissões hospitalares por causas otorrinolaringológicas em serviços de emergência.

A região anterior do septo nasal, onde se encontra o plexo de *Kiesselbach*, é a região que apresenta maior frequência de sangramento, 90 a 95% dos casos, sendo a mais comum em crianças e jovens, tendendo a ser uma hemorragia de pequena a moderada monta. Os sangramentos posteriores costumam ser mais graves e são mais comuns em adultos acima de 50 anos de idade.

▬ ETIOLOGIA

Epistaxes autolimitadas e esporádicas dificilmente precisam de investigação extensa da causa do sangramento. A Tabela 84.1 resume as principais causas de sangramento nasal.

Tabela 84.1
Principais Etiologias e Fatores Predisponentes para Epistaxe

Fatores locais	Fatores sistêmicos
Trauma local (manipulação digital; passagem de sondas, uso de cateteres ou dispositivos; outros)	Idiopática (70% dos casos)
Cirurgias nasais	Hipertensão arterial sistêmica
Processos inflamatórios da mucosa nasal ou presença de corpo estranho	Drogas / Anticoagulantes ou antiagregantes plaquetários
Alterações anatômicas (ex.: desvio septal importante)	Discrasias sanguíneas
Tumores (ex.: nasoangiofibroma juvenil)	Telangiectasia hemorrágica hereditária (ou Síndrome de *Rendu-Osler-Weber*)
Uso de drogas ilícitas (cocaína)/medicamentos nasais (descongestionantes e corticosteroides)/irritantes químicos	Doenças sistêmicas graves

◼ AVALIAÇÃO INICIAL

Pacientes com quadro de epistaxe podem apresentar sangramento pré--hospitalar importante. Assim, é necessário avaliar:

1. Estabilidade clínica do paciente: avaliação de pressão arterial (PA), frequência cardíaca, perfusão periférica, nível de consciência, descoramento de pele e mucosas.

2. Se qualquer sinal de instabilidade hemodinâmica, encaminhar paciente à sala de emergência, monitorizar e iniciar a ressuscitação volêmica com cristaloides.

   – Coleta de sangue para dosagem de hemoglobina e hematócrito se sangramento importante, instabilidade hemodinâmica ou sinais clínicos sugestivos de perda sanguínea significativa, considerando possível hemotransfusão.

3. Se PA elevada na monitorização, realizar controle da PA preferencialmente antes de manipular as fossas nasais.

◼ Anamnese

A anamnese voltada para a queixa de sangramento nasal deve coletar dados específicos da história clínica, descritos na Tabela 84.2.

Tabela 84.2
História Clínica
• Intensidade estimada do sangramento (n° de toalhas sujas, por exemplo)
• Frequência (episódio único/isolado ou recorrente)
• Duração
• Uni ou bilateral
• História de trauma nasal/cirurgias prévias/manipulação da cavidade nasal
• Hábitos e vícios
• Uso de medicações (antiagregantes plaquetários, anticoagulantes, fitoterápicos)
• Comorbidades/antecedentes patológicos
• História familiar

■❙ Exame físico (EF)

Antes de iniciar o exame físico dirigido, é necessário separar os materiais (Tabela 84.3 e Figura 84.1).

Tabela 84.3
Materiais
• Material de proteção individual (avental, máscara, gorro, luvas, óculos)
• Fonte de luz (fotóforo)
• Cuba rim, espéculo nasal, pinça baioneta, abaixador de língua, aspirador
• Tiras de algodão, dedo de luva (com 1 gaze, 1,5 gaze, 2 gazes, 2,5 gazes)
• Adrenalina (ampola 1 mg/ml ou 1:1000) / lidocaína 2% sem vasoconstritor
• Tampão posterior: Sonda *Foley* 12-14 Fr, barbante ou cordonê, seringa de 20 ml, água destilada
• Material hemostático (ex.: esponja de gelatina absorvível)
• Material para fixação do tampão (gaze, porta agulha, fio de nylon, fita micropore)

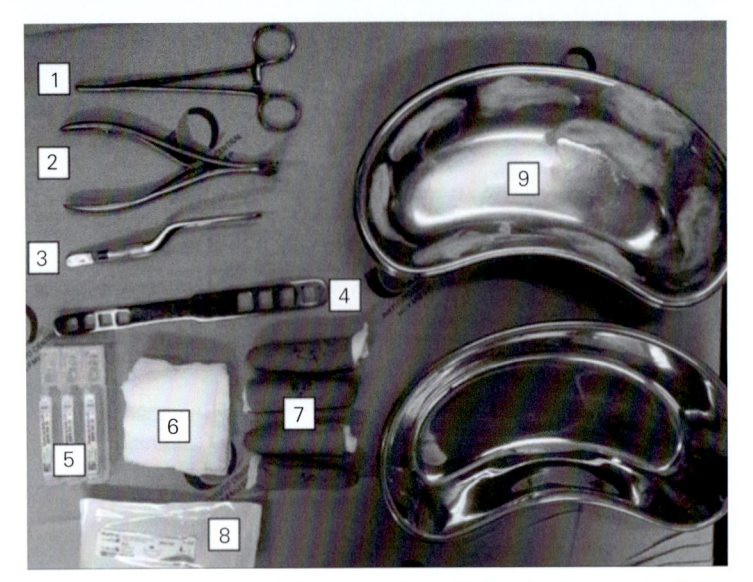

Figura 84.1 – *Materiais. 1) Porta-agulha; 2) Espéculo nasal; 3) Pinça baioneta; 4) Abaixador de língua; 5) Soro fisiológico; 6) Gazes; 7) Tampões (dedos de luva com gazes); 8) Fio de náilon 4-0; 9) Cuba rim com algodão embebido em solução de adrenalina: lidocaína (1:2000)..*

Primeira etapa do EF – Posicionamento do paciente

O paciente deve estar em ambiente seguro e o mais confortável possível, sentado ou deitado. Deve-se observar se há exteriorização de sangramento pelas fossas nasais pela rinoscopia anterior (epistaxe anterior) ou, à oroscopia, pela orofaringe (epistaxe posterior).

- **Atenção:** Pacientes e acompanhantes podem apresentar reflexo vasovagal ao visualizarem o sangramento ou à manipulação das fossas nasais. Assim, deve-se manter o paciente em posição segura, para o caso de desmaio.

Segunda etapa do EF – Rinoscopia anterior

Localizar o sangramento, se é anterior ou posterior. Utilizar tiras de algodão embebidas com soluções anestésicas e vasoconstritoras para facilitar a visualização das fossas nasais. Sugestão: utilizar uma solução de lidocaína com adrenalina diluída a 1:2000.

- Pode-se misturar em uma cuba rim 5 ml de lidocaína 2% com 5 ml de adrenalina (1:1000) para atingir a solução de 1:2000; retirar o excesso por meio de expressão das tiras de algodão contra a cuba.

Colocar sob visualização direta as tiras de algodão embebidas com a solução nas fossas nasais, com a ajuda de uma pinça baioneta. Pode-se repetir o procedimento para otimizar a vasoconstrição e a anestesia tópicas..

- Lembrar que a direção de introdução da baioneta na fossa nasal é anteroposterior.

Evitar o movimento cranial.

- Evitar encostar a pinça na região medial da fossa nasal (septo nasal), região mais sensível e dolorosa.

Terceira etapa do EF – Avaliação de sangramento posterior

A avaliação de sangramento posterior deve ser realizada pela oroscopia, através da qual pode-se observar sangue não coagulado descendo pela faringe (da nasofaringe para orofaringe), indicando presença de sangramento ativo.

EXAMES COMPLEMENTARES

De maneira geral, não é necessária investigação adicional. Porém, podem ser realizados exames complementares para diagnóstico e manejo em casos específicos.

Os possíveis exames complementares e suas indicações se apresentam na Tabela 84.4.

Tabela 84.4
Exames complementares e indicações

Hemograma e coagulograma	Avaliar níveis de hemoglobina/hematócrito se sangramento importante e/ou presença de coagulopatias. Permitem ainda avaliar presença de doenças hematológicas, como leucemias e púrpuras trombocitopênicas
Nasofibroscopia	Avaliação de corpo estranho, desvio septal, infecções, tumores
Endoscopia digestiva alta	Avaliação de diagnósticos diferenciais de epistaxe (hemorragia digestiva alta).
Broncoscopia	Avaliação de sangramento da via aérea baixa.
Tomografia computadorizada (TC) e ressonância magnética (RM) de seios paranasais	TC: exame de escolha para avaliar sinusopatias, traumas e alguns tumores. RM: Avaliação de tumores principalmente ou como complemento à TC se necessário.
Angiografia	Avaliação vasculares de aneurismas e tumores

● TRATAMENTO

■▶ Fluxograma

Resume a conduta terapêutica (Figura 84.2).

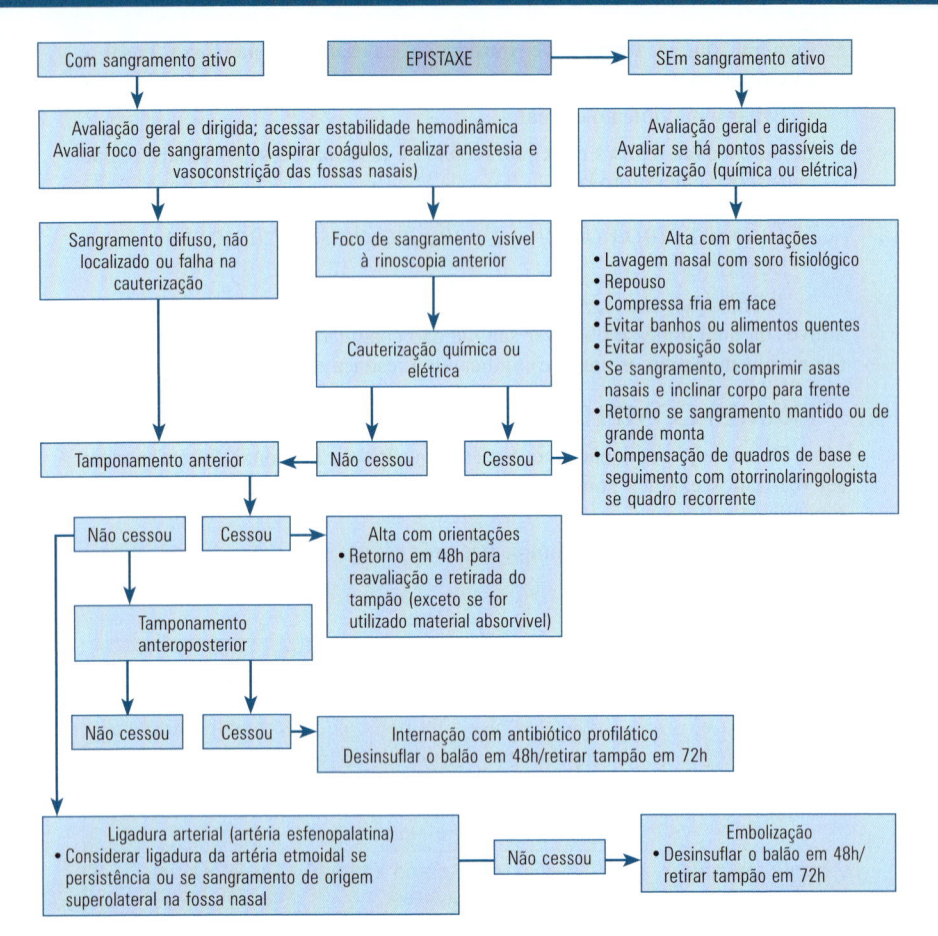

Figura 5.1 – *Fluxograma de tratamento.*

▮▶ Cauterização

Se o sangramento for anterior e identificável ao exame, pode-se cauterizar o sítio sangrante. O nitrato de prata e o ácido tricloroacético são substâncias utilizadas na cauterização química. Deve ser realizada com auxílio de estilete porta algodão embebido na substância de escolha, com cuidado de retirar o excesso antes da aplicação e de iniciar a cauterização ao redor do sítio principal ou vaso em questão, para depois proceder diretamente ao mesmo. Não cauterizar os dois lados de uma mesma área do septo nasal para evitar perfuração septal. Complicações possíveis desse procedimento são: ulceração de mucosa, perfuração septal, queimadura no lábio ou na pele do vestíbulo se a substância escorrer, e piora do sangramento, se ocorrer ruptura do vaso.

A cauterização elétrica costuma ser utilizada em casos de sangramento persistente ou recorrente mesmo após cauterização química. Pode ocorrer lesão do pericôndrio da cartilagem septal e perfuração da mesma se a cauterização for muito profunda ou realizada repetidamente.

A cauterização com laser tem maior aplicabilidade em casos crônicos, particularmente na epistaxe secundária a Telangiectasia Hemorrágica Hereditária.

■■) Particularidades dos tampões anterior e posterior

Indicados na presença de sangramento difuso, não localizado ou persistente após cauterização.

Tampão anterior (TA) com dedo de luva

a) Materiais para confeccionar o TA:

- gazes;
- luva de látex;
- pomada ou gel lubrificante (ex.: lidocaína gel 2%).

b) TA – procedimentos:

1. introduzir 1 a 2 gazes (quantidade variável a depender do tamanho da fossa nasal do paciente) em um dedo de luva de látex;
2. envolver o dedo de luva com a pomada lubrificante;
3. introduzir, sob visualização direta o TA pela fossa nasal (paralelamente ao assoalho da fossa nasal);
4. fixar o tampão com uma sutura entre o tampão e uma gaze externa à fossa nasal para evitar mobilização ou aspiração do mesmo.

c) Existem diferentes materiais para a realização do procedimento, que podem ser absorvíveis ou inabsorvíveis, dentre eles:

- absorvíveis: esponja hemostática de gelatina (Gelfoam®) e hemostático absorvível de celulose oxidada (Surgicel®). Agentes que estimulam a trombogênese e são particularmente úteis em casos de discrasias sanguíneas (não precisam ser removidos);
- inabsorvíveis: dedo de luva; gaze com vaselina (preenchendo do teto ao assoalho e de posterior para anterior a fossa nasal); preservativo com esponja; Merocel® (espuma de polímeros sintéticos, que pode ser expandida por injeção de solução salina em seu interior); Rapid Rhino® (tampão inflável revestido por carboximetilcelulose, possui variante com dois balões que pode ser usada como tampão anteroposterior); outros.

Tampão Anteroposterior (TAP)

a) Materiais para confeccionar o TAP:
- materiais para tampão anterior;
- sonda *Foley* (12 a 14Fr);
- barbante ou cordonê;
- seringa de 20 ml;
- água destilada;
- pomada ou gel lubrificante.

b) TAP – procedimento:
1. antes de realizar a passagem do tampão posterior, teste o *cuff* da sonda;
2. amarre a ponta do barbante à ponta da sonda *Foley*;
3. introduza a sonda pela fossa nasal e visualize sua ponta pela orofaringe, atrás do palato mole;
4. após visualizar, insufle o *cuff* com 10 a 15 ml de água destilada enquanto traciona a sonda pela fossa nasal, até que o *cuff* fique ancorado na rinofaringe/coana. Realizar tamponamento anterior como descrito anteriormente;
5. fixar o conjunto tampão anteroposterior com uma sutura entre o tampão e uma gaze externa à fossa nasal, além de reparar as extremidades do cordonê ou barbante com nó. Finalizar com curativo com micropore sobre o tampão;
6. o *cuff* permanecerá insuflado por 48 horas, sendo então desinsuflado. Vinte e quatro horas após o esvaziamento do *cuff*, se não houver sangramento, o tampão anteroposterior pode ser retirado.

Complicações associadas aos tampões: reflexo vagal, dor, hipoxemia, ulcerações, perfuração septal, rinossinusite, sinéquias, arritmias cardíacas, síndrome do choque tóxico, aspiração do tampão.

Existem tampões próprios, mais confortáveis, formados por dois balões insufláveis, sendo um posterior arredondado (10 ml de água destilada, ocupa rinofaringe) e outro mais alongado (30 ml de água destilada, ocupa fossa nasal). Deve-se insuflar primeiro o balão mais posterior.

As complicações podem ocorrer tanto como consequências de TA, quanto de TAP. Se o tampão permanecer por mais de 48 horas, a antibioticoterapia está indicada e o paciente deve ficar internado e ser encaminhado para um serviço de referência em Otorrinolaringologia para avaliação.

Cirurgia e embolização

A cirurgia de ligadura da artéria esfenopalatina por via endoscópica é indicada nos casos em que o sangramento nasal persiste, apesar de o tampão estar bem posicionado, ou que recorre após retirada do mesmo.

Outras indicações incluem pacientes que não toleram o tampão, discrasias sanguíneas que contraindiquem tamponamento ou cirurgia aberta, hemorragia após cirurgia nasal. Tem sido usada cada vez mais precocemente e apresenta altas taxas de sucesso, com baixa morbidade, podendo por vezes reduzir o tempo de internação e necessidade de hemotransfusão em pacientes selecionados.

A ligadura da artéria etmoidal anterior (15% da irrigação nasal) pode ser feita concomitantemente à da esfenopalatina ou após o procedimento se o sangramento persistir. Indicada também em casos de sangramento na região superolateral da fossa nasal, suspeita de lesão iatrogênica.

Outras opções cirúrgicas e de última linha incluem ligadura da a. maxilar e da a. carótida externa, que apresentam falha em boa parcela dos casos e altos índices de complicações.

A embolização da artéria maxilar e/ou de seus ramos apresenta alto índice de sucesso, porém, complicações podem ocorrer em até 25% dos casos (ex.: hematoma femoral, amaurose, paralisia facial, trismo, hemiplegia, úlcera palatina, acidente vascular encefálico - AVE, outras). Como desvantagens, pode-se citar que necessita de equipe especializada e de equipamentos sofisticados, além de haver dificuldade técnica em casos de aterosclerose e risco maior de AVE em sangramentos das artérias etmoidais (ramos da artéria carótida interna).

Ácido tranexâmico

O ácido tranexâmico é um agente antifibrinolítico, particularmente útil no controle de hemorragias de origem mucosa ou pós operatórias. Seu papel como terapia coadjuvante na epistaxe ainda não está totalmente esclarecido, apresentando resultados discrepantes na literatura.

Pode ser administrado via oral, intravenosa ou tópica, sendo estas últimas as que parecem apresentar melhor evidência de benefício na redução de frequência e intensidade dos sangramentos nasais, principalmente em pacientes com discrasias sanguíneas como telangiectasia hemorrágica hereditária.

O perfil de segurança nesses casos ainda não está bem estabelecido, sendo contraindicado em portadores de coagulação intravascular ativa, vasculopatia oclusiva aguda e em pacientes com hipersensibilidade aos componentes da fórmula. Deve ser evitado em pacientes com risco tromboembólico aumentado. Pode ser usado com cautela na gestação.

Posologia adulto: 500mg, 3x ao dia, por 7 dias. Posologia pediátrica: 10mg/kg/dose, 2 a 3x ao dia.

Outras terapêuticas

Pacientes com choque hemorrágico, instabilidade hemodinâmica ou com discrasias sanguíneas devem receber o suporte adequado conforme protocolos de ressuscitação volêmica, drogas vasoativas, transfusões sanguíneas e hemocomponentes, concomitantes à abordagem local das fossas nasais. Usuários de anticoagulantes, com epistaxe ativa, devem, sempre que possível, receber os antídotos disponíveis, tais como vitamina K e plasma fresco congelado.

■ ORIENTAÇÕES APÓS EPISTAXE

Tabela 84.5 Orientações gerais pós epistaxe
• Evitar exposição ao sol
• Evitar alimentos quentes
• Evitar banho quente
• Compressa com gelo em face em região de seio frontal e/ou dorso nasal por 10-15 minutos, repetida de 3/3h
• Se sangramento, inclinar a cabeça para baixo e comprimir o nariz por 5 minutos
• Caso o sangramento não cesse ou seja de grande monta, ir ao pronto socorro
• Orientar seguimento das comorbidades como hipertensão arterial com o clínico ou especialista

■ CONCLUSÃO

A maioria dos quadros de epistaxe é autolimitada e pode ser controlada com medidas não invasivas. É importante sempre avaliar a estabilidade clínica do paciente no atendimento inicial, seguir um plano de tratamento ou fluxograma no manejo específico e orientar as medidas gerais para evitar recorrência do sangramento.

■ REFERÊNCIAS BIBLIOGRÁFICAS

1. Bento RF, Bittencourt AG, Voegels RL. Seminários em Otorrinolaringologia. Epistaxe.1a. ed. FORL, São Paulo, 2013.
2. Bittar RSM, Medeiros IRT. Epistaxe. Tratado de Otorrinolaringologia. 2a. Ed São Paulo. Editora Roca, 2011, vol.2.
3. Kamhieh, Y. & Fox, H. Tranexamic acid in epistaxis: a systematic review. ENT Department, Royal Glamorgan Hospital, Llantrisant, Wales, UK. Clin. Otolaryngol. 2016, 00, 000–000.
4. Santos PM, Lepore ML. Epistaxis. Head and Neck Surgery-Otolaryngology.3° ed. Edited by Bailey BJ.Lippincott – Raven publishers, Philadelphia 2001 1:415-28.
5. Singer AJ, Blanda M, Cronin K, LoGiudice-Khwaja M, Gulla J, Katz A. Comparison of nasal tampons for the treatment of epistaxis in the emergency room department: a randomized controlled trial. Ann Emerg Med. 2005; 45(2):134-139.

Índice Remissivo

W

 X

 Z